国家科学技术学术著作出版基金资助出版

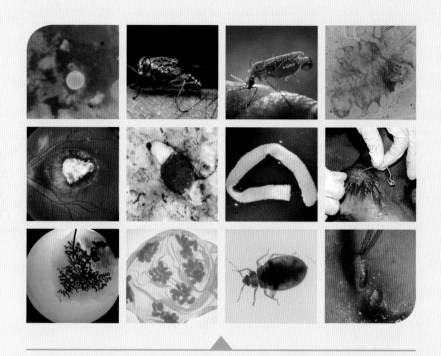

非洲寄生虫病图谱
ATLAS OF AFRICAN PARASITOSES

主　编　贾铁武　李石柱

副主编　周艺彪　汪　伟　周　杰

主　审　任光辉　梁幼生

人民卫生出版社
·北京·

图书在版编目（CIP）数据

非洲寄生虫病图谱 / 贾铁武，李石柱主编. —北京：
人民卫生出版社，2023.5
ISBN 978-7-117-33840-0

Ⅰ. ①非… Ⅱ. ①贾… ②李… Ⅲ. ①寄生虫病－防
治－非洲－图谱 Ⅳ. ① R53-64

中国版本图书馆 CIP 数据核字（2022）第 195358 号

人卫智网	www.ipmph.com	医学教育、学术、考试、健康，购书智慧智能综合服务平台
人卫官网	www.pmph.com	人卫官方资讯发布平台

地图审图号：GS（2021）3990 号

非洲寄生虫病图谱
Feizhou Jishengchongbing Tupu

主　　编：贾铁武　李石柱
出版发行：人民卫生出版社（中继线 010-59780011）
地　　址：北京市朝阳区潘家园南里 19 号
邮　　编：100021
E - mail：pmph @ pmph.com
购书热线：010-59787592　010-59787584　010-65264830
印　　刷：人卫印务（北京）有限公司
经　　销：新华书店
开　　本：889×1194　1/16　印张：49
字　　数：1482 千字
版　　次：2023 年 5 月第 1 版
印　　次：2023 年 5 月第 1 次印刷
标准书号：ISBN 978-7-117-33840-0
定　　价：350.00 元

打击盗版举报电话：010-59787491　E-mail：WQ @ pmph.com
质量问题联系电话：010-59787234　E-mail：zhiliang @ pmph.com
数字融合服务电话：4001118166　E-mail：zengzhi @ pmph.com

编　委

（按姓名拼音字母排序）

艾　琳	中国疾病预防控制中心寄生虫病预防控制所（国家热带病研究中心）	黄　燕	四川省疾病预防控制中心
		黄殷殷	安徽省寄生虫病防治研究所
鲍子平	中国疾病预防控制中心寄生虫病预防控制所（国家热带病研究中心）	贾铁武	中国疾病预防控制中心寄生虫病预防控制所（国家热带病研究中心）
蔡新婷	湖南省血吸虫病防治所（湖南省第三人民医院）	贾　嫣	中国疾病预防控制中心寄生虫病预防控制所（国家热带病研究中心）
曹　俊	江苏省寄生虫病防治研究所	李昌廉	湖南省血吸虫病防治所（湖南省第三人民医院）
曹淳力	中国疾病预防控制中心寄生虫病预防控制所（国家热带病研究中心）	李春林	复旦大学
曹胜魁	中国疾病预防控制中心寄生虫病预防控制所（国家热带病研究中心）	李飞跃	湖南省血吸虫病防治所（湖南省第三人民医院）
陈家旭	中国疾病预防控制中心寄生虫病预防控制所（国家热带病研究中心）	李广平	湖南省血吸虫病防治所（湖南省第三人民医院）
陈韶红	中国疾病预防控制中心寄生虫病预防控制所（国家热带病研究中心）	李俊辉	中南大学湘雅三医院
邓王平	中国疾病预防控制中心寄生虫病预防控制所（国家热带病研究中心）	李胜明	湖南省血吸虫病防治所（湖南省第三人民医院）
董　毅	云南省地方病防治所	李石柱	中国疾病预防控制中心寄生虫病预防控制所（国家热带病研究中心）
杜春红	云南省地方病防治所		
郭云海	中国疾病预防控制中心寄生虫病预防控制所（国家热带病研究中心）	李伊婷	浙江大学医学院附属妇产科医院
		梁小洁	福建省疾病预防控制中心
韩秀敏	青海省人民医院	梁幼生	江苏省寄生虫病防治研究所
郝瑜婉	中国疾病预防控制中心寄生虫病预防控制所（国家热带病研究中心）	刘　琴	中国疾病预防控制中心寄生虫病预防控制所（国家热带病研究中心）
何春玲	安徽省铜陵市疾病预防控制中心	刘　阳	四川省疾病预防控制中心
何君逸	中国疾病预防控制中心寄生虫病预防控制所（国家热带病研究中心）	刘建兵	湖北省疾病预防控制中心
		刘小利	中国人民武装警察部队湖南省总队医院
洪青标	江苏省寄生虫病防治研究所	刘宗传	湖南省血吸虫病防治所（湖南省第三人民医院）
胡本骄	湖南省血吸虫病防治所（湖南省第三人民医院）	吕　山	中国疾病预防控制中心寄生虫病预防控制所（国家热带病研究中心）

序

寄生虫病是一种与社会经济、自然环境密切相关的感染性疾病，主要流行于经济欠发达的热带和亚热带地区。非洲是世界古人类和古文明的发祥地之一，但非洲横跨赤道、气候湿热、植被茂密、虫媒孳生、社会经济相对落后，是包括寄生虫病在内许多传染病的地理发源地，亦是全球寄生虫病肆虐最严重的地区。疟疾和血吸虫病是非洲广泛流行的两大寄生虫病，其疾病负担占全球的比重均超过了85%。利什曼病、淋巴丝虫病、盘尾丝虫病、非洲锥虫病、囊尾蚴病、食源性吸虫病等寄生虫病不仅影响了广大非洲居民的身体健康和生命质量，而且给非洲大陆的社会经济发展带来巨大的损失。有鉴于此，中国政府高举构建更加紧密的中非命运共同体旗帜，在对非洲技术援助的框架下，承诺对非洲在实施医疗援助的同时，启动实施公共卫生领域的援助，开展寄生虫病防控合作项目，促进非洲热带病防控，从而为全球寄生虫病防治领域贡献中国方案，分享中国经验。

基于我国倡导人类命运共同体的理念及公共卫生全球化趋势和我国将参与非洲疾病预防控制公共卫生体系建设的承诺，针对非洲寄生虫病分布广泛、疾病负担沉重的现状及控制的迫切需求，具备全球视野和前瞻眼光的贾铁武、李石柱等一批中国寄生虫病防治青年专家，在先后编著出版《非洲寄生虫病学》《非洲寄生虫病防治手册》后，又在深刻理解非洲寄生虫病原生物学理论的基础上，以不断创新的精神和勇气，知难而进、广集资料、精心绘制，编著完成了这本图文并茂、注重实用性的《非洲寄生虫病图谱》。该书有120余幅形态学和生活史图为编者自行绘制，很多病理和病例照片为首次发表，另外对非洲特有的医学贝类和节肢动物的中文学名进行了考据和翻译。该书文字描述精准，图片清晰、色彩鲜艳，具有显著的科学性、实用性和创新性，填补了空白。相信该书的出版，在加强我国寄生虫病防控人员自身能力建设，进一步推进提升中非热带病防控领域合作，及加强中非合作伙伴关系等方面将会发挥更加重要的作用。

中国疾病预防控制中心寄生虫病预防控制所所长

《贫困所致传染病（*Infectious Diseases of Poverty*）》主编

周晓农

2022 年 6 月

前　言

寄生虫病是非洲主要的公共卫生问题和疾病负担源。在世界卫生组织倡议需重点防治的热带病中，除麻风病外，疟疾、血吸虫病、丝虫病、利什曼病、锥虫病5种疾病均为寄生虫病。寄生虫病不仅威胁人类的健康和安全，也给畜牧业和社会经济带来巨大损失。随着"一带一路"倡议的提出和中非合作的深入，中国每年有近百支医疗和公共卫生队伍在非洲提供医疗卫生服务，赴非洲务工和旅游者达100余万人，疟疾、血吸虫病、丝虫病等报告的病例逐年增多，锥虫病、潜蚤病、蝇蛆病等非洲特色病屡见不鲜。面对日益增长的公共卫生风险，亟需一本全面翔实、重点突出、图文并茂的非洲寄生虫病防治实用工具书。为此我们组织了业内的专家学者，收集了非洲寄生虫病上万幅图片及数百万字文献资料，历时4年，经系统地整理、甄别和考据，绘制和编辑了本图谱，力求达到"撰写经典、填补空白"的初衷。

本书参照了最新的分类阶元，将70余种非洲流行的寄生虫病的病原与媒介生物归为原虫、线虫、吸虫、绦虫、其他和媒介节肢动物6大类，从地理分布、生活史、流行环节、病原体、病理与临床表现、诊断与治疗、预防等方面，辅以图版进行了系统诠释。本书临床、预防和科研并重，可供专业人员和研究生工作学习参考，对赴非洲工作人员、旅游者、援非医疗队尤有裨益。

本书所涉及的部分物种中文学名翻译，得到了温廷桓教授和余森海教授的帮助和指导，许隆祺教授和郑江教授等前辈亦给予了支持和鼓励，在此深表敬意和感谢！

本书的出版得到了中国疾病预防控制中心、中国疾病预防控制中心寄生虫病预防控制所（国家热带病研究中心）、湖南省卫生健康委员会、复旦大学、中南大学、湖南省血吸虫病防治所（湖南省第三人民医院）、杭州医学院（原浙江省医学科学院）、江苏省寄生虫病防治研究所、安徽省寄生虫病防治研究所、湖北省血吸虫病防治研究所、四川省疾病预防控制中心、云南省地方病防治研究所、中国人民解放军武警部队血吸虫病防治研究所等单位的大力支持，并得到国家自然科学基金项目（32161143036）、国家科技重大专项（2016ZX10004222-004）项目和湖南省重点研发项目（2021SK2032）的资助，在此一并致以衷心感谢！

鉴于我们能力水平有限，资料收集和整理难免挂一漏万，不妥和疏漏之处在所难免，敬请指正。

贾铁武　李石柱

2022 年 6 月

目 录

第一篇

原虫病

01

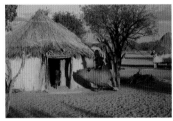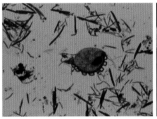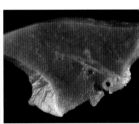

第一章 概 论

原虫(protozoa)是单细胞真核动物,体积微小而能独立完成所有的生命活动,如摄食、代谢、呼吸、排泄、运动和生殖等。寄生性原虫寄生于人体或动植物体内或体表。在热带地区,一些由原虫引起的疾病,如疟疾、锥虫病、恰加斯病和利什曼病等严重威胁当地人群健康。部分机会性致病原虫[如刚地弓形虫(*Toxoplasma gondii*)、微小隐孢子虫(*Cryptosporidium parvum*)、蓝氏贾第鞭毛虫(*Giardia lamblia*)、等孢子虫(*Isospora*)和环孢子虫(*Cyclospora*)等]感染也逐步引起重视。此外,一些原虫还可引起人兽共患寄生虫病,给畜牧业生产造成巨大损失。

一、形态与结构

原虫具有与其他真核动物细胞相似的结构,由细胞膜、细胞质和细胞核3部分构成。原虫的个体极其微小,介于2~200 μm,大多需借助显微镜(高倍镜)才能观察到。原虫形态因种而异,同种不同发育阶段的形态也不尽相同,呈球形、卵圆形或不规则形。顶复门原虫细胞结构见图1-1。

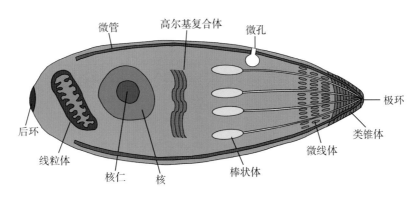

图 1-1　顶复门原虫细胞结构示意图

注:顶复门原虫特征为子孢子或裂殖子的顶端有一个复杂的亚显微结构——由极环、类锥体、膜下微管、微孔、棒状体等组成的顶复体(apical complex),故而得名。

1. 细胞膜(胞膜)　也称表膜(pellicle)或质膜(plasmalemma),包被于原虫体表。电镜下可见,细胞膜是由一层或多层单位膜构成,具有配体(ligand)、受体(receptor)、酶类和其他抗原等成分;其外层由蛋白质和脂质分子与多糖分子结合形成细胞被(cell coat)或糖萼(glycocalyx)。原虫细胞膜是其与宿主细胞和外环境直接接触的部位,参与原虫营养、排泄、运动、感觉、侵袭、致病和逃避宿主免疫应答等多种生物学功能。

2. 细胞质(胞质)　细胞质由基质、细胞器和内含物组成。原虫代谢和营养储存均在细胞质内进行。

(1)基质:基质的主要成分为蛋白质。基质内有许多由肌动蛋白和微管蛋白组成的微丝和微管,用以组成细胞骨架,维持原虫形态,参与运动功能。多数原虫的细胞质有外质和内质之分。外质透明,呈凝胶状,具有运动、摄食、排泄、呼吸、感觉和保护等功能;内质呈溶胶状,细胞器、内含物和细胞核包含其中。部分原虫的胞质均匀一致,无内质、外质之分。

(2)细胞器:原虫的细胞器类型多样,大致可分为膜质细胞器、运动细胞器和营养细胞器。膜质细胞器主要参与能量合成代谢,如线粒体(mitochondrion)、内质网(endoplasmic reticulum)、核糖体(ribosome)、高尔基体(Golgi body)、溶酶体(lysosome)、动基体(kinetoplast)、微体(microbody)和空泡(vacuole/vacuolus)等。由于动基体的结构与线粒体相似,故常被视为一种特殊的线粒体。伪足(pseudopodium)(图1-2)、鞭毛(flagellum)(图1-3)、纤毛(cilia)和波动膜(undulating membrane)为运动细胞器,均与原虫运动有关,亦是分类的重要鉴别特征。原虫的营养细胞器包括胞口(cytostome)、胞咽(cytopharynx)和胞肛(cytopyge)等,其主要功能是摄食和排泄。有些原虫,如寄生性纤毛虫体内含伸缩泡,具有调节细胞内外渗透压的作用。

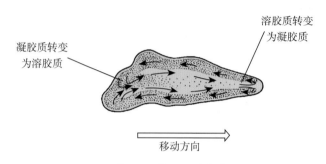

图1-2　伪足运动方式

注:自外质伸出指状或舌状伪足,内质随之流入其中,由溶胶质转变为凝胶质,虫体向前移动。

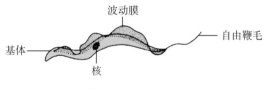

图1-3　鞭毛运动

胞质中还有食物泡(food vacuole)、糖原泡(glycogen vacuole)和拟染色体(chromatoid body)等营养储存小体。某些原虫的胞质内含有原虫的代谢产物(如疟原虫的疟色素)或共生物(如病毒)等。

3. 细胞核(胞核)　细胞核由核膜、核质、核仁和染色质构成。核膜为双层单位膜,其上的微孔是核内外物质交换的通道。核仁富含RNA,染色质含DNA、蛋白质和少量RNA。多数寄生性原虫具有泡状核(vesicular nucleus),核内染色质稀少,呈颗粒状,分布于核质或核膜内缘,具有1个粒状核仁。少数纤毛虫具实质核(compact nucleus),大而不规则,染色质丰富,具有1个以上的核仁。

二、生活史

原虫的生活史是指原虫从一个宿主传播至另一个宿主的全过程,包括原虫生长、发育和繁殖等阶段。

1. 生活史类型　根据原虫的传播方式,可将其生活史分为三种类型。

(1)人际传播型:该类原虫生活史简单,仅需一种宿主即可完成整个生活史,通过接触或中间媒介在人群中传播。包括以下两种情况:① 整个生活史只有一个发育阶段,即滋养体(trophozoite)。滋养体具有运动、摄食、繁殖和致病功能,一般以直接接触方式传播。如阴道毛滴虫(Trichomonas vaginalis)主要通过性接触传播。② 生活史包括滋养体和包囊(cyst)两个发育阶段。包囊是滋养体在不利的外界环境条件下,分泌某些物质形成囊壁,包囊不能运动和摄食从而处于相对静止状态,亦为传播和感染阶段。该类原虫可通过饮水或食物进行传播,如溶组织内阿米巴(Entamoeba histolytica)和蓝氏贾第鞭毛虫。

（2）循环传播型：该类原虫在完成生活史和传播过程中，需要一种以上的脊椎动物作为终宿主和中间宿主，并在两者之间进行传播。如刚地弓形虫可在猫或其他猫科动物（终宿主）与人和多种动物（中间宿主）之间传播。

（3）虫媒传播型：该类原虫需在吸血昆虫体内以无性或有性繁殖方式发育至感染阶段，再通过虫媒叮咬、吸血将原虫传播至人或其他动物；如疟原虫（*Plasmodium*）和利什曼原虫（*Leishmania*）。

2. 生殖方式　原虫的生殖方式包括无性生殖（asexual reproduction）和有性生殖（sexual reproduction）。

（1）无性生殖包括二分裂（binary fission）、多分裂（multiple fission）和出芽生殖（gemmation）。

1）二分裂：细胞核先分裂为二，随后胞质分裂，最后形成两个独立的虫体；如阿米巴原虫滋养体进行无固定轴分裂，鞭毛虫、利什曼原虫、滴虫以纵向分裂为二，纤毛虫以横向分裂为二，部分原虫采用孢内二芽生殖（endodyogeny；又称孢内生殖）和斜二分裂等方式增殖（图1-4）。

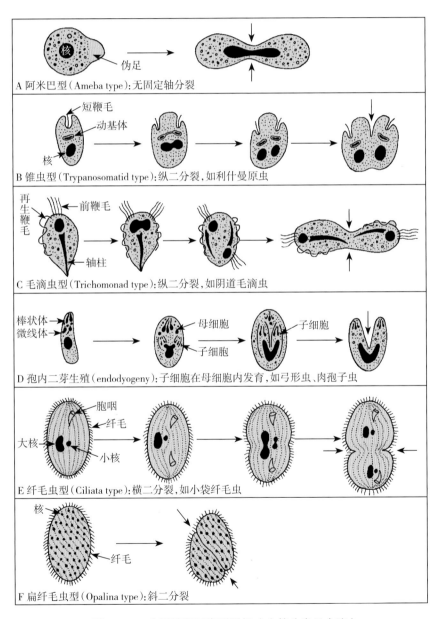

图1-4　二分裂的不同类型图解（小箭头表示内陷）

2）多分裂（图1-5）：细胞核先进行多次分裂，胞质再分裂并包绕每个已分裂的细胞核，使一个虫体一次增殖多个子代。如疟原虫红细胞内期的裂体生殖（schizogony/merogony）。

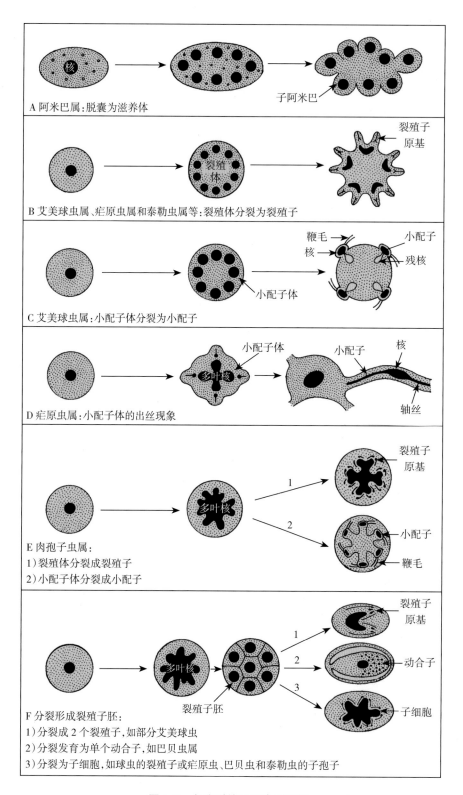

图 1-5　多分裂的不同类型图解

3）出芽生殖（gemmation）：母体细胞先经过不均等细胞分裂产生一个或多个芽体，再分化发育为新个体，即为出芽生殖。可进一步分为外出芽（exogenous budding）和内出芽（endogenous budding）两种方式。如疟原虫在蚊体内的孢母细胞（sporoblast，成孢子细胞）即以外出芽方式进行繁殖，逐渐发育为子孢子；而弓形虫的滋养体则是以内出芽方式生殖，即两个子细胞先在母细胞内形成新个体，随母细胞破裂，释放更小的子代，并发育为新的滋养体。

（2）有性生殖：原虫的另一种重要生殖方式，包括接合生殖（conjugation）和配子生殖（gametogony）两种方式。

1）接合生殖：较低级的生殖方式，仅见于纤毛虫纲。两个虫体在胞口处相互连接，结合处胞膜消失，两个虫体的大核 DNA 混合并进行复制，随之 DNA 近似均等地随机分配到两个子核中，最后分裂成两个子细胞。如结肠小袋纤毛虫即以该种方式繁殖。

2）配子生殖：在原虫发育过程中分化产生雌雄配子（gamete），雌配子和雄配子融合在一起（受精）形成合子（zygote/zygocyte）的过程。如疟原虫在蚊体内的配子生殖。

部分原虫的生活史具有世代交替现象，即有性生殖和无性生殖两种方式交替进行。如疟原虫在人体内行无性生殖，而在蚊体内则行有性生殖，二者交替进行。

三、分类

1980 年代前，以运动细胞器为基础将原生动物门分为 4 大单细胞生物类群；1980 年代后，随着对原虫认识的深入，将原虫确定为 7 个门，其中 4 个门与医学相关。2000 年后，又将原生动物分为 13 个门，其中 7 个门含有感染人体的寄生虫（图 1-6）。生物的 Cox 分界见图 1-7，医学原虫的分类阶元见图 1-8。

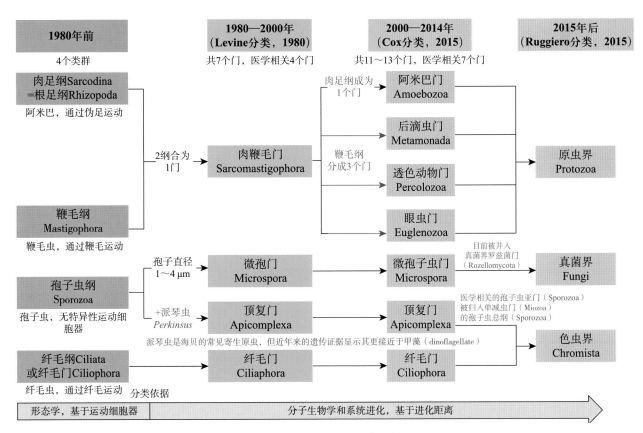

图 1-6　原虫动物界分类演化

注：微孢子虫的分类地位不确定，在真菌界和原虫界之间反复变化，目前又被并入真菌界的罗兹菌门（Rozellomycota）。孢子虫和纤毛虫则由原虫界划归为色虫界。

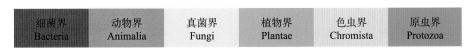

图 1-7　Cox 生物分界（kingdom）

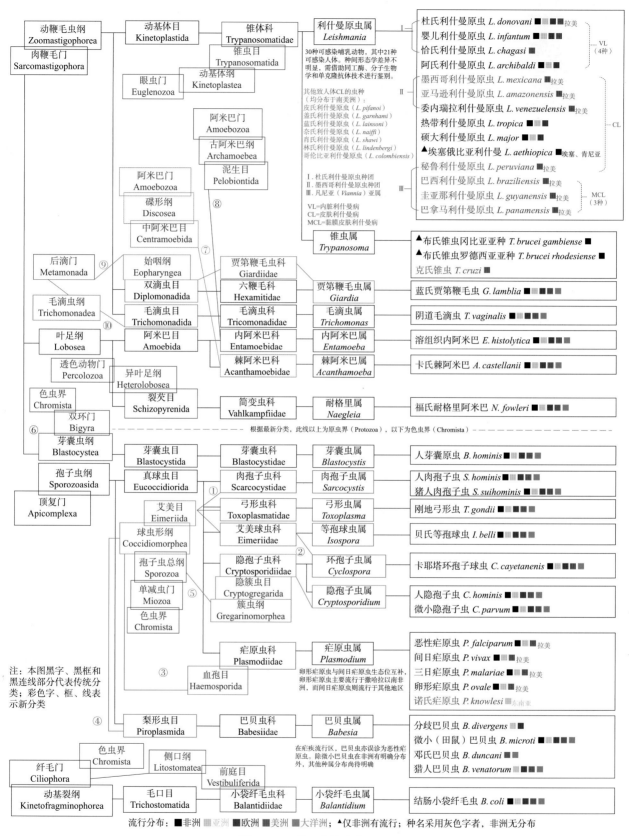

图 1-8　医学原虫的分类阶元

注：孢子虫由原虫界划归为色虫界、单减虫门、粘孢子亚门（Myzozoa）、顶复下门（Apicomplexa）、孢子虫总纲（Sporozoa）。其中，① 肉孢子虫科、弓形虫科和艾美球虫科被归入球虫形纲、艾美目；② 环孢子虫属由隐孢子虫科调整至艾美球虫科；③ 疟原虫科归入球虫形纲、血孢目；④ 巴贝虫所属梨形虫目划归至球虫形纲；⑤ 隐孢子虫科被归入色虫界、簇虫纲。此外，芽囊虫纲被归入色虫界、双环门。肺孢子虫（Pneumocystis）被归入真菌界。（参见 http://taxonomicon.taxonomy.nl）

阿米巴病（amebiasis）是由溶组织内阿米巴（*Entamoeba histolytica* Schaudinn，1903）[1] 寄生人体引起的寄生虫病，按其寄生的部位和临床表现可分为肠阿米巴病和肠外阿米巴病。

一、地理分布

阿米巴病呈世界性分布，热带和亚热带地区较温带和寒带地区更为严重，某些国家或地区甚至有散发或暴发性流行。估计全球人群感染率为 10%，受威胁人口超过 10 亿；每年有症状患者达 5000 万，死亡 4 万～11 万例（图 2-1）。

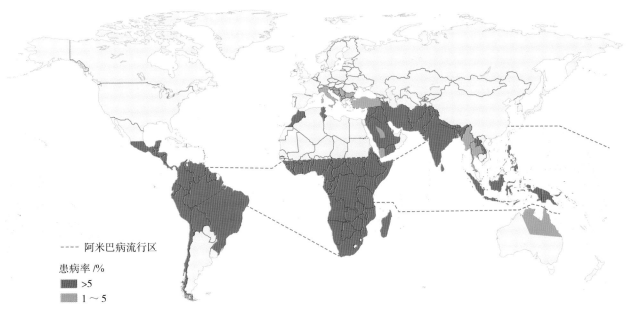

---- 阿米巴病流行区

患病率 /%
■ >5
■ 1～5

图 2-1 阿米巴病流行分布

二、生活史

溶组织内阿米巴生活史包括感染性的包囊期（含四核的成熟包囊）和增殖的滋养体期。感染性包囊经口摄入后通过胃和小肠，在回肠末端或结肠中脱囊而出，在结肠进行二分裂增殖为八个子虫体。在肠腔内下移的过程中形成圆形的前包囊，再经二次有丝分裂形成四核包囊，经粪便排出，完成其生活史（图 2-2）。

---

① entos [G] = inner，内；amoibos [G] = changing shape，变形；histos [G] = tissue，组织；lysis [G] = dissolution，溶解。

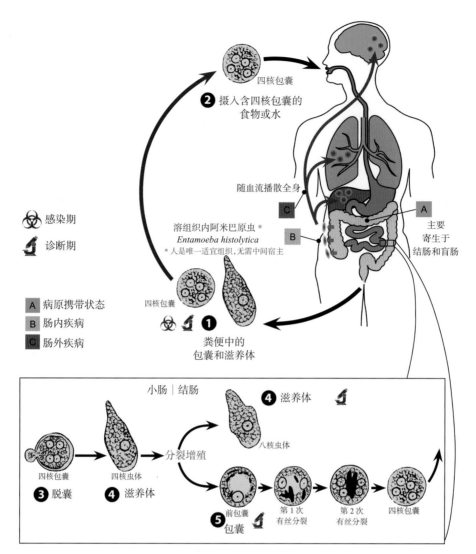

① 包囊通常见于成形的粪便中,而滋养体通常见于腹泻粪便。② 被粪便污染的食品和饮水中的感染性包囊经口摄入。③ 在小肠中脱囊。④ 滋养体被释放,迁移到大肠。⑤ 滋养体通过二分裂增殖并产生包囊。

图 2-2　溶组织内阿米巴生活史

三、流行环节

阿米巴包囊经粪-口途径传播,人是溶组织内阿米巴的适宜宿主,猫、狗和鼠等也可作为偶然宿主。粪便中有包囊排出的人或动物宿主均可为传染源。主要传播途径包括饮水、食物、媒介昆虫传播、日常生活接触传播和性传播。

四、病原体

1. **大滋养体**　直径 20～40 μm,内、外质界限分明,运动活跃,常生伪足作定向的阿米巴运动;内质中含被吞噬的红细胞;球形的核经铁苏木素染色呈蓝黑色;核膜内缘有染色质颗粒;核仁小而圆,多位于核中央(图 2-3、图 2-4)。

2. **小滋养体**　直径 10～20 μm,内、外质分界不明显,伪足少见,运动缓慢;摄食细菌和肠内容物,不吞噬红细胞(图 2-3、图 2-4)。

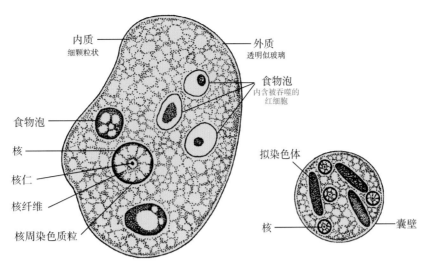

图 2-3 滋养体与成熟包囊

注:核中央黑色圆点为核仁,食物泡内为被吞噬的红细胞。

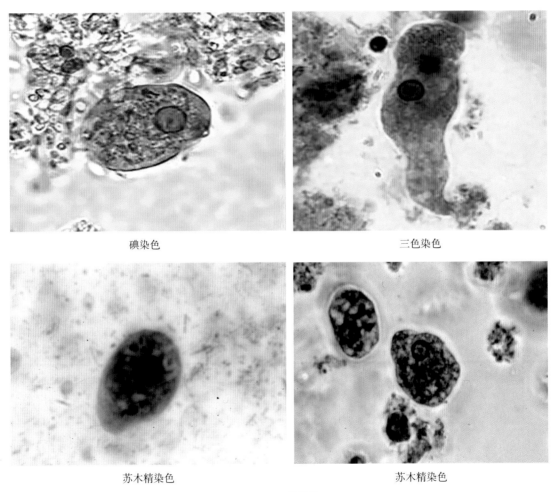

图 2-4 滋养体

3. 包囊 呈球形,直径为 5～20 μm,囊壁透明,内含 1～4 个核。在 1～2 核的包囊中可见糖原泡和棒状的拟染色体,随着包囊的发育成熟而逐渐消失(图 2-5)。

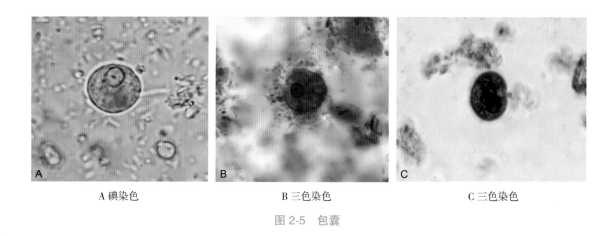

A 碘染色　　　　　　　　　　　B 三色染色　　　　　　　　　　　C 三色染色

图 2-5　包囊

五、病理与临床表现

　　肠阿米巴病起病缓慢,腹泻时大便略呈脓血痢疾样,伴有里急后重、腹痛加剧和腹胀。肠外阿米巴病包括阿米巴肝脓肿、肺脓肿、脑脓肿、皮肤阿米巴病(amoebic skin ulceration)、阿米巴性心包炎、阴道炎、尿道炎和龟头炎等,阿米巴肝脓肿最为常见(图 2-6)。

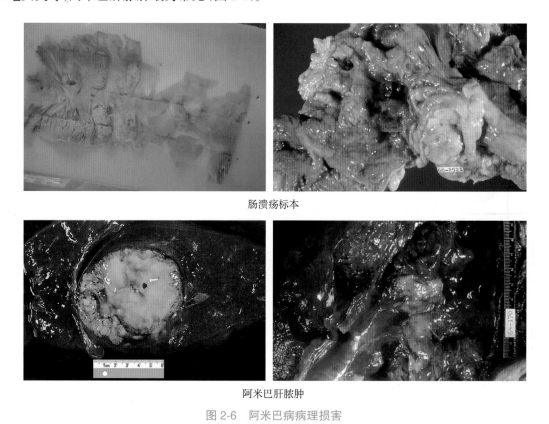

肠溃疡标本

阿米巴肝脓肿

图 2-6　阿米巴病病理损害

六、诊断与治疗

　　在新鲜粪样中查到内含被吞噬红细胞的滋养体或在肠壁活检组织中查到滋养体是肠阿米巴病的确诊依据。从十二指肠引流液、肝脓肿、肺脓肿穿刺液、痰液、溃疡分泌物、阴道分泌物、尿液中查见溶组织内阿米巴组织型滋养体是肠外阿米巴病的确诊依据(图 2-7)。

　　肠阿米巴病的首选治疗药物是硝基咪唑类药物（如甲硝唑、替硝唑）。肠外阿米巴病如阿米巴肝脓肿，采取病原治疗结合穿刺排脓或手术引流。

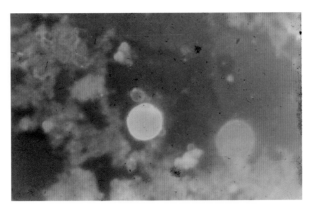

图 2-7　溶组织内阿米巴（间接免疫荧光法）

七、预防

　　消除传染源和切断传播途径。注意食品卫生，养成饭前便后洗手、生吃蔬菜要洗净的良好个人卫生习惯。

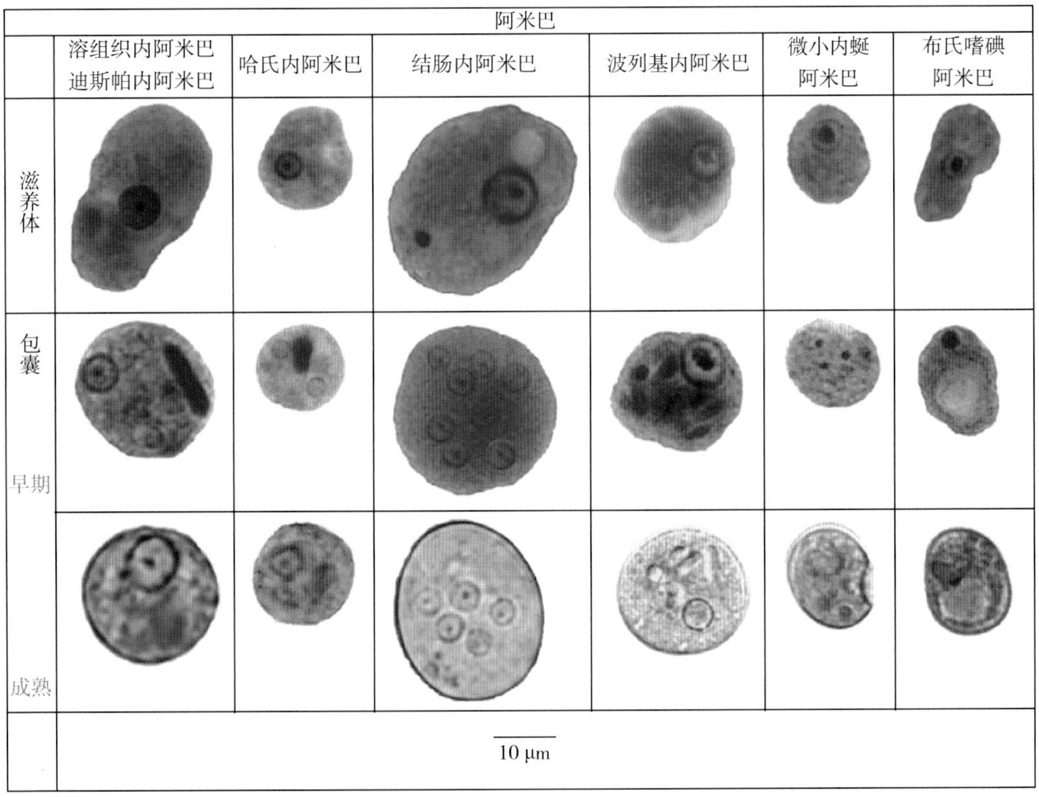

阿米巴					
溶组织内阿米巴 迪斯帕内阿米巴	哈氏内阿米巴	结肠内阿米巴	波列基内阿米巴	微小内蜒 阿米巴	布氏嗜碘 阿米巴
滋养体					
包囊 早期					
成熟					
10 µm					

图版 2-1　溶组织内阿米巴（*Entamoeba histolytica*）与其他人体阿米巴的形态比较

　　注：可寄生人体的阿米巴有内阿米巴、非内阿米巴和自由生活阿米巴。内阿米巴属包括溶组织内阿米巴（*E. histolytica*）、迪斯帕内阿米巴（*E. dispar*）、哈氏内阿米巴（*E. hartmani*）、莫氏内阿米巴（*E. moshikovskii*）、结肠内阿米巴（*E. coli*）、波列基内阿米巴（*E. polecki*）和齿龈内阿米巴（*E. gingivalis*）等 7 种；非内阿米巴属包括微小内蜒阿米巴（*Endolimax nana*）和布氏嗜碘阿米巴（*Iodamoeba butschlii*）2 种；自由生活阿米巴包括福氏耐格里阿米巴（*Naegleria fowleri*）和棘阿米巴（*Acanthamoeba astronyxis*）等。

在人体大肠寄居的阿米巴中,只有溶组织内阿米巴具有致病性。溶组织内阿米巴与迪斯帕内阿米巴生活史相同,包囊、滋养体形态也一样,但两者的表面抗原决定簇、同工酶谱和基因完全不同。迪斯帕内阿米巴感染呈无症状带虫状态,且血清检测无特异性抗体,是一个独立的虫种。溶组织内阿米巴滋养体与迪斯帕内阿米巴滋养体的鉴别:① 粪便涂片检查发现含红细胞的滋养体;② 结合腹痛、发热、果酱样黏液血便、里急后重、恶心呕吐、厌食等症状,有助于确诊为溶组织内阿米巴感染。

第三章 非洲锥虫病

锥虫隶属于眼虫门（Euglenozoa）动基体纲（Kinetoplastea）锥虫目（Trypanosomatida）锥虫科（Trypanosomatidae）锥虫属（*Trypanosoma* Gruby，1843）[1]。可寄生人体的锥虫包括：① 布氏锥虫（*T. brucei*），包括3个亚种，即冈比亚锥虫（*T.b. gambiense* Dutton，1902）、罗德西亚锥虫（*T.b. rhodesiense* Stephens et Fantham，1910）和布氏锥虫指名亚种（*T.b. brucei* Plimmer et Bradford，1899）；② 克氏锥虫（*T. cruzi* Chagas，1909）；③ 蓝氏锥虫（*T. rangeli* Tejera，1920）；④ 伊氏锥虫（*T. evansi* Steel，1885）；⑤ 路氏锥虫（*T. lewisi* Kent，1880）。

非洲人体锥虫病（human African trypanosomiasis）又称非洲昏睡病，是由冈比亚锥虫或罗德西亚锥虫感染引起的一种致命性寄生虫病，因晚期昏睡并最终导致昏迷或者死亡而得名，由采采蝇（tsetse fly；又名舌蝇，*Glossina*）叮咬传播。克氏锥虫主要分布于南美洲，可致美洲锥虫病（American trypanosomiasis），又称恰加斯病（Chagas disease），主要传播媒介为猎蝽。伊氏锥虫、路氏锥虫和布氏锥虫指名亚种主要寄生于动物，偶有人体感染的报道。

1899年，英国陆军皇家医疗队的微生物学家David Bruce（图3-1）发现了昏睡病的根源和传播方式后，将其正式命名为非洲锥虫病。目前尚无有效的疫苗，治疗药物毒性较高。

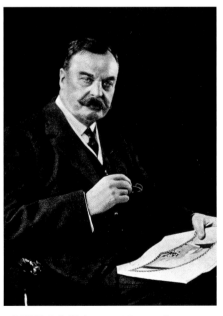

图 3-1　英国微生物学家 David Bruce（1855—1931 年）

---

① trypanon [G]= auger/piercing structure，螺旋钻、穿孔器；soma [G]= body，身体；brucei [L]= 以 David Bruce 的姓氏命名；rhodesiense [L]= from Rhodesia，罗德西亚的（津巴布韦的旧称）。

一、地理分布

布氏锥虫分布于撒哈拉以南非洲的 36 个国家,约有 200 个局灶性流行区,呈由北向南转移的趋势。其中布氏冈比亚锥虫分布于西非和中非,布氏罗德西亚锥虫则分布于东非和南非(图 3-2)。在民主刚果和乌干达等一些非洲国家,存在两种锥虫重叠分布的现象,并有流行扩大,甚至形成暴发流行的趋势,有些村庄人体感染率高达 25%。1901 年,乌干达暴发昏睡病,导致 2 万余人丧命。布氏锥虫指名亚种主要感染牛、羊、马等家畜以及野生哺乳动物,引起动物那加那病(Nagana;祖鲁语:迷茫、抑郁)(图 3-3)。

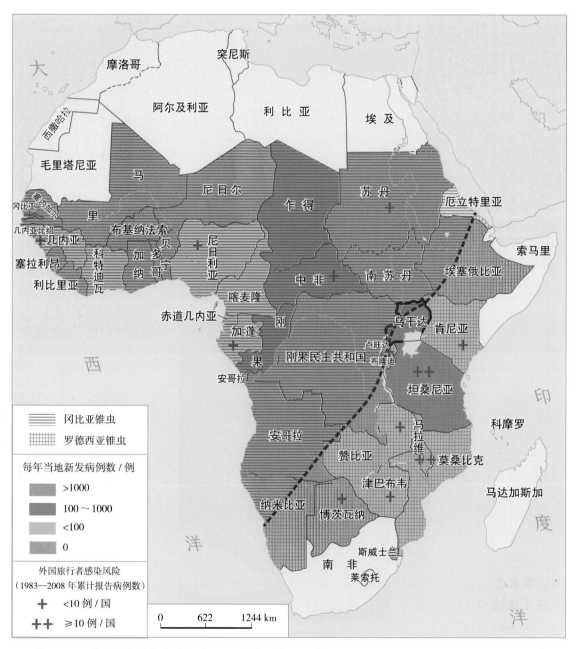

图 3-2　两种人体布氏锥虫(布氏冈比亚锥虫和布氏罗德西亚锥虫)在非洲的分布及病例报告情况

注:冈比亚锥虫 = 布氏冈比亚锥虫(*T. brucei gambiense*),罗德西亚锥虫 = 布氏罗得西亚锥虫(*T. brucei rhodesiense*)。

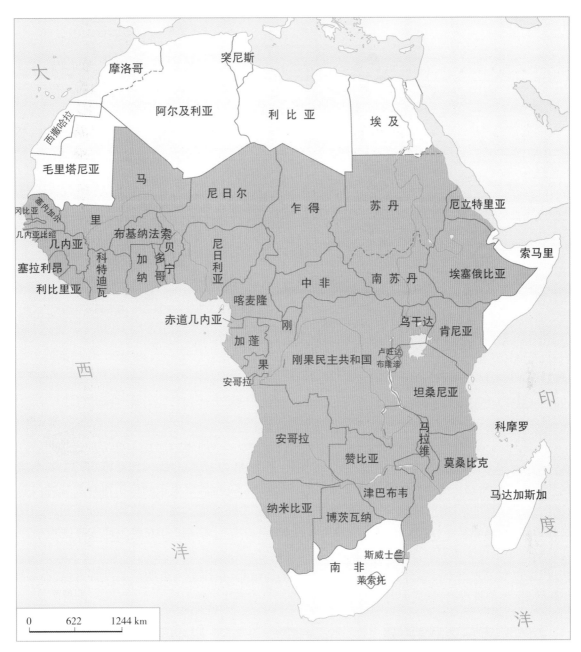

图 3-3 布氏锥虫指名亚种（动物那加那病）在非洲大陆地区的分布

二、生活史

布氏锥虫生活史包括在舌蝇体内和哺乳动物体内两个发育阶段（图3-4）。锥鞭毛体在人体病程的早期存在于血液、淋巴液内，晚期可侵入脑脊液。血液期锥鞭毛体主要有细长型（slender form）、中间型（intermediate form）和粗短型（stumpy form）三型：在高虫血症时，以可分裂增殖的细长型为主；当血液中虫数因宿主的免疫反应而减少时，以不增殖的粗短型居多；中间型是停止分裂的细长型向粗短型的过渡阶段。粗短型对舌蝇具有感染性，而成熟的后循环期锥鞭毛体对人和动物有感染性。布氏锥虫通过舌蝇叮咬、经唾液传播，属涎源性锥虫。

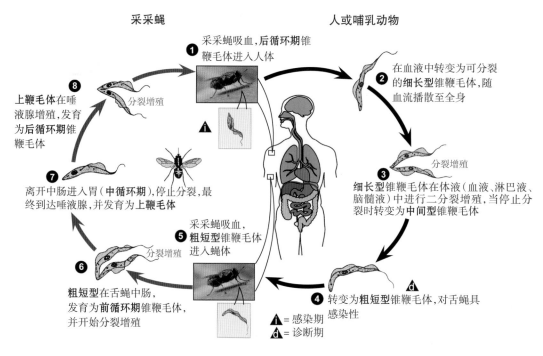

图 3-4 布氏锥虫生活史

三、流行环节

感染锥虫的人或其他哺乳动物为锥虫病的传染源。一般认为，人是布氏冈比亚锥虫的主要终宿主，而非洲水牛等有蹄类哺乳动物是布氏罗德西亚锥虫的主要终宿主。布氏锥虫中间宿主舌蝇属蝇类为吸血蝇，主要分布于非洲撒哈拉以南的热带和亚热带地区（图 3-5）。舌蝇成虫活动范围在雨季分布较广，但在旱季则更接近水源，栖息地基本与主要的宿主动物同步变化，其分布与人居区和农业生产区高度重叠，因此被认为是导致撒哈拉以南非洲农业生产力低下的重要原因之一。路氏锥虫、克氏锥虫和蓝氏锥虫等为粪源性锥虫，其媒介宿主为跳蚤。媒介蚤吸食感染鼠或人的血液后，虫体进入蚤的后肠发育繁殖，而后转变为后发育期锥虫，随蚤粪排出，鼠或人若误食感染蚤或蚤粪可被感染（图 3-6）。

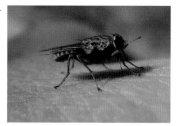
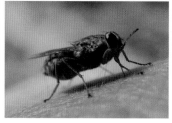
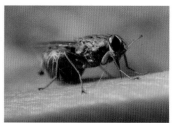

图 3-5 吸血中的刺舌蝇

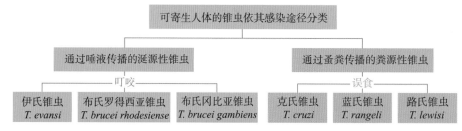

图 3-6 不同人体锥虫病的感染途径与分类

四、病原体

布氏锥虫结构和其他真核细胞相似,胞膜为典型的单位膜结构,细胞核居中,胞质内含内质网 - 高尔基体复合物。在生活史的不同阶段,虫体形态有较大差异。动基体端为虫体后端,鞭毛端为前端,虫体在波动膜的作用下能在体液中移动(图 3-7、图 3-8)。

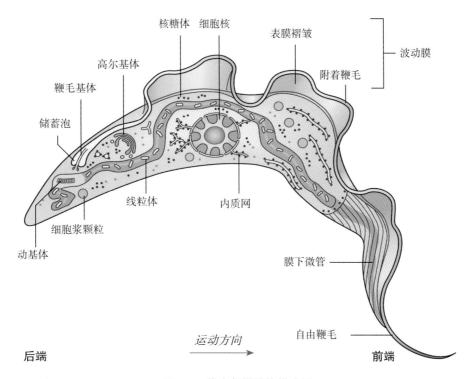

图 3-7 锥虫超微结构模式图

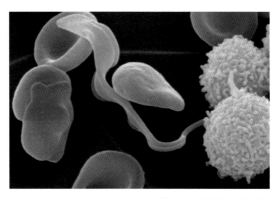

图 3-8 寄生于人或哺乳动物血液体液中的锥鞭毛体(蓝色)

五、病理与临床表现

冈比亚锥虫病和罗德西亚锥虫病的临床表现有很多共性特征,但也存在显著差异。冈比亚锥虫病多呈慢性过程、病程为数月至数年,而罗德西亚锥虫多呈急性过程、致死前病程很少超过 9 个月。有些患者在中枢神经系统未受侵犯前即已死亡。非洲锥虫病的临床进程大致可分为皮肤期、血淋巴液期、脑膜脑炎期等 3 个阶段(图 3-9)。

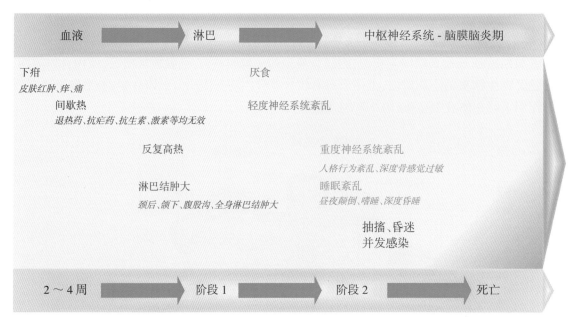

图 3-9　非洲锥虫病的临床进程与表现

皮肤期为被舌蝇叮咬后 4~5 d,锥鞭毛体在局部增殖,导致局部皮肤肿胀,称锥虫下疳(图 3-10)。有时伴有周围淋巴结炎,病变多具自限性。

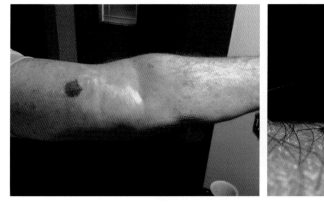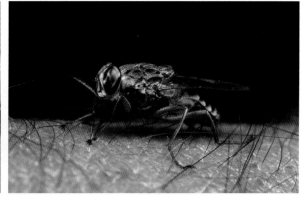

图 3-10　被带虫的舌蝇叮咬后形成的锥虫下疳

血淋巴液期为虫血症高峰期,发热是较常见的早期症状,可出现全身淋巴结肿大,其中颈后三角部淋巴结肿大[温特博特姆征(Winterbottom sign)]为冈比亚锥虫病的特征。

脑膜脑炎期病程的不同阶段均可表现为失眠或嗜睡,并伴有精神紊乱,在病程晚期昏迷和淡漠是突出症状,并可并发各种感染;最终因中枢神经受累、循环衰竭或并发症而死亡。

六、诊断与治疗

非洲锥虫病诊断依赖于病原学和免疫学检查,流行病学询诊有重要辅助诊断价值。

薄血膜和厚血膜吉姆萨染色检查法仍是非洲锥虫病较好的诊断方法。每日重复检查可提高检出率,应用浓集检查法可提高锥虫检出敏感性。免疫学检查以检测抗体为主,但不能区分新发或既往感染。非洲锥虫病目前尚无有效疫苗,治疗药物毒性较高。早期治疗可缩短疗程,提高治愈率并降低死亡率,因此早诊断、早治疗具有重要意义。一期治疗的主要药物有苏拉明、喷他脒(羟乙基磺酸戊双脒);二期治疗药物主要有美拉胂醇、依氟鸟氨酸及联合使用。

七、预防

　　针对非洲锥虫病的防治宜采取综合措施,包括媒介(舌蝇)控制、人群治疗和持续的媒介、人群和动物感染监测。媒介控制主要通过改变舌蝇的孳生环境和喷洒杀虫剂来控制和消灭舌蝇。预防个体感染的措施包括避免与舌蝇接触,加强个人防护,穿长袖长裤避免皮肤暴露,使用驱避剂等。布氏罗德西亚锥虫病除人群治疗以控制传染源外,还需要治疗感染的家畜宿主。另外,应加强对赴非洲人员的健康教育,这对于观兽(safari)旅行者尤为必要(图 3-11)。

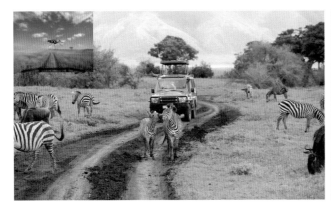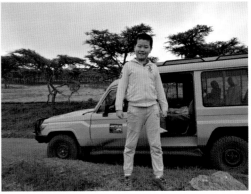

图 3-11　在坦桑尼亚塞伦盖蒂观兽的旅行者

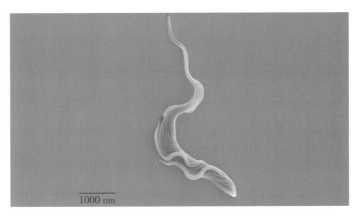

图版 3-1　血液期锥鞭毛体(布氏锥虫指名亚种)

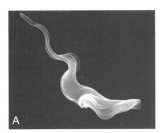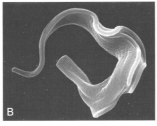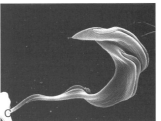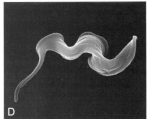

A~C 为细长型,可见新旧 2 个鞭毛;D 似为中间型,正在由细长型向不分裂增殖的粗短型过渡。

图版 3-2　分裂增殖中的血液期锥鞭毛体(布氏锥虫指名亚种)

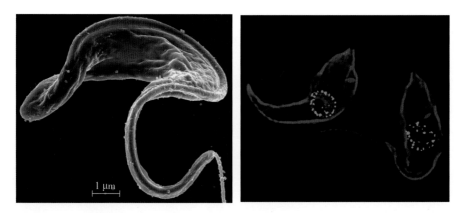

图版 3-3　布氏锥虫及其核孔

　　注:锥虫在 15 亿年前就从真核生物中分化出来,其核孔复合体(nuclear pore complex)与脊椎动物、植物和酵母等差别较大(右图荧光标记:红色为体表,绿色为核孔,蓝色为 DNA)。

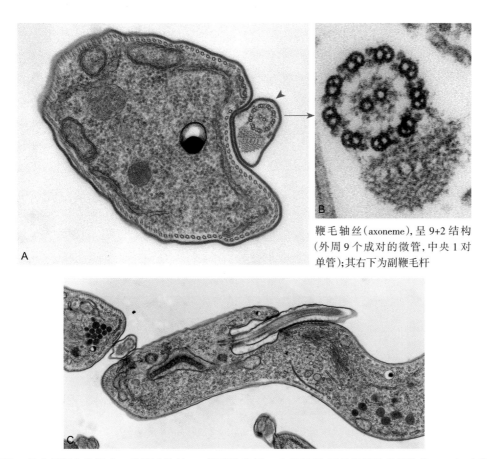

鞭毛轴丝(axoneme),呈 9+2 结构(外周 9 个成对的微管,中央 1 对单管);其右下为副鞭毛杆

A 和 B 为横切图,A 的右侧部分为鞭毛,B 为鞭毛轴丝 9+2 微管的特写;C 为纵切图,可见切开的动基体(kinetoplast)、鞭毛袋(flagellar pocket)、鞭毛和高尔基体。

图版 3-4　布氏锥虫指名亚种超微结构(透射电镜)

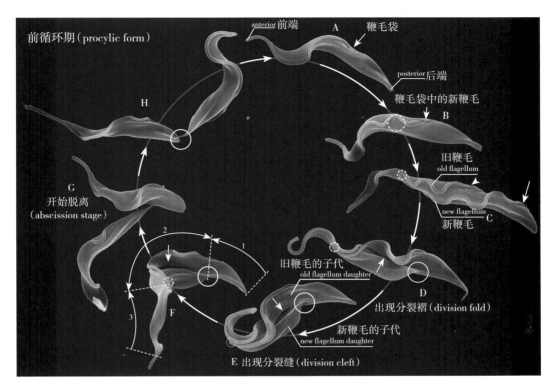

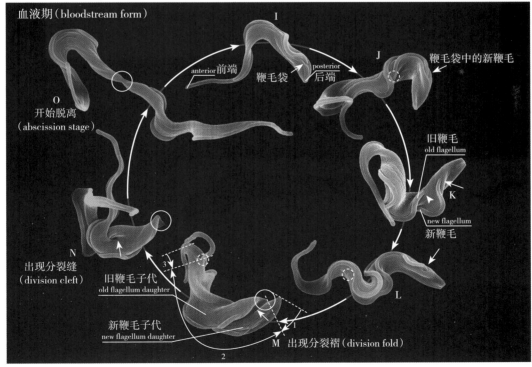

A～H 为前循环期细胞分裂，I～O 为血液期细胞分裂。

图版 3-5　布氏锥虫前循环期与血液期的分裂增殖及形态（扫描电镜）

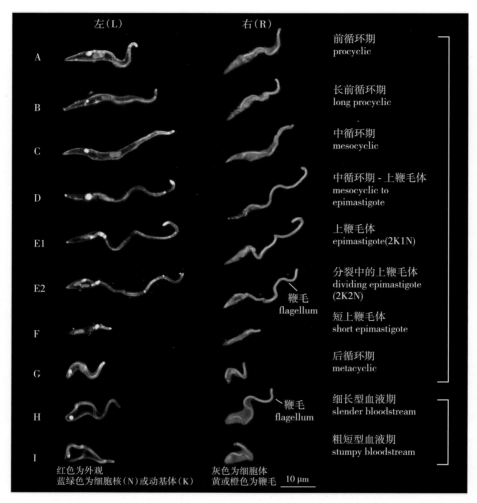

A~G 锥体标本采自舌蝇,H~I 采自小鼠。左为荧光标记 3D 成像,红色为 sulfo-NHS 染色的体表外观,蓝绿色为 DAPI 标记的细胞核或动基体;右为简化模型,灰色为细胞体,黄或橙色为鞭毛。

图版 3-6 锥虫生活史各期三维高清形态图

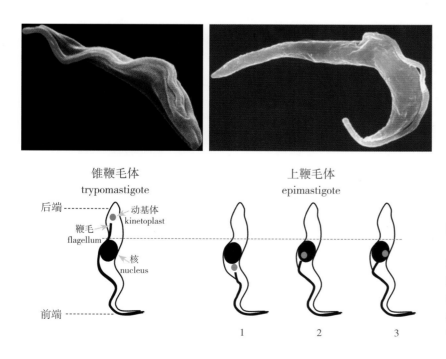

图版 3-7 锥鞭毛体和上鞭毛体形态图

注:上图为低倍扫描电镜图,左为舌蝇中肠中的前循环期锥鞭毛体,右为舌蝇唾腺中的上鞭毛体。下图为动基体(红色)与核的位置关系:锥鞭毛体的动基体位于核的后方,而上鞭毛体的动基体通常在核的前方(1)或与核并列(2和3)。

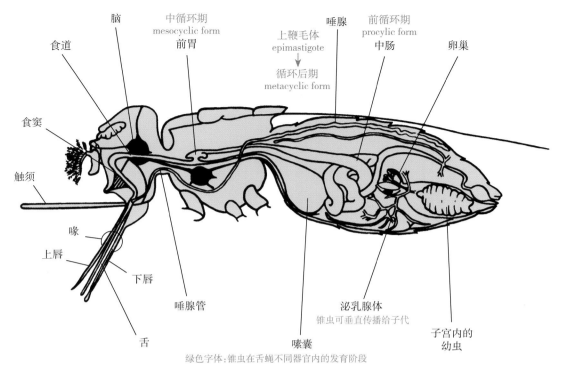

图版 3-8 雌舌蝇解剖结构及锥虫在其不同器官内的发育

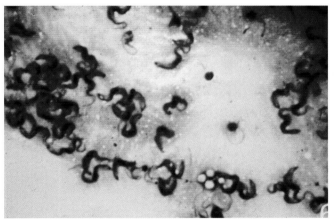

唾液 - 后循环期前鞭毛体（metacyclic promastigote）

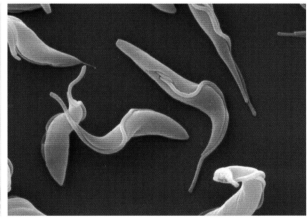

中肠 - 前循环期前鞭毛体（procyclic promastigote）前端为细长的自由鞭毛，波动膜不明显

图版 3-9 舌蝇唾液和中肠中的锥虫前鞭毛体

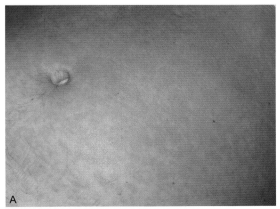

腹部淡粉色皮疹，锥虫病皮疹（trypanid rash）

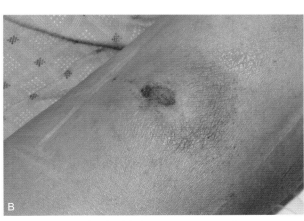

左臂锥虫下疳（trypanosomal chancre）

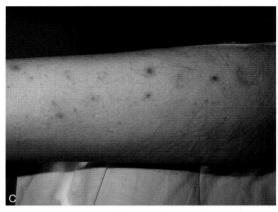

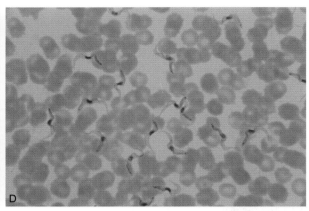

下肢大量瘀斑　　　　　　　　　　　　　　　锥鞭毛体,薄血涂片(吉姆萨染色,×1000)

图版 3-10　波兰游客罹患急性罗得西亚锥虫病

注:患者男性,61 岁,波兰人,赴乌干达伊丽莎白女王国家公园观兽旅行时曾被采采蝇叮咬,因高热和多器官功能障碍就诊。

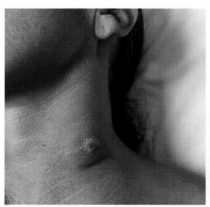

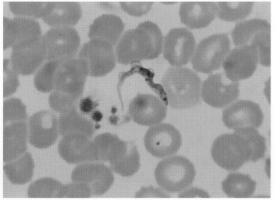

颈部下疳　　　　　　　　　　　　　　　　锥鞭毛体,薄血涂片(吉姆萨染色)

图版 3-11　西班牙游客在坦桑尼亚感染锥虫病(未定种)

注:患者女性,49 岁,西班牙游客,曾去坦桑尼亚北部阿鲁沙 - 塞伦盖蒂一线的国家公园观兽旅行,频繁被各种蚊虫叮咬,返回巴塞罗那次日即因发热就诊。

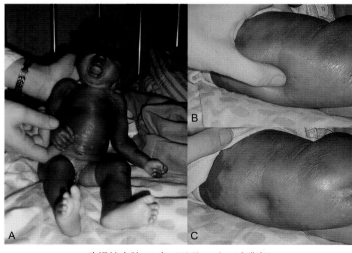

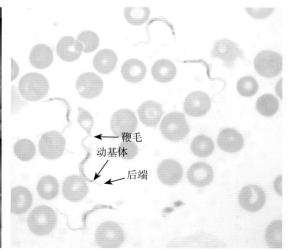

弥漫性水肿,A 为正面观,B 和 C 为背部　　　　　　路氏锥虫(*T. lewisi*),薄血涂片

图版 3-12　路氏锥虫感染所致弥漫性水肿的婴儿

注:患者为 2 月龄的冈比亚女婴,因发热和全身水肿就诊,其母亲和同胞兄弟相继不明原因死亡。外周血和脑脊液涂片发现路氏锥虫。患者家中活鼠的血涂片亦发现锥虫,基因检测与患者一致。该种为粪源性锥虫,其媒介宿主为跳蚤,鼠或人因误食感染蚤或蚤粪而感染。

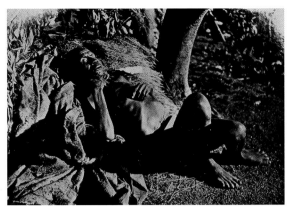
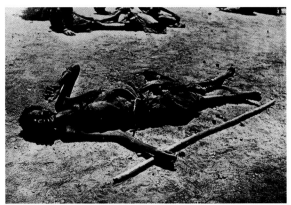

患者刚从茅屋中被抬出,睁开双眼后又陷入睡眠　　　　　　昏睡在街头的晚期患者

图版 3-13　中枢神经系统受累昏迷者（乌干达 Buruma 岛，1902 年）

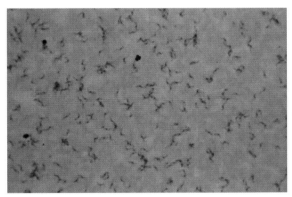
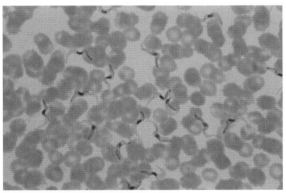

厚血涂片（×400）　　　　　　　　　　　　　薄血涂片（×1000）

图版 3-14　外周血中的布氏罗德西亚锥虫（吉姆萨染色）

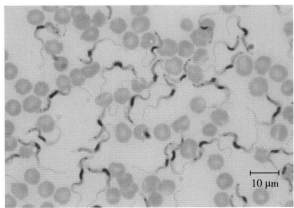
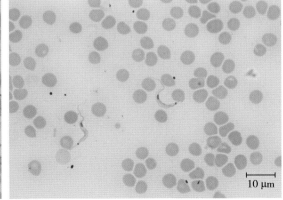

伊氏锥虫（*T. evansi*），长 15～34 μm　　　　　路氏锥虫（*T. lewisi*），长 21～36 μm

图版 3-15　伊氏锥虫和路氏锥虫比较（鼠血涂片，吉姆萨染色）

注:路氏锥虫的虫体和动基均大于伊氏锥虫,核靠近虫体后端;伊氏锥虫核位于虫体中间,波动膜运动更规律。

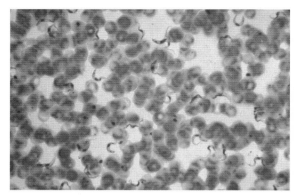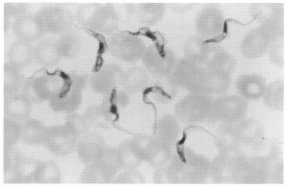

图版 3-16 布氏罗德西亚锥虫鞭毛体人血涂片（吉姆萨染色）

注：细长型大小为（20～40）μm×（1.5～3.5）μm（游离鞭毛长 6 μm），粗短型为（15～25）μm×3.5 μm（游离鞭毛长 <1 μm 或不游离）。吉姆萨染色中，波动膜和胞质呈淡蓝色，核居中，呈红色或红紫色；动基体为深红色，点状，位于虫体后端。

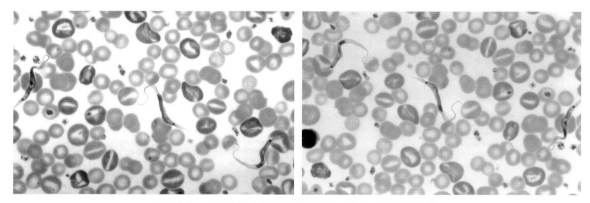

图版 3-17 路氏锥虫锥鞭毛体鼠薄血片（吉姆萨染色）

注：大小为（14.12～26.92）μm×（1.93～3.70）μm；虫体细长，呈柳叶状，波动膜窄，1～2 旋，游离鞭毛细长；染色后鞭毛呈红色，动基体鲜红色，外突呈鱼眼状；核紫红色，位于体中段偏前。中间宿主为媒介蚤，鼠或人（终宿主）因误食感染蚤或蚤粪而感染。

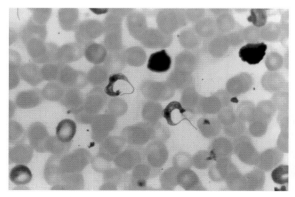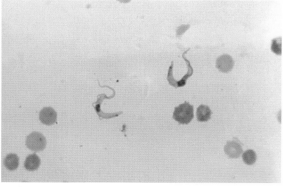

图版 3-18 克氏锥虫鞭毛体人血涂片（吉姆萨染色）

注：大小为（11.7～30.4）μm×（0.7～5.9）μm，血涂片上呈 U 形或 C 形；具一核，动基体独立可见；鞭毛沿虫体从后部向前延伸，并与虫体附着形成波动膜，鞭毛前端游离。该种流行于拉丁美洲，中间宿主为蝽类；锥鞭毛体仅见于人体外周血和脑脊液中，无鞭毛体寄生于心肌细胞、巨噬细胞等人体组织细胞。

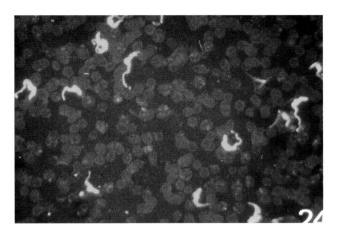

图版 3-19　锥虫鞭毛体间接免疫荧光染色

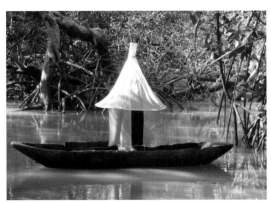

单锥形浮动捕蝇器｜红树林｜几内亚

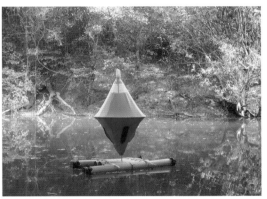

双锥形浮动捕蝇器｜河流｜布基纳法索

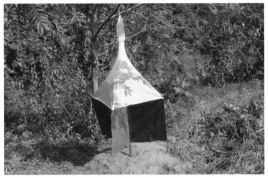

金字塔形捕蝇器｜河岸树林｜安哥拉

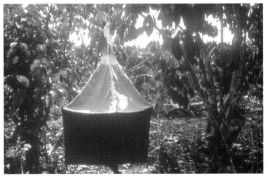

单锥形捕蝇器｜可可种植园｜民主刚果

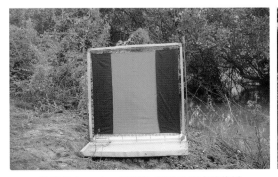

常用的 1 m×1 m 诱蝇布, 辅以电网或黏着剂

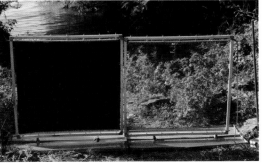

诱蝇布与电网

图版 3-20　诱捕舌蝇的装置

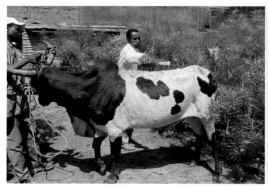

冲洒氟氯苯菊酯（flumethrin）

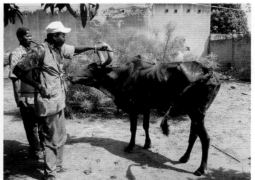

喷淋顺式氯氰菊酯（alphacypermethrin）

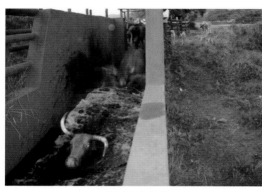

药浸池全身药浴

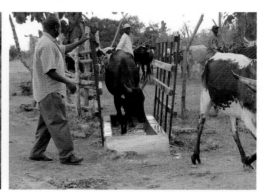

药浸池足浴

图版 3-21 家畜锥虫感染的预防措施

第四章 利什曼病

利什曼病（leishmaniasis）是由利什曼原虫（*Leishmania* Ross, 1903）[1] 寄生于人体引起的疾病,由白蛉（sandfly）传播。对人体致病的利什曼原虫有 21 种,其中杜氏利什曼原虫 [*L. donovani*（Laveran et Mesnil, 1903）Ross, 1903]、婴儿利什曼原虫（*L. infantum* Nicolle, 1908）、恰氏利什曼原虫（*L. chagasi* Cunha et Chagas, 1937）和阿氏利什曼原虫（*L. archibaldi* Castellani et Chalmers 1919）可寄生在人体肝、脾、骨髓和淋巴结等组织巨噬细胞内引起内脏利什曼病 [visceral leishmaniasis, VL, 又称黑热病（kala-azar）][2];其他的利什曼原虫可引起皮肤利什曼病（cutaneous leishmaniasis, CL）或黏膜皮肤利什曼病（mucocutaneous leishmaniasis, MCL）。详细的分类与地理分布见图 1-8。

苏格兰病理学家 William Boog Leishman 中将发现了导致 VL 的寄生虫,利什曼原虫属以其姓氏命名（图 4-1）。爱尔兰军医 Charles Donovan 少校独立于利什曼中将,在黑热病患者脾脏内发现了利什曼原虫,杜氏利什曼原虫的种名以其姓氏命名（图 4-2）。

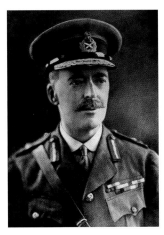

图 4-1　苏格兰病理学家 William Boog Leishman

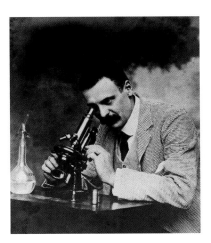

图 4-2　爱尔兰军医 Charles Donovan

一、地理分布

内脏利什曼病广泛分布于非洲、亚洲、西欧和中南美洲的 98 个国家和地区。全球估计每年有新增病例 50 万例,其中 90% 分布在巴西、埃塞俄比亚、厄立特里亚、印度、伊拉克、肯尼亚、尼泊尔、索马里、南苏丹和苏丹 10 个国家（图 4-3）。

皮肤利什曼病是利什曼病最常见形式。全球估计每年有 60 万～100 万新发病例发生,其中约 95% 发生在美洲、地中海盆地、中东和中亚。2018 年,87% 以上的皮肤利什曼病新发病例发生在阿富汗、阿尔及

---

① 纪念苏格兰病理学家 William Boog Leishman（1865—1926）于 1900 年首次发现黑热病（kala-azar）的病原体。

② 内脏利什曼病患者的皮肤上常有暗的色素沉着,并有发热,故利什曼病又被称为黑热病（kala-azar）。kala［梵语］= black, azar［波斯或印度斯坦语］= fever。

利亚、巴西、哥伦比亚、伊朗、伊拉克、利比亚、巴基斯坦、叙利亚和突尼斯 10 个国家(图 4-4)。

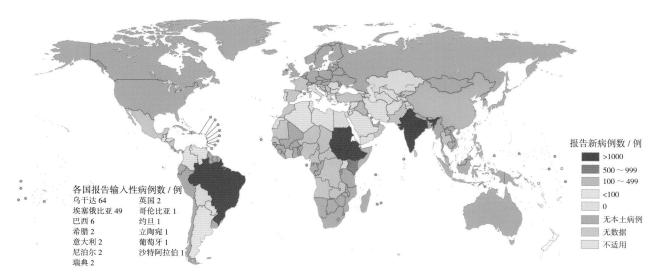

图 4-3 2018 年全球内脏利什曼病流行分布

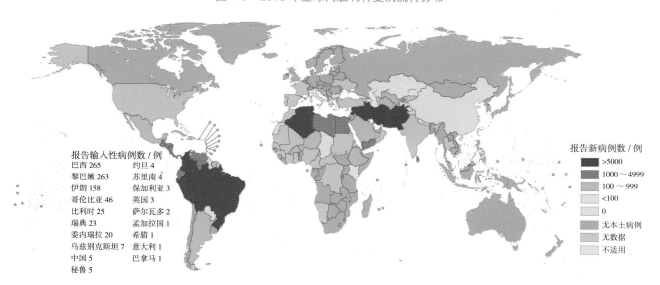

图 4-4 2018 年全球皮肤利什曼病流行分布

黏膜皮肤利什曼病被认为是新大陆的疾病,局限分布于南美洲,其中 90% 以上病例发生在玻利维亚国、巴西、埃塞俄比亚和秘鲁。

二、生活史

利什曼原虫主要寄生于人体或脊椎动物的巨噬细胞(phagocyte)内,通过白蛉叮咬而传播(图 4-5)。在人体内为无鞭毛体(amastigote),是致病阶段;在白蛉体内为前鞭毛体(promastigote),是感染阶段。当雌性白蛉吸食感染利什曼原虫的人或犬等终宿主血液时,含无鞭毛体的巨噬细胞被吸入至白蛉中肠,在此处无鞭毛体转化为前鞭毛体,并开始二分裂增殖发育,一周后具感染力的后循环期前鞭毛体(metacyclic promastigote)聚集于咽和喙。当白蛉再次吸食人或动物血液时,前鞭毛体随白蛉唾液进入人或动物体内被巨噬细胞吞噬,前鞭毛体在巨噬细胞内逐渐变圆,失去鞭毛的体外部分而转化成无鞭毛体并繁殖。含虫的巨噬细胞经淋巴或血流进入脾、肝、骨髓和淋巴结等部位,原虫增殖引起巨噬细胞破溃和原虫血症(parasitemia),继而感染更多巨噬细胞。

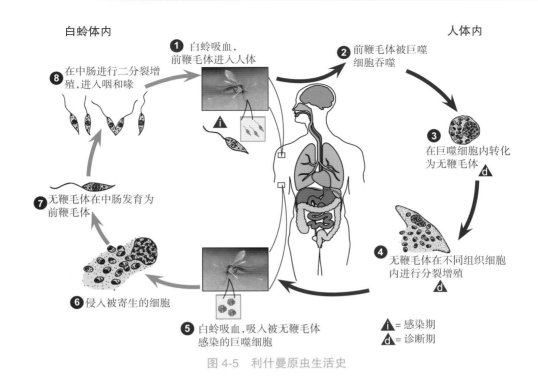

图 4-5 利什曼原虫生活史

三、流行环节

利什曼病的传染源为感染利什曼原虫的人和犬等哺乳动物。犬是利什曼原虫的主要保虫宿主;在非洲北部地中海沿岸的一些国家,犬内脏利什曼病流行较为普遍。

利什曼病的传播媒介为双翅目(Diptera)毛蠓科(Psychodidae)白蛉亚科(Phlebotominae)的白蛉(sandfly),主要是白蛉属(*Phlebotomus*)和罗蛉属(*Lutzomyia*)的 98 种白蛉(图 4-6)。在旧大陆为白蛉属的 42 种,在新大陆(美洲)为罗蛉属的 56 种。此外,圆尾瓦蛉(*Warileya rotundipennis*)亦被证实是美洲凡尼亚亚属(*Viannia*)利什曼原虫的传播媒介。

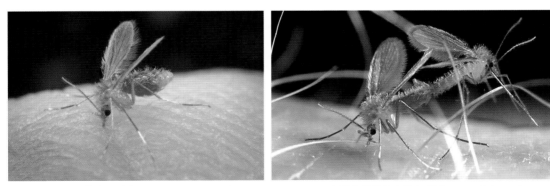

吸血中的静食白蛉(*Phlebotomus papatasi*)   交配中的杜波白蛉(*Phlebotomus duboscqi*)

图 4-6 硕大利什曼原虫的传播媒介

注:静食白蛉(*P. papatasi*)是欧洲和亚洲硕大利什曼原虫(*L. major*)的传播媒介,在西非硕大利什曼原虫的传播媒介为杜波白蛉(*P. duboscqi*)。

四、病原体

无鞭毛体通称利杜体(Leishman-Donovan body,LD body),寄生于人和哺乳动物单核巨噬细胞内。虫体呈卵圆形,无鞭毛及波动膜,大小为(2.9～5.7)μm×(1.8～4.0)μm(图4-7)。瑞氏或吉姆萨染色后,原虫胞质呈淡蓝色或深蓝色,内有一个较大的圆形核,呈红色或淡紫色(图4-8)。动基体(kinetoplast)位于核旁,着色较深,细小,杆状。在高倍镜下有时可见虫体从前端红色粒状的基体(basal body)发出一条根丝体(rhizoplast)。基体靠近动基体,在光镜下难以区别。

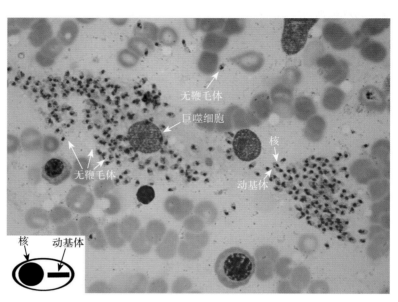

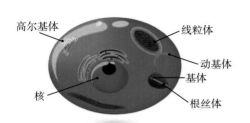

图4-7　利什曼原虫无鞭毛体示意图

图4-8　利什曼原虫无鞭毛体(骨髓涂片;吉姆萨染色,×400)

前鞭毛体寄生于白蛉消化道。成熟的虫体呈梭形,大小为(14.3～20.0)μm×(1.5～1.8)μm,核位于虫体中部,动基体在前部(图4-8)。基体在动基体之前,由此发出一根鞭毛游离于虫体外。前鞭毛体运动活泼,鞭毛不停摆动。在培养基内常以虫体前端聚集成团,排列成菊花状(图4-9、图版4-8)。

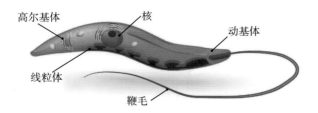

图4-9　利什曼原虫前鞭毛体示意图

五、病理与临床表现

1. 内脏利什曼病(黑热病)　潜伏期一般为4～7个月,亦可长达10～11个月。主要临床表现有不规则发热、失体重(恶病质、消瘦)、肝脾肿大(脾肿大更为常见)、全血细胞(白细胞、红细胞、血小板)减少性贫血、总蛋白高而球蛋白低伴高丙球蛋白血症。如不及时治疗,患者多在患病后1～2年内因并发其他疾病而死亡。

此外,黑热病还有两种特殊类型:① 黑热病后皮肤利什曼病(post-kala-azar dermal leishmaniasis, PKDL)或称皮肤型黑热病,是内脏利什曼病的后遗症。少数为褪色斑型,多为结节型,表现为面部和颈部等部位有许多含无鞭毛体的皮肤结节,结节为大小不一的肉芽肿,部分似瘤型麻风或呈暗色丘疹状。通常在黑热病临床治愈后半年到一年出现,也可在数年甚至10余年后出现。黑热病后皮肤利什曼病患者可能是利什曼病的潜在感染来源。② 淋巴结型黑热病(lymph gland visceral leishmaniasis, LGVL):患者无黑热病病史,病变局限于淋巴结。主要表现为全身多处淋巴结如花生米或蚕豆大小的肿大,以腹股沟和颈部最为多见,局部无明显压痛或红肿,伴发热、乏力。淋巴结活检可在类上皮细胞内查见无鞭毛体。

2. 皮肤利什曼病

(1)热带利什曼原虫(*L. tropica* Wright,1903)所致 CL:通常发生在面部或上、下肢,病损一般为 1~2 处,病灶处肿胀,创口很少有坏死和脓液渗出(图 4-10)。四季均有发病,暴发少见。传染源为患者。

(2)硕大利什曼原虫(*L. major* Yakimoff et Schokhor,1914)所致 CL:病损数量少,创口湿润,伴有坏死和脓液渗出,常伴有淋巴管炎。溃疡多见于下肢。多在夏秋季发病,易暴发。传染源为野鼠类。

(3)埃塞俄比亚利什曼原虫(*L. aethiopica* Bray,Ashford et Bray,1973)所致 CL:主要为单个皮肤损害,少数患者可发生口、鼻损害或播散性皮肤利什曼病。皮损发展缓慢,溃疡常在疾病后期发生,病程可长达 2~3 年。

(4)婴儿利什曼原虫所致 CL:①绿豆或黄豆般大小的丘疹,表面覆盖少量灰白色鳞屑或薄痂;②皮损呈轻度水肿的斑块,表面覆着银灰色鳞屑或淡黄色脂溢性鳞屑;③皮肤溃疡,溃疡常有脓液流出。若发生继发感染,则可并发淋巴管炎、面部皮肤溃疡(愈合后有残留瘢痕);④结节性痒疹型皮损,皮损部位奇痒难忍,搔破后极易发生感染。

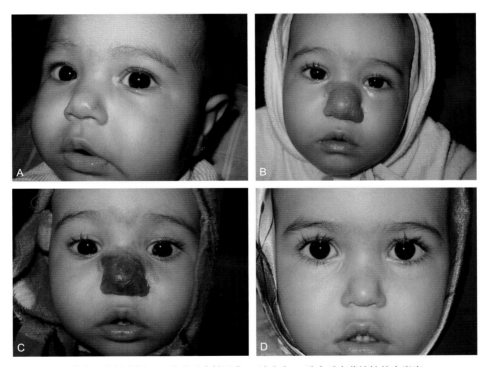

A 鼻部原发性皮损;B 4 个月后病情恶化;C 治疗中;D 治愈后有萎缩性的小瘢痕。

图 4-10 热带利什曼原虫所致皮肤利什曼病

此外,美洲分布的林氏利什曼原虫(*L. lindenbergi* Silveira et al.,2002)一般导致单灶性皮损(图 4-11)。

3. 黏膜皮肤利什曼病 主要由巴西利什曼原虫(*L. braziliensis*)所致,也称为鼻咽黏膜利什曼病(espundia),可在皮肤利什曼病原发皮肤损伤部分或全部愈合后数月到数年后发生。病变开始为无痛的小结节,奇痒,破溃后形成一个圆形的浅溃疡,有明显的边缘。溃疡最常见于腿部,相继为足、前臂、头、臀及肛周、肘、躯干和鼻黏膜,一般在 6 个月内愈合;鼻咽部位的溃疡严重时会出现软组织及软骨侵蚀和破坏,导致嘴唇、鼻子柔软部分、鼻中隔,甚至喉和气管的软骨及软腭的缺损等(图 4-12)。

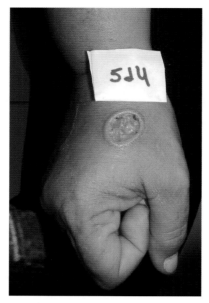

图 4-11　林氏利什曼原虫（*L. lindenbergi*）所致的单灶性皮损

注：目前仅巴西帕拉州（Pará）和朗多尼亚州（Rondônia）有该种人体感染的报道。

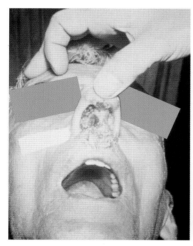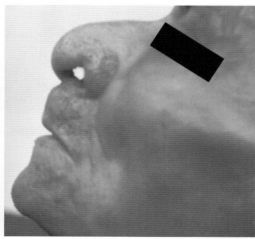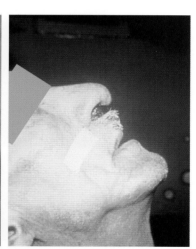

图 4-12　巴西利什曼原虫（*L. braziliensis*）所致的黏膜皮肤利什曼病

注：典型病变：鼻中隔溃疡性穿孔，上唇和鼻组织的肥大，形成"貘样鼻"（tapir nose）。

六、诊断与治疗

可采用髂骨、淋巴结或脾脏穿刺和皮肤组织检查，以及原虫培养或动物接种等，查到利什曼原虫即可确诊（图 4-13）。亦可使用免疫层析试条法来检测患者体内的特异性抗体。黑热病治疗的首选药物为五价葡萄糖酸锑钠（如斯锑黑克），或结合两性霉素 B、戊烷脒等治疗。皮肤利什曼病可采用局部冷冻、斯锑黑克注射或皮肤切除等治疗。黏膜皮肤利什曼病通常用斯锑黑克或戊烷脒等芳香双脒剂治疗。

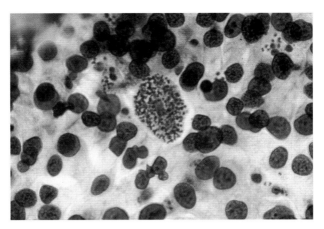

图 4-13　骨髓穿刺物涂片

七、预防

利什曼病预防应针对不同地区、不同流行类型实施不同的控制措施。在人源型黑热病流行区,可采取查治患者和喷洒灭蛉药等综合防治措施;在犬源型黑热病流行区,应采取杀灭病犬、杀虫剂浴犬、防蛉灭蛉和减少人蛉接触的控制措施;其他自然疫源型黑热病的防治则主要以保护易感人群为主(图 4-14)。

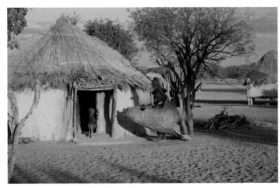

非洲土著部落的典型居所:茅草屋及席地而卧的习惯增加了利什曼原虫感染风险

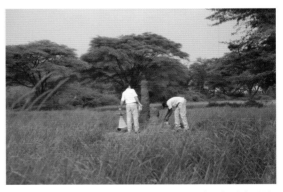

白蛉监测:白蚁丘是马丁白蛉(*P. martini*)自然栖息场所之一,该种白蛉是东非内脏利什曼病的传播媒介之一

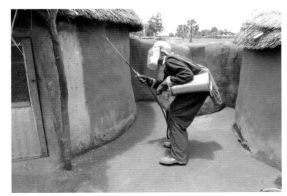

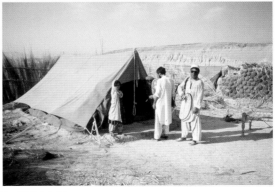

虫媒(白蛉)控制:喷洒杀虫剂

图 4-14　利什曼病的预防

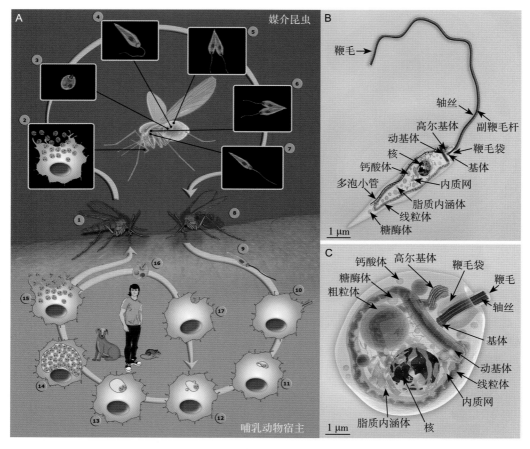

A 利什曼原虫生活史：① 雌蛉吸血；② 被感染的巨噬细胞及无鞭毛体；③ 无鞭毛体；④ 无鞭毛体发育为前循环期前鞭毛体（procyclic promastigote）；⑤ 前鞭毛体在中肠分裂增殖；⑥ 前鞭毛体进入中肠前段的贲门瓣，重新开始细胞分裂；⑦ 前鞭毛体发育为具感染性的后循环期前鞭毛体（metacyclic promastigote）；⑧ 雌蛉吸血，通过反流将后循环期前鞭毛体注入新的哺乳动物宿主；⑨ 后循环期前鞭毛体；⑩ 后循环期前鞭毛体侵入巨噬细胞；⑪ 后循环期前鞭毛体失去鞭毛，转变为无鞭毛体；⑫ 无鞭毛体附于纳虫泡（parasitophorous vacuole）的膜上；⑬ 无鞭毛体在纳虫泡内分裂增殖；⑭ 无鞭毛体大量增殖；⑮ 巨噬细胞破裂，无鞭毛体逸出；⑯ 无鞭毛体；⑰ 无鞭毛体侵犯巨噬细胞。人是终宿主，犬和鼠类是重要的保虫宿主。B 前鞭毛体的形态结构。C 无鞭毛体的形态结构。

图版 4-1　利什曼原虫生活史

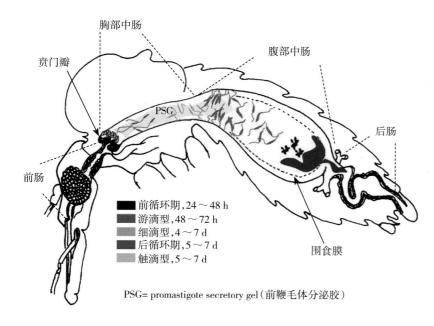

PSG= promastigote secretory gel（前鞭毛体分泌胶）

图版 4-2　利什曼原虫前鞭毛体在白蛉宿主中肠内的不同发育期

注：利什曼原虫前鞭毛体在从白蛉中肠后部向贲门瓣（stomodeal valve）移动过程中，经历了前循环期（procyclic）、游滴型（nectomonad）、细滴型（leptomonad）、触滴型（haptomonad）和后循环期（metacyclic）。后循环期前鞭毛体的鞭毛长、游动迅速，对哺乳动物具有感染力。

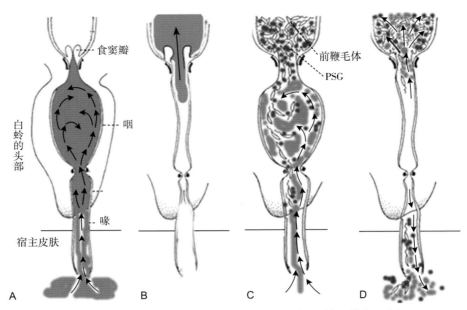

A、B 未感染的白蛉的吸血模式；C、D 感染利什曼原虫的白蛉，前中肠寄生的原虫会产生前鞭毛体分泌胶（promastigote secretory gel，PSG），阻碍吸入的血进入咽和中肠，造成吸血回流，部分血液回注宿主引起感染。

图版 4-3　白蛉吸血回流模式利于利什曼原虫向宿主的传播

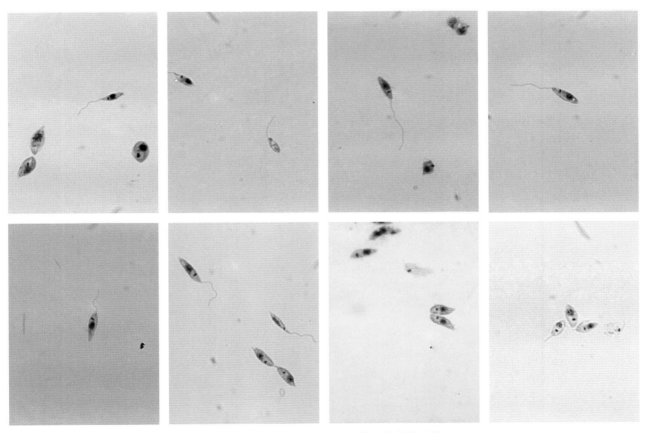

图版 4-4　白蛉中肠内的利什曼原虫前鞭毛体

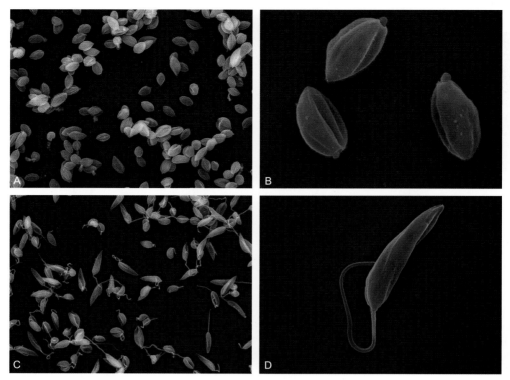

A、B 无鞭毛体；C、D 前鞭毛体。

图版 4-5　墨西哥利什曼原虫扫描电镜图

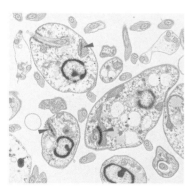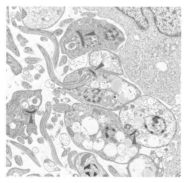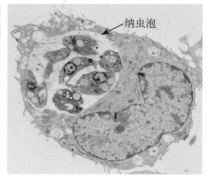

硕大利什曼原虫（*L. major*）无鞭毛体　　巴西利什曼原虫（*L. braziliensis*）前鞭　　墨西哥利什曼原虫（*L. mexicana*）无鞭毛体
　　　　　　　　　　　　　　　　　　　　毛体　　　　　　　　　　　　　　　　（单个小鼠巨噬细胞内）

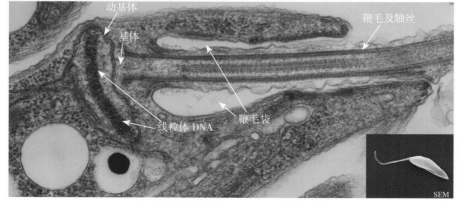

墨西哥利什曼原虫（*L. mexicana*）前鞭毛体

图版 4-6　透射电镜下的无鞭毛体和前鞭毛体

注：鞭毛的基体与动基体和线粒体膜连结，动基体内有线粒体 DNA，形成盘形类核，电镜下显示为致密的杆状结构（如左上两图红色三角所示）。

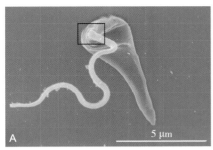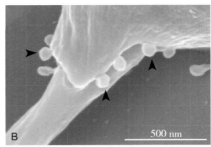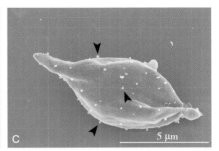

A 前鞭毛体;B 鞭毛袋区的放大(图 A 方框部分);C 正向无鞭毛体转化中的前鞭毛体。

图版 4-7 利什曼原虫出芽的微泡

注:从利什曼原虫的鞭毛袋和细胞质膜出芽的微泡(microvesicle)是一种外泌体(exosome),其功能是在物种内和物种之间传递调节性分子到其他细胞,如调节宿主细胞的免疫应答。

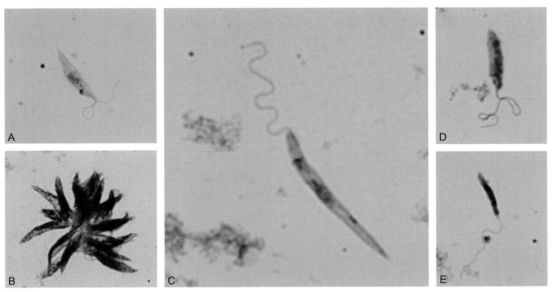

A 短型鞭毛体;B 短型鞭毛体在培养基内聚集成团,呈玫瑰花结样;C 长型鞭毛体;D、E 后循环型。

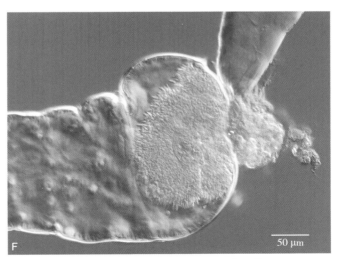

F 相差显微镜下可见贲门瓣处有前鞭毛体

图版 4-8 雌性索诺拉库蠓(*Culicoides sonorensis*)中肠中的豚鼠利什曼原虫(*L. enriettii*)前鞭毛体

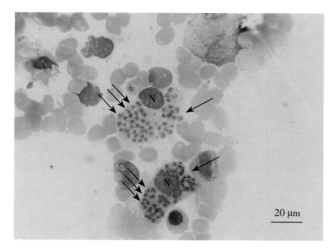

图版 4-9 豚鼠利什曼原虫种团中的马提尼克利什曼原虫
（*L. martiniquensis* Desbois，Pratlong et Dedet，2014）
　　注：两个被感染的巨噬细胞（大箭头），胞浆中见细胞核（N）和大量无鞭毛体（小箭头）（骨髓穿刺物涂片，瑞氏染色）。马提尼克、泰国和加纳已有豚鼠利什曼原虫种团（*L. enriettii* complex）感染人体的报道。

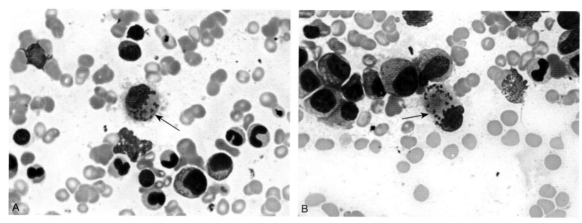

图版 4-10 杜氏利什曼原虫
注：巨噬细胞内寄生的杜氏利什曼原虫无鞭毛体（如箭头所示），呈典型的双点状外观，动基体可见（利什曼染色）。

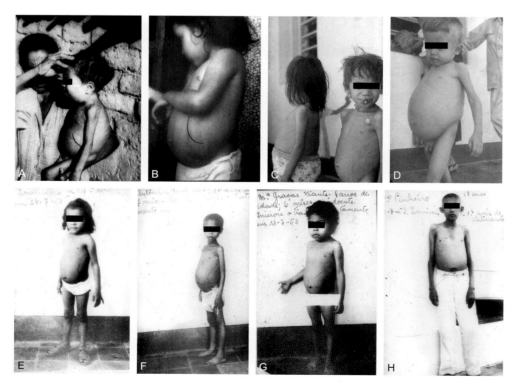

图版 4-11 内脏利什曼病导致的肝脾肿大

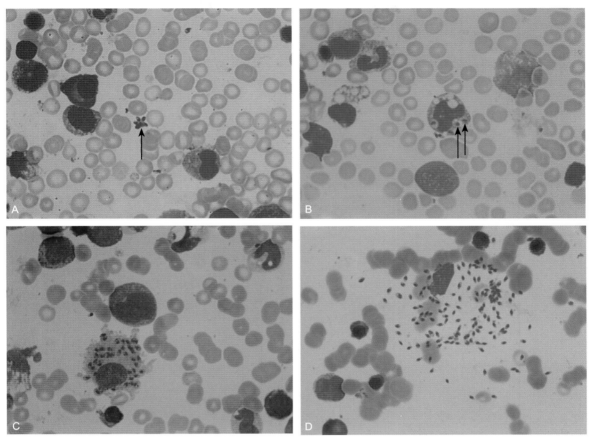

病例 1　内脏利什曼病骨髓涂片（儿童，帕氏染色，×100）：A、B 第一次样本，利什曼原虫（箭头处）很难被检测到；C、D 第二次骨髓穿刺样本，单核细胞内外可见大量利什曼原虫。

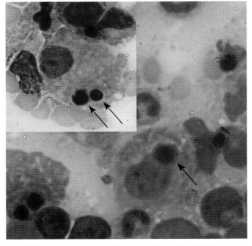

单核细胞（红箭头）吞噬红细胞前体（黑箭头）

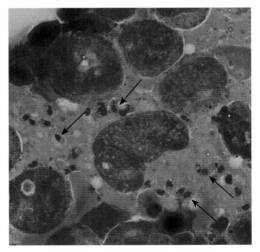

单核细胞内外的利什曼原虫无鞭毛体

病例 2　内脏利什曼病患者骨髓涂片（女，46 岁，吉姆萨染色）。

图版 4-12　内脏利什曼病患者骨髓涂片

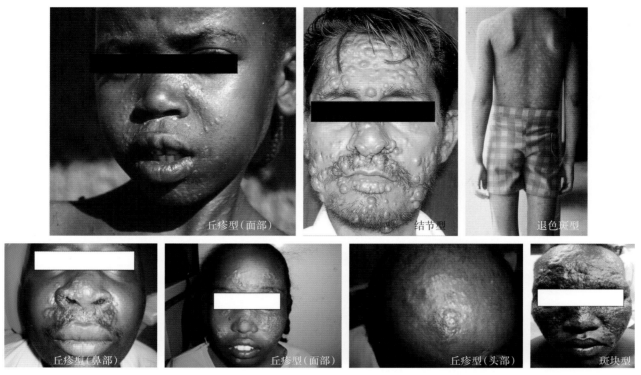

丘疹型（面部） 　　　结节型 　　　退色斑型

丘疹型（鼻部） 　　丘疹型（面部） 　　丘疹型（头部） 　　斑块型

图版 4-13 黑热病后皮肤利什曼病

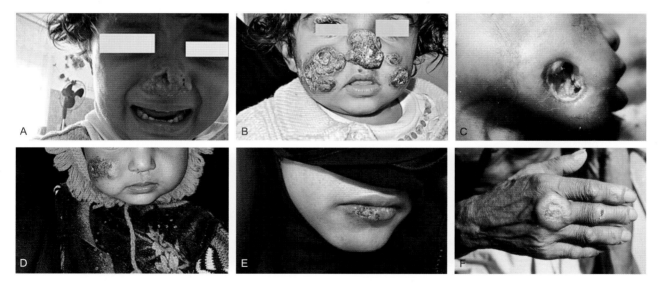

图版 4-14 皮肤利什曼病

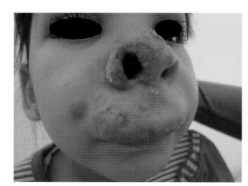

上唇和鼻组织肥大，形成貘样鼻（tapir nose）

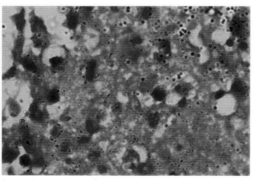

病理组织涂片，发现无鞭毛体（吉姆萨染色）

图版 4-15 黏膜皮肤利什曼病病例

注：病例女性，11 岁，鼻部皮损伴化脓性鼻炎、鼻前溃疡累及上唇，形成"貘样鼻"（tapir nose）。

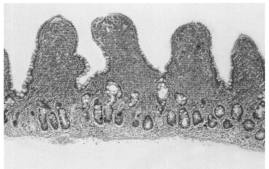

胃肠道:低倍镜下的空肠组织切片显示,炎症细胞浸润使肠绒毛变钝变宽。此病变在 VL 中相当常见,可导致患者吸收不良

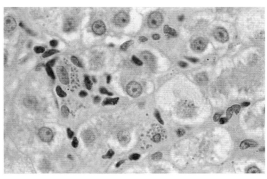

肝组织切片:高倍镜下,肝窦中的库普弗细胞(Kupffer cell)内无鞭毛体清晰可见,被寄生的库普弗细胞可形成小肉芽肿并阻塞血管

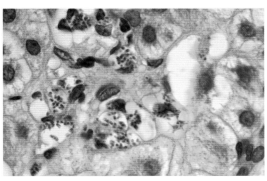

HIV、丙肝病毒和利什曼原虫的合并感染:高倍镜下,在苍白肿胀的肝细胞之间存在包含大量利什曼原虫无鞭毛体的巨噬细胞

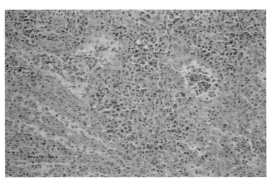

脾组织切片:中倍镜下,脾窦之间有大量浆细胞、被寄生的巨噬细胞和嗜酸粒细胞,但嗜酸粒细胞浸润不是 VL 的典型特征

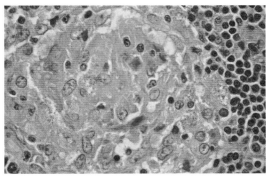

淋巴结病理切片:中倍镜下,上皮样细胞肉芽肿内有利什曼原虫无鞭毛体,右侧可见浆细胞和淋巴细胞包绕在上皮样细胞周围

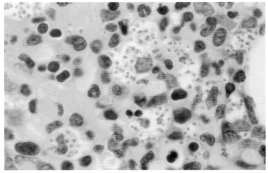

HIV 合并杜氏利什曼原虫感染的骨髓涂片:高倍镜下,骨髓内可见大量胞浆内寄生有无鞭毛体的巨噬细胞,重度感染是 HIV 感染者的典型表现

图版 4-16　内脏利什曼病的病理组织学改变(HE 染色)

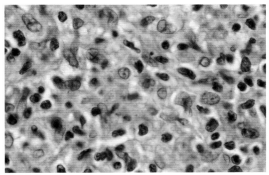

PKDL 皮肤切片:高倍镜下,显示带有无鞭毛体的上皮样细胞(epithelioid cell)

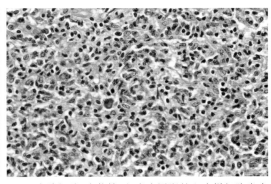

PKDL 皮肤切片:中倍镜下,炎症浸润的上皮样细胞尚未形成肉芽肿

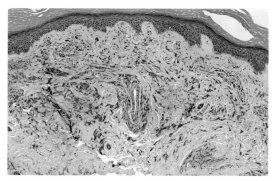

艾滋病合并 CL（婴儿利什曼原虫）皮肤切片：中倍镜下，真皮层内充满大量蓝染的簇状无鞭毛体

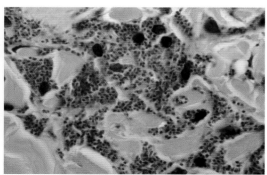

艾滋病合并 CL（婴儿利什曼原虫）皮肤切片：高倍镜下，真皮层巨噬细胞内充满无鞭毛体，但无其他明显的炎症反应

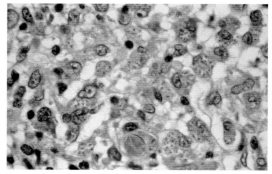

早期 CL 皮肤切片：中倍镜下，真皮层巨噬细胞内可见大量无鞭毛体。类似于弥漫性 CL，病变愈合后出现肉芽肿反应

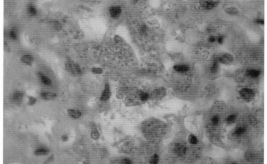

CL 皮下组织切片：可见大量杜氏利什曼原虫无鞭毛体

图版 4-17　利什曼病的皮肤病理组织学改变（HE 染色）

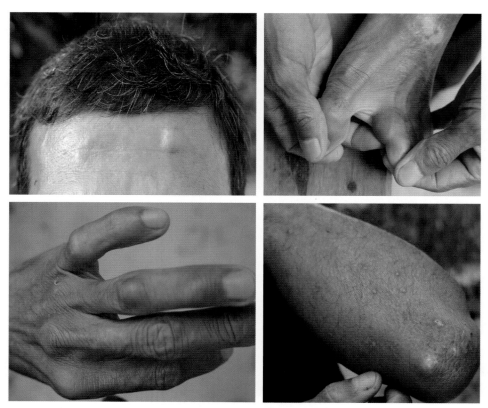

患者额头、脚趾、手指和肘部的皮肤利什曼病结节

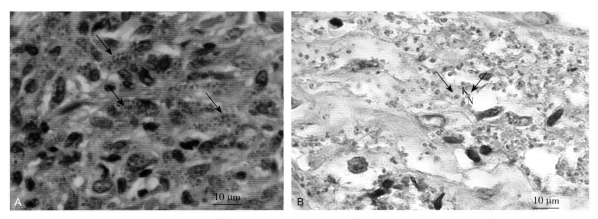

A 肘部皮肤结节活检涂片，见大量细胞内无鞭毛体（箭头）；B 经 Schneider 昆虫培养基培养（N 为核，K 为动基体）（HE 染色，×1000）。

图版 4-18　HIV 感染者伴多发性皮肤利什曼病的结节

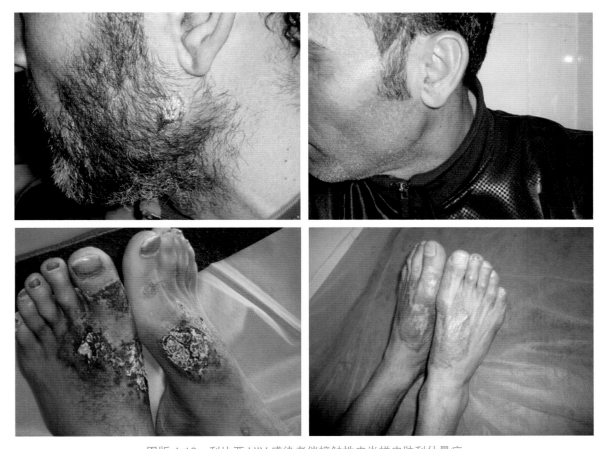

图版 4-19　利比亚 HIV 感染者伴接触性皮炎样皮肤利什曼病

注：左图：左下颌有无痛的结痂性结节，双足背部有不对称的溃疡性大丘疹；右图：经利福平和异烟肼治疗 2 个月后治愈。

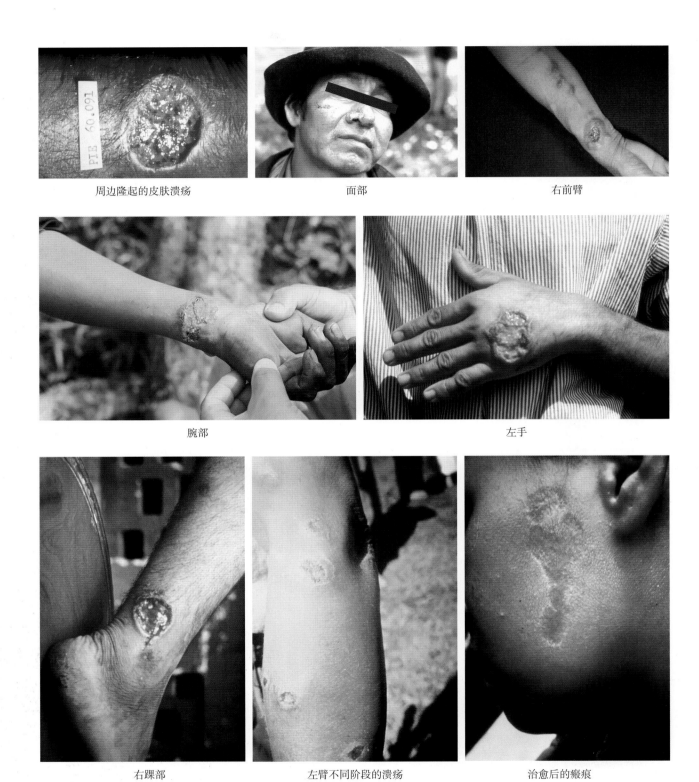

周边隆起的皮肤溃疡　　　　　　　面部　　　　　　　　　右前臂

腕部　　　　　　　　　　　　　左手

右踝部　　　　　左臂不同阶段的溃疡　　　　治愈后的瘢痕

图版 4-20　皮肤利什曼病常见发生部位

注:CL 的皮损常发生在身体裸露部位(白蛉叮咬处),可单发或多发,呈周边隆起的"火山口"状。

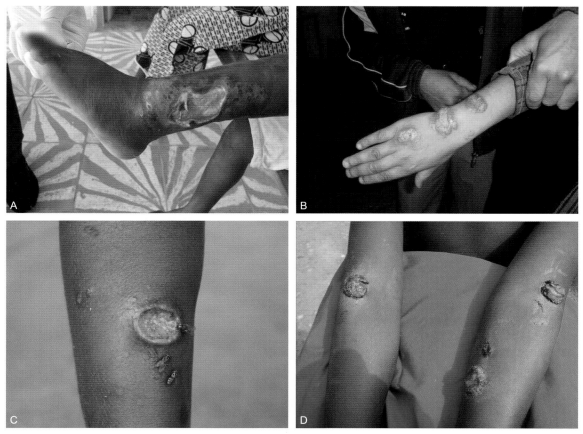

A 布鲁里溃疡（Buruli ulcer），坏死性溃疡，有不规则扇形边缘，深部潜行；B 皮肤利什曼病，不规则、溃疡性肉芽肿样皮损；C 早期雅司病（yaws）溃疡（第一期母雅司期），溃疡边缘微高，除痂后表面似杨梅样；D 雅司病第二期，多发性黄色结痂性溃疡。

图版 4-21　几种被忽视热带病通常所致的溃疡性皮损

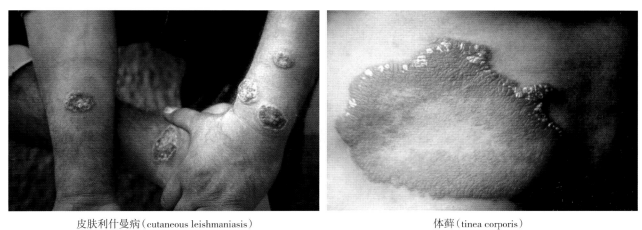

皮肤利什曼病（cutaneous leishmaniasis）　　　　　体癣（tinea corporis）

图版 4-22　皮肤利什曼病与体癣

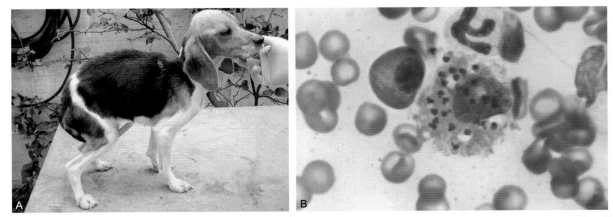

A 自然感染婴儿利什曼原虫 18 个月后的犬,出现严重失体重和肌肉萎缩;B 犬骨髓涂片,单核细胞内有大量的杜氏利什曼原虫无鞭毛体。

图版 4-23　犬感染利什曼原虫

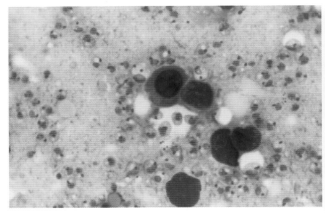

仓鼠皮损印片样本:发现有大量热带利什曼原虫无鞭毛体,核和动基体清晰可见(吉姆萨染色,×1150)

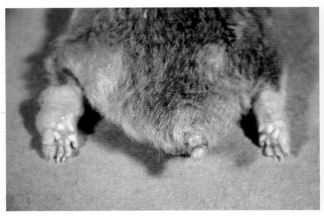

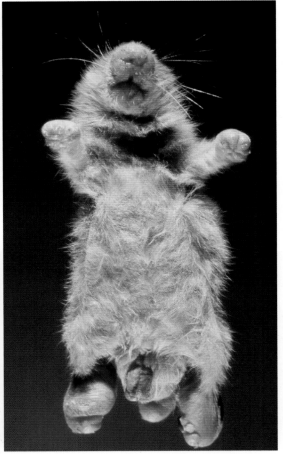

感染巴西利什曼原虫的仓鼠:尾、左侧臀关节和左足有皮损　　　感染巴西利什曼原虫的仓鼠:鼻、四肢远端和会阴均有皮损

图版 4-24　实验室感染利什曼原虫的仓鼠

贾第虫病（giardiasis）是由蓝氏贾第鞭毛虫（*Giardia lamblia* Stiles，1915）[①]感染引起的一种肠道原虫病，于 1976 年首次在旅游者中发生集体感染，故也称"旅行者腹泻"。贾第虫属（*Giardia* Künstler，1882）共有 6 种：阿氏贾第鞭毛虫（*G. agilis*），其宿主为两栖类动物；花鹭贾第鞭毛虫（*G. ardeae*），其宿主为苍鹭；鹦鹉贾第鞭毛虫（*G. psittaci*），其宿主为鹦鹉；微小贾第鞭毛虫（*G. microti*），其宿主为野鼠和麝鼠；鼠贾第鞭毛虫（*G. muris*），其宿主为啮齿类动物；蓝氏贾第鞭毛虫，亦称十二指肠贾第虫（*G. duodenalis*）或肠贾第鞭毛虫（*G. intestinalis*），简称贾第虫，是唯一可感染人类的贾第虫种，此外，牛、羊、猪、猫和狗等哺乳动物也感染该虫。

一、地理分布

贾第虫病呈全球性分布，多见于温带和热带地区。在非洲，一般人群或儿童贾第虫感染率超过 10% 的国家包括安哥拉、中非共和国、乍得、科特迪瓦、埃及、赤道几内亚、埃塞俄比亚、加纳、几内亚比绍、肯尼亚、马达加斯加、摩洛哥、尼日利亚、卢旺达、圣多美和普林西比、南非、苏丹、坦桑尼亚、乌干达和赞比亚等。

二、生活史

贾第虫四核包囊污染的水或食物被宿主摄入后，在十二指肠包囊脱囊生成滋养体。滋养体寄生在人和某些哺乳动物十二指肠或小肠上段，以纵向二分裂方式进行繁殖。在肠道内环境不利的情况下，滋养体分泌囊壁物质形成包囊。包囊和滋养体随粪便排出体外（图 5-1）。

三、流行环节

贾第虫病主要通过粪 - 口途径传播，经水源、食源传播，也可经性传播、媒介传播；可在人 - 人、动物 - 人、动物 - 动物间传播。人群均易感，尤其是儿童、年老体弱者、免疫功能缺陷者、旅游者、男性同性恋者、胃酸缺乏及胃切除的患者对本虫更易感。

四、病原体

1. **滋养体**　状如对切的半个梨形，前半呈圆形，后半逐渐变尖，腹面扁平，背面隆起，有一对卵圆形的泡状细胞核，核仁很大，有 4 对鞭毛，中间有一对较粗的轴柱，虫体的后半部中间有一对锤形的中体（图 5-2）。
2. **包囊**　虫体鞭毛缩短，细胞质浓缩，并分泌一层透明的囊壁，形成具有感染性的四核包囊（图 5-2）。

[①] 由光学显微镜发明者荷兰人安东尼·列文虎克（Antonie van Leeuwenhoek）于 1681 年发现，1915 年为纪念著名科学家 Alfred Giardi（1846—1908）和 Vilém Dušan Lambl（1841—1895）而命名为 Giardia lamblia；duodenum [L]= anterior portion of the small intestine，十二指肠。

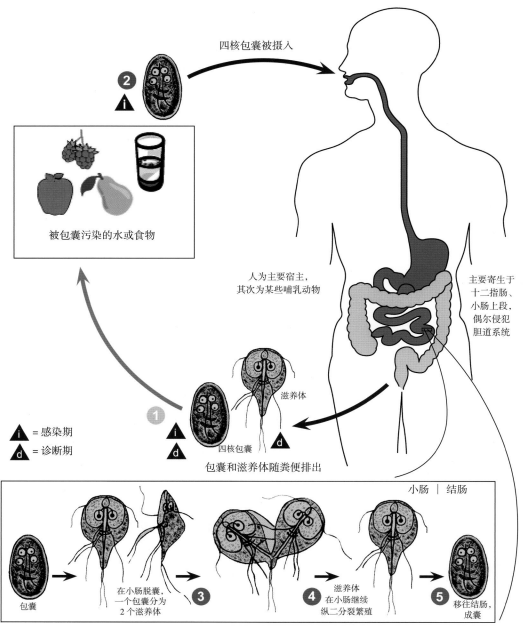

四核包囊被摄入

被包囊污染的水或食物

人为主要宿主，
其次为某些哺乳动物

主要寄生于
十二指肠、
小肠上段，
偶尔侵犯
胆道系统

滋养体

i = 感染期

d = 诊断期

四核包囊

包囊和滋养体随粪便排出

小肠 | 结肠

包囊

在小肠脱囊，
一个包囊分为
2 个滋养体

滋养体
在小肠继续
纵二分裂繁殖

移往结肠，
成囊

图 5-1　贾第虫生活史

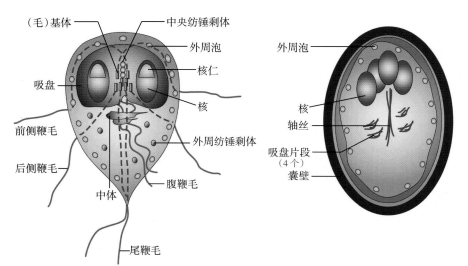

（毛）基体

中央纺锤剩体

外周泡

核仁

吸盘

核

前侧鞭毛

后侧鞭毛

外周纺锤剩体

腹鞭毛

中体

尾鞭毛

外周泡

核

轴丝

吸盘片段
（4 个）

囊壁

图 5-2　贾第虫滋养体（左）及
包囊（右）示意图

注：纺锤剩体（mitosome）是
由双层膜包裹、结构简单的线粒
体源细胞器。

五、病理与临床表现

贾第虫感染后,患者的被寄生部位会有不同程度的病理组织学改变(图5-3、图5-4、图5-5)。急性期腹泻粪便为水样、恶臭,一般无血、黏液和细胞渗出物等,常伴有发热、明显腹胀和腹痛。亚急性患者主要为间歇性排恶臭软便或稀粥样便,伴有肠胀气、腹胀或腹部痉挛性疼痛、恶心、呕吐和厌食等消化道症状。

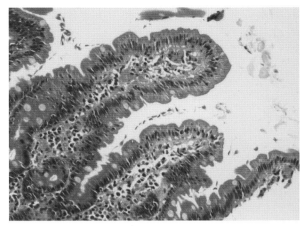

十二指肠黏膜中的贾第鞭毛虫　　　　　十二指肠活检样本可见八叠球菌(黑箭头)和鞭毛虫(蓝箭头)

图5-3　八叠球菌和贾第虫合并感染(HE染色,×200)

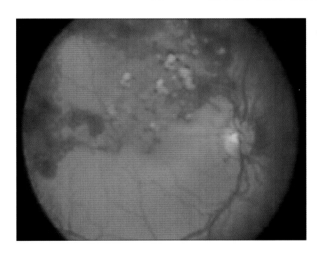

图5-4　贾第鞭毛虫眼底感染
注:感染蓝氏贾第鞭毛虫的儿童视网膜出现典型的盐和胡椒样外观。

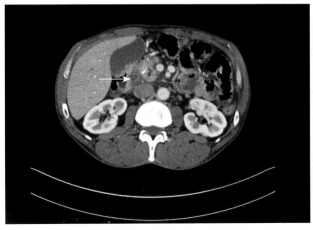

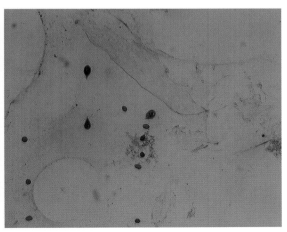

腹部CT:在十二指肠和胰头之间有2.3 cm的低密度灶(箭头处)　　　　细胞针吸涂片所见的贾第鞭毛虫

图5-5　贾第鞭毛虫所致的胰腺钙化肿块

六、诊断与治疗

粪便中查到贾第虫滋养体或包囊即可确诊。治疗药物主要有甲硝唑、呋喃唑酮、替硝唑和巴龙霉素等。

七、预防

加强动物粪便无害化处理和管理,防止病畜粪便污染水源和食物;注意饮食和个人卫生,饭前便后勤洗手;加强食品加工人员、兽医、动物饲养员等贾第虫检查;定期对饮用水进行贾第虫监测。

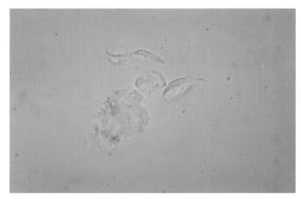

小肠中的贾第鞭毛虫滋养体

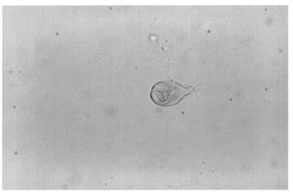

滋养体(碘液染色)

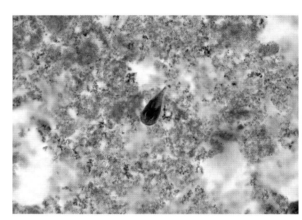

滋养体(三色染色,×1000)

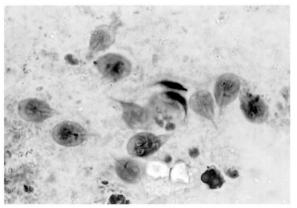

粪样中的贾第鞭毛虫滋养体

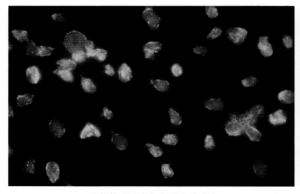

滋养体(间接免疫荧光染色)

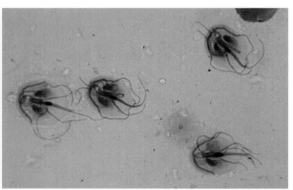

滋养体

图版 5-1　贾第虫滋养体

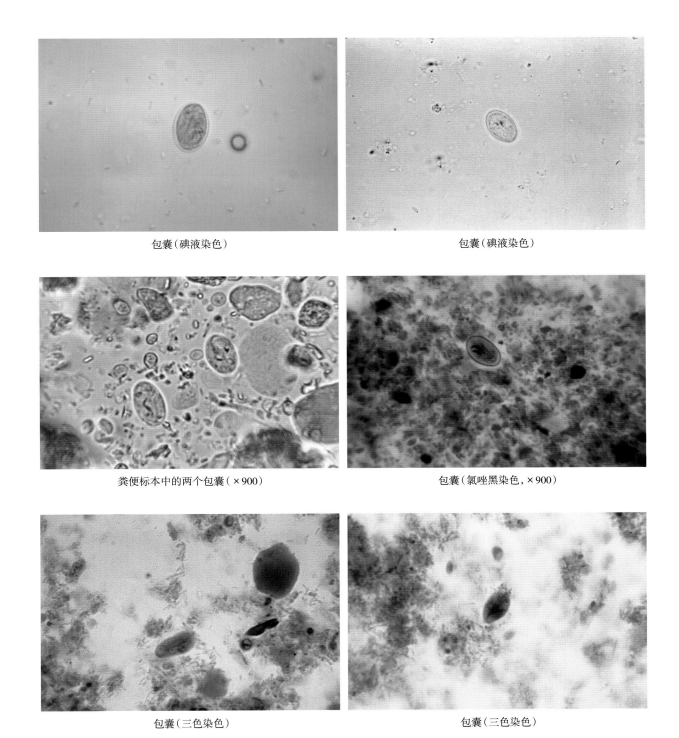

包囊（碘液染色）　　　　　　　　　　　　包囊（碘液染色）

粪便标本中的两个包囊（×900）　　　　　　包囊（氯唑黑染色，×900）

包囊（三色染色）　　　　　　　　　　　　包囊（三色染色）

图版 5-2　贾第虫包囊

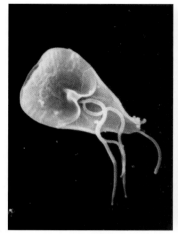
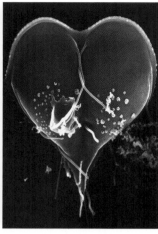
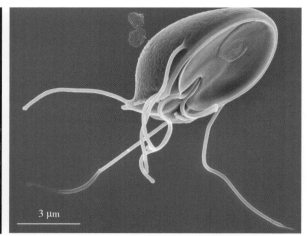

滋养体

呈心形、处于分裂后期的滋养体，两个滋养体的 2 根鞭毛紧密缠绕在一起

鼠贾第鞭毛虫腹部特写，腹面前半部至 3/4 处凹陷成一个分左右两叶的腹吸盘（ventral adhesive disk），有助于原虫黏附于肠腔表面。鼠贾第鞭毛虫有 4 对鞭毛，主运动功能

图版 5-3　电镜下贾第虫滋养体超微结构

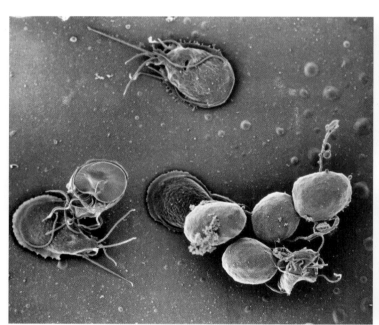

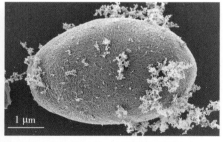

包囊囊壁的丝状结构，每根纤维的厚度为 7 ～ 20 nm

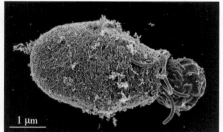

数个滋养体和一簇成熟的包囊

脱囊中的包囊

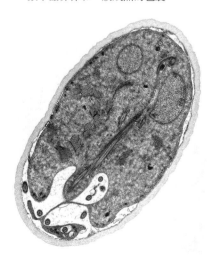

图版 5-4　电镜下贾第虫包囊超微结构

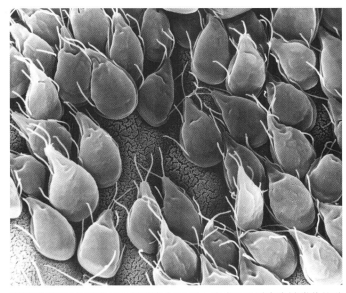 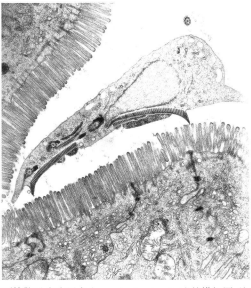

感染贾第鞭毛虫的沙鼠小肠黏膜表面,肠上皮表面几乎完全被附着的滋养体所掩盖

贾第鞭毛虫腹吸盘(ventral adhesive disk)的横切图,注意腹吸盘的单层微管结构

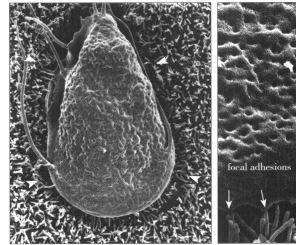 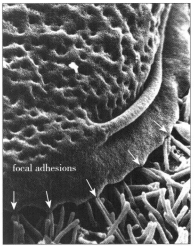 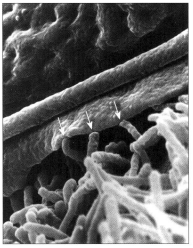

附着在小肠微绒毛(左图中众多的小圆柱形结构)顶端的贾第鞭毛虫滋养体,通过黏着斑(focal adhesion)牢牢地附着在微绒毛上

图版 5-5 电镜下贾第虫病理结构

第六章　阴道毛滴虫病

阴道毛滴虫病（trichomoniasis vaginalis）是阴道毛滴虫（*Trichomonas vaginalis* Donné，1836）[①] 寄生于女性泌尿生殖系统引起的滴虫性阴道炎和泌尿道炎，亦可感染男性尿道、附睾和前列腺等泌尿系统，是一种常见的性传播寄生虫病。

一、地理分布

阴道毛滴虫呈世界性分布，所有人种均可感染。非洲人群阴道毛滴虫患病率为 11%～25%，非洲男性非淋球菌尿道炎中约有 1/3 由该滴虫引起。

二、生活史

阴道毛滴虫生活史简单。滋养体主要寄生于女性阴道，多见于后穹窿，偶可侵入尿道；一般寄生于男性尿道、前列腺，亦可侵及睾丸、附睾及包皮下组织（图 6-1）。虫体以纵二分裂法繁殖。阴道毛滴虫无包囊期，滋养体既是繁殖阶段，也是感染和致病阶段。阴道毛滴虫仅感染人，主要通过性接触传播。

三、流行环节

滴虫性阴道炎患者、无症状带虫者和男性感染者为传染源，通过直接或间接接触方式传播。直接传播是通过性接触传播；间接传播主要是通过公用浴池、浴缸、浴具（浴衣和浴巾等）、坐式马桶、脚盆、脚布、游泳池和公用游泳衣裤等传播。

四、病原体

滋养体呈梨形或椭圆形，大小为（7～32）μm ×（5～12）μm，细胞质均匀透明，有折光性。虫体前端有 5 颗排列成环状的毛基体（flagellar basal body），从毛基体发出 4 根前鞭毛（anterior flagellum）和 1 根后鞭毛（recurrent flagellum），前鞭毛背面略后方有波动膜和基染色杆（chromatic basal rod；又称肋，costa），后鞭毛向后延伸与波动膜外缘相连。细胞核位于虫体前 1/3 处，为椭圆形泡状核。轴柱从虫体前端向后延伸，纵贯虫体，从后端伸出，胞质内有许多深染的颗粒，为该虫独有的氢化酶体（hydrogenosome），沿轴柱和基染色杆分布，司厌氧代谢提供运动能量。基染色杆和轴柱旁氢化酶体是阴道毛滴虫与其他滴虫相鉴别的主要依据（图 6-2）。

[①] thrix/trichos [G]= hair，毛发；monas [G]= simple organism，简单的生物；vagina [L] = female genital opening，阴道。

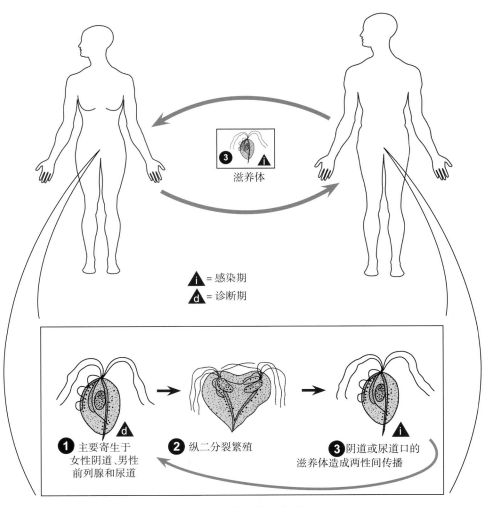

图 6-1　阴道毛滴虫生活史

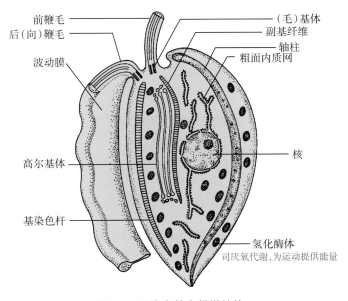

图 6-2　毛滴虫基本超微结构

寄生人体的阴道毛滴虫、人毛滴虫和口腔毛滴虫的共同特征与区别要点(表6-1、图6-3)。

表6-1　3种人体毛滴虫的主要区别

鉴别特征	阴道毛滴虫	口腔毛滴虫	人毛滴虫
寄生部位	阴道、尿道	口腔	肠道
虫体大小	(5~30) μm×(2~14) μm,平均10 μm×7 μm	(4~13) μm×(2~9) μm,平均6 μm×10 μm	(5~15) μm×(7~10) μm
波动膜长度	相当于虫体的1/2~3/4	相当于虫体的1/2	与虫体等长
前鞭毛	4根	4根	3~5根
后鞭毛	1根,不游离	1根,不游离	1根,游离
核	核膜内染色质粒较细,核仁甚小或无	核膜内有较多染色质粒,故染色较深,无核仁	核膜内无染色质粒,核仁大而明显

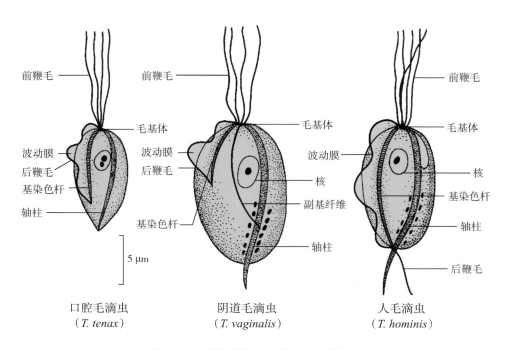

图6-3　3种可感染人体的毛滴虫滋养体

五、病理与临床表现

潜伏期4~28 d,妇女感染常表现为持续性阴道炎,主要表现为阴道分泌物增多、泡沫状、味恶臭、黄绿色,排尿困难,外阴瘙痒;急性期性交疼痛,月经期后症状加重;随后白带减少,症状减轻,亦可完全消失,但患者成为带虫者。男性大多为无症状带虫状态,或有轻微尿道炎、附睾炎和前列腺炎等。

六、诊断与治疗

阴道分泌物直接生理盐水涂片和涂片染色法查到虫体可确诊(图6-4、图6-5)。药物治疗首选甲硝唑或替硝唑(口服),亦可用甲硝唑栓、奥硝唑栓剂置入阴道。患者与性伙伴需同步治疗。

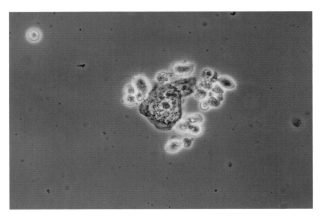

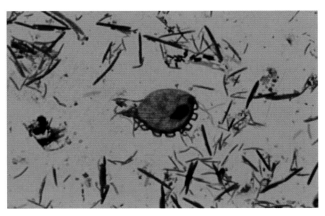

图 6-4　阴道分泌物湿涂片示鳞状上皮细胞及其周围的阴道毛滴虫

图 6-5　吉姆萨染色涂片发现阴道毛滴虫

七、预防

　　加强卫生宣传,定期普查,消灭传染源;注意经期卫生,不使用公用泳衣裤和浴具,提倡蹲厕;严格消毒阴道扩张器、冲洗用具,防止交叉感染;加强社会管理,阻断性传播途径。

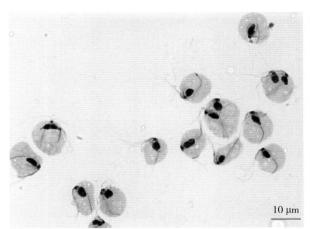

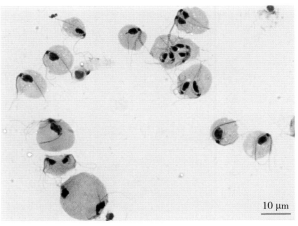

阴道毛滴虫(吉姆萨染色,×1000)

阴道毛滴虫(吉姆萨染色,×1000)

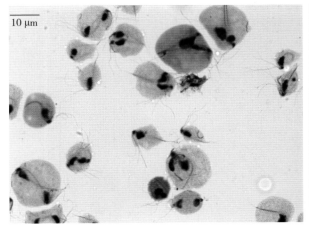

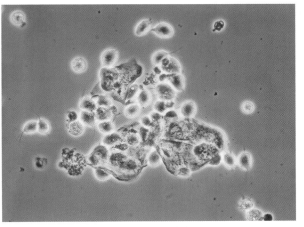

阴道毛滴虫(吉姆萨染色,×1000)

阴道毛滴虫(湿涂片)

图版 6-1　阴道毛滴虫涂片

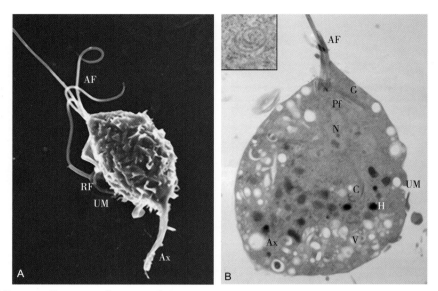

A 扫描电镜图:AF. 前鞭毛;AX. 轴柱;RF. 后鞭毛;UM. 波动膜。B 透射电镜图:G. 高尔基复合体;C. 肋(costa),即基染色杆(chromatic basal rod);H. 氢化酶体(hydrogenosome);N. 细胞核;Pf. 副基纤维(parabasal filament);V. 液泡。

图版 6-2 阴道毛滴虫超微结构

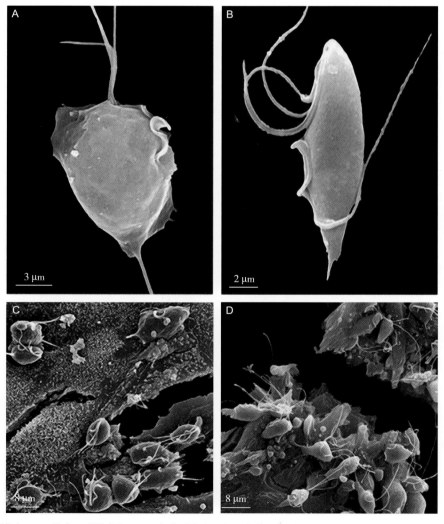

A、C,阴道毛滴虫;B、D,胎儿三毛滴虫(*T. foetus*),主要寄生于牛生殖道,可引起母牛不孕、早期胚胎死亡、流产和子宫积脓。

图版 6-3 扫描电镜下毛滴虫超微结构

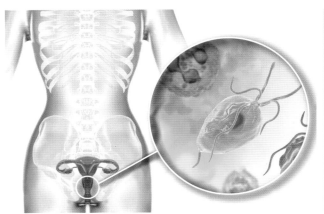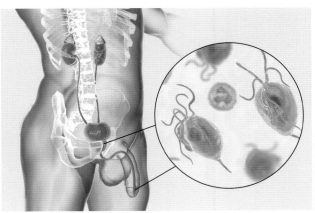

女性：阴道炎　　　　　　　　　　　　　　　　男性：多发性尿道炎和前列腺炎

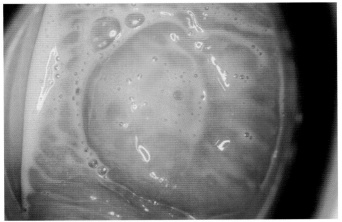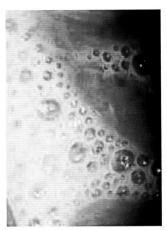

滴虫性阴道炎的白带　　　　　　　　　　　　　泡沫样白带

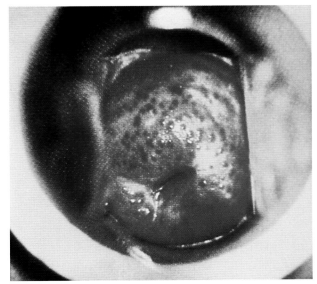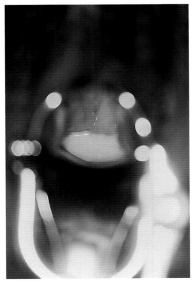

草莓状宫颈（strawberry cervix）表面点状出血，伴有小泡或丘疹　　　　宫颈外口脓性分泌物

图版 6-4　阴道毛滴虫感染所致损害

第七章 疟疾

疟疾（malaria）是一种经雌性按蚊（*Anopheles*）叮咬传播、由疟原虫属（*Plasmodium* Marchiafava et Celli, 1885）[①] 原虫寄生于人体红细胞内所引起的寄生虫病。可寄生人体的疟原虫有间日疟原虫（*Plasmodium vivax* Grassi et Feletti, 1890）、恶性疟原虫（*P. falciparum* Welch, 1897）、三日疟原虫（*P. malariae* Laveran, 1881）、卵形疟原虫（*P. ovale* Stephens, 1922）和诺氏疟原虫（*P. knowlesi* Sinton et Mulligan, 1932）等 5 种，分别引起间日疟、恶性疟、三日疟、卵形疟和诺氏疟。

1880 年，法国军医 Charles-Louis-Alphonse Laveran 在阿尔及利亚首次通过显微镜发现了血液中的疟原虫，并因此获得 1907 年诺贝尔生理学或医学奖（图 7-1）。1897 年，在印度工作的英国军医 Ronald Ross 证实蚊子是疟疾的传播媒介，因而获得 1902 年诺贝尔生理与医学奖（图 7-2）。

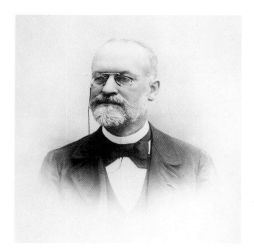

图 7-1　法国军医 Charles-Louis-Alphonse Laveran

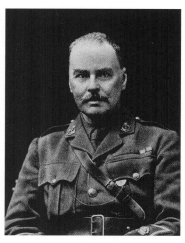

图 7-2　英国军医 Ronald Ross

一、地理分布

疟疾呈全球性分布。2018 年，全球约有 2.19 亿疟疾病例，40 多万人死于疟疾。撒哈拉以南非洲和东南亚等地是全球疟疾流行最严重的地区，全球 93% 的疟疾死亡病例发生在非洲地区。恶性疟是非洲地区流行最广泛的疟疾类型，占全部疟疾病例的 99.7%（图 7-3）。

二、生活史

5 种人体疟原虫生活史基本相同，都需要人（中间宿主）和雌性按蚊（终宿主）作为宿主，并经历世代交替。疟原虫在人体内先后寄生于肝细胞和红细胞内，在肝细胞内进行裂体生殖，称红细胞外期（红外期）；

---

① malus [L]= bad，坏的、不好的；aria [L]= air，空气；plasmodion [G]= small organism，小生物。

在红细胞内进行裂体生殖（红内期）和形成配子体（gametocyte，又称配子母体 gamont）。在蚊体内，先在蚊胃腔内进行配子生殖，雄（小）配子（microgamete）钻入雌（大）配子（macrogamete）形成合子（zygote），再转化为细长的动合子（ookinete）；继而进入蚊胃壁进行孢子生殖（sporogony）（图 7-4）。

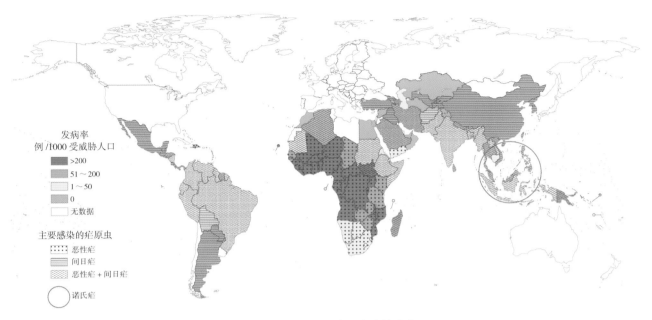

图 7-3　2018 年全球疟疾疫情分布

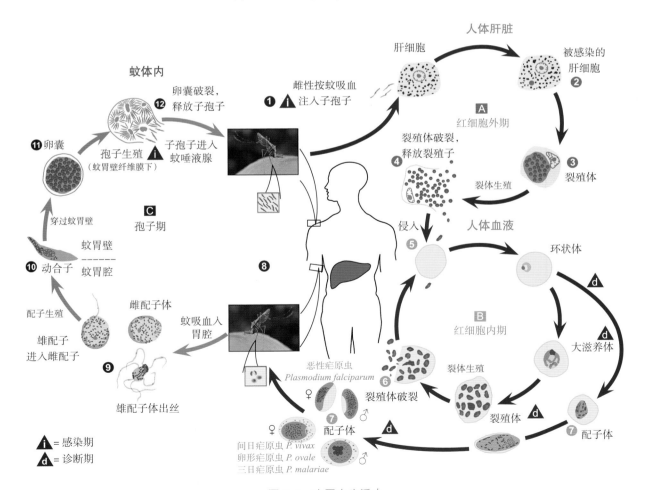

图 7-4　疟原虫生活史

三、流行环节

疟疾患者和感染疟原虫的带虫者是该病的传染源。疟疾主要通过按蚊（*Anopheles*）叮咬传播，也可通过输血感染。人群对疟疾普遍易感。

按蚊约有 430 种，但只有 40 余种可传播疟疾，其他按蚊由于较少叮人或不能维持疟原虫的发育而无法传播疟疾。按蚊可分布于除南极洲以外的所有地区，但主要分布于热带和亚热带。非洲疟蚊（African malaria mosquito）主要分布于撒哈拉以南非洲，其中冈比亚按蚊（*An. gambiae*）、阿拉伯按蚊（*An. arabiensis*）和催命按蚊（*An. funestus*）等 3 种为主要传播媒介，而米拉按蚊（*An. melas*）、纯净按蚊（*An. merus*）、穆歇按蚊（*An. moucheti*）和乌有按蚊（*An. nili*）等为次要传播媒介（图 7-5、图 7-6、图 7-7）。

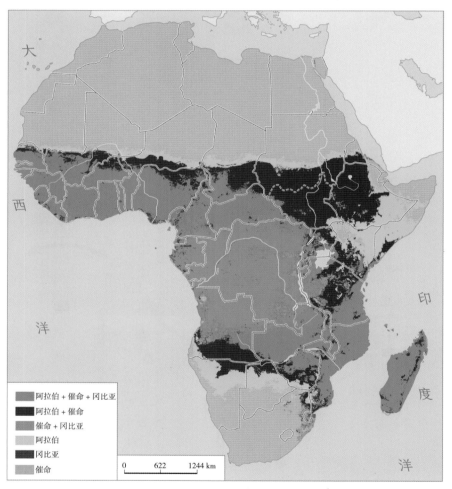

图 7-5   非洲 3 种主要疟疾传播媒介按蚊的分布

注：冈比亚＝冈比亚按蚊（*An. gambiae*），阿拉伯＝阿拉伯按蚊（*An. arabiensis*），催命＝催命按蚊（*An. Funestus*）。冈比亚按蚊种团（*An. gambiae* complex）有 6 个生殖隔离种（种间杂交的 F1 代不育），包括狭义冈比亚按蚊（*An. gambiae* sensu stricto Giles 1902）、四环按蚊（*An. quadriannulatus* Theobald 1911）、阿拉伯按蚊（*An. arabiensis* Patton 1905）、堡巴按蚊（*An. bwambae* White 1985；仅见于乌干达堡巴县森林里的地热温泉）、米拉按蚊（*An. melas* Theobald 1903；俗名西非盐沼蚊）和纯净按蚊（*An. merus* Dönitz 1902；俗名东非盐沼蚊）。尽管它们在形态学上难以相互区分，但行为特征和觅食习性确有不同，有时又将其统称为广义冈比亚按蚊（*Anopheles gambiae* sensu lato）。2013 年，根据分子学和生态学证据，将 S 分子型（molecular form）的冈比亚按蚊保留原种名，M 分子型的种群新命名为柯氏按蚊（*An. coluzzii* Coetzee & Wikerson 2013）；四环按蚊的南非种群保留原种名，而埃塞俄比亚的种群则命名为阿姆哈拉按蚊（*Anopheles amharicus* Hunt，Wilkerson & Coetzee 2013）。此外，尚不能确定 1997 年在印度洋科摩罗岛发现的科摩罗按蚊（*An. comorensis*）是否属于冈比亚按蚊种团。由于该种团按蚊对疟原虫的易感性高、有喜食人血和室内进食的习性，并且其发育周期短、喜欢在人类居住地附近繁衍孳生，因此成为人体疟疾（及淋巴丝虫病）最有效的传播媒介，故又俗称为非洲疟蚊（African malaria mosquito）。

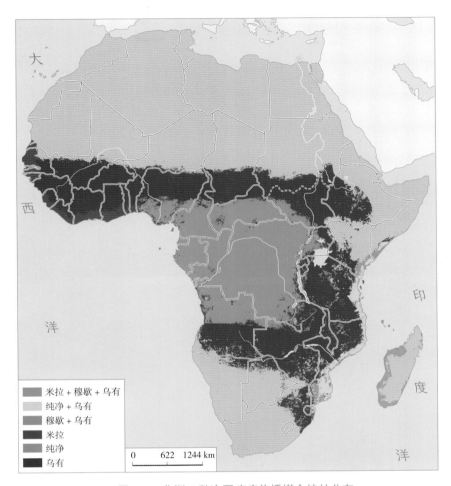

图 7-6 非洲 4 种次要疟疾传播媒介按蚊分布

注：米拉＝米拉按蚊（*An. Melas*），纯净＝纯净按蚊（*An. Merus*），穆歇＝穆歇按蚊（*An. moucheti*），乌有＝乌有按蚊（*An. nili*）。

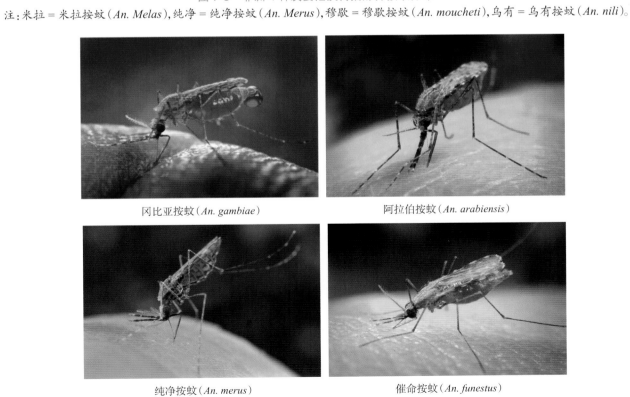

冈比亚按蚊（*An. gambiae*）　　　　　　　阿拉伯按蚊（*An. arabiensis*）

纯净按蚊（*An. merus*）　　　　　　　催命按蚊（*An. funestus*）

图 7-7 冈比亚按蚊种团

四、病原体

　　疟原虫的基本结构为核、胞浆和胞膜。在红细胞内寄生的疟原虫吞噬血红蛋白并分解为血红素和珠蛋白，血红素可存在于原虫细胞质内形成疟色素。在疟原虫环状体以后的各期均可见到疟色素，待原虫完成裂体生殖后才被排出虫体外。用吉姆萨染液染色后，疟原虫核为紫红色，细胞质为蓝色，疟色素为棕黄色、棕褐色或黑褐色。4 种人体疟原虫红细胞内各期形态的鉴别特征见图 7-8。

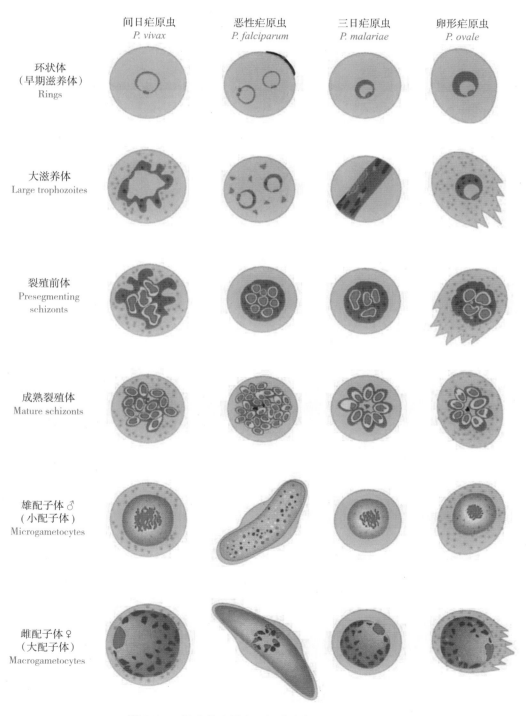

图 7-8　4 种人体疟原虫红细胞内期形态鉴别特征

　　在疟原虫发育过程中,存在着几个与宿主组织细胞密切接触的阶段,如裂殖子入侵人体红细胞、动合子穿过蚊虫胃壁形成卵囊、子孢子进入人和动物宿主细胞等阶段(图 7-9、图 7-10)。

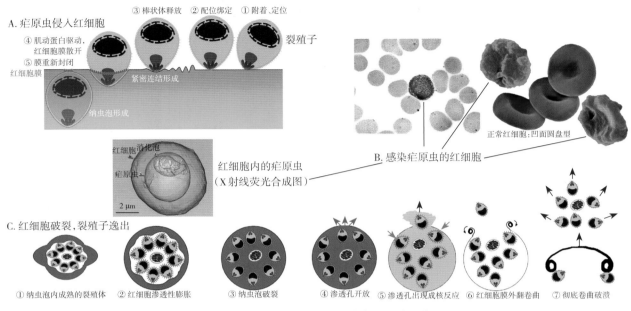

图 7-9　疟原虫裂殖子侵入与逸出红细胞示意图

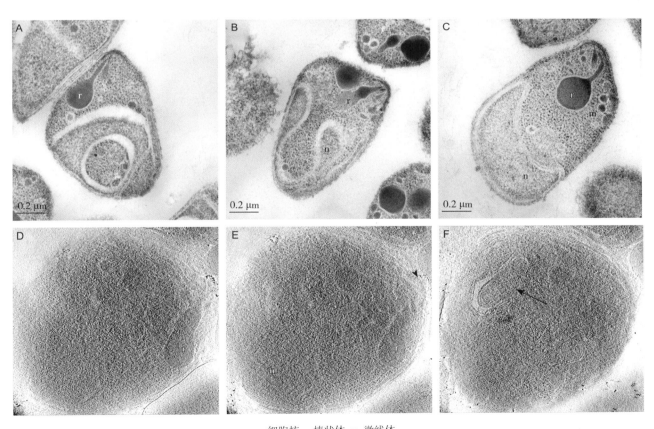

n. 细胞核;r. 棒状体;m. 微线体。

图 7-10　裂殖子超微结构

五、病理与临床表现

疟原虫的主要致病阶段是红细胞内期的裂体生殖期。致病力强弱与侵入的虫种、数量和人体免疫状态等有关。一般在典型疟疾发作前,患者会出现疲乏、头痛、全身不适、食欲减退和畏寒等前期症状。典型疟疾发作包括寒战、高热和出汗退热 3 个连续阶段,是由红细胞内期的裂体生殖所致。贫血是疟疾的主要症状之一,如感染严重还会出现脾肿大、黑尿热、疟疾性肾病和脑型疟等。

六、诊断与治疗

厚、薄血膜染色是目前疟疾最常用的病原学诊断方法。从受检者外周血中检出疟原虫是确诊的最可靠依据。免疫学诊断常用于临床辅助诊断、流行病学调查及输血源筛选。分子生物学检测可进行疟原虫虫种鉴定、基因分析和确定抗药基因。

目前常用的抗疟药主要有磷酸氯喹(chloroquine phosphate)、磷酸伯氨喹(primaquine phosphate)、磷酸哌喹(piperaquine phosphate)、磷酸咯萘啶(pyronaridine phosphate),以及蒿甲醚(artemether)、青蒿琥酯(artesunate)和双氢青蒿素(dihydroartemisinin)等青蒿素类抗疟药。在治疗非重症恶性疟病例时使用以青蒿素类药物为基础的复方药物,包括双氢青蒿素哌喹片、青蒿琥酯阿莫地喹片、青蒿素哌喹片等。其他具有抗疟作用的药物还有奎宁(quinine)或复方奎宁(quinimax)、法西达(fasidar)和甲氟喹(mefloquine)等。

七、预防

疟疾的关键预防与控制措施主要包括 3 个方面:首先是媒介控制,如推广使用药浸蚊帐、杀虫剂室内滞留喷洒(图 7-11);其次是化学药物预防,主要针对儿童、孕妇以及首次进入疟疾流行区的高危人群;三是病例管理,及时对疟疾患者给予早期诊断和规范治疗。

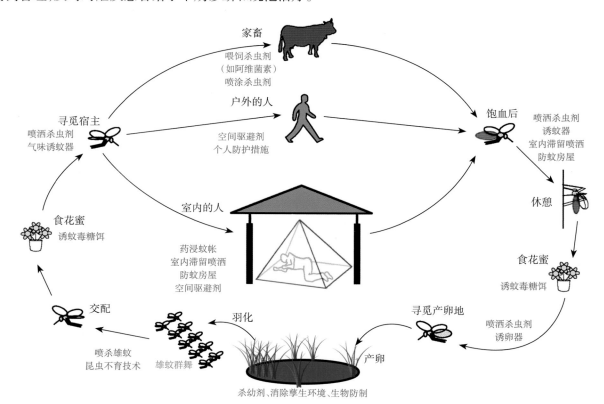

图 7-11　杀灭媒介蚊虫的途径与方法

	间日疟原虫 *P. vivax*	恶性疟原虫 *P. falciparum*	三日疟原虫 *P. malariae*	卵形疟原虫 *P. ovale*
红细胞（RBC）	胀大至 1.5～2 倍，圆或椭圆形，褪色；薛氏点出现稍晚，红色、细小、数多；疟色素黄褐色	正常或略小，颜色正常或稍紫；茂氏点红色，粗大、数少；疟色素黑褐色	正常或略小，颜色正常；齐氏点淡红色，微细；疟色素深褐色	正常或胀大，卵圆形，边缘呈锯齿状；褪色；薛氏点出现较早，粗大、数多；疟色素棕黄色

环状体

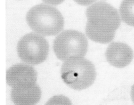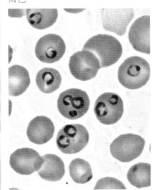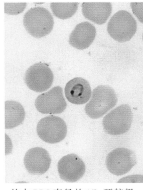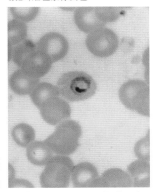

约为 RBC 直径的 1/3，环较粗大；核 1 个（偶有 2 个），较大	环小而纤细，约为 RBC 直径的 1/6～1/5，常有 2 个核；RBC 常含 2 个以上环状体	约占 RBC 直径的 1/3，环较粗；核 1 个	虫体椭圆，有时呈鱼眼状；核 1 个

大滋养体

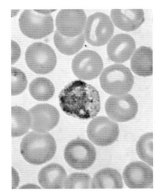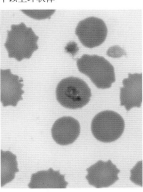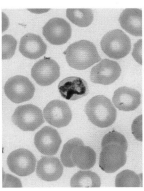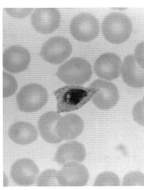

胞质有阿米巴样伪足，空泡明显；疟色素细小，短杆状，散在分布	主要集中在内脏毛细血管，外周血少见	多为带状体，空泡小或无；疟色素较粗大，常沿虫体边缘分布	圆形，空泡不显著；疟色素较粗大

裂殖体

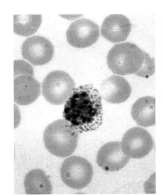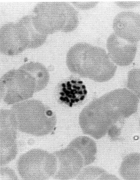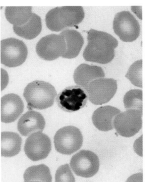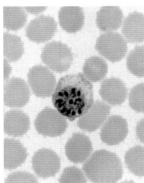

裂殖子 12～24 个（常为 16～18 个），排列不规则；疟色素集成 1 堆或 2 堆	外周血一般不可见，裂殖子 8～36 个（常为 18～26 个）；疟色素呈团块状	成熟裂殖体呈菊花状，6～12 个裂殖子（常为 8 个）；疟色素粗大，常集于中央	裂殖子 6～12 个，排列不规则；疟色素集中于中央或一侧

间日疟原虫
P. vivax

恶性疟原虫
P. falciparum

三日疟原虫
P. malariae

卵形疟原虫
P. ovale

雄配子体

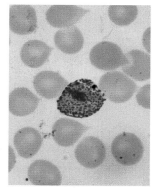

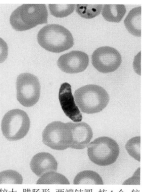

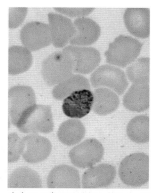

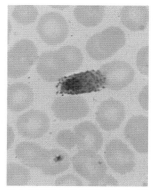

大于正常 RBC,圆形;核 1 个,疏松,较大,浅红色,位于中央;胞质浅蓝或浅红色;疟色素均匀散在核周

较大,腊肠形,两端钝圆;核 1 个,较大,疏松,淡红色,位于中央;胞质浅蓝或浅红色;疟色素松散分布于核周

略小于正常 RBC,圆形;核 1 个,较大,疏松,淡红色,位于中央;胞质浅蓝色;疟色素均匀散在核周,较粗大

略小于正常 RBC,圆形;核 1 个,较大,疏松,淡红色,位于中央;胞质浅蓝色;疟色素散在分布

雌配子体

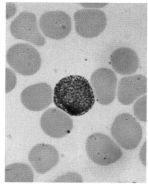

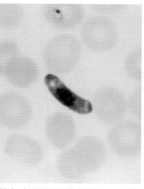

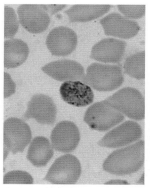

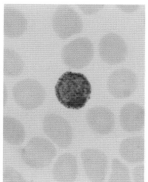

大于正常 RBC,圆形;核 1 个,致密,较小,深红色,偏向一侧;胞质深蓝色;疟色素均匀散在于胞浆中

较大,新月形,两端尖锐;核 1 个,较小,深红色,位于中央;胞质深蓝色;疟色素紧密分布于核周围

略小于正常 RBC,圆形;核 1 个,较小,深红色,偏向一侧;胞质深蓝色;疟色素多而分散

略小于正常 RBC,圆形;核 1 个,较小,深红色,偏于一侧;胞质深蓝色;疟色素散在分布

图版 7-1　4 种人体疟原虫红内期形态（薄血膜）

单核细胞

淋巴细胞

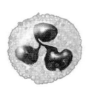

中性粒细胞

嗜酸性粒细胞

嗜碱性粒细胞

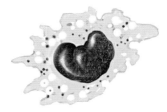

巨噬细胞

红细胞

血小板

图版 7-2　正常血细胞常见形态

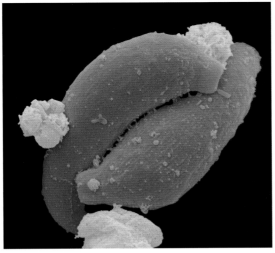

动合子（ookinete）

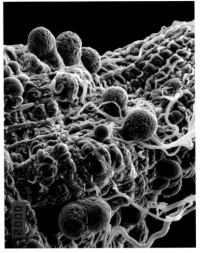

雌蚊中肠中的卵囊（oocyst）

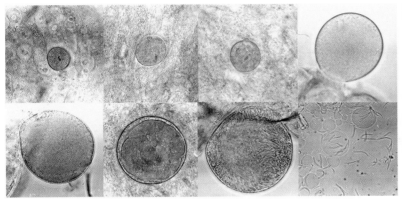

卵囊在蚊胃中的发育过程上一行从左至右分别为 10 d、11 d、12 d 和 13 d 的卵囊；下一行为 14 d、15 d 和 17 d 的卵囊及子孢子

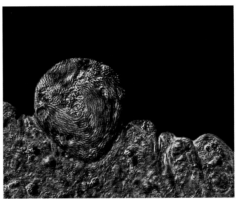

卵囊（oocyst）

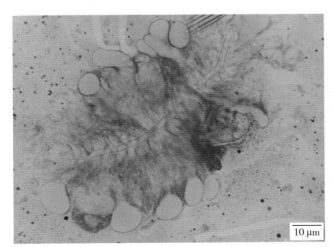

尖音库蚊唾液腺（吉姆萨染色，×400）

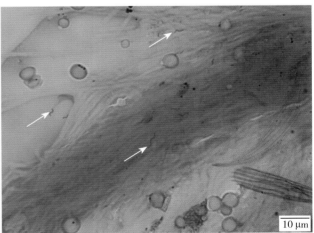

唾液腺中的鸟疟原虫子孢子（吉姆萨染色，×1000）

图版 7-3　疟原虫在按蚊体内发育

注：动合子从蚊胃上皮穿过，停留于蚊胃基底层和基细胞膜间，虫体变圆并分泌囊壁形成球形的卵囊。卵囊朝着蚊血腔方向生长，其表面由蚊胃纤维基底层覆盖。卵囊依靠蚊血淋巴提供营养。约 2～3 d，卵囊内核开始分裂并与分裂的细胞核形成单个或多个成子孢子细胞；随后子孢子芽从成子孢子细胞表面出芽生长，逐渐伸长发育为子孢子。发育至成熟卵囊时，囊内含有许多游离子孢子。子孢子形状细长，长约 11 μm、直径 1.0 μm，呈梭形或者弯曲成 C 形和 S 形，前端稍细、顶端较平、后端钝圆、体表光滑。

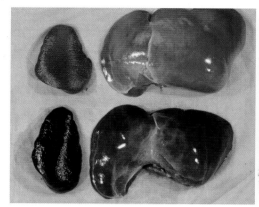

正常（上图）和病亡儿童的脾脏和肝脏（下图）的比较。由于过度充血和疟色素沉着，病体器官的颜色较正常者深

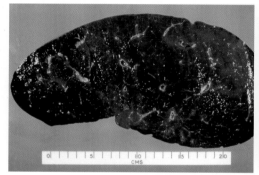

疟疾患者脾的组织切面，有明显充血

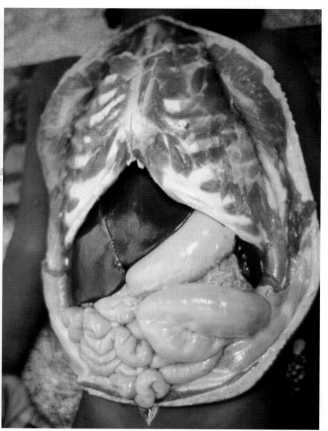

腹部尸检，肝和脾充血、肿大，颜色变深

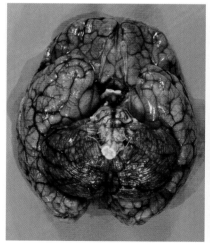

脑脊膜和脑组织充血、水肿，小脑因淤血而颜色变深

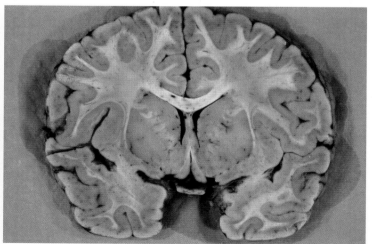

脑白质和胼胝体遍布弥漫性出血点

图版 7-4　感染恶性疟原虫死亡儿童的脏器病理改变

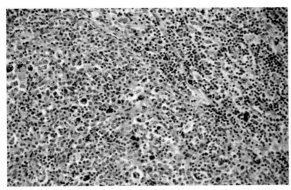

脾窦和髓索内充斥大量感染的红细胞及褐色的疟色素,吞噬细胞弥漫性增生

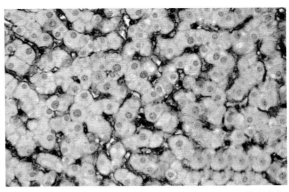

脾脏血窦内有广泛的免疫球蛋白(IgM)沉着(IgM 抗体免疫标记为褐色)

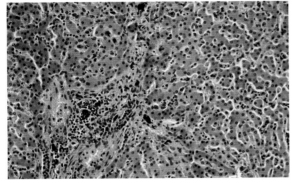

库普弗细胞疟色素颗粒沉积,门管区巨噬细胞增生,肝窦充斥大量红细胞(HE 染色)

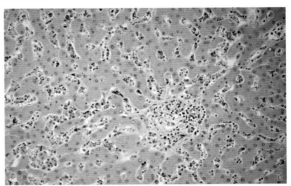

肝窦扩张,库普弗细胞肥大、增生,吞噬有大量褐色的疟色素(HE 染色)

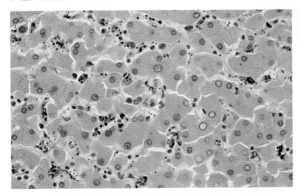

肝库普弗细胞内有大量疟色素,但无炎症(HE 染色)

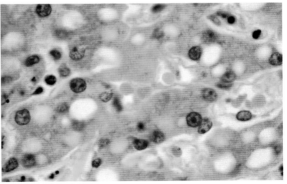

肝细胞大泡性脂肪变性(贫血的非特异性反应),红细胞可见疟原虫滋养体(HE 染色)

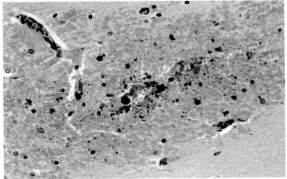

脑部毛细管内充满感染的红细胞和疟色素(HE 染色)

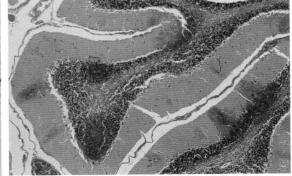

脑型疟儿童的脑组织切片,在白质和灰质中可见血管周围出血(HE 染色)

图版 7-5　恶性疟原虫感染的病理组织切片

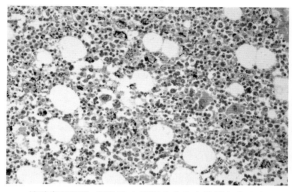

骨髓病理切片，活性造血组织中含有大量褐色出血点

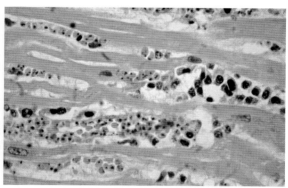

心肌毛细血管中充满疟原虫感染的红细胞

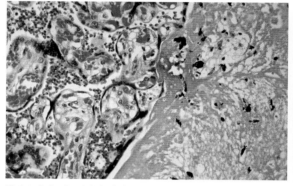

胎盘组织切片，示疟色素在纤维蛋白中沉积，母体窦充满感染的红细胞

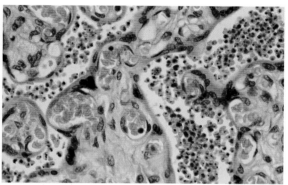

胎盘组织切片，胎儿红细胞未感染疟原虫，母体血窦充满感染的红细胞

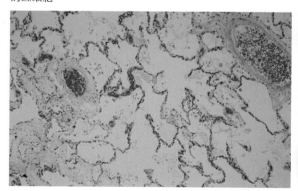

肺组织切片，具典型的血管充血表现，肺泡内含水肿液，无炎症表现

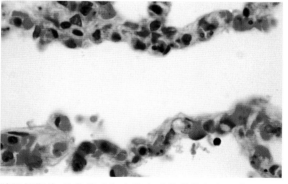

肺组织切片，肺泡壁毛细血管充斥着单核细胞和感染的红细胞

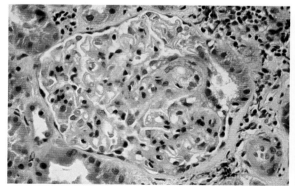

肾脏组织切片，表现为早期小动脉性肾硬化（三日疟）

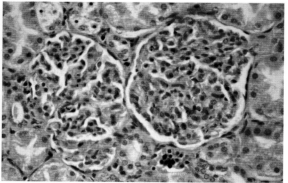

急性恶性疟感染者的肾脏，肾小球系膜增生，肾小球系膜细胞存在疟色素

除左下图为三日疟原虫感染外，其余均为恶性疟原虫

图版 7-6　恶性疟原虫感染者的病理组织切片（HE 染色）

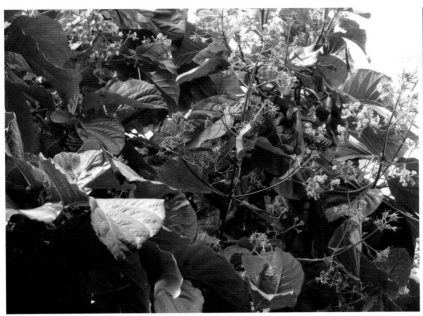

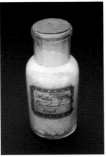

辛可宁硫酸盐晶体
英格兰（1860—1910）

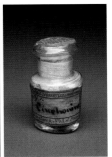

辛可宁粉剂
法国（1820—1900）

①金鸡纳树（*Cinchona*）约40种，原产于南美洲的安第斯山脉，约9种有药用价值。②茎皮和根皮可提取奎宁（quinine）和辛可宁（cinchonine，即金鸡宁）等抗疟成分，以黄金鸡纳和红金鸡纳树皮的奎宁含量为高。③常绿灌木或乔木，树皮具苦味，叶对生，花芳香，聚伞花序、花冠呈高脚碟状或喇叭状。

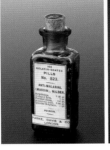

含奎宁的抗疟药丸
英格兰（1891—不详）

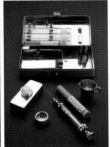

奎宁盐酸盐注射套装
德国（1910—1914）

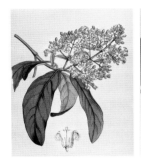

黄金鸡纳
Cinchona calisaya

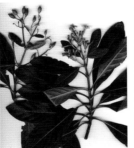

黄金鸡纳
Cinchona calisaya

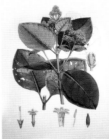

红金鸡纳
Cinchona succirubra

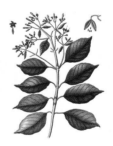

正鸡纳树
Cinchona officinalis

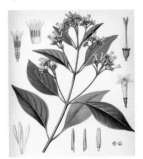

正鸡纳树
Cinchona officinalis

瑞典植物学家林奈在1753年出版的《植物种志》中，以西班牙驻秘鲁总督的妻子金琼（Chinchón）的姓氏为该树命名

图版 7-7　金鸡纳树（*Cinchona*）与抗疟药

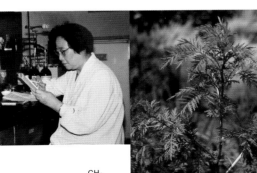

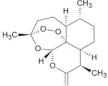

黄花蒿的性状鉴别：
茎圆柱形，上部多分枝，长30～80 cm，直径0.2～0.6 cm，表面黄绿色或棕黄色，具纵棱线；质略硬，易折断，断面中部有髓。叶互生，暗绿色或棕绿色，卷缩，碎，完整者展平后为三回羽状深裂，裂片及小裂片矩圆形或长椭圆形，两面被短毛。气香特异，味微苦。以色绿、叶多、香气浓者为佳。

图版 7-8　黄花蒿（*Artemisia annua*）与抗疟药

注：黄花蒿（*Artemisia annua*），传统中药习称为"青蒿"（sweet wormwood），是提取青蒿素的主要原料。2015年，中国科学家屠呦呦获得诺贝尔生理学或医学奖，以表彰其在青蒿素的发现及应用于治疗疟疾方面所作出的杰出贡献。

第八章 巴贝虫病

巴贝虫病（babesiosis）是由人或牛、马、犬等哺乳动物感染巴贝虫（*Babesia* Starcovici, 1893）[①] 所引起的一种人兽共患病。巴贝虫属原虫约有100余种，其中，可感染人体的主要有微小巴贝虫（*Babesia microti* França, 1912, 又称田鼠巴贝虫）、分歧巴贝虫（*B. divergens* M'Fadyean et Stockman, 1911）、邓氏巴贝虫（*B. duncani* Conrad et al., 2006）和猎人巴贝虫（*B. venatorum* Herwaldt et al., 2003）。另外，也有双芽巴贝虫（*B. bigemina* Smith et Kilborne, 1893）、牛巴贝虫（*B. bovis* Babes, 1888）、犬巴贝虫（*B. canis* Piana et Galli-Valerio, 1895）[包括三个亚种：犬巴贝虫指名亚种（*B. canis canis*）、犬巴贝虫佛氏亚种（*B. canis vogeli*）和犬巴贝虫罗氏亚种（*B. canis rossi*）]、马巴贝虫（*B. equi* Laveran, 1901）、驽巴贝虫（*B. caballi* Nuttall et Strickland, 1910）、吉氏巴贝虫（*B. gibsoni* Patton, 1910）、康氏巴贝虫（*B. conradae* Kjemtrup et al., 2006）、奥氏巴贝虫（*B. odocoilei* Emerson et Wright, 1970）、密苏里巴贝虫（MOI）、韩国巴贝虫（KOI）和拟内多体（*Entopolypoides*）[②] 等感染人体的报道。

一、地理分布

目前在亚洲、欧洲和非洲有人体感染病例（图8-1）。但因易误诊为疟疾，巴贝虫病在疟疾流行国家的流行情况尚不清楚。

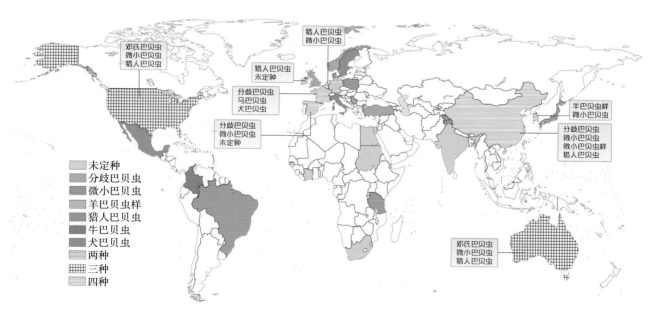

图8-1 人体感染的主要巴贝虫全球分布

---

① 纪念罗马尼亚细菌学家 Victor Babès（1854—1926）于1888年首次描述巴贝虫。
② 该属为巴贝属的同物异名，全球曾有2例人体感染猕猴拟内多体（*Entopolypoides macaci*）的报道。

二、生活史

　　蜱在吸食脊椎动物宿主血液时,将携带的巴贝虫感染性子孢子传递给宿主,子孢子侵入宿主红细胞,发育成滋养体。滋养体进行裂体生殖,再感染其他宿主红细胞。宿主血液中的裂殖子转化为配子体,蜱吸血时进入蜱中肠,进而发育为雌、雄配子进行配子生殖产生合子。合子经减数分裂发育为动合子。动合子可经卵传递或在其他组织内增殖,进而侵入蜱唾腺细胞,继续发育为孢母细胞(sporoblast,又作母孢子 sporont)。当蜱吸食宿主血液时,孢母细胞被激活,不断产生子孢子并释放至宿主动物血液中(图 8-2)。

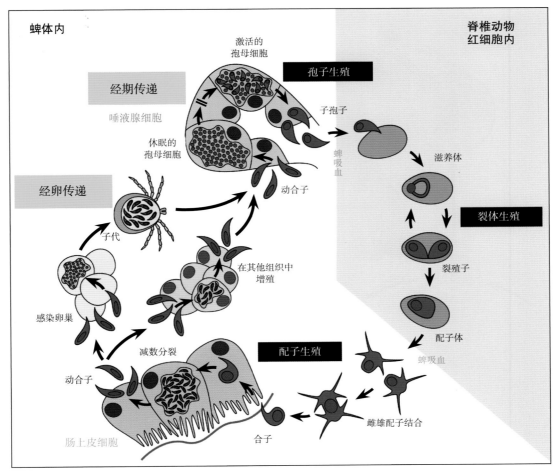

图 8-2　巴贝虫生活史

三、流行环节

　　巴贝虫主要寄生于人或其他哺乳动物(牛、马、羊、猪和啮齿类等)红细胞内。主要通过蜱叮咬传播,也可通过器官移植、输血和胎盘等途径传播(图 8-3)。巴贝虫的传播媒介主要是硬蜱科硬蜱属、革蜱属、扇头蜱属、璃眼蜱属和血蜱属等。巴贝虫及其中间宿主蜱的地理分布见图 8-4。

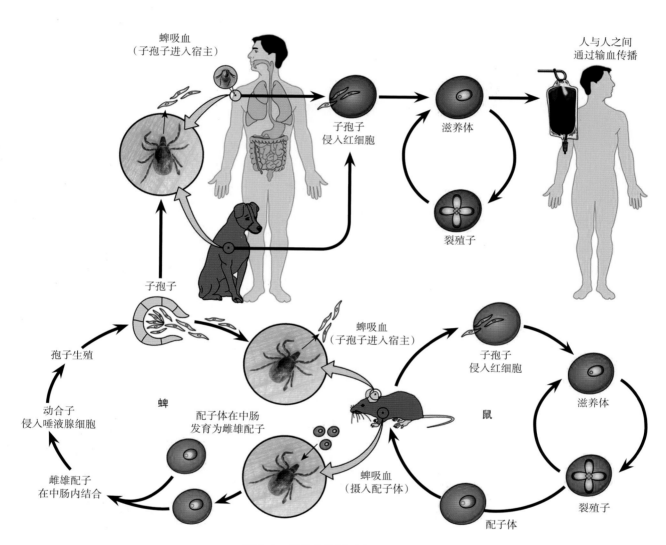

图 8-3　巴贝虫传播过程

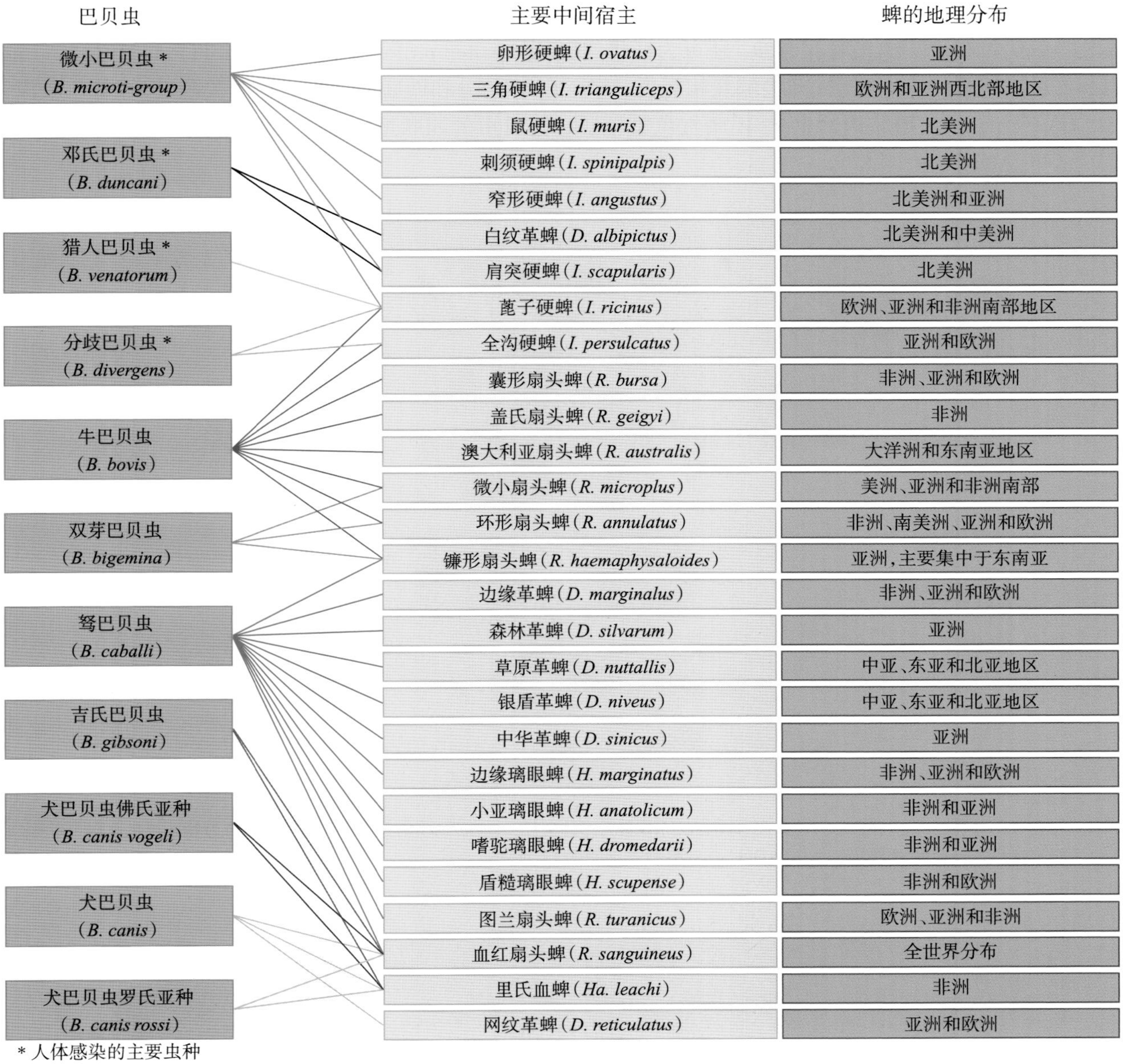

巴贝虫	主要中间宿主	蜱的地理分布
微小巴贝虫 *（B. microti-group）*	卵形硬蜱（*I. ovatus*）	亚洲
	三角硬蜱（*I. trianguliceps*）	欧洲和亚洲西北部地区
邓氏巴贝虫 *（B. duncani）*	鼠硬蜱（*I. muris*）	北美洲
	刺须硬蜱（*I. spinipalpis*）	北美洲
猎人巴贝虫 *（B. venatorum）*	窄形硬蜱（*I. angustus*）	北美洲和亚洲
	白纹革蜱（*D. albipictus*）	北美洲和中美洲
分歧巴贝虫 *（B. divergens）*	肩突硬蜱（*I. scapularis*）	北美洲
	蓖子硬蜱（*I. ricinus*）	欧洲、亚洲和非洲南部地区
	全沟硬蜱（*I. persulcatus*）	亚洲和欧洲
牛巴贝虫（*B. bovis*）	囊形扇头蜱（*R. bursa*）	非洲、亚洲和欧洲
	盖氏扇头蜱（*R. geigyi*）	非洲
	澳大利亚扇头蜱（*R. australis*）	大洋洲和东南亚地区
双芽巴贝虫（*B. bigemina*）	微小扇头蜱（*R. microplus*）	美洲、亚洲和非洲南部
	环形扇头蜱（*R. annulatus*）	非洲、南美洲、亚洲和欧洲
	镰形扇头蜱（*R. haemaphysaloides*）	亚洲，主要集中于东南亚
驽巴贝虫（*B. caballi*）	边缘革蜱（*D. marginalus*）	非洲、亚洲和欧洲
	森林革蜱（*D. silvarum*）	亚洲
	草原革蜱（*D. nuttallis*）	中亚、东亚和北亚地区
吉氏巴贝虫（*B. gibsoni*）	银盾革蜱（*D. niveus*）	中亚、东亚和北亚地区
	中华革蜱（*D. sinicus*）	亚洲
犬巴贝虫佛氏亚种（*B. canis vogeli*）	边缘璃眼蜱（*H. marginatus*）	非洲、亚洲和欧洲
	小亚璃眼蜱（*H. anatolicum*）	非洲和亚洲
	嗜驼璃眼蜱（*H. dromedarii*）	非洲和亚洲
犬巴贝虫（*B. canis*）	盾糙璃眼蜱（*H. scupense*）	非洲和欧洲
	图兰扇头蜱（*R. turanicus*）	欧洲、亚洲和非洲
	血红扇头蜱（*R. sanguineus*）	全世界分布
犬巴贝虫罗氏亚种（*B. canis rossi*）	里氏血蜱（*Ha. leachi*）	非洲
	网纹革蜱（*D. reticulatus*）	亚洲和欧洲

* 人体感染的主要虫种

I=Ixodex（硬蜱属），*R=Rhipicephalus*（扇头蜱属），*D=Dermacentor*（革蜱属），*H=Hyalomma*（璃眼蜱属），*Ha=Haemaphysalis*（血蜱属）

图 8-4　感染人体的巴贝虫及其中间宿主蜱的地理分布

四、病原体

　　巴贝虫可分为大小两型。大型虫体长 2.5～5.0 μm，主要包括犬巴贝虫、双芽巴贝虫和弩巴贝虫等；小型虫体长 1.0～2.5 μm，主要包括微小巴贝虫、牛巴贝虫、分歧巴贝虫、马巴贝虫和吉氏巴贝虫等。

　　在红细胞内巴贝虫的形态呈多形性。一个红细胞内可有多个虫体寄生，以 1～4 个居多，并处于不同发育期。血涂片经吉姆萨染色后，可见红细胞内虫体呈环形、圆形、卵圆形、杆形、点状和阿米巴状等（图8-5）。典型虫体呈梨形，故称梨浆虫。还可为杆状、双梨形（paired piriform）、四联型（tetrad form）和环状（ring form），最具特征的为双梨形（其尖端互相靠近，钝端互成角度）和四联型。胞浆呈浅蓝色，边缘着色较深，有空泡，无色素点，胞浆内含 1～3 团暗红色染色质。巴贝虫的四联型（又称马耳他十字形，Maltese cross）具诊断价值（图 8-6、图 8-7）。

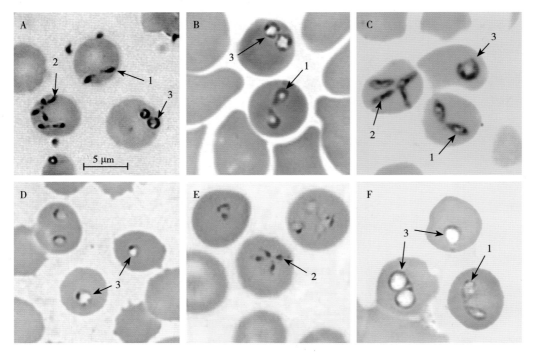

人体红细胞中的各种巴贝虫：A 分歧巴贝虫（*B. divergens*）；B 猎人巴贝虫（*B. venatorum*）；C 密苏里巴贝虫（MOI）；D 微小巴贝虫（*B. microti*）；E 邓氏巴贝虫（*B. duncani*）；F 韩国巴贝虫（KOI）。1. 双梨形；2. 四联型；3. 环状。

图 8-5　巴贝虫在红细胞内形态呈多形性

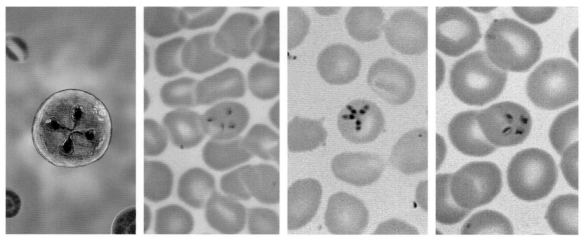

图 8-6　巴贝虫的四分体形——马耳他十字形（Maltese cross）

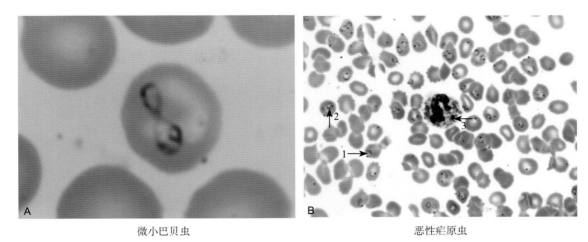

微小巴贝虫 恶性疟原虫

B图:1.环状体的胞浆中无色素;2.晚期滋养体的胞浆中有色素沉着;3.中性粒细胞的胞浆中含有吞噬的疟色素(罗曼诺夫斯基染色)。

图8-7 微小巴贝虫与恶性疟原虫的血涂片

注:微小巴贝虫的主要形态与恶性疟原虫的环状体极相似。巴贝虫与疟原虫的重要区别在于:① 巴贝虫有四分体形(马耳他十字形);② 巴贝虫无疟色素;③ 巴贝虫人体寄生阶段无配子体存在。

五、病理与临床表现

根据病情轻重,可分为轻型、中型和重型。轻型病例仅有低热或体温正常,略有疲惫和不适感、轻微头痛、食欲不振等。中型病例起病急骤,高热、恶寒战栗、大汗不止,可出现头痛、肌痛,甚至周身关节疼痛,并伴有恶心、呕吐。重症危重患者可迅速发展为溶血性贫血,伴发黄疸、蛋白尿、血尿和肾功能障碍等。

六、诊断与治疗

在血涂片中发现巴贝虫即可确诊(图8-6、图8-7)。

药物治疗,首选肌内注射克林霉素;对早产婴儿接受输血而感染微小巴贝虫者,可口服奎宁治疗;对脾切除的患者,可肌内注射克林霉素同时口服奎宁。

七、预防

预防巴贝虫病的关键是避免与蜱接触(图8-8)。野外活动后发现有蜱附着,尽快摘除;对家畜包括畜体、畜舍和周围环境作定期灭蜱处理;杀灭畜舍家栖的和周围野生的啮齿动物;对来自疫区的献血者进行严格检查。

一旦发现有蜱叮在身体上,切不可捏、拽、用火或者其他东西刺激它,这样可能使蜱的口器折断在皮肤里,亦可能刺激蜱分泌更多携带病原体的唾液,增加感染风险。推荐的做法是找到皮肤上的蜱,用镊子尽可能靠近皮肤,夹住蜱的假头,用稳定向上的力提拉摘除(不要左右摇动)。拔出蜱后,用乙醇或者肥皂水清洗伤口和手。条件允许,可选用专门的取蜱器(图8-9)。

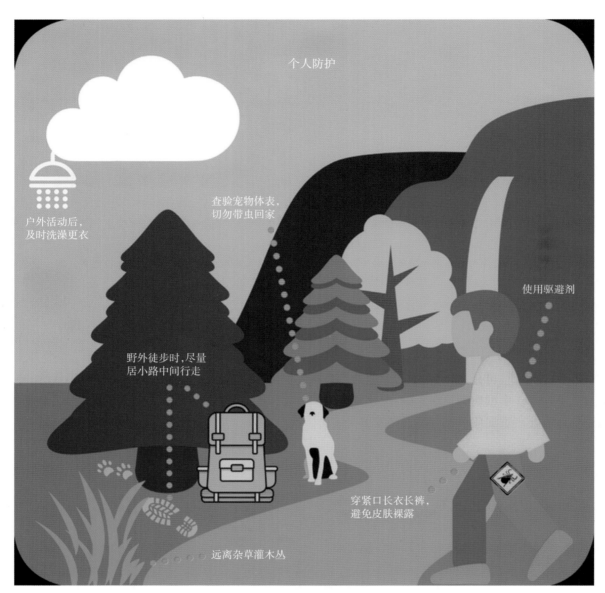

图 8-8　避免蜱虫叮咬的措施

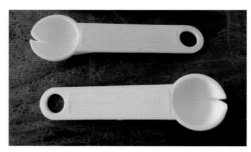

图 8-9　取蜱匙（tick spoon）

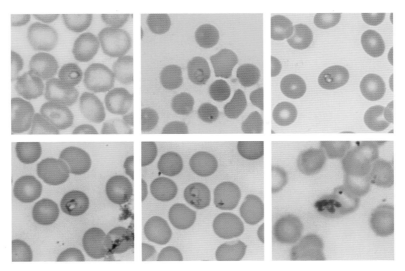

图版 8-1　微小巴贝虫

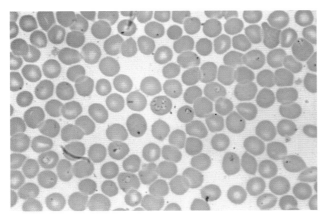

图版 8-2　微小巴贝虫的环状体

注：感染人的巴贝虫中，以微小巴贝虫为最小。在吉姆萨染色的薄血涂片中，虫体多呈现细小圆形或卵圆形的环，胞质蓝白色，可见一个或两个微小的红点；更成熟者，则呈阿米巴样或梨状；多重感染时，在同一个红细胞内有两种或更多的形态。

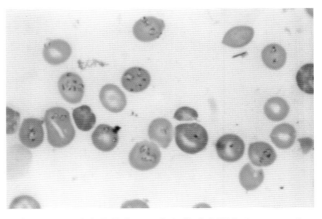

图版 8-3　同时感染微小巴贝虫和伯氏疟原虫（*Plasmodium berghei*）仓鼠的血涂片（吉姆萨染色，×1125）

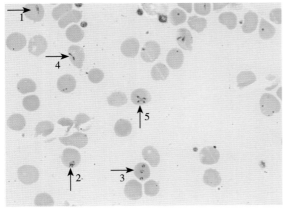

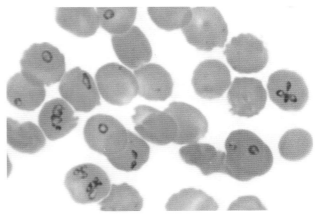

1.杆状；2.梨形；3.多个环状；4.对称型；5.四联型（马耳他十字小体）。（吉姆萨染色，×1000）

图版 8-4　分歧巴贝虫

注：与疟原虫不同，在血液寄生阶段分歧巴贝虫并不同时分裂，因此同一宿主的血涂片上可见所有的分裂期。分歧巴贝虫环形阶段呈圆形或椭圆形，染色质中央有未着色的液泡，外周有深染的染色质团块围绕；其梨形滋养体的特征性形态是成对的梨籽形虫体，呈钝角，有的几乎两尖端相向，常位于红细胞的边缘。由于外形分叉，该种被命名为分歧巴贝虫。

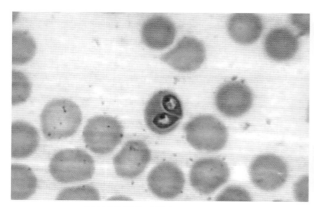

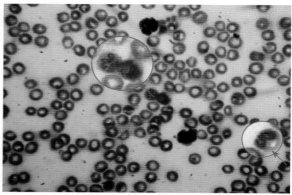

犬巴贝虫佛氏亚种（*B. canis vogeli*）　　　　　　犬巴贝虫（*B. canis*）

图版 8-5　犬巴贝虫（犬血涂片）

注：犬巴贝虫为大型虫体，常见成对的梨籽形或阿米巴形虫体，阿米巴形虫体常有数个空泡。

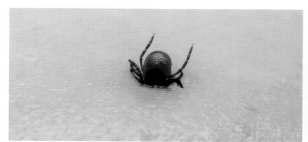

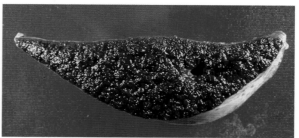

蜱虫叮咬　　　　　　　　　巴贝虫病患者的脾脏切面，可见脾增大

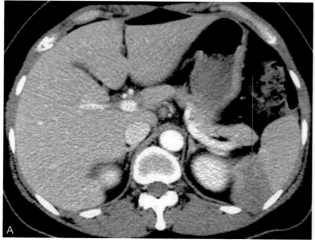

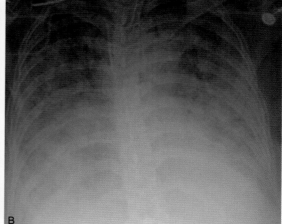

腹部 CT 及胸部 X 线片：A 重症巴贝虫病的并发症表现为脾梗塞（箭头处）；B 肺充血。

图版 8-6　巴贝虫病患者脾增大

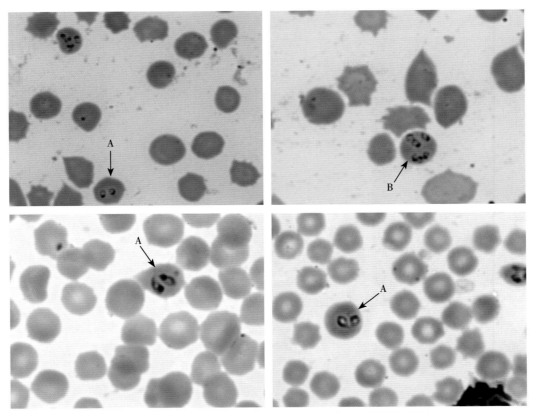

A 为红细胞中一对环状巴贝虫，B 为红细胞中多个不同发育阶段的巴贝虫。

图版 8-7 赞比亚非洲赤羚体内的巴贝虫

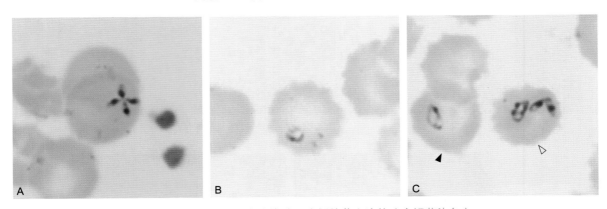

图版 8-8 分歧巴贝虫感染致死病例的薄血涂片（吉姆萨染色）

注：女，87岁，西班牙人，低热、不适、呕吐、食欲减退、黄疸和血尿等症状 3 个月后就诊，无脾肿大，因急性肾衰和弥漫性血管内栓塞而死亡。

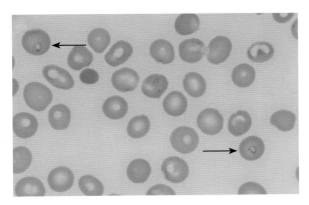

图版 8-9 微小巴贝虫感染者的血涂片
（吉姆萨染色，×100）

注：男，82岁，法国人，发病 2 周前自美国返回，发热、寒战和重度乏力 5 d 后入院，查体有黄疸、肝脾轻度肿大。

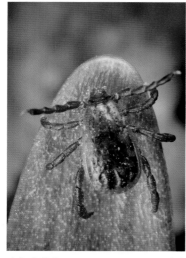
血红扇蜱（*Rhipicephalus sanguineus*）♂
全球

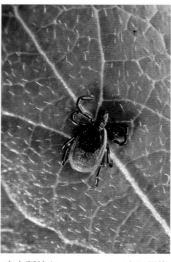
肩突硬蜱（*Ixodes scapularis*）♀北美

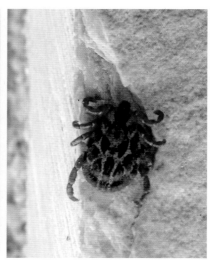
边缘革蜱（*Dermacentor marginatus*）♂非洲、
亚洲和欧洲

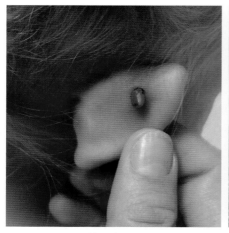
蜱叮咬人耳

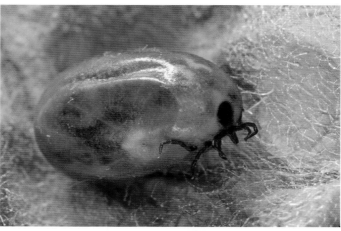
饱血的肩突硬蜱（♀）

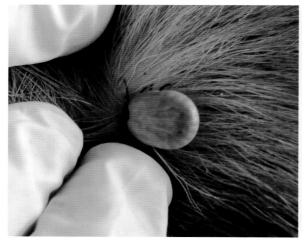
蜱叮咬犬

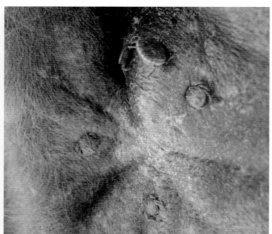
蜱叮咬马

图版 8-10　硬蜱（Ixodidae）

第九章 弓形虫病

刚地弓形虫（*Toxoplasma gondii* Nicolle et Manceaux，1908）[1]是猫科动物的肠道球虫，由法国学者 Nicolle 和 Manceaux 于 1907 年在北非刚地梳趾鼠（*Ctenodactylus gundi*）的肝脾单核细胞内发现，因其滋养体呈弓形而命名为刚地弓形虫。可寄生于人等温血动物的有核细胞，引起人兽共患弓形虫病（toxoplasmosis）。弓形虫属机会致病原虫（opportunistic protozoan），免疫力正常的感染者多表现为无症状或淋巴结肿大，免疫功能低下者易引发高热、呕吐、脑炎等严重症状。此外，女性在怀孕期易受到弓形虫影响，引发早产、畸胎或流产等。

一、地理分布

弓形虫病呈世界性分布，据统计全球 30% 的人群有感染。英国、美国人群感染率约为 16%～40%，拉丁美洲和欧洲地区感染率约为 50%，而非洲地区则更高。全球 HIV 阳性者弓形虫合并感染率高达 35.8%，1300 余万 HIV 和弓形虫合并感染者中，87% 来自撒哈拉以南非洲（图 9-1）。

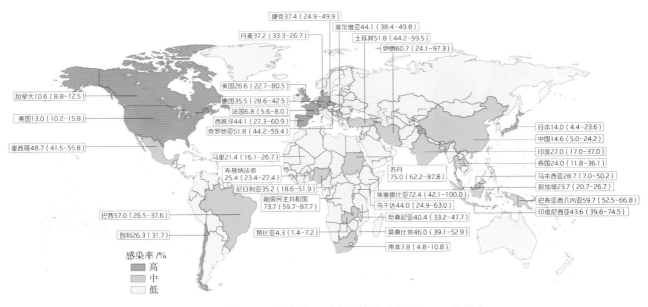

图 9-1　全球 HIV 感染者的弓形虫感染率（基于 Meta 分析）

二、生活史

弓形虫生活史比较复杂，包括人在内的所有温血动物均可为其中间宿主，但猫科动物是其唯一的终宿主。在终宿主体内，弓形虫主要进行有性生殖，在猫小肠上皮细胞进行裂体增殖后形成雌、雄配子体

---

[1]　toxon [G]= arch/bow，弓形；plasma [G]= structure/mass，结构、块（速殖子呈弓状、月芽形）。

(gametocyte；又称配子母体 gamont），再继续发育为雌、雄配子（肠内期发育），两者在宿主细胞内形成合子以及二倍体的卵囊，随猫的粪便排至外界环境。卵囊在外界环境中进行减数分裂，形成具有 8 个子孢子的感染性卵囊。人等多种中间宿主主要因摄入被卵囊污染的食物或水而感染。与其他顶复门寄生虫不同的是，弓形虫也可通过垂直传播或者水平传播在中间宿主中扩散（图 9-2）。

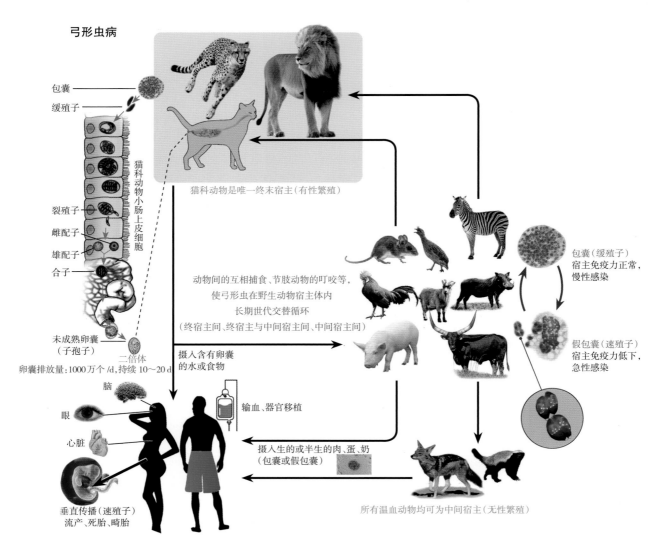

图 9-2　弓形虫生活史

在中间宿主中，弓形虫主要进行无性生殖，包括缓殖子和速殖子阶段，两者可相互转化。在缓殖子阶段，弓形虫生长缓慢，主要形成组织包囊在宿主体内寄生。人生食含包囊的肉类后，包囊壁在胃中被消化，释放出的缓殖子在小肠中转变成生长快、致病性强的速殖子。速殖子可感染除红细胞外的所有有核细胞，且快速增殖后不断侵染邻近细胞，造成弓形虫扩散。这样快速增殖的弓形虫可激活宿主的免疫系统，促使机体清除大部分弓形虫。但一部分速殖子可逃脱免疫细胞的追捕，进而转变为缓殖子，造成宿主慢性感染。

三、流行环节

除经胎盘引起的先天性感染外，获得性感染为弓形虫主要传播方式。弓形虫可通过口、眼、鼻、皮肤等途径侵入，但主要经食入卵囊或经消化道扩散到全身。病畜的肉、内脏、血液、渗出液和排泄物等均可能有弓形虫;乳汁中也曾分离出弓形虫。此外,昆虫(食粪虫、蟑螂和污蝇等)和蚯蚓,可机械性地传播卵囊。吸血昆虫和蜱等亦有可能传播该病。弓形虫感染与地理、自然气候条件关系不大,常与饮食习惯、生活条件、接触猫科动物、职业等因素有关。

四、病原体

弓形虫在不同的发育阶段,可分为速殖子(tachyzoite;又称滋养体 trophozoite)和假包囊(pseudocyst)、缓殖子(bradyzoite)和包囊(cyst)、子孢子(sporozoite)和卵囊(oocyst)、裂殖体(schizont)、配子体(gametocyte)等 5 种主要形态;其中前 2 种形态可见于中间宿主和终宿主,后 3 种形态仅见于终宿主体内;对人体有感染性的为速殖子(假包囊)、缓殖子(包囊)、子孢子(卵囊)(图 9-3)。

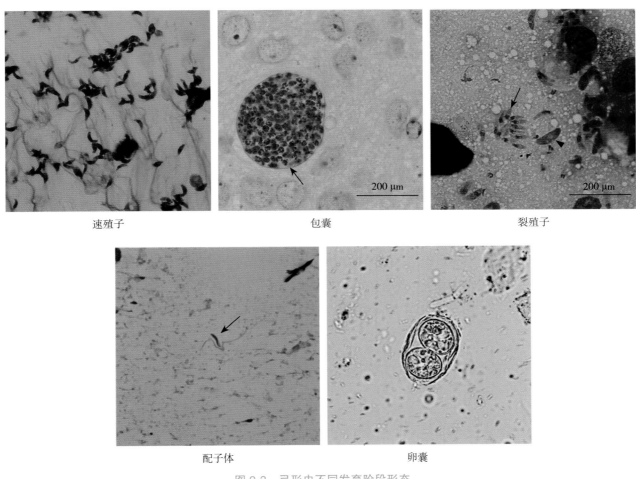

速殖子　　　　　　　　　　包囊　　　　　　　　　　裂殖子

配子体　　　　　　　　　　卵囊

图 9-3　弓形虫不同发育阶段形态

1. 速殖子和假包囊　在中间宿主有核细胞内营分裂繁殖的虫体为速殖子(图 9-4)。游离的虫体呈弓状月牙形,长 4~7 μm,最宽处 2~4 μm,经吉姆萨染色后可见胞浆呈蓝色,胞核呈紫红色、位于虫体中央,在核与尖端之间有染成浅红色的颗粒称副核体。虫体以内二芽殖、二分裂和裂体增殖等方式在宿主细胞内繁殖,一般含数个至十多个虫体。数个被宿主细胞膜包绕的虫体集合体称假包囊,增殖至一定数目时,胞膜破裂,速殖子释出,随血流至其他细胞内继续繁殖。

2. 缓殖子和包囊　包囊圆形或椭圆形,直径 5~100 μm,具有一层富有弹性的坚韧囊壁。囊内滋养体称缓殖子,可不断增殖。囊内含数个至数百个虫体,在一定条件下可破裂,缓殖子重新进入新的细胞形成新的包囊,可长期在组织内生存。

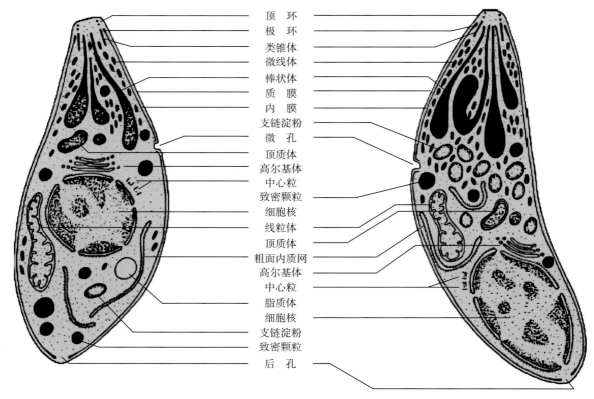

图 9-4   速殖子（右）与缓殖子（左）的超微结构

3. 裂殖体   成熟的裂殖体为长椭圆形，内含 4～29 个裂殖子，裂殖子形如新月状，前尖后钝，比滋养体小。

4. 配子体与配子   游离的裂殖子侵入另一个肠上皮细胞发育形成雌、雄配子体。雌配子体呈圆形，成熟后发育为雌配子（female gamete），长可达 10～20 μm，核染成深红色，较大，胞质深蓝色；雄配子体成熟后形成 12～32 个雄配子（male gamete），其两端尖细，长约 3 μm，电镜下可见其前端有 2 根鞭毛。雌、雄配子受精结合发育为合子，而后发育成卵囊。

5. 卵囊   刚从猫粪排出的卵囊为圆形或椭圆形，大小为 10～12 μm，具两层光滑透明的囊壁，内充满均匀小颗粒。成熟卵囊含 2 个孢子囊，每个分别由 4 个子孢子组成，相互交错在一起，呈新月形。卵囊是有性生殖的产物，而包囊是无性生殖的产物。

五、病理与临床表现

人体感染弓形虫后大多数为无症状带虫者，仅少数发病。因虫体侵犯部位和机体反应性的不同，临床表现复杂，轻者为隐性感染，重者可有多器官严重损害。弓形虫致病的关键在于虫体可通过强大的生命屏障（血脑屏障、胎盘屏障等），到达脑、眼睛和胎盘。此外，弓形虫可自由游走于宿主体液或者利用具有运动性的细胞侵染远处的细胞或组织，造成扩散。弓形虫侵染组织器官有一定的倾向性，更易定居于肌肉、心脏和中枢神经系统，形成长期存在的组织包囊。

1. 先天性弓形虫病具有 4 个主要特征   ① 脑积水或小脑畸形；② 脉络膜视网膜炎；③ 脑钙化灶；④ 随意运动障碍。

2. 获得性弓形虫病   淋巴结肿大是最常见的临床表现，多见于颌下和颈后淋巴结。弓形虫常累及脑和眼部，引起中枢神经系统异常表现，如脑炎、脑膜炎、脑膜脑炎、癫痫和精神异常。HIV 阳性者等免疫力低下人群尤其要注意预防弓形虫脑病（cerebral toxoplasmosis）的发生。弓形虫眼病以视网膜脉络膜炎较为多见,成人表现为视力突然下降,婴幼儿表现为斜视或手抓眼症。此外,弓形虫还可导致心肌炎、心包炎、多发性神经根炎、广泛性肌炎、关节炎、肾炎和腹膜炎等。

六、诊断与治疗

病原学检验方法包括直接涂片、组织切片、动物接种分离法和细胞培养法等。根据患者的动物接触史、临床症状和体征,结合实验室检查符合下列条件之一者则可确诊:① 病原学检查阳性;② 特异性抗体(IgG、IgM、IgA)检查中有两项阳性者;③ 循环抗原(CAg)和一项抗体阳性者;④ 弓形虫 DNA 阳性。

主要治疗药物:① 对增殖期弓形虫有抑制作用的药物,如乙胺嘧啶、磺胺类;② 可到达所有组织细胞和弓形虫包囊内,并能杀死弓形虫速殖子和包囊的药物,如阿奇霉素;③ 可作用于弓形虫核糖体而发挥抑虫效应,有利于杀灭细胞内的弓形虫的药物,如罗红霉素。

七、预防

最重要的预防对象是孕妇和免疫缺陷者。最好的预防手段是健康教育。除不食用生或半生肉蛋奶制品外,孕妇要做到三不要:不要养猫,不要接触猫、猫粪和生肉,不要让猫舔手、脸及食具等。

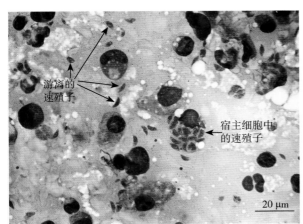

速殖子

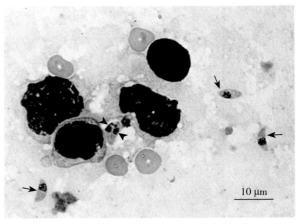

三角示一个分裂中的速殖子、箭头示游离的速殖子(猫肺压片,吉姆萨染色)

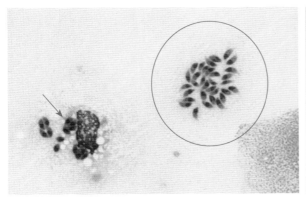

红色箭头示巨噬细胞内的卵圆形速殖子,红色圆圈示细胞外成团的月牙形速殖子(样本采自病猫皮下结节)

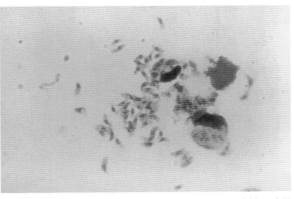

游离的速殖子,另在右下角可见一成熟包囊,内含即将被释放的缓殖子(小鼠腹水样本,×1125)

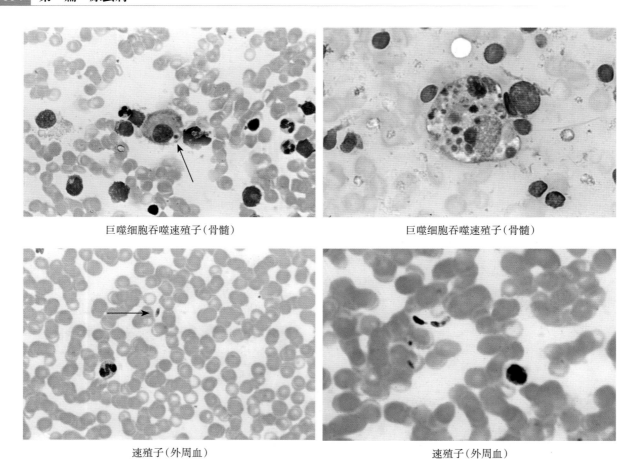

巨噬细胞吞噬速殖子（骨髓）　　　　　　巨噬细胞吞噬速殖子（骨髓）

速殖子（外周血）　　　　　　　　　　速殖子（外周血）

图版 9-1　弓形虫速殖子组织染色图

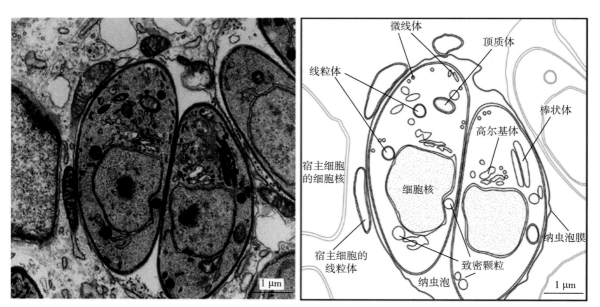

细胞内的速殖子形态图

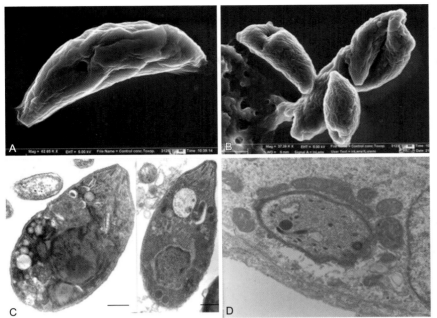

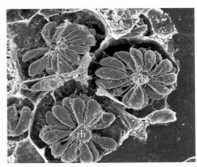

3 个纳虫泡(parasitophorous vacuole)中速殖子排列成花环状

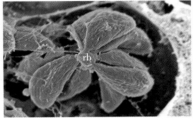

A 和 B 示从组织中分离出来的速殖子;C 示透射电镜观察到的速殖子;D 示在体外细胞内培养的弓形虫。

箭头指示速殖子与残余体(residual body, rb)相连接的管泡网络

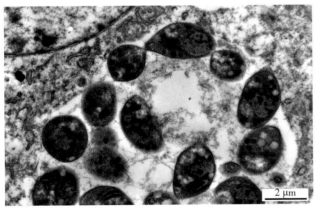

速殖子

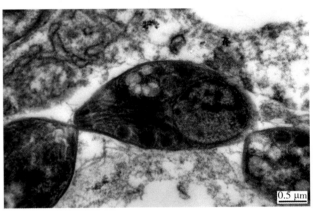

速殖子

图版 9-2　弓形虫速殖子电镜图

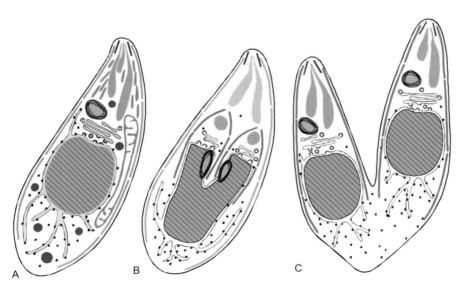

孢内二芽殖示意图。A 母虫体中各种细胞器逐渐消失,在细胞核的前沿形成虫体子细胞;B 两芽逐渐伸展,母核破坏;C 两子代出现核仁,并恢复所有细胞器,母虫残体前端裂开,形成两个新子虫。

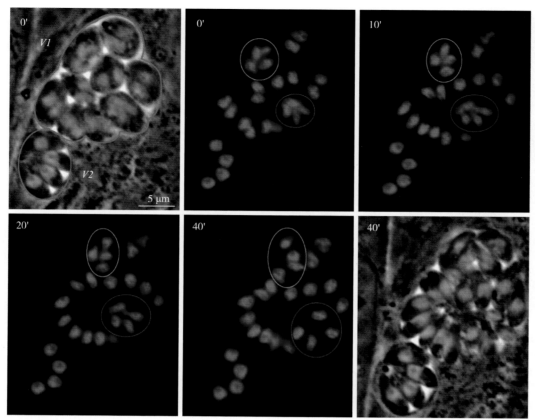

荧光显微镜延时影像:V1 纳虫泡(parasitophorous vacule)中有9个有丝分裂的虫体,V2 弓形虫虫泡中有4个分裂间期(interphase)虫体。V1 泡中的两个虫体(红色和黄色圈内)每个增殖为4个子代,至40 min时 V1 泡中已有22个虫体。

图版 9-3　弓形虫速殖子孢内二芽生殖

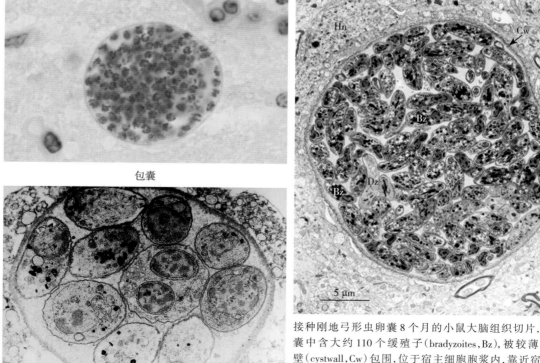

包囊

透射电镜图像示弓形虫包囊的超微结构,包囊中可见发育中的缓殖子

接种刚地弓形虫卵囊8个月的小鼠大脑组织切片,显示包囊中含大约110个缓殖子(bradyzoites,Bz),被较薄的包囊壁(cystwall,Cw)包围,位于宿主细胞胞浆内,靠近宿主细胞核(host cell nucleus,Hn)。少数缓殖子出现退化(degenerate bradyzoites,Dz)。

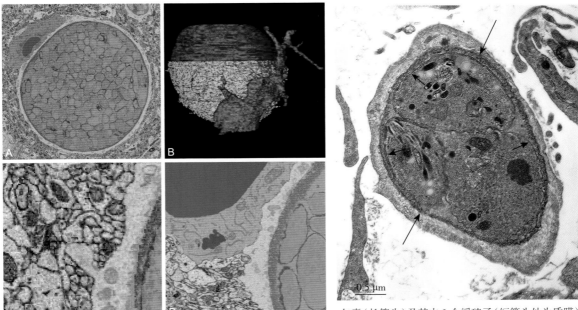

包囊（长箭头）及其内 3 个缓殖子（短箭头处为质膜）

脑组织中的包囊（透射电镜）：A 髓样细胞（myeloid cell，粉红色）与神经元（neuron，黄色）紧密相连，被感染的神经元在巨大包囊（红色）的拉伸下变薄，包囊内含数百个缓殖子（橙色）。B 图 A 所示被感染神经元的三维重建图。C 突触前神经元（presynaptic neuron，灰色）的突触囊泡（synaptic vesicle）尚存，表明被感染神经元（黄色）仍在工作。D 髓样细胞（粉红色）具有大的溶酶体，与被感染的神经元（黄色）紧密相连。

图版 9-4 包囊

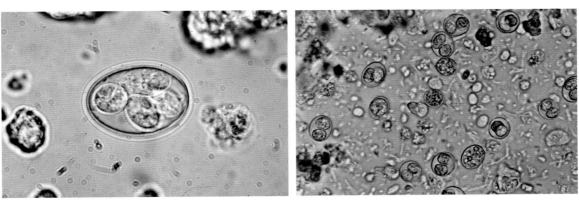

卵囊　　　　　　　　　　　　　　　　卵囊

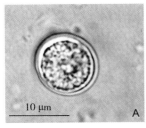

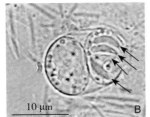

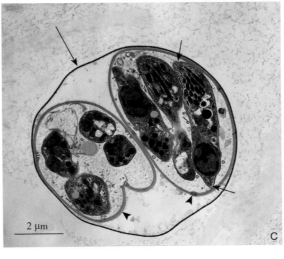

A 未孢子化的卵囊，中间的母孢子占卵囊的大部分；B 孢子化的卵囊内含 2 个孢子囊，每个孢子囊分别含有 4 个子孢子；C 透射电镜图像示孢子化的卵囊，大箭头指示薄的卵囊壁，三角形示 2 个孢子囊，小箭头指示一个纵切的子孢子。

图版 9-5 弓形虫卵囊

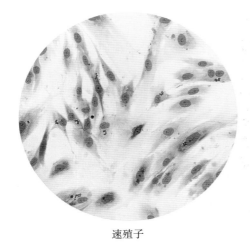

速殖子

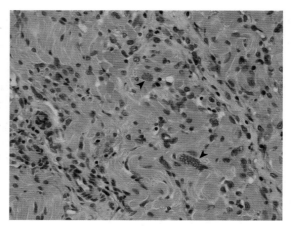

骨骼肌中的速殖子（犬）

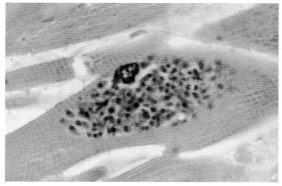

心肌细胞中的假包囊，含数个速殖子（切片取自一艾滋病合并感染弓形虫患者）

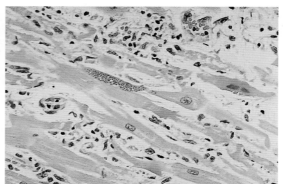

肌细胞中的假包囊和速殖子

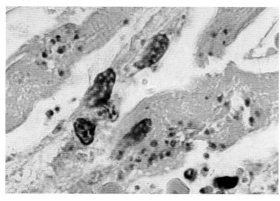

心肌细胞中的速殖子

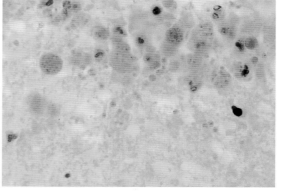

胞内、胞外数个速殖子

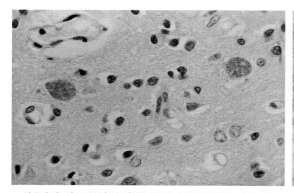

脑组织切片，可见假包囊（切片取自神经弓形虫病患者）

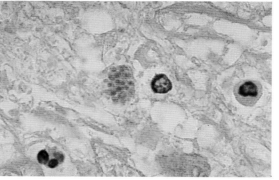

假包囊中有数个速殖子

图版 9-6 速殖子的组织病理切片

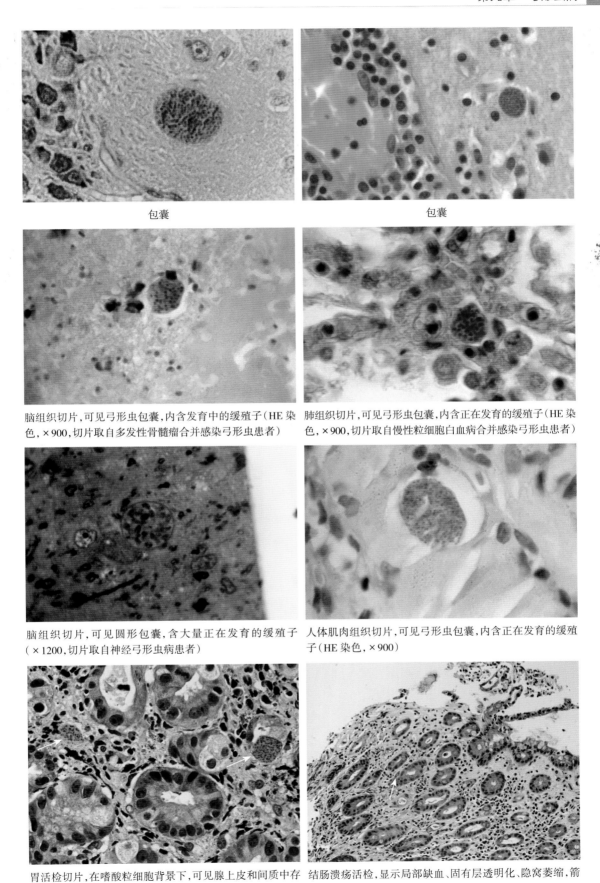

包囊　　　　　　　　　　　　　包囊

脑组织切片,可见弓形虫包囊,内含发育中的缓殖子(HE 染色,×900,切片取自多发性骨髓瘤合并感染弓形虫患者)　　肺组织切片,可见弓形虫包囊,内含正在发育的缓殖子(HE 染色,×900,切片取自慢性粒细胞白血病合并感染弓形虫患者)

脑组织切片,可见圆形包囊,含大量正在发育的缓殖子(×1200,切片取自神经弓形虫病患者)　　人体肌肉组织切片,可见弓形虫包囊,内含正在发育的缓殖子(HE 染色,×900)

胃活检切片,在嗜酸粒细胞背景下,可见腺上皮和间质中存在大的囊性结构,箭头示弓形虫包囊　　结肠溃疡活检,显示局部缺血、固有层透明化、隐窝萎缩,箭头示弓形虫包囊

图版 9-7　包囊的组织病理切片

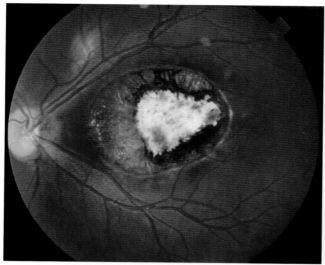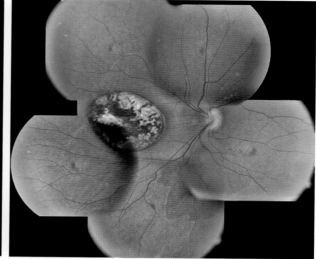

8岁女童,出生即有斜视,视力极差。眼底见黄斑区有弓形虫感染所致的脉络膜视网膜瘢痕

21岁男性,出生后视力低下,有眼震荡史。眼底黄斑区可见巨大脉络膜视网膜瘢痕

图版 9-8　先天性眼弓形虫病

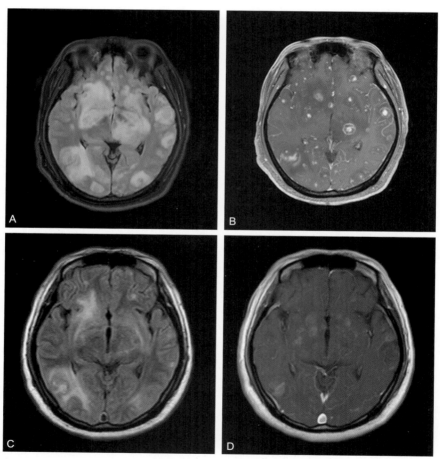

抗弓形虫治疗前后脑部磁共振图像比较:A 和 B 为入院时,脑部见多处异常灶。C 和 D 为抗虫治疗 11 d 后,脑部病灶有明显改善。

图版 9-9　脑弓形虫病

第十章 环孢子虫病

环孢子虫病（cyclosporiasis）是由环孢子虫（*Cyclospora* Schneider, 1881）感染人体所致的一种水源性、食源性寄生虫病。在已知的 16 种环孢子虫中，仅有卡耶塔环孢子虫（*C. cayetanensis* Ortega, Gilman et Sterling, 1994）[1]感染人类，其他种类仅感染灵长类、啮齿类、爬行类等动物。人与人之间一般不能直接传播。

一、地理分布

环孢子虫呈全球性散在分布。已报告该虫感染的地区有非洲、美洲、东欧、东南亚、南亚等，报道病例最多的地区是南美洲。全球 1.8% 的经水传播寄生虫病的暴发是由环孢子虫所致。埃及 Minia 地区免疫抑制儿童环孢子虫感染率为 7.8%（2012 年），摩洛哥 Tetouan 地区儿童环孢子虫感染率为 5%（2014 年）。加纳 Accra 地区露天市场蔬菜环孢子虫污染率为 43%（2014 年）。

二、生活史

环孢子虫卵囊经口侵入人体，寄生于人体肠上皮细胞内，通过无性增殖和有性生殖形成感染性卵囊，并随粪便排出，污染水源及水果蔬菜等（图 10-1）。

三、流行环节

环孢子虫病经粪 - 口途径传播，粪便中有卵囊排出的人体感染者是该病的传染源。人因摄入被感染性卵囊污染的食物、饮用水以及水果蔬菜等而感染（图 10-2）。温暖湿润的春末和夏季是该病的季节性高发期，有 50% 的病例发生于每年 6~8 月。

四、病原体

环孢子虫卵囊为不折光、玻璃样的球体，直径 8~10 μm，平均 9.91 μm，在新鲜、未染色的粪便湿涂片中形态最为清晰。改良抗酸染色的卵囊着色由淡红色至深红色不等。淡染者囊壁不着色，囊内颗粒为淡红色；深染或浓染者，其囊内的颗粒着色较深，呈深棕色，但囊壁染色相对较浅。

新鲜卵囊（未孢子化）含有一个直径 6~7 μm 的淡绿色桑葚胚，内部含有 3~9 个直径为 2~3 μm、外周包有一层膜的折光颗粒，呈中空的簇状排列。桑葚胚外也有一层包膜。

成熟的卵囊内含两个孢子囊，每个孢子囊含两个子孢子，在脱囊时产出子孢子。子孢子有一个膜包被的核和一个棒状体，是顶复门的典型特征（图 10-2）。

---

① kyclos [G]= spherical/round，球形、圆形；sporos [G]= spore，孢子；cayetanensis [G]= Caribbean origin，源自加勒比海的。

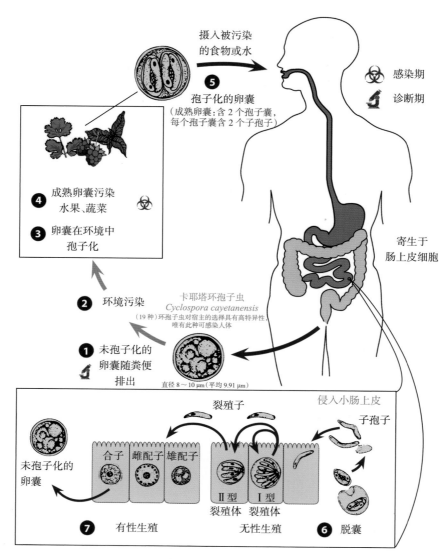

图 10-1 环孢子虫生活史

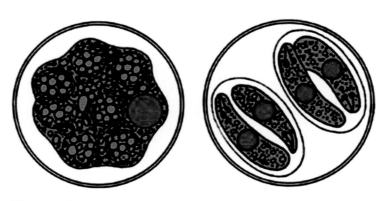

图 10-2 未孢子化（左）和孢子化（右）的环孢子虫卵囊模式图

五、病理与临床表现

环孢子虫侵入肠道细胞后主要导致细胞坏死和绒毛变钝（图10-3）。主要表现为腹泻,可有低热、厌食、肠胀气、腹痛、恶心呕吐、乏力、肌痛、消瘦等症状。2岁以下儿童因为免疫系统发育不完善易于感染,感染后常可导致迁延性腹泻,对其发育极度不利,易造成发育迟缓等健康结局。

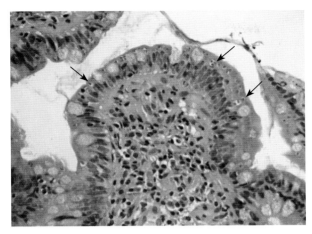

图 10-3 末段回肠病理组织切片示绒毛变钝,肠上皮细胞的顶端有多个胞内原虫寄生(箭头)

六、诊断与治疗

粪便、小肠引流液、十二指肠或空肠活检标本中检获环孢子虫卵囊即可确诊(图 10-4)。首选治疗药物为复方新诺明,备选药物为喹诺酮类。

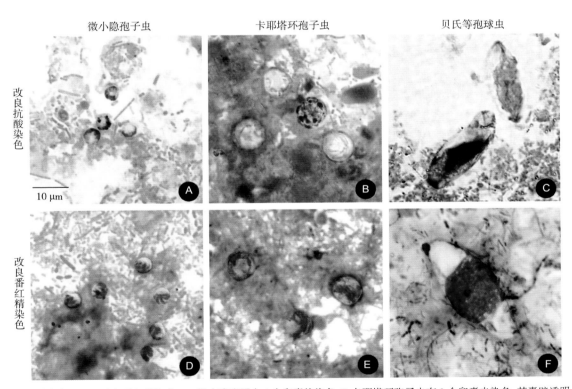

A~C 改良抗酸染色,D~F 改良番红精染色。A 微小隐孢子虫 4 个卵囊均染色;B 卡耶塔环孢子虫有 3 个卵囊未染色,其囊壁透明,似褶皱的玻璃纸;C 贝氏等孢球虫有 1 个卵囊未染色。

图 10-4 不同染色技术处理后的肠道原虫卵囊(粪便样本)

注:3 种原虫大小不同,因此可根据尺寸的大小来区分虫种。就环孢子虫卵囊而言,改良番红精染色比改良抗酸染色更均匀。

七、预防

注意食品卫生、养成良好卫生习惯;蔬菜水果食用前彻底清洗;注意手的卫生,避免环孢子虫污染食物等。在环孢子虫病流行区,2 岁以下儿童应避免直接接触土壤。

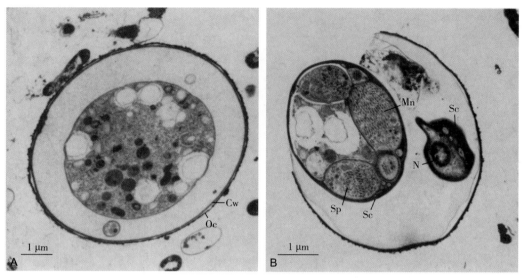

A 1 个未成熟卵囊,见囊壁(Cw)和外纤维膜(Oc);B 孢子化卵囊,内含 2 个孢子囊(Sc),可见核(N)、子孢子(Sp)和微线体(Mn)。

图版 10-1　环孢子虫卵囊（透射电镜）

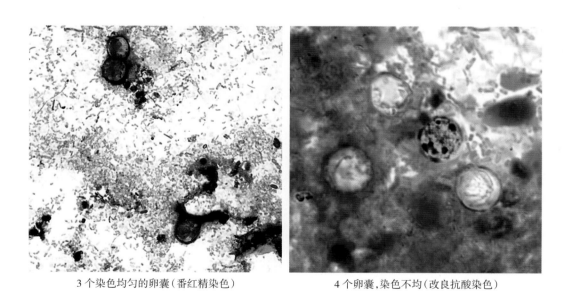

3 个染色均匀的卵囊（番红精染色）　　　　4 个卵囊,染色不均（改良抗酸染色）

图版 10-2　卡耶塔环孢子虫卵囊（粪便样本,10% 福尔马林溶液固定）

注:与湿涂片相比,福尔马林处理后的卵囊外壁皱缩、圆度欠佳。环孢子虫卵囊不能被三色染色法染色,三色染色法中环孢子虫像"血影细胞";环孢子虫也不能被吉姆萨染色、革兰氏染色、Gridley 真菌染液、HE 染色和碘液染色所着色。环孢子虫卵囊可被改良抗酸法染色,但着色变化较大,有些卵囊甚至不着色,不着色者表面呈皱缩的玻璃样、内含空泡的圆形卵囊（如右图中的 3 个卵囊）;番红精染色则更均匀。

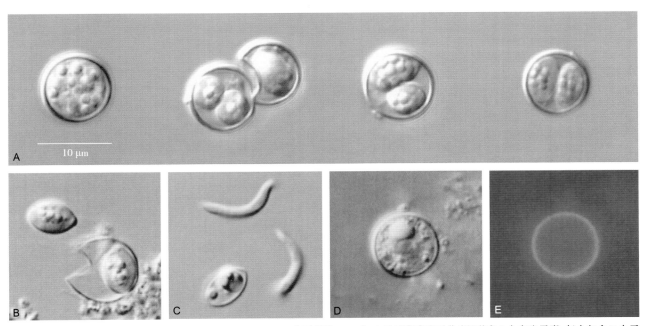

微分干涉相差显微镜（differential interference contrast microscopy）下观察，A、B 和 C 显示卵囊孢子化（即形成 2 个内孢子囊，每个包含 2 个子孢子，具感染性）和排出（即从卵囊释放孢子囊和从孢子囊中释放子孢子）的过程；D 未孢子化卵囊；E 紫外荧光显微镜下见环孢子虫卵囊壁能产生自体荧光。贝氏等孢球虫也能产生自体荧光（卵囊和孢子囊壁），而微小隐孢子虫则不能。

图版 10-3 卡耶塔环孢子虫卵囊的发育和自体荧光（湿法制备粪便标本）

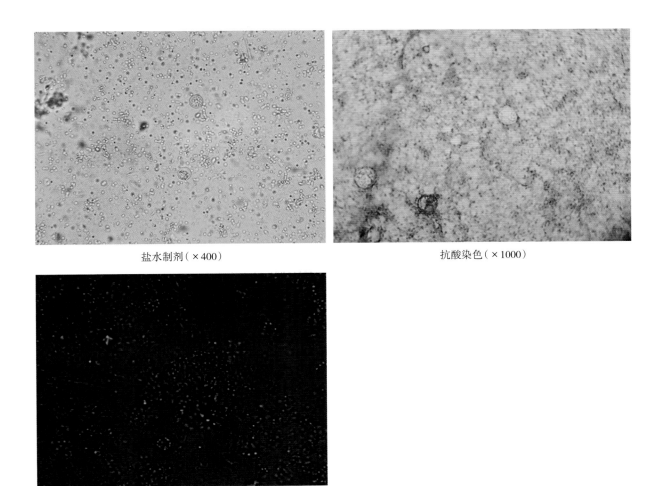

盐水制剂（×400） 抗酸染色（×1000）

荧光显微镜（×400） 图版 10-4 环孢子虫卵囊

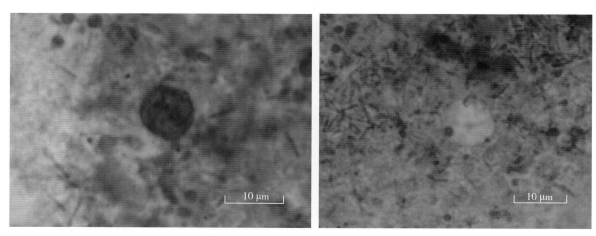

图版 10-5 粪样中的环孢子虫卵囊（改良齐 - 内抗酸染色）：染色（左）与未染色（右，即血影细胞 ghost cell）

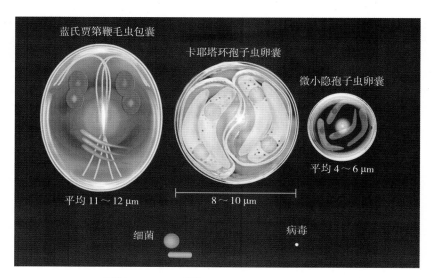

图版 10-6 几种微生物相对大小（直径）比较

注：隐孢子虫卵囊在排出时是完全孢子化和具传染性的，而环孢子虫卵囊在排出时是未成熟的，需在环境中经数天到几周完成孢子化。蓝氏贾第鞭毛虫不是球虫，故无卵囊或孢子。

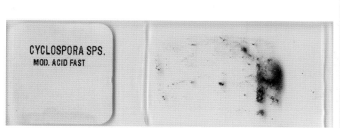

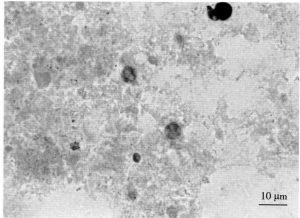

图版 10-7 环孢子虫和隐孢子虫卵囊（粪便样本，改良抗酸染色）

注：右图视野可见 2 个环孢子虫卵囊和 1 个隐孢子虫卵囊。环孢子虫卵囊为 8～10 μm，是隐孢子虫卵囊（4～6 μm）的 2 倍。

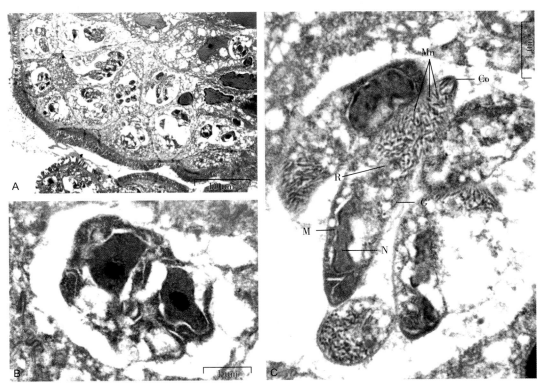

A 环孢子虫裂殖子在肠上皮细胞顶端被纳虫泡层层包裹;B 纳虫泡内可见双核的裂殖体;C 环孢子虫裂殖子,具顶复门生物的典型特征:
Co.带有极环的类锥体,G.高尔基体,Mn.微线体,N.细胞核,R.棒状体,M.线粒体。

图版 10-8 AIDS 患者感染环孢子虫的末段回肠病理组织超微结构

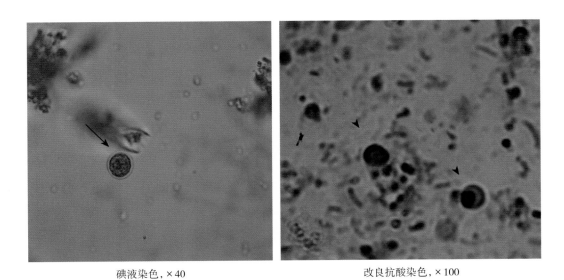

碘液染色,×40 改良抗酸染色,×100

图版 10-9 环孢子虫感染所致慢性腹泻

注:患者主诉呼吸急促、肌痛、疲乏和厌食。体检结果正常。有过 1 个月的水样便史,大便黄色、无血、有黏液。

隐孢子虫病（cryptosporidiosis）是隐孢子虫（*Cryptosporidium* Tyzzer,1907）[①]寄生于人或动物消化道上皮细胞引起的以腹泻为主要临床表现的一种人兽共患消化道传染病,为世界六大腹泻病之一。隐孢子虫迄今已有 38 个有效种、40 多个基因型,其中有人体感染报告的为人隐孢子虫（*C. hominis* Morgan-Ryan et al.,2002）、微小隐孢子虫（*C. parvum* Tyzzer,1912）、犬隐孢子虫（*C. canis* Fayer et al.,2001）、猫隐孢子虫（*C. felis* Iseki,1979）、火鸡隐孢子虫（*C. meleagridis* Slavin,1955）、鼠隐孢子虫（*C. muris* Tyzzer,1910）、猪隐孢子虫（*C. suis* Ryan et al.,2004）、安氏隐孢子虫（*C. andersoni* Lindsay et al.,2000）和维瑞隐孢子虫（*C. wrairi* Vetterling et al.,1971）等 9 种,90% 的感染由人隐孢子虫和微小隐孢子虫所致。

一、地理分布

隐孢子虫病呈全球性分布,迄今已有六大洲 90 多个国家有人体感染隐孢子虫的报道（图 11-1）。在埃塞俄比亚、埃及、加纳、利比亚和苏丹等国的水果、蔬菜以及马里的贻贝等,隐孢子虫和贾第虫的检出率均较高。在撒哈拉以南非洲,每年 2 岁以下婴幼儿感染人数约为 290 万,隐孢子虫感染所导致的 5 岁以下儿童中重度腹泻率仅次于轮状病毒,使 2～12 岁儿童的死亡率增加了 2 倍以上。

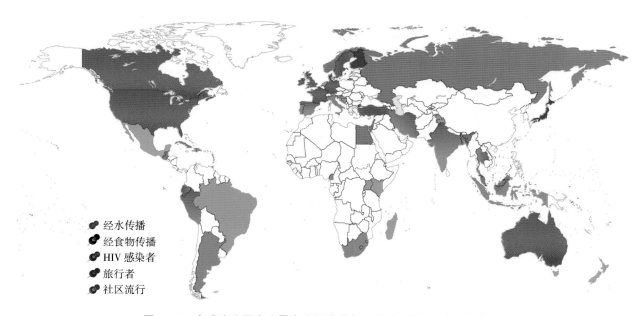

图例：
- 经水传播
- 经食物传播
- HIV 感染者
- 旅行者
- 社区流行

图 11-1　全球隐孢子虫病暴发或散发病例分布（1998—2008 年）

---

① kryptos [G]= hidden，隐藏；sporos [G]= spore，孢子。

二、生活史

人摄入卵囊后,子孢子逸出侵入肠上皮细胞的微绒毛区(纹状缘内),形成纳虫空泡。虫体在空泡内无性繁殖为滋养体,并发育为含有 6 个或 8 个裂殖子的 I 型裂殖体(meront);裂殖子(merozoite)侵入其他上皮细胞发育为第二代滋养体,并发育为含 4 个裂殖子的 II 型裂殖体;释放的裂殖子侵入细胞后发育为大配子母体(macrogamont;即雌配子体)或小配子母体(microgamont;即雄配子体),进而发育为大配子(macrogamete;即雌配子)或小配子(microgamete;即雄配子);然后两者结合形成合子,合子再发育为卵囊。卵囊有薄壁和厚壁两种:薄壁卵囊子孢子逸出后直接侵入宿主肠上皮细胞,造成宿主自体内重复感染;厚壁卵囊随宿主粪便排出,即具感染性的卵囊(图 11-2)。

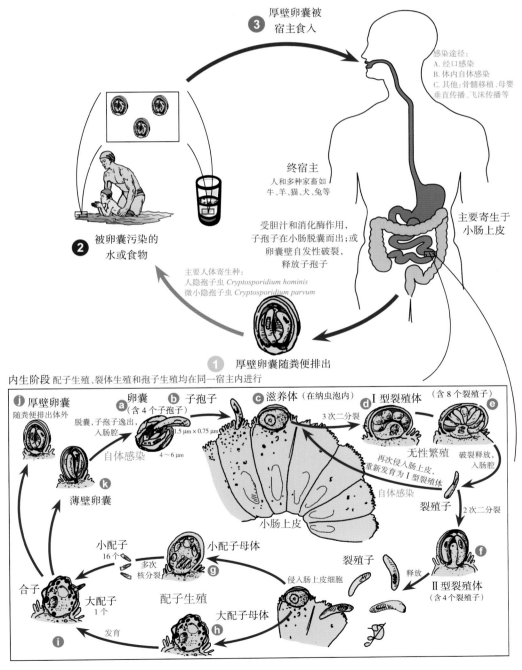

图 11-2　隐孢子虫生活史

三、流行环节

隐孢子虫的整个发育阶段均在一个宿主内完成,主要经水、粪-口、手-口等途径传播,可在人-人、动物-人、动物-动物之间传播(图11-3),也可通过性传播,偶有气溶胶传播。人主要通过摄入被卵囊污染的饮水、食物和娱乐用水,或与宠物、家畜(尤其是幼畜)以及野生动物密切接触而感染。此外,痰中有卵囊者可通过飞沫传播,也有因骨髓移植感染、隐孢子虫性腹泻的母亲分娩后婴儿感染隐孢子虫的报道。

四、病原体

1. 卵囊 呈圆形或椭圆形,直径 4～6 μm。囊壁光滑、无色,成熟卵囊内含 4 个裸露的子孢子和一团颗粒状的残留体,无孢子囊。经改良抗酸染色后,卵囊呈紫红色,背景为蓝绿色,对比强、内部结构清晰。

2. 子孢子 呈月牙形,大小 1.5 μm × 0.75 μm。有 1 个位于虫体后部的核,核旁有纺锤剩体(mitosome)(图11-4)。

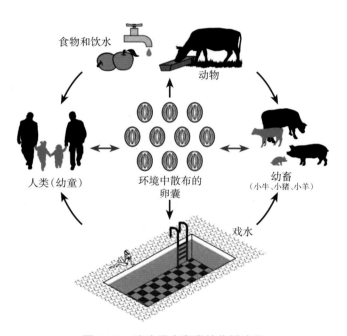

图 11-3 隐孢子虫卵囊的传播途径

注:双向箭头表示人-人、动物-人、动物-动物之间的相互直接传播,单向箭头表示通过食物、饮水以及戏水等方式间接传播。

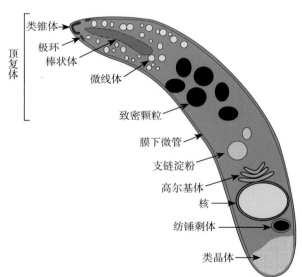

图 11-4 隐孢子虫子孢子(*Cryptosporidium* sporozoite)形态示意图

五、病理与临床表现

隐孢子虫病临床症状的严重程度与病程取决于宿主的免疫状态和营养状况(图11-5)。免疫功能正常者症状较轻,主要为急性水样腹泻,并伴有腹痛、腹胀、恶心、呕吐、食欲减退或厌食、口渴和发热等。慢性感染者可伴纳差、恶心、呕吐和上腹部痛等。免疫功能低下的 AIDS 患者,隐孢子虫感染可导致广泛播散,并发胆道、胰管或呼吸道等肠外器官隐孢子虫病,表现为胆囊炎、胆管炎、胰腺炎和肺炎等。

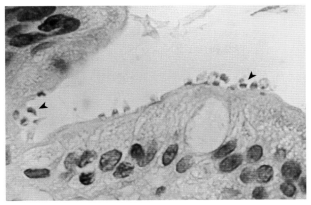
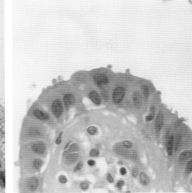

附着于小肠上皮细胞纹状缘的圆形虫体　　　　　　　　　　附着于胆囊上皮细胞腔壁侧的虫体

图 11-5　隐孢子虫的组织病理学改变

六、诊断与治疗

在粪便、痰液或呕吐物中检获隐孢子虫卵囊即可确诊（图 11-6）。经抗生素治疗无效的慢性腹泻儿童，应考虑隐孢子虫感染的可能。目前尚无特效药物和疫苗，以支持治疗为主。可试用硝唑尼特或巴龙霉素联合阿奇霉素，或许有助于减轻腹泻等症状。

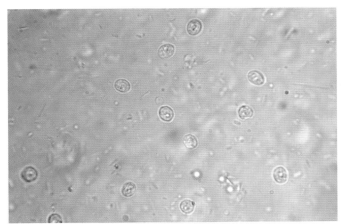
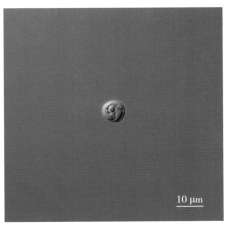

大量的微小隐孢子虫卵囊（粪样直接涂片）　　　　　　　饱和蔗糖溶液中的卵囊（×400）

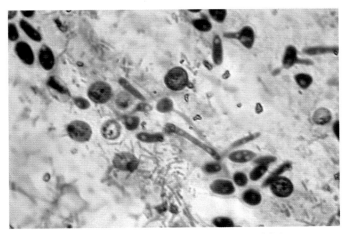
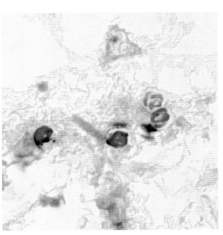

玫红色的卵囊，绿色为酵母细胞（改良抗酸染色）　　　　玫红色的卵囊（改良抗酸染色）

图 11-6　隐孢子虫卵囊（光镜）

七、预防

　　加强粪便管理和无害化处理,防止病畜粪便污染水源和食物。注意饮食和个人卫生,严防粪 - 口传播。饭前便后勤洗手,提倡饮开水、吃煮熟的食物。加强食品加工人员、兽医、动物饲养员、HIV/AIDS 患者和其他免疫功能低下者隐孢子虫检查。

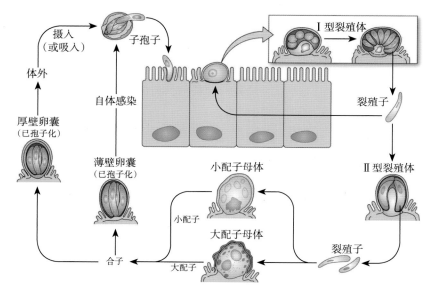

图版 11-1　隐孢子虫在宿主体内的发育示意图

　　注:配子母体(gamont)即为配子体(gametocyte)。

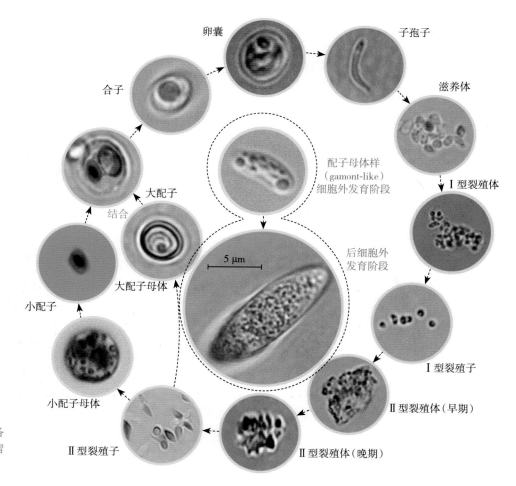

图版 11-2　隐孢子虫的各期形态(体外培养,无宿主细胞)

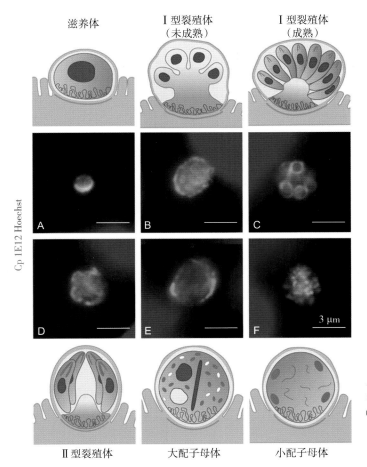

A 滋养体；B 未成熟的 I 型裂殖体；C 成熟的 I 型裂殖体（含有 8 个裂殖子）；D II 型裂殖体（含有 4 个裂殖子）；E 大配子母体（macrogamont）；F 小配子母体（microgamont）。

图版 11-3　微小隐孢子虫各阶段的免疫荧光抗体图像

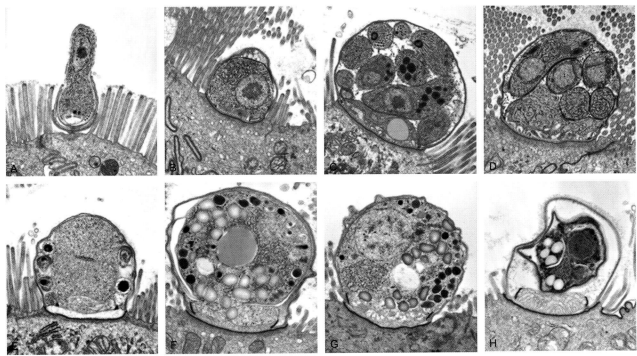

A 早期滋养体，正在被纳虫泡所吞噬；B 成熟的滋养体；C I 型（第一代）裂殖体（含有 8 个裂殖子），即将释放入肠腔；D II 型（第二代）裂殖体（含有 4 个裂殖子），将发育为大小配子母体；E 分裂中的小配子母体，可见到 6 个小配子（共 16 个）；F 和 G 受精的大配子（macrogamete）或合子；H 纳虫泡中的成熟卵囊（比例尺 =1 μm）。

图版 11-4　小鼠（A-F、H）和鸡（G）实验感染火鸡隐孢子虫（C. meleagridis）电镜图

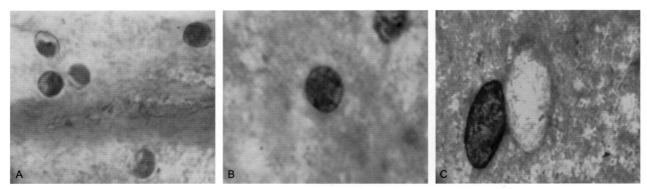

A 隐孢子虫（直径 4~6 mm）;B 环孢子虫（直径 8~10 mm）;C 贝氏等孢球虫 [（20~30）mm×（10~15）mm]。

图版 11-5 隐孢子虫和其他球虫卵囊的比较（改良抗酸染色）

增殖隐孢子虫 鼠隐孢子虫 微小隐孢子虫

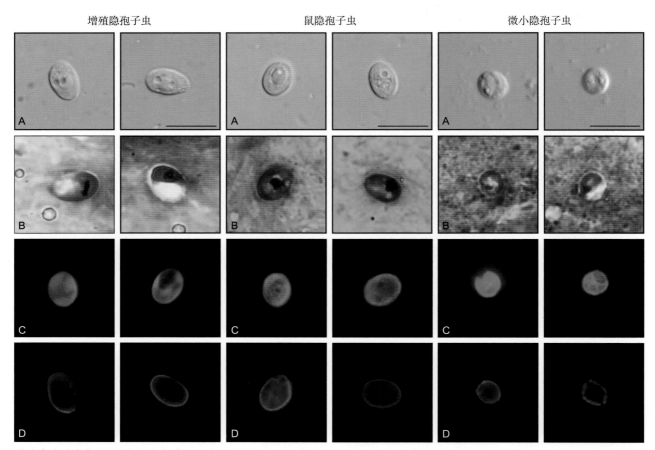

增殖隐孢子虫（C. proliferans）、鼠隐孢子虫（C. muris）HZ206 株和微小隐孢子虫（C. parvum）卵囊的微分干涉反差显微镜（differential interference contrast microscopy）成像：A 未染色;B 胺 - 酚 - 甲基紫（aniline-carbol-methyl violet）染色;C 金胺酚（auramine phenol）染色;D 抗隐孢子虫 FITC 结合抗体染色（比例尺 =10 μm）。

图版 11-6 不同种隐孢子虫的卵囊
注:增殖隐孢子虫为鼠隐孢子虫 TS03 株的建议新种名。

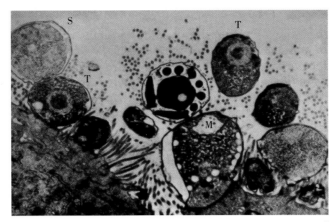

裂殖体（S=schizont，又作 meront），滋养体（T= trophozoite），小配子母细胞（M=microgametocyte；又作小配子母体 microgamont）

图版 11-7　小肠病理组织透射电镜图，示不同时期隐孢子虫

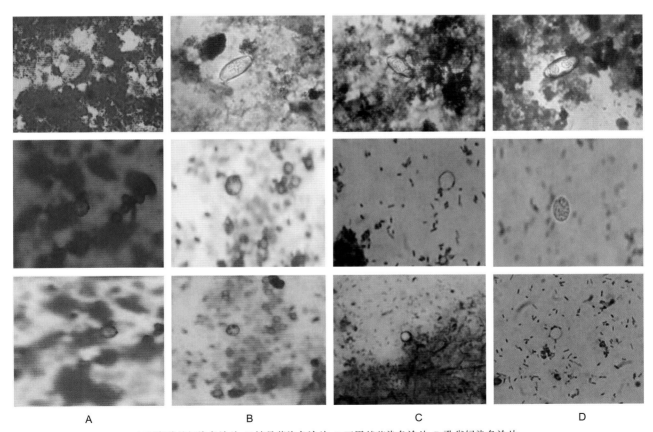

A 石炭酸品红染色涂片；B 结晶紫染色涂片；C 亚甲基蓝染色涂片；D 孔雀绿染色涂片。

图版 11-8　等孢球虫（*Isospora*）、环孢子虫（*Cyclospora*）和隐孢子虫（*Cryptosporidium*）不同染色方法的光镜图（由上至下）

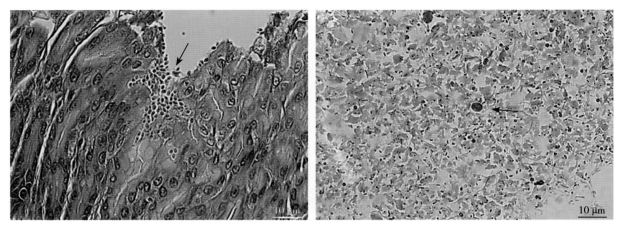

左：虫簇（箭头）附着于胃绒毛上皮细胞腔侧（胃黏膜病理切片，HE 染色，×40）；右：卵囊（粪便样本，改良齐 - 内染色，×100）。

图版 11-9　胃隐孢子虫病

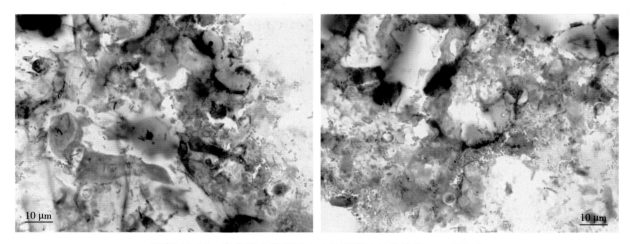

图版 11-10　鸟类宿主粪便样本中的卵囊（抗酸染色，×1000）

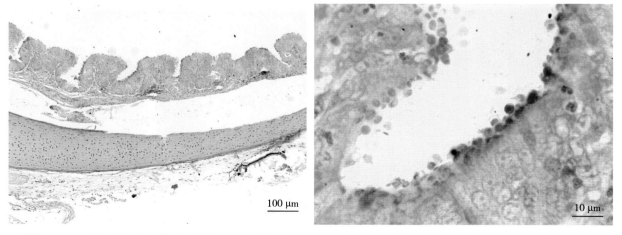

图版 11-11　鸭气管内壁上发育中的贝氏隐孢子虫（*C. baileyi*）卵囊（横切，抗酸染色；左 ×100，右 ×1000）

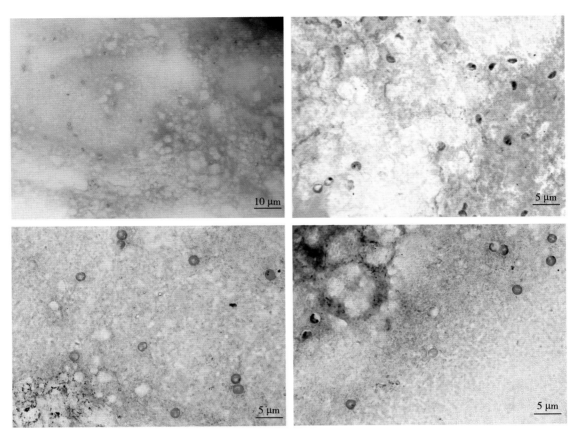

图版 11-12　粪便样本涂片中的微小隐孢子虫（*C. parvum*）卵囊（抗酸染色，除左上图为 ×400 外，其他均为 ×1000）

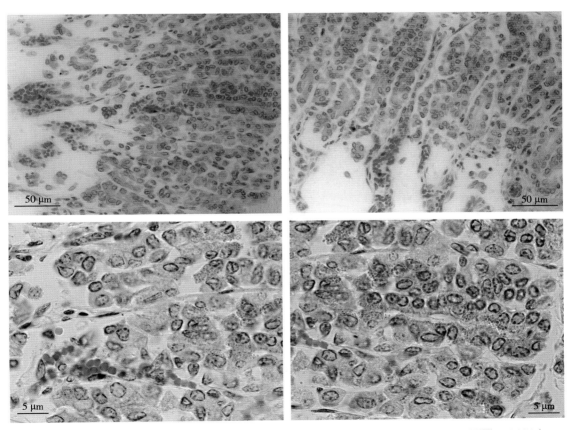

图版 11-13　小肠病理组织切片中的微小隐孢子虫（横切；HE 染色，上图 ×400，下图 ×1000）

第十二章 肉孢子虫病

肉孢子虫属（*Sarcocystis* Lankester, 1882）[①] 是一种广泛寄生于人类和哺乳动物、鸟类、爬行动物细胞内的寄生原虫，可寄生于人体小肠或肌肉组织引起肉孢子虫病（sarcocystosis）。以人为终宿主的主要有牛人肉孢子虫（*Sarcocystis bovihominis* = 人肉孢子虫 *S. hominis* Railliet et Lucet, 1891）和猪人肉孢子虫（*S. suihominis* Tadros and Laarman, 1976），因这两种肉孢子虫寄生于人体小肠，故称为人肠肉孢子虫。人也可作为其他几种肉孢子虫的中间宿主，因其多寄生于人体肌肉组织，故统称为人肌肉肉孢子虫，即林氏肉孢子虫（*S. lindermanni*）。

一、地理分布

人肠道肉孢子虫病（human intestinal sarcocystosis）呈世界性分布，病例多来自欧洲和亚洲，东南亚地区较多。非洲国家基本都是潜在流行区，埃及、纳米比亚、南非等国家有散发病例，科特迪瓦部分地区流行率达 1%。埃及、埃塞俄比亚和突尼斯等国的屠宰家畜（如牛、羊、骆驼、驴等）肉孢子虫血清阳性率为 40%～80% 以上。

人肌肉肉孢子虫病（human muscular sarcocystosis）亦呈世界性分布，全球累计报道病例不足 100 例，以马来西亚为最多。

二、生活史

肉孢子虫为二宿主生活史，包括裂体生殖（schizogony）、配子生殖（gametogony）和孢子生殖（sporogony）3 个时期。肉孢子虫有严格的宿主特异性，完成生活史必须转换宿主，在宿主体内成熟的虫体不会造成自体感染。

人肠肉孢子虫终宿主为人或某些肉食动物，中间宿主为牛或猪。人等终宿主因摄入牛、猪等中间宿主肌肉中的肉孢子囊（sarcocyst）而感染。肉孢子囊进入人体消化道后释放出缓殖子，侵入小肠黏膜杯状细胞，经配子生殖产生雌、雄配子体，形成合子，移入黏膜固有层；再经孢子生殖形成孢子化卵囊（内含 2 个成熟孢子囊，sporocyst）。孢子化卵囊囊壁薄，易破裂。卵囊和孢子囊最后释放入肠腔，随粪便排出。中间宿主（牛或猪）食入被肉孢子虫卵囊或孢子囊污染的饲料，子孢子在其小肠脱囊而出，进入肠壁随血流进入血管内皮细胞，以孢内二芽生殖法经两次裂体生殖产生裂殖子（速殖子）。第二代裂殖子再经血行扩散，侵入心肌和骨骼肌纤维内发育成肉孢子囊（内含大量香蕉形裂殖子，即缓殖子）。整个发育期为 2～4 个月，裂体生殖的时间及虫体增殖数量因虫种而异（图 12-1）。

人肌肉肉孢子虫生活史尚不完全清楚，仅在人等中间宿主中发现无性生殖期。一般认为，爬行动物（如蛇）可能是其终宿主，人误食被孢子囊污染的食物和水后，子孢子在消化道脱囊、在血管内经裂殖体发育为裂殖子，侵入肌肉后在骨骼肌和心肌组织内发育为肉孢子囊（图 12-2）。

[①] sarx [G]= meat/fles，肉；kystos [G]= cyst，囊。

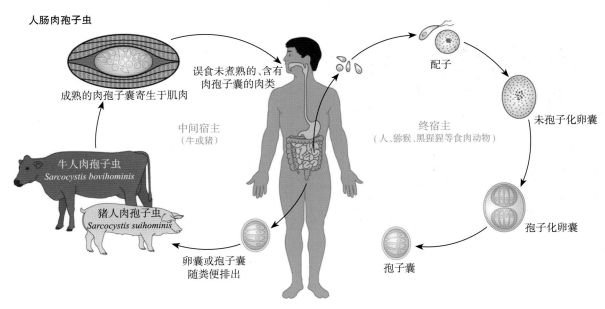

图 12-1 人肠肉孢子虫生活史

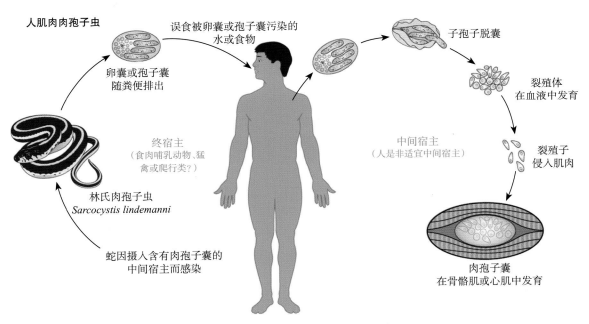

图 12-2 人肌肉肉孢子虫生活史

三、流行环节

人是肉孢子虫的终宿主和中间宿主,可被肉孢子囊、卵囊或孢子囊感染。人肠肉孢子虫感染是因人食入牛、猪等中间宿主肌肉中的肉孢子囊,人肌肉肉孢子虫感染是因人误食了狗猫等终宿主排出的卵囊或孢子囊。因此,肉孢子虫病的流行传播与当地的环境卫生、人们的不良饮食习惯等有关。

四、病原体

1. 卵囊 是肉孢子虫在终宿主肠道的阶段。人粪便中的卵囊长 15~20 μm、宽 15~20 μm,壁薄而脆弱、外观呈 "8" 字型,内含 2 个孢子囊、每个孢子囊含 4 个子孢子和 1 个折光性残余体。在紫外线显微镜下,孢子囊可发出荧光（图 12-3）。

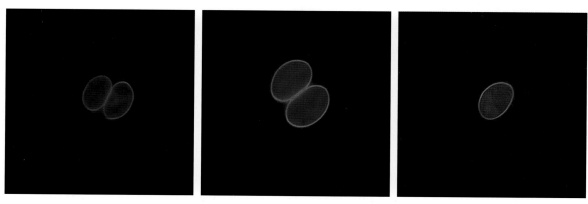

图 12-3　在紫外线显微镜下的孢子囊

2. 肉孢子囊　又称包囊或肉孢子虫囊,是肉孢子虫在中间宿主肌肉中的发育阶段。呈圆柱形或纺锤形,通常长径为 1～5 cm、横径 1 mm 至 1 cm。成熟肉孢子囊内可见厚的栅栏状囊壁和许多缓殖子。囊壁下的基质层向囊腔内延伸,将囊腔分隔成若干小室,小室内缓殖子聚集成簇。寄生于牛和猪的肉孢子囊均很小（只有几毫米）,肉眼难以识别。

可根据包囊壁的厚薄和内部超微结构来鉴别肉孢子虫虫种。牛人肉孢子虫肉孢子囊囊壁厚 7.9 μm,具有粗壮的直立绒毛状突起（villar protrusion,vp）,缓殖子大小为 11.8 μm×4.1 μm。猪人肉孢子虫肉孢子囊囊壁厚 7.5～13 μm,有密集的细长绒毛状突起（villar protrusion）,缓殖子大小为 14.8 μm×3.7 μm。包囊在鸟类和哺乳动物宿主的主要寄生器官见表 12-1。

表 12-1　肉孢子虫包囊在动物宿主内主要寄生器官

动物宿主	性别	舌头	食道	膈膜	心脏	骨骼肌
沙袋鼠（Wallabia bicolor）	雌	−	−	−	−	+
马来熊（Helarctos malayanus）	雄	−	−	+	−	−
敏袋鼠（Wallabia agilis）	雄	−	−	+	+	+
折衷鹦鹉（Eclectus voratus）	雌	−	−	−	−	+
白冠犀鸟（Berenicornis comatus）	雌	+	−	−	−	−
珍珠鸡（Numida meleagris）	雌	+	+	−	+	−
珍珠鸡（Numida meleagris）	雄	−	−	−	+	−
马来渔鸮（Ketupa ketupa）	雌	+	−	−	−	+

注:"−"为未检出,"+"为检出。

五、病理与临床表现

人肠肉孢子虫病的潜伏期约为 9～39 d,症状以食欲减退、恶心、呕吐、腹痛、腹泻等胃肠道反应为主。人肌肉肉孢子虫病多无临床症状,少数可表现为肌肉疼痛、发热、皮疹、心肌炎症、支气管痉挛和皮下肿胀等。

六、诊断与治疗

根据临床症状,有生食猪肉或牛肉史可作出临床诊断。粪检查见孢子囊,或肠组织、肌肉组织等检出虫体,可确诊。

主要治疗药物有复方新诺明、甲硝唑和乙胺嘧啶等。

七、预防

主要防治措施包括加强卫生宣传教育、改变食用生肉的习惯,加强粪便管理和肉品检疫等。

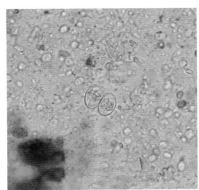 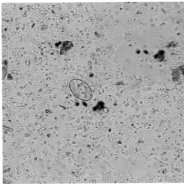 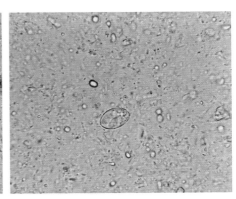

含 2 个孢子囊的卵囊及单个孢子囊　　　　　　　　牛人肉肉孢子虫的孢子囊

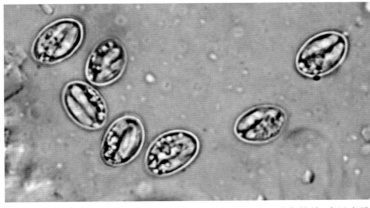 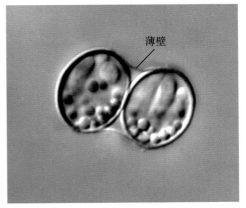

卵囊壁薄而脆弱,常在肠内即自行破裂、孢子囊脱出。因此,粪便镜检,多见孢子囊,而卵囊却少见(左图为镜检下看到的单个孢子囊,右图为含两个孢子囊的卵囊)。

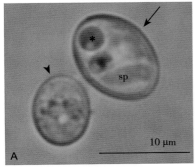 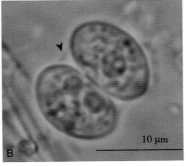 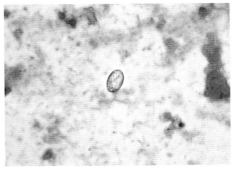

左图:A 两种孢子囊(箭头和三角),星号为折光性残余体,sp 为子孢子(sporozoite);B 卵囊及其薄而脆弱的囊壁(三角)。右图:经石炭酸品红染色的孢子囊。

图版 12-1　人肠肉孢子虫卵囊和孢子囊

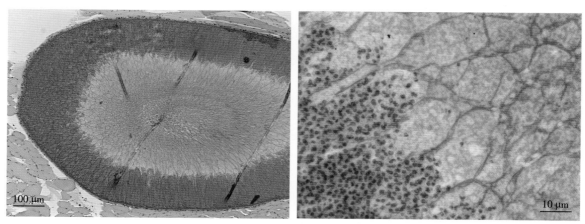

左：包囊横切；右：厚隔板（septa）分割成室，内有大量缓殖子（×1000）。

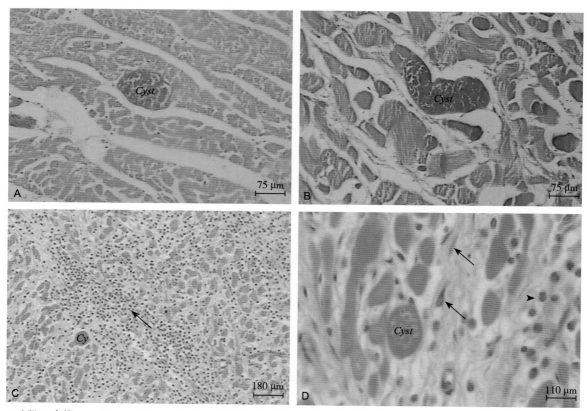

A 咬肌；B 食管；C 心肌；D C 图放大，三角处为嗜酸粒细胞、箭头处为纤维细胞感染骆驼组织器官中的包囊（Cyst、Cy，HE 染色）。

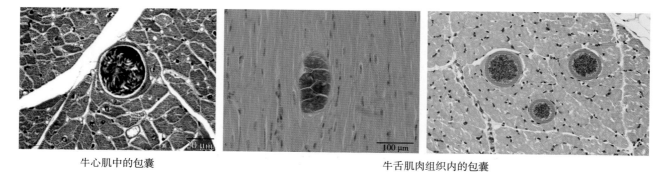

牛心肌中的包囊　　　　　　　　　　牛舌肌肉组织内的包囊

图版 12-2　动物肌肉组织病理切片中的肉孢子囊（包囊）

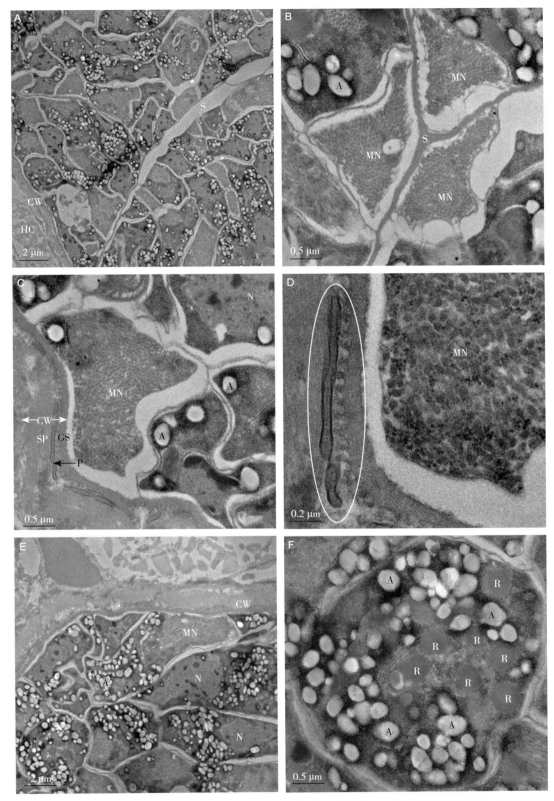

A 包囊壁（CW= cyst wall）和隔板（S）内密集的缓殖子（HC=host cell 宿主细胞）；B 微线体（MN）和隔板（S）；C 包囊壁，囊壁突起（P）与宿主细胞的肌浆（SP= sarcoplasm）毗邻（GS 为基质 ground substance）；D 放大的囊壁突起（圆圈内）；E 微线体（MN）和细胞核（N）；F 缓殖子前部（横切）充斥着棒状体（R）和支链淀粉颗粒（A）。

图版 12-3　牛心肌中的克氏肉孢子虫的肉孢子囊透射电镜图

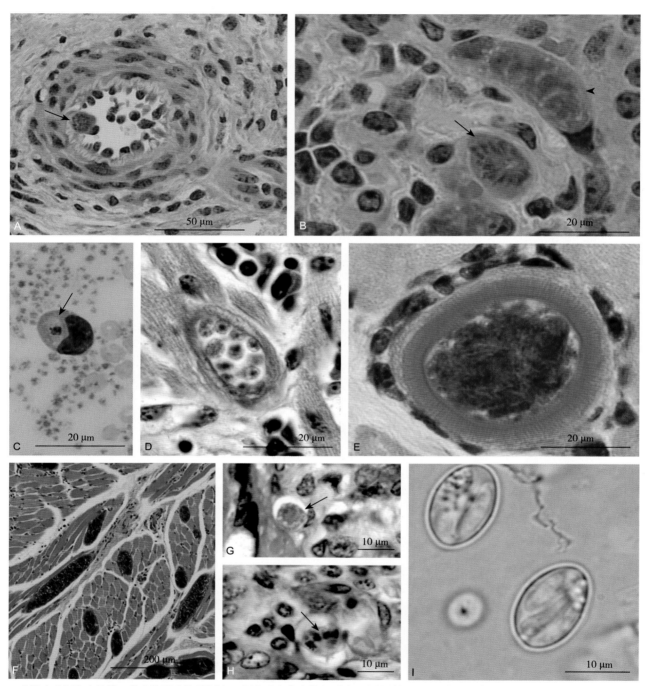

A 动脉内皮细胞中的第一代多核裂殖体（箭头）；B 肾小球中未成熟（三角）和成熟（箭头）的二代裂殖体；C 血涂片单核细胞中的裂殖子；D 心肌中未成熟的肉孢子囊（包囊），含有球形母细胞（metrocyte）；E 骨骼肌（横切）中的成熟肉孢子囊；F 骨骼肌中横切和纵切的肉孢子囊；G 小肠固有层中的大配子体（箭头）（A～G 苏木精染色）；H 小肠中孢子化的孢子囊（箭头）（Whipf 多彩染色）；I 粪便样本中的 2 个孢子囊（相差显微镜）。

图版 12-4　中间宿主组织中的肉孢子囊（A～F）和终宿主体内的孢子囊（G～I）

注：E 图为牛人肉孢子虫，其余均为克氏肉孢子虫（*S. cruzi*）。

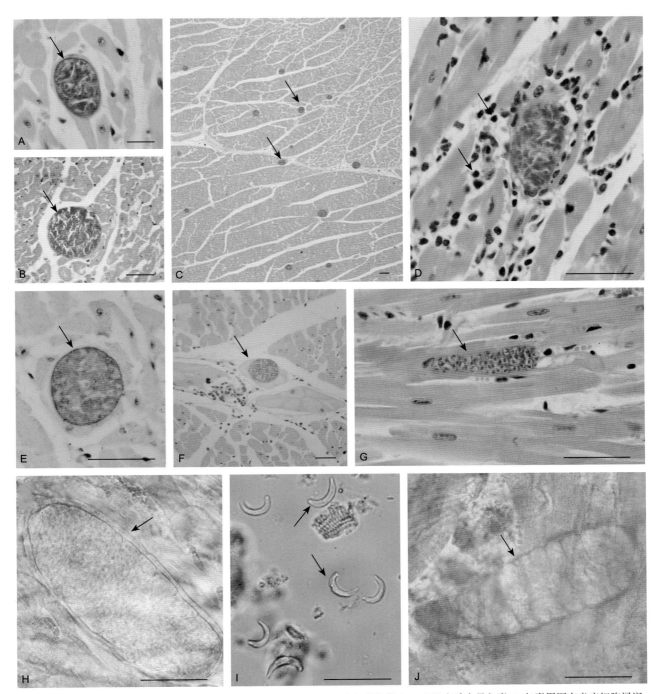

A 羊肉孢子虫(*S. tenella*)包囊的厚壁;B 白羊犬肉孢子虫(*S. arieticanis*)包囊的薄壁;C 心肌充斥大量包囊;D 包囊周围有炎症细胞浸润;E 包囊的刚地弓形虫检测为阴性;F 浦肯野纤维(Purkinje fiber)中的包囊;G 未成熟的包囊内含有大量母细胞;H 囊壁下的基质层向内延伸形成隔板,将囊腔分隔为若干小室,小室内聚集有成簇的缓殖子,指样的绒毛状突起环绕囊壁(心肌压片,未染色);I 胃蛋白酶消化液中的缓殖子(未染色);J 盘羊心肌压片中的肉孢子囊(未染色)。

图版 12-5 绵羊心肌肉孢子虫感染(光学显微镜,HE 染色,标尺=50 μm)

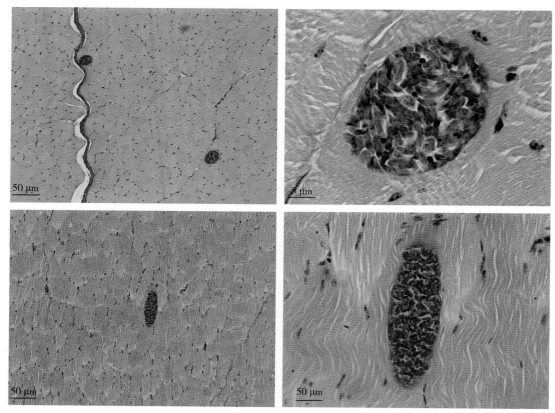

哺乳动物肌细胞中的缓殖子（从上到下从左到右：×100、×1000、×100、×400）

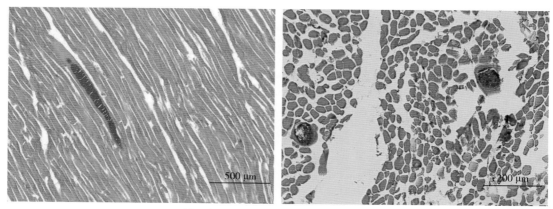

野猪肌肉组织中的包囊纵切（左）和横切（右）

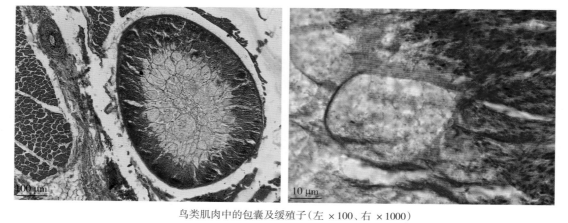

鸟类肌肉中的包囊及缓殖子（左 ×100、右 ×1000）

图版 12-6 缓殖子与包囊病理切片（HE 染色）

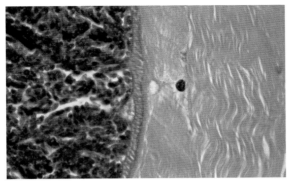
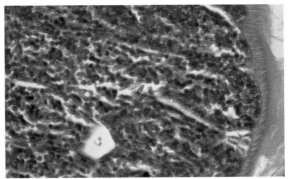

人体骨骼肌边缘的 1 个包囊　　　　　　　　　人体骨骼肌中的 1 个包囊

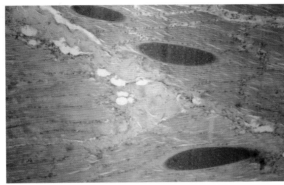

左：人体骨骼肌斜切面上 3 个包囊；右：人肌纤维中的一个包囊（箭头），引起轻微的炎症反应（星号，HE 染色，×20）。

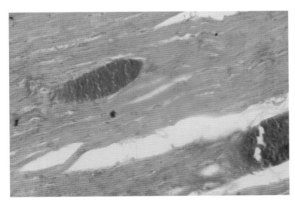
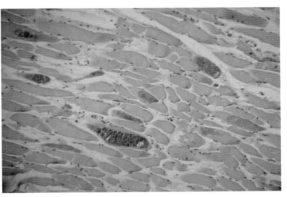

绵羊心肌中的包囊　　　　　　　　　　　　　肌肉中的包囊

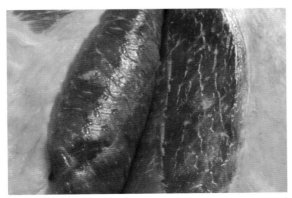
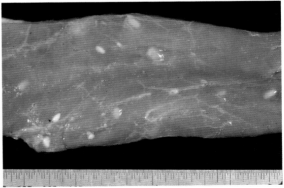

牛尸检时发现肌肉中绿色肉芽肿样包囊　　　　　羊食管肌肉上的包囊

图版 12-7　动物肌肉中的肉孢子囊（包囊）

第十三章　等孢球虫病

等孢球虫病（isosporiasis）又名囊等孢球虫病（cystoisosporiasis），是由贝氏等孢球虫（*Isospora belli*=*Cystoisospora belli* Wenyon，1923）[1] 寄生在人小肠黏膜上皮细胞引起的，以腹泻为主要临床症状的一种肠道寄生虫病。等孢球虫共有 12 种，其中贝氏等孢球虫和纳塔尔等孢球虫（*I. natalensis*）可感染人，但仅南非等国有纳塔尔等孢球虫感染的个案报道。

一、地理分布

贝氏等孢球虫病呈全球分布，热带和亚热带较普遍，如南美洲、非洲和东南亚。人群感染率一般为 0.1%～1.8%，非洲、海地为 8%～20%。免疫功能低下者感染率高达 15%，艾滋病患者感染率为 3%～20%。

二、生活史

贝氏等孢球虫生活史包括裂殖子、子孢子、配子和卵囊 4 个发育阶段。成熟卵囊为感染阶段。人摄入被卵囊污染的饮水和食物而感染。卵囊进入消化道后逸出 8 个子孢子，侵入小肠黏膜上皮细胞发育为滋养体，经裂体增殖后发育为裂殖体。裂殖体破裂释放出裂殖子，侵入邻近的上皮细胞继续进行裂体生殖。部分裂殖子在上皮细胞内或肠腔中发育为大、小配子体，进而发育为大、小配子，然后两种配子结合形成合子，再发育为卵囊，卵囊脱入肠腔，随粪便排出体外。在适宜的环境下，卵囊发育成具有感染性的孢子化卵囊（图 13-1）。

三、流行环节

等孢球虫病为机会感染疾病，具有感染性的孢子化卵囊主要通过粪 - 口传播，也有报道可通过口 - 肛性生活方式感染。人对贝氏等孢球虫普遍易感，婴幼儿及免疫力低下者，尤其是艾滋病患者更容易感染贝氏等孢球虫。

四、病原体

贝氏等孢球虫卵囊呈椭圆形，大小为（25～30）μm×（10～19）μm。前端较窄、似短瓶颈状，后端钝圆。囊壁两层，外层光滑、透明、较坚硬，内层薄膜状。未成熟卵囊含有一个圆球形的孢子体，成熟卵囊含有 2 个椭圆形孢子囊，大小（9～11）μm×（7～12）μm。每个孢子囊经两次分裂，最终形成 4 个新月形的子孢子和 1 个颗粒状残余体（图 13-2、图 13-3）。

---

① isos [G]= similar/identical，类似、相同；sporos [G]= spore，孢子。

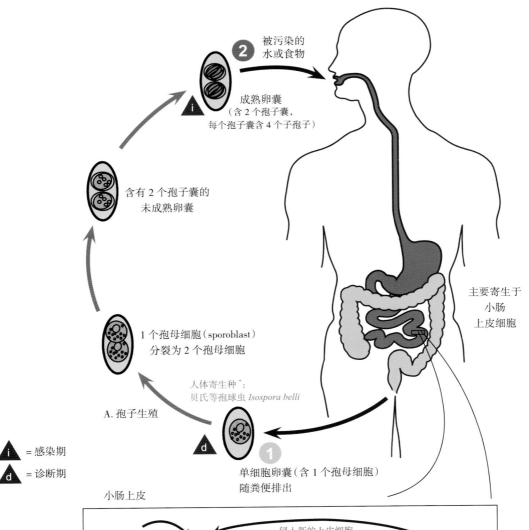

被污染的水或食物

2

成熟卵囊
（含 2 个孢子囊，
每个孢子囊含 4 个子孢子）

含有 2 个孢子囊的
未成熟卵囊

主要寄生于
小肠
上皮细胞

1 个孢母细胞（sporoblast）
分裂为 2 个孢母细胞

人体寄生种*：
贝氏等孢球虫 *Isospora belli*

A. 孢子生殖

i = 感染期

d = 诊断期

1

单细胞卵囊（含 1 个孢母细胞）
随粪便排出

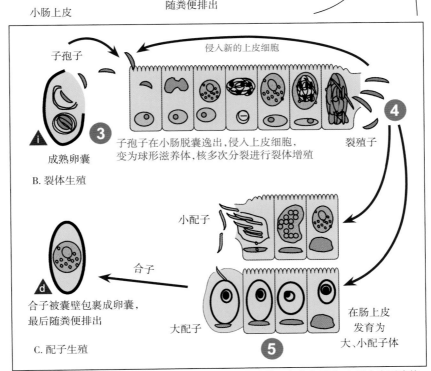

小肠上皮

子孢子

侵入新的上皮细胞

i

3

成熟卵囊

子孢子在小肠脱囊逸出，侵入上皮细胞，
变为球形滋养体，核多次分裂进行裂体增殖

裂殖子

4

B. 裂体生殖

小配子

合子

d

合子被囊壁包裹成卵囊，
最后随粪便排出

C. 配子生殖

大配子

5

在肠上皮
发育为
大、小配子体

*纳塔尔等孢球虫（*I. natalensis*）亦可感染人，但仅南非等国有个案报道，生活史尚不清楚

图 13-1　贝氏等孢球虫生活史

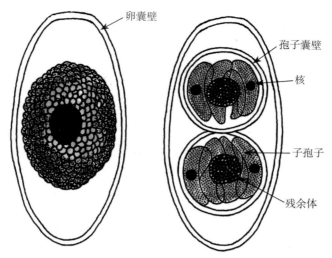

图 13-2   贝氏等孢球虫卵囊（左：未孢子化；右：孢子化的成熟卵囊）

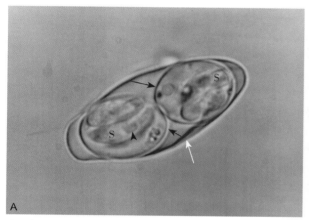
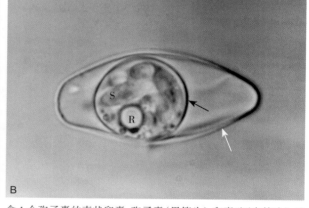

含 2 个孢子囊的卵囊：孢子囊（黑箭头）、卵囊壁（白箭头）、子孢子（S）、子孢子核（三角）

含 1 个孢子囊的壳状卵囊：孢子囊（黑箭头）、卵囊壁（白箭头）、子孢子（S）、残余体（R）

图 13-3   贝氏等孢球虫的孢子化卵囊（未染色，×1900）

五、病理与临床表现

贝氏等孢球虫侵入小肠黏膜上皮细胞内，严重者可导致小肠黏膜上皮细胞破坏、黏膜绒毛萎缩、上皮细胞老化，影响消化功能而致腹泻；小肠固有层沉积较多胶原，大量嗜酸性粒细胞、单核细胞及淋巴细胞浸润。慢性患者肠黏膜绒毛常变短、隐窝增生（图 13-4）。

免疫功能正常者多为隐性感染，或仅有轻微胃肠道症状。急性发作时，发热伴头痛、乏力，随后出现腹泻、腹痛、恶心、呕吐、食欲不振等症状。免疫功能受损者或缺陷者，尤其是艾滋病患者，多呈重症感染。临床主要表现为慢性间歇性腹泻，伴有厌食、体重减轻等症状，严重者死亡（图 13-5）。

六、诊断与治疗

粪便直接涂片法查到卵囊或肠组织活检中查到虫体均可确诊（图 13-6、图 13-7）。治疗首选复方磺胺甲噁唑，对磺胺过敏者用乙胺嘧啶，最好同时加服亚叶酸（甲酰四氢叶酸）。

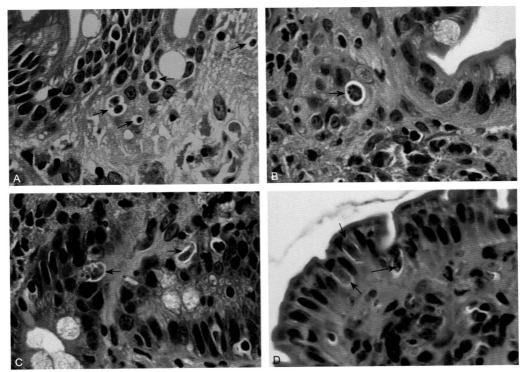

A 球形的滋养体(箭头);B 正在进行核分裂的未成熟裂殖体(箭头),固有层有大量嗜酸性粒细胞浸润;C 含约 6 个裂殖子的成熟裂殖体(左箭头)和进入肠上皮细胞的裂殖子(右箭头),图中可见嗜酸性粒细胞浸润;D 空肠上皮层可见 2 个裂殖子在 1 个肠上皮细胞中(长箭头),2 个大配子体(短箭头)和发育中的滋养体(左下)。

图 13-4　空肠上段切片中不同发育阶段的贝氏等孢球虫(HE 染色,×1000)

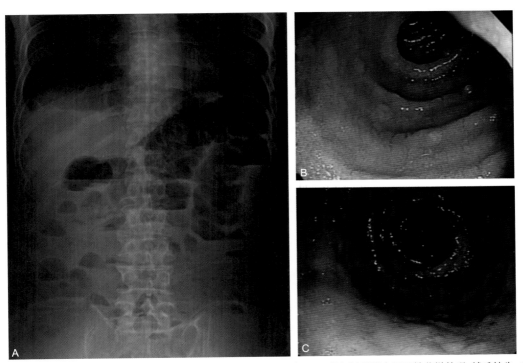

A 患者肠袢气体扩张并有肠梗阻征象(腹部 X 线,冠状面);B 和 C 两次内镜检查,上段空肠黏膜表面呈结节样外观、绒毛缺失,未见糜烂、溃疡、出血或肿块。

图 13-5　等孢球虫所致慢性腹泻患者 X 线和镜检表现

注:70 岁,男,嗜酒,2 年来持续周期性腹泻,体重由原来的 75 kg 降至就诊时的 40 kg,无发热和腹痛,症状呈周期性自行恶化和改善。

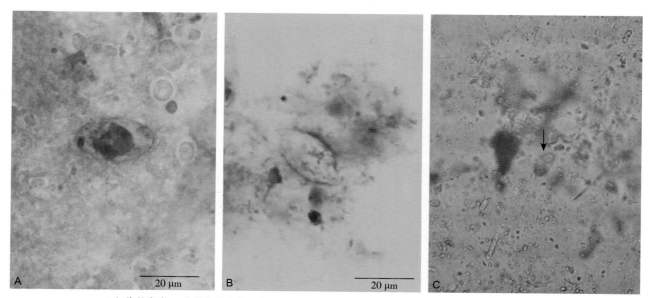

A 红染的卵囊;B 未着色的卵囊空壳;C 已孢子化卵囊(A 和 B 为齐 - 内抗酸染色,C 为直接涂片)。

图 13-6 粪便标本中的贝氏等孢球虫卵囊

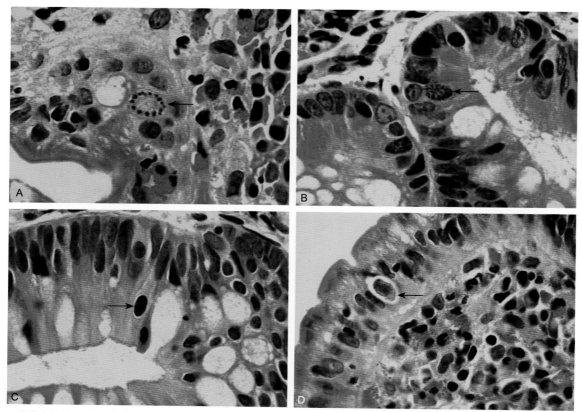

A 发育中的小配子体,多个核迁移到边缘;B 在肠上皮细胞隐窝层中,一个多核成熟小配子体(箭头);C 肠上皮细胞中的早期大配子体(箭头);D 空肠上皮细胞中的成熟大配子体或大配子(macrogamete,箭头)。

图 13-7 空肠上段切片中不同性别阶段的贝氏等孢球虫(HE 染色,×1000)

七、预防

开展宣传教育,养成良好的卫生和饮食习惯,加强人厕和动物畜圈的管理,严禁人畜粪便直接排入水塘和河流中,治疗患者、带虫者以及其他可能携带病原体的畜类,控制和消灭传染源。

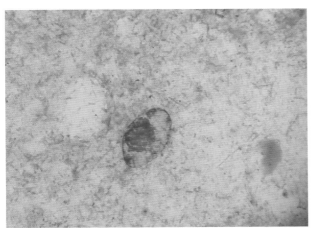

孢母细胞(改良抗酸染色)

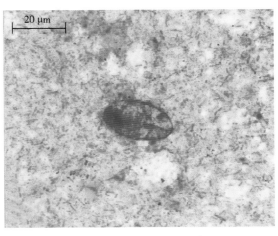

未孢子化的卵囊(改良抗酸染色)

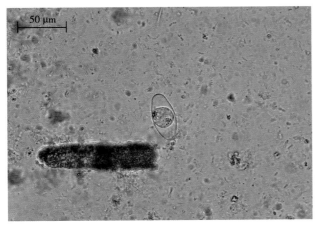

孢子化中的卵囊(直接涂片)

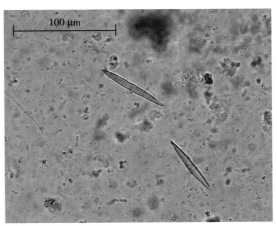

夏科 - 莱登结晶(与孢子虫感染有关)

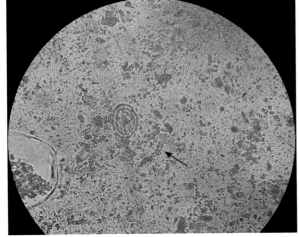

卵囊(湿片)

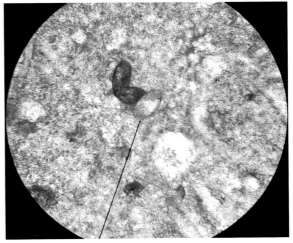

抗酸的卵囊(改良抗酸染色)

图版 13-1　贝氏等孢球虫的卵囊及其他(粪便样本)

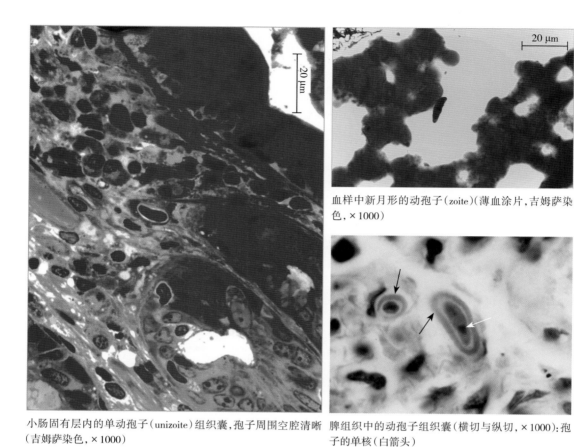

小肠固有层内的单动孢子（unizoite）组织囊，孢子周围空腔清晰（吉姆萨染色，×1000）

血样中新月形的动孢子（zoite）（薄血涂片，吉姆萨染色，×1000）

脾组织中的动孢子组织囊（横切与纵切，×1000）：孢子的单核（白箭头）

图版 13-2　AIDS 患者合并感染等孢球虫

注：肠外循环中的动孢子（zoite）及组织囊（tissue cyst），动孢子可转化为滋养体。

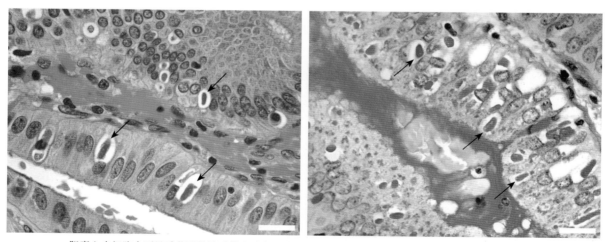

胆囊上皮细胞内可见香蕉形的贝氏等孢球虫及其纳虫泡（×1000）。左图为 HE 染色，右图为 PAS 染色。

图版 13-3　等孢球虫感染胆囊

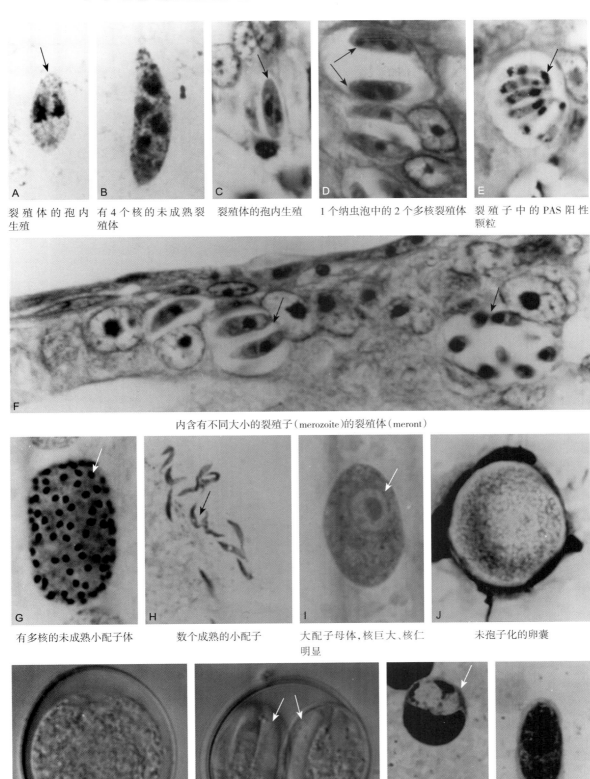

A　裂殖体的孢内生殖

B　有 4 个核的未成熟裂殖体

C　裂殖体的孢内生殖

D　1 个纳虫泡中的 2 个多核裂殖体

E　裂殖子中的 PAS 阳性颗粒

F　内含有不同大小的裂殖子（merozoite）的裂殖体（meront）

G　有多核的未成熟小配子体

H　数个成熟的小配子

I　大配子母体，核巨大、核仁明显

J　未孢子化的卵囊

K　未孢子化的卵囊，内含收缩的母孢子（sporont）

L　已孢子化的卵囊，有 2 个含子孢子的孢子囊

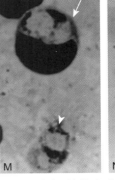

M　宿主细胞内、外的动孢子

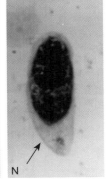

N　肠系膜淋巴结中的动孢子

图版 13-4　各发育阶段的芮氏等孢球虫（*I. rivolta*）

注：主要寄生猫和小鼠的芮氏等孢球虫并不感染人。

微孢子虫（Microsporidia）是一类细胞内专性寄生的单细胞真核生物。曾隶属原虫界（Protozoa），但目前被并入真菌界（Fungi）的罗兹菌门（Rozellomycota Doweld，2013）。现已报道的微孢子虫超过 200 个属、1500 多种，广泛寄生于原生生物、节肢动物和脊椎动物等，有至少 5 个科 9 个属 16 种可以感染人体（图 14-1、图 14-2），导致微孢子虫病（microsporidiosis）[1]。

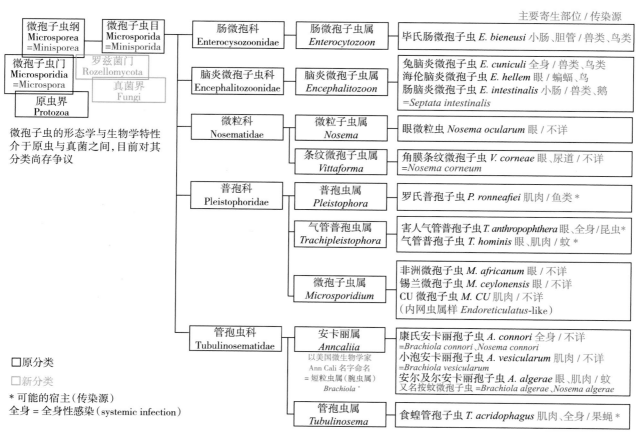

图 14-1　可感染人体的微孢子虫种类

一、地理分布

微孢子虫病呈世界性分布。微孢子虫普遍存在于自然环境中，宿主范围十分广泛，节肢动物和鱼类的感染尤为普遍。在多种家畜、家禽（犬、羊、鸡、猪、牛、猫）和野生动物（海狸、狐狸、麝鼠、水獭和浣熊）的体内、分泌物、排泄物中，均有检获该病原体的报道。

———————————

① micros [G]= small，小；sporos [G]= spore，孢子。

二、生活史

微孢子虫以无性生殖方式进行繁殖,生活史包括裂体生殖和孢子生殖两个阶段。成熟孢子被宿主摄入后,在小肠中孢子伸出极管刺入肠细胞,将感染性孢子质(sporoplasm)注入宿主细胞质内,孢子质在宿主细胞内转变为由简单质膜包裹的裂殖体,再经二分裂(binary fission)或多分裂(multiple fission)形成单核的母孢子(sporont),然后经核分裂形成孢母细胞(sporoblast)。孢母细胞继续生长,类高尔基体囊泡出现、极丝生成、内质网增多,最终发育为成熟孢子(spore)。胞膜破裂释出成熟孢子,感染其他细胞或随坏死脱落的肠细胞排出宿主体外而感染新的宿主(图 14-2)。

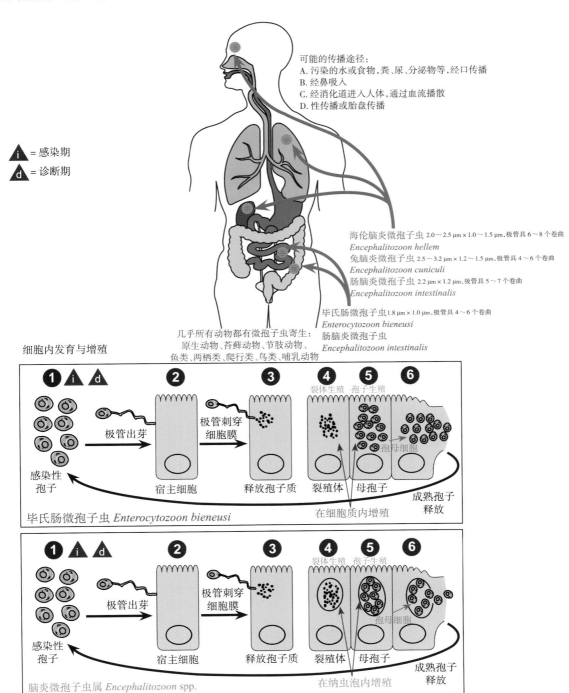

图 14-2 微孢子虫生活史

三、流行环节

微孢子虫传播方式尚不十分清楚。目前认为该虫既存在人际传播,也存在动物源性传播和经水传播的可能。人类微孢子虫病与宿主的免疫功能关系密切,多数微孢子虫病患者是 HIV 感染者,艾滋病患者的慢性腹泻者中约有 30% 是由微孢子虫引起的。此外,器官移植接受者、旅游人群、儿童、配戴隐形眼镜者和老年人等亦是易感人群。

四、病原体

孢子,呈球形、卵圆形或细长形,具折光性,感染人体的微孢子大小一般为 1～3 μm。韦伯氏改良三色染色(Weber's modified trichome staining),孢子染成红色,孢子壁着色深,中间淡染或苍白。许多孢子还可呈现典型的带状结构,即呈对角线或者垂直红染的腰带状包绕。透射电镜下,孢子壁由两层组成,即电子致密层(外壁)和电子透亮层(内壁),内壁里面为一层质膜,包含孢子质。孢子质中央为被螺旋状极管(polar tube/ tubule,或称极丝 polar filament)围绕的胞核,极管缠绕圈数随虫种不同而异。孢子前端有一与极管相连的固定盘(anchoring disk),或称极盘(polar plate),后端有后极泡(posterior vacuole)(图 14-3)。

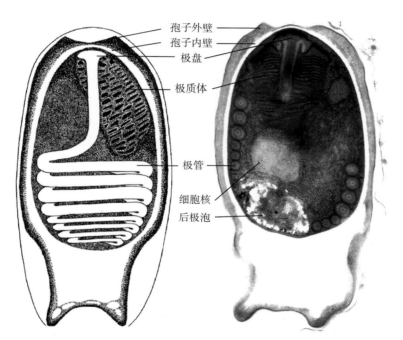

孢子外壁
孢子内壁
极盘
极质体
极管
细胞核
后极泡

图 14-3 微孢子虫孢子示意图

注:极质体(polaroplast):位于孢子前端,主要由结实压紧的膜状前区与充满微泡的囊状后区两部分构成。相当于光镜下所见透明的前极泡。

在微孢子虫的形态结构中,孢子的大小、极管的缠绕周数及走向、胞核数量等因种属不同而有差异,可作为微孢子虫分类的依据。

五、病理与临床表现

微孢子虫侵袭人体不同部位均导致细胞损害或坏死(图 14-4)。目前人类微孢子虫病报道最多的是毕氏肠微孢子虫感染,其次为肠脑炎微孢子虫。临床症状主要是腹泻,在免疫缺陷者腹泻为持续性水样便。微孢子虫经消化道可通过血液循环扩散至肝、肾、脑、肌肉、眼等其他组织器官,并导致相应的病变和临床症状,如角膜结膜炎、肝炎、胆囊炎、尿道炎、肾炎、膀胱炎、心肌炎等(图14-5)。

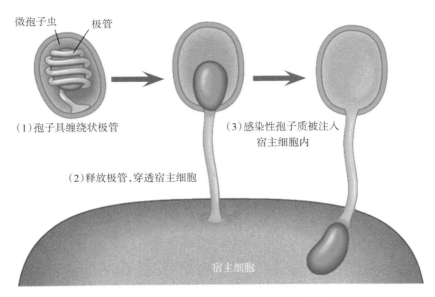

图 14-4 微孢子虫孢子侵入宿主细胞示意图

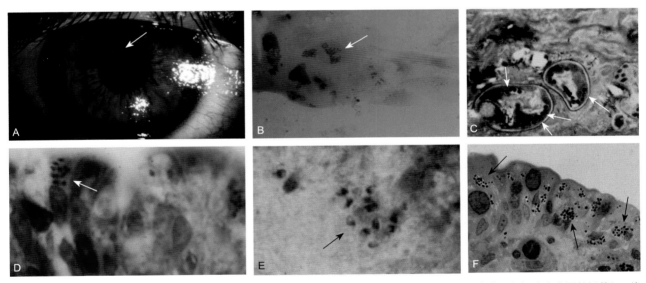

A、B 和 C 海伦脑炎微孢子虫所致角膜结膜炎(箭头处:A 为病损部位,B 为结膜刮片中的孢子,C 为结膜组织切片中孢子的极管);D 毕氏肠微孢子虫所致腹泻患者的肠道组织活检(箭头指向肠上皮细胞顶端的孢子);E 用改良三色法染色检测粪便样本(箭头指向孢子);F 肠脑炎微孢子虫所致腹泻患者的肠道组织活检。

图 14-5 微孢子虫病

六、诊断与治疗

利用染色的活检组织印片、涂片或切片进行光镜检查具有诊断价值(图14-6)。电镜检查病原体是目前诊断该病最可靠的方法。间接免疫荧光检测法用于检测微孢子虫 IgG 和 IgM 抗体(图14-7)。微孢子虫治疗药物有芬苯达唑、阿苯达唑、烟曲霉素等。

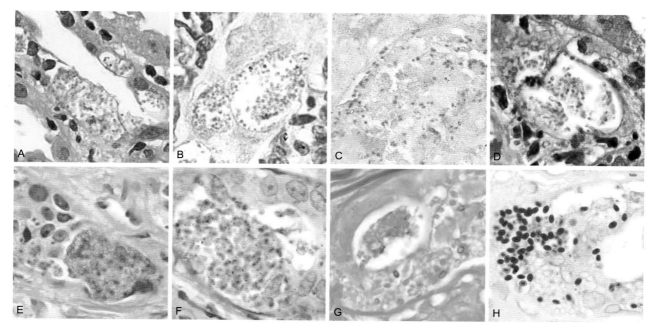

A～D(×1000):肾组织切片中兔脑炎微孢子虫孢子,分别为 HE 染色、齐 - 内染色、改良三色染色和韦伯氏改良三色染色(齐 - 内染色后,只是部分孢子呈阳性);E～H(×1000):外泌皮腺中的阿尔及尔安卡丽孢子虫(*A. algerae*),其孢子比其他微孢子虫大,分别为 HE 染色、PAS 染色、GMS 染色和 Brown-Brenn 革兰氏染色(PAS 染色呈点状阳性,GMS 染色呈部分阳性)。

图 14-6   微孢子虫不同方法染色的镜下特点

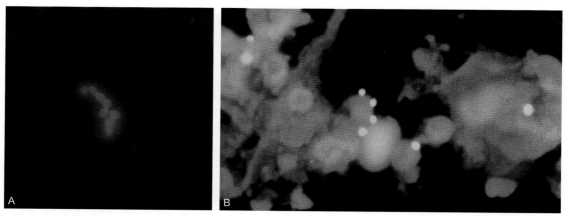

A 感染毕氏肠微孢子虫的艾滋病患者的十二指肠活检标本(石蜡包埋)的荧光显微图(Uvitex2b 染色,×1000);B 艾滋病患者鼻腔分泌物中兔脑炎微孢子虫孢子的荧光显微图(多克隆抗兔脑炎微孢子虫抗血清间接免疫荧光染色,×400)。

图 14-7   微孢子虫免疫学技术识别

七、预防

加强粪便管理,防止粪便污染水源。注意饮食和个人卫生,饭前便后勤洗手,严防粪 - 口传播。加强食品加工人员、动物饲养员、HIV/AIDS 患者检查监测。

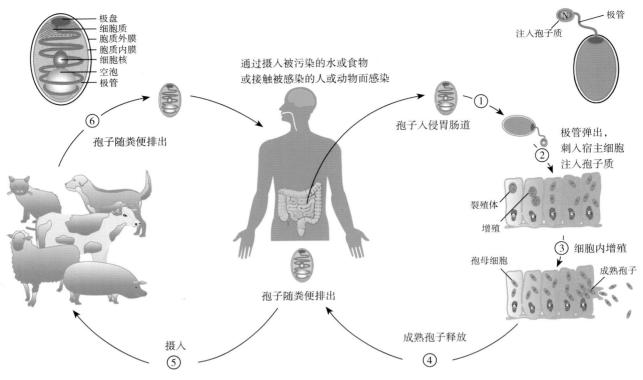

图版 14-1 微孢子虫的感染与传播（以毕氏肠微孢子虫为例）

注:母孢子（sporont）经核分裂后,形成孢母细胞（sporoblast）。

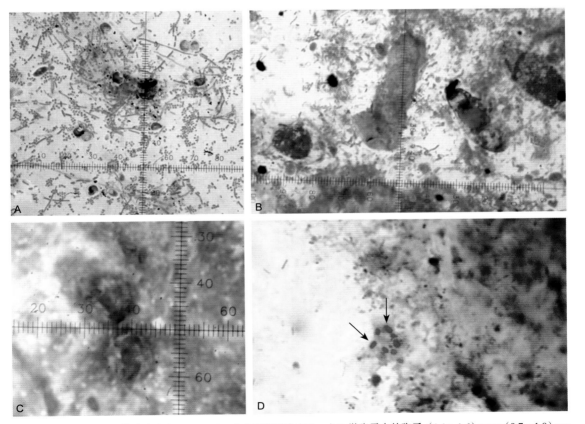

A 隐孢子虫（4～6 μm）;B 等孢球虫（32 μm×16 μm）;C 环孢子虫（10 μm）;D 微孢子虫的孢子,(1.1～1.6) μm×(0.7～1.0) μm。

图版 14-2 肠道原虫的卵囊（改良金永抗酸染色）

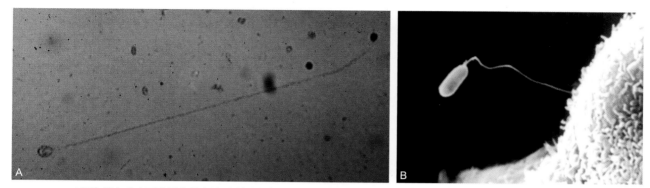

A 阿尔及尔安卡丽孢子虫的孢子,释放出极管,极管末端有孢子质(吉姆萨染色,×640);B 微孢子虫孢子(电镜)。

图版 14-3　孢子与极管

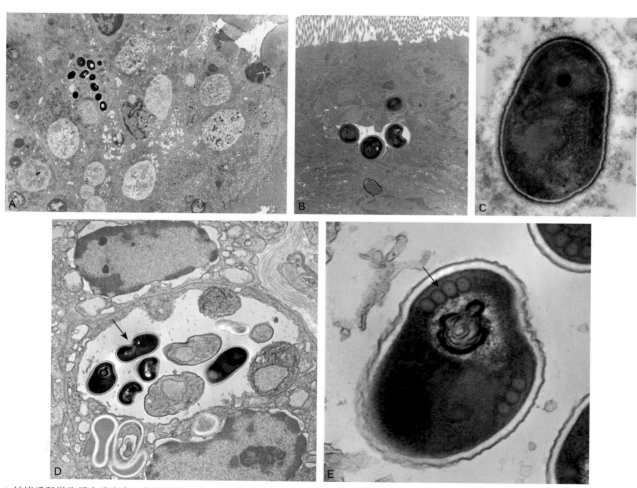

A 被毕氏肠微孢子虫重度寄生的艾滋病患者十二指肠上皮细胞:有多个细胞感染了配子生殖期或孢子生殖期的微孢子虫,其中一个细胞内有黑染的孢子(×6600);B 感染兔脑炎微孢子虫的艾滋病患者十二指肠上皮:可见两个单核裂殖体,位于同一纳虫泡内的四个厚壁、内质网高度发达的孢子(×17 500);C 艾滋病和慢性鼻窦炎患者鼻腔分泌物中的兔脑炎微孢子虫孢子:孢子中可见极管(6 个成行线圈),孢子表面覆盖着一层高电子密度外壁(×55 125);D、E 肾小管细胞内的微孢子虫:D 黑色的孢子位于纳虫泡内,这是脑炎微孢子虫属的特征(箭头,×11 000);E 放大可见单排极管的横切面(箭头,×68 000),符合脑炎微孢子虫属的诊断特征。

图版 14-4　微孢子虫透射电镜图

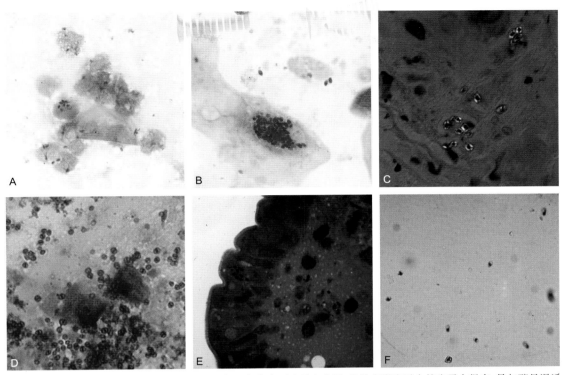

A 尿液样本中的脑炎微孢子虫孢子;B 痰液样本中的阿尔及尔安卡丽孢子虫孢子,比脑炎微孢子虫的孢子大得多,易与酵母混淆(A 和 B 为改良三色染色,×1000);C 微孢子虫孢子具双折射性,组织病理学染色常采用偏振光(齐-内染色,×2000);D 粪便样品中的孢子,背景清晰,几乎所有极管均被染色(革兰氏染色,×1000);E 感染毕氏肠微孢子虫的艾滋病患者十二指肠黏膜树脂包埋切片(甲苯胺蓝染色,×800);F 艾滋病患者结膜拭子中的兔脑炎微孢子虫(改良变色酸染色,×870)。

图版 14-5 几种主要微孢子虫

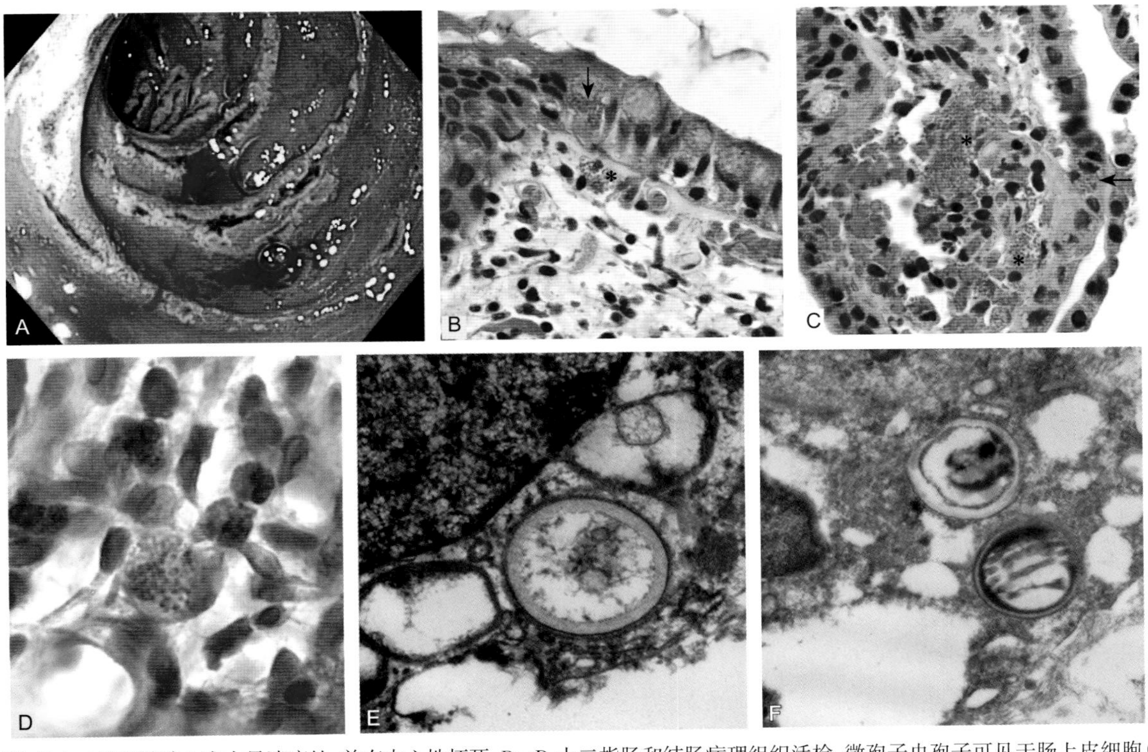

A 内镜发现十二指肠皱襞上有大量溃疡灶,并有中心性坏死;B~D 十二指肠和结肠病理组织活检,微孢子虫孢子可见于肠上皮细胞(箭头)和固有层巨噬细胞(星号)内;E 和 F 电镜下发现散在分布的微孢子虫孢子,多见于固有层和巨噬细胞内。

图版 14-6 肠脑炎微孢子虫所致的十二指肠溃疡
注:男,72 岁,肾移植后一直使用免疫抑制剂,因 4 d 前开始出现恶心、呕吐和水样腹泻就诊。

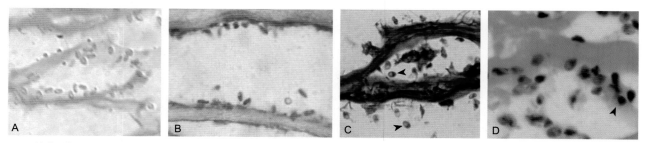

A HE 染色,微孢子虫孢子呈粉红色卵圆形结构(×1000);B PAS 染色,孢子呈洋红色卵圆形结构(×500);C 吉姆萨染色,孢子呈深蓝色,卵圆形,尖端深染(箭头,×500);D GMS 染色,孢子呈轮廓清晰的棕色卵圆形,尖端深染或有深染带(箭头,×500)。

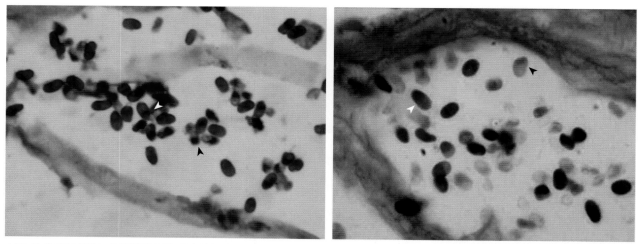

左图:边界清晰的淡红色卵圆形孢子,其尖端深染或尖端侧有"腰带样"深染(白箭头);还可见未染色的蓝色孢子(黑箭头),可能是未成熟或退化的孢子(金永抗酸染色 Kinyoun's acid-fast staining,×1000)。右图:轮廓清晰、紫粉红色的卵圆形孢子,尖端染色较深(白箭头),即使退化的孢子尖端也深染(黑箭头)(革兰氏变色酸染色,×1000)。

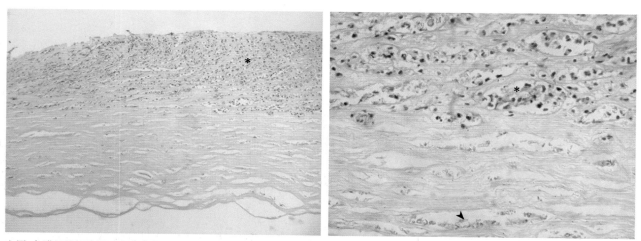

左图:角膜组织切片显示上皮溃疡,基质前 2/3 有炎症浸润(HE 染色,×100);右图:高倍镜下可见角膜板间有多形核细胞(星号)和淡染、边界不清的卵圆形点状结构(箭头)(HE 染色,×400)。

图版 14-7 眼微孢子虫病（一）

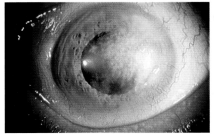
初次检查:右侧角膜有密集的灰白色基质浸润,中央呈结晶样

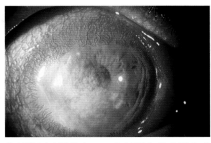
停用类固醇眼药水 9 d 后,浅层角膜边缘出现暂时性血管化

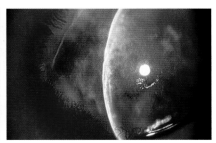
裂隙灯下:角膜基质浸润已累及后弹力层(Descemet's membrane)

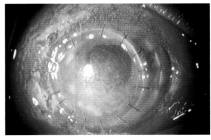
施板层角膜移植术 1 周后,缝线处基质浸润复发,后弹力层前有混浊,板层移植物完全上皮化

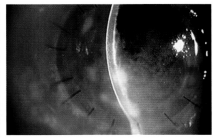
裂隙灯下:板层移植物清晰可见,缝合处有明显复发性浸润

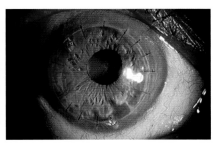
再施全层角膜移植术。6 个月后,偏心状移植物清晰可见,无复发感染迹象

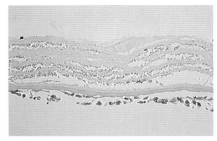
板层角膜切除标本:深层基质有大量微粒子虫(Nosema),后弹力层完好,后表面可见散在巨噬细胞(HE 染色,×100)

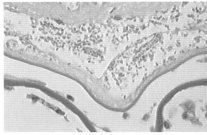
高倍镜下:角膜基质深层有大量圆形或卵圆形的 PAS 阳性的孢母细胞(PAS 染色,×252)

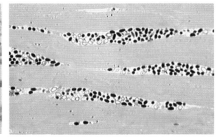
厚切片(1 μm):角膜板层有大量圆形或卵圆形的孢母细胞及其退化后的空壳(甲苯胺蓝染色,×322)

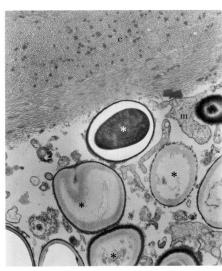

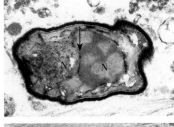

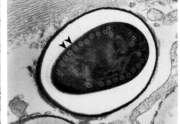

电镜图(左图):可见大量退化的孢母细胞(sporoblast,黑星号),具有一层嗜锇性致密而薄的外壁和一层较厚而透明的内壁,数个裂殖体(m=meront)散在其间;尚可见一只活的成孢子细胞(白星号),成熟的胶原纤维(C)位于其上方(×16 200)。右上图:为一个孢母细胞,两个核(N)贴在一起,这是微粒子虫属(Nosema)微孢子虫的特征,箭头指向相邻核的核膜(×40 600)。右下图:为左图活的孢母细胞的放大,有 11~13 圈极管(箭头,×40 600)。

图版 14-8　眼微孢子虫病(二)

注:男,67 岁,因持续性基质角膜炎 8 个月,右眼视力逐渐下降就诊。

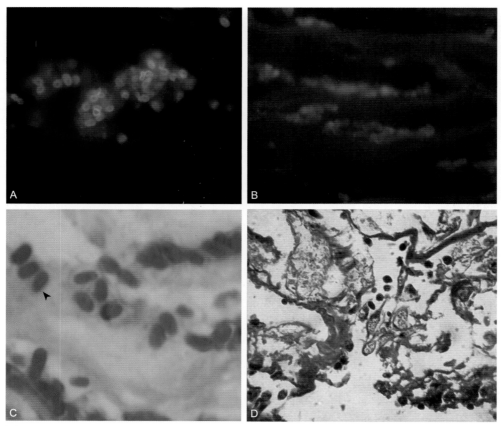

A 荧光增白剂染色（calcofluor white stain，×500），微孢子虫孢子呈白色荧光环状结构；B 吖啶橙染色（acridine orange stain，×500），孢子呈暗橙色卵圆形结构；C 革兰氏染色（×1000），孢子呈轮廓清晰的卵圆形，周围有淡染的空洞；D 马松三色染色（Masson's trichrome stain，×500），孢子呈深蓝色均染的卵圆形。

图版 14-9　眼微孢子虫病（三）

第十五章　肺孢子虫病

肺孢子虫病(pneumocystosis)，即肺孢子虫肺炎(pneumocystis pneumonia,PCP)，是由肺孢子虫(*Pneumocystis*)感染引起的一种机会性原虫疾病。肺孢子虫能够感染多种哺乳动物，多为隐性感染。人体肺孢子虫病是由耶氏肺孢子虫(*P. jirovecii* Frenkel,1976)[1]引起的。根据分子生物学分析，目前已将其由原虫界归入真菌界。但其具有原虫的典型形态特征，缺乏真菌表型，抗真菌药无效而抗原虫的药物有效，并且在真菌界的分类地位尚不明确，因此对其仍按原虫进行防治。

一、地理分布

肺孢子虫病呈世界性分布，主要流行于欧洲、美洲、亚洲和非洲等的多个国家。非洲阿尔及利亚、喀麦隆、埃塞俄比亚、南非等国 HIV 阳性者有 PCP 的报道，感染率在 30%～70%。

二、生活史

人体肺孢子虫病在宿主体外的发育阶段尚未完全阐明，通常认为肺孢子虫的生活史包括滋养体、囊前期、包囊期 3 个阶段。成熟肺孢子虫包囊经空气进入呼吸道，在肺部囊内小体从包囊体逸出，发育为单倍体的小滋养体。单倍体小滋养体可通过两种方式增殖：① 有性生殖，单倍体小滋养体通过接合生殖产生二倍体的大滋养体；大滋养体的细胞膜增厚形成囊壁，进入包囊前期，经减数分裂和有丝分裂，最终形成含 8 个单倍体的囊内小体；囊壁继续增厚形成包囊，逐渐发育为成熟包囊。② 无性生殖，小滋养体也可直接发育为形态多变的大滋养体，后者经二分裂和孢内二芽生殖后，再进入包囊前期(图 15-1)。

三、流行环节

肺孢子虫广泛存在于人和其他哺乳动物的肺组织内，其包囊随患者痰液咳出后污染空气而感染周围人群。大多数免疫功能正常的人都曾有过肺孢子虫隐性感染，只有当宿主免疫功能低下时，侵入人体的肺孢子虫才开始进行大量繁殖，并在肺组织内扩散，导致 PCP。人是 PCP 的主要传染源。肺孢子虫的传播途径尚未完全明了，推测可由人与人之间的飞沫传播引起。

四、病原体

1. 滋养体　形状呈多态形；一般长 1～5 μm，也有达 2～10 μm；吉姆萨染色可见 1 个紫红色胞核和浅蓝色的胞质(图 15-2)。

---

[1] pneum (o) [G]= lung，肺；kystos [G]= cyst，囊。

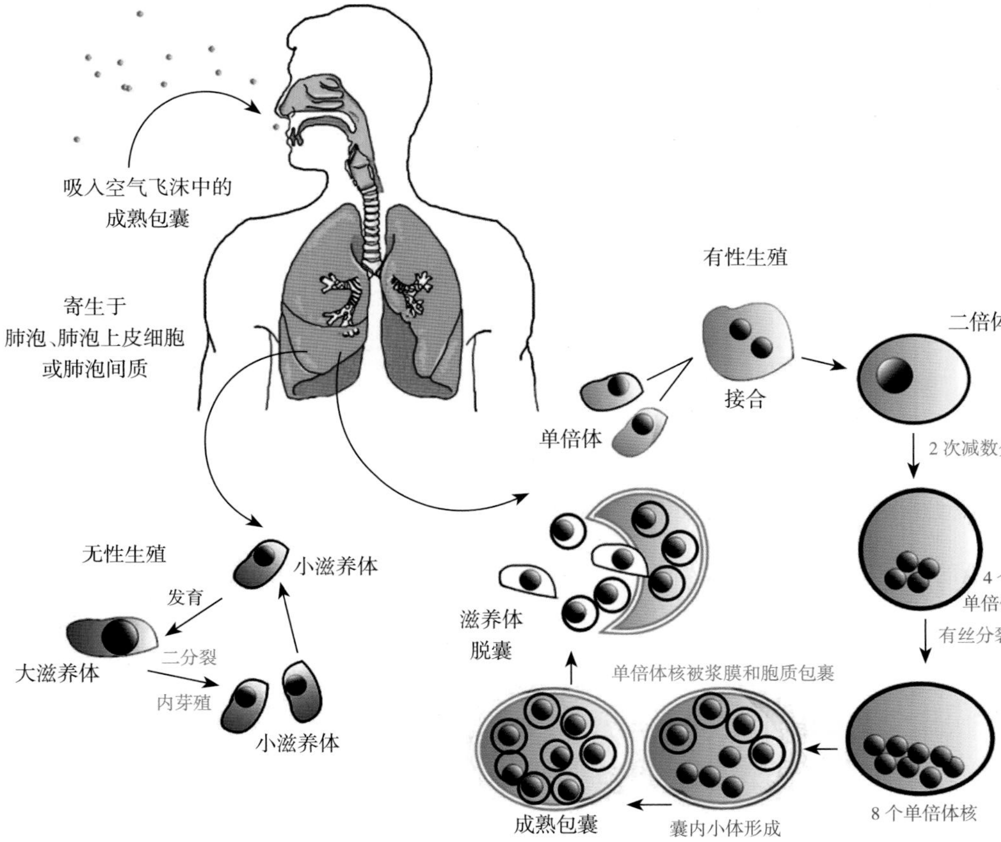

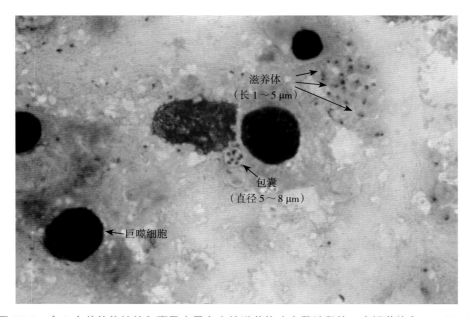

图 15-1 肺孢子虫生活史

图 15-2 含 8 个单倍体核的包囊及大量自由的滋养体（大鼠肺印片，吉姆萨染色，×1000）

2. 包囊 呈圆形或椭圆形,直径为 5～8 μm。囊壁较厚,吉姆萨染色和 HE 染色时囊壁不着色而透明,似晕圈状或环状,有的囊壁表面可见一火山口样或脐样凹陷,为囊内小体逸出处。当囊内小体逸出后,残留的空囊折叠呈不规则或月牙形小体(图 15-2)。

五、病理与临床表现

PCP 分为儿童型和成人型。成人型 PCP 无特异性症状,患者通常表现出持续渐进性呼吸困难、干咳或咳稀痰、发热及出汗,伴呼吸急促以及胸闷。儿童型 PCP 与营养不良有直接关系,其发病通常缓慢,无明显临床症状,偶有消化不良。

六、诊断与治疗

病原体检查发现肺孢子虫的包囊或滋养体是确诊的重要依据(图 15-3、图 15-4)。

首选治疗药物为复方新诺明(磺胺甲噁唑、甲氧苄氨嘧啶)。对复方新诺明疗效差或产生耐药性时,使用克林霉素联合伯氨喹作为替代疗法。

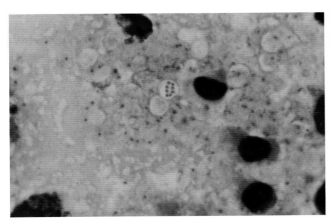
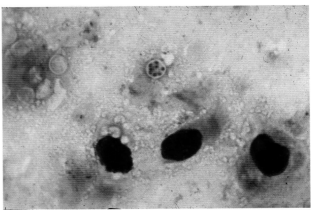

图 15-3　包囊内有 8 个成熟孢子（肺印片,吉姆萨染色,×1125）

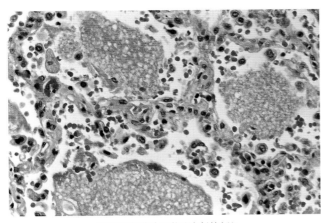
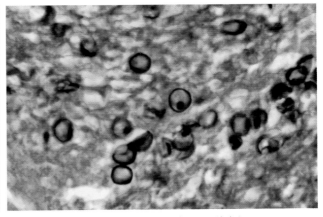

肺泡中充满分泌物(诊断特征)　　　　　　包囊呈空杯状,壁黑染(GMS 染色)

图 15-4　肺组织中耶氏肺孢子虫

注:诊断耶氏肺孢子虫肺炎最好的方法是取肺组织或支气管肺泡灌洗液做 GMS 染色。囊壁被染色后,耶氏肺孢子虫将呈现以下外观:压碎的乒乓球、新月状、折叠或干瘪的球体等。

七、预防

由于该虫在宿主体外的发育情况以及感染途径尚不明确,因此缺乏有效的预防控制措施。免疫功能低下的患者如癌症、器官移植以及 HIV 携带者,需警惕该病发生。

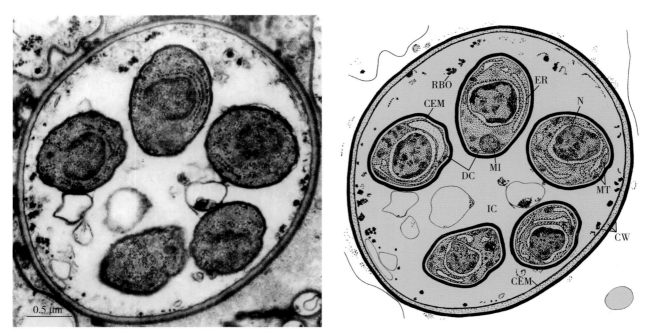

厚壁包囊（母细胞，parent cell）的横切面：见 5 个子细胞（DC，daughter cell）和形状不规则的嗜锇性物质（RBO）。包囊壁（CW）由三层组成，外层为致密电子层，中间为疏松电子层，内层为薄膜样结构。囊壁内为母细胞的质膜。子细胞（DC）呈圆形，壁厚 30 nm。膜下微管（MT）位于质膜（CEM）下方。子细胞中有细胞核（N）、粗面内质网（ER）和线粒体（MI）（大鼠肺组织样本，戊二醛固定）。

厚壁包囊

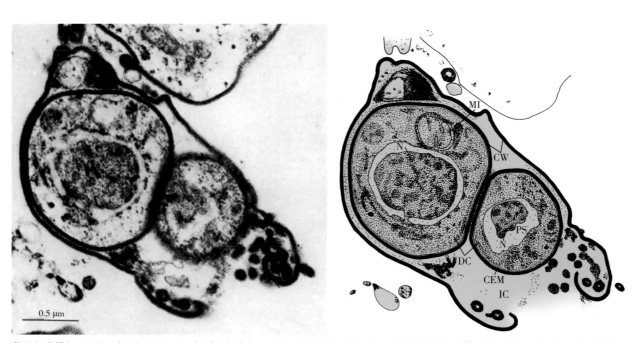

薄壁包囊横切面：见两个子细胞（DC）。与厚壁包囊相比，母细胞的细胞壁（CW）和子细胞的壁都很薄，母细胞壁已破裂。子细胞内有一个质膜（CEM）、两个微管、一个线粒体（MI）、粗面内质网和一个核（N），核周间隙（PS）发育良好（大鼠肺组织样本，戊二醛固定）。

薄壁包囊

图版 15-1 卡氏肺孢子虫包囊的电镜图（左）和示意图（右）

注：耶氏肺孢子虫的旧称为卡氏肺孢子虫 [*P. carinii*（Delanoë et Delanoë, 1912）Frenkel, 1999]，1999 年起将寄生于人体的肺孢子虫定名为耶氏肺孢子虫，寄生于大鼠的定名为卡氏肺孢子虫。

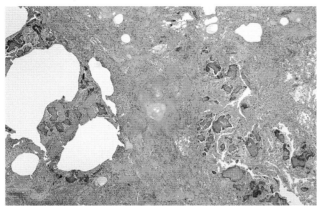

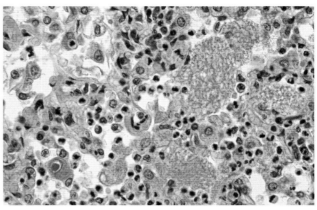

慢性 PCP：实变区有纤维化和成簇的退化包囊（蓝染），空白的肺大泡可进一步发展为空洞（HE 染色，低倍镜）

合并巨细胞病毒感染：肺泡中充斥着粉红色蜂窝状分泌物，含成簇的耶氏肺孢子虫和巨细胞病毒包涵体（HE 染色，高倍镜）

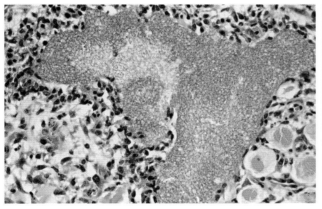

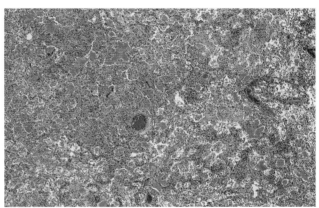

肺外寄生（舌）：舌肌右侧见大量肺孢子虫包囊，周围被巨噬细胞和淋巴细胞包裹（舌病理组织切片，HE 染色，高倍镜）

肺泡中充斥着耶氏肺孢子虫（HE 染色，低倍镜）

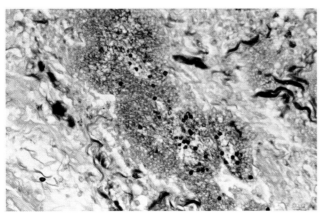

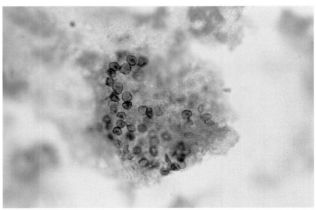

肺外寄生（舌）：黑色小颗粒为活的包囊，淡褐色的物质为退化的包囊（舌病理组织切片，GMS 染色，高倍镜）

成簇、囊壁黑染的肺孢子虫（肺泡灌洗液，GMS 染色，高倍镜）

图版 15-2　肺孢子虫的包囊

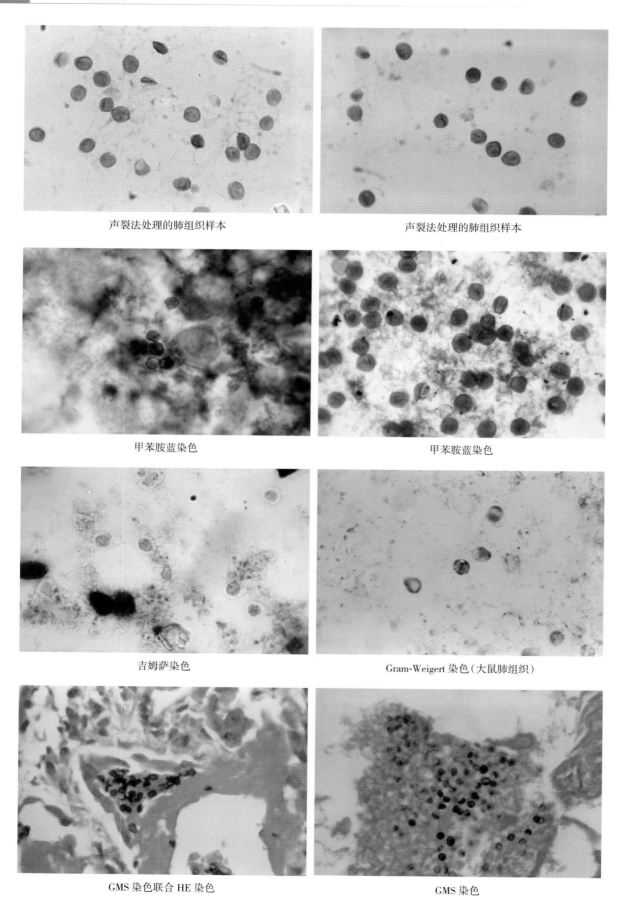

声裂法处理的肺组织样本　　　　　　　　　声裂法处理的肺组织样本

甲苯胺蓝染色　　　　　　　　　　　　　　甲苯胺蓝染色

吉姆萨染色　　　　　　　　　Gram-Weigert 染色（大鼠肺组织）

GMS 染色联合 HE 染色　　　　　　　　　　GMS 染色

图版 15-3　不同染色或处理后的包囊（患者肺组织病理样本）

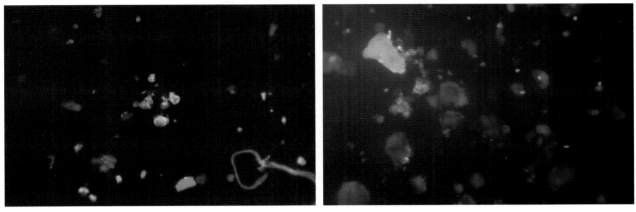

包囊,间接荧光抗体显微镜(indirect fluorescent antibody microscopy,×560)

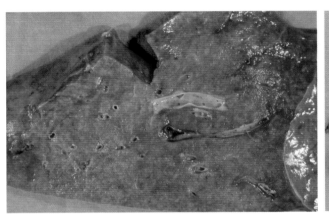

左肺两叶有均质的灰白色实质性改变,为 PCP 典型病理变化

慢性 PCP 的肺实变:有大量坏死、纤维化和空洞,为反复发病的结果

HIV 合并耶氏肺孢子虫感染患者的肺组织尸检

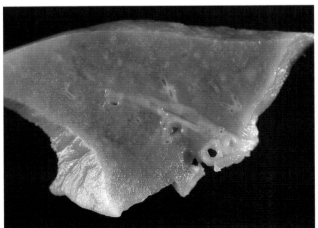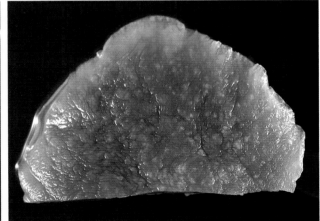

感染耶氏肺孢子虫夜猴(*Aotus trivirgatus*)的肺组织切片,见大量灰白色肺实变病灶

图版 15-4 肺组织切片

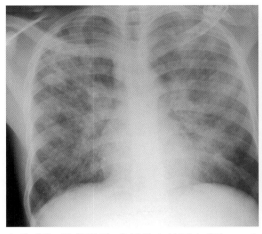

多重感染：肺部严重、广泛的卡波西肉瘤（Kaposi's sarcoma）浸润，伴肺孢子虫和结核分枝杆菌感染，不久后死于呼吸衰竭

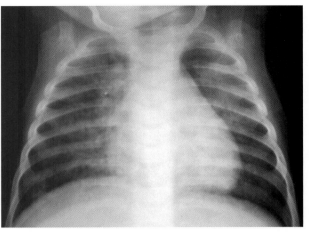

弥漫型：双侧肺呈毛玻璃样改变，提示为耶氏肺孢子虫感染

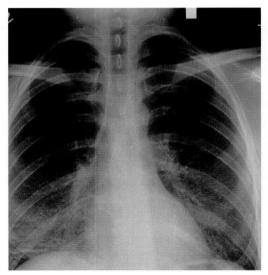

间质型：肺野散在的、多发线状网格影

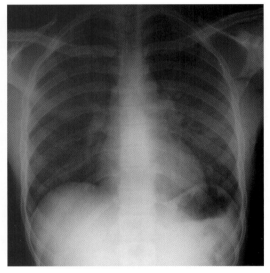

细小结节型：两肺弥漫性网状结节阴影。易与粟粒性肺结核胸片混淆，但结核病一般无明显缺氧

图版 15-5　HIV/AIDS 合并耶氏肺孢子虫肺炎患者胸部 X 线片

结肠小袋纤毛虫病(balantidiasis)是由结肠小袋纤毛虫(*Balantidium coli* Malmsten,1857)[1]寄生于人或猪等哺乳动物的大肠内引起的一种人兽共患寄生虫病。寄生人体结肠时引起的主要症状为腹泻,故也称结肠小袋纤毛虫痢疾。

一、地理分布

该病呈世界性分布,以热带和亚热带地区最为常见。家猪是结肠小袋纤毛虫的保虫宿主和重要传染源,人体感染病例呈散在发生。

二、生活史

包囊是结肠小袋纤毛虫的感染期,人或动物因摄入被包囊污染的水或食物而感染。包囊在小肠内脱囊形成滋养体,滋养体主要寄生于结肠并在肠腔内进行二分裂增殖,滋养体分泌成囊物质形成有感染性的包囊并随粪便排出体外(图 16-1)。

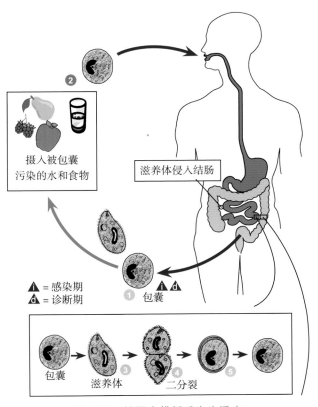

图 16-1　结肠小袋纤毛虫生活史

_____

① balantion [G]= small sack,小袋;kolon [G]= terminal portion of intestine,肠的末端部分(结肠)。

三、流行环节

感染的家猪是该病重要的传染源。人感染结肠小袋纤毛虫主要是因误食被其包囊污染的食物或饮水。传播方式包括猪粪接触传播、家蝇携带传播、人与人接触传播（多见于精神病院的患者）和经水传播。

四、病原体

1. 滋养体　呈椭圆形，后端圆、前端尖，无色透明或淡灰略带绿色。大小为（50～200）μm×（30～100）μm，为人体寄生原虫中最大者，大小与受精蛔虫卵相近。虫体中部有 1 个肾形大核和 1 个球形小核，小核位于大核旁的半月形凹陷内。周身有均匀等长的纤毛，虫体可借纤毛摆动呈螺旋式快速运动（图 16-2、图 16-3）。

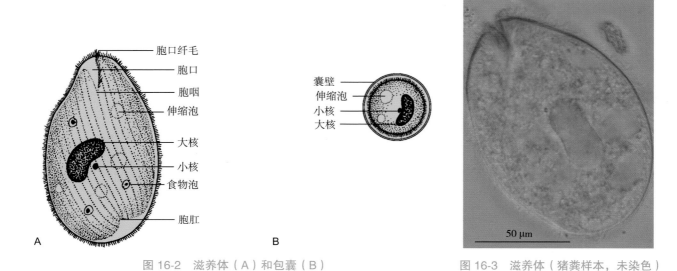

图 16-2　滋养体（A）和包囊（B）　　　　　　　　　图 16-3　滋养体（猪粪样本，未染色）

2. 包囊　呈圆形或卵圆形，直径 40～60 μm。囊壁厚而透明，呈淡黄色或浅绿色。人体肠道内的滋养体很少形成包囊，而猪肠道内可形成大量包囊，随粪便排出（图 16-2、图 16-4、图 16-5）。

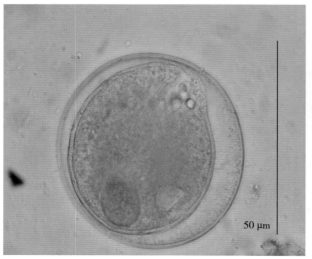
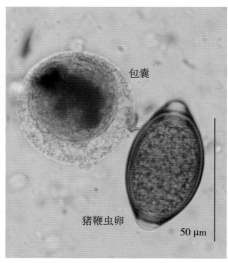

图 16-4　未染色（左）和卢戈氏碘染色（右）的包囊（猪粪样本）

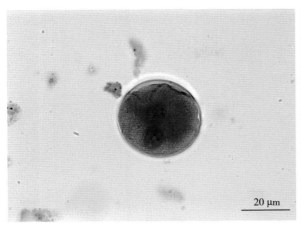
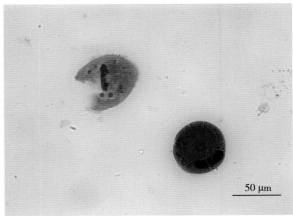

包囊 滋养体（左）和包囊（右）

图 16-5　粪便样本中的滋养体和包囊

五、病理与临床表现

　　滋养体侵入结肠黏膜是造成宿主病损害的主要原因（图 16-6）。大多数病例无症状，急性发作时主要表现为腹痛、腹泻和黏液便，严重者有脱水、营养不良及显著消瘦。慢性患者出现轻度周期性腹泻，粪便呈粥样或水样，腹泻与便秘交替出现，病程可迁延数年。

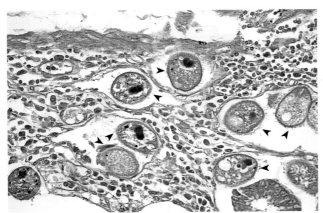
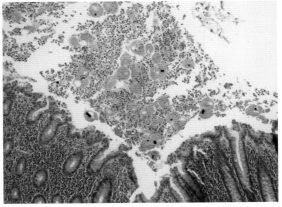

图 16-6　结肠黏膜病理组织切片中的滋养体（箭头，HE 染色）

六、诊断与治疗

　　用新鲜粪便直接涂片检出滋养体或包囊可确诊。治疗药物可选用甲硝唑、四环素、黄连素等。

七、预防

　　管好人粪、猪粪，避免粪便污染食物和水源。注意个人卫生和饮食卫生。

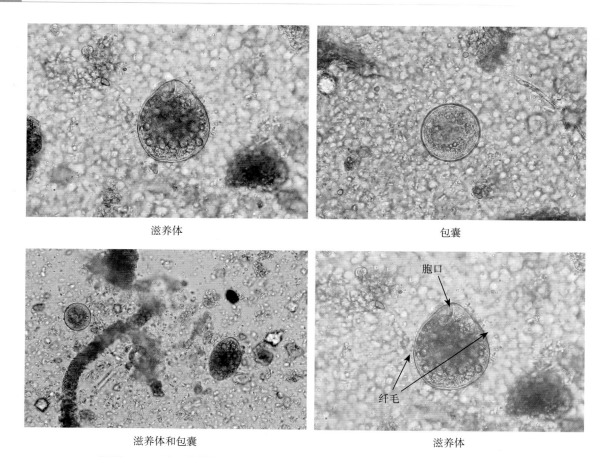

滋养体

包囊

滋养体和包囊

胞口

纤毛

滋养体

图版 16-1　结肠小袋纤毛虫滋养体和包囊（西非狒狒粪便样本，生理盐水涂片）

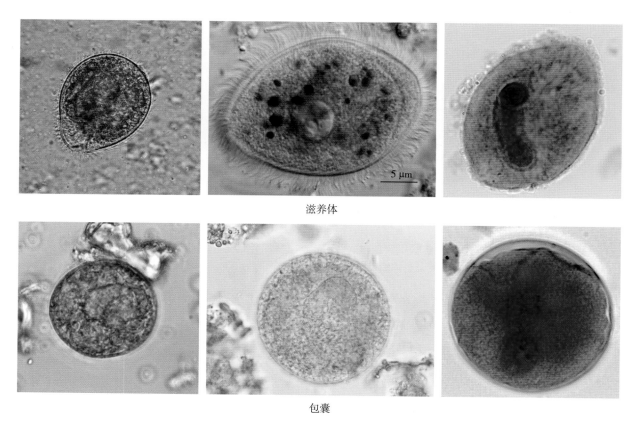

5 μm

滋养体

包囊

图版 16-2　结肠小袋纤毛虫的包囊和滋养体（未染色或染色）

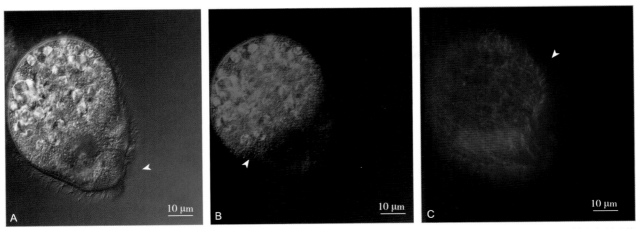

A 均匀等长的纤毛遍布周身,包括胞口(微分干涉相差显微镜);B 纤毛体和大核(微分干涉相差与荧光图像融合);C 绿色的微管遍布纤毛体和纤毛(箭头),蓝色的为大核(荧光显微镜)。

图版 16-3　滋养体（猕猴粪便样本）

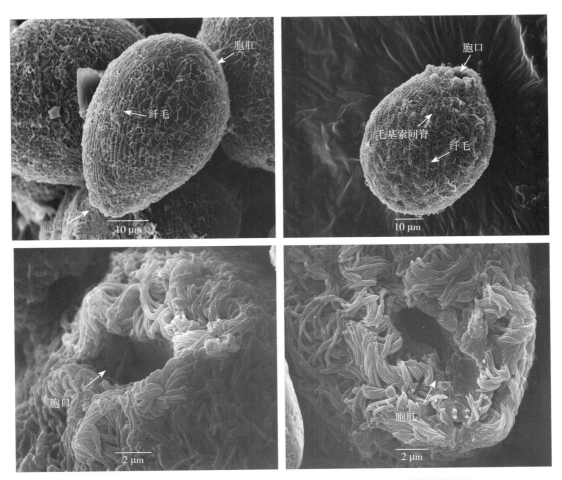

图版 16-4　滋养体扫描电镜图（左上样本源自猕猴，其他为猪粪便样本）

　　注:虫体呈椭圆形或卵圆形,后端较圆,有一小而不明显的三角形胞肛。腹面略扁平,背面突出,表面凹凸不平,凹陷处是小沟,纤毛从小沟中伸出体外,虫体靠纤毛摆动而旋转前进。虫体腹面有一胞口,胞口区纤毛较其他处的纤毛致密、长而粗。

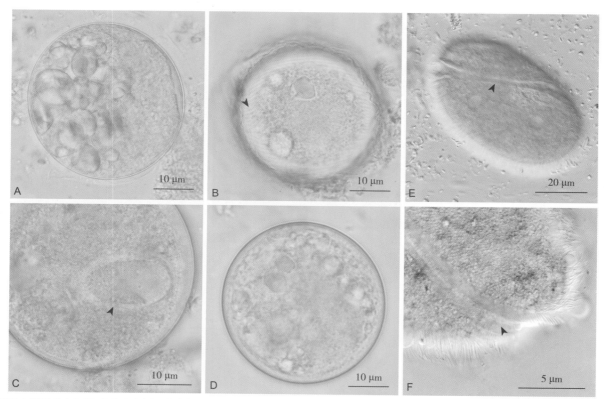

A 结肠小袋纤毛虫包囊,内含多个摄入的淀粉颗粒(家猪粪便样本);B 和 D 巴克斯顿样纤毛虫(*Buxtonella*-like ciliate)的卵囊(中非共和国的白眉猴粪便样本);C 有槽巴克斯顿纤毛虫(*Buxtonella sulcata*)的包囊,大核明显(牛粪样本);E 和 F 巴克斯顿纤毛虫滋养体的口前庭沟(vestibular groove,箭头处)。

图版 16-5　小袋虫属(*Balantidium*)与巴克斯顿属(*Buxtonella*)纤毛虫的包囊比较

注:小袋纤毛虫与巴克斯顿纤毛虫的包囊在形态上很难区分,但巴克斯顿纤毛虫滋养体的口前庭沟(箭头处)的长度为体长的一半以上,是为区别于同科其他属纤毛虫的典型特征。

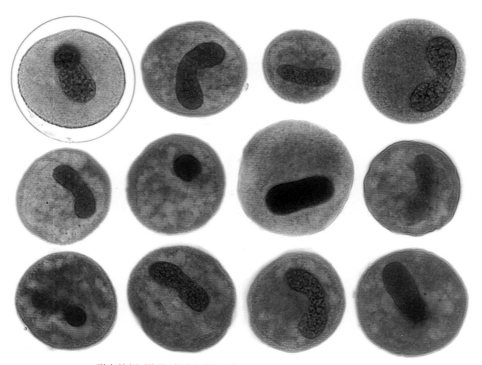

形态特征:圆形、囊壁光滑,内有 1 个肾形的大核(macronuleus)

图版 16-6　结肠小袋纤毛虫包囊

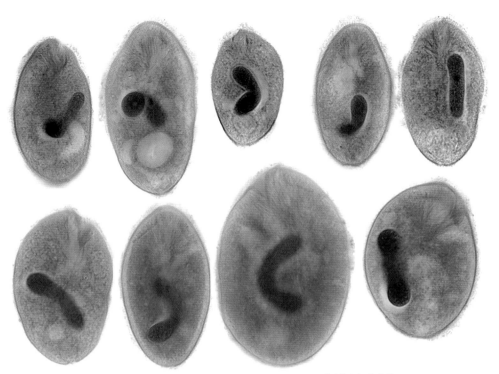

形态特征:体大、卵圆形,有肾形的大核、胞口、口缘纤毛和食物泡

图版 16-7 结肠小袋纤毛虫的滋养体

第十七章　人芽囊原虫病

人芽囊原虫病（blastocystosis）是一种由于感染人芽囊原虫（*Blastocystis hominis* Brumpt，1912）[①]而导致的以腹泻为主要症状的寄生虫病。人芽囊原虫是寄生在人和动物肠道内的单细胞真核生物，最初被认为是肠道内的共生酵母菌，后来归为原虫类。目前已经发现至少有 26 种芽囊原虫亚型可以感染人和动物，将感染人的芽囊原虫称为人芽囊原虫。

一、地理分布

人芽囊原虫呈全世界分布，在东南亚、南美等发展中国家尤为多见。免疫功能低下、婴幼儿和年老体衰患者以及热带地区旅游者为高危人群。

二、生活史

人芽囊原虫主要寄生在人体回盲部。完成生活史只需一个宿主，包囊型（cyst form）是该虫的传播阶段，阿米巴型（amoeboid form）是该虫的致病阶段。该虫通过二分裂、裂体生殖、孢子生殖、孢内二芽生殖等方式进行增殖。宿主因摄入被包囊污染的水或食物而感染。包囊型在宿主消化道内发育成空泡型（vacuolar form），空泡型可以二分裂方式进行增殖，随后转为颗粒型（granular form）、阿米巴型或复分裂型（mitotic form）。阿米巴型虫体吞噬细菌后变为囊前期虫体，进而发育为包囊，随粪便排出体外（图 17-1）。

三、流行环节

人芽囊原虫寄生于人、鸟类、啮齿类、爬行类等多种动物，人与动物间可相互传播。包囊是感染期，有薄壁和厚壁包囊之分，薄壁包囊可以在肠腔内增殖，造成自体感染，而厚壁包囊经粪 - 口传播感染宿主。人或动物常因摄入被包囊污染的饮水或食物而感染（图 17-1）。

四、病原体

人芽囊原虫有空泡型、颗粒型、阿米巴型、复分裂型和包囊型 5 种虫态。空泡型，亦称中央体（central body）型，常见于感染者的粪便中，呈圆形或卵圆形，大小 4.99～26.64 μm，中央空泡（central vacuole）可达细胞体积的 90%，空泡与细胞膜之间常形成 1～2 个"月牙"状间隙，有 1～4 个闪光的外周核（peripheral nucleus）（图 17-2）；阿米巴型虫体，形态多变，可有伪足伸出。包囊型虫体，呈圆形或卵圆形，大小 2～8 μm。

[①] blastos [G]= bladder，囊状物；kystos [G]= cyst，囊；homo [L]= human，人。

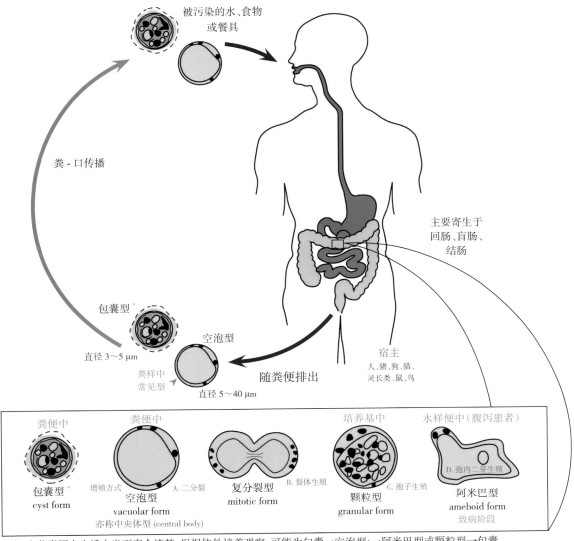

被污染的水、食物或餐具

粪 - 口传播

包囊型*

直径 3～5 μm

空泡型

粪样中常见型

直径 5～40 μm

随粪便排出

主要寄生于回肠、盲肠、结肠

宿主
人、猪、狗、猫、灵长类、鼠、鸟

粪便中	粪便中		培养基中	水样便（腹泻患者）

包囊型*
cyst form

空泡型
vacuolar form
亦称中央体型 (central body)

增殖方式　　　A. 二分裂

复分裂型
mitotic form
B. 裂体生殖

颗粒型
granular form
C. 孢子生殖

阿米巴型
ameboid form
致病阶段
D. 孢内二芽生殖

注：人芽囊原虫生活史尚不完全清楚，根据体外培养观察，可能为包囊→空泡型←→阿米巴型或颗粒型→包囊。
* 包囊可分为薄壁包囊和厚壁包囊；薄壁包囊可在肠道内增殖，导致自体感染，而厚壁包囊则导致肠外粪 - 口传播。

图 17-1　人芽囊原虫生活史

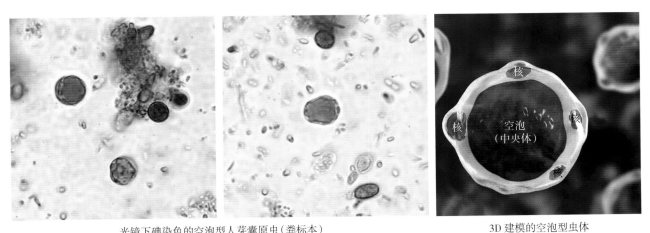

光镜下碘染色的空泡型人芽囊原虫（粪标本）

3D 建模的空泡型虫体

核　空泡（中央体）

图 17-2　人芽囊原虫形态

五、病理与临床表现

人芽囊原虫的致病力较弱。患者可无任何症状，也可出现腹泻。腹泻为最主要的临床表现，多达1日20余次，呈水样便，亦可为黏液或血样便，伴有痉挛性腹痛、腹胀、呕吐、低热、乏力等全身症状。

六、诊断与治疗

粪便直接涂片后用碘染色、铁苏木素染色、改良抗酸染色和培养法等方法检测到人芽囊原虫虫体可确诊。甲硝唑是目前最常用的药物，对甲硝唑有抗性的虫株可用复方新诺明、痢特灵（呋喃唑酮）等。

七、预防

加强粪便无害化处理。注意个人卫生，用肥皂洗手，不吃生食和不饮用生水。

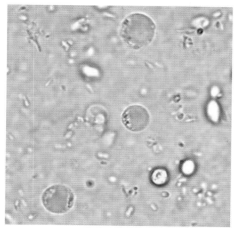
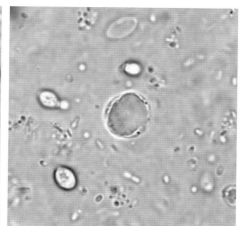

未染色光镜下的虫体结构

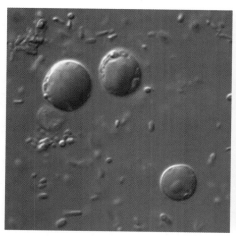
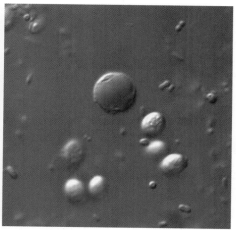

微分干涉相差显微镜下的虫体结构

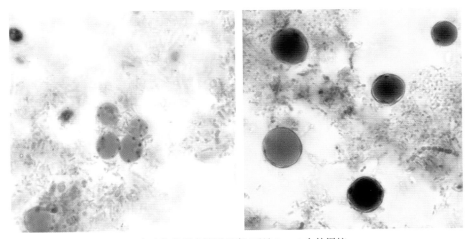

三色法染色后光镜下观察,可见 1～4 个外周核

图版 17-1　空泡型人芽囊原虫

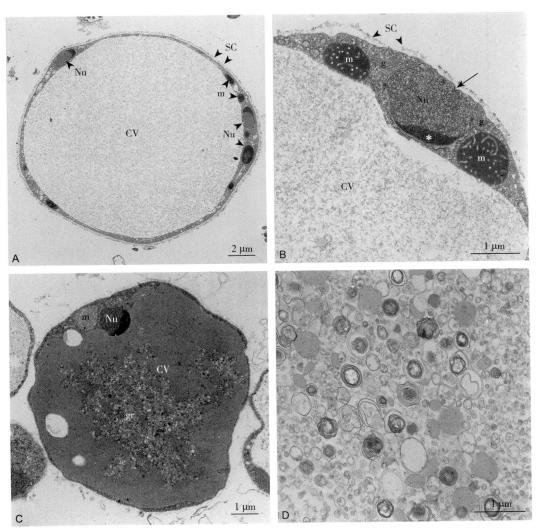

A 空泡型:大的中央空泡(CV)被薄层的胞质包围,细胞器位于胞质中,细胞超薄切片可见三个细胞核(Nu)及表面被膜(surface coat,SC);
B 空泡型(高倍镜):显示细胞核(Nu)及其周围结构的细节,细胞核中可见电子不透明物质的新月带(星号),线粒体样细胞器(m)和高尔基复合物(g),外细胞膜上有包被小窝(coated pit,箭头);C 颗粒型:中央泡中的颗粒团块(gr);D 颗粒的高倍放大:可见小泡、膜状物质、髓鞘样螺纹和脂质包涵体。

图版 17-2　空泡型和颗粒型人芽囊原虫（透射电镜）

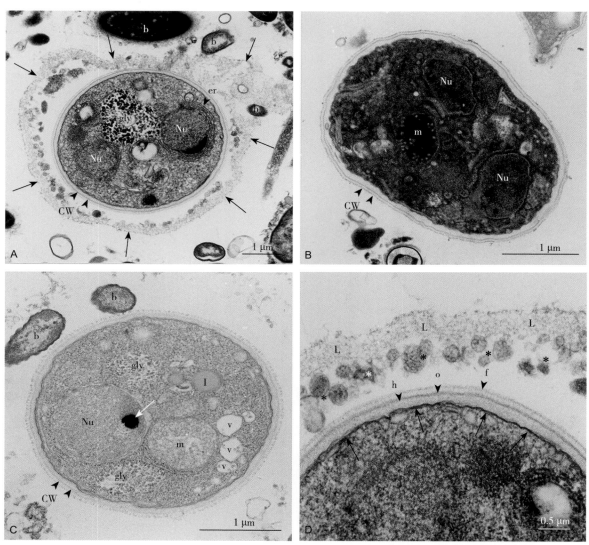

A 多层囊壁（CW）和外纤维层（箭头），纤维层似乎与包囊分离；该超薄切片上可见 2 个细胞核（Nu），胞浆中积累有大量糖原（gly）。B 多层包囊壁（CW）周围无额外的纤维物质。C 不典型的核形态，椭圆形胞核中有一个电子不透明点（箭头）。胞质中积累有大量糖原（gly），小泡（v）和脂质包涵体（I）亦可见。D 高倍镜下包囊型表面结构的细节：囊壁分内均质层（h）、电子不透明层（o）和外纤维层（f），囊壁下可见双层膜（箭头）。一些包囊的囊壁外还有一层纤维物质（L）和泡状或膜状物质（星号）。

m. 线粒体样细胞器；er. 粗面内质网；b. 细菌。

图版 17-3　包囊型人芽囊原虫（透射电镜）

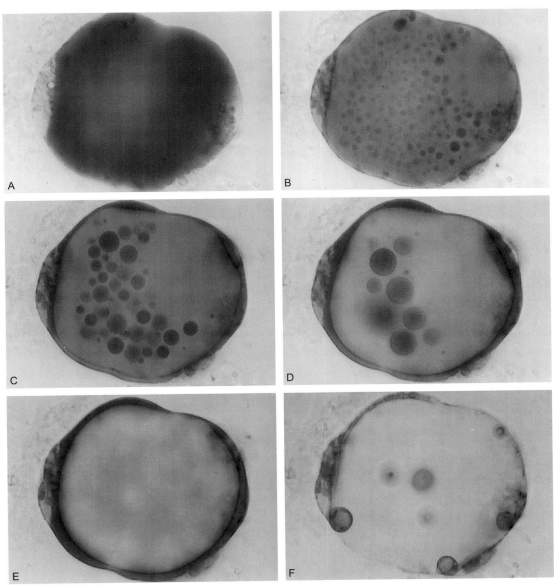

人芽囊原虫中性红活体染色(油浸)后10 s内运动状态(体外培养),从A到F时间递进。A 刚开始,染色均匀的人芽囊原虫,外周未染色区域提示可能有胞膜损伤;B 同一细胞颜色变浅,并迅速形成多个细胞质颗粒;C 小颗粒合并成大颗粒,颗粒在胞膜上凝结,中央空泡的轮廓显现;D 继之,中央空泡中仍存在有几个大颗粒;E 典型观的"空泡型"人芽囊原虫形成;F 一圈胞质形成多个颗粒,并发生第二次空泡化,这些空泡化的颗粒相当于裂体增殖的子细胞。在这一阶段之后,细胞颜色变浅,并在其内部表现出布朗运动。空泡型虫体由中心体形成颗粒(颗粒型虫体),然后发育成10～70个自带空泡型虫体,自母体逸出或释出。

图版 17-4 人芽囊原虫活体染色显微镜观察

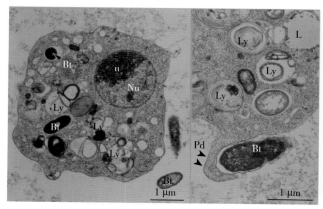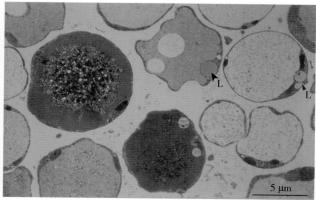

阿米巴型人芽囊原虫   颗粒型、多空泡型和空泡型

阿米巴型与无空泡型（avacuolar form）人芽囊原虫存在于宿主结肠中，但由于长度小于 5 μm 或传代后退化而可能被忽略（左）；排出体外后，人芽囊原虫先变为多空泡型（multivacuolar form），再变为中央空泡型，然后是颗粒型（右图）。（Bt. 细菌；Ly. 溶酶体样细胞器；L. 核内染色质带新月形凝聚；Nu. 细胞核；Pd. 伪足）

图版 17-5   不同类型人芽囊原虫（透射电镜）

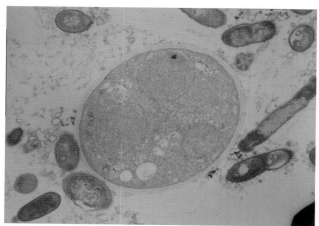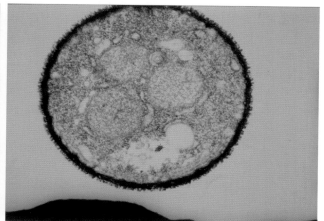

包囊宽 5～6 μm，多为多核，染色质浓缩成椭圆形，内含少量致密颗粒和大量糖原

图版 17-6   人芽囊原虫异常包囊

注：正常包囊通常只有 1 个细胞核，细胞核内染色质呈浓缩的新月状。

第二篇
线虫病

02

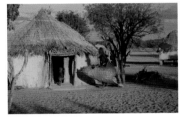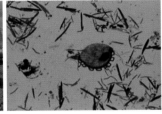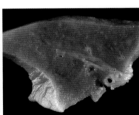

第十八章 概 论

线虫隶属于线形动物门（Nemathelminthes），因虫体呈圆柱形故而得名，其种类繁多，全球已记录25 000多种。线虫在自然界分布广泛，绝大多数营自由生活，少数营寄生生活。营寄生生活的线虫中，仅有极少部分寄生于人体并导致疾病。

一、形态与结构

1. 成虫 多呈线形或圆柱形，不分节，两侧对称。一般前端较钝圆，后端渐细。雌雄异体，雄虫一般较雌虫为小，且其尾端还具有特征性结构（图 18-1）。成虫的外层为体壁，体壁与消化道之间的腔隙无体腔膜，故称原体腔（protocoele）或假体腔（pseudocoelom），腔内充满液体，内部器官浸浴于其中，为组织器官间交换营养物质、氧和代谢产物的介质。原体腔液体还具有流体静压的特点，有助于向全身各部位传递肌肉收缩产生的压力，在线虫的运动、摄食和排泄等生理活动中都起重要作用。

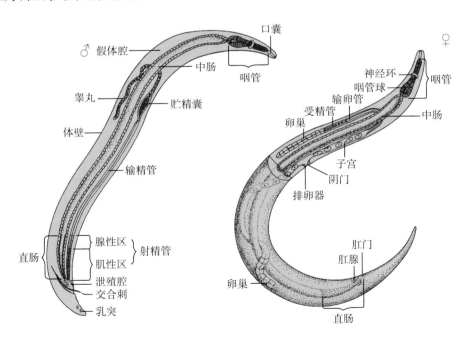

图 18-1 线虫形态示意图

（1）体壁（body wall）：自外向内由角质层（cuticle）、皮下层（hypodermis）和（纵）肌层（musculature）组成（图 18-2）。

1）角质层：具有弹性，覆盖虫体的体表。角质层含有丰富的酶，具有代谢活性。角质层的基本结构分为上皮层（epicuticle）、外皮层（exocuticle）、中皮层（mesocuticle）和内皮层（endocuticle）（图 18-3）。线虫的角质层可特化形成多种皮饰和结构，如头泡（cephalic vesicle）、小孔、乳突（papilla）、翼（alae）、唇瓣、棘（spine）、嵴（ridge）、口矛、交合伞（bursa）或交合刺（spicule）等，这些结构分别与虫体的感觉、运动、附着

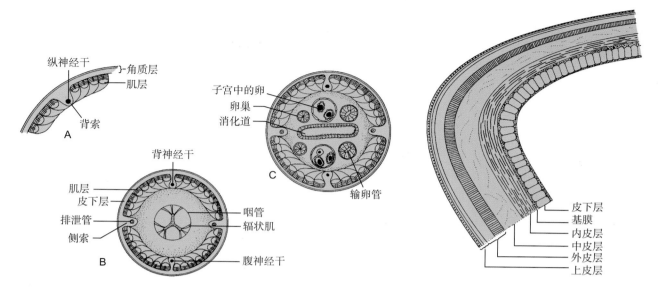

A 背面体壁的横切,示背索与角质层的关系;B 咽管部分横切面;C 中肠部分横切面。

图 18-2　线虫横切面模式图

图 18-3　线虫角质层

和交配等生理功能有关,同时也是鉴定虫种的重要依据。角质层不仅覆盖虫体的体表,还可延续为口腔(buccal cavity)、咽管(esophagus;又称食管、食道)、直肠(rectum)、泄殖腔(cloaca)、排泄孔(excretory pore)和生殖管末端的衬里。

2)皮下层:由一层合胞体(syncytium)细胞组成,富含糖原颗粒、线粒体、内质网及酯酶等。此层在虫体背面、腹面和两侧中央部向内增厚、突出,形成四条皮下纵索(longitudinal cord),分别称为背索(dorsal cord)、腹索(ventral cord)和侧索(lateral cord)。背索和腹索较小,内有纵行的神经干;两条侧索明显粗大,其内有排泄管道通过。四条皮下纵索将体壁分为四个索间区(quadrant)。

3)(纵)肌层:在皮下层之内,由单一纵行排列的肌细胞组成。根据肌细胞的大小、数量及排列方式,可分为三种肌型。在每一索间区内肌细胞较多,细胞突入原体腔内明显的称为多肌型(polymyarian type),如蛔虫;肌细胞较多而细小的称为细肌型(holomyarian type),如鞭虫;仅有 2~5 个大肌细胞的称为少肌型(meromyarian type),如钩虫(图 18-4)。三种肌型的鉴别有利于病理组织内虫体横切面的辨认。每个肌细胞由可收缩性的肌纤维和不可收缩性的细胞体组成,前者连接皮下层,含肌球蛋白和肌动蛋白,二者的协同作用使肌肉收缩或松弛,发生运动;后者含有各种细胞器如细胞核、线粒体、核糖体、内质网和糖原及脂类储存小体,是能量的重要储存部位。

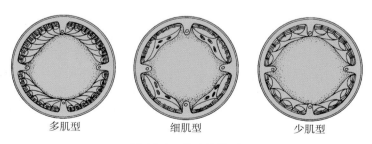

图 18-4　线虫的肌型

(2)消化系统:大多数线虫的消化管完整,由口孔(oral orifice)、咽管(亦称前肠 foregut)、中肠(midgut)、直肠(亦称后肠 hindgut)和肛门组成,每个区域在不同的虫种中都显示出一定程度的变化。

线虫的前肠始于口腔,有的虫种口腔的角质衬里非常厚,成为硬质结构,称之为口囊(buccal capsule)。

某些线虫口腔中有齿、口针（stylet）或切板（cutting plate）等结构，用以附着宿主。口囊或口腔通向咽管（esophagus），咽管呈圆柱形，常有一个或多个球形部分，其形状、数目因虫种而异，为重要分类特征（图18-5）。咽管可以是肌性的或者腺性的，也可能前半部分是腺体，后半部分是肌性。大多数虫种的咽管壁肌肉中有三个咽管腺，一个背咽管腺开口于口腔，2个亚腹咽管腺开口于咽管腔。腺体分泌物中含有帮助消化食物并具有抗原性的各种酶，如蛋白酶、淀粉酶、纤维素酶及乙酰胆碱酯酶等。咽管和中肠交接处有一个三叶形活瓣，称咽管-肠管阀（esophago-intestinal valve）。中肠肠管为直形管道，非肌性结构，食物在肠内依靠咽管肌肉的推动及虫体运动的压力向下移动。肠壁由单层柱状上皮构成，内缘具微绒毛，外缘为基膜。雌虫直肠连接中肠和肛门，雄虫直肠末端有射精管通入，两者共同形成泄殖腔，经肛门通向体外。

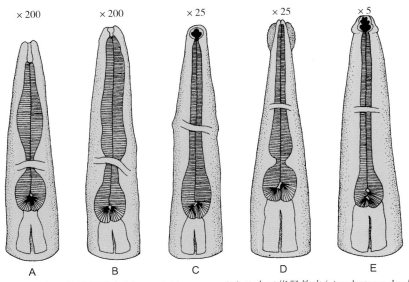

A 人小杆线虫（*Rhabditis hominus*）；B 粪类圆线虫（*Strongyloides stercoralis*）；C 十二指肠钩虫（*Ancylostoma duodenale*）；D 蠕形住肠线虫（*Enterobius vermicularis*）；E 似蚓蛔线虫（*Ascaris lumbricoides*）。

图 18-5　线虫咽管的变异

　　（3）神经系统：线虫有两个主要的神经系统中枢，分布在头端和尾端（图18-6）。咽部神经环（circumesophageal commissure/nerve ring）是线虫头端神经系统的中枢，向前发出 3 对神经干，支配口周的感觉器官，向后发出背、腹及两侧共 3～4 对神经干，包埋于皮下层或纵索中，分别控制虫体的运动和感觉。腹神经索（ventral nerve cord）在线虫体内最为发达，其向下延伸围绕直肠形成第二个神经系统中枢——直肠神经环（rectal commissure），可支配线虫尾部的尾感器（phasmid）。

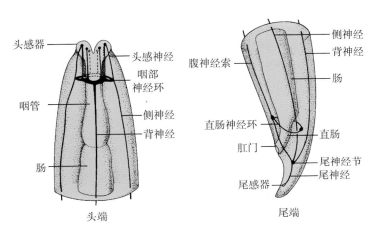

图 18-6　线虫的神经系统

线虫的感觉器官主要是头部的乳突、头感器（amphid）和尾部的尾感器。头部乳突的分布是重要的分类特征（图 18-7）。比较原始的线虫，口周有 6 个唇瓣。每一唇瓣上均有内外两圈唇乳突（labial papilla），另外尚有 4 个头乳突（cephalic papilla），位于唇后的背侧和腹侧的 1/4 象限中。头感器是一对化学感受器官，位于头的两侧，通常开口于乳突顶上，大约和头乳突环在同一水平上。尾感器结构类似头感器，分类上曾根据尾感器的有无将线虫纲分为尾感器亚纲和无尾感器亚纲。

（4）排泄系统：线虫排泄系统的基本结构是有一或两个腺肾管（renette），通过排泄孔排空（图 18-8）。腺肾管和排泄孔通常位于咽部神经环附近的腹面。腺肾管位于皮下层侧索中，在近前端由一短横管连接，构成 H 形、U 形或倒 U 形等，在横管中央腹面有一小管经排泄孔通向体外。排泄孔的位置在同一虫种中较恒定，为分类特征之一。有些虫种尚有一对腺肾管与横管相通，其分泌物与虫体的脱鞘有关。

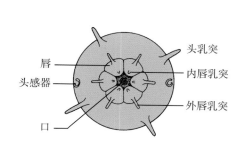

图 18-7　唇乳突和头乳突（头部正面观）

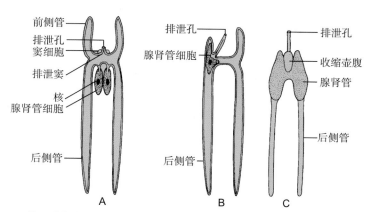

H 形，以小杆类线虫（A）和蛔虫（B）为代表；倒 U 形，以钩口线虫为代表（C）。

图 18-8　线虫的排泄系统

（5）生殖系统：雄性生殖系统属单管型，由睾丸（testis）、贮精囊（seminal vesicle）、输精管（vas deferens）、射精管（ejaculatory duct）及交配附器组成。睾丸为一长的线状结构卷曲，通常只有一个，少数虫种有两个，可根据生发区（germinal zone）或精子形成位置，将睾丸分为终端生殖型（telogonic type）和完全生殖型（hologonic type）。在终端生殖型中睾丸可分为生发区和生长区（growth zone），生发区为睾丸的盲端，是精原细胞发育为精母细胞分裂之处；而在完全生殖型中睾丸仅有生发区。生长区末端和贮精囊相连，通入输精管和射精管，射精管开口于泄殖腔。有些虫体在射精管处有一对腺体，能分泌棕黄色的物质，在交配后栓塞雌虫阴门。

雄虫几乎都有一个或一对（更常见）角质的交合刺（spicule），外面带刺的纤维鞘称交合刺鞘（spicule sheath）。交合刺位于虫体背侧部的交合刺鞘内，后者开口于尾端的泄殖腔。每个交合刺的近端部均有肌肉附着，一为缩肌（constrictor），由交合刺近端部向前延伸，附着于前部体壁上；一为伸肌（protractor），由交合刺近端部向后延伸，附着于肛后部体壁上。伸肌和缩肌的收缩与舒张可以使交合刺自由伸出或缩入泄殖腔口。交合刺的结构因虫种不同而异，其形状和大小是主要的分类特征（图 18-9）。交合刺的作用是交配时插入阴门，使阴门开放，从而促进射精管将精子射入雌性生殖道。许多虫种还具引带（gubernaculum），其功能是交配时引导交合刺从泄殖腔伸出。

雌性线虫生殖器官多为双管型，通常包括卵巢（ovary）、输卵管（oviduct）、子宫（uterus）、排卵器（ovijector）、受精囊（spermatheca）和阴门（vulva）等器官。卵母细胞在受精囊内与精子结合受精。两个排卵管汇合通入一个阴道，开口于虫体腹面的阴门。阴门的位置因虫种而异，但均在虫体腹面肛门之前（图 18-10）。

2. 虫卵　虫卵无卵盖，一般为卵圆形，卵壳多为淡黄色、棕黄色或无色。卵壳主要由三层组成，外层来源于受精卵母细胞的卵膜，称卵黄膜或受精膜，在光学显微镜下不易见；中层为壳质层或几丁质层，具有

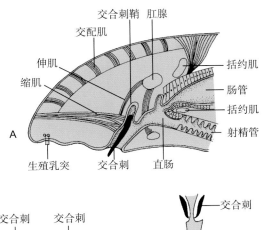

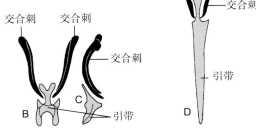

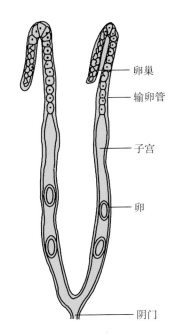

图 18-10　雌性线虫生殖系统

A 雄性线虫的尾端结构;B~D 几种类型的交合刺(spicule)与引带(gubernaculum)。

图 18-9　特化的雄性线虫生殖系统

一定的硬度,能抵抗机械压力;内层为脂层或蛔苷层,具有调节渗透压作用,可保存虫卵水分,防止其过快干燥死亡。此外,有些虫卵还外附一层由子宫壁分泌的蛋白质膜。线虫卵自人体内排出时,虫卵内细胞发育的程度因虫种而异,有的虫卵内的细胞尚未分裂,如受精蛔虫卵;有的已分裂为数个细胞,如钩虫卵;有的则已发育为蝌蚪期胚,如蛲虫卵;有的虫种,虫卵内的胚胎在子宫内即发育成熟,自阴门排出时已为幼虫阶段,如丝虫。

二、生活史

线虫的生活史多经历卵、幼虫及成虫三个发育阶段。一般线虫幼虫分四期,共蜕皮 4 次,4 次蜕皮前阶段,分别称为Ⅰ期、Ⅱ期、Ⅲ期和Ⅳ期幼虫(L1、L2、L3、L4)(图 18-11)。线虫对人的感染期,有的是虫卵,有的是幼虫。第二次蜕皮后的Ⅲ期幼虫通常是感染期幼虫。在某些虫种,不同时期的幼虫还有其特定的名称,如粪类圆线虫和钩虫的Ⅰ期幼虫被称为杆状蚴(rhabditiform larva),Ⅲ期幼虫被称为丝状蚴(filariform larva);寄生于血液内的丝虫类幼虫被称为微丝蚴(microfilaria)(图 18-12)。

根据线虫生活史过程中是否需要中间宿主,可将其分为两大类。

(1)土源性线虫:发育过程中不需要中间宿主,但虫卵一般需在外界土壤中发育至感染期,也称直接发育型(直接型)。肠道寄生线虫的生活史多属这一类型。感染期卵可随污染的食物或饮用水直接进入人体发育,如蛔虫;虫卵内幼虫在外界土壤中孵化,形成感染期幼虫,也可主动侵入人体,如钩虫。另外,蛲虫卵可不离开宿主即具有感染性,粪类圆线虫的寄生世代虫卵可在肠黏膜内孵化而再感染宿主。

(2)生物源性线虫:发育过程中需要中间宿主(节肢动物、贝类等),也称间接发育型(间接型)。在组织内寄生的线虫多属于这一类型。幼虫需在中间宿主体内发育为感染期幼虫后,再经皮肤或口感染人体,如丝虫、美丽筒线虫等。

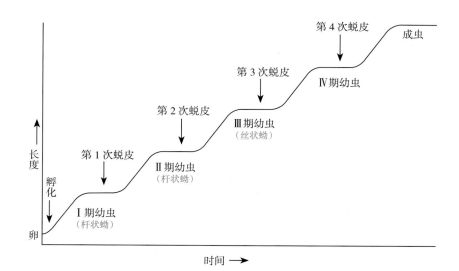

图 18-11 线虫的生长模式

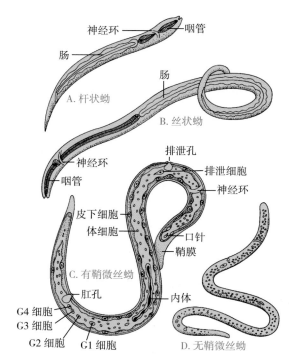

A 杆状蚴（rhabditiform larva）；B 丝状蚴（filariform larva）；C 有鞘膜的吴策线虫（*Wuchereria*）丝状蚴；D 无鞘膜的盘尾丝虫（*Onchocerca*）微丝蚴。

图 18-12 线虫的幼虫

三、分类

人体寄生线虫隶属于线形动物门线虫纲（Nematoda），传统分类是根据尾感器的有无将线虫纲分为尾感器亚纲（Phasmidea）和无尾感器亚纲（Aphasmidea）。但随着研究的不断深入，线虫有了新的阶元分类：原线虫纲被更为线虫门（Nematoda），尾感器亚纲（Phasmidea）被统一归入到色矛纲（Chromadorea）绕线亚纲（Plectia）的小杆总目（Rhabditica），其下设双胃线虫目（Diplogasterida）、蚓线目（Drilonematida）、全凹目（Panagrolaimida）、小杆目（Rhabditida）和旋尾目（Spirurida）等5个目。无尾感器亚纲被归入矛线纲（Dorylaimea）。人体寄生线虫的详细阶元分类情况见图18-13。

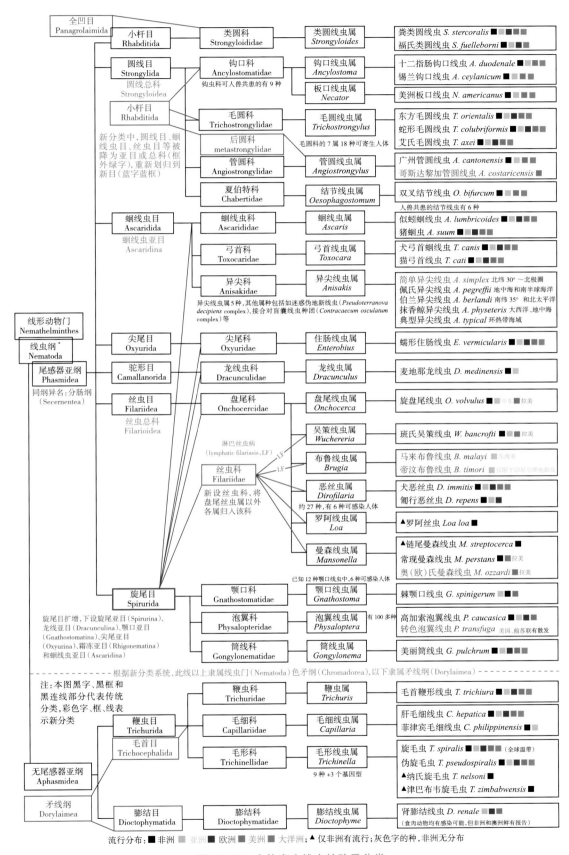

图 18-13 人体寄生线虫的阶元分类

注：根据新分类，线形动物门（Nemathelminthes）废止，铁线虫归入线形门（Nematomorpha），原线虫纲被更为线虫门（Nematoda）。

第十九章　蛔虫病

蛔虫病（ascariasis）是由似蚓蛔线虫（*Ascaris lumbricoides* Linnaeus，1758；简称蛔虫）寄生于人体或多种哺乳动物小肠所引起的寄生虫病。此外，猪蛔虫（*A. suum* Goeze，1782）[①] 的成虫亦可寄生人体。

一、地理分布

蛔虫病呈世界性分布，在温带、亚热带及热带地区普遍流行，在温暖潮湿、经济不发达和卫生条件较差的国家或地区流行更为广泛，多见于学龄儿童。撒哈拉以南非洲国家人群感染率可达 27%，部分地区甚至高达 95% 以上（图 19-1）。

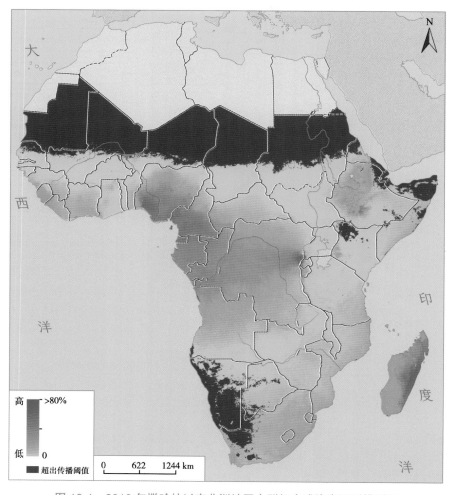

图 19-1　2010 年撒哈拉以南非洲地区人群蛔虫感染率预测模型图

---

① askaris [G]= intestinal worm，肠道蠕虫；lumbricus [L]= earth worm，蚯蚓；oides [L]= like/resembling，类似的；sus [L]= pig，猪。

二、生活史

蛔虫的生活史包括虫卵在外界发育和幼虫、成虫在宿主体内移行寄生两个阶段。受精蛔虫卵随宿主粪便排出体外,在适宜环境中发育18 d至数周成为感染性虫卵。感染性虫卵被宿主吞食后进入小肠,孵出的幼虫侵入肠黏膜和黏膜下层,并经门静脉系统到肝,又经右心室到肺,沿支气管、气管移行至咽部,被宿主吞咽入后经胃到小肠,经数周后发育为成虫。成虫寄生在宿主小肠内,雌雄成虫交配后产受精卵(图 19-2)。

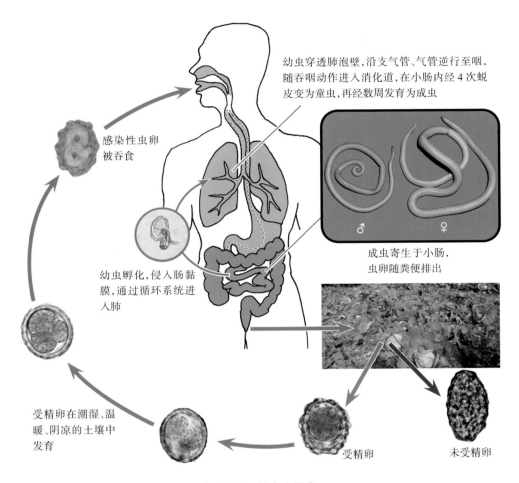

幼虫穿透肺泡壁,沿支气管、气管逆行至咽,随吞咽动作进入消化道,在小肠内经4次蜕皮变为童虫,再经数周发育为成虫

感染性虫卵被吞食

成虫寄生于小肠,虫卵随粪便排出

幼虫孵化,侵入肠黏膜,通过循环系统进入肺

受精卵在潮湿、温暖、阴凉的土壤中发育

受精卵　　未受精卵

图 19-2　蛔虫生活史

三、流行环节

粪便中排出受精蛔虫卵的人是传染源。粪 - 口传播是蛔虫的主要感染方式,人因接触被虫卵污染的泥土、食物等,经口摄入附在手指上或食物上的蛔虫卵而感染。人群对蛔虫普遍易感。

四、病原体

1. 成虫　呈长圆柱形,两端稍细,似蚯蚓状(图 19-3)。雌虫粗而长,虫体大小为(20~35) cm×(3~6) cm;雄虫短而细,大小为(15~31) cm×(2~4) cm。雌性蛔虫横切面见图 19-4。

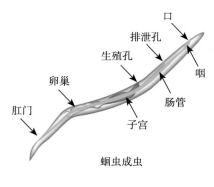

蛔虫成虫

蛔虫成虫结构示意图

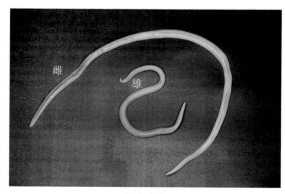

蛔虫成虫

图 19-3　蛔虫成虫

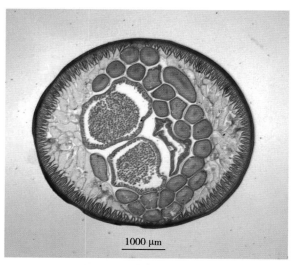

A 组织切片图

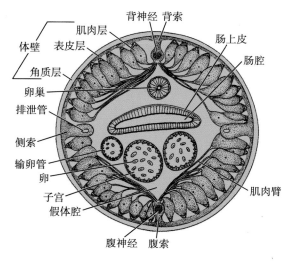

B 示意图

图 19-4　雌性蛔虫横切面

2. 虫卵　蛔虫卵分未受精卵与受精卵。未受精卵长椭圆形,大小为(88~94)μm×(39~44)μm。受精卵呈椭圆形,大小为(45~75)μm×(35~50)μm,卵壳表面有一层凹凸不平的蛋白质膜,常被胆汁染成棕黄色(图 19-5)。

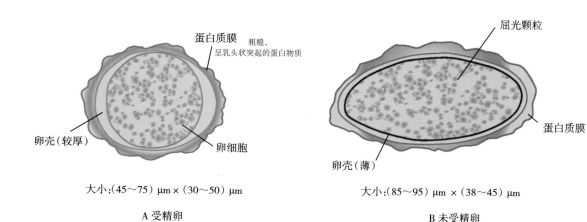

大小:(45~75)μm×(30~50)μm

A 受精卵

大小:(85~95)μm×(38~45)μm

B 未受精卵

图 19-5　蛔虫卵模式图

五、病理与临床表现

蛔虫幼虫在宿主体内移行可造成机械性组织损伤,引起蛔虫性肺炎、哮喘、嗜酸性粒细胞增多症等。成虫具有钻孔和螺旋式扭结的习性,典型症状为反复发作脐周腹痛,严重感染者可能会呕吐蛔虫或粪便排出蛔虫。慢性感染者常有营养不良的表现。并发症多为胆道蛔虫症、蛔虫性肠梗阻、肝蛔虫病等。

六、诊断与治疗

根据患者流行病学史,结合阵发性脐周疼痛等主要症状应考虑蛔虫病。粪便中检出虫卵,或在粪便、呕吐物、手术中发现蛔虫虫体可确诊。影像学检查可辅助诊断。目前常用治疗药物有阿苯达唑、甲苯达唑、伊维菌素、三苯双脒、噻嘧啶等。如出现蛔虫性肠梗阻等严重并发症则需手术治疗。

七、预防

加强健康教育,饭前便后要洗手,不生食未洗净的果蔬等。加强粪便管理,及时查治感染者等(图 19-6)。

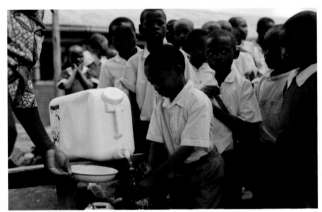

健康教育

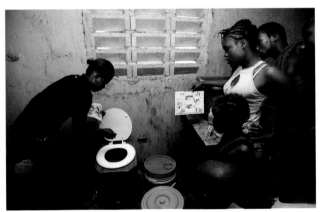

粪便管理

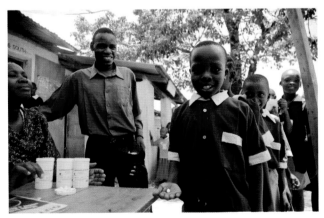

药物驱虫治疗

图 19-6　蛔虫病防治措施

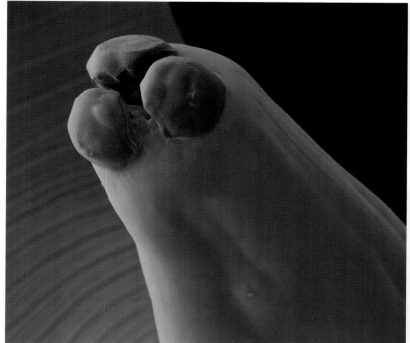

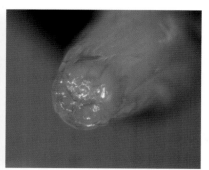

蛔虫成虫头端前面特写

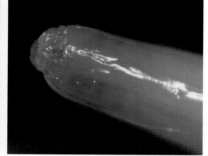

蛔虫头端有3个唇瓣,呈"品"字形排列,形成三角形口孔;唇瓣内缘有细齿,外缘有感觉乳突和头感器(电镜)

蛔虫成虫头端侧面特写

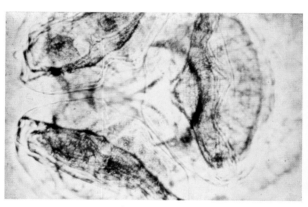

蛔虫成虫头端

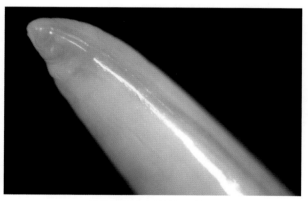

雌性蛔虫成虫尾端侧面特写

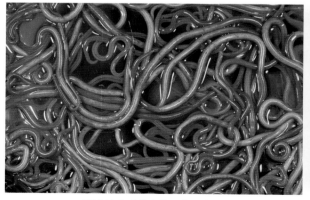

驱虫治疗后排出的一大团成虫

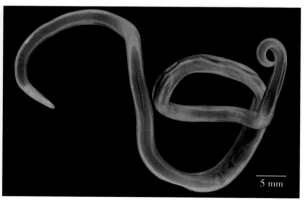

蛔虫成虫

图版 19-1 似蚓蛔线虫成虫

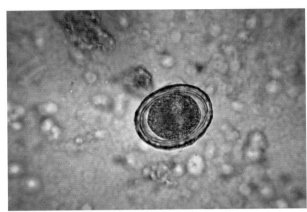

受精卵,呈短椭圆形或近圆形,卵壳厚(×400)

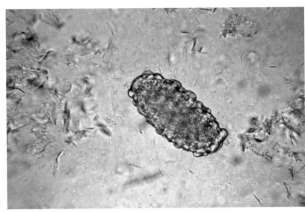

未受精卵更狭长、更大,卵壳薄,外层常覆有明显的乳突状蛋白膜(×400)

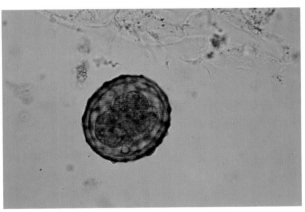

发育中的受精卵,卵细胞已经分裂成3个细胞

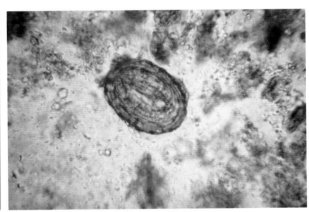

感染性蛔虫卵(幼虫已孵出)

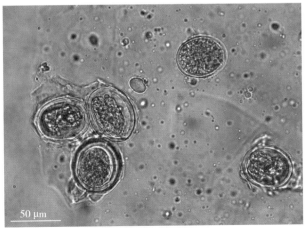

蛔虫卵(×400)

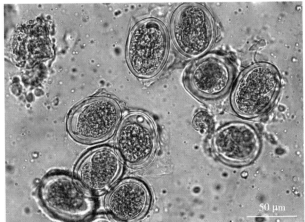

蛔虫卵(×400)

图版 19-2　似蚓蛔线虫虫卵

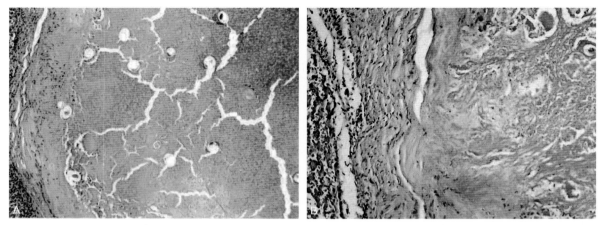

肝组织病理切片:A 坏死组织中见有大量蛔虫卵;B 另一视野见有纤维包裹的蛔虫卵。

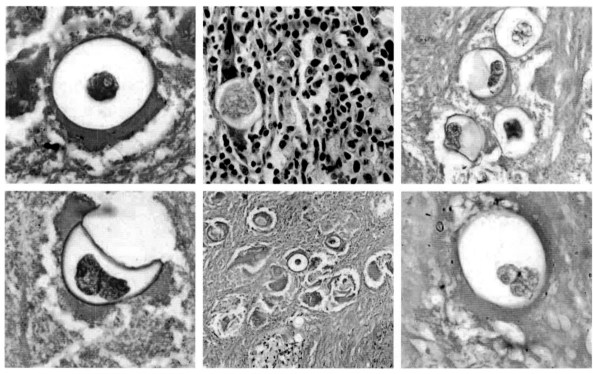

肝脏蛔虫性结节(ascaridiomas)或腹壁虫卵肉芽肿中的蛔虫卵:虫卵通常已变形,不易识别

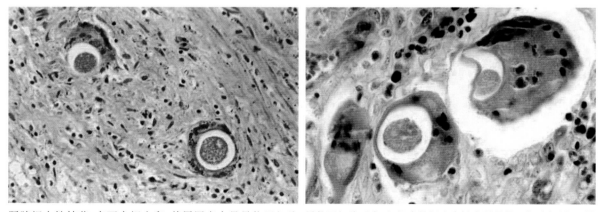

肝脏蛔虫性结节:有两个蛔虫卵,其周围有大量异物巨细胞 (foreign body giant cell)

异物巨细胞反应:组织中的蛔虫卵被大量异物巨细胞包围,不易识别

图版 19-3 蛔虫感染组织病理切片(一)(HE 染色)

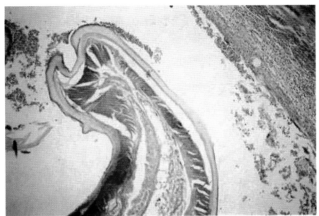

胆管中的蛔虫成虫

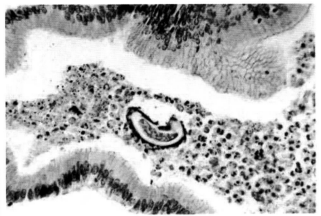

胆管内蛔虫卵,伴有白细胞渗出物

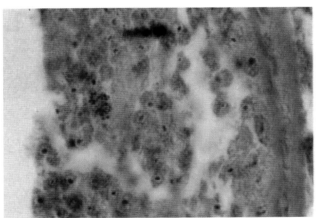

高倍镜下含有精子的蛔虫睾丸,雄性蛔虫通常迁移到胆管或胰管中与雌虫交配

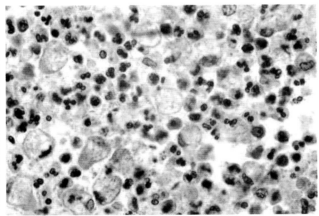

蛔虫所致肠穿孔后,在腹壁肉芽组织中发现部分坏死的蛔虫卵,不易识别

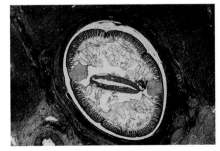

扩张胆管中的成虫,低倍镜下侧索清晰可见(×12)

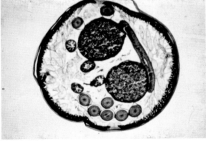

雌虫腹部横切,中部扁平的管是肠管,圆形的管是生殖器官:大而圆的管是含有卵的子宫,其他部分是卵巢和输卵管

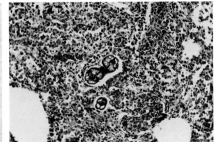

肺组织病理切片:见蛔虫幼虫的三个横切面,侧索将蛔虫肌肉组织分成四部分(×157)

图版 19-4 蛔虫感染组织病理切片(二)(HE 染色)

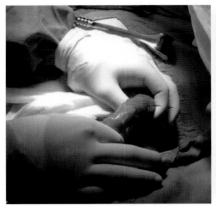

回肠中的蛔虫挤压肠壁

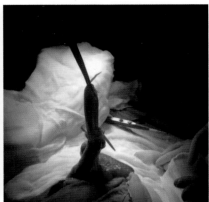

施肠道纵切术取蛔虫

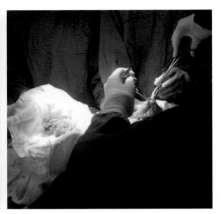

取出蛔虫

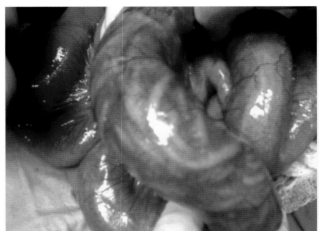

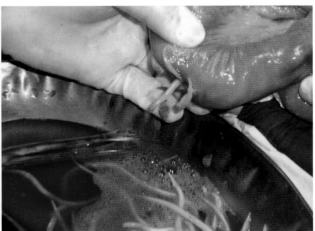

儿童蛔虫性肠梗阻

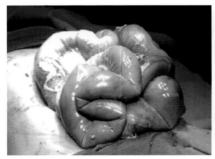

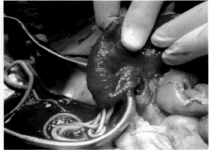

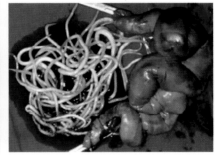

蛔虫性肠梗阻导致肠坏疽

图版 19-5　蛔虫病患者手术取虫治疗（一）

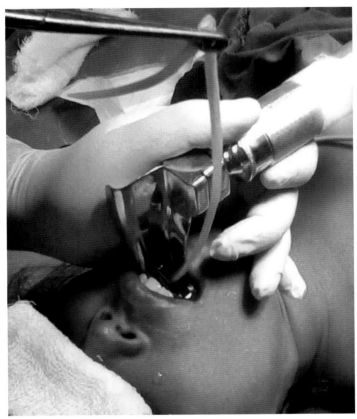

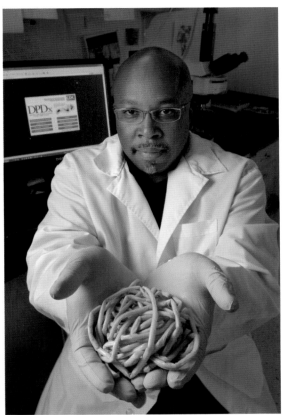

蛔虫成虫阻塞呼吸道：儿童全身麻醉中出现异常原因引发的上呼吸道阻塞，喉镜检查发现蛔虫成虫，取出

手术取出的蛔虫成虫

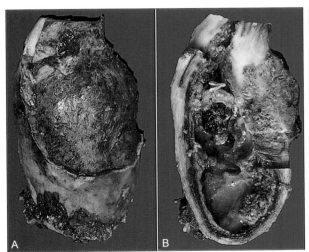

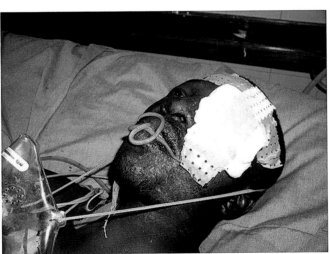

胆囊蛔虫病伴肉芽肿性炎症和胆结石（A 为表面观，B 为横切面）

蛔虫成虫从口中钻出

图版 19-6　蛔虫病患者手术取虫治疗（二）

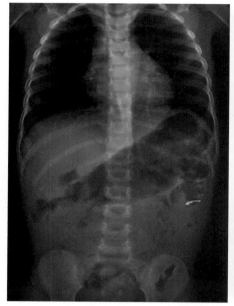
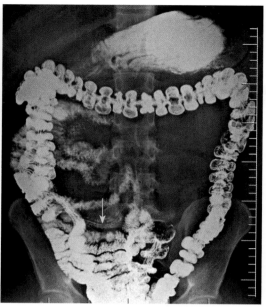

蛔虫性肠梗阻(X线检查):3岁女童,下腹见多个
气液平面,肠祥扩张

小肠内蛔虫(钡剂检查)

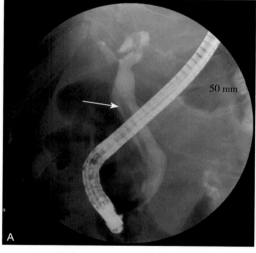
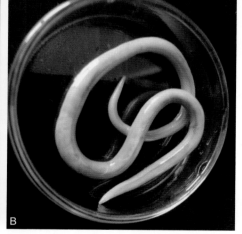

胆管内蛔虫:A内窥镜逆行胆管造影显示右肝部管线性充盈缺损;B取出的蛔虫成虫

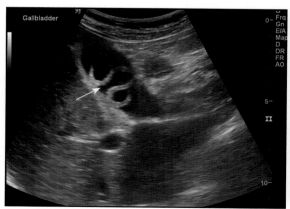
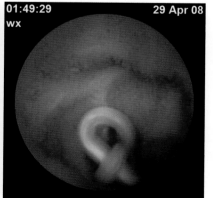

胆囊内蛔虫(B超检查)

肠道内蛔虫:49岁女性,因脐周疼痛1年多
入院,经胶囊内镜检查,发现小肠内蛔虫

图版 19-7　影像学检查

第二十章 弓首线虫病

弓首线虫病（toxocariasis）[①] 是由犬弓首线虫（*Toxocara canis* Werner，1782；俗称犬蛔虫）或猫弓首线虫（*T. cati* Schrank，1788；俗称猫蛔虫）幼虫在人体组织器官移行所致的一种人兽共患寄生虫病。此两种线虫是狗、猫体内最常见的寄生蠕虫。

一、地理分布

弓首线虫呈世界性分布，北非的埃及、突尼斯、摩洛哥等均有散发病例的报道。

二、生活史

弓首线虫的生活史比较复杂。犬、狼、狐等犬科动物是犬弓首线虫的终宿主，野生和家养的猫科动物是猫弓首线虫的终宿主。人、鼠、羊、猪、家禽、猴、蚯蚓等为转续宿主。以犬弓首线虫为例，不同犬龄感染后的发育和移行路径是不同的（图 20-1）。犬弓首线虫卵随宿主粪便排出后，在土壤中发育为感染期虫卵。幼犬（<5 周龄）摄入犬弓首线虫感染期虫卵后，在胃中孵出幼虫进入小肠，然后移行到肝、肺，侵入肺泡、气管进入咽部，随吞咽再进入肠道发育为成虫（途径 A）。成年犬吞食虫卵后，幼虫多滞留在循环系统随血流播散至组织器官形成活性囊包，而不是经气管移行（tracheal migration）至小肠发育为成虫。Ⅱ期幼虫可停留在组织内 241～385 d，在母犬孕后期被激活、经胎盘感染胎犬，并移行至胎体的肺或胃发育为Ⅲ期幼虫，犬出生后第 3 d 在小肠发育为Ⅳ期幼虫，第 23～40 d 发育为成虫。母犬也可通过乳汁将幼虫传染给幼犬（途径 B）。成年犬摄入转续宿主中的幼虫，不必经肝、肺的移行即可发育为成虫（途径 C）。转续宿主摄入虫卵后孵出的幼虫不发育，其穿过肠壁随血流播散至肝、肺、脑、眼等，造成内脏移行症（途径 D）。

三、流行环节

弓首线虫病属土源性线虫病，土壤中的感染期虫卵和转续宿主组织中的幼虫囊包是其感染来源。人类通过误食被感染期虫卵污染的水果、蔬菜等，或食用未煮熟的转续宿主肉（含幼虫）而感染。

四、病原体

1.成虫　弓首线虫成虫雄性长约 4～6 cm、雌性约 6～10 cm。头端有 3 个唇瓣，具有长矛状的颈翼膜。与犬弓首线虫相比，猫弓首线虫的颈翼膜更宽（图 20-2）。

---

① toxon [G]= arch/bow，弓形；kara [G]= head，头部；canis [L]= dog，狗；cati [L]= cat，猫。

弓首线虫

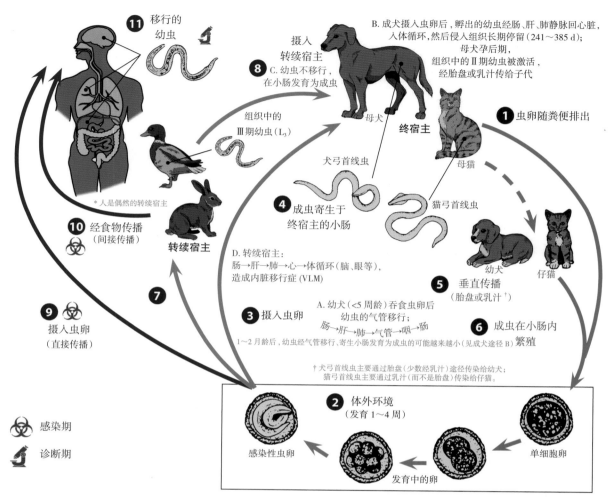

图 20-1　弓首线虫生活史

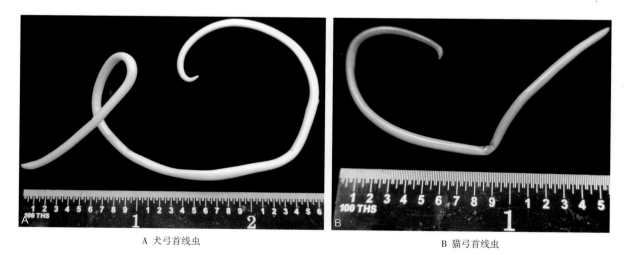

A　犬弓首线虫　　　　　　B　猫弓首线虫

图 20-2　弓首线虫成虫

2. 虫卵　弓首线虫虫卵仅出现在终宿主(猫和狗)的粪便中,虫卵为金黄色,球形或近梨形,壳厚,表面有凹坑(图 20-3)。犬弓首线虫虫卵约 80～85 μm,猫弓首线虫卵为 65～75 μm。弓首线虫卵质地硬,可在环境中存活多年。

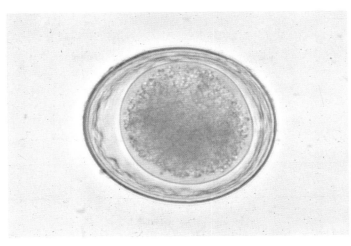

图 20-3　弓首线虫虫卵

五、病理与临床表现

弓首线虫对人体的病理损害主要由幼虫在人体组织器官内移行造成幼虫移行症。根据移行部分的不同,可分为内脏幼虫移行症(visceral larva migrans, VLM)、眼弓首线虫病(ocular toxocariasis)和神经弓首线虫病(neurotoxocariasis)等 3 个临床类型(图 20-4)。

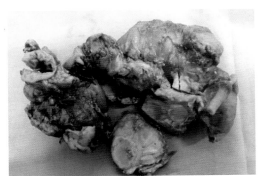
内脏幼虫移行症,形成 3 个结肠系膜包块

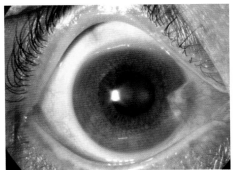
眼弓首线虫病,导致异色性虹膜睫状体炎

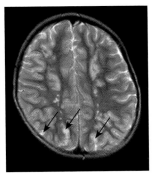
脑弓首线虫病,MR 见高信号病灶

图 20-4　弓首线虫所致病理损害

内脏幼虫移行症多见于 2~7 岁有食土癖和养有幼犬的儿童。由于幼虫在肝脏或肺等内脏器官的移行,从而导致腹痛、食欲减退、疲惫、发热、咳嗽、类似哮喘的支气管痉挛和肝肿大等急性症状。感染期会有明显的嗜酸性粒细胞增多($>2000/mm^3$)。

眼弓首线虫病多见于儿童和青少年,15 岁以下患者病情较为严重。多单眼发病,轻者可无症状、重者可致失明。早期主要表现为视力下降或缺失,眼科检查可见葡萄膜炎、玻璃体炎症、黄斑囊样水肿、视神经炎等(表 20-1)。

神经弓首线虫病较为罕见。多发于成人,临床表现多样化,包括嗜酸性粒细胞增多性脑膜炎、脊髓脊膜炎和脑膜脑炎、脑炎、髓外占位性病理损害、大脑血管炎、癫痫,甚至行为失常。脑部弓首线虫感染可增加阿尔茨海默病等神经退行性病变的发生风险。

表 20-1　眼弓首线虫病的主要临床表现

	慢性眼内炎 chronic endophthalmitis	后极肉芽肿 posterior granuloma	视网膜周边部肉芽肿 peripheral granuloma
罹患率	25%	25%～46%	20%～40%
平均发病年龄	2～8岁	6～14岁	6～40岁
临床表现	重度肉芽肿性玻璃体炎、睫状体炎性假膜、视网膜脱离、白瞳症、斜视、前房积脓	后极部白色假性胶质性肿块、视网膜皱褶、出血性视网膜脱离、病灶内新生血管、视网膜下出血	肉芽肿在赤道前，通常90%位于视网膜皱褶；玻璃体黄斑牵引、视网膜脱落伴睫状体扁平部炎
鉴别诊断	视网膜母细胞瘤、外层渗出性视网膜病变(coats disease)、增生性原玻璃体、晶状体后纤维增生性眼病	弓形虫视网膜脉络膜炎、眼拟组织胞质菌病综合征、特发性视网膜下新生血管膜	先天性视网膜皱襞、睫状体扁平部炎、家族性渗出性玻璃体视网膜病变

六、诊断与治疗

弓首线虫病的诊断主要依据血清抗体阳性、血液或脑脊液嗜酸性粒细胞增多以及密切的猫、犬接触史等。最常用的血清学诊断方法有 ELISA 和蛋白质印迹法。

感染部位的组织学检查是近期感染的唯一确诊方法，但组织切片难以获得，故通常采用医学影像技术来检测和定位由弓首线虫幼虫导致的肉芽肿性病变。

弓首线虫病的治疗主要是药物驱虫和消炎。驱虫药物主要为阿苯达唑、甲苯咪唑和噻苯咪唑类。眼弓首线虫病严重者可施肉芽肿摘除术。

七、预防

对猫犬定期驱虫，保护儿童等易感人群，避免与未经驱虫的猫犬过密接触，蔬菜水果应洗净，不生食或食用未经煮熟的肉类，改变异食癖人群的不良卫生习惯（图 20-5）。

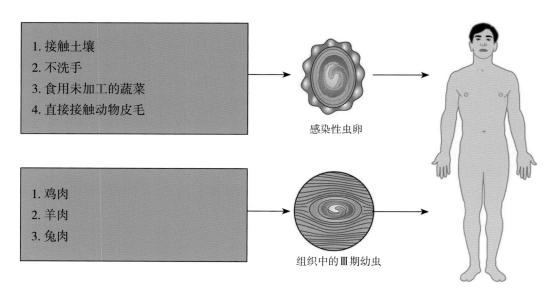

1. 接触土壤
2. 不洗手
3. 食用未加工的蔬菜
4. 直接接触动物皮毛

感染性虫卵

1. 鸡肉
2. 羊肉
3. 兔肉

组织中的Ⅲ期幼虫

图 20-5　经口感染弓首线虫的可能传播途径

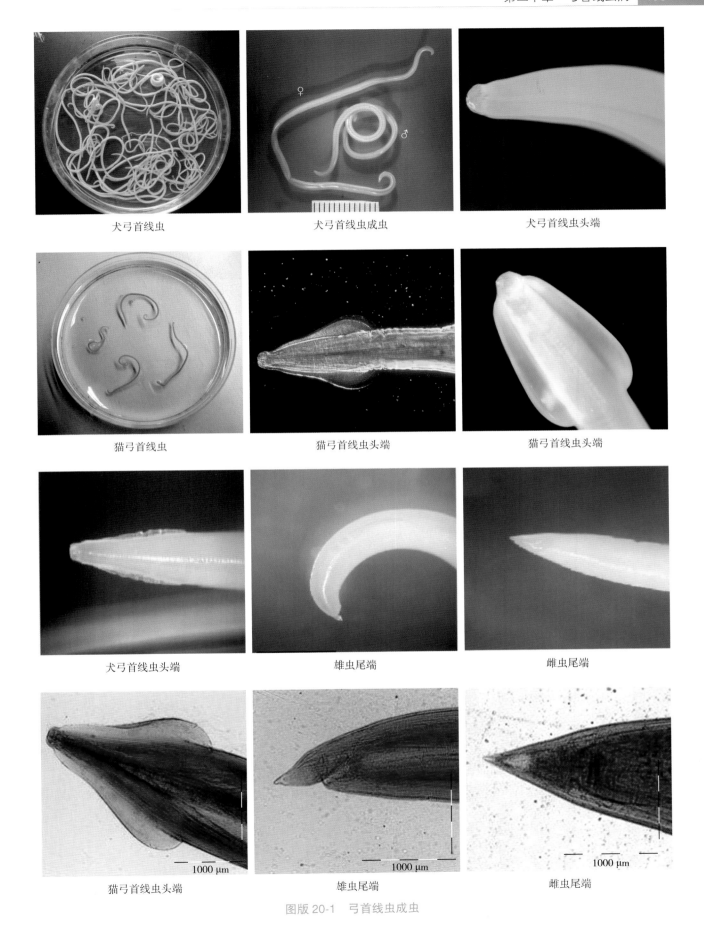

犬弓首线虫

犬弓首线虫成虫

犬弓首线虫头端

猫弓首线虫

猫弓首线虫头端

猫弓首线虫头端

犬弓首线虫头端

雄虫尾端

雌虫尾端

猫弓首线虫头端

雄虫尾端

雌虫尾端

图版 20-1 弓首线虫成虫

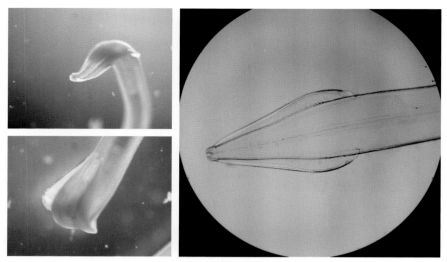

猫弓首线虫　　　　　　　　　　　猫弓首线虫的头端：呈宽箭头形,附有条纹的翼

图版 20-2　猫弓首线虫成虫

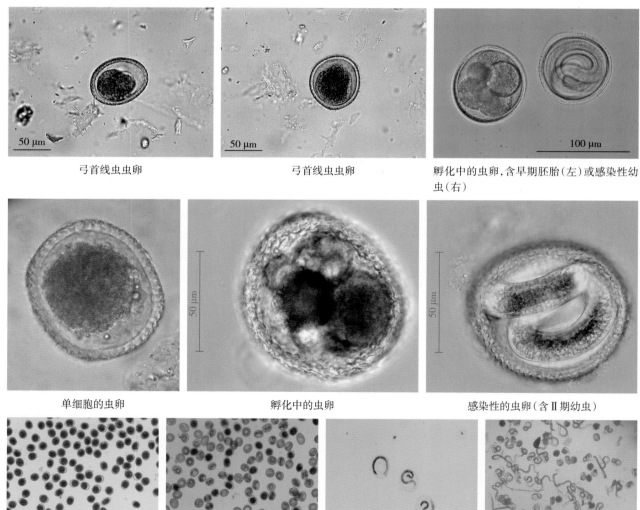

弓首线虫虫卵　　　　　　　　　　弓首线虫虫卵　　　　　　　　　　孵化中的虫卵,含早期胚胎(左)或感染性幼虫(右)

单细胞的虫卵　　　　　　　　　　孵化中的虫卵　　　　　　　　　　感染性的虫卵(含Ⅱ期幼虫)

未孵化的卵　　　　含Ⅱ期幼虫的孵化卵　　　　脱壳中的Ⅱ期幼虫　　　　孵出的Ⅱ期幼虫

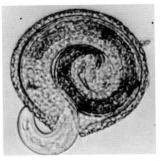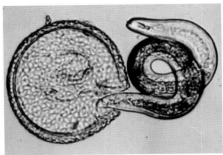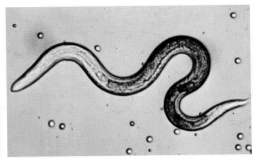

Ⅱ期幼虫(具感染性)从卵中孵出(左一和左二),发育为Ⅲ期幼虫(右一)

Ⅲ期幼虫:长约 350 ～ 400 μm,最大宽度约 15 ～ 20 μm,其食管约占体长的 1/3。

图版 20-3 弓首线虫虫卵及幼虫

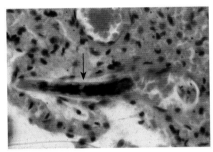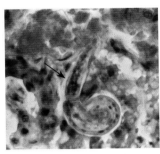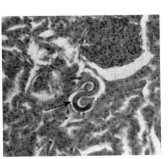

幼虫移行至肺血管　　　　　　　　幼虫移行至肺间质　　　　　　幼虫移行至肾脏内,接近肾小管

实验犬感染犬弓首线虫后,各脏器的病理切片

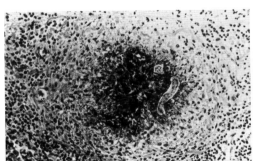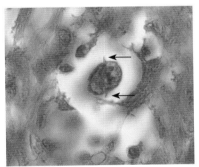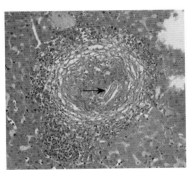

肺组织病理切片,可见犬弓首线虫幼虫及炎症反应　猫弓首线虫幼虫的横切面,可见明显的侧　猴肝脏中的幼虫纵切面(箭头所示),虫
(×100)　　　　　　　　　　　　　　　　　翼(箭头所示),直径为 15 μm　　　　体周围可见明显的肉芽肿反应(×20)

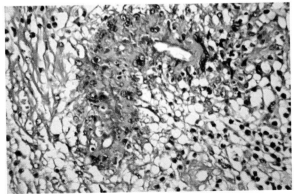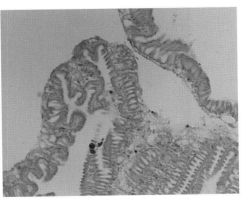

2.5 岁女童,腹部超声见不规则包块,血清学检查抗弓首线　脑弓首线虫组织切片,幼虫坏死后的钙化残余物
虫 IgG 阳性,手术切除 3 个肠系膜包块,病理切片见变性虫体　(HE 染色,×200)
(×400)

图版 20-4 弓首线虫病病理组织切片

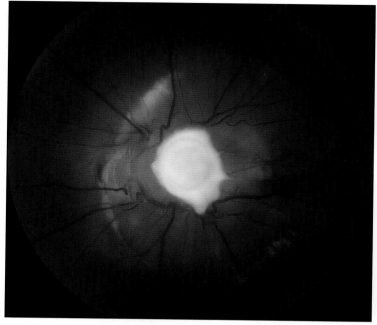

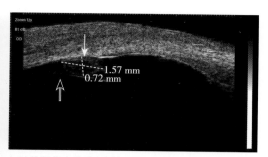

初始阶段的肉芽肿（实箭头）及其表面上脱落的视网膜（空箭头）

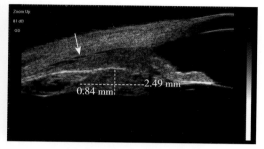

眼弓首线虫眼病视网膜肉芽肿 RetCam 图

睫状体表面肉芽肿（径向切面）
超声生物显微镜影像图

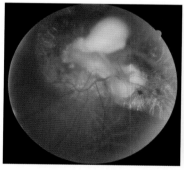

检眼镜：视神经乳头肉芽肿侵入视盘和玻璃体，周边视网膜色素上皮层出现萎缩和异常性色素沉着

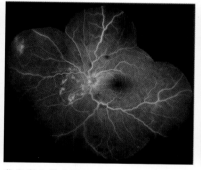

荧光素血管造影（FAG）：视神经和视网膜静脉有荧光素渗漏

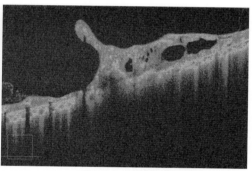

光学相干断层成像（OCT）：视网膜内有较大的囊状肉芽肿

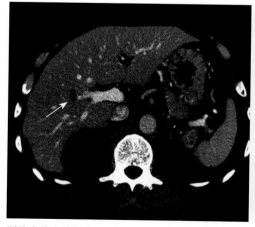

肝脏内幼虫移行症 CT 检查：肝右叶近右门静脉前支处有一个小的、卵圆形低衰减结节

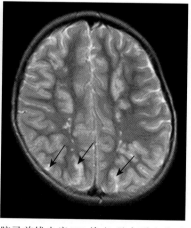

脑弓首线虫病 MR 检查：脑灰质和白质均见弥散的融合性高信号病灶

图版 20-5　弓首线虫病患者医学影像学检查

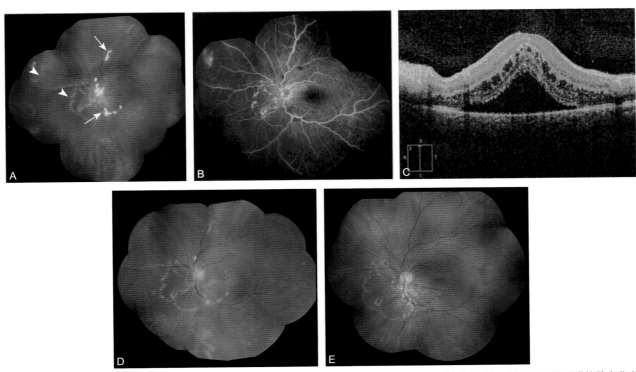

A 初诊,检眼镜见轻度玻璃体炎、视神经水肿有渗出、黄斑变厚、多重轨道样脉络膜视网膜瘢痕(箭头所示);B 视神经和视网膜静脉有荧光素渗漏;C OCT 显示视网膜下和膜内有液体;D 经局部激素和睫状肌麻醉剂等治疗 1 周后视网膜下渗出得以控制;E 经治疗 17 个月后症状明显好转。

图版 20-6　眼弓首线虫病病例（一）
注:患者,男,16 岁,左眼疼痛、飞蚊症和视力下降 1 周后就诊。

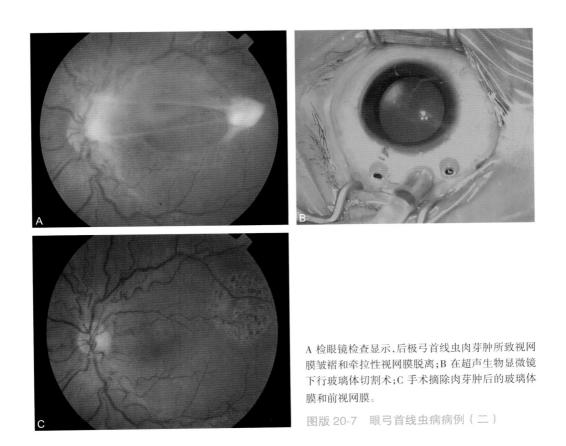

A 检眼镜检查显示,后极弓首线虫肉芽肿所致视网膜皱褶和牵拉性视网膜脱离;B 在超声生物显微镜下行玻璃体切割术;C 手术摘除肉芽肿后的玻璃体膜和前视网膜。

图版 20-7　眼弓首线虫病病例（二）

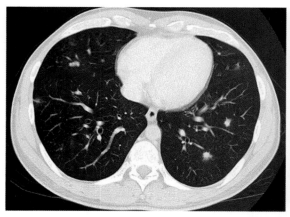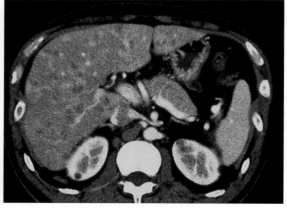

图版 20-8 内脏（肺部和肝）幼虫移行症病例

注：患者，男，34 岁，上腹痛 10 d，曾数次食用烤鸡肉片。体检无明显异常，ELISA 检测弓首线虫抗体强阳性，嗜酸性粒细胞增多（$20 \times 10^9/L$），CT 检查发现肺部有多个光晕结节、肝区有低密度病灶。

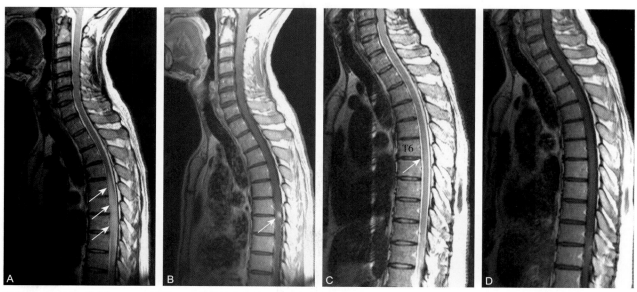

胸椎 MR 检查（矢状位）：A T_2WI 显示 $T_{4\sim9}$ 脊髓呈高信号强度和肿胀（箭头处）；B 对比增强 T_1 显示 $T_{6\sim7}$ 脊髓后段有结节性增强灶；C T_2WI 显示 T_6 水平的胸脊髓有高信号灶；D 对比增强 T_1 显示胸脊髓无信号增强（C 和 D 为类固醇和阿苯达唑治疗后的随访 MR 影像）。

图版 20-9 内脏（脊髓）幼虫移行症病例

第二十一章　钩虫病

钩虫病（hookworm disease, ancylostomiasis）[①]是钩口科（Ancylostomatidae Looss, 1905）线虫感染所引起的常见寄生虫病。钩虫科可致人兽共患病的钩虫有 9 种,寄生于人体的主要为十二指肠钩口线虫（*Ancylostoma duodenale* Dubini, 1843;简称十二指肠钩虫）和美洲板口线虫（*Necator americanus* Stiles, 1902;简称美洲钩虫),偶尔可寄生于人体的有锡兰钩口线虫（*A. ceylanicum* Looss, 1911）、犬钩口线虫（*A. caninum* Ercolani, 1859）和马来钩口线虫（*A. malayanum* Alessandrini, 1905）等。

一、地理分布

钩虫病呈世界性分布,在北纬 45° 和南纬 30° 之间的广大地区,尤其是热带和亚热带地区的国家,几乎都有钩虫病的流行。全球约 7.95 亿人感染钩虫,其中经济欠发达的第三世界国家流行尤为严重,撒哈拉以南非洲人群感染率估计为 33%,感染人数达 1.92 亿。非洲国家中,目前学龄儿童或一般人群感染率仍高于 50% 的国家包括博茨瓦纳、科特迪瓦、塞拉利昂、南非、坦桑尼亚、乌干达、刚果（金）、埃塞俄比亚、加纳,乌干达、坦桑尼亚、肯尼亚和布隆迪等;感染率介于 30%～50% 的国家包括几内亚、几内亚比绍、多哥、阿尔及利亚、乍得、马拉维、莫桑比克和津巴布韦等（图 21-1）。

二、生活史

钩虫成虫主要寄生于人体十二指肠及空肠上部,雌雄虫体发育成熟后交配产卵于肠腔中。虫卵随粪便排出体外,在土壤中孵化出 Ⅰ 期杆状蚴,经 Ⅱ 期杆状蚴,发育为带鞘膜的 Ⅲ 期丝状蚴（感染性幼虫）。感染期幼虫侵入宿主皮肤后,经皮下微血管或淋巴管移行到右心、肺泡、气管、咽部和消化道,最终到达小肠寄生（图 21-2）。

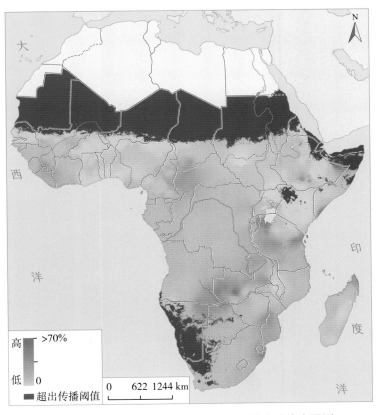

图 21-1　2010 年撒哈拉以南非洲人群钩虫感染率预测

[①] ankylos [G]= bent/crooked/ curved，弯曲的、钩形的；stoma [G]= mouth，口；necator [L]= killer，杀手；americanus [L]= American origin，源自美洲的。

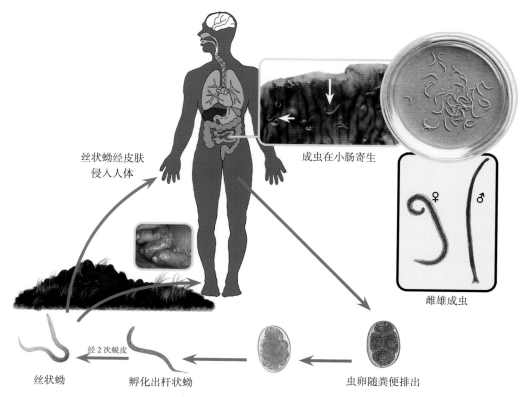

丝状蚴经皮肤
侵入人体

成虫在小肠寄生

雌雄成虫

经2次蜕皮

丝状蚴　　　　孵化出杆状蚴　　　　虫卵随粪便排出

图 21-2　钩虫生活史

三、流行环节

人是钩虫的正常宿主,感染钩虫者为该病的传染源。经土壤途径传播为主要方式,土壤内的丝状蚴可侵入人体手足等皮肤裸露部位引起感染(图21-3)。有通过胎盘、母乳传播的可能性。人群对钩虫普遍易感。

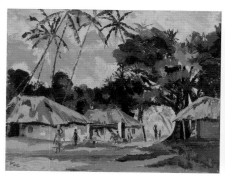

赤足劳作

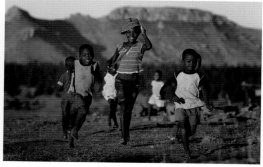

儿童赤足玩耍

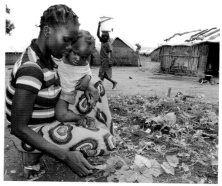

母亲劳动时手脚接触土壤

图 21-3　钩虫病流行环节

四、病原体

1. 成虫 成虫细长，活体呈肉红色。口囊发达，口囊形态和内部构造是各虫种的主要鉴别特征。雌虫尾端尖细，雄虫末端膨大，角皮向后延伸并形成膜质交合伞。交合伞形状及其背肋的形状和分支在分类上有重要作用（表 21-1，图 21-4、图 21-5、图 21-6、图 21-7）。

表 21-1 两种钩虫成虫主要的形态鉴别特征

鉴别特征		十二指肠钩虫	美洲钩虫
大小/mm	♀	(10~13) × 0.6	(9~11) × 0.4
	♂	(8~11) × (0.4~0.5)	(7~9) × 0.3
体形		头端与尾端均向背面弯曲，虫体呈"C"形	头端向背面弯曲，尾端向腹面弯曲，虫体呈"S"形
口囊		腹侧前缘有 2 对钩齿	腹侧前缘有 1 对板齿
背辐肋		远端分 2 支，每支再分 3 小支	基部分 2 支，每支再分 2 小支
交合刺		两刺呈长鬃状，末端分开	合并成一刺，末端呈倒钩状，被包裹于另一刺的凹槽内
尾刺		有	无

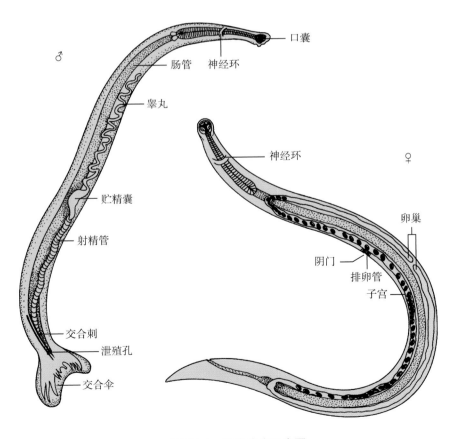

图 21-4 钩虫成虫示意图

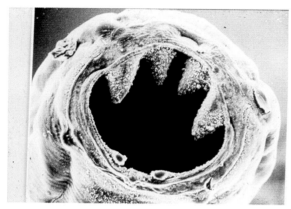
十二指肠钩虫口囊(扫描电镜)

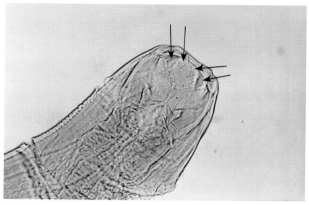
十二指肠钩虫口囊,箭头示钩齿(×125)

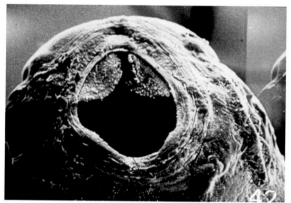
美洲钩虫口囊(扫描电镜)

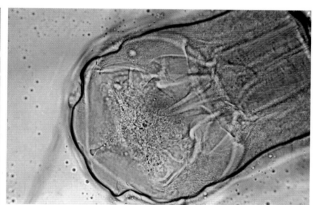
美洲钩虫口囊(×400)

图 21-5 钩虫成虫口囊

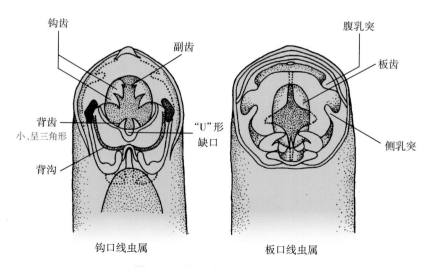

图 21-6 钩虫成虫口囊示意图

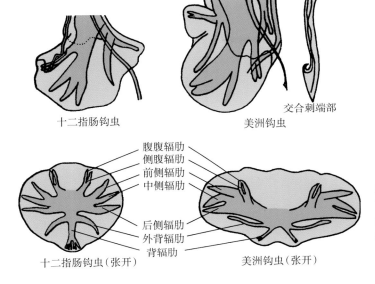

十二指肠钩虫　　　　　美洲钩虫　　交合刺端部

腹腹辐肋
侧腹辐肋
前侧辐肋
中侧辐肋

后侧辐肋
外背辐肋
背辐肋

十二指肠钩虫(张开)　　　美洲钩虫(张开)

腹腹辐肋 =ventroventral ray,侧腹辐肋 =lateroventral ray,
前侧辐肋 =anterolatral ray(即外侧辐肋 =externolateral
ray),中侧辐肋 =mediolateral ray,后侧辐肋 =posteriolateral
ray,外背辐肋 =externodorsal ray,背辐肋 =dorsal ray。

图 21-7　钩虫成虫交合伞示意图

2. 虫卵　钩虫卵呈卵圆形,长径为 55~75 μm、横径为 35~40 μm。卵壳壁薄、厚度为 0.6~0.7 μm。新鲜粪样中虫卵内可有 2~8 个胚细胞,发育数天后的虫卵可含幼虫(图 21-8、图 21-9)。

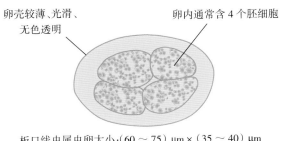

卵壳较薄、光滑、
无色透明　　　　　卵内通常含 4 个胚细胞

板口线虫属虫卵大小:(60 ~ 75)μm ×(35 ~ 40)μm
钩口线虫属虫卵大小:(55 ~ 60)μm ×(35 ~ 40)μm

钩虫卵示意图

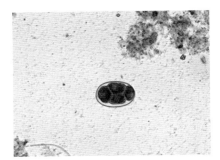

钩虫卵,可见卵内胚细胞

图 21-8　钩虫卵

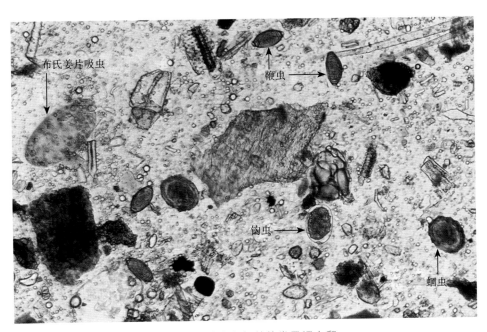

布氏姜片吸虫

鞭虫

钩虫

蛔虫

图 21-9　钩虫卵与其他常见蠕虫卵

3. **标状蚴**　杆状蚴长 0.25～0.30 mm，虫体透明，前端钝圆、后端尖细而较短。口腔狭而长，食管分前、中、后三部分，前部略膨大，中部狭长，后端略似球形，食管长度约为体长的 1/3（图 21-10）。

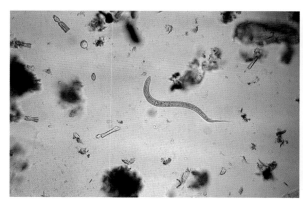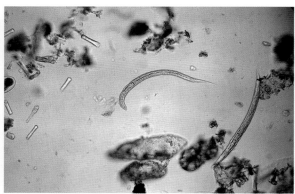

图 21-10　钩虫杆状蚴（×128）

4. **丝状蚴**　丝状蚴为感染期幼虫，大小为（0.5～0.7）mm×0.03 mm。食管细长，约占体长的 1/5，食管后端略似球状（图 21-11）。口腔封闭不能进食，口腔和食管连接处，有一对矛状的角质构造，称为口矛，其形状有助于虫种鉴别。

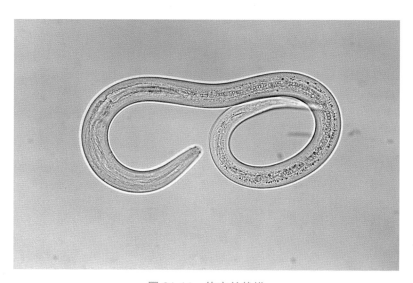

图 21-11　钩虫丝状蚴

五、病理与临床表现

钩蚴侵入人体皮肤后可出现钩蚴性皮炎，引起皮肤发痒、烧灼感、出现充血斑点或丘疹等。多发生于与泥土接触的足趾、手指间等皮肤薄嫩处，也可见于手足背部等其他接触钩蚴的部位（图 21-12）。

钩虫成虫寄生在人体小肠后，不但可损伤肠黏膜、造成消化道功能紊乱，而且可使患者因长期慢性失血而出现贫血，严重者可明显影响劳动力、甚至危及生命（图 21-13）。个别患者可出现喜食生米、生豆，甚至泥土、煤渣等物的异食癖。

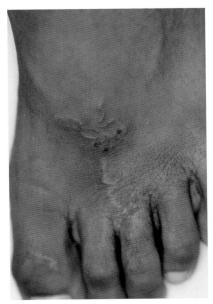

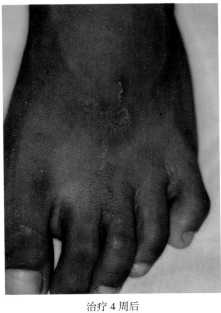

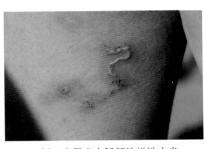

一例 8 岁男童大腿部钩蚴性皮炎

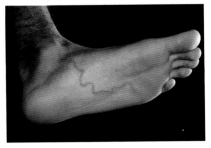

足部钩蚴性皮炎

治疗前　　　　　　　　　　治疗 4 周后

一例 9 岁男童足部钩蚴性皮炎治疗前后对比

图 21-12　钩虫感染引起的钩蚴性皮炎

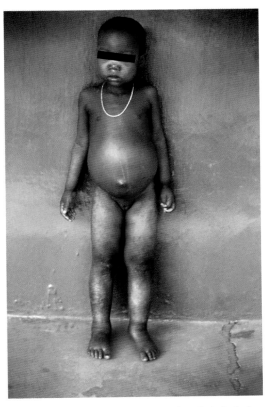

图 21-13　钩虫患儿出现的水肿、贫血和皮疹

六、诊断与治疗

在钩虫病流行区,有土壤接触史或钩蚴性皮炎,如出现有贫血、胃肠功能紊乱等临床表现,则应考虑钩虫病的可能。粪便镜检发现钩虫卵、钩蚴培养阳性或驱虫发现成虫即可确诊(图 21-14)。

治疗药物主要有阿苯哒唑、甲苯哒唑、三苯双脒、噻嘧啶和伊维菌素等(图 21-15)。

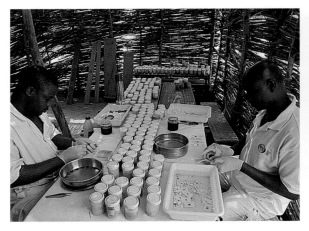

图 21-14　改良 Kato-Katz 厚涂片法检查钩虫卵

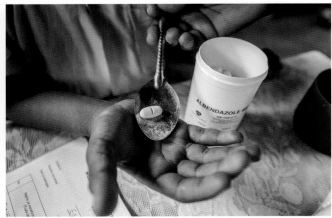

图 21-15　阿苯达唑治疗药物

七、预防

钩虫病防治主要采取以大规模药物治疗为主,结合改善环境卫生、粪便管理和健康教育的综合性防治措施(图 21-16)。

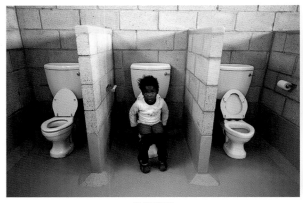

粪便管理

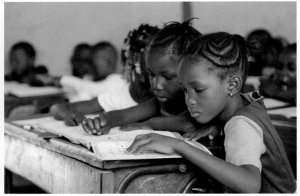

开展健康教育

图 21-16　钩虫病预防与控制

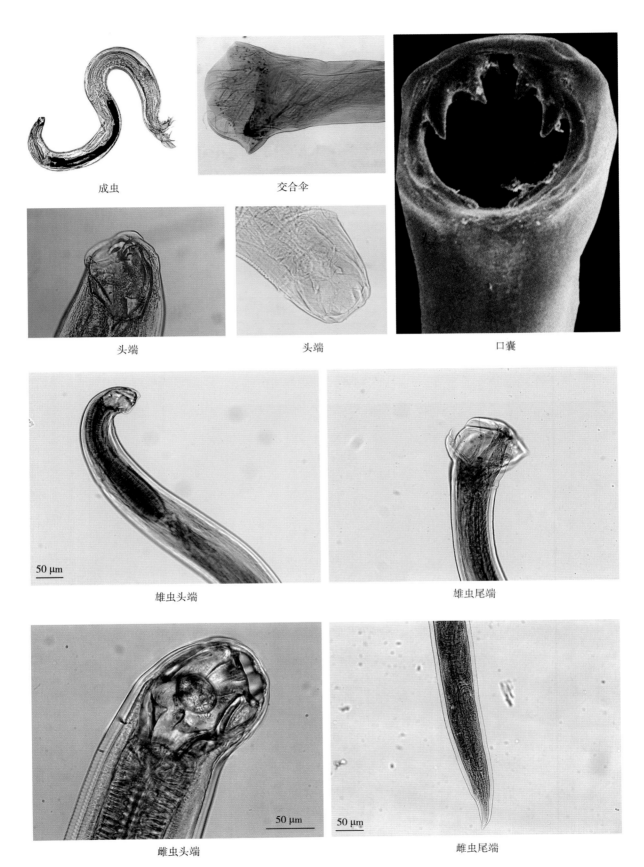

成虫

交合伞

头端

头端

口囊

雄虫头端

50 μm

雄虫尾端

雌虫头端

50 μm

50 μm

雌虫尾端

图版 21-1　十二指肠钩虫成虫

交合伞

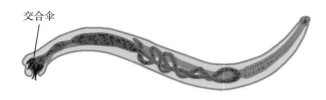

美洲钩虫,雄性成虫

雄性成虫形态示意

无尾刺

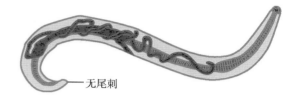

美洲钩虫,雌性成虫

雌性成虫形态示意

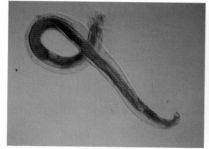

成虫

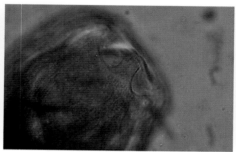

头端可见一对半月形板齿

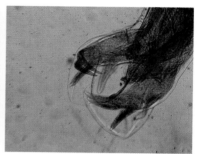

交合伞

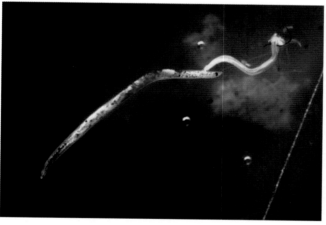

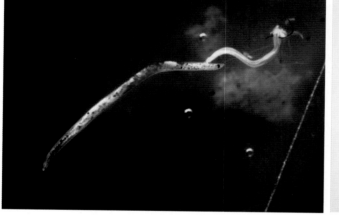

一对正在交尾的美洲钩虫

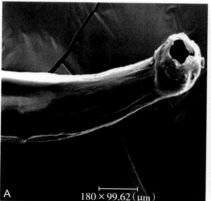

A   180×99.62(μm)

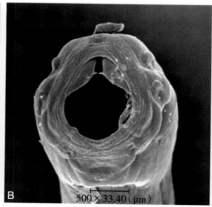

B   500×33.40(μm)

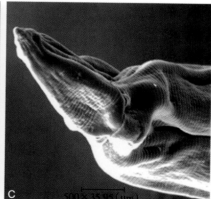

C   500×35.95(μm)

A、B 为成虫头端,可见一对板齿;C 为雌性成虫尾端(扫描电镜)

图版 21-2   美洲钩虫成虫

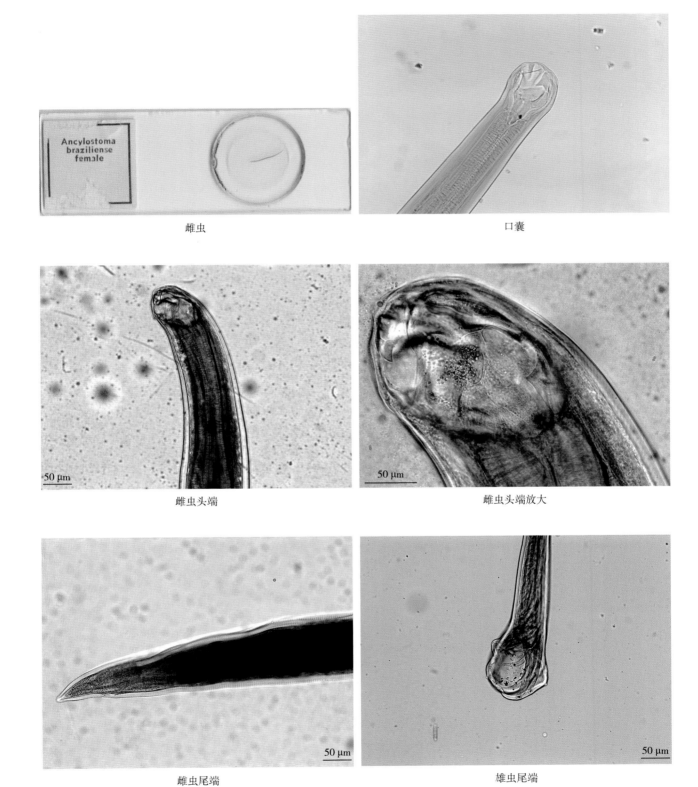

雌虫

口囊

雌虫头端

雌虫头端放大

雌虫尾端

雄虫尾端

图版 21-3 巴西钩虫成虫

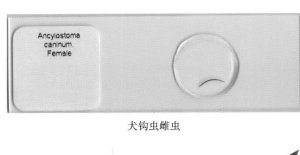

犬钩虫雌虫

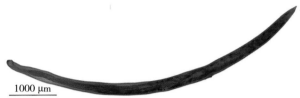

犬钩虫雌虫

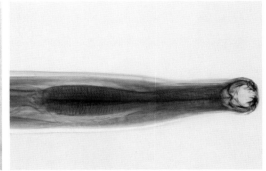

犬钩虫雌虫

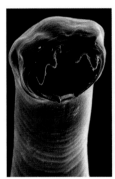

犬钩虫口囊

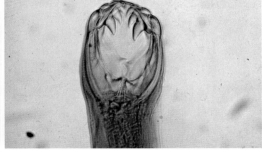

犬钩虫口囊

犬钩虫头端

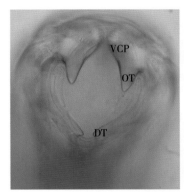

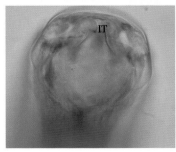

锡兰钩虫口囊
（VCP. 腹侧板齿；OT. 外齿；DT. 背齿；
IT. 内齿）

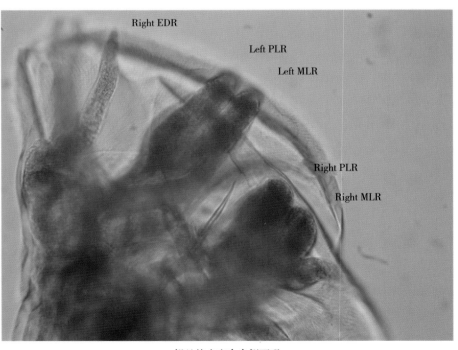

锡兰钩虫交合伞侧面观
（EDR. 外背辐肋；PLR. 后侧辐肋；MLR. 中侧辐肋）

图版 21-4 犬钩虫和锡兰钩虫成虫

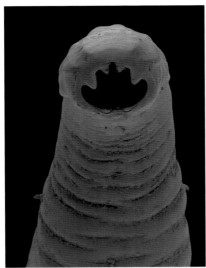
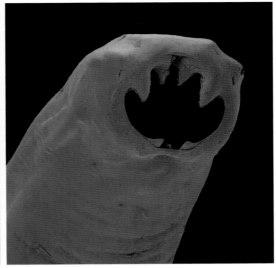

十二指肠钩虫，可见钩齿 2 对，副齿 1 对

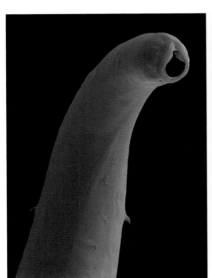
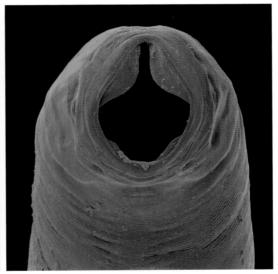

美洲钩虫，可见半月型板齿 1 对

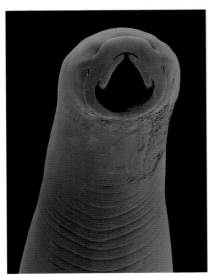
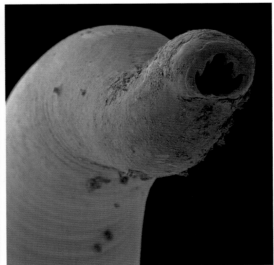

锡兰钩虫，口囊较小，有 1 对大的副齿，每个副齿具 2 个明显齿尖

图版 21-5　电镜下钩虫成虫头端

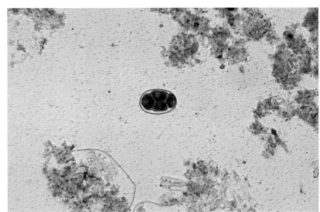

钩虫卵,内含 4 个胚细胞

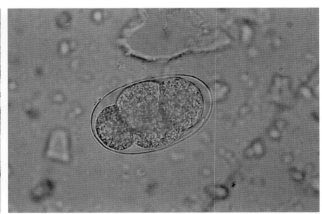

钩虫卵,内含 6 个胚细胞,虫卵大小约 30 μm×50 μm(×500)

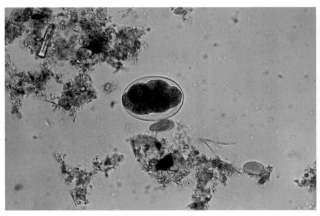

多细胞阶段钩虫卵,虫卵大小为(56~76)μm×(35~47)μm

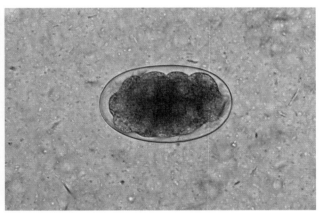

多细胞阶段钩虫卵

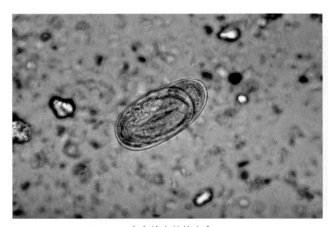

内含幼虫的钩虫卵

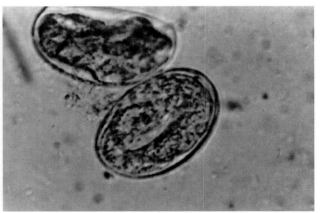

内含幼虫的钩虫卵(×500)

图版 21-6   钩虫卵

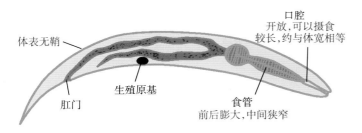

口腔
开放,可以摄食
较长,约与体宽相等

体表无鞘

生殖原基

肛门

食管
前后膨大,中间狭窄

刚孵出的杆状蚴平均大小:270 μm × 15 μm
孵出 5 d 后的杆状蚴长:540 ～ 700 μm

钩虫杆状蚴形态示意

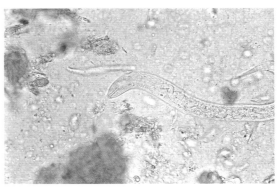

钩虫杆状蚴(×500),可见较长的口腔和后端较小的生殖原基

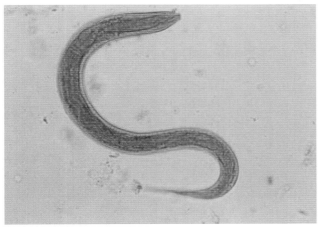

钩虫杆状蚴,口腔长,生殖原基小

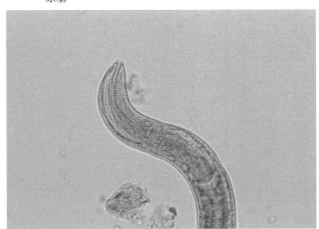

钩虫杆状蚴头端

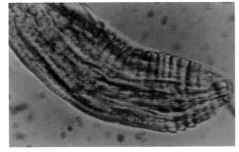

钩虫杆状蚴头端(×500)

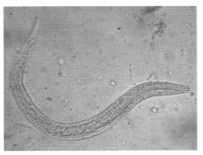

钩虫杆状蚴

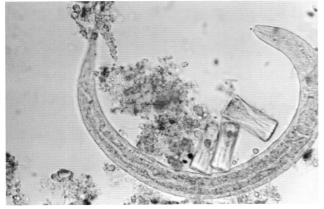

钩虫杆状蚴

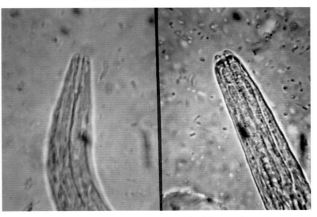

钩虫和粪类圆线虫杆状蚴头端(×500)
钩虫(左侧)口腔长,粪类圆线虫(右侧)口腔短

图版 21-7　钩虫杆状蚴

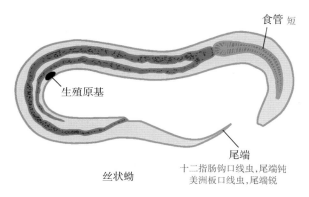

丝状蚴

生殖原基

食管 短

尾端

十二指肠钩口线虫,尾端钝
美洲板口线虫,尾端锐

钩虫丝状蚴形态示意

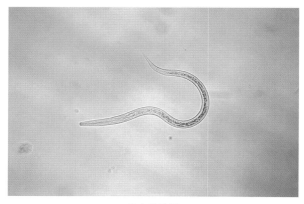

钩虫丝状蚴

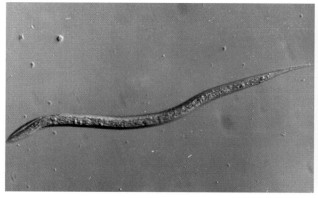

钩虫丝状蚴

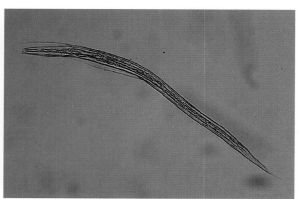

钩虫丝状蚴(×100)

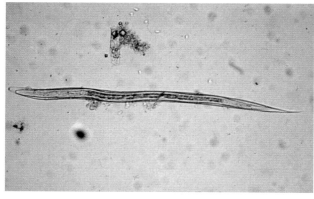

钩虫丝状蚴

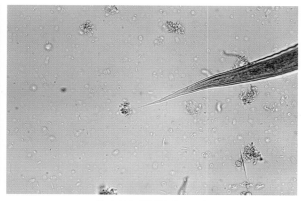

钩虫丝状蚴尾端(×400)

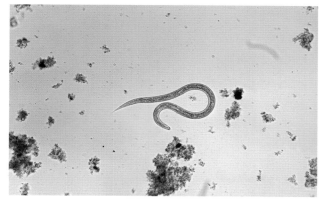

钩虫丝状蚴(×100)

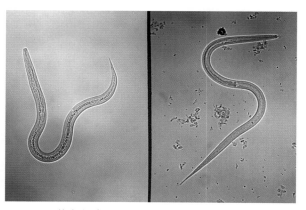

钩虫(左侧)和粪类圆线虫(右侧)丝状蚴

图版 21-8　钩虫丝状蚴

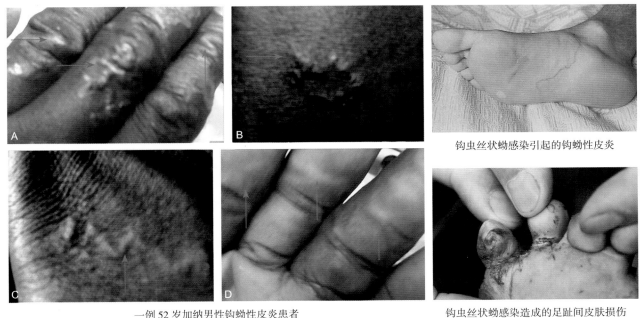

钩虫丝状蚴感染引起的钩蚴性皮炎

一例 52 岁加纳男性钩蚴性皮炎患者

A 为左手手指, B 为左侧腰部, C 为左手手背, D 为左手手掌, 红色箭头所示为钩虫幼虫移行部位。

钩虫丝状蚴感染造成的足趾间皮肤损伤

钩虫幼虫移行造成的足部皮炎

足部钩蚴性皮炎

图版 21-9　钩虫病的皮肤症状

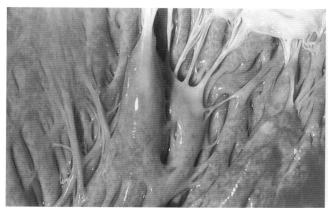

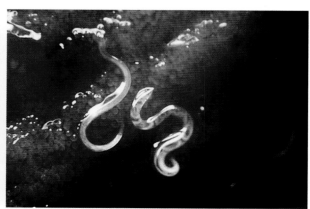

委内瑞拉一例钩虫感染婴儿因慢性贫血而导致的"虎心",即心肌脂肪变性

犬小肠黏膜,肠绒毛上存在犬钩口线虫

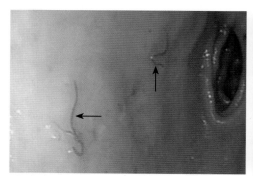

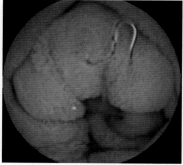

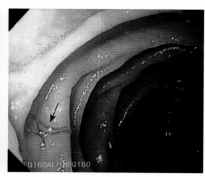

胃肠内镜图像,箭头处为钩虫,虫体内可见血液(红细胞)

一例42岁女性患者胶囊内镜图像,可见钩虫

内镜图像,可见十二指肠内寄生的美洲钩虫

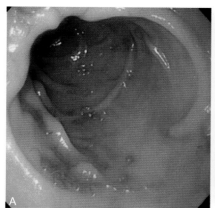

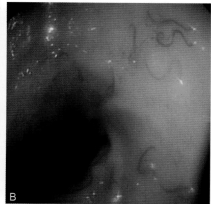

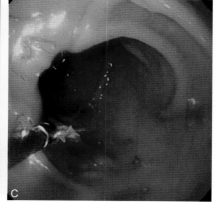

肠镜检查,可见十二指肠黏膜充血和大量活动的钩虫

图版 21-10　钩虫病的脏器病理损伤

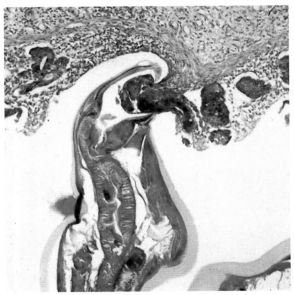

钩虫成虫咬附肠黏膜

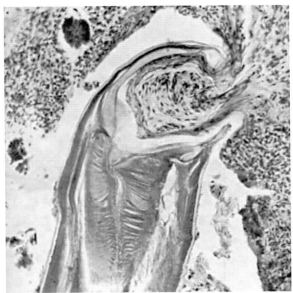

钩虫成虫咬附肠黏膜

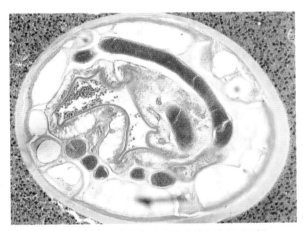

钩虫横切面,可见钩虫肠道内吸入的血液(红细胞)

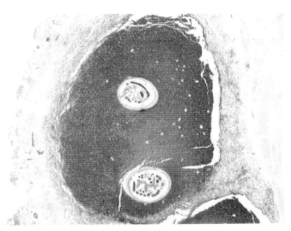

钩虫病患者十二指肠黏膜中两条钩虫横切面

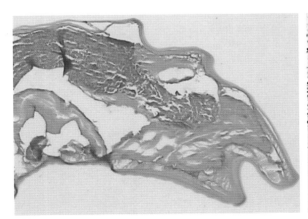

部分钩虫虫体病理切片(HE,×100)

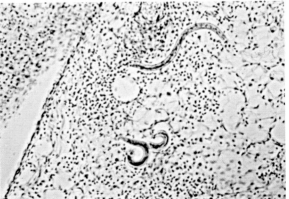

肺组织切片,可见移行的钩虫幼虫

图版 21-11　钩虫病的病理组织切片

毛首鞭形线虫（*Trichuris trichiura* Linnaeus，1771）简称鞭虫（whipworm），可寄生于人体肠道引起鞭虫病（trichuriasis）[①]。一些动物鞭虫，如猪鞭虫（*T. suis* Schrank，1788）、狐鞭虫（*T. vulpis* Froelich，1789，俗称犬鞭虫）等，也偶然寄生人体而致病。

一、地理分布

鞭虫病是一种全球性分布的寄生虫病，尤其在撒哈拉以南非洲、亚洲南部和东部等地区流行较重，主要感染人群为学龄儿童。非洲各国流行强度存在差异，马达加斯加、坦桑尼亚、莫桑比克、斯威士兰、莱索托、索马里、南非、刚果、加蓬和赤道几内亚等国为重度流行区（图 22-1）。

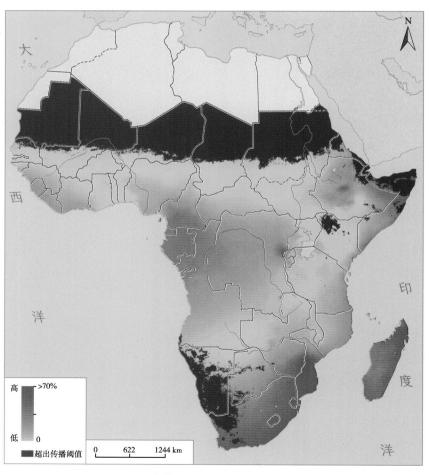

图 22-1　2010 年撒哈拉以南非洲人群鞭虫感染率预测

[①] thrix/trichos [G]= hair，毛发；ura [G]= tail，尾。鞭虫（whipworm）以尾部呈细鞭形得名；sus [L]= pig，猪；vulpis [L]= fox，狐。

二、生活史

鞭虫生活史较简单。成虫主要寄生于人体盲肠,雌虫产出的虫卵随粪便排出体外,在外界适宜条件下发育为感染期虫卵,随食物或饮水进入人体,在胃液和胰液的作用下孵出幼虫,侵入肠黏膜经发育后重新回到肠腔,并下行至盲肠发育为成虫(图 22-2)。

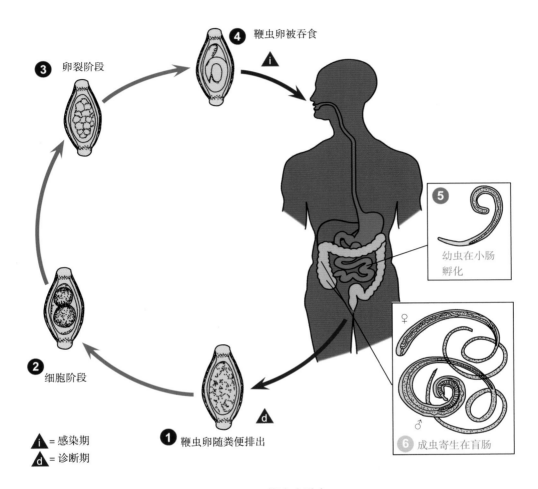

❸ 卵裂阶段

❹ 鞭虫卵被吞食

i

❺ 幼虫在小肠孵化

❷ 细胞阶段

❶ 鞭虫卵随粪便排出

d

i = 感染期
d = 诊断期

♀

♂

❻ 成虫寄生在盲肠

图 22-2　鞭虫生活史

三、流行环节

粪便中排出鞭虫卵的感染者是鞭虫病唯一的传染源。粪-口传播是鞭虫的感染方式,人可通过接触被虫卵污染的土壤、地面,以及用人粪施肥污染蔬菜而感染。使用未经无害化处理的粪便是引起人群鞭虫高感染率的主要原因。人群对鞭虫普遍易感。

四、病原体

1.成虫　成虫外形似马鞭,前 3/5 细长,后 2/5 粗短似鞭柄。雄虫长 30~45 mm,尾端向腹面呈环状卷曲,有一根交合刺,可自鞘内伸出。雌虫长 35~50 mm,尾端钝圆,游离于肠腔内,便于产卵(图 22-3、图 22-4)。

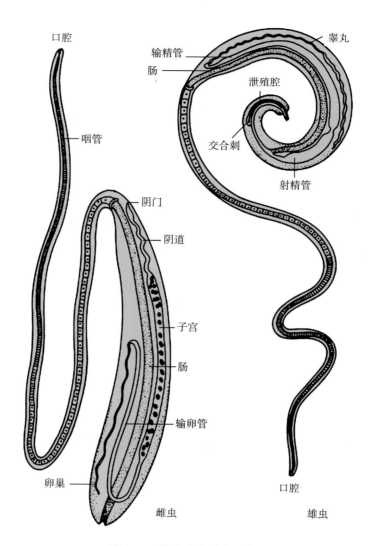

图 22-3 鞭虫成虫形态示意图

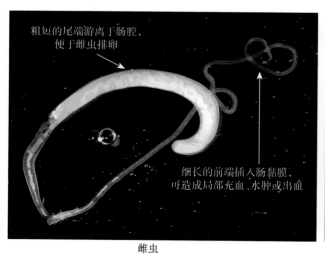
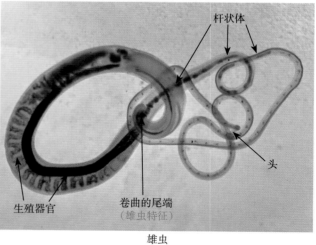

图 22-4 毛首鞭形线虫成虫

2. **虫卵** 呈纺锤形或橄榄形,棕黄色,大小为(50~54)μm×(22~23)μm。卵壳两端各具一透明塞状突起的盖塞。犬鞭虫卵和人鞭虫卵形态相似,但大小几乎是人鞭虫卵的 2 倍(图 22-5)。

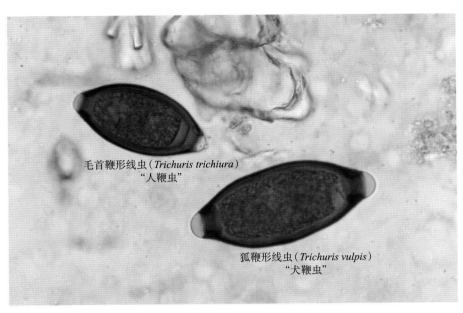

毛首鞭形线虫（*Trichuris trichiura*）
"人鞭虫"

狐鞭形线虫（*Trichuris vulpis*）
"犬鞭虫"

图 22-5 人鞭虫和犬鞭虫虫卵

五、病理与临床表现

虫体移行引起的机械性损伤及其分泌物刺激可致肠壁慢性炎症。轻度感染可无明显症状或仅有腹泻。重度感染可有食欲不振、恶心、呕吐、腹痛、腹泻、出血、黏液便、直肠脱垂等消化系统症状，或可出现贫血、外周血嗜酸性粒细胞增多症、杵状指、指（或趾）端肿大、发育迟缓和营养不良等全身症状。

六、诊断与治疗

患者生活或居住于流行区，有腹痛和腹泻等消化系统症状，粪检查到鞭虫卵或结肠镜检发现鞭虫成虫则可确诊。

感染者可选用阿苯达唑、甲苯达唑、伊维菌素、三苯双脒、酚嘧啶等药物进行驱虫治疗。

七、预防

鞭虫病的防治可采取控制传染源、改水改厕、健康教育和人群化疗等综合措施（图 22-6）。

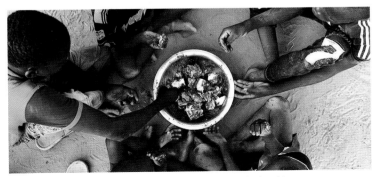

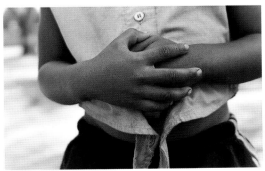

食用受污染的食物或便后未洗手直接用餐　　　　　腹痛和腹泻为常见临床表现

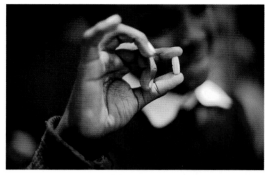

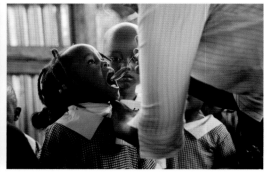

药物驱虫   儿童群体性化疗

图 22-6   鞭虫病的感染方式、临床表现与治疗

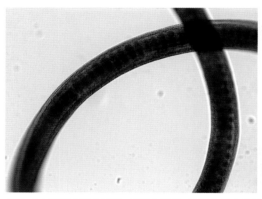

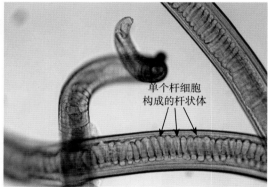

单个杆细胞
构成的杆状体

鞭虫成虫咽管前段为肌性、后段为腺性，外部由呈串珠状排列的杆细胞（stichocyte）组成的杆状体（stichosome）包绕

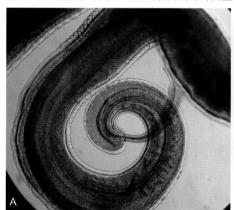

A

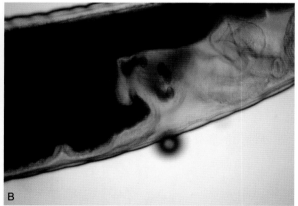

B

A 雄虫尾端向腹面呈环状卷曲，末端有一根交合刺；B 雌虫子宫后端，内含未成熟卵。

毛首鞭形线虫（*T. trichiura*）局部特征

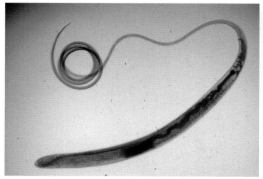

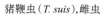

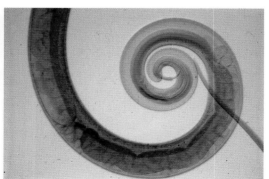

猪鞭虫（*T. suis*），雌虫   猪鞭虫（*T. suis*），雄虫尾端

图版 22-1   鞭虫成虫形态

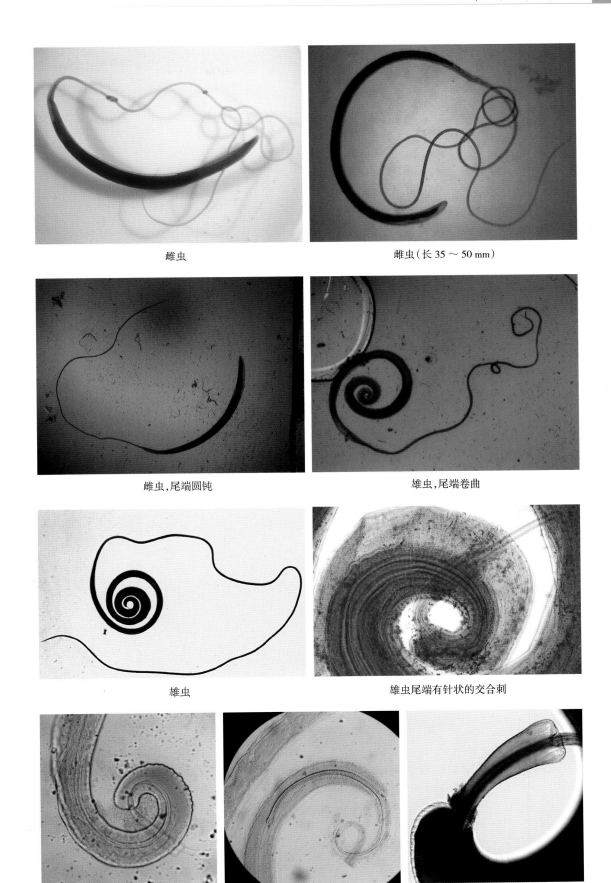

雌虫

雌虫（长 35 ～ 50 mm）

雌虫,尾端圆钝

雄虫,尾端卷曲

雄虫

雄虫尾端有针状的交合刺

图版 22-2　毛首鞭形线虫（*T. trichiura*）成虫

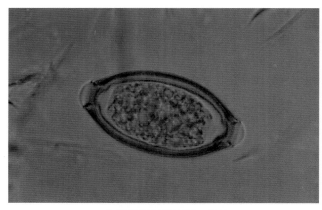

人粪便中的鞭虫卵（×500）

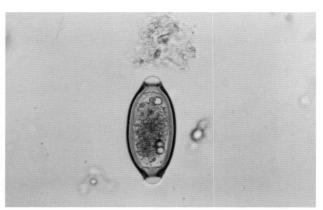

新鲜粪便中的鞭虫卵

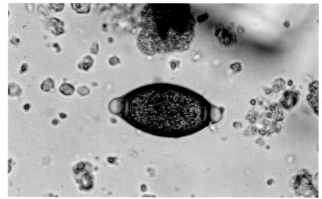

人鞭虫卵

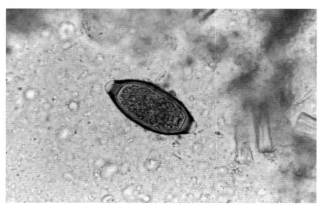

人鞭虫卵（×400）

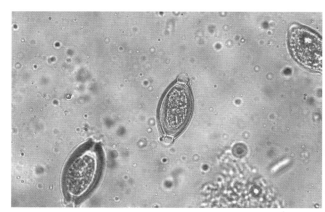

人鞭虫卵（×400）

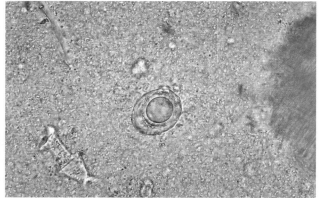

从狗肠中提取出的犬鞭虫卵

图版 22-3　鞭虫虫卵

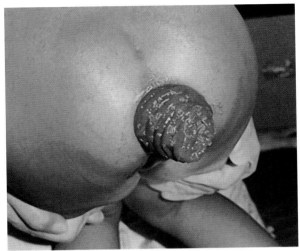

鞭虫性痢疾引发的直肠脱垂

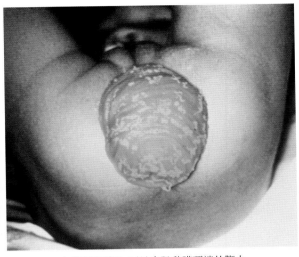

女婴直肠脱垂,可见直肠黏膜顶端的鞭虫

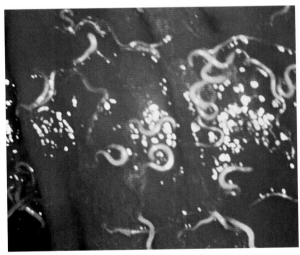

结肠镜检,肠道黏膜见大量鞭虫

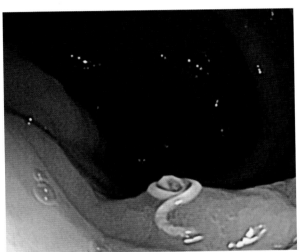

结肠镜检,回盲瓣见有白色移动的鞭虫

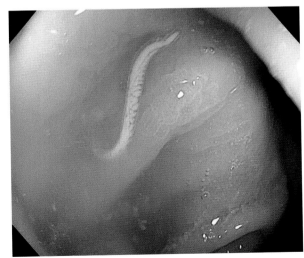

结肠镜检,盲肠发现鞭虫成虫

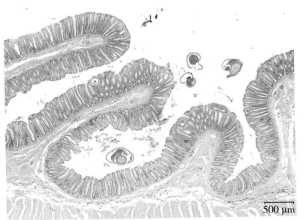

结肠组织切片,肠道黏膜附有虫体

图版 22-4　鞭虫病患者临床表现

第二十三章 蛲虫病

蛲虫病（enterobiasis）是由蠕形住肠线虫（*Enterobius vermicularis* Linnaeus，1758；简称蛲虫 pinworm）[①]寄生于人体肠道引起的一种寄生虫病。蛲虫病是一种常见寄生虫病，也是常见儿童寄生虫病。

一、地理分布

蛲虫病呈世界性分布。据估计，全世界蛲虫感染人数约 2 亿。非洲各国不同地区间蛲虫感染率差异较大。如埃及亚历山大市学龄前儿童的感染率可高达 46%，而布海拉省儿童感染率只有 3.4%；尼日利亚儿童感染率为 0.3%～6.8%，而一般人群为 1%～5%。

二、生活史

蛲虫的生活史分成虫、卵、幼虫三个阶段。雌雄虫交配后，雄虫很快死亡。雌虫受精后向人体肠腔下段移行至直肠，部分雌虫移行至肛门外皮肤上产卵；少数可爬入阴道、尿道等处。在适宜的温度和湿度下，虫卵内的幼虫约 6 h 发育，并蜕皮 1 次即成为感染期卵。感染期虫卵经口进入人体消化道后，在十二指肠内经宿主消化液的作用孵出幼虫，沿小肠下行并蜕皮 2 次，至结肠后再蜕皮 1 次即发育为成虫（图 23-1）。

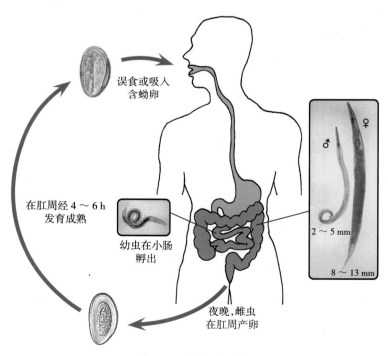

误食或吸入含蛲卵

在肛周经 4～6 h 发育成熟

幼虫在小肠孵出

2～5 mm

8～13 mm

夜晚，雌虫在肛周产卵

图 23-1 蛲虫生活史

---

① enteron [G]= intestine，肠道；bios [G]= life，生活；vermicularis [L]= wormlike，像虫的。

三、流行环节

蛲虫感染者是唯一的传染源。感染者主要因接触被虫卵污染的衣物、床单、玩具或食物等，或吸入随尘土悬浮于空气中的虫卵，经口直接感染；还可通过搔抓粘有虫卵的皮肤、内裤等而造成自身感染；少数肛周虫卵可自行孵化出幼虫经肛门逆行进入肠内引起自身逆行感染。人群普遍易感。

四、病原体

1. 成虫　成虫细小如棉线头，呈乳白色。雌虫长 8～13 mm，虫体中部膨大，尾端长直而尖细；雄虫长 2～5 mm，尾端向腹面卷曲。

2. 虫卵　虫卵大小为（50～60）μm×（20～30）μm，壳厚、无色透明，外形呈 D 字形，一侧扁平、另一侧略凸出，内含胚蚴（图 23-2、图 23-3、图 23-4、图 23-5）。

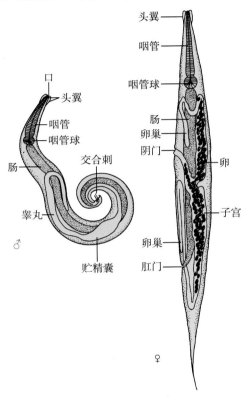

图 23-2　蛲虫成虫示意图

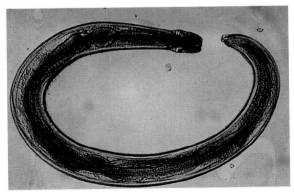

雄虫（尾钝圆，×10）

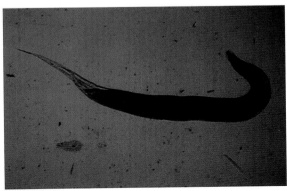

雌虫（尾尖细，×20）

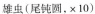

图 23-3　蛲虫成虫

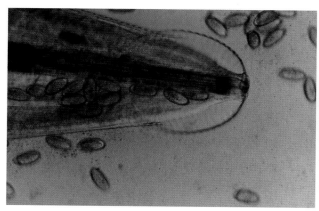
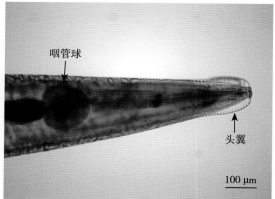

图 23-4　蛲虫头端

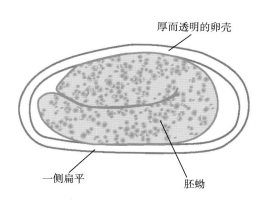
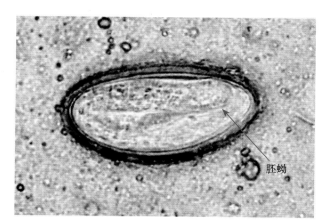

图 23-5　蛲虫卵

五、病理与临床表现

　　蛲虫病的主要症状有肛周或会阴部瘙痒、局部炎症导致的疼痛、蛲虫寄生导致的阑尾绞痛等,如侵入尿道则可出现尿频、尿急和尿痛等。轻度感染者可不出现症状,重度感染者可出现烦躁、焦虑、咬指甲、夜惊、夜间磨牙、注意力不集中等神经功能和心理行为的异常(图 23-6、图 23-7)。

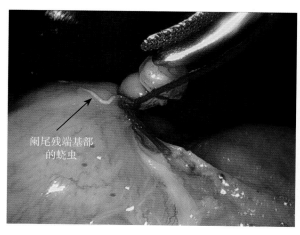
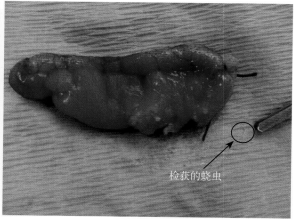

图 23-6　蛲虫寄生导致阑尾绞痛

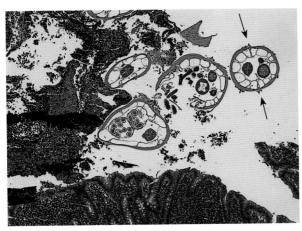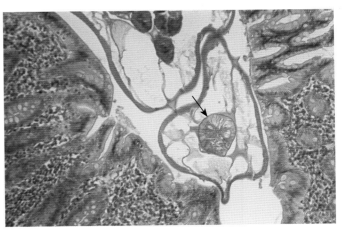

图 23-7　阑尾组织切片中发现的蛲虫（横切面）

六、诊断与治疗

儿童出现肛周或会阴瘙痒等症状时,应考虑蛲虫感染的可能性。清晨大便前用透明胶纸或棉拭子在患儿肛周采样,或于夜间检查肛门部,查见成虫或虫卵即可确诊,必要时可反复多次检查(图 23-8)。

蛲虫病治疗常用的驱虫药物有阿苯达唑、甲苯达唑、复方甲苯达唑、噻嘧啶、三苯双脒和伊维菌素等。

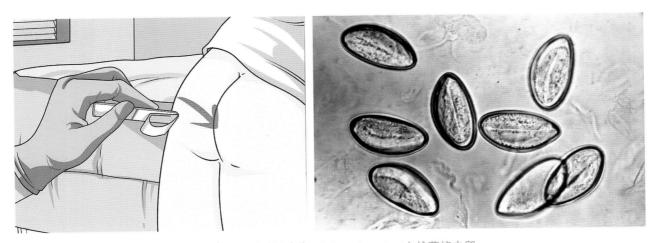

图 23-8　透明胶纸法（cellulose tape test）检获蛲虫卵

七、预防

蛲虫病防治主要包括人群普查普治、加强健康教育、搞好室内环境卫生、养成良好的个人卫生习惯等。

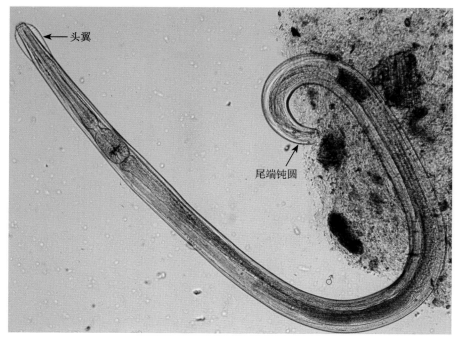

雄虫

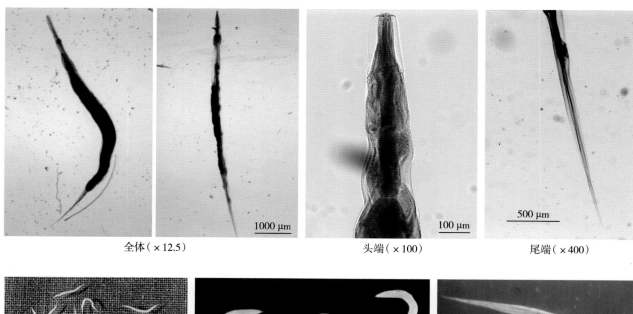

全体（×12.5）　　　　　　　　　　头端（×100）　　　　　尾端（×400）

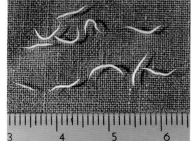

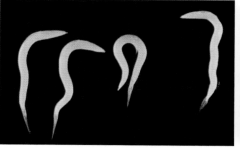

成虫肉眼可见

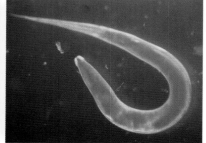

雌虫

图版 23-1　蛲虫成虫

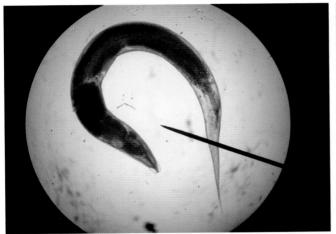

雌虫

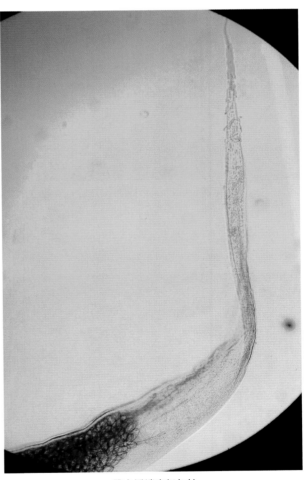

雄虫尾端钝圆,向腹面弯曲

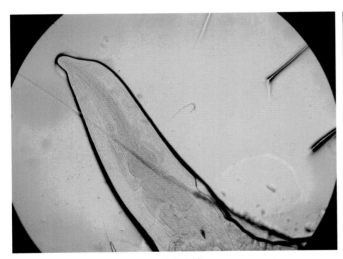

雌虫头端

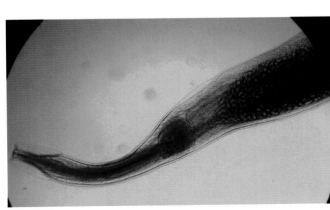

雌虫头端

雌虫尾端尖细如针

图版 23-2　蛲虫成虫

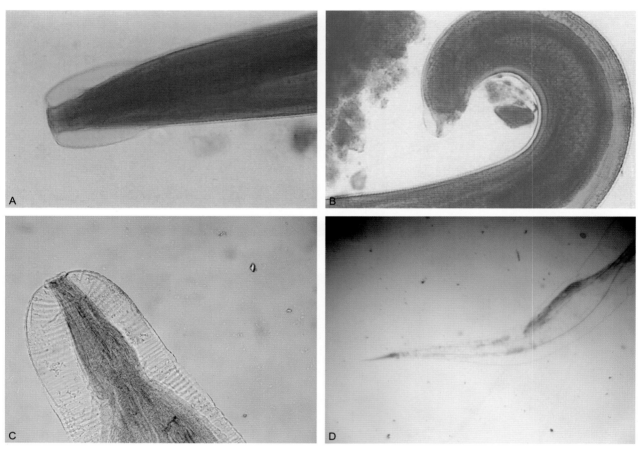

A 雄虫头端角皮向周围膨起形成的头翼;B 雄虫尾端的交合刺;C 雌虫头端的头翼;D 雌虫尾端呈尖细状。

图版 23-3 蛲虫成虫头端和尾端结构

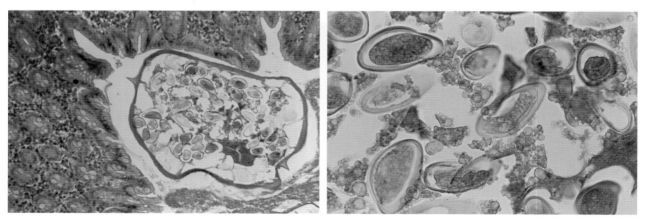

图版 23-4 阑尾组织切片中的蛲虫雌虫和虫卵
注:右图为左图的高倍放大。

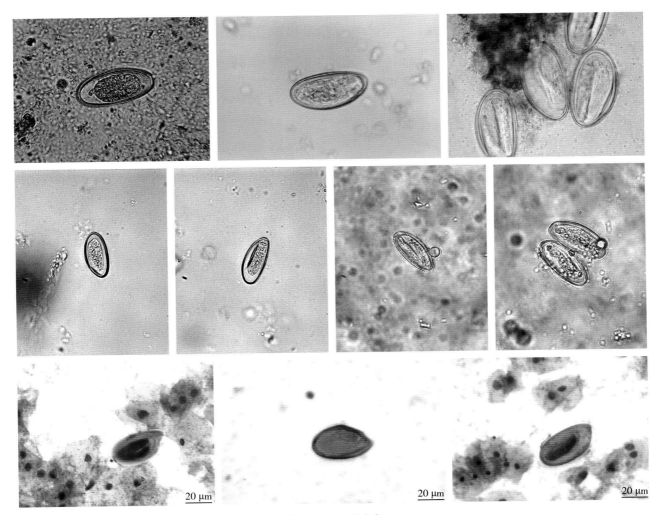

图版 23-5　蛲虫卵

第二十四章 旋毛虫病

旋毛形线虫（*Trichinella spiralis* Owen,1835）简称旋毛虫，其成虫和幼虫分别寄生于同一宿主的小肠和肌细胞内，引起旋毛虫病（trichinellosis）。旋毛虫病是一种重要的食源性人兽共患寄生虫病，主要因生食或半生食含有旋毛虫幼虫囊包的猪肉或其他动物肉类所致。

自旋毛虫被发现以来，在相当一段时间内都认为毛形线虫属（*Trichinella Railliet*,1895）[①] 只有一个种，即 *T. spiralis*。随着现代生物学、分子生物学及基因分类学的发展与研究，目前毛形线虫属中包括了9个种和3个未命名的基因型：旋毛虫（*T. spiralis*；T1）、乡土旋毛虫（*T. nativa* Britov et Boev, 1972；T2）、布氏旋毛虫（*T. britovi* Pozio et al., 1992；T3）、伪旋毛虫（*T. pseudospiralis* Garkavi, 1972；T4）、米氏旋毛虫（*T. murrelli* Pozio et La Rosa, 2000；T5）、T6（未命名）、纳氏旋毛虫（*T. nelson* Britov et Boev, 1972；T7）、T8（未命名）、T9（未命名）、巴布亚旋毛虫（*T. papuae* Pozio, et al., 1999；T10）、津巴布韦旋毛虫（*T. zimbabwensis* Pozio, et al., 2002；T11）、巴塔布韦旋毛虫（*T. patagoniesis* Krivokapich, et al., 2012；T12）。

一、地理分布

旋毛虫病呈世界性分布，全球 66 个国家（或地区）有动物旋毛虫感染的报道，其中 55 个国家有人体旋毛虫病（图 24-1）。2004—2005 年全世界发生了 147 次人体旋毛虫病暴发，发病 5690 例、死亡 5 例。非洲国家均为该病的潜在流行区，其中阿尔及利亚、埃及、埃塞俄比亚、坦桑尼亚和肯尼亚等国家有病例报道。非洲报告的虫种为旋毛虫（T1）、乡土旋毛虫和津巴布韦旋毛虫，但津巴布韦旋毛虫迄今尚无人体感染的报告。

二、生活史

旋毛虫成虫寄生于宿主小肠，幼虫则寄生于同一宿主的骨骼肌细胞内（图 24-2）。旋毛虫在完成生活史过程中不需要在外界发育，但必须转换宿主才能继续下一代生活史。人、猪、犬、猫、鼠、野猪、熊等多种野生动物和马等食草动物均可作为该虫的宿主。

宿主因食入含有幼虫囊包（capsule）的肉类及肉制品而感染。幼虫钻入十二指肠及空肠上段的肠黏膜中发育，经 4 次蜕皮发育为成虫。约在感染后 5 d 开始产幼虫，产于肠黏膜内的新生幼虫随淋巴和血循环播散到全身各处，但只有到达骨骼肌内的幼虫才能进一步发育成旋毛虫幼虫囊包（图 24-3、图 24-4）。成熟幼虫囊包被新宿主吞食后，又可重复其生活史。

[①] thrix/trichos [G]=hair，毛发；ella [G]= small，小；spiralis [L]= enrolled，卷的。

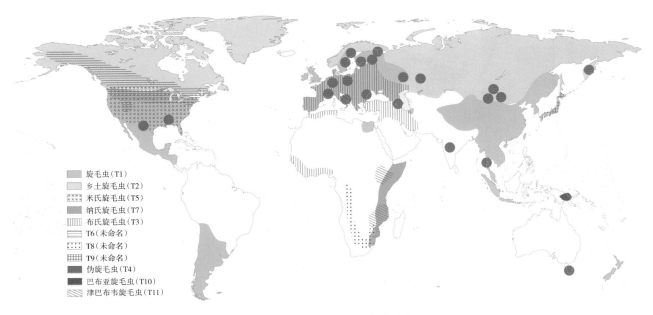

图 24-1　旋毛虫虫种的全球分布

注：旋毛虫（T1），全球温带分布；乡土旋毛虫（T2），北极和亚北极地区；布氏旋毛虫（T3），欧洲和亚洲的温带、非洲北部和西部；伪旋毛虫（T4），全球分布；米氏旋毛虫（T5），北美（美国和加拿大南部）；T6，加拿大、阿拉斯加、美国的洛基山（Rocks）和阿巴拉契亚（Appalachian）山脉；纳氏旋毛虫（T7），非洲的东南部，不耐寒但相对耐热；T8，南非和纳米比亚；T9，日本；巴布亚旋毛虫（T10），巴布亚新几内亚和泰国；津巴布韦旋毛虫（T11），津巴布韦、莫桑比克、埃塞俄比亚、南非；巴塔布韦旋毛虫（T12），南美洲。

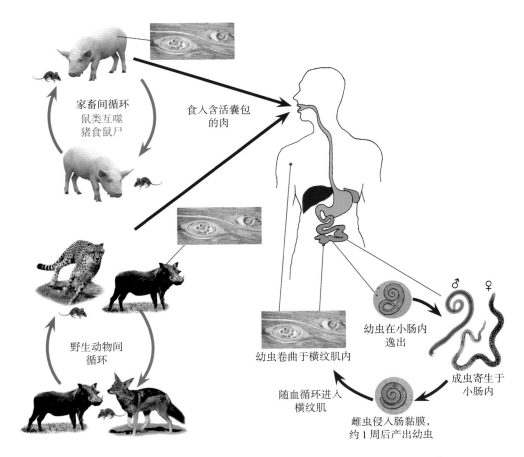

图 24-2　旋毛虫的生活史和流行环节（家养动物环与野生动物环）

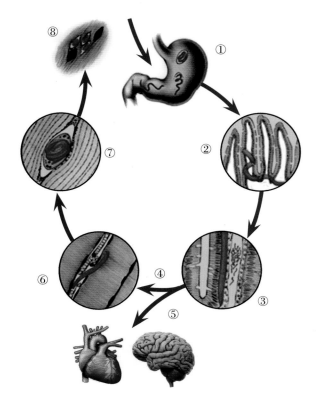

① 在消化酶作用下,幼虫从囊包内逸出。② 幼虫钻入肠黏膜中发育为成虫。③ 交配后,雌虫于肠黏膜内产幼虫,新生幼虫侵入局部淋巴管或小静脉。④ 新生幼虫随淋巴和血循环达全身各处。⑤ 移行到其他器官的幼虫会导致心衰或中枢神经系统损害等病理损害。⑥ 到达骨骼肌内的幼虫进一步发育。⑦ 营养细胞 - 感染性 I 期幼虫复合体(nurse cell-infective first stage larva complex)形成。⑧ 普通囊包(红)和钙化囊包。

图 24-3　旋毛虫生活史

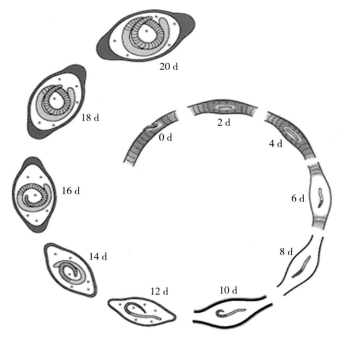

幼虫钻入骨骼肌后形成囊包的过程(数值为侵入的天数)

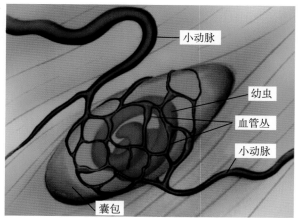

囊包结构:幼虫周围肌细胞转换为营养细胞,外由胶原覆盖,最外层被毛细血管包裹

图 24-4　旋毛虫幼虫囊包示意图

三、流行环节

旋毛虫病存在 2 个传播环，即家养动物环（domestic cycle）和野生动物环（sylvatic cycle）（图 24-2），在无人类感染的情况下这 2 个传播环均能各自运转；但旋毛虫可从家养动物环进入野生动物环。绝大多数哺乳动物对旋毛虫均易感，现已发现有 150 多种家畜和野生动物自然感染旋毛虫，家猪与人体感染的关系最密切。人体感染旋毛虫病主要是因为生食或半生食含有旋毛虫的猪肉和其他动物的肉类所致，其感染方式与饮食习惯（吃生肉、吃腌肉、生熟刀砧不分等）有关。旋毛虫病在野生动物间的传播主要因这些动物互相残杀吞食或食入因该病死亡的动物尸体所致。

四、病原体

1. 成虫　虫体微小，细线状，乳白色。表皮光滑，头端较尾端稍细。雄虫末端无交合刺，但有 2 片叶状交配附器。雌虫子宫较长，中段含虫卵，后段和近阴道处则充满幼虫，幼虫自阴门产出，阴门位于虫体前 1/5 处（图 24-5）。

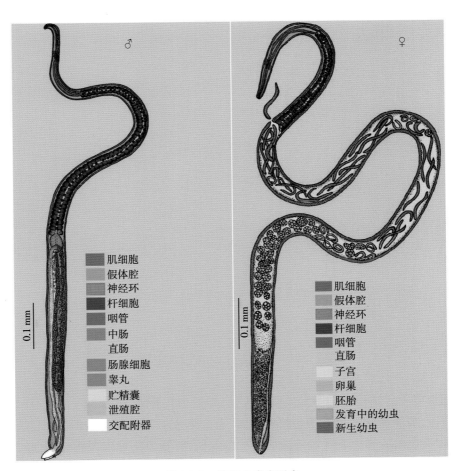

图 24-5　旋毛虫成虫形态

2. 幼虫　刚产出的幼虫称为新生幼虫。在横纹肌内发育成熟的幼虫称为肌肉期幼虫（muscle larva）（简称肌幼虫），亦称感染期幼虫（infective larva）或成囊期幼虫（encapsulated larva），大小为 1.0 mm × 0.03 mm（图 24-6）。成熟幼虫卷曲于横纹肌内梭形囊（cyst）中，囊包（capsule）大小为（0.25～0.5）mm ×（0.21～0.42）mm，其长轴与横纹肌纤维平行。一个囊包内通常含有 1～2 条幼虫（图 24-7）。

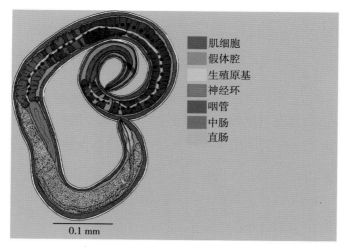

图 24-6　旋毛虫肌幼虫

图例：
- 肌细胞
- 假体腔
- 生殖原基
- 神经环
- 咽管
- 中肠
- 直肠

0.1 mm

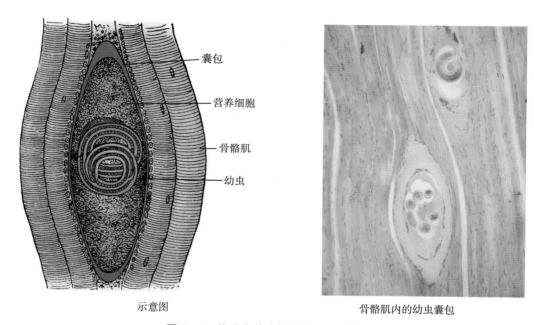

囊包
营养细胞
骨骼肌
幼虫

示意图　　　　　　　　　骨骼肌内的幼虫囊包

图 24-7　旋毛虫幼虫囊包（capsule）

五、病理与临床表现

肌细胞被幼虫侵入后结构和功能发生明显改变，转变为营养细胞（nurse cell）。营养细胞被一层源于宿主的胶原所覆盖，胶原囊周围由毛细血管网包裹，至此形成了营养细胞-感染性Ⅰ期幼虫复合体（旋毛虫幼虫囊包）。旋毛虫病的临床表现可依致病过程分为3期：肠道期可出现恶心、呕吐、腹痛、腹泻或便秘等症状，患者在此期还可同时伴有乏力、畏寒及低热等全身症状。急性期的典型表现为持续性高热、眼睑或面部水肿、过敏性皮疹、全身性肌肉酸痛、眼结膜下出血等，约有18%的患者出现指、趾甲下线状或半月形出血（图24-8）。恢复期全身症状和体征逐渐减轻，但肌痛可维持数月之久。

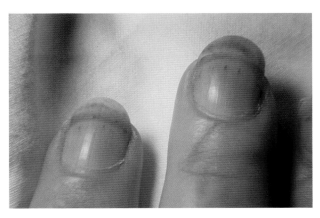

图 24-8　旋毛虫致病（指甲下出血）

六、诊断与治疗

从患者肌肉组织中查出旋毛虫幼虫或囊包是最准确的诊断方法。动物肉类检查可取小块肌肉压片镜检或消化法检查,查找旋毛虫幼虫或囊包(图 24-9)。

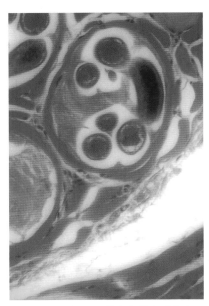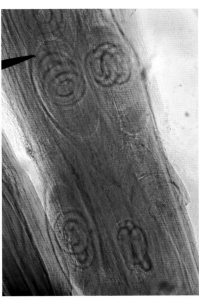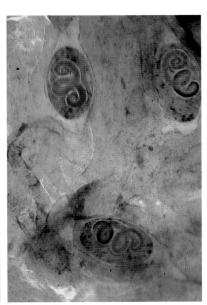

肌肉组织切片,可见幼虫与幼虫囊包(HE染色)　肌肉压片中的旋毛虫幼虫(盐酸卡红染色)　猪肉压片中的旋毛虫幼虫囊包(亚甲蓝溶液染色)

图 24-9　旋毛虫病理组织切片和压片

阿苯达唑是治疗旋毛虫病的首选药物,剂量为每日 20～30 mg/kg,每日 2 次,连服 5～7 d 为一疗程。噻嘧啶推荐用于治疗孕妇和 2 岁以下的儿童旋毛虫病患者,剂量为 10 mg/kg,疗程 1～3 d。

七、预防

加强健康教育,改变居民食用生或半生猪肉的习惯;改善养猪方法,不散放养殖;强化肉类检疫,建立肉类食品安全网络和质量保证体系;消灭鼠类及野犬等保虫宿主。

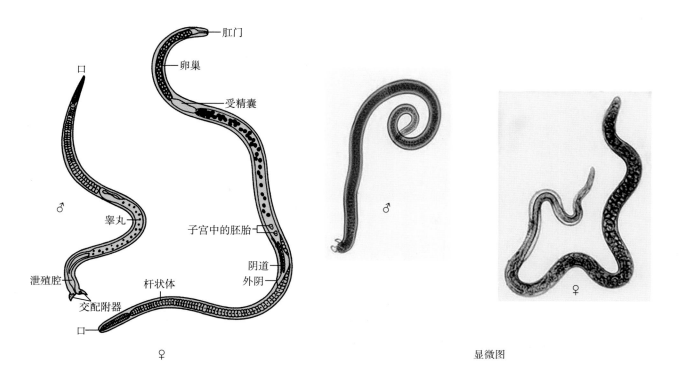

肛门
卵巢
受精囊
口
♂
睾丸
子宫中的胚胎
阴道
外阴
泄殖腔
杆状体
交配附器
口
♀

♂

显微图

♀

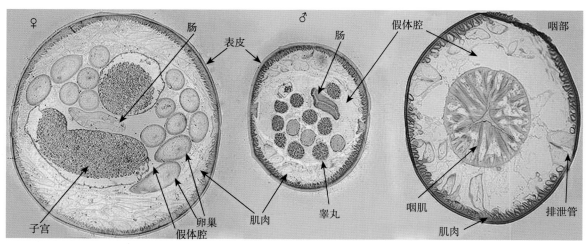

♀
肠
表皮
♂
肠
假体腔
咽部
子宫
卵巢
假体腔
肌肉
睾丸
咽肌
肌肉
排泄管

成虫横截面

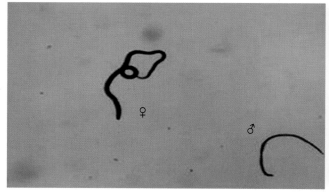
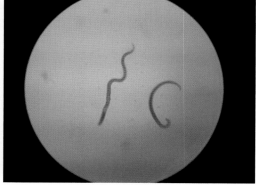

♀
♂

雌雄成虫大小比较

图版 24-1　旋毛虫成虫

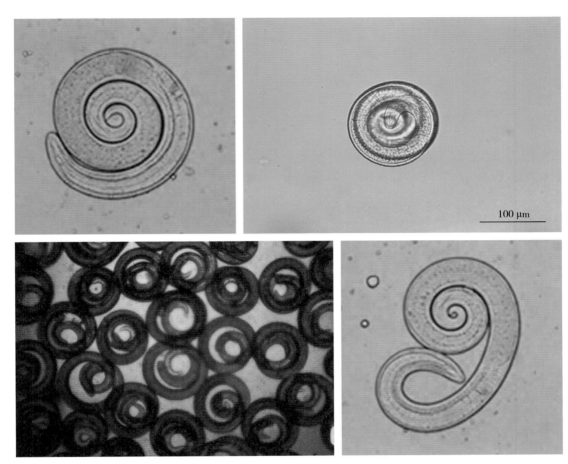

100 μm

图版 24-2　旋毛虫幼虫

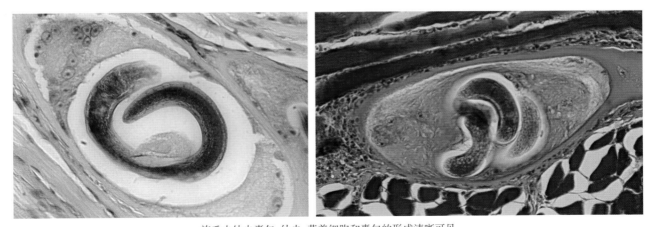

旋毛虫幼虫囊包,幼虫、营养细胞和囊包的形成清晰可见

图版 24-3　旋毛虫囊包

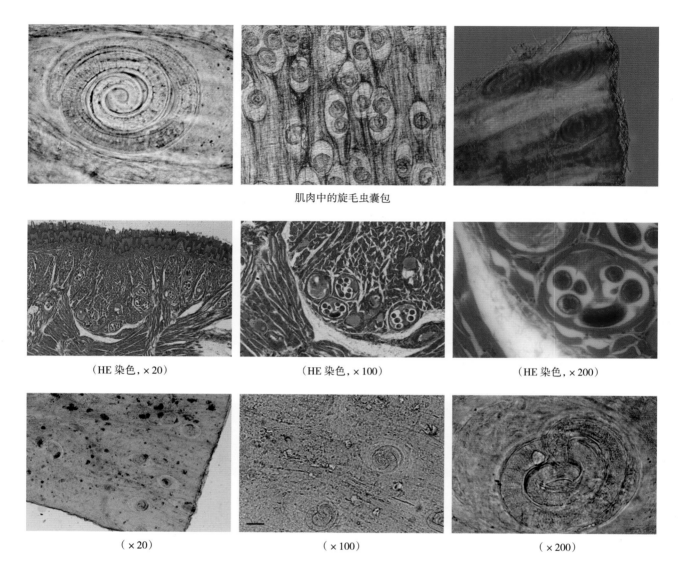

肌肉中的旋毛虫囊包

（HE 染色，×20）　　　　　　（HE 染色，×100）　　　　　　（HE 染色，×200）

（×20）　　　　　　　　　（×100）　　　　　　　　　（×200）

不同放大倍数下的旋毛虫囊包

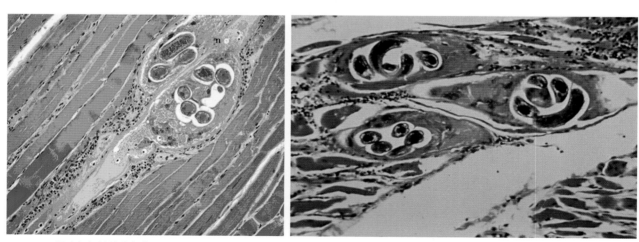

肌肉组织被幼虫侵袭后发生炎症反应　　　　　旋毛虫幼虫形成囊包的过程（HE 染色，横切）

图版 24-4　旋毛虫囊包

第二十五章　盘尾丝虫病

盘尾丝虫病（onchocerciasis）是由旋盘尾线虫（*Onchocerca volvulus* Leuckart 1893；简称盘尾丝虫）[①] 寄生于人体皮下组织或眼部所致的一种地方性寄生虫病。因其主要病症是致盲，故又称瞎眼丝虫病或河盲症（river blindness）。

一、地理分布

盘尾丝虫病主要流行于拉丁美洲、非洲及阿拉伯半岛的一些国家，其中流行最为严重的地区是非洲西部和中部。盘尾丝虫病疫源地多为丘陵或山区河流附近；非洲地区从塞内加尔大西洋沿岸至坦桑尼亚印度洋沿岸的大部分热带雨林地区和草原地带都是其疫源地，受威胁人口达 1 亿人。非洲部分地区存在盘尾丝虫病和淋巴丝虫病叠加分布的情况（图 25-1）。目前，全球范围内盘尾丝虫感染人数约为 3 700 万，绝

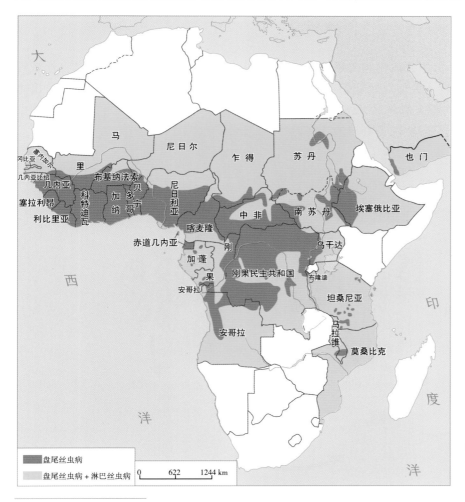

图 25-1　盘尾丝虫病和淋巴丝虫病在非洲的叠加分布

注：+ 桑给巴尔的温古贾岛（Unguja）和奔巴岛（Pemba）流行有淋巴丝虫病和血吸虫病，但无盘尾丝虫病。

---

① onkos [G]= nodule，结节；kerkos [G]= tail，尾巴；volvere [L]= to turn/twist，使旋转。

大部分患者在非洲。2015年,苏丹阿布哈马德(Abu Hamed)地区成为非洲首个实现盘尾丝虫病消除的地区(图25-2)。

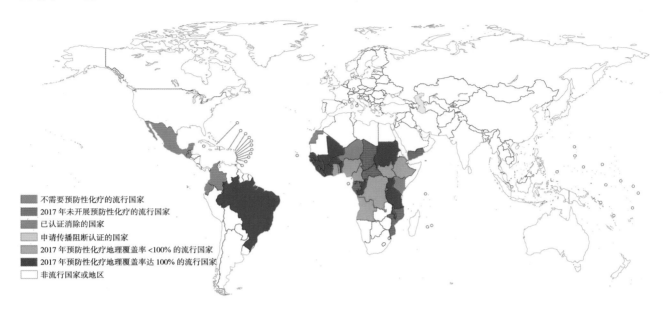

图 25-2 2017 年全球盘尾丝虫病分布

二、生活史

盘尾丝虫的生活史包括在终宿主人体内和传播媒介蚋(blackfly)体内2个阶段。蚋吸血时将丝状蚴(filariform larva)通过叮咬的伤口注入人体。丝状蚴在皮下结缔组织结节内发育为成虫,雌雄交配、产出微丝蚴(microfilaria)。蚋吸食人血时摄入微丝蚴,微丝蚴从中肠经血腔迁移到胸肌,继而发育为腊肠期幼虫以及感染性丝状蚴。丝状蚴迁移至蚋喙中,并在叮咬人体时传染给其他人(图25-3、图25-4)。

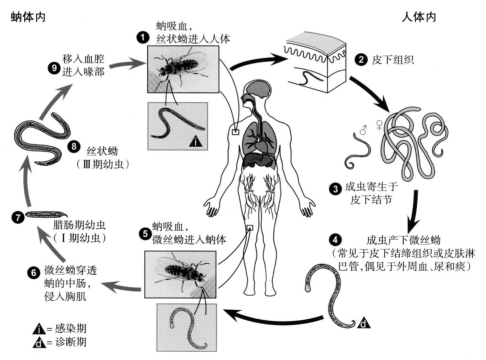

图 25-3 盘尾丝虫生活史

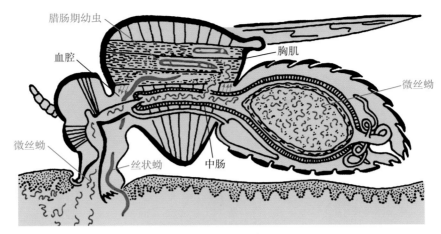

图 25-4　蚋体内微丝蚴生长过程

三、流行环节

轻度感染者是盘尾丝虫病的主要传染源,蚋类是其传播媒介。人群普遍易感,但存在年龄差异:0～10岁感染率最低,20～30岁感染率最高。

目前已知有 28 种蚋类可传播盘尾丝虫病,不同流行区的主要媒介蚋种亦有所不同。蚋幼虫和蛹通常附着在被急流淹没的树桩、岩石或者其他植物上(图 25-5),因此在非洲刚果河和赤道附近的几条大河流域常常可以发现疫源地。当地居民在日常生活中与河水接触密切,尤其是在雨季湿热的环境下更容易被蚋叮咬而感染微丝蚴。在非洲地区,雌蚋一般在户外叮咬人,通常在 6:00 至 18:00 这一时段吸血,尤其是下午。

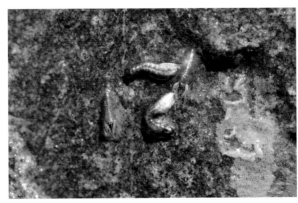

蚋的幼虫和蛹

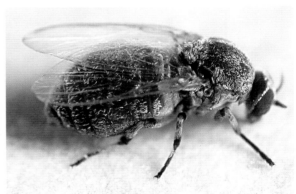

雌性憎蚋

图 25-5　盘尾丝虫病传播媒介蚋

四、病原体

成虫通常寄生于皮下结缔组织结节内,并可在其中稳定存活约 15 年,1 个结节可包含有大量成虫。雌性成虫体长为 33～50 cm,直径 270～400 μm;雄性成虫体长 19～42 mm,直径 130～210 μm。雌虫有9 年时间可产出微丝蚴,数量可达数百万条。微丝蚴长 220～360 μm,直径 5～9 μm,寿命可达 2 年。微丝蚴通常见于皮肤和结缔组织的淋巴结,偶尔在外周血、尿液和痰中查见。

五、病理与临床表现

　　盘尾丝虫的成虫和微丝蚴对人均有致病作用,但以后者为主。微丝蚴可进入宿主身体各部位的皮肤和皮下淋巴管,引起各种类型的皮肤损害及淋巴结病变,侵犯眼球可造成眼部损伤(图 25-6、图 25-7)。

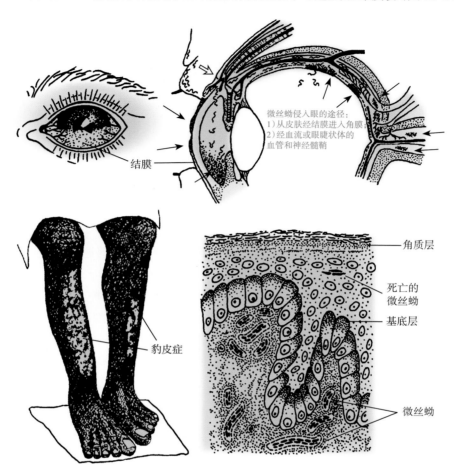

微丝蚴侵入眼的途径:
1)从皮肤经结膜进入角膜
2)经血流或眼睫状体的
血管和神经髓鞘

结膜

角质层

死亡的微丝蚴

基底层

微丝蚴

豹皮症

图 25-6　盘尾丝虫病的病理损害

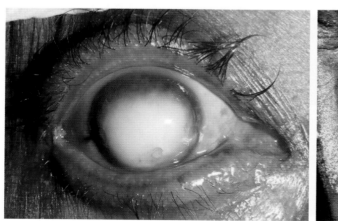

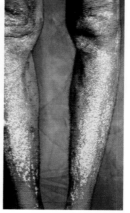

角膜炎皮肤变厚,出现鳞片,变黑

图 25-7　盘尾丝虫病所致损害

　　眼损害是盘尾丝虫病最严重的病损,主要是由微丝蚴死亡崩解后引发的炎症反应,导致角膜受损形成瘢痕而致盲。微丝蚴亦可侵犯虹膜、视网膜及视神经,影响视力,甚至失明。眼损害发展缓慢,多数患者年龄超过 40 岁。

皮肤损害最为多见,早期主要表现为间歇性或持续性皮肤瘙痒,感染 1 年后通常出现皮肤结节(1～100 个),直径为 2～25 mm,质地较硬、无痛感,虫体位于结节中央。非流行区人口进入流行区后,通常表现为急性局部盘尾丝虫皮炎;而流行区感染者往往发生慢性过度反应性局部盘尾丝虫皮炎(又称 sowda),通常表现为皮肤奇痒、出现丘疹、棕色痂皮、皮肤增厚及颜色变深、局部淋巴结肿大等。

此外,患者的淋巴结往往肿大而坚实,内含大量微丝蚴,无痛感。如腹股沟淋巴结受累,亦可引起睾丸鞘膜积液、外生殖器象皮肿或股疝等。

六、诊断与治疗

根据患者流行病学史,结合患者临床表现,依据微丝蚴检查或免疫学检测进行诊断。皮肤检查是诊断盘尾丝虫感染的主要病原学检查方法,也可通过收集患者尿液或痰液检查盘尾丝虫微丝蚴(图 25-8)。此外,亦可采用检眼镜直接观察眼前房有无微丝蚴(图 25-9)。免疫学诊断可采用 ELISA 法检测特异性 IgG 抗体。

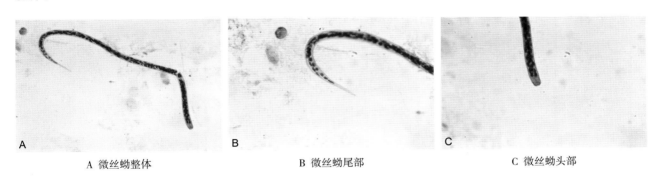

A 微丝蚴整体　　　　　B 微丝蚴尾部　　　　　C 微丝蚴头部

图 25-8　盘尾丝虫微丝蚴

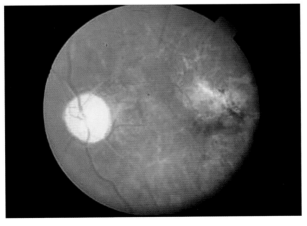

图 25-9　检眼镜检查见眼部血管翳和点片状浑浊

盘尾丝虫病治疗主要有手术治疗和药物治疗等。简单外科手术切除皮肤结节可减少皮肤病变、防止眼部并发症等。对于有大量皮下结节的患者,可采用分期切除的方法防止失明,并尽量将较大的结节予以切除。主要的治疗药物首选伊维菌素,其次是苏拉明、乙胺嗪等。

七、预防

普查普治感染者和消灭传播媒介蚋为预防该病的关键,在流行区应尽量避免蚋叮咬(图 25-10)。

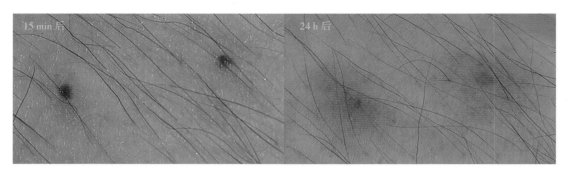

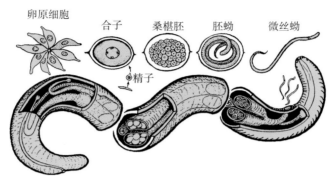

图 25-10　蚋叮咬后的皮肤状态

卵原细胞（oogonium）、合子（zygote）、桑椹胚（morula）、胚蚴（brezel）和微丝蚴（microfilaria）

图版 25-1　盘尾丝虫雌虫的生殖系统及胚胎发育

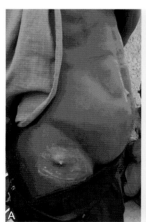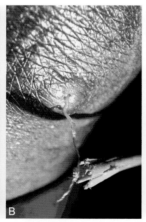

从一名加纳男子腿部结节中取出盘尾丝虫雌虫
A 右大腿上的结节；B 雌虫被从皮肤开口拉出。

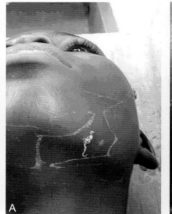

从一名年轻加纳男子下颚中取出盘尾丝虫雌虫
A 左颌骨边缘盘绕成团的虫体；B 提取中的虫体。

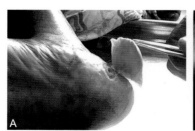

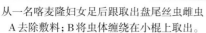

从一名喀麦隆妇女足后跟取出盘尾丝虫雌虫
A 去除敷料；B 将虫体缠绕在小棍上取出。

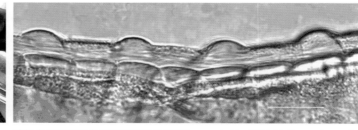

雌性盘尾丝虫的角皮层有明显的外嵴（external ridge）和内纹（internal striae），
而雌性麦地那龙线虫的角皮层是光滑的，厚度是其 4 倍。

图版 25-2　盘尾丝虫成虫

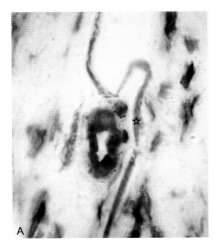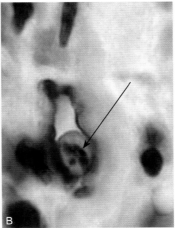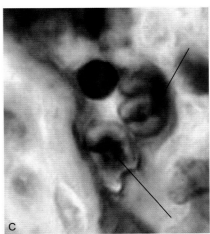

盘尾丝虫病结节淋巴管内外的微丝蚴

A 微丝蚴(☆)在靠近淋巴管的结节中;B 和 C 结节淋巴管内的微丝蚴(箭头,横切)(Lyve-1 染色)。

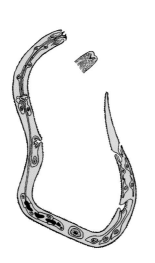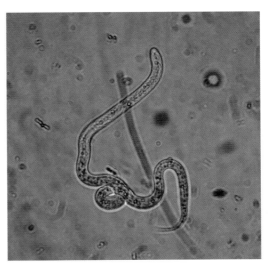

微丝蚴示意图　　　　　　皮肤活检获得的盘尾丝虫微丝蚴(长 0.25 mm)

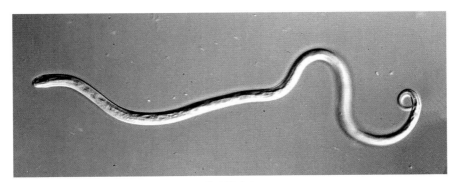

微丝蚴形态

图版 25-3　盘尾丝虫微丝蚴

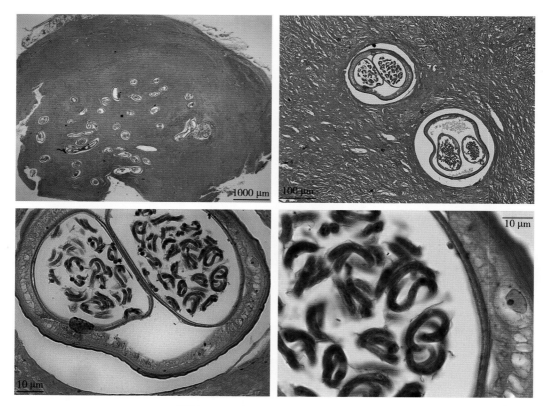

图版 25-4 盘尾丝虫成虫镜下剖面图

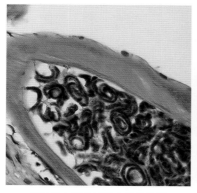

盘尾丝虫雌虫子宫内的微丝蚴

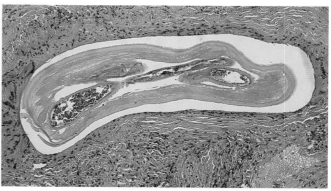

成虫结节

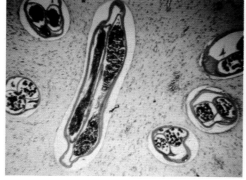

成虫结节

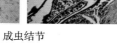

图版 25-5 盘尾丝虫病患者病理组织切片

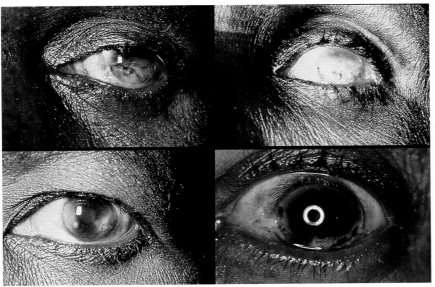
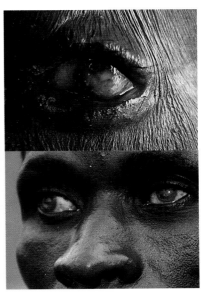

盘尾丝虫感染引起的硬化性角膜炎的不同阶段　　　　　盘尾丝虫病双眼损伤

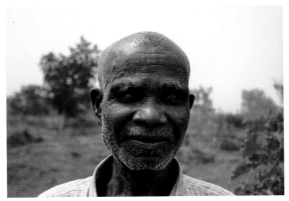
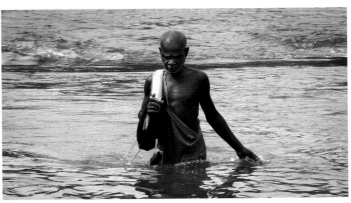

60岁渔民，年轻时因河盲症失明（加纳）　　　　在水中繁殖的蚋携带的盘尾丝虫夺走了该渔民视力

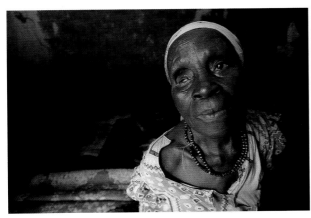
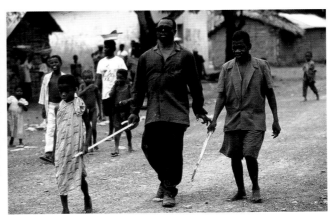

一位女性河盲症患者　　　　　　　一名儿童引导两名患有河盲症的男子（布吉纳法索）

图版 25-6　盘尾丝虫病眼部损害

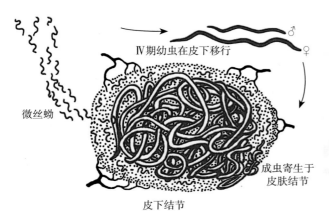

IV期幼虫在皮下移行

微丝蚴

成虫寄生于
皮肤结节

皮下结节

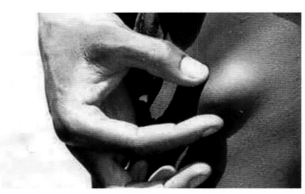

皮肤结节在人体骨感的部位更易见,这些结节即是成虫的寄生之所

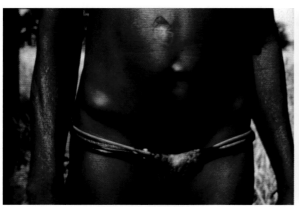

感染者的皮下结节

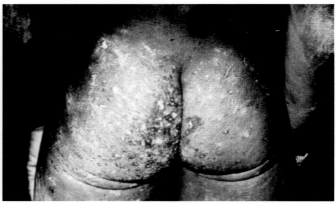

皮内脓肿——盘尾丝虫病的早期体征

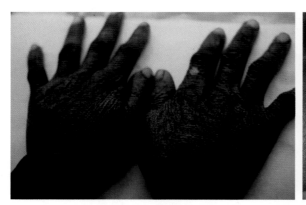

一名9岁盘尾丝虫感染者的皮肤损害,寄生虫引发严重瘙痒

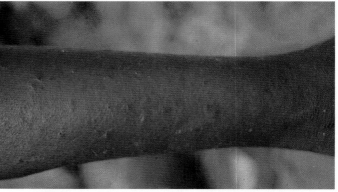

盘尾丝虫病的皮疹最初表现为广泛分布的红色肿块,但随着时间推移,这些肿块变成充满脓液的水疱,奇痒、颜色变深

图版 25-7   盘尾丝虫病皮肤损害

第二十六章　班氏丝虫病

淋巴丝虫病（lymphatic filariasis），又称为象皮肿（elephantiasis），主要由班氏吴策线虫 [*Wuchereria bancrofti*（Cobbold，1877）Seurat，1921；旧称班氏丝虫 *Filaria bancrofti*][①]、马来布鲁线虫（*Brugia malayi* Brug，1927；旧称马来丝虫 *F. malayi*）和帝汶布鲁线虫（*B. timori* Partono et al.，1977；旧称帝汶丝虫 *F. timori*）的成虫寄生于人体淋巴系统所致。非洲流行的主要为班氏丝虫病（bancroftian filariasis）。

一、地理分布

班氏丝虫病主要分布在非洲、亚洲和南美洲的温暖潮湿地区（图 26-1），据估计大约有 1 亿人被感染，非洲的受威胁人口约为 4.06 亿人（图 26-2）；马来丝虫病（malayan filariasis）主要分布于亚洲东部和东南部；帝汶丝虫病（timorian filariasis）主要分布于印尼小巽他群岛和帝汶岛（图 26-1）。

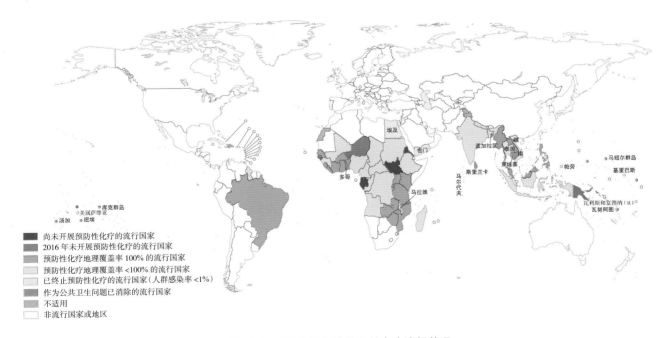

图 26-1　2016 年全球淋巴丝虫病流行状况

注：如人群感染率 >1%，则需要开展人群化疗。

---

① 纪念巴西医生 Otto Wucherer（1820—1873）和英格兰医生 Joseph Bancroft（1836—1884）分别于 1866 年和 1876 年发现 *Wuchereria bancrofti*。

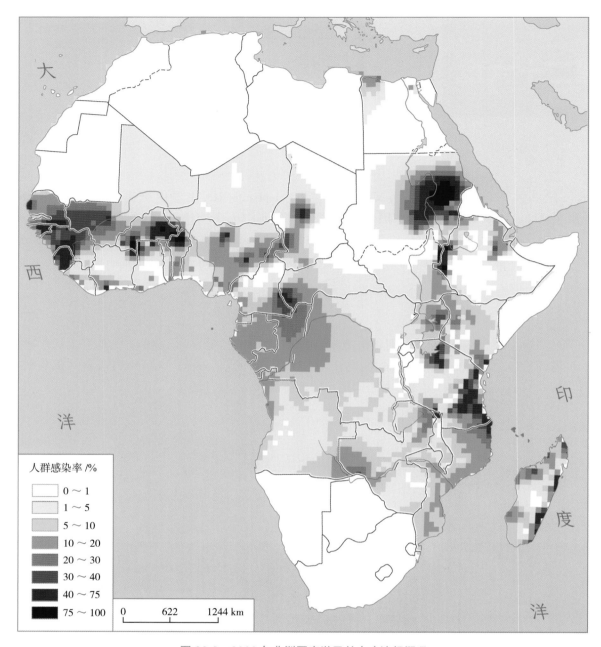

图 26-2　2000 年非洲国家淋巴丝虫病流行概况

二、生活史

　　班氏丝虫的生活史包括在蚊体和人体两个阶段。当蚊虫叮吸带有微丝蚴(microfilaria)的患者血液时，微丝蚴随血液进入蚊胃，脱去鞘膜，穿透胃壁进入胸肌；在胸肌内经 2~4 d，虫体活动减弱，缩短变粗，形似腊肠，称腊肠期幼虫。然后虫体继续发育，又变为细长，内部组织分化，其间蜕皮 2 次，发育为活跃的感染期丝状蚴。丝状蚴离开胸肌，进入蚊血腔到达蚊的下唇。当蚊虫再次叮人吸血时，幼虫自蚊的下唇逸出，经吸血伤口或正常皮肤侵入人体，迅速钻进附近的淋巴管，再移行至大淋巴管及淋巴结，幼虫在此蜕皮 2 次后发育为成虫。雌雄成虫常互相缠绕在一起，以淋巴液为食。成虫交配后，雌虫产出微丝蚴，可随淋巴液进入血循环(图 26-3)。班氏丝虫微丝蚴在人体外周血的出现具有夜现周期性(多出现于晚上 10 点至次日晨 2 时)，白天则滞留在肺毛细血管中。

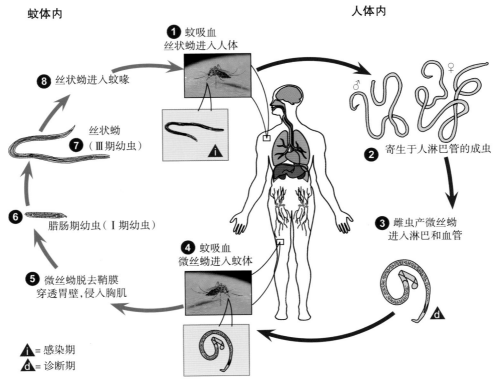

蚊体内

① 蚊吸血
丝状蚴进入人体

⑧ 丝状蚴进入蚊喙

丝状蚴
⑦（Ⅲ期幼虫）

⑥ 腊肠期幼虫（Ⅰ期幼虫）

⑤ 微丝蚴脱去鞘膜
穿透胃壁，侵入胸肌

④ 蚊吸血
微丝蚴进入蚊体

i = 感染期
d = 诊断期

人体内

② 寄生于人淋巴管的成虫

③ 雌虫产微丝蚴
进入淋巴和血管

图 26-3　班氏丝虫生活史

三、流行环节

微丝蚴血症者为班氏丝虫病的唯一传染源（包括患者和无症状带虫者），自然界尚未发现有保虫宿主。其传播媒介为蚊类（表 26-1），通过蚊虫叮咬经吸血伤口或正常皮肤侵入人体。人群对微丝蚴普遍易感，夏秋季节适于蚊虫繁殖及微丝蚴在蚊体内发育，故发病率以 5～11 月最高。

表 26-1　几种主要人体丝虫病的地理分布与传播媒介

虫种	地理分布	终宿主	成虫寄生部位	微丝蚴的夜现周期性[*]	传播媒介[†]
班氏丝虫	世界性分布，热带和亚热带	人	淋巴系统	NP	按蚊、伊蚊、库蚊、骚扰蚊、唐蚊、曼蚊
马来丝虫	亚洲东部和东南部	人、猴、家猫等	淋巴系统	NP、NSP	按蚊、骚扰蚊、曼蚊、轲蚊
帝汶丝虫	印尼小巽他群岛、帝汶岛	人	淋巴系统	NP	须喙按蚊（Anopheles barbirostris）
盘尾丝虫	非洲、中美洲、南美洲	人	皮下组织	无周期型	蚋
罗阿丝虫	西非、中非	人、猴	皮下组织	DP	斑虻
链尾丝虫	西非、中非	人、黑猩猩	皮下组织	NSP	库蠓
常现丝虫	非洲、中美洲、南美洲	人、黑猩猩	腹腔、胸腔	NP	库蠓
奥（欧）氏丝虫	中美洲、南美洲	人	腹腔	无周期型	库蠓、蚋

注：[*]夜现周期性是指微丝蚴在人体外周血液内呈现出昼少夜多的现象，即微丝蚴白天滞留在肺毛细血管中，夜晚则出现在外周血液：NP= nocturnal periodic（夜现周期型），NSP=nocturnal subperiodic（夜现亚周期型），DP=diurnal periodic（白昼周期型）。[†]表内所示为以下属名的简称：按蚊属（Anopheles）、伊蚊属（Aedes）、库蚊属（Culex）、骚扰蚊属（Ochlerotatus）、唐蚊属（Downsiomyia）、曼蚊属（Mansonia）、轲蚊属（Coquillettidia）、蚋属（Simulium）、斑虻属（Chrysops）、库蠓属（Culicoides）。

四、病原体

　　班氏丝虫虫体呈乳白色,细长如丝线,无口囊。雌虫体长 6～10 cm、宽 300 μm,生殖孔靠近食管中部,尾端钝圆,略向腹面弯曲。雄虫长约 4 cm、宽约 100 μm,尾端向腹面卷曲成圆形(图 26-4)。

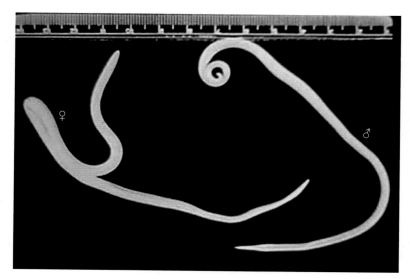

图 26-4　班氏丝虫成虫

　　微丝蚴虫体细长,头端钝圆,尾端尖细,外被鞘膜。在新鲜血片中,虫体无色透明、常扭曲运动。经吉姆萨或瑞氏染色,体内可见很多圆形或椭圆形体核,头部无核部位为头间隙;虫体前部 1/5 处有神经环,其后为排泄孔,排泄孔后有一个排泄细胞;腹侧有肛孔(图 26-5)。

　　丝状蚴(感染期幼虫)见于中间宿主蚊的胸肌或下唇部位。虫体细长,具有完整的消化道,尾端有 3 个乳突(背面 1 个、腹面 2 个),活动力强(图 26-6)。

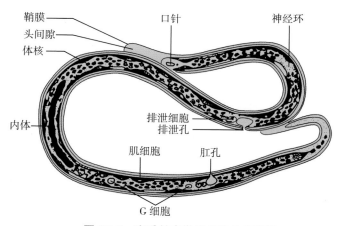

图 26-5　班氏丝虫微丝蚴结构示意图

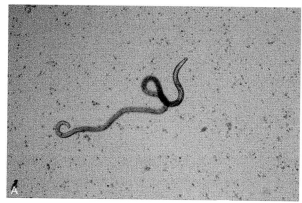

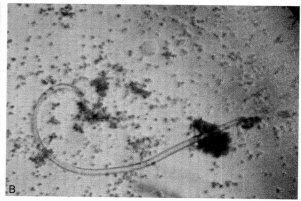

图 26-6　丝状蚴(Ⅲ期幼虫)

五、病理和临床表现

淋巴丝虫病的临床表现相似,按病程可分为4期,各种症状可重叠出现。自感染期幼虫(丝状蚴)侵入人体至血液中出现微丝蚴为潜伏期,然后为微丝蚴血症期(microfilaraemia),感染者一般无明显症状,如不治疗可持续10年以上。急性淋巴丝虫病主要表现为反复发作的淋巴管炎、淋巴结炎及丹毒样皮炎,以下肢逆行性淋巴管炎较为常见,俗称"流火"或"红线"。患者常伴有丝虫热,表现为周期性突发寒战、高热,2～3日后可自行退去。如局部病变出现增生性肉芽肿导致淋巴系统的阻塞,则发展为以象皮肿(elephantiasis)、鞘膜积液和乳糜尿等为主要症状的慢性淋巴丝虫病。象皮肿多发生于下肢和阴囊,也可发生于上肢、阴茎、阴唇、阴蒂和乳房等部位。但生殖系统象皮肿仅见于班氏丝虫病。由于局部淋巴循环障碍、抵抗力降低,象皮肿易继发链球菌或其他化脓菌感染,形成慢性溃疡(图26-7)。

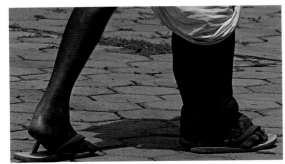 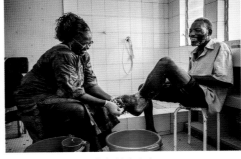 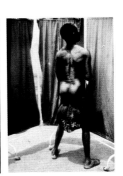

腿部象皮肿　　　　　　　　　　　感染所致溃疡　　　　　　　　阴囊象皮肿

图26-7　丝虫病的病理损害

六、诊断与治疗

血液和体液中检出微丝蚴是诊断早期丝虫病的唯一可靠方法。亦可通过间接荧光抗体试验、酶联免疫吸附试验等免疫学检测感染者的血清抗体;DNA杂交试验和PCR可用于微丝蚴血症检查,血中微丝蚴量少和需虫种鉴定时尤为适用。

班氏丝虫病首先需进行病原治疗,首选药物为乙胺嗪,其次对症治疗淋巴管炎与淋巴结炎等,有继发细菌感染者需加用抗菌药物。象皮肿与淋巴水肿采用绑扎为主的综合疗法可能有效,巨大阴囊或乳房象皮肿可手术整形。

七、预防

开展普查普治,及早发现和治愈患者和带虫者,流行地区可全民服用乙胺嗪以控制传染源(图26-8);消灭蚊虫孳生地,加强个人防蚊,切断丝虫病传播途径。

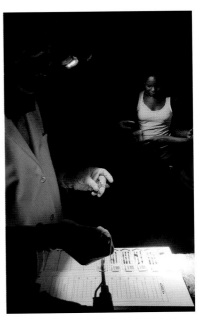

图26-8　夜间采血筛查丝虫病

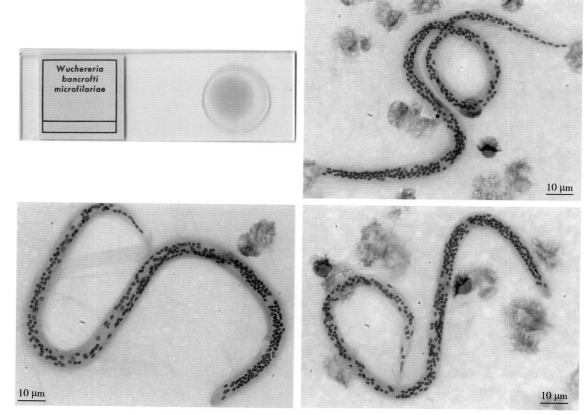

微丝蚴（血涂片）

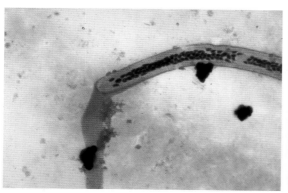

微丝蚴头端，鞘膜可见（吉姆萨染色，×1000）

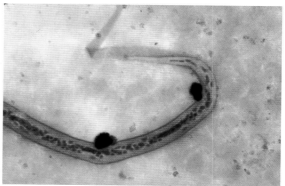

微丝蚴尾端，鞘膜可见（吉姆萨染色，×1000）

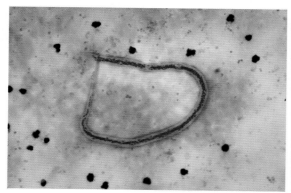

微丝蚴（吉姆萨染色，×400）

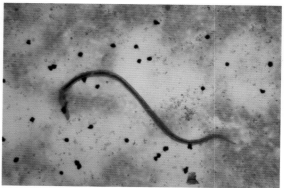

微丝蚴（吉姆萨染色，×250）

图版 26-1　血涂片中的微丝蚴

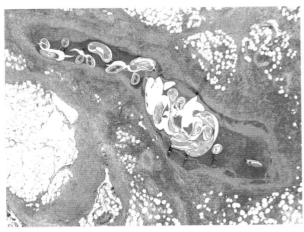

淋巴管中的雌性成虫（HE 染色，×787）

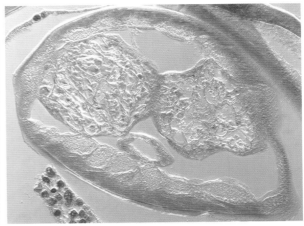

未妊娠的成虫，子宫中无微丝蚴（HE 染色，×787）

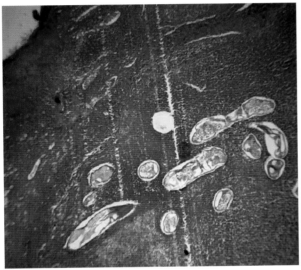

含微丝蚴的成虫

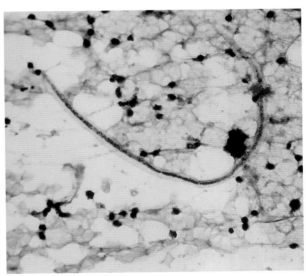

微丝蚴（巴氏染色，×400）

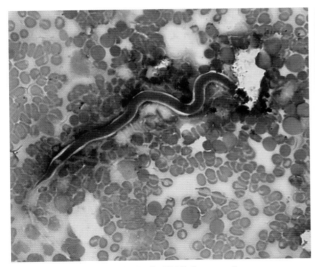

微丝蚴（骨髓涂片，苏丹黑染色，×400）

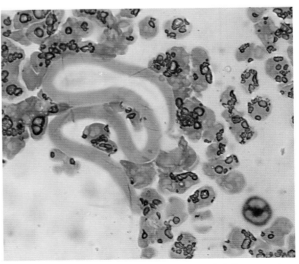

微丝蚴（外周血涂片，中性粒细胞碱性磷酸酶染色，×1000）

图版 26-2　病理组织切片中的成虫和微丝蚴

第一期　　　　　　第二期　　　　　　第三期　　　　　　第四期

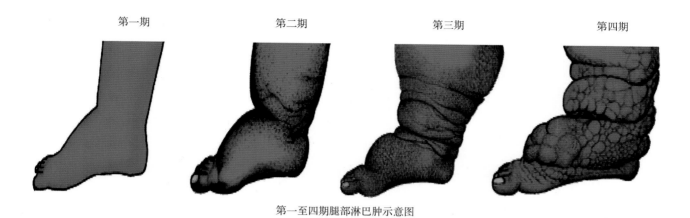

第一至四期腿部淋巴肿示意图

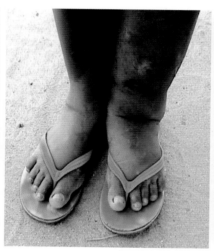

第二期:不可逆肿胀

第三期:脚踝处皮肤浅皱褶

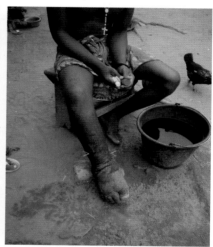

第四期:皮肤纹理改变和旋钮纹形成(箭头)

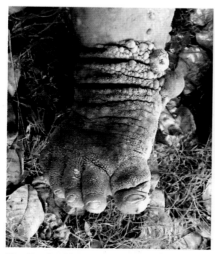

第五期:除了第四期的改变外,还出现皮肤深褶皱

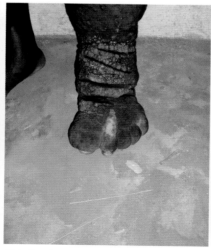

第六期:除了第五期的改变外,还出现苔藓病变

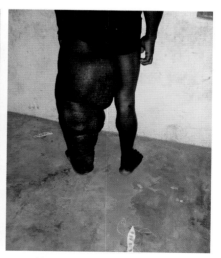

第七期:患者不能进行日常工作

图版 26-3　丝虫性腿部淋巴肿分级

注:第一期为可逆肿胀,凹陷性水肿,抬高患肢水肿可消退或减轻。

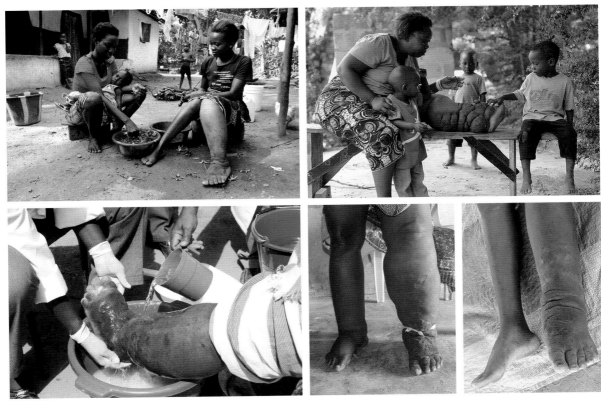

腿部象皮肿

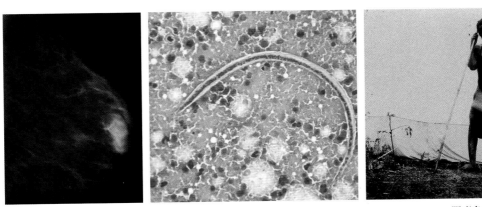

乳腺丝虫病

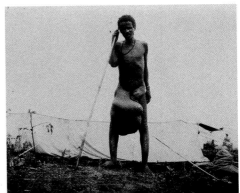

阴囊象皮肿

左图：右侧乳房 X 线摄影（中侧斜位）显示中央象限有一个界限清楚的肿块。
右图：微丝蚴。

图版 26-4　班氏丝虫病的病理损害

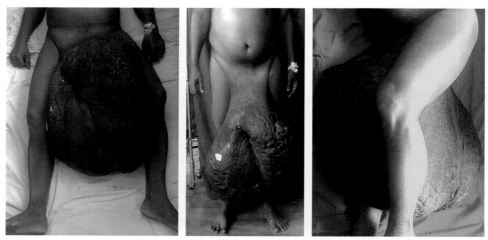

阴囊象皮肿（从左至右分别为俯面观、正面观、侧面观）

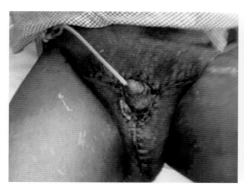

施切除术后1 d

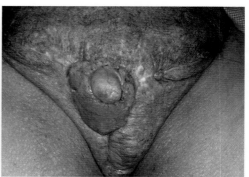

术后3个月

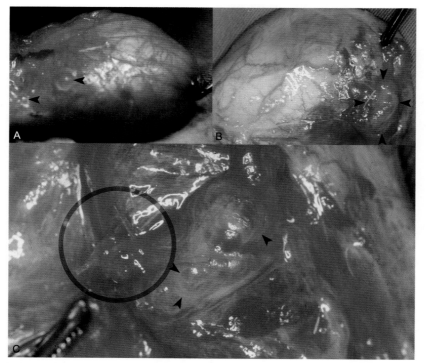

切除鞘膜积液囊并排出积液后：A囊壁外表面可见淋巴管的圆形扩张（箭头）；B睾丸后区淋巴管扩张（箭头）；C为B图的放大，示淋巴管扩张（圆形），在扩张的淋巴管中可见虫体（箭头）。

图版26-5 阴囊象皮肿手术治疗

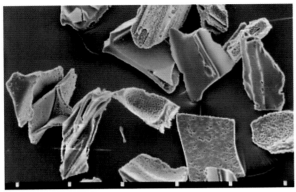

土壤中的火山灰碎片可穿透皮肤，导致足粉尘病（扫描电镜图，直径为 0.5 mm）

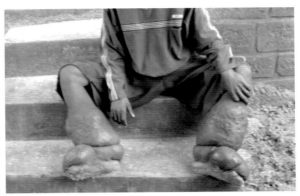

足粉尘病

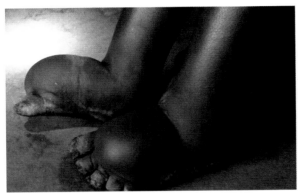

最初表现为双侧下肢"水袋"水肿和块状脚趾

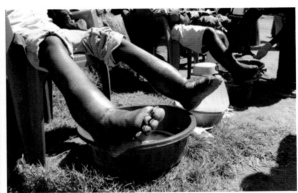

"水袋"水肿仅出现于膝关节以下

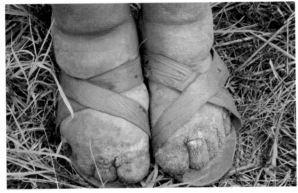

足粉尘病

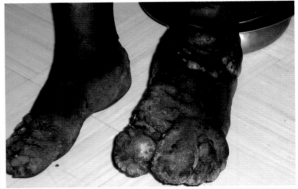

苔藓足主要表现为足部和腿部明显肿胀，皮肤变得非常粗糙和凹凸不平，外观像苔藓

图版 26-6　鉴别诊断——足粉尘病（podoconiosis）

注：足粉尘病（podoconiosis），又被称为非丝虫性象皮肿（nonfilarial elephantiasis）或苔藓足（mossy foot），因长期赤足暴露于红色火山岩黏土颗粒所致的下肢淋巴水肿，主要流行于非洲大陆赤道附近的 10 余个国家的红土区（如坦桑尼亚南部高原）。一般认为，黏土中的细小硅酸颗粒可穿过脚进入人体淋巴结，矿物质和免疫系统细胞之间相互作用，引起组织炎症和极度肿胀，重者可致畸、致残。生活、劳作时穿鞋可预防，治疗方法包括足部卫生护理、绷带包扎和施淋巴结清除术。[希腊语：podos= 足（foot），konos= 粉尘（dust）]

罗阿丝虫病（loaiasis）是罗阿罗阿丝虫（*Loa loa* Cobbold,1864;简称罗阿丝虫）[①] 寄生于人体皮下组织或筋膜层所致的一种寄生虫病,又称游走性肿胀、结膜肉芽肿或卡拉巴肿（calabar swelling;calabar 为尼日利亚的一个河港）。临床上主要表现为游走性皮下肿块,以及虫体在患者眼睑或球结膜下移行出现的症状。斑虻属（*Chrysops*）吸血昆虫为其传播媒介。

一、地理分布

罗阿丝虫病主要流行于北纬 10° 至南纬 5° 的西非、中非多雨森林及其边缘地带,具有明显的地方疫源性。其中重度流行区主要为喀麦隆、尼日利亚、刚果（金）、安哥拉、刚果（布）、赞比亚、乌干达、南苏丹等（图 27-1）。全球感染人数超过 1000 万,其中非洲患者多达 200 万～300 万人。近年来,多个国家有输入性病例报道,中国赴非洲人员屡有感染的报告。

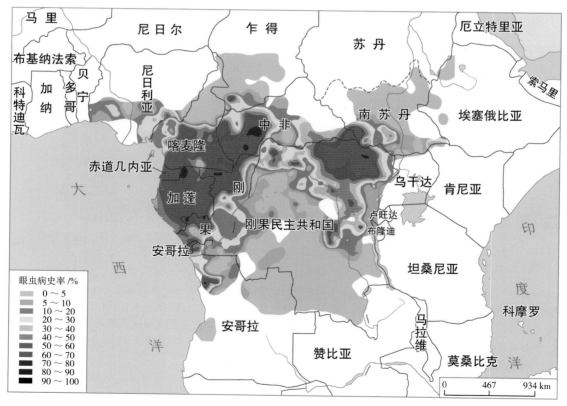

图 27-1　非洲地区罗阿丝虫眼虫病流行情况

---

① loa loa [某非洲语]= worm worm，虫虫。

二、生活史

罗阿丝虫成虫主要寄生在人或灵长类动物等终宿主的皮下组织、淋巴结,偶可侵入内脏。以人体感染为例,雌虫在移行过程中间歇性地产出微丝蚴,微丝蚴在外周血中具有昼现周期性。血液中的微丝蚴被中间宿主斑虻在白天吸血时吸入,在中肠脱鞘、穿过胃壁进入胸肌发育为感染性幼虫,然后移行至斑虻口器。当斑虻再次吸血时,感染性幼虫自其口器逸出,经皮肤伤口侵入人体,在皮下组织经约1年发育为成虫(图27-2)。

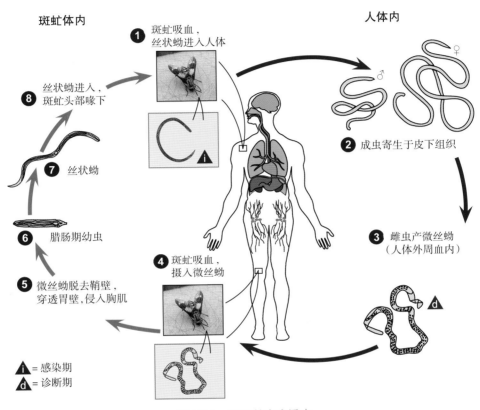

图 27-2　罗阿丝虫生活史

三、流行环节

感染的人或灵长类动物为罗阿丝虫的传染源。多种灵长类可作为罗阿丝虫的保虫宿主。撒哈拉以南非洲大约有30种斑虻,但只有少数种叮咬人畜传播疾病,白天吸血的分斑虻(*Chrysops dimidiata*)和静斑虻(*C. silacea*)是人体罗阿丝虫病的主要传播媒介(图27-3和表27-1)。

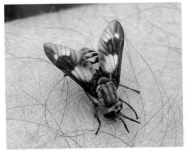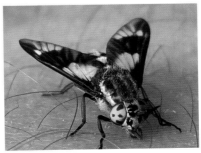

图 27-3　中间宿主雌性斑虻

表 27-1　非洲主要和次要叮人斑虻的分布与叮咬习性

斑虻种群	栖息地	叮咬习性			地理分布
		高峰时间	主要对象	主要场所	
静斑虻（*C. silacea*）	热带雨林	白天	人	地面	喀麦隆、尼日利亚、赤道几内亚、刚果（金）、卢旺达
分斑虻（*C. dimidiata*）	热带雨林	白天	人	地面	喀麦隆、赤道几内亚、刚果（金）、卢旺达
兰氏斑虻（*C. langi*）	热带雨林	黄昏/夜间	狒狒	树冠	刚果（金）
中性斑虻（*C. centurionis*）	热带雨林	黄昏/夜间	狒狒	树冠	尼日利亚
扎氏斑虻（*C. zahrai*）	热带雨林边缘	黄昏	狒狒/人	树冠/地面	埃塞俄比亚
长角斑虻（*C. longicornis*）	热带雨林/稀树草原/林地	黄昏	狒狒	树冠	尼日利亚、刚果（金）
显著斑虻（*C. distinctipennis*）	稀树草原	黄昏	狒狒/人	树冠/地面	刚果（金）、卢旺达

注：狒狒体内寄生的狒狒罗阿丝虫（*L. loa papionis*）与人体罗阿丝虫（*L. loa loa*）是两个不同的亚株。狒狒自然感染的成虫较寄生人体者大，其微丝蚴在外周血的出现为夜现周期性，传播媒介为黄昏时活动、夜间吸血的斑虻，如兰氏斑虻（*C. langi*）和中性斑虻（*C. centurionis*）。

四、病原体

1. **成虫**　呈白色扭曲索状，头端略细，口周具 1 对侧乳突和 2 对亚中线乳突（图 27-4）。除雌雄虫的头端和雄虫的尾端外，角皮层均具有小而圆顶状的突起，雌虫较多，排列无定型（图 27-5）。雌虫大小为（50～70）mm×0.5 mm，阴门开口于颈部，距前端约 2.5 mm（图 27-6）。雄虫大小为（30～34）mm×（0.35～0.43）mm，尾端向腹面弯曲具狭长尾翼；尾感器显著，位于亚端部；2 根交合刺长度分别为 123 μm 和 88 μm，形状各异。

2. **微丝蚴**　大小为（240～300）μm×（5～6）μm，具鞘膜（不被染色）；头间隙长宽相等，尾端圆钝而略平；体核分布至尾端，尾尖处有一较大的核（图 27-7）。

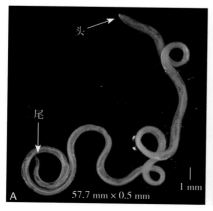
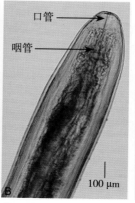
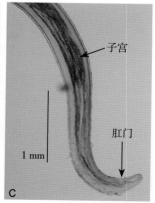

A 整体；B 头端；C 尾端。

图 27-4　雌性成虫

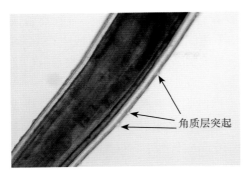
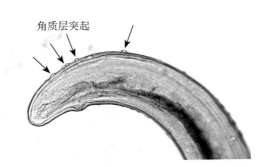

图 27-5　成虫角质层突起

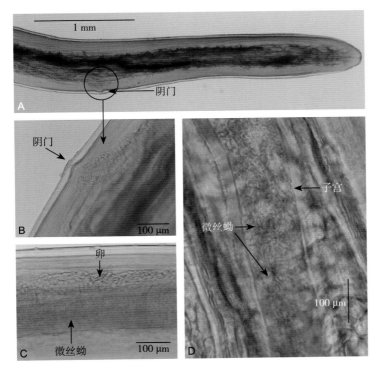

A 和 B 阴门开口于颈部；C 平行的前、后子宫，分别充满着卵或胚蚴；D 子宫中充满胚蚴。

图 27-6　雌性成虫子宫

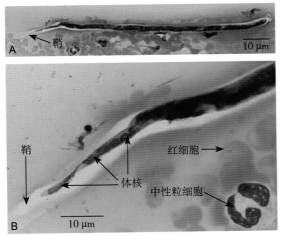
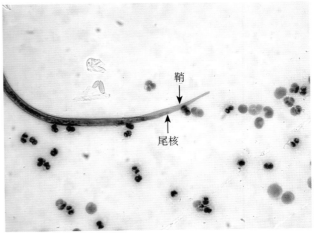

图 27-7　微丝蚴的鞘和尾核（苏木精染色）

五、病理与临床表现

游走性肿胀（卡拉巴肿）和眼罗阿丝虫病是罗阿丝虫病最主要的临床表现。

　　游走性肿胀,可发生在全身各部,多见于前臂、手、下肢等易受外伤部位。肿胀可达鸡蛋或鹅蛋样大小,质硬、有弹性,多持续2～3 d(数小时～数周)。疏松的皮下组织或黏膜常能扪及成虫(每分钟约可移动1 cm)。成虫可迅速移动,潜游窜入深部组织,累及膝、踝、腕等大关节时,造成关节肿胀、疼痛,关节活动受限。虫体离去后肿块消退,有时会出现丹毒样红肿。部分患者可发生暂时弥漫性水肿。

　　眼部症状,眼睑部皮肤可见暂时性肿胀,有时在该处可扪触到游走性条索状的虫体。当成虫通过球结膜时,常在眼球的下半部出现甚至横过鼻梁,局部表现为结膜充血、水肿、畏光、流泪及疼痛等结膜炎症状。成虫可由一只眼沿鼻根皮下移行至另一只眼,短则5～10 min、长则2～3 h即可通过球结膜(图27-8、图27-9)。

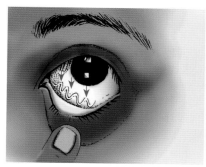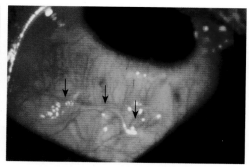

图 27-8　罗阿丝虫侵犯眼球(箭头处为虫体)

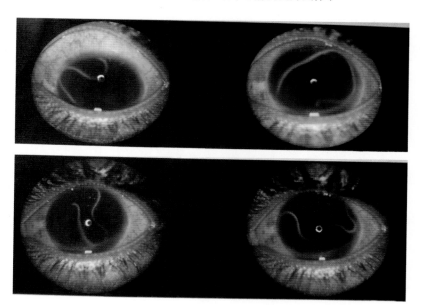

图 27-9　眼前房中的成虫活体

　　大部分患者具有不同程度的皮炎症状,如皮肤瘙痒、蚁走感等。成虫可从皮下爬出体外,也可窜入体腔或空腔脏器(如胃、膀胱)内。此外,虫体释放的代谢产物可引起全身瘙痒、疲倦或发热。

六、诊断与治疗

　　依据流行区居留史和典型的症状与体征可临床诊断罗阿丝虫病。病原学检查检出罗阿丝虫微丝蚴或成虫可确诊。嗜酸性粒细胞明显增多可辅助诊断。

　　罗阿丝虫病的治疗主要为手术摘除成虫(图27-10)。常用治疗药物有乙胺嗪(海群生)、伊维菌素和阿苯达唑等。

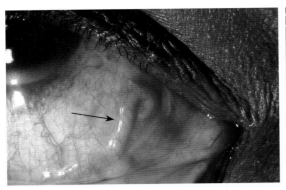

球结膜下部的白色成虫

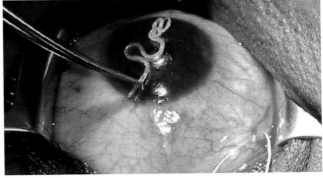

手术摘除

图 27-10　手术摘除虫体

七、预防

对流行区的感染者进行普查普治;通过环境改造,清除斑虻幼虫的孳生环境,使用杀虫剂控制成虫;做好个人防护,避免被斑虻叮咬,重度流行区可预防性服用乙胺嗪。

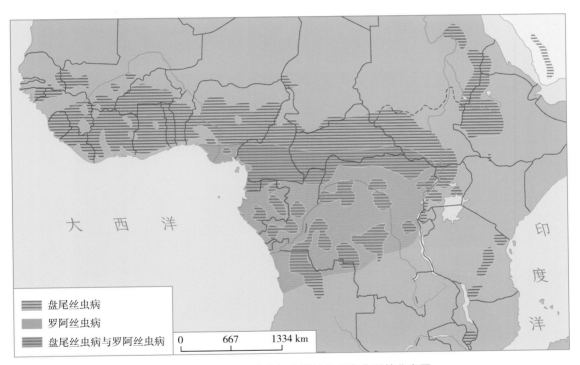

图版 27-1　罗阿丝虫病与盘尾丝虫病在非洲的分布区

注:在非洲,罗阿丝虫感染常与盘尾丝虫、淋巴丝虫、曼森线虫等丝虫感染合并发生。罗阿丝虫感染的病症较轻,但当采用伊维菌素开展盘尾丝虫病或淋巴丝虫病社区人群化疗时,如患者合并有罗阿丝虫眼病,可出现严重不良反应,故人群化疗前需排除罗阿丝虫眼病以免造成失明。

(1)罗阿丝虫病:主要流行于西非、中非多雨森林及其边缘地带,重度感染地区为喀麦隆、尼日利亚、刚果(金)、安哥拉、刚果、赞比亚、乌干达、苏丹等国。

(2)链尾丝虫病:主要流行于西非、中非的热带雨林区,常与常现曼森线虫病存在于同一地区,在某些地区亦常与盘尾丝虫病和罗阿丝虫病并存。

(3)盘尾丝虫病:人体盘尾丝虫病流行于热带非洲、拉丁美洲及西亚的也门和非洲的苏丹。以非洲西部和中部最为严重,拉丁美洲较轻。

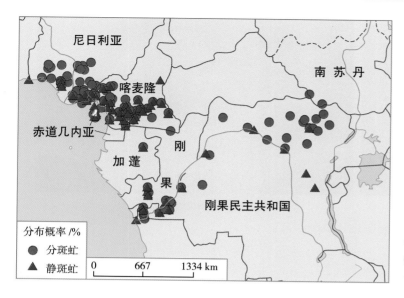

图版 27-2　2012—2013 年静斑虻和分斑虻在非洲地区的分布

注：人体罗阿丝虫的主要中间宿主为斑虻属（*Chrysops*）的分斑虻（*C. dimidiata*）和静斑虻（*C. silacea*），两种均为林冠栖息者（canopy dweller），局限分布于中非和西非的赤道雨林。

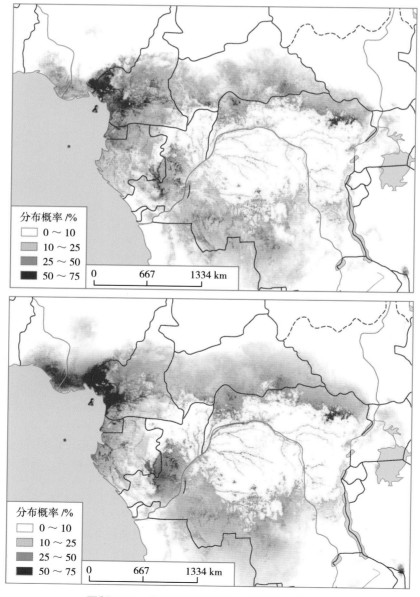

图版 27-3　静斑虻和分斑虻在非洲分布的预测

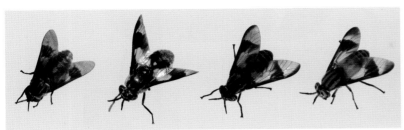

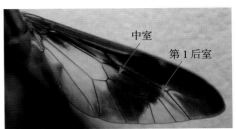

体通常为黄色、黑色或完全黑色,翅具棕色或黑色的横带斑和端斑

翅中室呈长六边形,第1后室开放

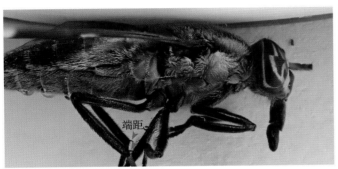

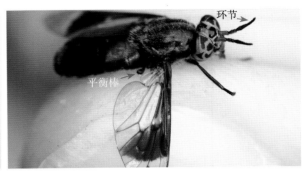

足细长,后足胫节具端距

触角细长,远长于头的厚度

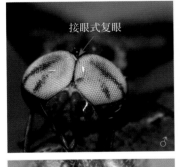

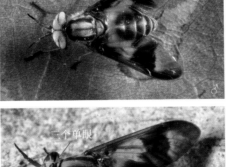

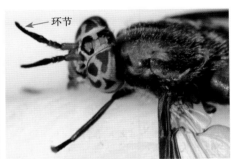

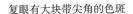

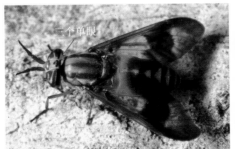

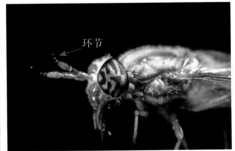

复眼有大块带尖角的色斑

雌虫较雄虫额宽,翅色浅

触角呈圆柱形,鞭节端部具4个环节

图版 27-4　斑虻属水平分类特征

注:斑虻属(*Chrysops*)隶属双翅目(Diptera)短角亚目(Brachycera)虻科(Tabanidae)斑虻亚科(Chrysopsinae)。斑虻属 (*Chrysops*)成虫的形态特征:体中小型,长 9～12 mm,通常为黄色、黑色或完全黑色。头顶具 3 个分离的单眼;复眼有大块 带尖角的色斑;足细长,后足胫节具端距;雌虫额宽,额胛大而明显;颜部通常有颜胛、口胛和颊胛;翅具棕色或黑色的横带斑 及端斑,雄虫翅比雌虫色深,第 1 后室开放;触角细长、远长于头,鞭节基部无背角,端部具 4 个环节。

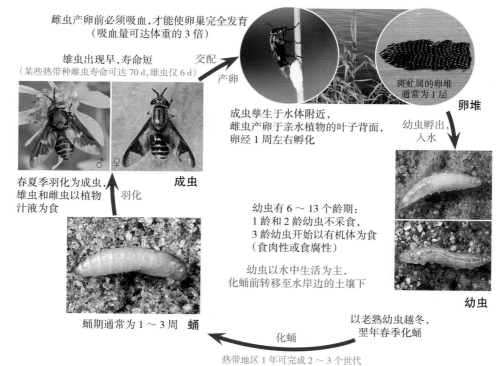

雌虫产卵前必须吸血,才能使卵巢完全发育
(吸血量可达体重的3倍)

交配
产卵

雄虫出现早,寿命短
(某些热带种雌虫寿命可达70 d,雄虫仅6 d)

成虫孳生于水体附近,
雌虫产卵于亲水植物的叶子背面,
卵经1周左右孵化

斑虻属的卵堆
通常为1层

卵堆

幼虫孵出,
入水

幼虫有6～13个龄期:
1龄和2龄幼虫不采食,
3龄幼虫开始以有机体为食
(食肉性或食腐性)

幼虫以水中生活为主,
化蛹前转移至水岸边的土壤下

幼虫

春夏季羽化为成虫,
雄虫和雌虫以植物
汁液为食

羽化

成虫

蛹期通常为1～3周　蛹

化蛹

以老熟幼虫越冬,
翌年春季化蛹

热带地区1年可完成2～3个世代

图版27-5　斑虻生活史

注:雌虻一般喜在稻田、沼泽、池塘边的植物叶子的背面产卵。卵多集中成堆,呈锥形或圆形。雌虻一次产卵数可达500～600粒,最多可达1000粒左右。卵与卵之间由胶质物包裹,具防水和防酒精侵蚀性能。幼虫孵化需要1周左右,1龄幼虫孵出后落入水中。斑虻属幼虫为典型的水栖类型,有6～13个龄期,1龄和2龄幼虫不采食,但3龄幼虫和以后阶段为食肉性或食腐性,主要以昆虫幼虫、甲壳类动物、蜗牛、蚯蚓、小青蛙、植物组织和死亡的有机体为食。幼虫生活在水下,仅在化蛹前才转移到岸边较潮湿的地下。在温带地区,幼虫将自己埋在土壤中或死亡的植被中越冬,次年春天化蛹,因此每年只产一代;在热带地区1年可以完成2～3个世代,寒冷地区2～3年一代。成年虻的飞行能力特别强。

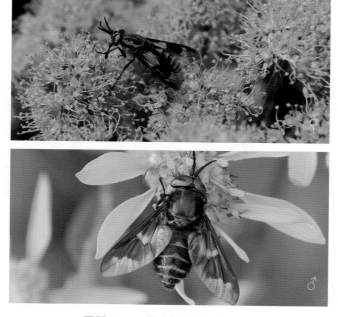

图版27-6　雌虫与雄虫吸食花蜜

注:雄虻不吸血,以花蜜、汁液和蚜虫粪便为食。虻蝇需要吸食动物血液,卵巢才能发育成熟,主要叮咬哺乳动物,偶尔叮咬鸟类;雌虻不但吸血,也需吸食花蜜等作为碳水化合物的来源。

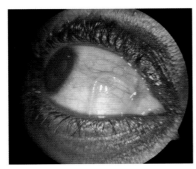
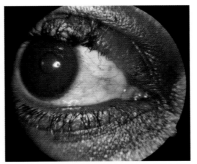

右眼鼻侧结膜下的活成虫　　　　切开结膜，取出成虫后

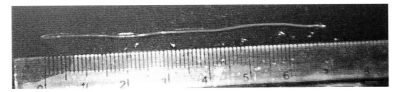

病例 1　取出的成虫，长 7 cm

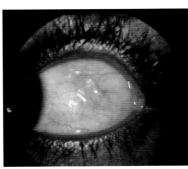
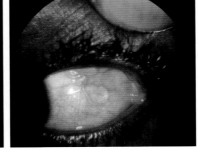

病例 2　鼻侧结膜下活动的虫体，正在向结膜上穹窿移动

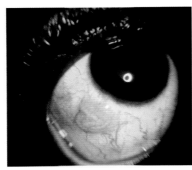
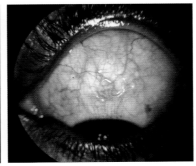

病例 3　球结膜下部包被的死亡虫体　病例 4　球结膜上部的活体，正向颞部移行

图版 27-7　罗阿丝虫眼虫病病例

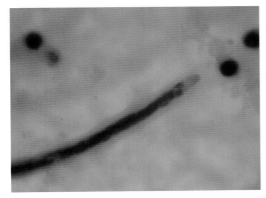
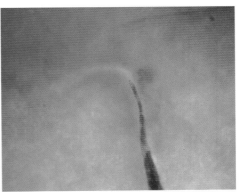

图版 27-8　罗阿丝虫病患者胸腔积液中的罗阿丝虫微丝蚴（吉姆萨染色，×1000）

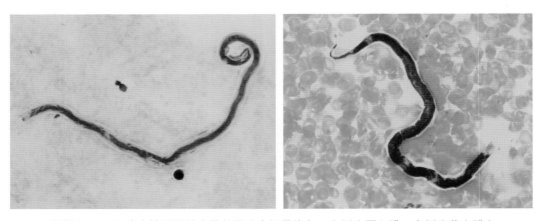

图版 27-9 血液中的罗阿丝虫微丝蚴（吉姆萨染色，左侧为厚血膜、右侧为薄血膜）

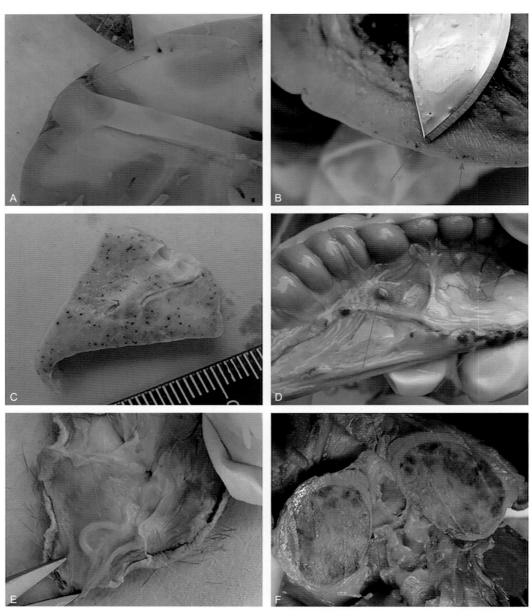

A 中枢神经系统有点状出血；B 心肌有点状出血；C 肺部有点状出血；D 大网膜淋巴结出血；E 深层皮下组织见成虫；F 脾切除约 18 个月后，新形成的脾组织。

图版 27-10 高虫荷感染者在接受伊维菌素治疗后出现的严重不良反应（罗阿丝虫 - 狒狒动物模型）

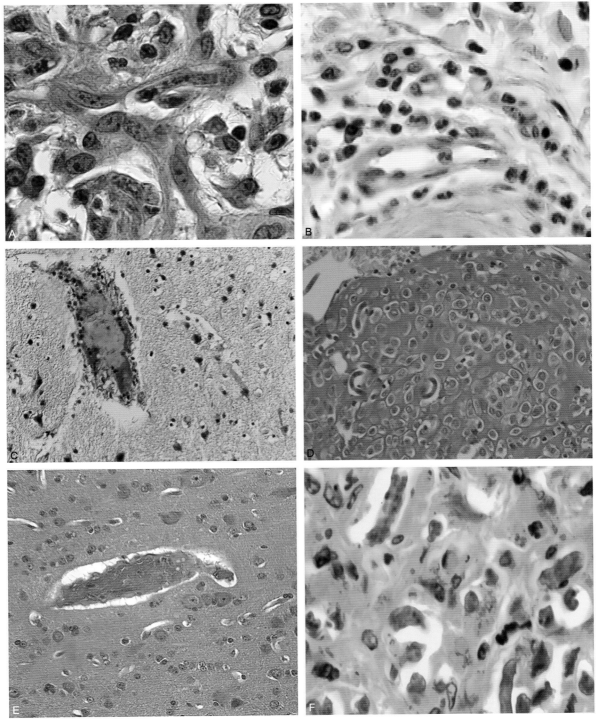

①治疗前:A 真皮血管中的微丝蚴。②用药后 24 h 内的典型反应:B 嗜酸性粒细胞在组织内聚集;C 大多数血管中的微丝蚴消失。③用药后 2～3 d 内:D 微丝蚴在淋巴组织聚集;E 纤维蛋白(红色)在脑血管壁上沉积;F 淋巴结内,微丝蚴分解变性,嗜酸性粒细胞聚集、脱颗粒。

图版 27-11　高虫荷感染者在接受伊维菌素治疗后出现的严重不良反应（罗阿丝虫 - 狒狒动物模型）（用药后 72 h 内）

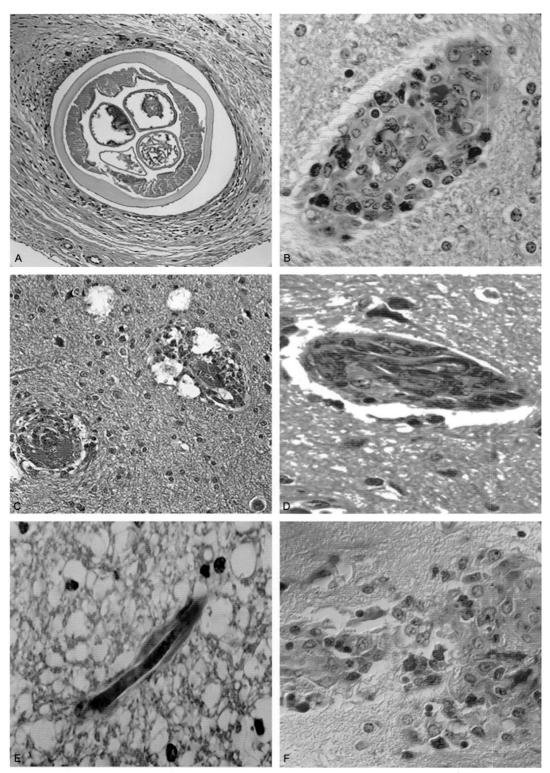

A 皮下结缔组织中的成虫；B 阻塞的中枢神经系统（central nervous system，CNS）血管中有嗜酸性粒细胞、纤维蛋白、巨噬细胞和虫体碎片；
C CNS 血管阻塞伴实质的空泡变性；D 血栓中完整的微丝蚴；E CNS 毛细血管中被纤维蛋白包裹的变性微丝蚴；F CNS 血管和实质的受损部
位充斥着巨噬细胞和嗜酸性粒细胞。

图版 27-12　高虫荷感染者伊维菌素治疗后出现的严重不良反应（罗阿丝虫 - 狒狒动物模型）（用药 72 h 以后）

第二十八章　曼森线虫病

　　曼森线虫病（mansonelliasis，又称曼氏丝虫病）是由曼森线虫（*Mansonella* Faust，1929）[①] 感染人体所致的丝虫病，可引起人体感染的曼森线虫包括常现曼森线虫 [*M. perstans*（Manson，1891）Orihel et Eberhard，1982；简称常现丝虫]、链尾曼森线虫 [*M. streptocerca*（Macfie et Corson，1922）Orihel et Eberhard，1982；简称链尾丝虫] 和奥氏曼森线虫 [*M. ozzardi*（Manson，1897）Faust，1929；简称奥氏丝虫或欧氏丝虫] 等三种。微丝蚴常寄生于血液和皮肤，成虫常寄生于体腔和皮下组织，引起皮肤和神经系统症状。

一、地理分布

　　常现曼森线虫病主要流行于东非、西非和中非，其次是中美洲、南美洲东部和加勒比海地区，美洲的病源可能由非洲引入。链尾曼森线虫病主要流行于西非和中非的热带地区以及东非的南苏丹和乌干达。奥氏曼森线虫病则主要流行于拉丁美洲、加勒比海地区（图 28-1）。常现曼森线虫病在喀麦隆、赤道几内亚等国家的人群感染率超过 50%。链尾曼森线虫病在刚果 Chaillu 山区俾格米人（Pygmies）的感染率高达67.5%；在乌干达北部 Ruwenzori 山区感染率更高，成人 5%～89%、儿童 35%（1997）。

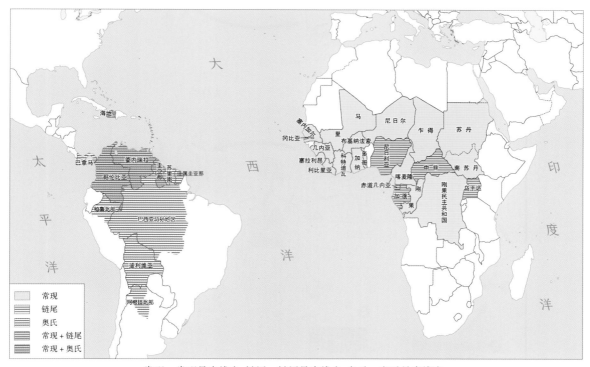

常现＝常现曼森线虫，链尾＝链尾曼森线虫，奥氏＝奥氏曼森线虫。

图 28-1　三种曼森线虫病全球分布（截至 2000 年有病例报道的国家）

[①] 纪念苏格兰医生、"热带医学之父"Patrick Manson（1844—1922）于 1897 年首次描述了 *Mansonella ozzardi*。

二、生活史

　　曼森线虫的生活史主要包括在终宿主人以及黑猩猩、猴等灵长类动物体内和传播媒介雌性库蠓（*Culicoides*）体内两个阶段。

　　雌蠓吸血时，曼森线虫丝状蚴自喙部逸出，经伤口进入人等终宿主体内。常现曼森丝虫的成虫主要寄生于腹腔和胸腔，链尾曼森线虫和奥氏曼森线虫主要寄生于皮下组织。寄生于终宿主体内的成虫产出微丝蚴，微丝蚴进入血液循环。雌蠓叮咬吸血时摄入微丝蚴，微丝蚴穿过胃、侵入胸肌，发育为腊肠期幼虫以及丝状蚴（感染期），丝状蚴移入血腔、进入喙，并在再次吸血时传播给人等其他终宿主（图28-2、图28-3）。

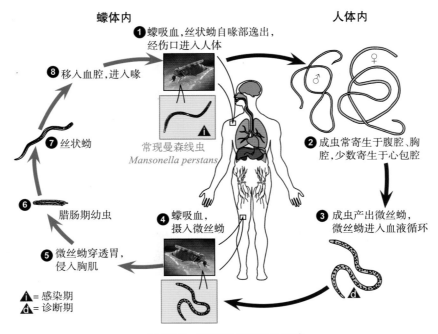

图 28-2　常现曼森线虫生活史

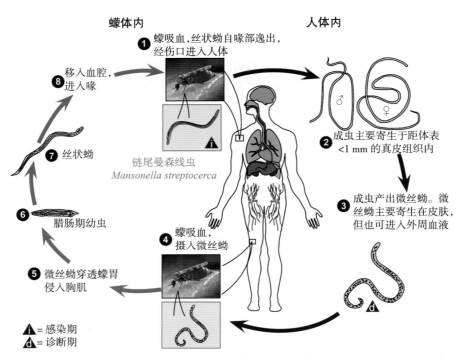

图 28-3　链尾曼森线虫生活史

三、流行环节

曼森线虫病的主要终宿主是人类,黑猩猩、猴等灵长类动物为主要保虫宿主。在非洲,可传播该病的媒介主要为格氏库蠓(*C. grahami*)和米伦库蠓(*C. milnei*),其中格氏库蠓更适宜作为该病的传播媒介(图28-4、图28-5)。雌蠓喜欢在树荫下叮吸人和动物血液,清晨和黄昏各有一个吸血高峰期。人群普遍易感,渔民、农民和牧民因常被库蠓叮咬而更容易感染。雌蠓喜将卵产在香蕉树腐烂的叶鞘(假茎)内进行繁殖,故广泛种植香蕉被认为是造成曼森线虫病传播的一个风险因素。

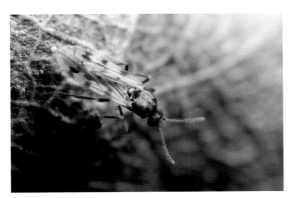
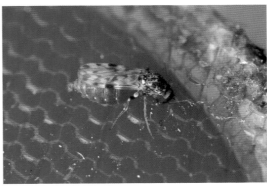

图 28-4　曼森线虫的主要传播媒介雌性库蠓

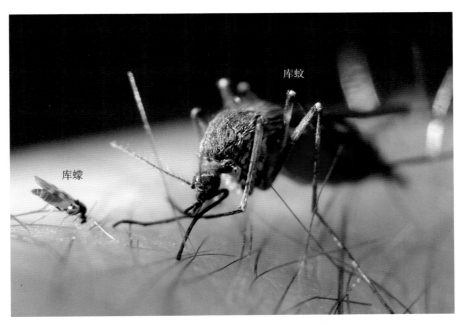

图 28-5　库蠓(*Culicoides*)与库蚊(*Culicine*)体型大小的比较

在南美洲,奥氏曼森线虫病的传播媒介除库蠓外还包括亚马逊蚋(*Simulium amazonicum*),而在海地则还有贝氏细蠓(*Leptoconops bequaerti*)等也可传播该病。

四、病原体

曼森线虫的微丝蚴无鞘膜。常现曼森线虫的微丝蚴大小为(100~200)μm×5μm,尾部钝圆,体核延伸至尾端;链尾曼森线虫大小为(180~240)μm×(3~5)μm,尾部有钩状弯曲形似牧羊杖,体核延伸至尾端;奥氏曼森线虫大小通常为(170~240)μm×(3~4)μm,尾部细长尖锐,体核不延伸至尾端(表28-1)。

表 28-1   三种曼森线虫的特征

	常现曼森线虫	链尾曼森线虫	奥氏曼森线虫
微丝蚴	（100～200）μm×5 μm； 尾部钝圆； 体核延伸至尾端	（180～240）μm×（3～5）μm； 尾部钩状弯曲似牧羊杖； 体核延伸至尾端	（170～240）μm×（3～4）μm； 尾尖细长，弯曲1.5～2圈，成 钩状；体核不延伸至尾端
微丝蚴鞘膜	无	无	无
微丝蚴血症周期性和常见部位	非周期性、血液	非周期性、上躯干和肩带的皮肤	非周期性、血液和皮肤
成虫大小	♂3.5～4.5 cm ♀5～8 cm	♂1.3～1.8 cm ♀2.7 cm	♂2.4～2.8 cm ♀3.2～8.1 cm
媒介	库蠓	库蠓	库蠓、蚋、细蠓
宿主	人、猩猩、猴	人、猴	人、赤猴（实验）
体征/症状	通常无症状； 可见瘙痒、关节痛、淋巴肿大、卡拉巴肿、神经系统症状	通常无症状； 可见皮炎、皮疹、皮肤瘙痒、丘疹、腹股沟腺病、偶见眩晕	通常无症状； 可见中度发热、头痛、关节痛、皮疹、腿部发冷、足部和面部水肿、角膜炎及角膜混浊
成虫常见部位	主要在腹膜，也可能出现在皮下	皮下组织	胸腔和腹膜系膜
地理分布	中非和西非、南美洲	中非和西非、乌干达西部	拉丁美洲、加勒比海地区
诊断	外周血涂片	皮肤活组织检查	外周血涂片
治疗	乙胺嘧啶＋甲苯咪唑： 200 mg/12 h+（100～200）mg/d×21 d 甲苯咪唑：100 mg/12 h×30 d 多西环素：200 mg/d×6周	乙胺嗪：6 mg/（kg·d）×12 d 伊维菌素：150 μg/kg， 单剂；该药对成虫无疗效	伊维菌素：200 μg/kg， 单剂；该药对成虫无疗效

五、病理与临床表现

多数曼森线虫感染者可无明显症状和体征。常现曼森线虫病的潜伏期一般为 5～18 个月，较典型的临床表现有嗜酸性粒细胞增多、皮肤瘙痒（伴有或不伴有皮疹或溃疡）和眼部病变等，还可有发热、倦怠、头痛、手足疼痛、关节肿痛、胸痛、腹痛、肝区疼痛、下肢或阴囊水肿及内分泌紊乱等。严重者可出现胸膜炎、心包炎、肝炎、神经精神症状，甚至衰竭。部分患者前臂、手、面部出现急性淋巴管性水肿，3～4 d 消退，常复发。

链尾曼森线虫病的临床表现为皮肤瘙痒、皮疹、皮肤水肿和象皮肿等急、慢性皮炎症状。奥氏曼森线虫病通常无临床症状，可见中度发热、头痛、关节痛、皮疹、腿部冷感、足面部水肿、角膜炎及角膜混浊等症状（图 28-6）。

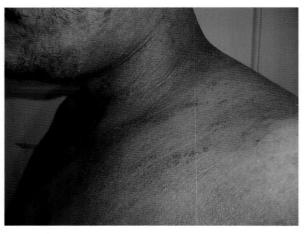

图 28-6   奥氏曼森线虫感染所致皮炎及色素改变

六、诊断与治疗

曼森线虫病主要根据患者流行病学史、结合临床表现、实验室检查结果进行诊断。常现曼森线虫病的病原学诊断依据为外周血中查见微丝蚴,链尾曼森线虫病则以皮肤活组织检查见微丝蚴或成虫为依据(图28-7)。该病的治疗药物包括乙胺嘧啶、甲苯咪唑、乙胺嗪、多西环素、伊维菌素等。

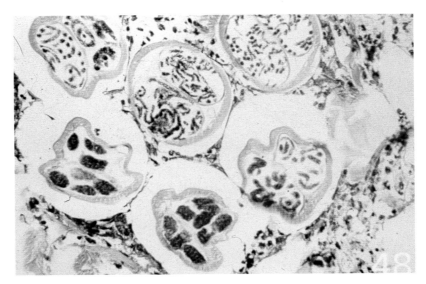

图 28-7　链尾曼森线虫皮下组织活检

七、预防

曼森线虫病的主要防治措施包括减少传染源,消除和减少传播媒介库蠓和蚋的孳生地,通过药物喷洒和使用防制药物控制和杀灭吸血蠓,在库蠓大量孳生时于牛体皮下注射伊维菌素。加强个人防护,户外活动时涂擦驱避剂。

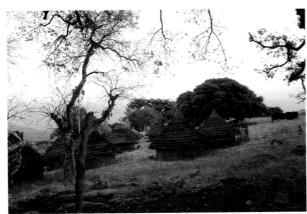

塞内加尔东部的一个村落,一半以上居民患有曼森线虫病

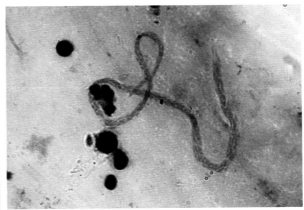

居民血样中检出的常现曼森线虫微丝蚴(厚血片,吉姆萨染色,×1000)

图版 28-1　塞内加尔曼森线虫病流行村及血样中检出的微丝蚴

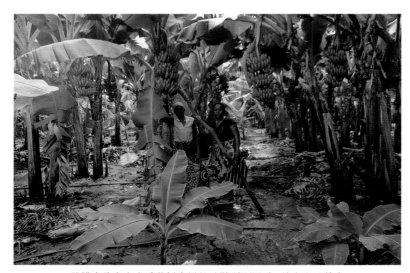

雌蠓喜将卵产在香蕉树腐烂的叶鞘（假茎）内，幼虫生于其中

图版 28-2　热带雨林地区的库蠓重要孳生地——香蕉园

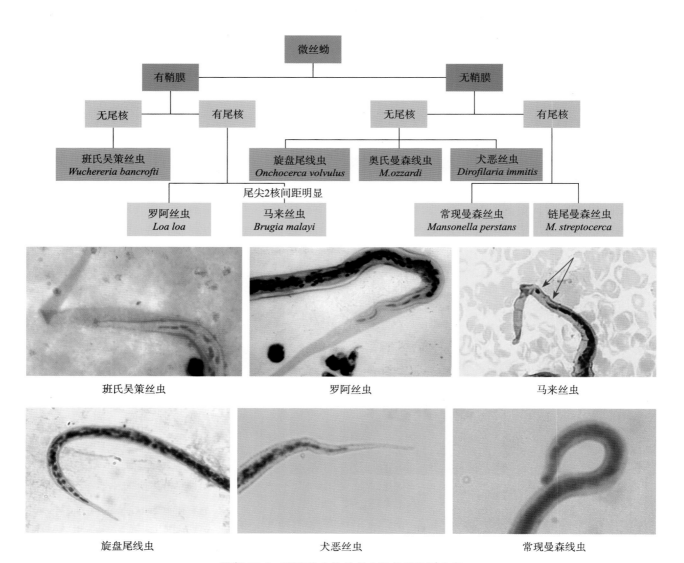

图版 28-3　可感染人体的丝虫微丝蚴鉴别分类

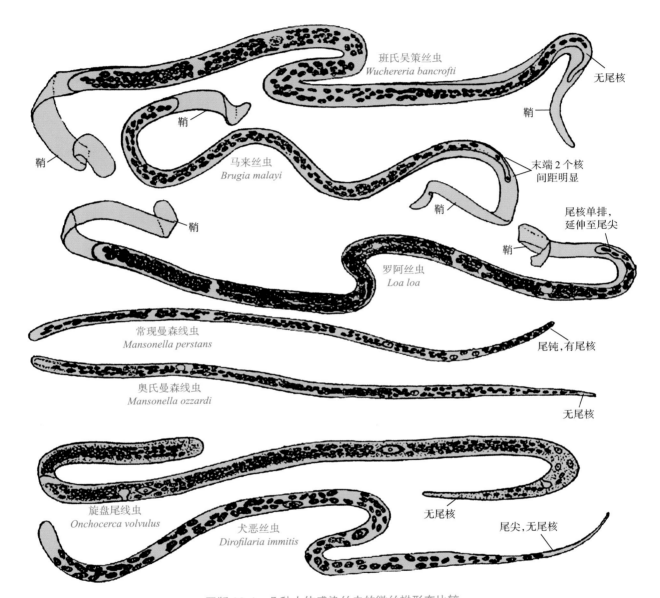

图版 28-4　几种人体感染丝虫的微丝蚴形态比较

注:根据有无鞘(膜),体核是否延伸至尾端与尾端的形态等,可对微丝蚴进行种属鉴定。班氏吴策丝虫、马来丝虫、帝汶丝虫(*Brugia timori*)和罗阿丝虫等的微丝蚴有鞘,曼森线虫、旋盘尾线虫和犬恶丝虫等无鞘。

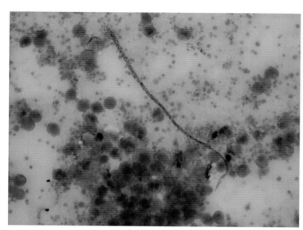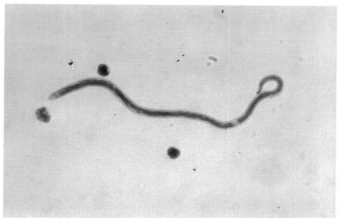

常现曼森线虫,无鞘,有尾核,尾端钝圆,常见于外周血

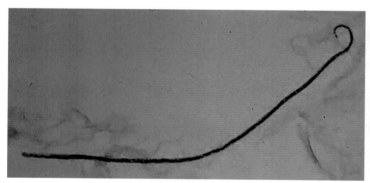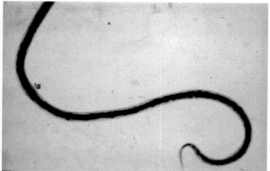

链尾曼森线虫,无鞘,有尾核,尾末端弯曲呈钩状,常见于皮肤

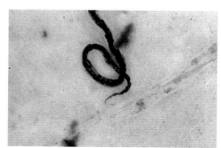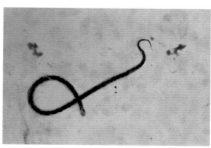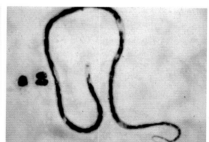

奥氏曼森线虫,无鞘,无尾核,尾末端弯曲呈小钩状,常见于外周血

图版 28-5 3 种曼森线虫微丝蚴形态

第二十九章 恶丝虫病

恶丝虫病(dirofilariasis)是由恶丝虫属(*Dirofilaria* Railliet et Henry,1911)[①]部分虫种通过蚊虫叮咬传播给人类的一种犬、猫等动物源性寄生虫病。目前全球明确定种的恶丝虫有 27 种,其中人兽感染报道较多的为犬恶丝虫(*Dirofilaria immitis* Leidy,1856;犬心丝虫,dog heartworm)、匍行恶丝虫(*D. repens* Railliet et Henry,1911)和细恶丝虫(*D. tenuis* Chandler,1942),此外亦有熊恶丝虫(*D. ursi* Yamaguti,1941)、皮下恶丝虫(*D. subdermata* Mönnig,1924)、条纹恶丝虫(*D. striata* Molin,1858)的人体感染报道。犬恶丝虫、匍行恶丝虫和皮下恶丝虫等在非洲均有分布。

一、地理分布

恶丝虫病呈世界性分布。非洲的埃及、塞舌尔、南非和突尼斯等均有人体恶丝虫病例报道。埃及、阿尔及利亚、坦桑尼亚、佛得角、马拉维、毛里求斯、摩洛哥、莫桑比克和赞比亚的犬等动物体内检测有病原体,因此所有非洲国家均为该病的潜在流行区(图 29-1)。

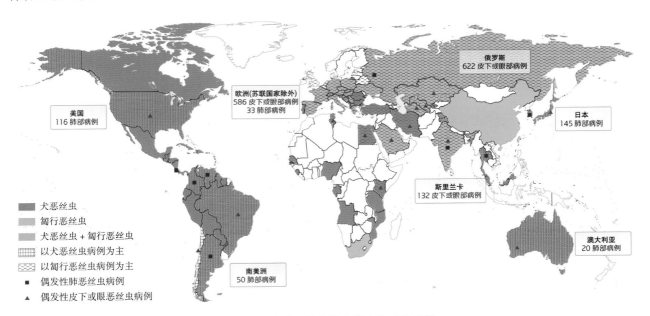

图 29-1 全球恶丝虫分布及人体感染病例

二、生活史

恶丝虫的生活史需要经历终宿主(犬、猫、狐、狼等)和中间宿主(蚊、蚤等)才能完成(图 29-2、图 29-3)。

---

① dirus [L]= dread, 可怕的; filum [L]= filament, 细丝; immitis [L]= severe/hard, 严重的; repens [L]= creeping, 匍匐的; tenuis [L]= thin, 细的; ursus [L]= bear, 熊; stria [L]= furrow, 皱纹、沟。

以犬恶丝虫为例,感染恶丝虫的蚊子(库蚊、伊蚊、按蚊、曼蚊)叮咬终宿主(如犬)时,Ⅲ期幼虫(感染性幼虫)逸出,钻入皮下,进入终宿主体内,在其体内经历两次以上的蜕皮,发育成Ⅳ期幼虫和成虫。成虫寄生在肺动脉和右心室。在心脏,雌虫终生可产出微丝蚴。终宿主外周血液中24 h均有微丝蚴,夜间会更多。当蚊虫叮咬携带有微丝蚴的终宿主时,微丝蚴进入蚊体内生长发育,经Ⅰ期幼虫发育成具有感染性的Ⅲ期幼虫。

匐行恶丝虫生活史与犬恶丝虫生活史基本相同,不同之处是匐行恶丝虫成虫寄生在终宿主的皮下结缔组织中(图 29-3),传播媒介为伊蚊、按蚊和库蚊。

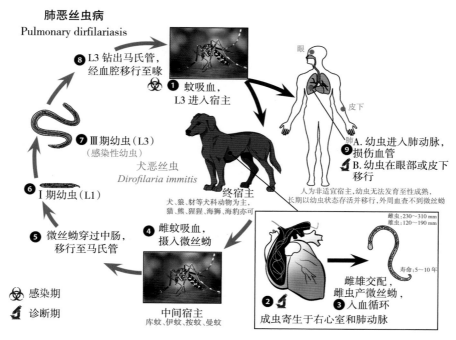

图 29-2   犬恶丝虫生活史

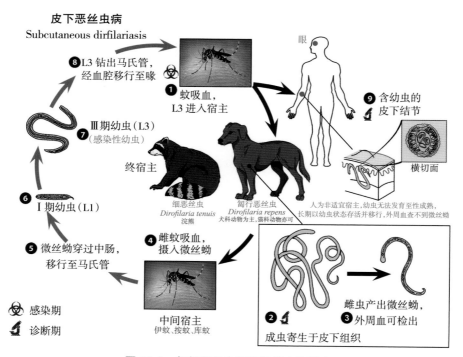

图 29-3   匐行恶丝虫和细恶丝虫生活史

三、流行环节

病犬是人体犬恶丝虫病的主要传染源,凡有犬类分布的地方几乎都有恶丝虫病犬的存在。此外,狼、猫、狐、貉、豺、浣熊、水獭、海狮等也可作为该病的传染源。犬恶丝虫的传播媒介为雌蚊,包括库蚊、伊蚊、按蚊和曼蚊(*Mansonia*)。犬恶丝虫幼虫除在蚊体内完成发育外,也可在犬蚤(*Ctenocephalides canis*)、猫蚤(*Ctenocephalides felis*)及人蚤(*Pulex irritans*)体内完成从微丝蚴至感染性幼虫的发育。

四、病原体

1. 成虫(犬恶丝虫) 体细长,呈乳白色线状,头部圆形,口部无唇瓣,周围有 6 个小乳突。雄虫体长 120~200 mm、宽 700~900 μm,后端旋曲,尾钝圆,具窄的尾翼,并有较大的肛前乳突 4 对和较小的肛后乳突 3 对,交合刺大小不一,左交合刺长 300~375 μm、右交合刺长 127~229 μm,不具导刺带(引带)。雌虫体长 250~310 mm、宽 1.0~1.3 mm,尾端钝圆,阴门距体前端 2.7 mm,位于食管的后缘(图 29-4)。

2. 微丝蚴(犬恶丝虫) 大小为 298.1 μm × 7.4 μm,尾部细长,体内除含有体核外还具有神经环、排泄孔、排泄细胞、生殖细胞、肛孔及尾核,微丝蚴在血液中无鞘膜(图 29-5)。

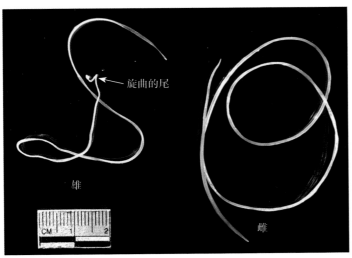

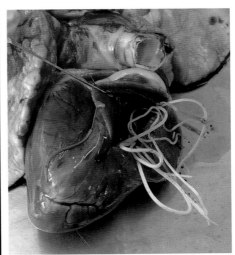

雄虫较短,尾旋曲;雌虫较长,头尾两端直

病犬右心室中的成虫

图 29-4 犬恶丝虫成虫

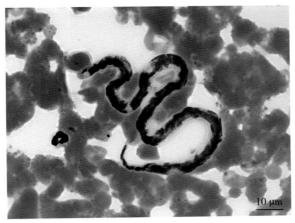

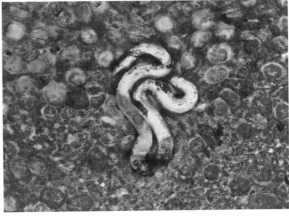

图 29-5 犬恶丝虫微丝蚴

五、病理与临床表现

人体感染后,可导致肺、眼、皮下、口腔、腹膜、心脏等不同部位组织的病理损害。根据虫体寄生部位不同可有多种临床类型。肺恶丝虫病可在胸部 X 线片中见有孤立的硬币样阴影(结节),结节呈单个圆球形、直径 1~3 cm、边缘平滑,一般无钙化,但结节中心可有凝固性坏死。病理切片可见肺动脉腔内的虫体被梗死的肺组织包裹。临床症状可表现为咳嗽、咯血或咳血痰、胸痛、哮喘及呼吸困难,可有全身发热、乏力、出汗及食欲减退。眼部恶丝虫病可导致眶隔前蜂窝织炎、视网膜脱离、晶状体混浊、青光眼、葡萄膜炎、巩膜炎、视野有限等损害。皮下恶丝虫病的皮下结节多呈玉米粒大小,可逐渐增大到扁豆大小(有的可达3 cm),触之有弹性感,少数病例可出现局部发红和痒感。口腔黏膜恶丝虫病多数表现为无痛性结节性肿胀或脓肿,病灶直径为 1~3 cm。有少数病例发现虫体寄生于肝脏、腹腔、腹壁、肠系膜、胰腺脂肪组织、心脏、上下腔静脉或肺动脉内、男性精索和阴茎或女性子宫等处,病变呈结节样表现。

六、诊断与治疗

通过活检或手术从病变部位检出虫体即可确诊。通过外科手术摘除虫体肿块和结节是对症治疗恶丝虫病的主要手段。病原治疗可采用伊维菌素和乙胺嗪。

七、预防

预防人体恶丝虫感染的措施有防蚊、灭蚊和查治犬、猫恶丝虫病。

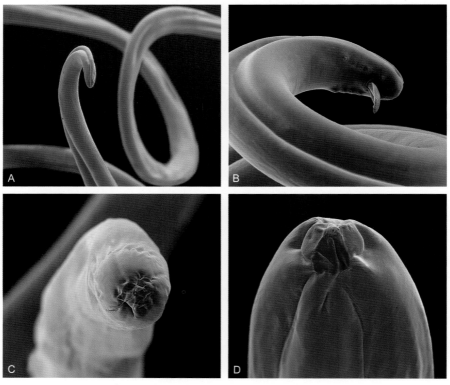

A 和 B,雄虫尾端;C 和 D,雌虫头端,粉色部分为口器(电镜图)。

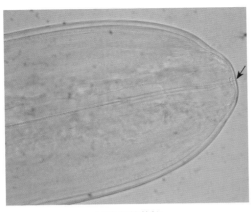
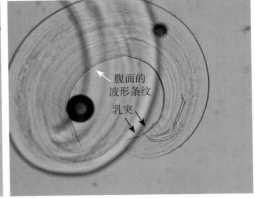

口孔（无唇瓣）　　　　　　　　　　　　雄虫的尾端

图版 29-1　犬恶丝虫成虫

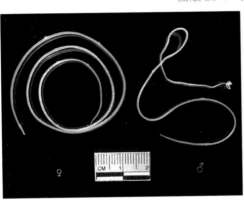
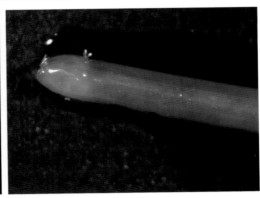

犬恶丝虫虫体（左）及头端（右）

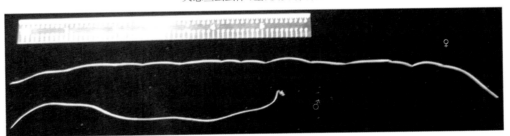

犬恶丝虫雌虫（长）和雄虫（短）

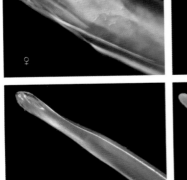
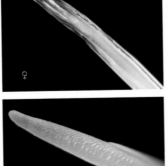
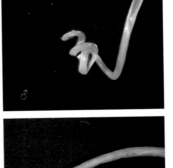
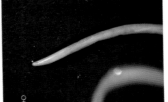

雌虫头端　　　　　　　　雌虫尾端　　　　　与雌虫相比雄虫尾端卷曲

图版 29-2　犬恶丝虫成虫形态

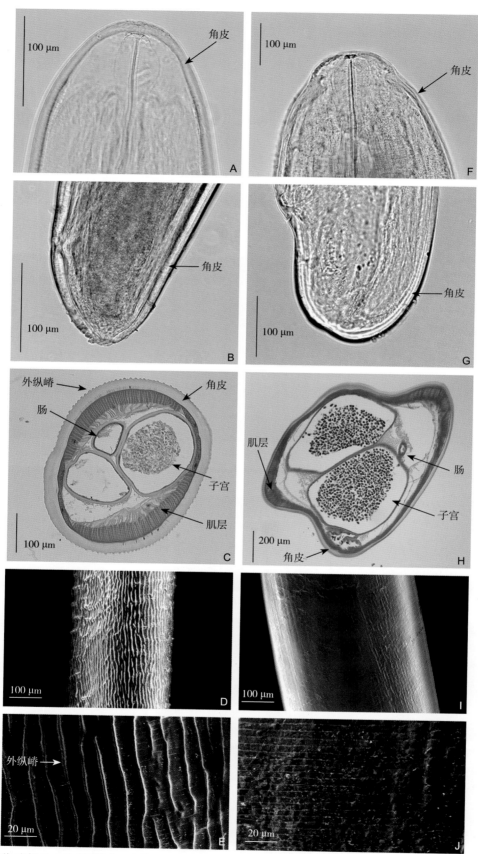

左侧 A~E 为未定种,右侧 F~J 为犬恶丝虫。光学显微镜:A 和 F,头端;B 和 G,尾端;C 和 H,组织样本横切(HE 染色)。扫描电子显微镜:D 和 I,体表(低倍);E 和 J,体表(高倍)。

图版 29-3   恶丝虫成虫

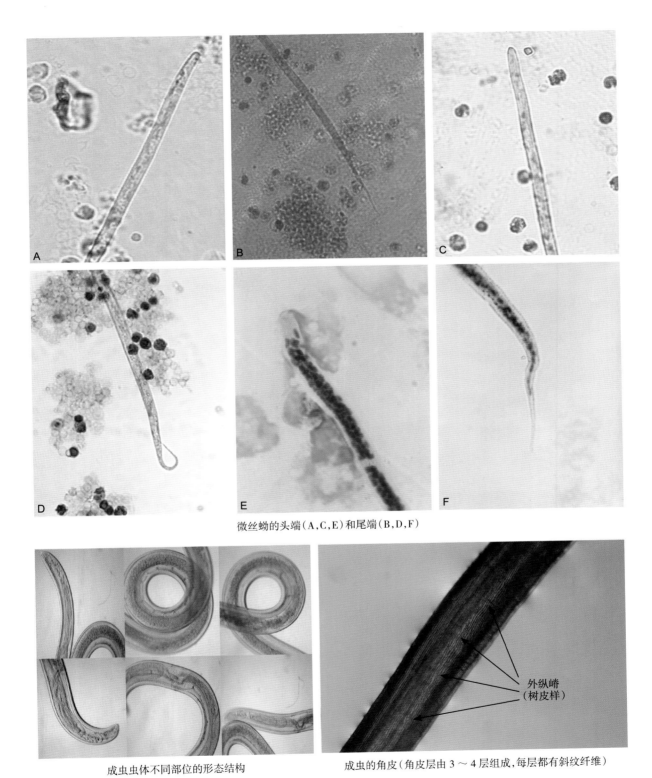

微丝蚴的头端（A，C，E）和尾端（B，D，F）

成虫虫体不同部位的形态结构　　　　成虫的角皮（角皮层由 3～4 层组成，每层都有斜纹纤维）

图版 29-4　恶丝虫微丝蚴及成虫局部

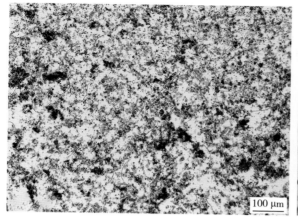

低倍镜下血涂片中的微丝蚴（×40）

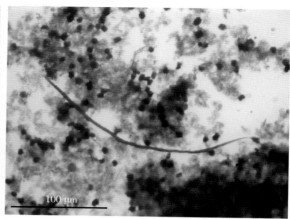

血涂片中的微丝蚴（×400）

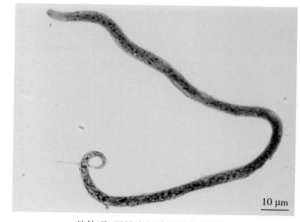

整体观，可见头间隙及卷曲的尾部

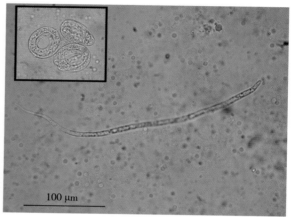

头端直、尾端尖锐，方框内为从右心室血液中采集到的胚蚴

图版 29-5　犬恶丝虫微丝蚴

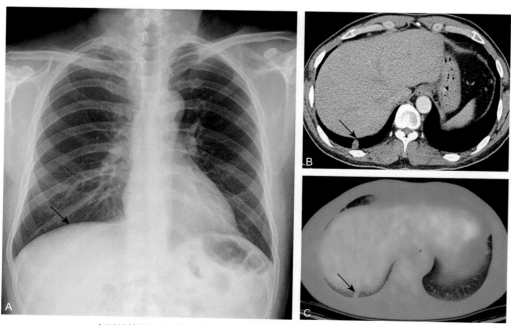

右下肺结节：A 胸部 X 线片；B 胸部 CT；C 正电子发射计算机断层扫描。

肺部恶丝虫病影像特征

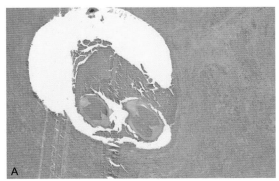

肺结节的病理组织切片：中等大小肺动脉腔内一条未成熟虫体的两个横切面（HE 染色，×6）

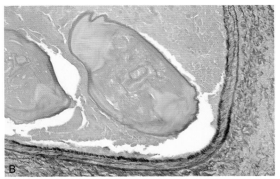

肺外周组织横切：可见犬恶丝虫的角质层、内纵皮嵴和侧索（×20）

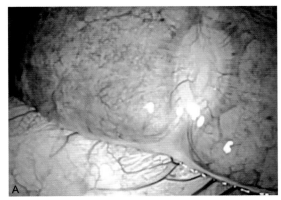

胸腔镜见白色肿块伴胸膜凹陷

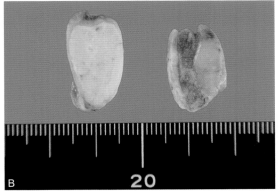

手术摘除的白色实体瘤

图版 29-6　肺恶丝虫病

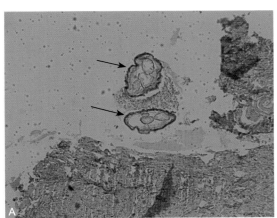

眼组织中的虫体横切面（箭头，×40）

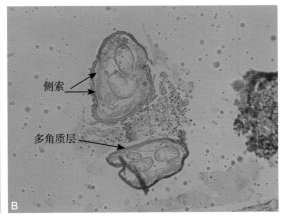

诊断特征：侧索和多角质层（×100）

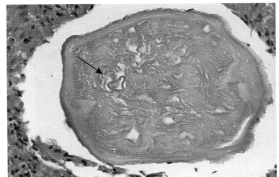

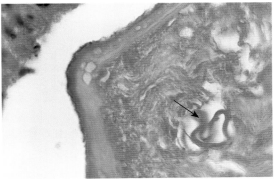

眼病理组织切片中的恶丝虫虫体

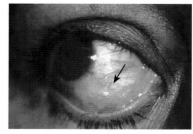
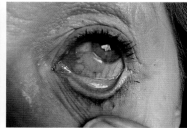
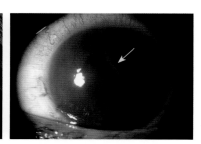

球结膜下的肿块（箭头）　　　　恶丝虫造成的眼结膜水肿　　　　前房内自由游动的虫体

图版 29-7　眼恶丝虫病

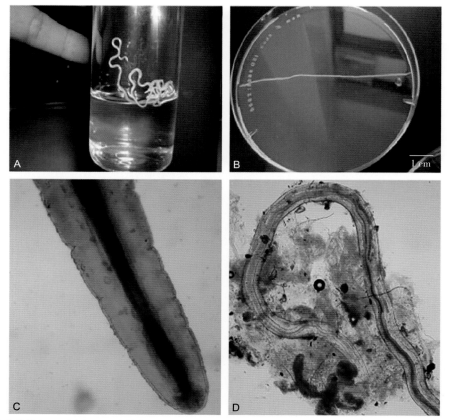

A 从患者眼结膜下取出的雌虫；B 采自另一患者样本；C 头端的口和食管（×100）；D 雌虫的尾端（×40）（A 和 B 取自患者眼结膜，C 和 D 采自皮下组织）。

匐行恶丝虫

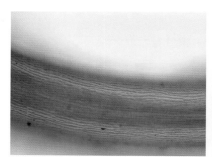
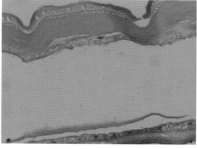
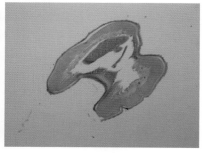

树皮样的外纵嵴　　　　　角质层和肌层（纵切）　　　　　角质层和肌层（横切）

匐行恶丝虫成虫组织切片

图版 29-8　皮下恶丝虫病

注：匐行恶丝虫典型的鉴别特征：整条虫体的不同部位横切都可见到侧索，侧索一般都很明显并向体腔突出，侧索内有形状不同的角皮内纵嵴。

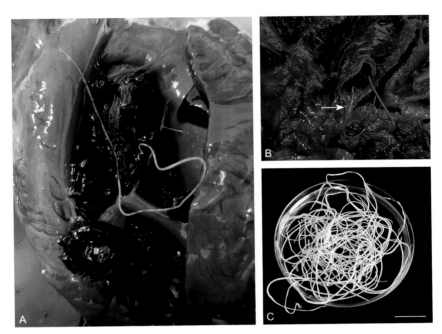

A 右心室中的一条雄虫;B 肺动脉中的成虫(箭头),导致肺广泛性充血;C 从血凝块中采集到的雌雄成虫(比例尺 =2 cm)。

南非海狗尸检发现的犬恶丝虫

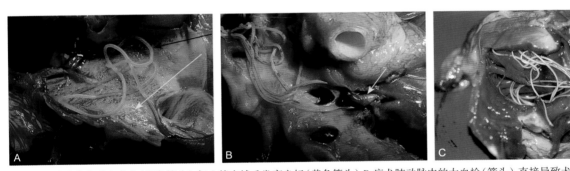

A 病犬肺动脉中发现有成虫(黑色箭头),但血管内绒毛发育良好(黄色箭头);B 病犬肺动脉中的大血栓(箭头),直接导致犬的死亡;C 金豺右心室中的犬恶丝虫成虫。

犬科动物感染的犬恶丝虫[1]

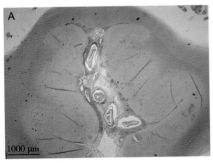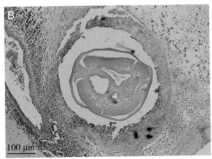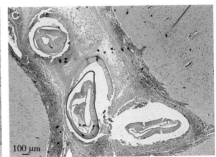

A 和 C 多个虫体横切;B 1 个肠管与 2 个生殖管(雌虫)。

病猫脑组织切片中的犬恶丝虫成虫[2]

图版 29-9　动物感染恶丝虫病

　　注:[1] 犬恶丝虫又被称为犬心丝虫(dog heartworm),成虫主要寄生于犬科动物右心室,可存活数年之久。[2] 雄虫横切面有 1 个肠管和 1 个生殖管的断面,而雌虫横切面有 1 个肠管和 2 个生殖管的断面。肠管直径较小,约为虫体直径的 1/8～1/5,生殖管直径较大,一般为肠管直径的 2 倍以上。肠管管壁由圆形上皮细胞组成,而子宫壁含有椭圆形核的扁平上皮细胞。根据细胞和核形状的不同将肠管与生殖管加以区分。

麦地那龙线虫病(dracunculiasis)，又称为几内亚蠕虫病(Guinea worm disease)，是由麦地那龙线虫 (*Dracunculus medinensis* Linnaeus,1758)[①] 寄生于人或多种哺乳动物组织内引起的一种寄生虫病。直接取地表水饮用者感染风险高。

一、地理分布

麦地那龙线虫病流行于热带和亚热带地区，主要分布在非洲、印度和西南亚。19 世纪 80 年代，全球每年有 500 万～1000 万人罹患麦地那龙线虫病，受威胁人口达 1.2 亿，但经多年防治，多数流行国家已实现了传播阻断或疾病消除。2017 年，全球仅有安哥拉、乍得、南苏丹和埃塞俄比亚有人体麦地那龙线虫病患者(图 30-1)。

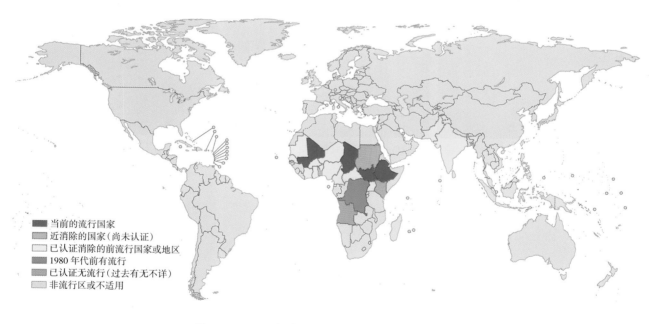

图 30-1　2017 年全球麦地那龙线虫病的流行状况

二、生活史

麦地那龙线虫幼虫在淡水中被中间宿主剑水蚤吞食后，在其体内发育为感染性幼虫。当人或动物饮水误吞含感染性幼虫的剑水蚤后，幼虫在十二指肠处从死亡的剑水蚤体内逸出，钻入终宿主肠壁。约 3 个月后，雌雄虫穿过皮下结缔组织到达腋窝和腹股沟区。成熟的雌虫于感染后第 8～10 个月内移行至终宿

---

① 　dracunculus [L]= little dragon，小龙；medina [L]，来自麦地那的。

主的四肢、背部皮下组织。当终宿主肢体与水接触时,雌虫头端从破溃部位的皮肤伸出,体壁和子宫破裂,释出大量幼虫,完成生活史循环(图 30-2)。

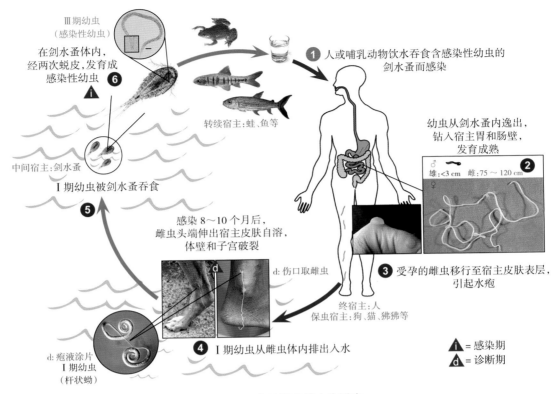

图 30-2　麦地那龙线虫生活史

三、流行环节

麦地那龙线虫 I 期幼虫需在中间宿主剑水蚤体内发育为感染性幼虫,人或哺乳动物因饮水时摄入含有感染期幼虫的剑水蚤而感染。人为终宿主,犬、猫、马、牛和臭猫等多种哺乳动物为保虫宿主(图 30-3)。蛙和鱼是转续宿主(图 30-2)。

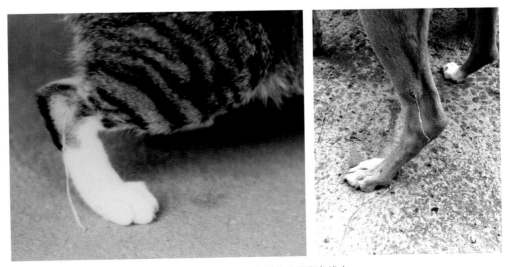

猫(左)、狗(右)后腿出露的麦地那龙线虫。

图 30-3　麦地那龙线虫保虫宿主

麦地那龙线虫的中间宿主为剑水蚤科（Cyclopidae）的桡足类（copepods）（图30-4），主要为剑水蚤属（*Cyclops*），如四角剑水蚤（*C. quadricornis*）、英勇剑水蚤（*C. strenuus*）、近邻剑水蚤（*C. vicinus*）、冠剑水蚤（*C. coronatus*）和二刺剑水蚤（*C. bicuspidatus*）等，其次为中剑水蚤属（*Mesocyclops*）的广布中剑水蚤（*Mesocyclops leuckarti*）和透明中剑水蚤（*M. hyalinus*）。但在热带地区则为多色近剑水蚤（*Tropocyclops multicolor*）等，在尼日利亚南部为尼日利亚温剑水蚤（*Thermocyclops nigerianus*）。

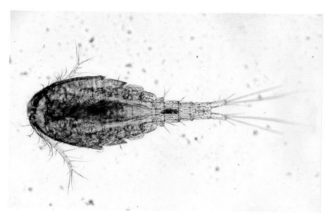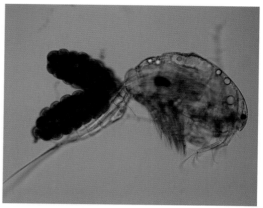

左图：体内含有麦地那龙线虫幼虫的剑水蚤（*Cyclops* sp.）；右图：带卵囊的中剑水蚤（*Mesocyclops* sp.）。

图30-4　剑水蚤

四、病原体

1. 成虫　雄虫长度小于3 cm，雌虫长可达75～120 cm，虫体细长、圆柱形，呈绳状，白色（图30-5）。口器呈小三角形，口围有内外2环乳突（内环乳突6个，外环乳突8个）。

2. 杆状蚴（I期幼虫）　长500～750 μm，虫体细长、无色，表皮有纤细环纹。尾部长，约占幼虫全长的1/3，后端呈长鬃状（图30-6）。

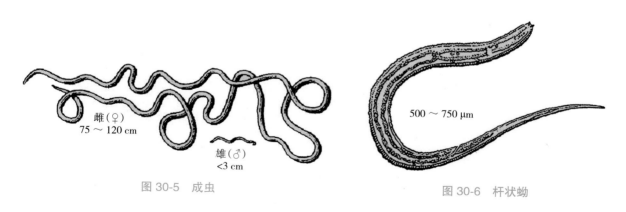

雌（♀）
75～120 cm

雄（♂）
<3 cm

图30-5　成虫

500～750 μm

图30-6　杆状蚴

五、病理与临床表现

当成熟的孕雌虫移行到小腿部下端和足部皮肤准备释放幼虫时，可出现水疱、皮疹和局部水肿（图30-7）。水疱一旦破裂，变态反应随即减退、遗留一浅表溃疡，具有红、肿、硬的特征，继而脓肿形成；若无继发细菌感染，脓肿逐渐缩小，留下一个雌虫伸出缩回的小孔。虫体也可移至膝关节、心包、椎管、中枢神经系统、眼结膜和子宫胎盘等处，引起相应损伤。因成虫所在部位不同，该病的临床表现也多种多样。

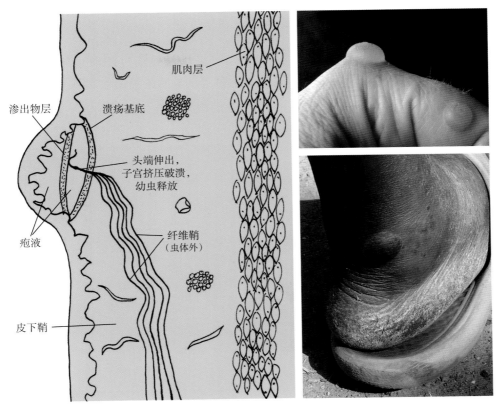

左图：受孕雌虫移行至四肢皮肤形成水疱（贾亦真绘制）；右图：雌虫移行至手部和踝部，释放幼虫入水前形成的典型水疱。

图 30-7　麦地那龙线虫感染引起的水疱

六、诊断与治疗

取水疱破溃后液体涂片检查，镜下见到活体幼虫便可确诊。获取伸出的雌虫是最可靠的确诊依据，但须与皮下寄生的裂头蚴相鉴别。自然水体中检测出麦地那龙线虫胚蚴可警示水体的感染性。

从皮肤溃疡处通过牵引缠绕抽取成虫完整的虫体是根治该病的最有效方法（图 30-8）。发现有虫体自皮肤暴露时，先用冷水置伤口上，使虫体伸出产幼虫，然后用一根小棒卷上虫体，每日向外拉出数厘米，直至将虫体全部拖出。也可手术取虫治疗。治疗药物有甲硝唑、硝咪唑或甲苯达唑等。

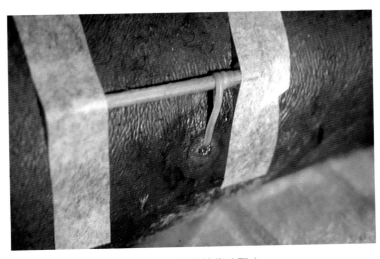

图 30-8　牵引缠绕法取虫

七、预防

避免直接引用地表水。在卫生条件极差的地区,可采用尼龙绢过滤取水(剑水蚤成虫体长约为1 mm)。非洲的麦地那龙线虫为单一种,控制猫、狗和狒狒等动物感染是消除非洲国家麦地那龙线虫病的重要措施。

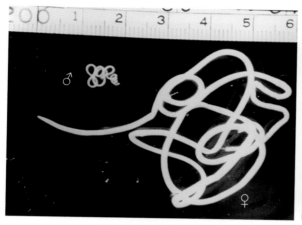

成虫:雌(大)和雄(小)

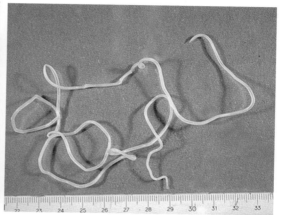

雌性成虫

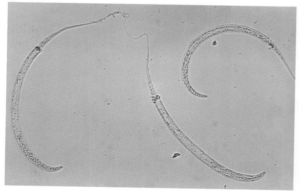

3条杆状蚴(Ⅰ期幼虫)

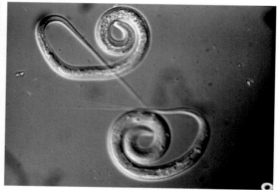

杆状蚴(Ⅰ期幼虫)

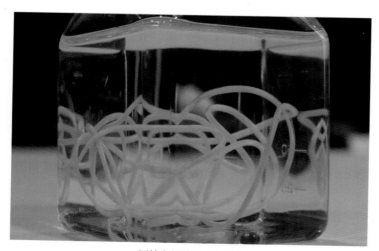

酒精中的雌性成虫标本

图版 30-1　麦地那龙线虫的成虫与幼虫

注:幼虫尾长,约占幼虫全长的1/3,后端呈长鬃状。

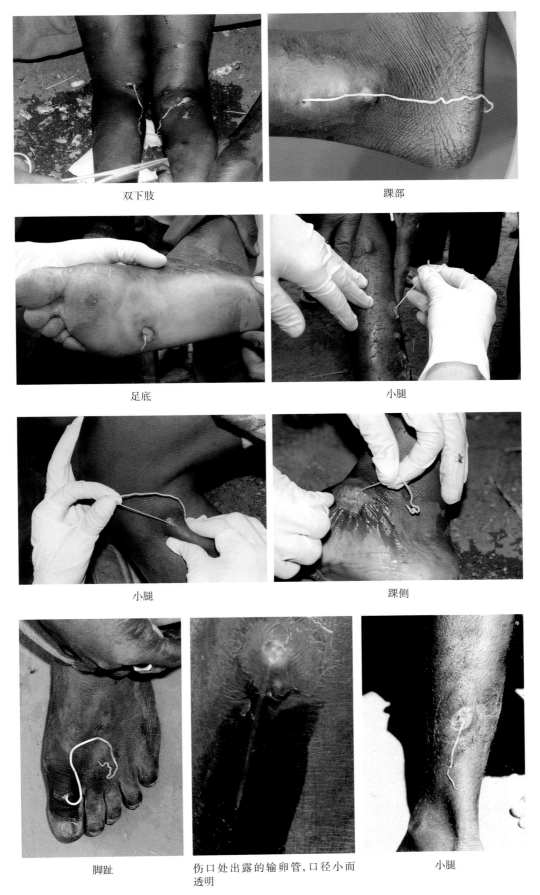

双下肢

踝部

足底

小腿

小腿

踝侧

脚趾

伤口处出露的输卵管,口径小而透明

小腿

图版 30-2　不同部位出露的雌性成虫

X线检测提示线性钙化

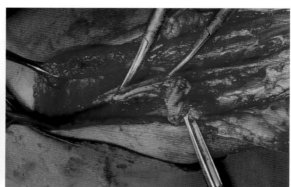

术中探查发现麦地那龙线虫成虫

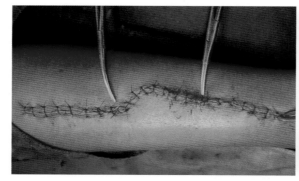

伤口缝合

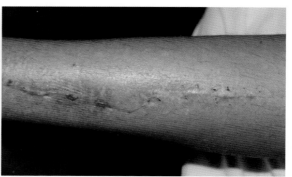

拆线后

女,8岁,因左腿疼痛、左胫骨处有溃疡15 d就诊,过去4年上述症状反复出现。溃疡处曾采用抗生素治疗,但数日后又会复发。

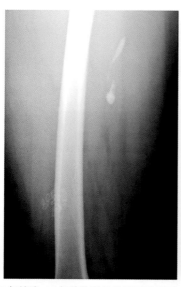

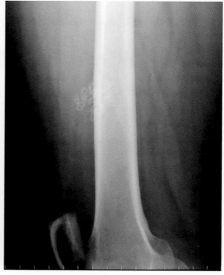

女,44岁,因左大腿疼痛1年就诊,15年前从马里移民至西班牙,再未返回。X线检查见左股骨远端有钙化虫体,确诊为陈旧性麦地那龙线虫感染。

图版30-3　诊断与治疗

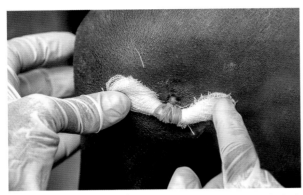

通过轻柔而缓慢的缠绕牵引,将100 cm多长的雌虫从水疱处取出

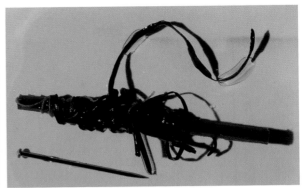

缠绕在小棒上的雌虫

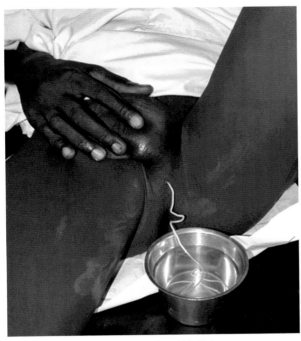

会阴部钻出的麦地那龙线虫

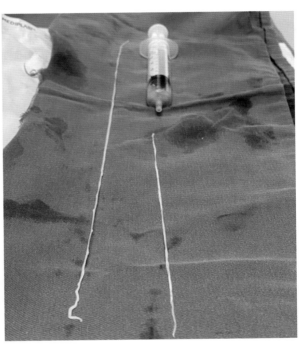

手术取出的麦地那龙线虫成虫

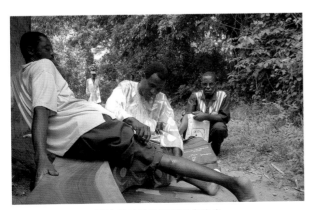

尼日利亚男性患者正在取虫

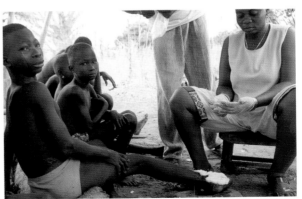

从女孩小腿取出麦地那龙线虫成虫

图版30-4　牵引缠绕法取雌虫

注:麦地那龙线虫成虫钻出皮肤前,皮肤表面形成水疱。这种水疱可产生有剧痛的灼烧感,并在24~72 h内破裂。水疱浸入水中可缓解烧灼感,触水行为有利于幼虫的释放。一旦成虫从伤口处露出,每日仅能向外拉出数厘米,可用一根小棍或小卷纱布令其缠绕固定。通常需花费数周时间才能将虫体完整取出,但有时数日即可。

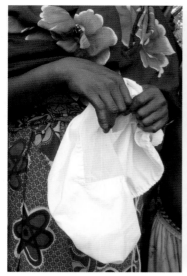
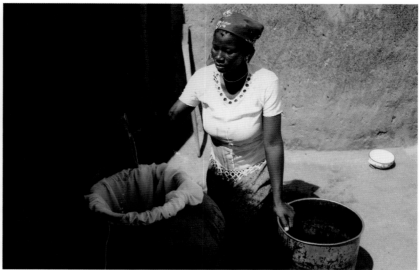

采用尼龙绢纱布过滤取水

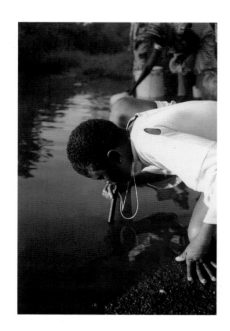
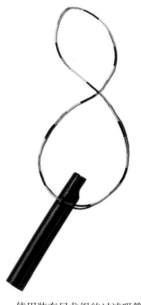
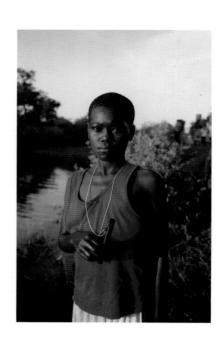

使用装有尼龙绢的过滤吸管

图版 30-5 预防措施

毛圆线虫病（trichostrongyliasis）[1]是由毛圆线虫寄生于人体消化道而引起的一种寄生虫病。毛圆线虫种类繁多，其中可寄生于人体的有 7 属 19 种（图 31-1）。毛圆线虫广泛寄生于绵羊、骆驼、马和牛等动物，对畜牧业危害大。

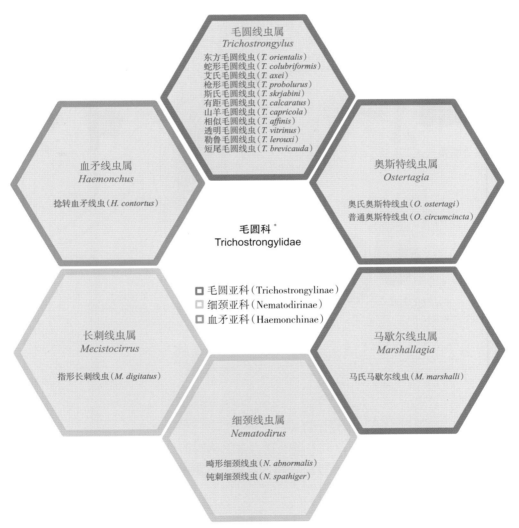

图 31-1　可致毛圆线虫病的线虫种类

注：狭义的毛圆线虫病仅指由毛圆线虫属的线虫所引起的感染。广义的人兽共患毛圆线虫除毛圆科（Trichostrongylidae Leiper，1908）的 3 亚科 6 属 18 种外，还包括绕体科（Heligmosomatidae/Heligmosomatidae/Heligmosomidae Cram，1927）绕体亚科（Heligmosomatinae）日圆属的巴西日圆线虫（Nippostrongylus brasiliensis）。

———————————

[1] thrix/trichos [G]= hair，毛发；strongylos [G]= rounded，圆形；helix [G]= coil，盘绕；soma [G]= body；Nippon/Nihon [L]= Japan，日本。

一、地理分布

毛圆线虫分布于世界各地,主要在经济条件欠发达的农村与牧区流行。埃及、摩洛哥、埃塞俄比亚、尼日利亚、南非、苏丹和乌干达等非洲国家均有人体感染毛圆线虫的报道,肯尼亚灵长类动物感染率高达23%。

二、生活史

毛圆线虫成虫产出的虫卵随粪便排出,在土壤中孵化出幼虫,并发育为具有感染性的丝状蚴,人和家畜因摄入被丝状蚴污染的食物和水或接触含有丝状蚴的露水而感染,在宿主胃和小肠中发育为成虫(图31-2)。

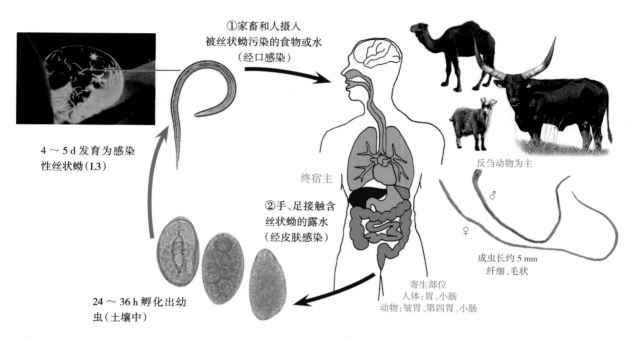

①家畜和人摄入
被丝状蚴污染的食物或水
(经口感染)

4～5 d发育为感染
性丝状蚴(L3)

终宿主

②手、足接触含
丝状蚴的露水
(经皮肤感染)

反刍动物为主

成虫长约5 mm
纤细、毛状

24～36 h孵化出幼
虫(土壤中)

寄生部位
人体:胃、小肠
动物:皱胃、第四胃、小肠

图31-2　毛圆线虫生活史

三、流行环节

感染毛圆线虫的人或家畜为传染源。人多因食入含丝状蚴的食物或水而感染,手足接触土壤或赤足走在露水未干的草地上时,丝状蚴也可通过皮肤侵入人体。人群普遍易感,农牧民是主要感染对象。钩虫和东方毛圆线虫混合感染较多见。

四、病原体

1. 成虫　呈毛状,长不超过20 mm,活体为淡红色或褐色。头端无头棘或头泡,口囊小或不发达。口孔位于虫体顶端,较少数转向背面(图31-3)。雄虫:交合伞很发达(图31-4),大多数有大的侧叶,有1对交合刺,引带有或无,肛门位于虫体中部的后方(细颈属除外)。雌虫:子宫成对,尾端圆锥形,末端无刺,有的在尾的顶部有刺或刺状突起物(图31-5)。

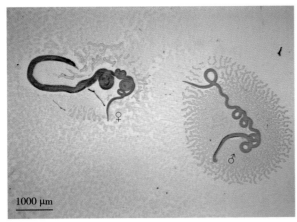

细颈线虫属（*Nematodirus*）

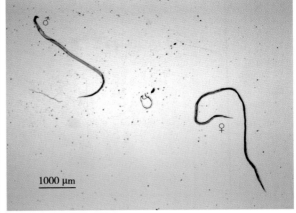

奥斯特线虫属（*Ostertagia*）

图 31-3　毛圆线虫成虫

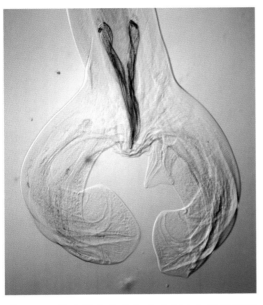

图 31-4　雄虫的交合伞和交合刺（血矛线虫属 *Haemonchus*）

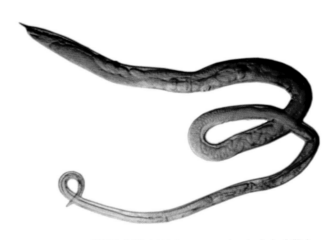

图 31-5　毛圆线虫属（*Trichostrongylus*）成虫（雌）

2. 虫卵　呈椭圆形或长卵形，大小（57～108）μm ×（30～57）μm，壳薄，无色透明，不对称，虫卵一端呈圆形，一端稍窄，或两端均窄，卵膜多密接于卵壳内面，卵壳两端间隙较大（图 31-6、图 31-7）。新鲜卵内多含 8～25 个细胞（钩虫卵含 2～8 个细胞）。

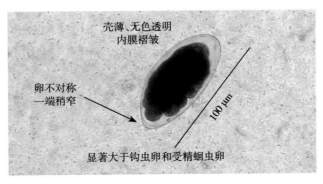

图 31-6　毛圆线虫属（*Trichostrongylus*）虫卵

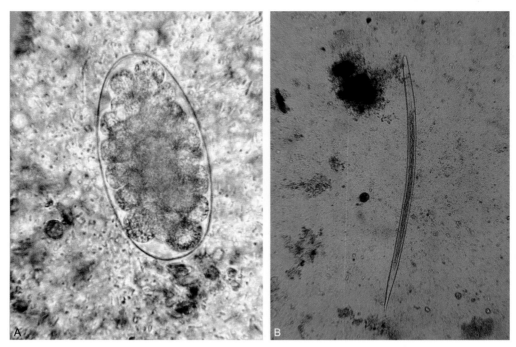

A 虫卵（直接涂片，×200）；B 培养出的丝状蚴。

图 31-7　蛇形毛圆线虫（ *T. colubriformis* ）的虫卵和丝状蚴

杆状蚴口腔较长，15 μm，约与体宽相等，口腔壁稍厚；食管为双球型咽管（即具两个膨大部）；生殖原基不易见；尾端有的呈珠状膨大。

丝状蚴，为感染性幼虫，长 0.65～0.77 mm；食管短，占体长 1/4；肠管腔曲折，中部弯曲显著；肠细胞数目 16 个，尖三角形；尾端有小刺状结构；鞘的后端较短，突然变细，呈尖锐形（图 31-7）。

五、病理与临床表现

以腹痛较多见，严重者可出现贫血。外周血嗜酸性粒细胞增多，一般在 10% 以下，急性期可高达50%。

六、诊断与治疗

粪便直接涂片镜检发现虫卵，或采用培养法查到丝状蚴可确诊。治疗药物有阿苯达唑、三苯双脒、甲苯达唑、噻嘧啶等。

七、预防

加强个人防护，尽量减少与土壤的直接接触；加强粪便管理及无害化处理，切断传播途径；开展普查普治，控制传染源。

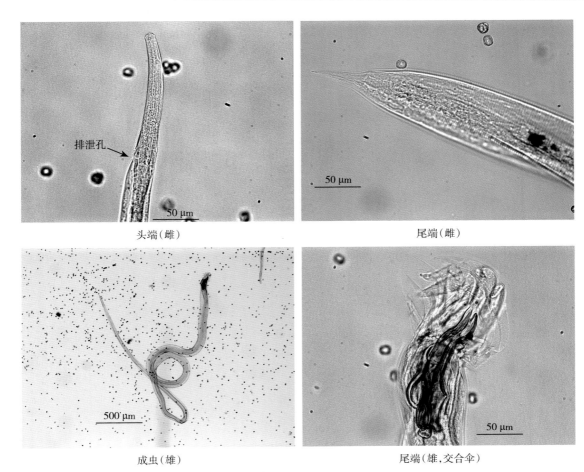

头端（雌）　　　　　　　　　　　　尾端（雌）

成虫（雄）　　　　　　　　　　　　尾端（雄，交合伞）

图版 31-1　毛圆线虫属（*Trichostrongylus*）成虫

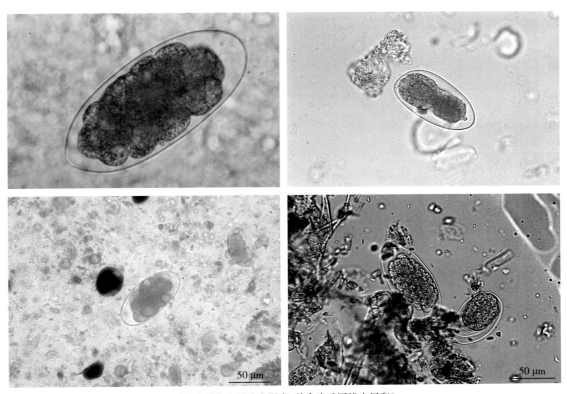

卵（右下为血矛线虫属卵，其余为毛圆线虫属卵）

图版 31-2　毛圆线虫虫卵

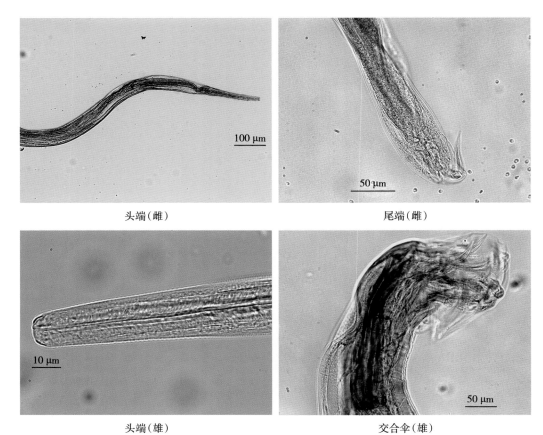

头端（雌）　　　　　　　　　　　　尾端（雌）

头端（雄）　　　　　　　　　　　　交合伞（雄）

图版 31-3　奥斯特线虫属（*Ostertagia*）成虫

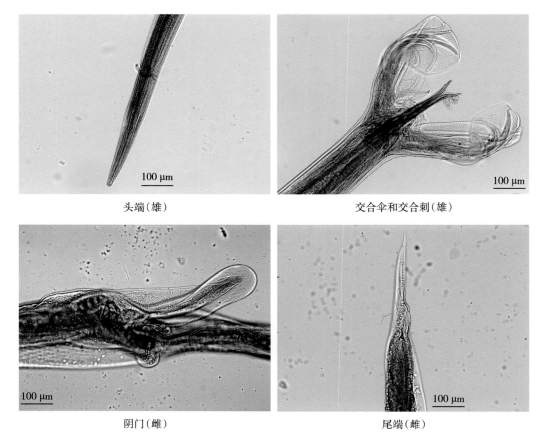

头端（雄）　　　　　　　　　交合伞和交合刺（雄）

阴门（雌）　　　　　　　　　　　尾端（雌）

图版 31-4　捻转血矛线虫（*Haemonchus contortus*）成虫

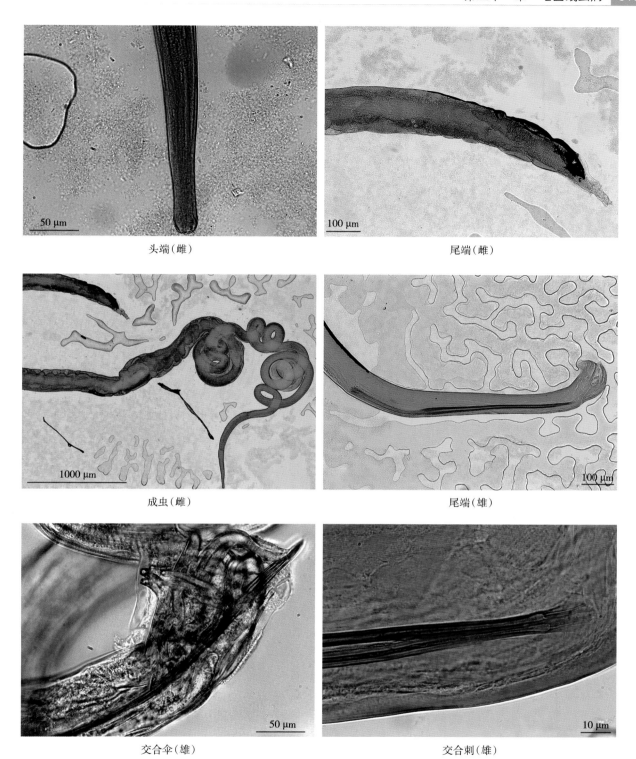

头端（雌）　　　　　　　　　　　　尾端（雌）

成虫（雌）　　　　　　　　　　　　尾端（雄）

交合伞（雄）　　　　　　　　　　　交合刺（雄）

图版 31-5　细颈线虫属（*Nematodirus*）成虫

第三十二章　类圆线虫病

　　类圆线虫病（strongylodiasis）[①]主要是由粪类圆线虫（*Strongyloides stercoralis* Bavay，1876）或福氏类圆线虫（*S. fuelleborni* von Linstow，1905）寄生于人体而引起的寄生虫病，粪类圆线虫感染更为多见。由于大多数感染者临床症状不明显以及缺少敏感的诊断方法，其危害性和感染风险多被低估，是被忽视的热带病中最易被忽视的疾病之一。

一、地理分布

　　粪类圆线虫病呈全球性分布，但主要流行于非洲西部、拉丁美洲、东南亚、加勒比海及美洲中南部等热带和亚热带地区，温带和寒带地区一般呈散发性感染，全球感染人数估计超过 3.7 亿人。近年来，随着饲养宠物、移民、难民以及 AIDS 感染人群的增多，粪类圆线虫病的流行也呈上升趋势，已被 WHO 列为重要的肠道寄生虫病之一。

　　福氏类圆线虫病主要流行于旧大陆的非人灵长类动物。人体感染病例主要来自撒哈拉以南非洲，东南亚亦有散发病例，其中柯氏亚种（*S. f. kellyi*）的感染仅发现于巴布亚新几内亚。

二、生活史

　　粪类圆线虫具有自生和寄生两种生物学特性，是一种经土壤传播的兼性寄生虫。外界环境条件适宜时，其在泥土中营自生世代：雌虫排出虫卵，数小时后孵出杆状蚴，经蜕皮 4 次发育为成虫，并交配产卵，自生世代可多次进行。当外界环境不利时，营寄生世代：从虫卵内孵出的杆状蚴蜕皮 2 次，发育为丝状蚴（感染性幼虫），经皮肤或黏膜侵入人或犬、猫等宿主机体后开始寄生生活。侵入宿主皮肤或黏膜的丝状蚴经过小血管或淋巴管进入血循环，经右心室、肺、气管移行至咽部，而后被咽下至消化道，钻入小肠黏膜，再蜕皮 2 次发育至成虫。少数虫体可在肺部和支气管直接发育成熟，部分幼虫可在皮肤停留数天至 30 d。雌虫在小肠黏膜下产卵，杆状蚴孵出、穿过肠黏膜进入肠腔，随宿主粪便排出，或在肠腔内发育为丝状蚴而导致自体感染（图 32-1）。

　　福氏类圆线虫的生活史与粪类圆线虫基本相似，主要区别在于其宿主为犬、人及灵长类动物；随宿主粪便排出的是虫卵而非幼虫，因此无自体感染途径。

三、流行环节

　　感染的人或犬、猫是粪类圆线虫病的主要传染源。人对粪类圆线虫普遍易感，感染方式有接触被污染的土壤感染和自体感染（autoinfection）两种。

[①] strongylos [G]= rounded，圆形的；oides [G]= similar，类似的；stercus [L]= feces，粪；stercoralis [L]= within feces，粪便里的。

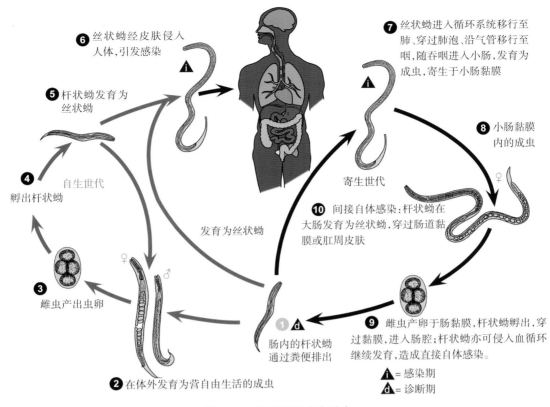

❻ 丝状蚴经皮肤侵入人体,引发感染

❼ 丝状蚴进入循环系统移行至肺、穿过肺泡、沿气管移行至咽、随吞咽进入小肠、发育为成虫,寄生于小肠黏膜

❺ 杆状蚴发育为丝状蚴

❽ 小肠黏膜内的成虫

❹ 孵出杆状蚴

自生世代

寄生世代

❿ 间接自体感染:杆状蚴在大肠发育为丝状蚴,穿过肠道黏膜或肛周皮肤

发育为丝状蚴

❸ 雌虫产出虫卵

❶ ▲ⅾ 肠内的杆状蚴通过粪便排出

❾ 雌虫产卵于肠黏膜,杆状蚴孵出,穿过黏膜,进入肠腔;杆状蚴亦可侵入血循环继续发育,造成直接自体感染。

❷ 在体外发育为营自由生活的成虫

▲ⅰ = 感染期
▲ⅾ = 诊断期

图 32-1　粪类圆线虫生活史

四、病原体

　　雄虫成虫大小为 0.7 mm×(0.04~0.05) mm,尾端向腹面卷曲。雌虫尾端较尖细,营自生世代者为 1.0 mm×(0.05~0.075) mm、寄生世代者为 (2.2~2.5) mm×(0.03~0.07) mm。虫卵呈椭圆形,自生世代者大小为 70 μm×40 μm(部分卵内含有胚胎)、寄生世代者为 (50~58) μm×(30~34) μm(壳薄且透明)(图 32-2)。杆状蚴长约 0.20~0.45 mm,咽管为双球型。丝状蚴长约 0.60~0.77 mm,咽管呈柱状。

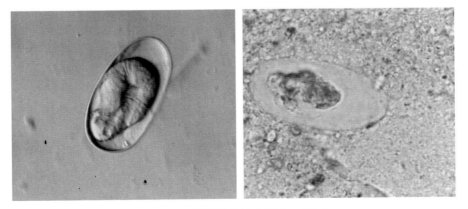

图 32-2　类圆线虫的虫卵(×400)

五、病理与临床表现

　　在丝状蚴侵入皮肤移行至肠道的过程中,皮肤可出现小出血点、丘疹并伴有刺痛和痒感,甚至可出现移行性线状荨麻疹。消化系统损伤可表现为恶心、呕吐、腹痛或间歇性腹泻。呼吸系统损伤可表现为过敏

性肺炎或哮喘。弥漫性损伤可表现为自体高度感染综合征,并可将肠道细菌等带入血流引起败血症等并发症,病情严重者可死亡。

六、诊断与治疗

粪类圆线虫病的诊断依据包括泥土接触史、同时具有消化与呼吸系统症状和体征,实验室检查如发现病原体可确诊,外周血中嗜酸性粒细胞增多可辅助诊断。

伊维菌素是治疗粪类圆线虫病首选药物,也可选用阿苯达唑、甲苯达唑等。

七、预防

积极治疗患者,加强粪便管理和无害化处理,防止土壤和水源被污染,加强个人防护,避免接触被污染的土壤。

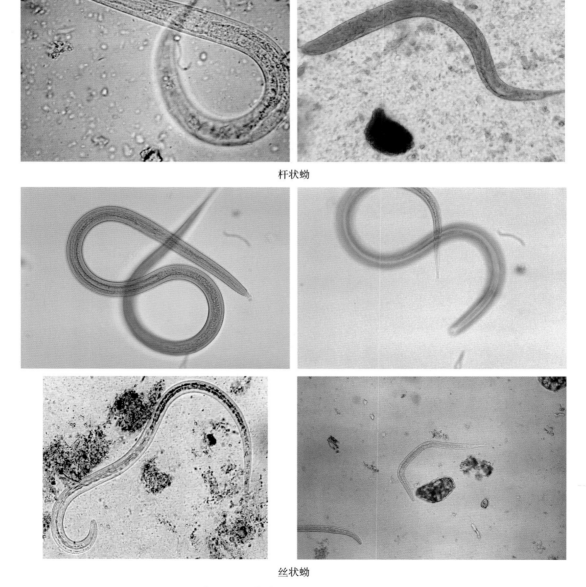

杆状蚴

丝状蚴

图版 32-1   粪类圆线虫杆状蚴与丝状蚴

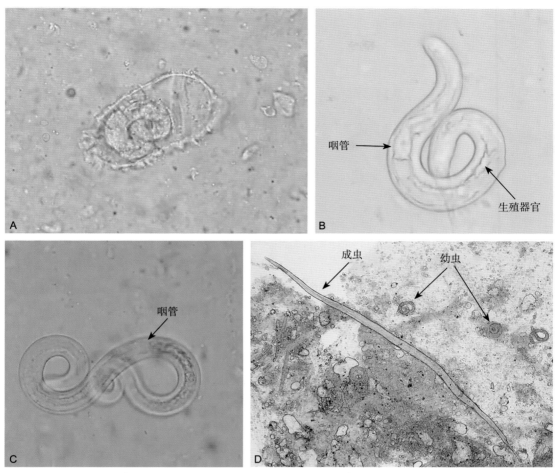

肺组织液中发现的虫卵（A）、杆状蚴（B）和丝状蚴（C），粪便中发现的幼虫和成虫（D）

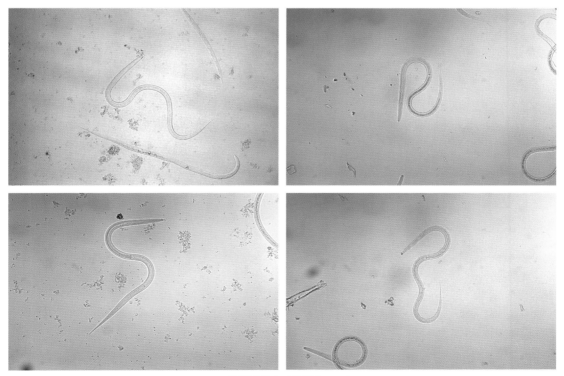

粪类圆线虫丝状蚴（×128）

图版 32-2　粪类圆线虫各期形态

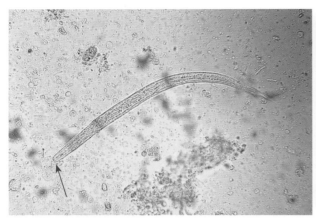

粪类圆线虫杆状蚴（长 0.20 ～ 0.45 mm）

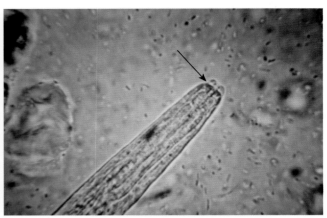

粪类圆线虫杆状蚴的咽管为双球型

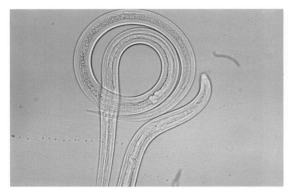

粪类圆线虫丝状蚴（×400）

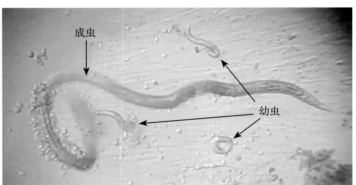

粪类圆线虫雌虫及幼虫

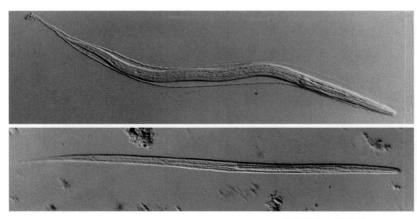

粪类圆线虫丝状蚴

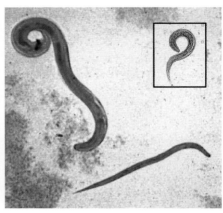

图版 32-3 粪类圆线虫形态

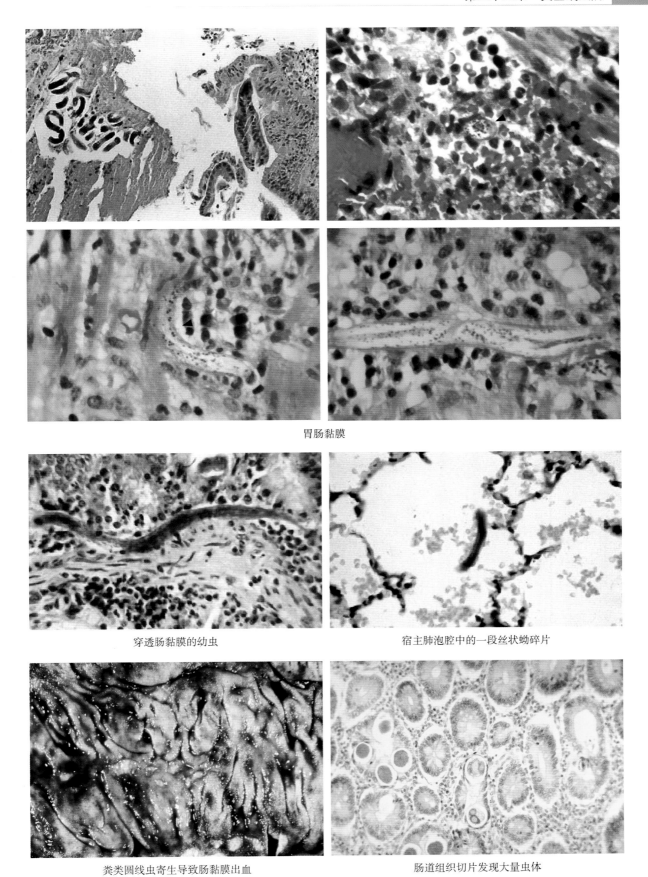

胃肠黏膜

穿透肠黏膜的幼虫

宿主肺泡腔中的一段丝状蚴碎片

粪类圆线虫寄生导致肠黏膜出血

肠道组织切片发现大量虫体

肠道和肺

图版 32-4 患者病理组织切片

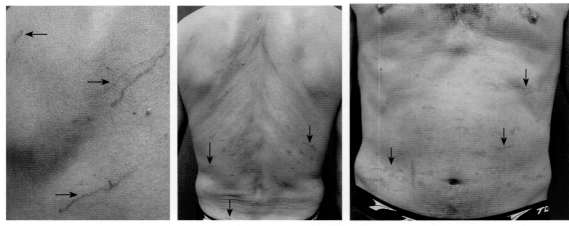

1. 丝状蚴以 1 cm/min 的速度在皮肤内蛇形移行，导致背部和腹部出现多发性线性荨麻疹风团。

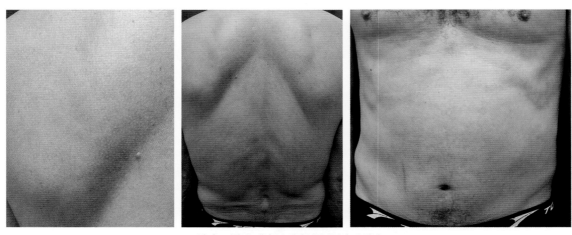

2. 治疗一周后，背部和腹部的风团痕迹消失。

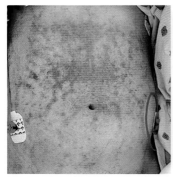

幼虫移行导致腹部线性荨麻疹

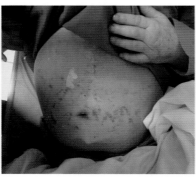

幼虫移行导致腹部荨麻疹

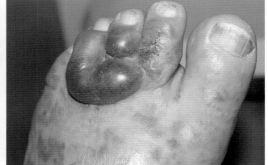

幼虫侵入足部皮肤造成出血性水疱及荨麻疹

图版 32-5　粪类圆线虫丝状蚴侵入皮肤造成移行性线性荨麻疹

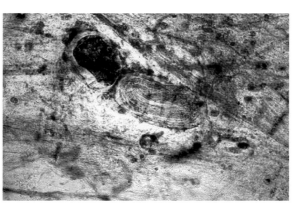

痰涂片中的粪类圆线虫卵

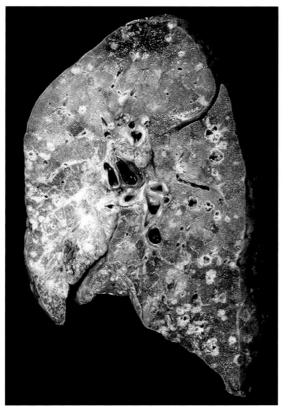

粪类圆线虫所致多发坏死性支气管肺炎,部分病灶出现空洞

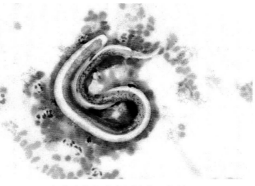

痰涂片中的粪类圆线虫丝状蚴

图版 32-6　肺部感染粪类圆线虫

第三十三章 结节线虫病

结节线虫病（oesophagostomiasis）是结节线虫属（*Oesophagostomum* Molin，1861；兽医学称其为食道口线虫）[①]幼虫及成虫寄生于肠壁与肠腔引起的人兽共患寄生虫病。成虫主要寄生于反刍动物、猪和猴等动物大肠内，因幼虫阶段可使肠壁发生结节，故名结节线虫。已知人兽共患的结节线虫属线虫有双叉结节线虫（*O. bifurcum* Creplin，1849）、猴结节线虫（*O. apiostomum* Willach，1891）、冠口结节线虫（*O. stephanostomum* Railliet et Henry，1909）、哥伦比亚结节线虫（*O. columbianum* Curtice，1890）、辐射结节线虫（*O. radiatum* Rudolphi，1803）和布氏结节线虫（*O. brumpti* Railliet et Henry，1905）等6种，非洲流行的主要是双叉结节线虫。

一、地理分布

家畜结节线虫病普遍分布于热带和亚热带地区。但人体结节线虫病主要流行于非洲的加纳、多哥、乌干达、津巴布韦及其周边国家，是当地重要的公共卫生问题之一。此外，南美洲的巴西和法属圭亚那，亚洲的马来西亚、印度尼西亚和菲律宾等国有散发病例报道。

二、生活史

结节线虫虫卵随动物粪便排出体外，在外界环境中虫卵孵化出幼虫，发育成杆状蚴、丝状蚴。丝状蚴以经口感染的方式感染宿主，侵入宿主小肠或大肠黏膜下层，然后到达结肠，蜕皮后钻入肠壁，幼虫发育为成虫后返回肠腔进行交配产卵，一些幼虫不能发育为成虫而在肠壁内形成结节性肿块（图33-1）。

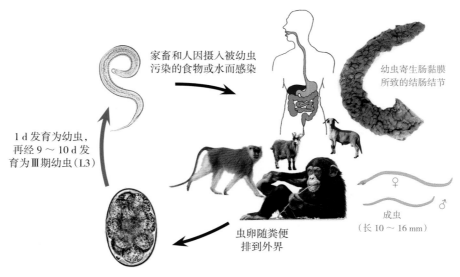

家畜和人因摄入被幼虫污染的食物或水而感染

幼虫寄生肠黏膜所致的结肠结节

1 d 发育为幼虫，再经 9～10 d 发育为Ⅲ期幼虫（L3）

虫卵随粪便排到外界

♀
♂

成虫
（长 10～16 mm）

图 33-1　结节线虫生活史

---

① oesophagus [L]= oesophagus，食管；stoma [G]= mouth，口；故又名食道口线虫（兽医）。

三、流行环节

结节线虫的感染方式为经口感染,丝状蚴是其感染阶段。人体结节线虫的感染在非洲一些地区呈地方性流行,可能与行为因素和当地独特的土壤条件有关。

四、病原体

1. 成虫 呈线形,前端膨大处有头泡(cephalic vesicle)和头沟(cephalic groove),口孔内侧和外侧有放射状的口齿,体表为环状横纹的表皮。雌虫长 6.5~24 mm,明显长于雄虫,后末端短、呈点状。雄虫长 6~16.6 mm,尾端有明显的钟形交合伞和成对的杆状交合刺(图 33-2)。

2. 幼虫 分杆状蚴和丝状蚴,长 710~950 μm,内部由 16~32 个三角形细胞组成,尾末端与鞘末端有明显的间隙(图 33-3)。丝状蚴为感染阶段。

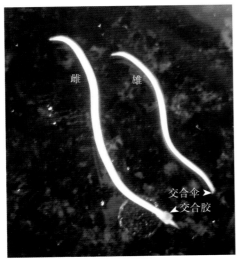

图 33-2 结节线虫成虫

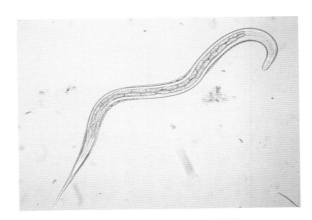

图 33-3 双叉结节线虫丝状蚴

3. 虫卵 呈椭圆形,壳薄、无色透明,大小 50~100 μm,卵内为分裂的多个细胞,卵壳与细胞间有明显空隙,与钩虫卵非常相似,不易鉴别(图 33-4、图 33-5)。

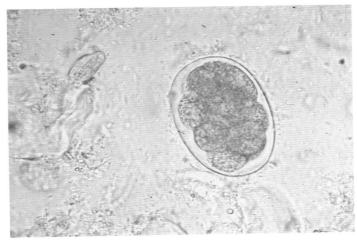

图 33-4 双叉结节线虫虫卵

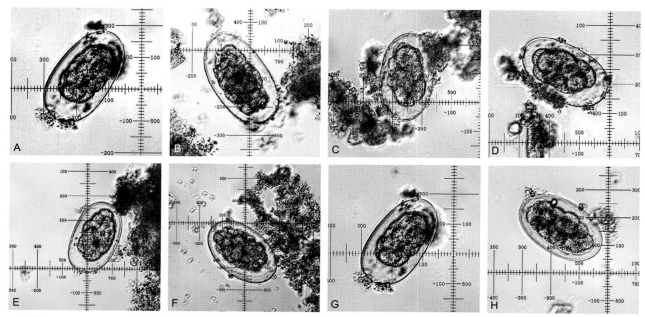

A 蓝猴（blue monkey）；B 黑白疣猴（black and white colobus）；C 黑猩猩（chimpanzee）；D 尔氏长尾猴（L'Hoest monkey）；E 灰颊猴（grey-cheeked mangabey）；F 东非狒狒（olive baboon）；G 红尾长尾猴（red-tailed guenon）；H 人类。

图 33-5　灵长类宿主粪便中结节线虫卵

五、病理与临床表现

　　结节线虫幼虫侵入肠壁，导致弥漫性结节，其病理类型可分为多结节型和单结节型。多结节型在结肠壁形成许多微小的结节性病变，结节内含有蠕虫和脓液；单结节型约 85% 的病例腹壁或腹腔有直径 3～6 cm 质硬痛性包块，常伴有右下腹疼痛、发热、皮肤脓肿和瘘管形成。在西非将单结节型病称为"达庞瘤"（Dapaong tumor；达庞为多哥北部的城市）（图 33-6）。

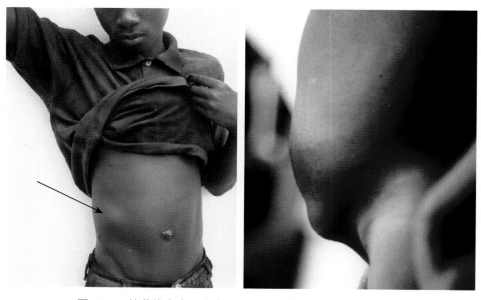

图 33-6　结节线虫病儿童腹壁的"达庞瘤"（Dapaong tumor）

六、诊断与治疗

　　粪便中查到虫卵或成虫可确诊。常用药物是阿苯达唑、噻嘧啶、氟苯咪唑和苯丙达唑等,也可采用手术方法切除结节。

七、预防

　　人群主要采取药物防治、饭前便后要洗手等措施,对于牲畜主要靠预防性驱虫及粪便发酵处理。

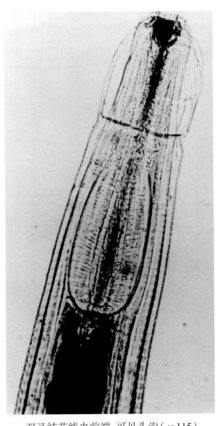

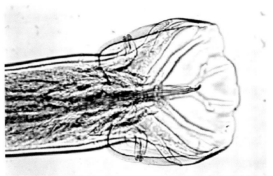

双叉结节线虫雌虫前端,可见内叶冠和外叶冠(扫描电镜,×630)

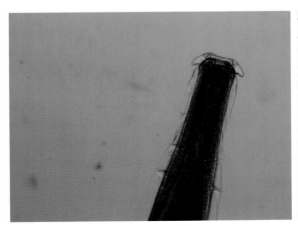

双叉结节线虫前端,可见头沟(×115)

双叉结节线虫雄虫交合伞

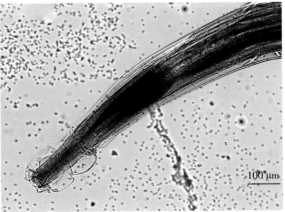

辐射结节线虫前端

辐射结节线虫雄虫前端(×100)

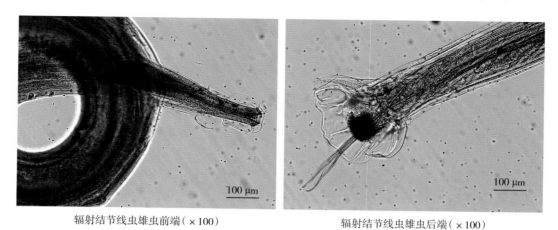

辐射结节线虫雄虫前端（×100）　　　　　　辐射结节线虫雄虫后端（×100）

图版 33-1　双叉结节线虫和辐射结节线虫成虫

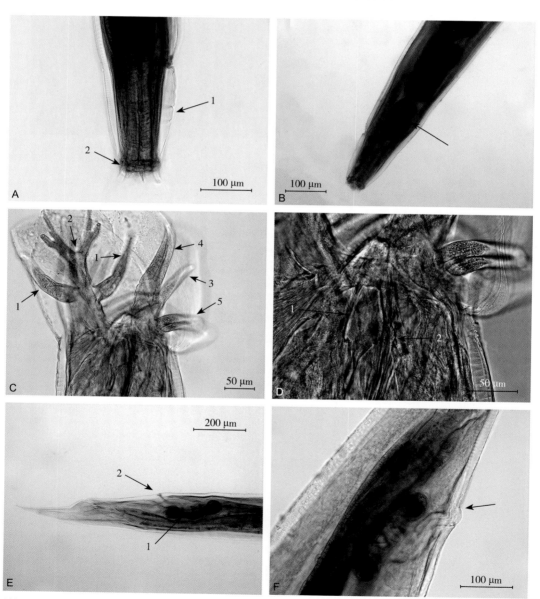

A 前端：1. 颈翼，2. 口囊；B 咽管；C 交合伞（bursa copulatrix）：1. 外背辐肋，2. 背辐肋，3. 前侧辐肋，4. 中侧及后侧辐肋，5. 腹辐肋；D 雄性后端：1. 引带，2. 交合刺端部；E 雌性后端：1. 排卵器，2. 阴门；F 阴门开口。

图版 33-2　有齿食道口线虫（*O. dentatum*）成虫（扫描电镜）

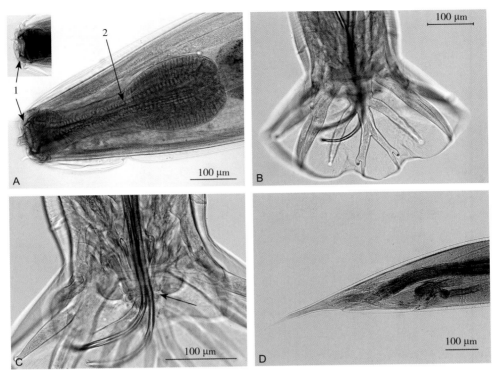

A 前端:1. 口囊;2. 咽管;B 雄性后端;C 雄性后端放大,可见生殖锥(genital cone);D 雌性后端。

图版 33-3　冠口结节线虫(*O. quadrispinulatum*)成虫(扫描电镜)

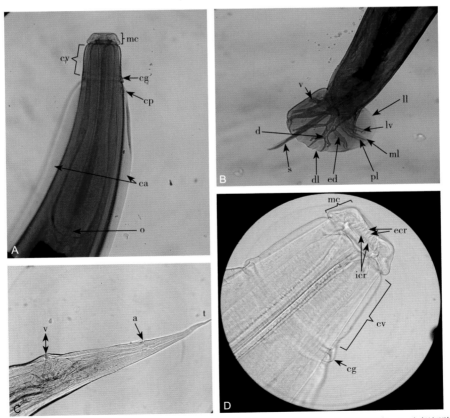

A 前端:cg. 颈沟,cv. 颈泡,cp. 颈乳突,mc. 口囊,ca. 侧颈翼,o. 咽管;B 雄虫尾端:d. 背辐肋,ed. 外背辐肋,ml. 中侧辐肋,pl. 后侧辐肋,ll. 侧叶,dl. 背叶,lv. 侧腹辐肋,s. 交合刺,v. 腹辐肋;C 雌虫尾端:a. 肛门,v. 阴道,t. 尾末端;D 前端:cg. 颈沟,cv. 颈泡,icr. 内冠状唇(internal corona radiata;又称内叶冠 inner leaf crown),ecr. 外冠状唇(external corona radiata;又称外叶冠 outer leaf crown),mc. 口囊。

图版 33-4　哥伦比亚结节线虫(*O. columbianum*)成虫(扫描电镜)

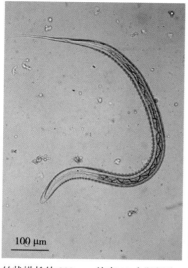

丝状蚴长约 800 μm, 约有 30 个肠细胞, 可见鞘膜和细锥型尾鞘

肠细胞数量不确定, 可以是 20 个或更少

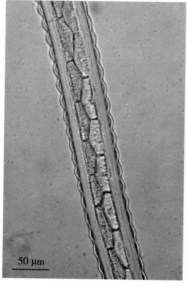

形状规则的肠细胞

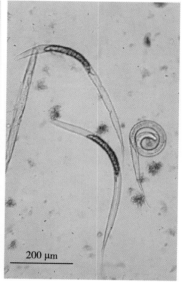

干燥过程中, 幼虫在鞘内收缩

图版 33-5　双叉结节线虫（*O. bifurcum*）丝状蚴

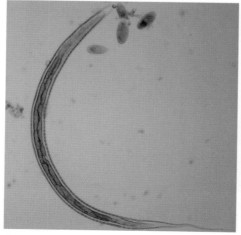

南非狒狒（*Papio ursinus*）粪便中培养出的结节线虫丝状蚴, 可见细长的点状尾

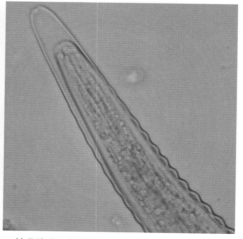

结节线虫丝状蚴前端放大, 可见较长的头间隙

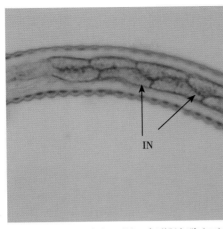
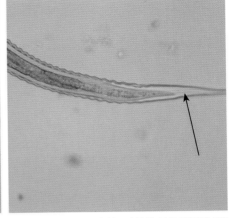

结节线虫丝状蚴中段,可见三角形肠细胞(IN)　结节线虫丝状蚴尾末端,可见较长的尾间隙(箭头)以及长且逐渐变细的尾鞘

图版 33-6　结节线虫（*Oesophagostomum* spp.）丝状蚴

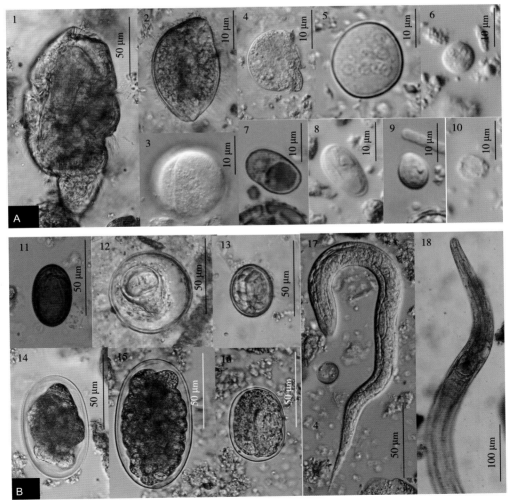

A 原虫：1. *Troglodytella abrassarti*；2. 结肠小袋（纤毛）虫（*Balantidium coli*）滋养体；3. 结肠小袋（纤毛）虫（*Balantidium coli*）包囊；4. *Troglocorys cava*；5. 结肠内阿米巴（*Entamoeba coli*）；6. 内阿米巴（*Entamoeba* sp.）；7. 布氏嗜碘内阿米巴（*Iodamoeba buetschlii*）；8. 肠贾第鞭毛虫（*Giardia intestinalis*）；9. 迈氏唇鞭毛虫（*Chilomastix mesnili*）；10. 芽囊原虫（*Blastocystis* sp.）。
B 蠕虫：11. 双腔吸虫（Dicrocoeliidae gen. sp.）；12. 伯特绦虫（*Bertiella* sp.）；13. 旋尾虫（Spiruridae gen. sp.）；14. 钩虫（Hookworm）；15. 结节线虫（*Oesophagostomum* sp.）；16. 类圆线虫（*Strongyloides* sp.）卵；17. 类圆线虫（*Strongyloides* sp.）幼虫；18. 普氏线虫（*Probstmayria gombensis*）成虫。

图版 33-7　乌干达布林迪黑猩猩体内的肠道寄生虫

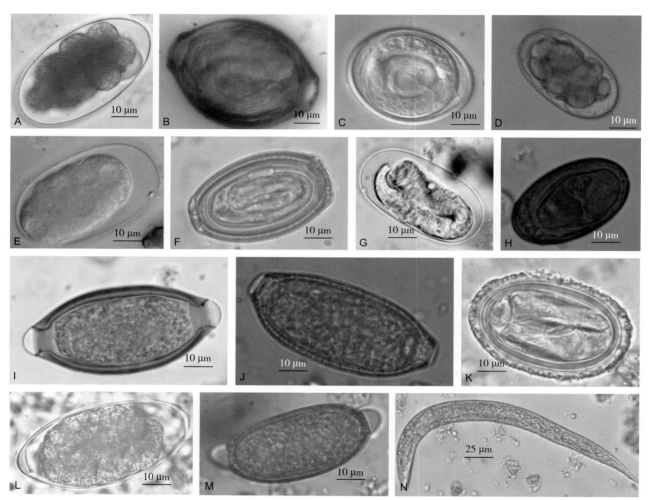

A 类三齿线虫(*Ternidens* sp.);B 后毛体线虫(*Anatrichosoma* sp.);C 锥尾线虫(*Subulura* sp.);D 钩虫(*Ancylostoma* sp.);E 结节线虫(*Oesophagostomum* sp.);F 奇伍德旋毛虫(*Chitwoodspirura* sp.);G 类圆线虫(*Strongyloides* sp.);H 双枪吸虫(*Dicrocoelium* sp.);I 鞭虫(*Trichuris* sp.);J 毛细线虫(Capillariidae gen. sp.);K 鼠原旋毛虫(*Protospirura muricola*);L 毛圆线虫(*Trichostrongylus* sp.);M 毛细线虫(Capillariidae gen. sp.);N 粪类圆线虫(*Strongyloides stercoralis*)杆状蚴。

图版 33-8 科特迪瓦某国家公园中非人灵长类动物宿主感染的蠕虫

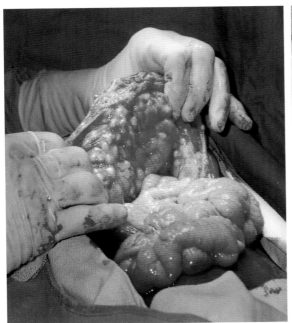

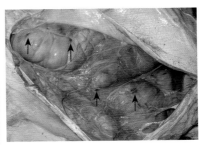

黑猩猩感染结节线虫引起的结肠表面和肠系膜结节

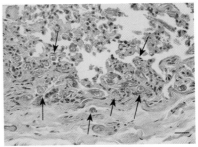

黑猩猩体内结节线虫幼虫（箭头处），标尺：20 μm

结肠壁多结节型病变

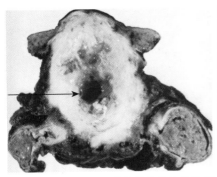

手术切除的结节线虫感染导致的结节性病变，虫体突向肠腔（箭头处）

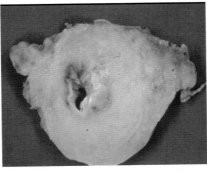

剖开的达庞瘤（Dapaong tumor），虫体结节周围有严重的纤维化变性（未见虫体）

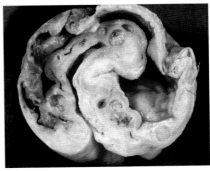

结肠切，可见肠壁有多处结节线虫引起的囊肿

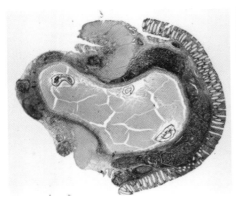

5 岁尼日利亚女孩的脐旁肿块，剖腹探查发现该结节位于升结肠，与前腹壁的肌肉和筋膜粘连

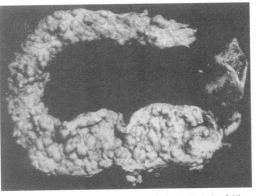

结节线虫感染引起的肠结节性病变，盲肠大部受累

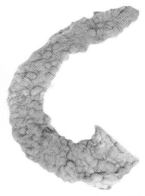

横结肠和降结肠放大观，可见远端结节性病变减少

图版 33-9　结节线虫病的病理

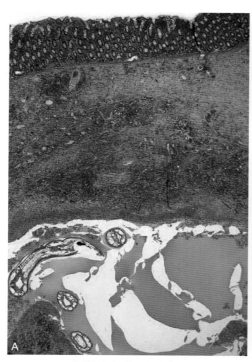
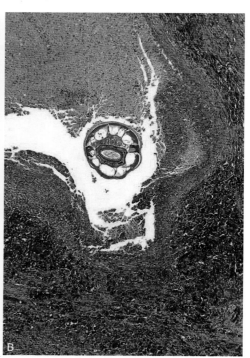

人结肠组织病理切片,可见结肠壁脓肿和结节线虫虫体(A×22,B×77;HE染色)

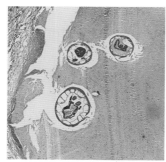
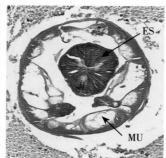
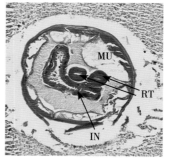

ES. 咽管;MU. 扁平肌束;RT. 生殖道;IN. 三角形肠细胞。
患者结肠中结节线虫组织切片(A×40,B×200,C×200;HE染色)

图版 33-10   结节线虫引起结节性病变的病理切片

第三十四章 广州管圆线虫病

　　管圆线虫病（angiostrongyliasis）是由管圆线虫属（*Angiostrongylus* Kamensky，1905）[①]幼虫侵入人体而导致的一种寄生虫病。管圆线虫属有 20 多个种，但能够引起人体感染的主要是广州管圆线虫（*Angiostrongylus cantonensis* Chen，1935；又称鼠肺线虫 rat lungworm）和哥斯达黎加管圆线虫（*A. costaricensis* Morera et Cespedes，1971）。广州管圆线虫主要导致嗜酸性粒细胞增多性脑膜炎（神经管圆线虫病），偶尔可致眼病；而哥斯达黎加管圆线虫则导致腹部管圆线虫病（abdominal angiostrongyliasis），主要流行于中、南美洲。

一、地理分布

　　广州管圆线虫病主要分布于热带地区，全球 48 个国家或地区有病例报道（图 34-1）。在非洲，马达加斯加、毛里求斯、留尼汪岛、科特迪瓦、埃及、马约特岛、尼日利亚、南非、津巴布韦、加那利群岛（属西班牙）等均有广州管圆线虫的报道。

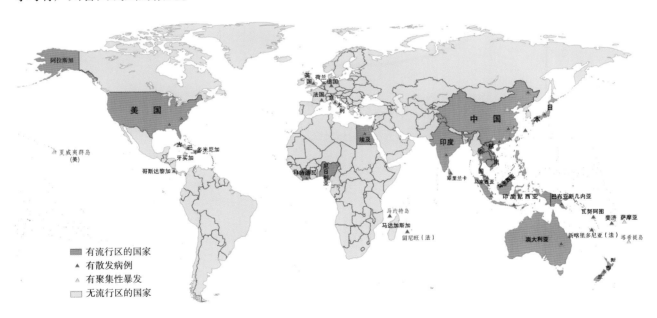

图 34-1　全球广州管圆线虫人体感染或暴发情况（截至 2007 年）

二、生活史

　　广州管圆线虫成虫寄生于终宿主（家鼠等）肺动脉血管或右心内，雌虫产卵于肺动脉血液中，随血流沉积于肺小血管内。虫卵孵化为Ⅰ期幼虫后者穿破血管壁进入肺泡，随痰液上行至气管，再通过吞咽进入

---

① angeion [G]= vessel，管；strongylos [G]= rounded，圆形的。

消化道,并随粪便排出。中间宿主(蜗牛、蛞蝓等软体动物)摄食家鼠粪便后,Ⅰ期幼虫侵入软体动物组织,经过2次蜕皮后发育为Ⅲ期幼虫。当终宿主(家鼠)捕食感染的软体动物后,Ⅲ期幼虫侵入消化道血管或淋巴管,随血液或淋巴液进入体循环。Ⅲ期幼虫在中枢神经系统内进一步发育为童虫,移行至肺动脉系统发育为成虫(图34-2)。

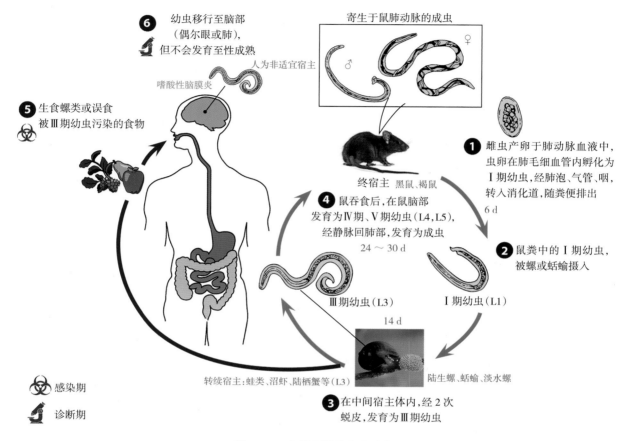

图 34-2   广州管圆线虫生活史

三、流行环节

广州管圆线虫病经过食物传播。人因生食含广州管圆线虫Ⅲ期幼虫的中间宿主螺类或虾蟹等转续宿主,或是受Ⅲ期幼虫污染的蔬菜、水等其他食物而感染(图34-2)。人对广州管圆线虫普遍易感,但幼虫无法在人体内发育至性成熟。

四、病原体

1. **成虫**   雄虫体长11～26 mm,宽0.21～0.53 mm,尾端略向腹面弯曲。雌虫体长17～45 mm,宽0.3～0.66 mm,尾端呈斜锥形,子宫双管型,白色,与充满血液的肠管缠绕成红(或黑褐)白相间(图34-3)。

2. **虫卵**   呈椭球形,无色透明,大小(64.2～82.1)μm×(33.8～48.3)μm。从鼠肺动脉血液中收集的虫卵,可见卵内从单细胞至幼虫的各个发育阶段,因此虫卵外形变异较大。

3. **Ⅲ期幼虫**   是感染性幼虫,无色透明,大小(449±40)μm×(28±3)μm,头部稍圆,尾部末端骤然变细,可见食管、肠管、排泄孔、生殖原基及肛孔(图34-4)。

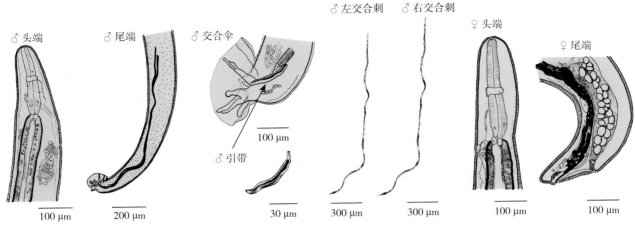

图 34-3 广州管圆线虫成虫形态示意图

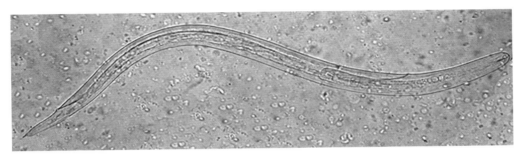

图 34-4 蜕去鞘膜的广州管圆线虫 Ⅲ 期幼虫

五、病理与临床表现

广州管圆线虫感染对人体的主要损伤在于中枢神经系统炎症反应,症状主要表现为头痛、皮肤痛觉过敏、发热等。神经系统受损大致可分为嗜酸性粒细胞增多性脑膜炎、脑膜脑炎、脑(脊膜)脊髓炎、脑(脊)膜神经根炎(图 34-5)。幼虫偶可侵犯眼部或肺部,引起视物模糊、视盘出血或虫栓性心肺功能衰竭等(图34-6)。

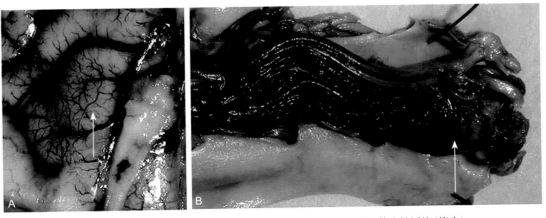

A 脑膜表面的绿色线状虫体(箭头);B 硬膜下腔围绕马尾形成的虫体炎性团块(箭头)。

图 34-5 脑广州管圆线虫病

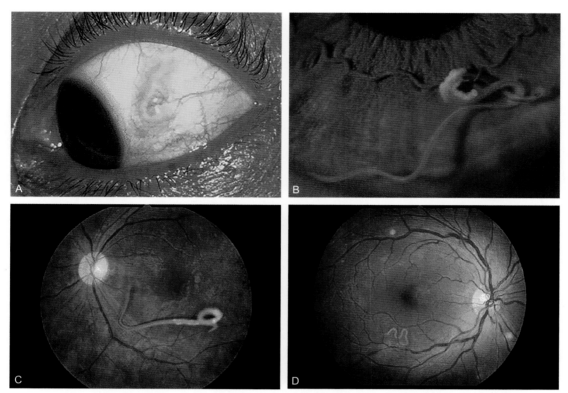

A 眼球筋膜下的幼虫；B 眼房水中的幼虫；C 玻璃体腔内的幼虫；D 视网膜下腔的幼虫。

图 34-6　眼广州管圆线虫病

六、诊断与治疗

在脑脊液或眼前房中查见广州管圆线虫幼虫，或尸检在脑、脊髓、心肺查见虫体即可确诊（图 34-7），但确诊率较低。依据流行病学史（近 2 周生食淡水螺类、蜗牛等），结合临床表现和辅助检查等，可作出临床诊断。治疗药物可用阿苯达唑。

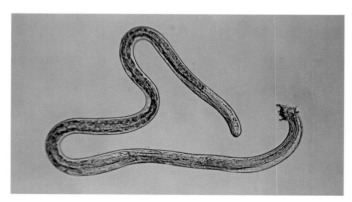

图 34-7　脑脊液中分离出的广州管圆线虫幼虫

七、预防

加强卫生宣传，不食用生的或者半生的中间宿主（淡水螺、陆生蜗牛、蛞蝓等）以及转续宿主（淡水虾、蟹、蛙及蜥蜴等），不生吃蔬菜。开展灭鼠，控制传染源。

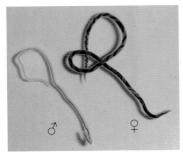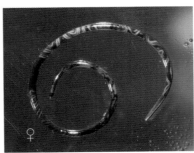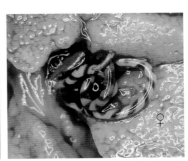

成虫整体观

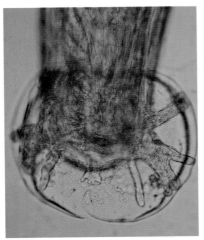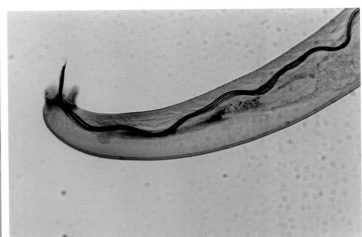

雄虫尾端的交合伞　　　　　　　　　　　　　雄虫尾端的交合刺

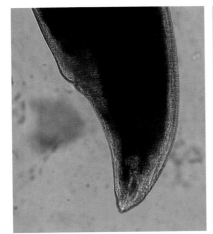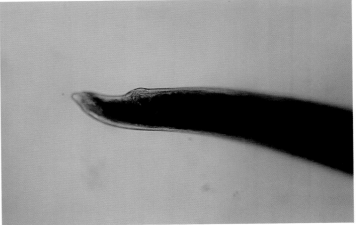

雌虫尾端的阴门和肛门　　　　　　　　　雌虫尾端充满虫卵的子宫

图版 34-1　广州管圆线虫成虫光学显微形态图

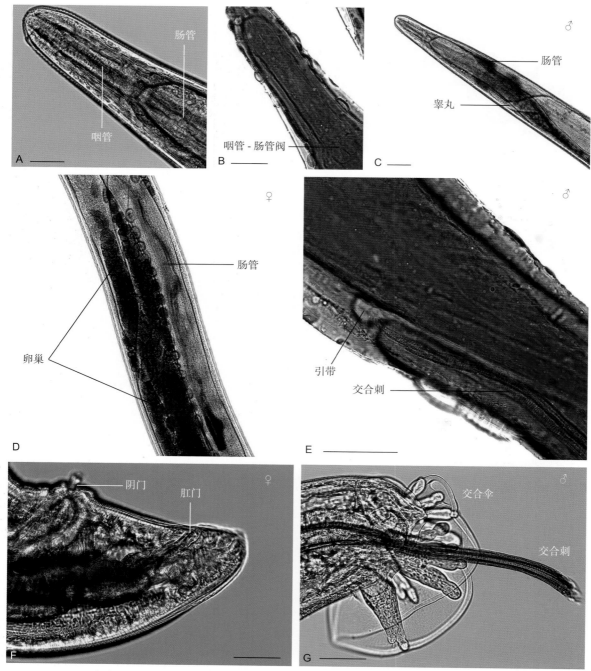

A、B 头端;C 雄性头端;D 雌性侧面观;E 雄性尾端;F 雌性尾端侧面观;G 雄性尾端(标尺 =500 μm)。

图版 34-2 哥斯达黎加管圆线虫成虫光学显微形态图

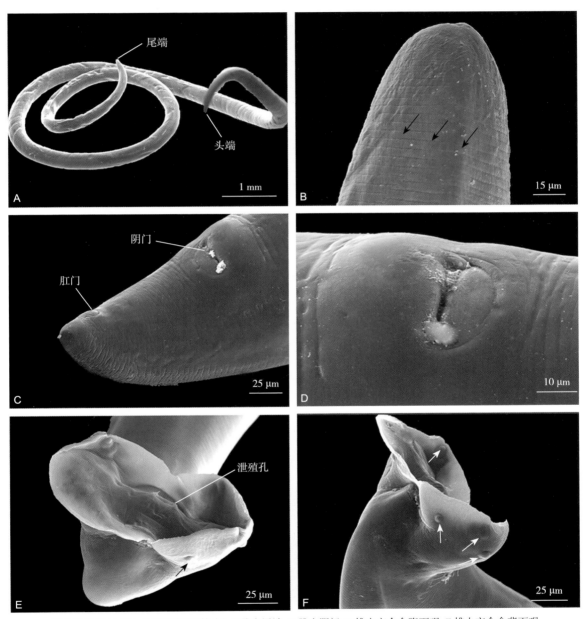

A 雌虫整体观；B 雌虫头端及横纹（箭头）；C 雌虫尾端；D 雌虫阴门；E 雄虫交合伞腹面观；F 雄虫交合伞背面观。

图版 34-3 广州管圆线虫成虫扫描电镜图

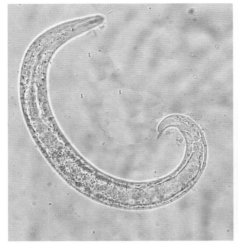

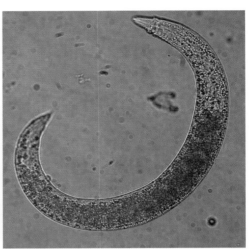

A 早期的 I 期幼虫　　　　　　　　　　　　B 晚期的 I 期幼虫

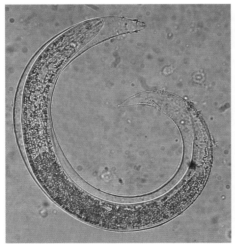

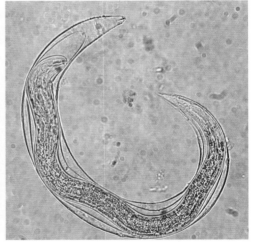

C 经过一次蜕皮的 II 期幼虫　　　　　　　D 经过两次蜕皮的 III 期幼虫

广州管圆线虫幼虫在中间宿主（福寿螺）体内的发育形态图

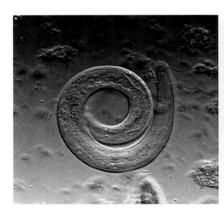

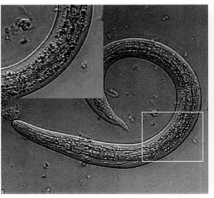

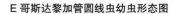

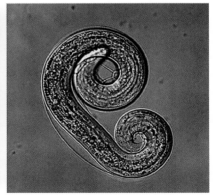

III 期幼虫　　　　　　II 期幼虫发育至 III 期幼虫的过程中，小图可　　　　　　III 期幼虫
　　　　　　　　　　　见折光颗粒

E 哥斯达黎加管圆线虫幼虫形态图

图版 34-4　管圆线虫幼虫

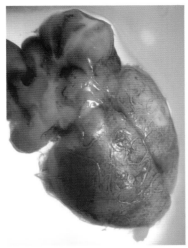

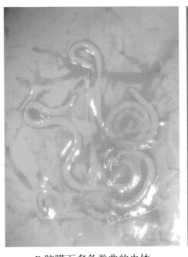

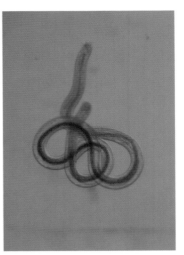

A 双侧脑膜均可见多个卷曲的虫体　　　　B 脑膜下多条卷曲的虫体　　　　C 从脑膜下分离的雌性童虫

脑部病理改变

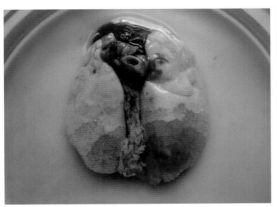

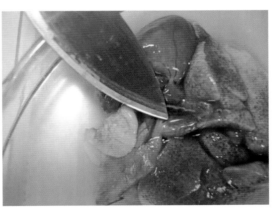

D 鼠心肺病变大体观　　　　　　　　　　　E 肺动脉血管虫栓

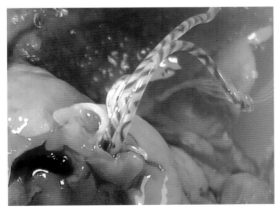

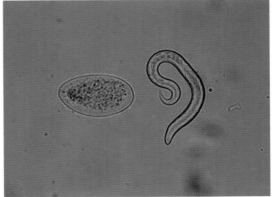

F 动脉血管内的虫体　　　　　　　G 肺动脉血液中虫卵与孵化的 I 期幼虫

心肺病理改变

图版 34-5　鼠类感染广州管圆线虫的病理改变

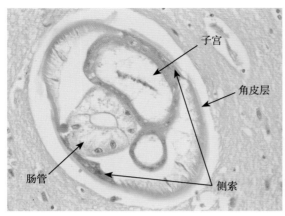

A 广州管圆线虫成虫横切面

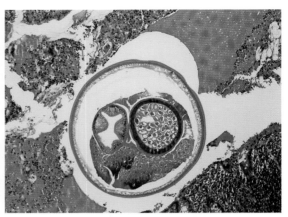

B 哥斯达黎加管圆线虫成虫横切面

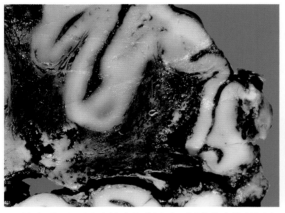

C 颞顶区切面,示出血性脑白质梗死,可见白色虫体(箭头)

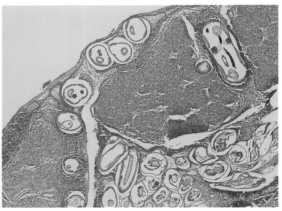

D 马尾横切面,示蛛网膜下腔和神经根内有大量虫体,周围有炎症反应(HE 染色)

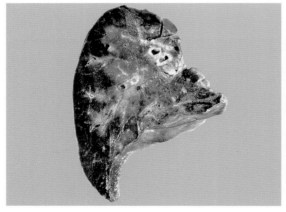

E 福尔马林固定的肺叶,示大量血栓,广泛充血和周围出血性梗死

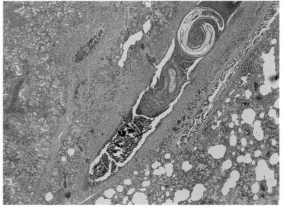

F 切片示肺动脉内的幼虫,周围有广泛充血和炎症反应(HE 染色)

图版 34-6 病理切片图

注:男童,11 月龄,因嗜睡、易怒、皮疹、下肢出现瘀点入院,诊断为脑膜炎,有嗜酸性粒细胞升高,但血清学检测为阴性。入院 10 d 后,左眼玻璃体内发现一白色虫体,手术取出。患儿病情恶化,入院 23 d 后死亡,后经尸体解剖,明确为广州管圆线虫感染。

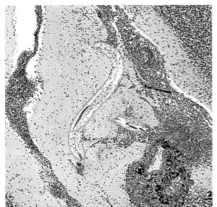

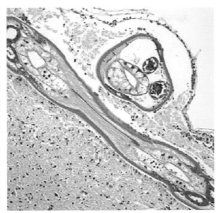

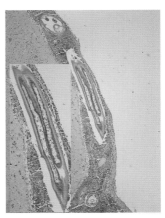

A 幼虫纵切面（帚尾袋貂）　　　　　B 幼虫纵切面和横切面（非洲侏隼）　　　C 脑组织内的幼虫纵切面（绢毛猴）

感染广州管圆线虫的动物脑组织切片

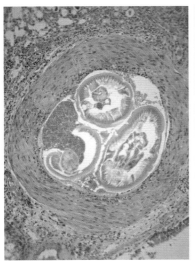

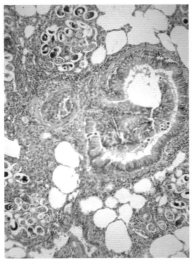

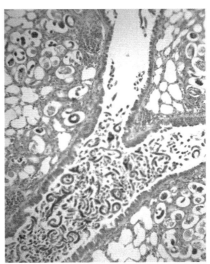

D 肺动脉血管中的成虫断面　　　　　E 沉积于肺组织的虫卵　　　　　F 小气道中聚集大量的 I 期幼虫

感染广州管圆线虫的褐家鼠肺组织切片

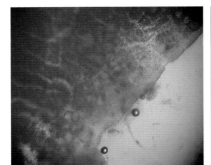

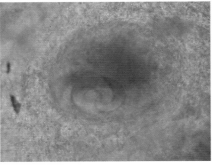

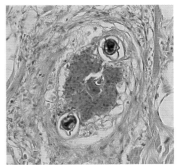

G 感染广州管圆线虫后,福寿螺肺部出现　H 发育成熟的Ⅲ期幼虫卷曲在结节内　I Ⅲ期幼虫横切面（HE 染色）
的结节

广州管圆线虫在中间宿主体内形成的幼虫结节

图版 34-7　病理切片图

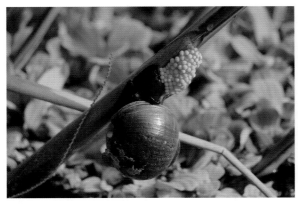
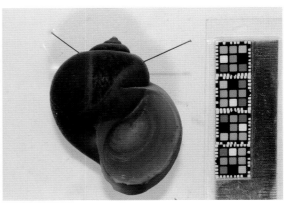

福寿螺（*Pomacea canaliculata*）及其粉红色卵

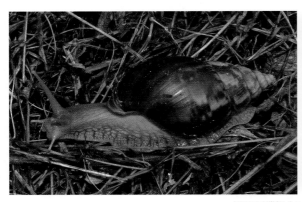
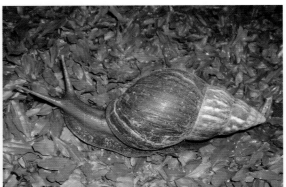

褐云玛瑙螺（*Achatina fulica*）

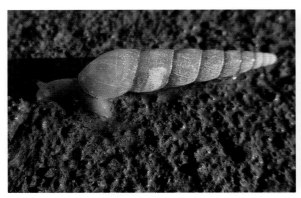
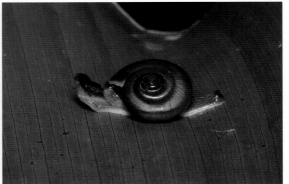

圆锥蜗牛（*Subulina octona*）　　　　　　闪光巨楯蛞蝓 *（*Macrochlamys resplendens*）

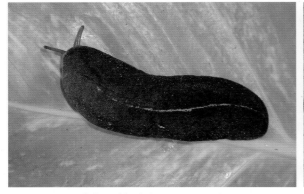
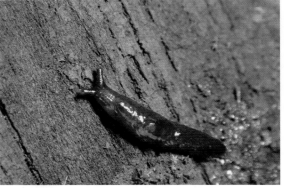

高突足襞蛞蝓（*Laevicaulis alte*）　　　　　光滑颈蛞蝓（*Deroceras leave*）

图版 34-8　常见广州管圆线虫的中间宿主

注：* 巨楯蛞蝓属，隶属于拟阿勇蛞蝓科，贝壳中等大小，壳质薄、易碎、半透明、呈扁圆锥形。

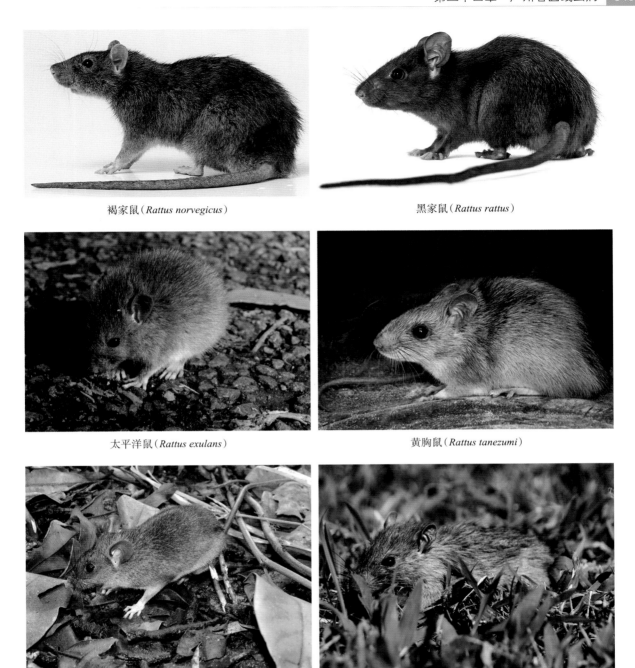

褐家鼠（*Rattus norvegicus*）　黑家鼠（*Rattus rattus*）

太平洋鼠（*Rattus exulans*）　黄胸鼠（*Rattus tanezumi*）

马来田鼠（*Rattus tiomanicus*）　稻田鼠（*Rattus argentiventer*）

图版 34-9　常见广州管圆线虫终宿主

第三十五章　异尖线虫病

异尖科（Anisakidae）线虫是与蛔虫近缘的一种线虫，其Ⅲ期幼虫可导致人体异尖线虫病（anisakiasis）。具体致病种类包括异尖线虫属（*Anisakis* Dujardin，1845）[1]的 5 种，即狭义简单异尖线虫（*A. simplex sensu stricto* Rudolphi，1809）、佩氏异尖线虫（*A. pegreffii* Campana-Rouget et Biocca，1955）、伯兰异尖线虫（*A. berlandi* Mattiucci et al.，2014，即 *A. simplex C*）、抹香鲸异尖线虫（*A. physeteris* Baylis，1923）和典型异尖线虫 [*A. typical*（Diesing，1860）Baylis，1920]，前 3 种构成了简单异尖线虫种团（*A. simplex* complex）。此外，异尖科的其他属种，如迷惑伪地新线虫（*Pseudoterranova decipiens* complex）、接合对盲囊线虫种团（*Contracaecum osculatum* complex）和宫脂线虫属（*Hysterothylacium*）等的Ⅲ期幼虫，亦可导致异尖线虫病。

一、地理分布

异尖线虫分布范围很广，很多鱼类和头足类动物（200 种鱼类和 25 种头足类）都可以感染异尖线虫。狭义简单异尖线虫广泛分布于北纬30°至北极圈的太平洋、大西洋以及阿拉斯加的深海和沿海。佩氏异尖线虫主要分布在地中海和南半球海域。伯兰异尖线虫见于加拿大的太平洋海域和南纬35°海域。典型异尖线虫主要分布于热带海域。抹香鲸异尖线虫主要分布于大西洋的中部和北部以及地中海（图 35-1）。迷惑伪地新线虫和接合对盲囊线虫主要分布于北大西洋和两极附近的冷水海域。日本和北欧国家报道的人体感染者较多（图 35-2）。

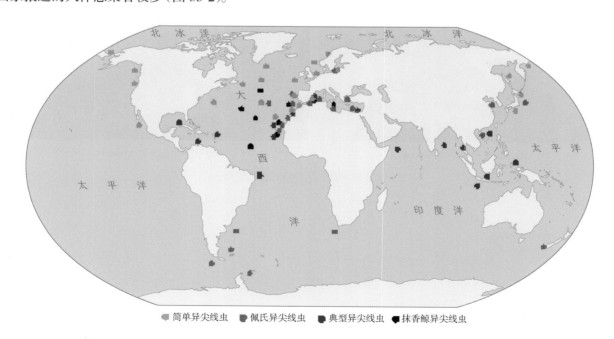

■ 简单异尖线虫　　● 佩氏异尖线虫　　■ 典型异尖线虫　　◆ 抹香鲸异尖线虫

图 35-1　可感染人体异尖线虫属主要虫种海洋分布

---

[1] anisos [G]= unequal，不同；akis [G]= pointed object，尖锐物。

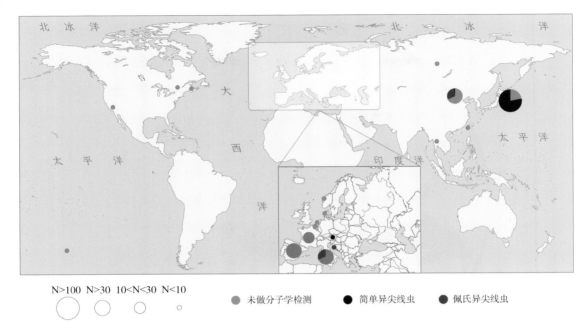

图 35-2　全球异尖线虫病确诊病例分布

注:*基于 1960—2017 年文献报告整理。病例均为检出幼虫的确诊病例,N 为报告病例数;饼图显示了 1999 年以来简单异尖线虫和佩氏异尖线虫感染的相对比例。

二、生活史

异尖线虫成虫寄生于鲸目或鳍脚目等海洋哺乳类动物消化道中。雌虫受精后产卵,卵随粪便排入水中;卵在适宜温度下,分裂发育至 Ⅱ 期幼虫后孵出,被中间宿主(磷虾等浮游甲壳类)吞入体内,移入血体腔中发育为 Ⅲ 期幼虫(L3);转续宿主(某些鱼类、软体动物等)吞食带虫的磷虾等甲壳纲动物,在其内脏或组织内转化为具有感染性的 L3 幼虫囊包。当含 L3 幼虫的甲壳纲动物或转续宿主被海洋哺乳动物等终宿主捕食后,在其胃内经两次蜕皮发育为成虫,成虫将头钻入终宿主胃壁寄生(图 35-3)。

三、流行环节

感染了异尖线虫的终宿主是该病的传染源。人体主要是因生食含有 Ⅲ 期幼虫囊包的海鱼而感染。

四、病原体

简单异尖线虫成虫,圆柱形,尾部渐变粗,虫体乳白色略带黄(图 35-4)。头部口唇形态为圆形。虫体大小为 65 mm×2 mm。雄虫肛门乳头数为 7 对,2 个交合刺长短不一。雌虫阴门位于虫体中央稍后处,距头端约 3/5。胃(ventriculus)呈长方形。

典型异尖线虫成虫,与简单异尖线虫成虫很相似,虫体细长,大小为 90 mm×1.5 mm。头部口唇形态为圆形,在头部前缘带齿嵴的凹陷比简单异尖线虫深。雄虫肛门后乳头数为 10 对,全部为较长的单乳头。2 个交合刺不等长。雌虫阴门距头端约 2/5。胃亦为长方形。

抹香鲸异尖线虫成虫,虫体粗大,大小为 100 mm×4.5 mm。头部口唇形态与前面两种完全不同,呈三角形。头部前缘的嵴较小。雄虫肛门乳头数为 6 对,2 个交合刺等长。雌虫阴门约距离头端 3/10。胃近似正方形。

Ⅲ 期幼虫呈圆柱形,两端尖细以头端明显,乳白色半透明,在水中蠕动如蚯蚓状。虫体长 12.5～30 mm。

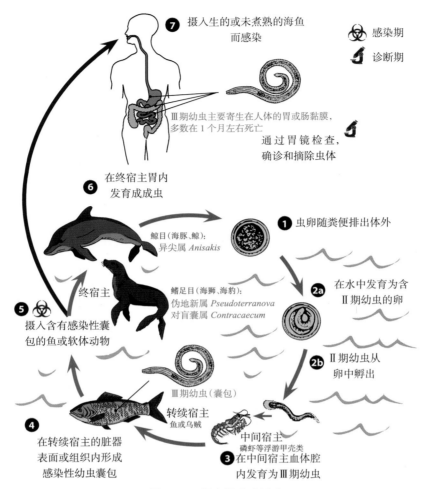

图 35-3 异尖线虫生活史

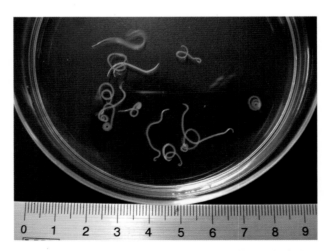

图 35-4 简单异尖线虫的成虫（采自阿拉斯加鳕鱼）

头部为融合的唇块，唇瓣尚未分化。腹侧有一明显的钻齿（boring tooth），其腹侧稍后两亚腹唇之间为排泄管开口。尾部略圆，其端部有一尾棘（mucron；注：抹香鲸异尖线虫幼虫无尾棘）。在食管（又称咽管、食道）与肠管之间有一个胃（图 35-5、图 35-6、图 35-7）。

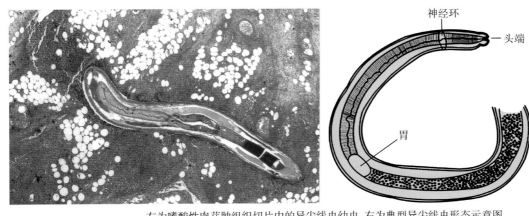

左为嗜酸性肉芽肿组织切片中的异尖线虫幼虫,右为典型异尖线虫形态示意图

图 35-5 异尖线虫Ⅲ期幼虫的形态

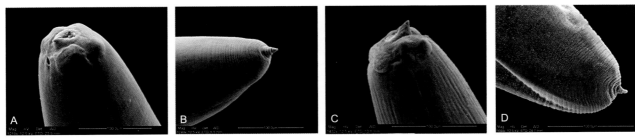

佩氏异尖线虫头端(A)和尾端(B),典型异尖线虫头端(C)和尾端(D)。光镜下,两者尾端均可见尾棘。

图 35-6 异尖线虫Ⅲ期幼虫(扫描电镜)

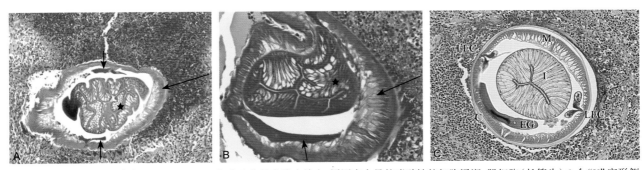

A 和 B 为虫体横切(HE 染色;A×100,B×200),中央为异尖线虫幼虫,周围有大量的嗜酸性粒细胞浸润:肌细胞(长箭头),2 个"Y"字形侧索(A 图短箭头)和肠(星形),香蕉形的肾细胞(B 图短箭头)。C 虫体解剖结构:C.角皮层,M.肌层,LEC.侧索,EG.肾细胞,I.肠管;虫体周围充斥着嗜酸性粒细胞和中性粒细胞等炎性浸润物。(HE 染色,×200)

图 35-7 异尖线虫Ⅲ期幼虫胃肠病理切片

五、病理和临床表现

感染人体的Ⅲ期幼虫主要寄生于胃肠道的黏膜下层,胃部更多见。轻度感染者仅有胃肠不适,重者表现为进食后数小时上腹部突发剧痛伴恶心、呕吐、腹泻等症状,纤维胃镜可见胃黏膜水肿、出血、糜烂。慢性患者可见胃肠壁上有肿瘤样物,病理特点是以黏膜下层为中心的伴有大量嗜酸性粒细胞浸润的脓肿或瘤样肿物,肿物内可见虫体、角皮或肠管等。幼虫有时可能穿过消化道壁进入腹腔,移行至肝、胰、大网膜、卵巢、腹壁等处,引起消化道外异尖线虫病。当虫体被肉芽组织包裹则形成肿块,易被误诊为肿瘤。

六、诊断与治疗

异尖线虫病的诊断主要依据询问病史、临床表现以及纤维内镜和 X 线钡餐检查等,另外免疫学检查也对诊断有重要意义。该病目前尚无特效治疗药物,胃肠道异尖线虫病可采用结合纤维内镜检查将虫体取出,必要时施手术治疗。

七、预防

避免生食海鱼,采用冷冻法杀死海鱼中寄生的异尖线虫幼虫(-20℃以下 48 h)。另外,建议捕鱼船不要将鱼类内脏直接抛入海洋,从而降低异尖线虫的传播风险(图 35-8、图 35-9)。

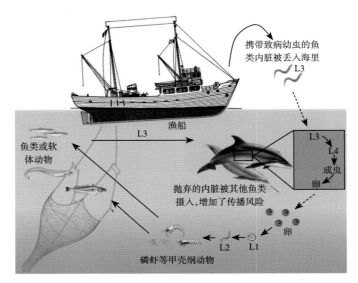

图 35-8 "人为促进传播"假说示意图

注:捕鱼船将捕获鱼类的内脏直接弃于海中,如果丢弃的内脏中含有感染性的异尖线虫幼虫(L3),则可能被其他鱼类或鲸类摄入,从而增加了该海域异尖线虫传播的风险。因此,建议捕鱼船不得将鱼类内脏直接抛入海洋。

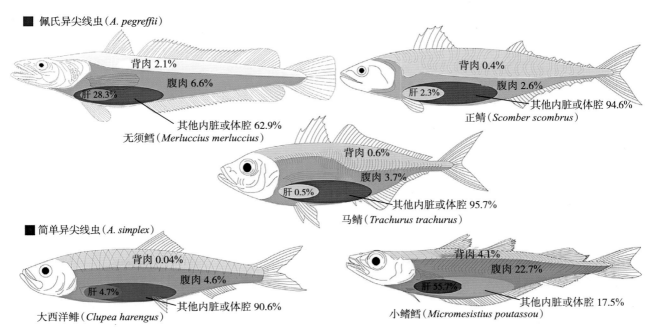

图 35-9 异尖线虫幼虫在鱼类(转续宿主)不同组织器官的发现率

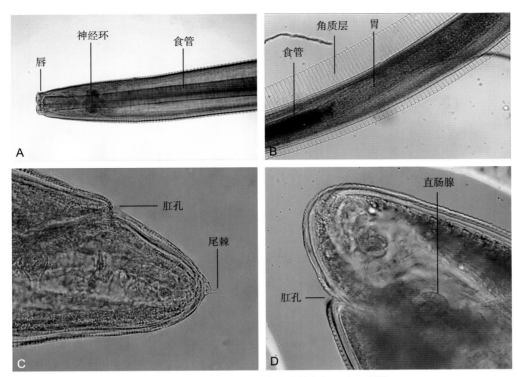

简单异尖线虫Ⅲ期幼虫：A 头端；B 虫体中段；C 和 D 尾端。

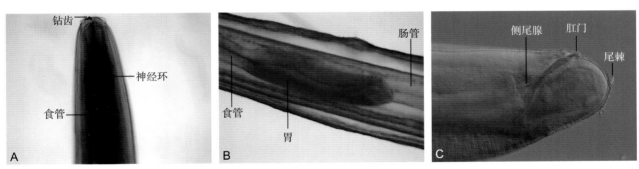

简单异尖线虫幼虫（Ⅰ型）：A 头端；B 胃部；C 尾端。

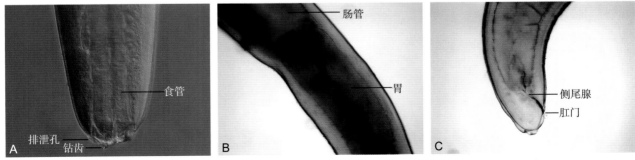

抹香鲸异尖线虫幼虫（Ⅱ型）：A 头端；B 胃部；C 尾端。

图版 35-1　异尖属线虫Ⅲ期幼虫的形态特征（光学显微镜）

注：依据形态的不同，可将异尖线虫幼虫分为Ⅰ型、Ⅱ型两个型：Ⅰ型长胃、短尾，尾端有尾棘（mucron），肠腔呈 Y 形，以简单异尖线虫为代表；Ⅱ型短胃、长尾，尾无棘，肠腔呈 I 形或 Y 形，以抹香鲸异尖线虫为代表。后来，又将短胃、有尾棘的典型异尖线虫幼虫定义为Ⅲ型。光镜下异尖属幼虫的期龄鉴别：Ⅲ期幼虫可见唇瓣未分开，有尾棘；Ⅳ期幼虫有 3 个唇瓣，尾棘消失。

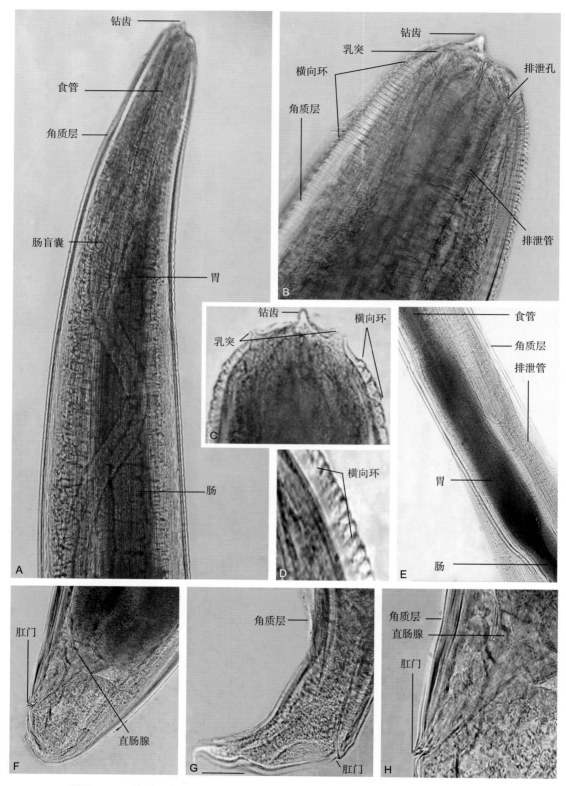

图版 35-2　简单异尖线虫 III 期幼虫（标本采自埃及红海的欧洲鳕鱼，光学显微镜）

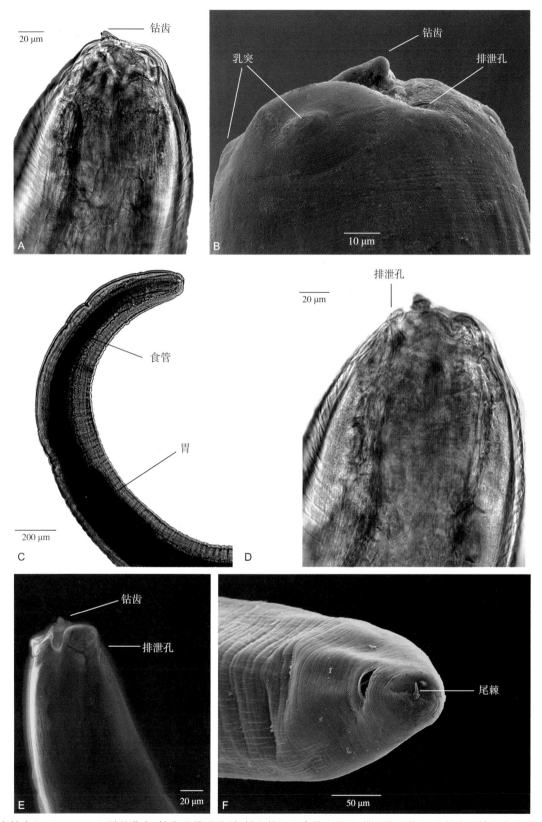

A 前端有钻齿（boring tooth）；B 唇具乳突、钻齿及排泄孔（扫描电镜）；C 食管和胃；D 排泄孔的位置；E 钻齿和排泄孔；F 尾端的尾棘（mucron）。胃短，有尾棘是其Ⅲ期幼虫的鉴别要点。

图版 35-3　典型异尖线虫Ⅲ期幼虫的形态结构

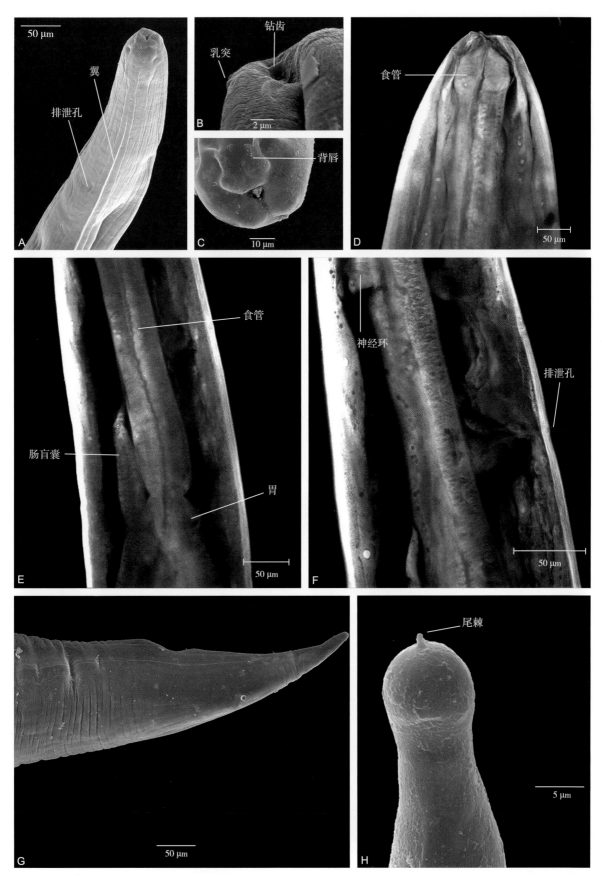

A 前部有侧翼和排泄孔;B 唇的细节,钻齿和乳突不明显(L3 幼虫);C 唇的细节,背唇(dorsal lip)有 2 个乳头(L4 幼虫);D 食管;E 胃、肠盲囊(intestinal caecum)和食管;F 神经环和排泄孔;G 尾圆锥形;H 尾端有尾棘、小而不明显。

图版 35-4　宫脂属线虫(Hysterothylacium)幼虫扫描电镜图

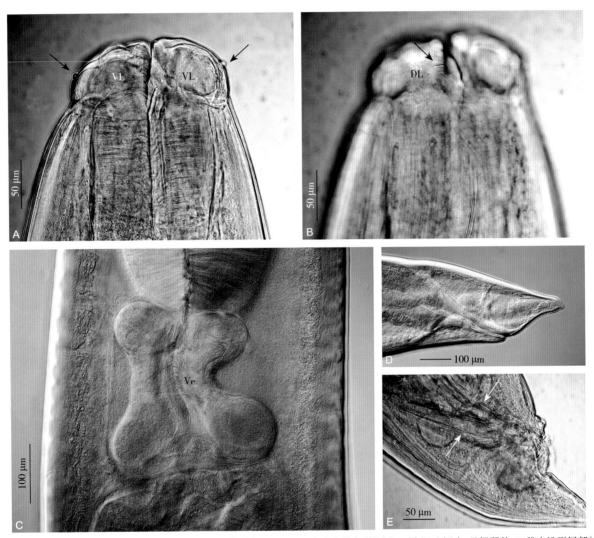

A 亚腹唇（ventrolateral lip，VL）前端有乳突（箭头）；B 背唇（dorsal lip，DL）有大乳突（箭头）；C 胃（Ve）短小，呈提琴状；D 雌虫锥形尾部的肛门开口；E 雄虫后端有 1 对左右等长的交合刺（箭头）。

图版 35-5　矮小鲸异尖线虫（ A. paggiae Mattiucci et al.，2005 ）成虫的形态特征（微分干涉反差显微镜）

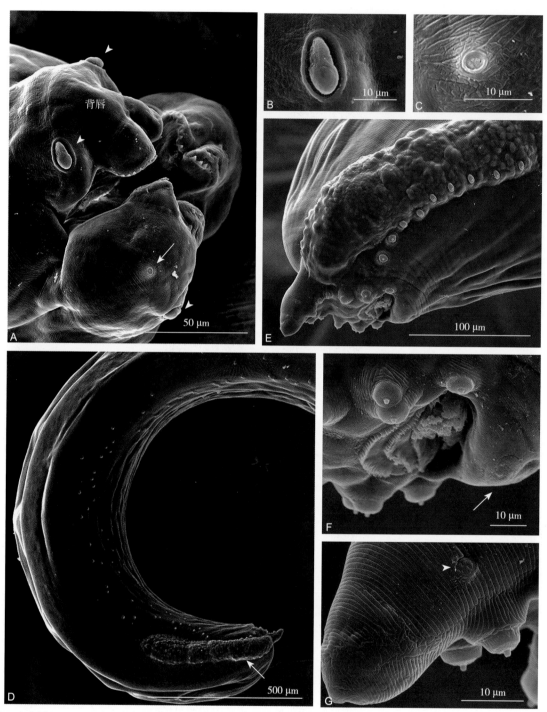

A 前端有 1 个背唇（dorsal lip；有 2 个大乳突，红三角）和 2 个亚腹唇（ventrolateral lip），每个亚腹唇有 1 个双乳突（double papilla，白三角）和 1 个头感器（箭头）；B 大乳突细节；C 头感器的细节；D 后端两侧有 1 对角质膨大（箭头）；E 后端有 9 对肛前单乳突（single papilla），1 对近肛单乳突，1 对肛侧双乳突，4 对肛后单乳突（每一肛乳突均位于一凹窝内，呈乳头状，顶部具一极小的凸起）；F 肛区细节；G 钝圆尾尖，一个尾感器（三角）和最后一对肛后乳突。

图版 35-6　雄性成虫的形态特征（矮小鲸异尖线虫 ♂，扫描电镜）

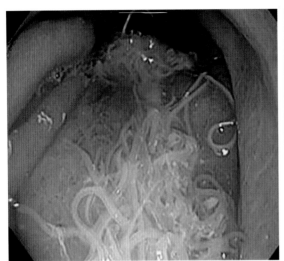
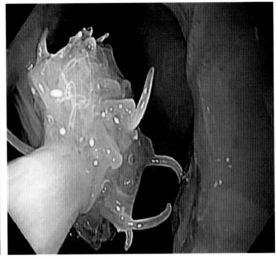

大量感染异尖线虫幼虫,导致胃黏膜充血和水肿

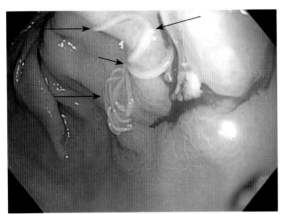
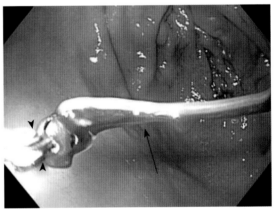

数条异尖线虫(长箭头)从胃黏膜破溃处(短箭头)逸出　　　　内镜钳(箭头)摘除幼虫(箭头)

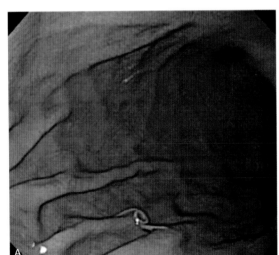
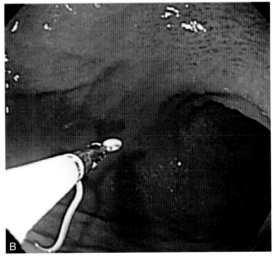

A 胃黏膜上的伪地新线虫幼虫;B 用内镜钳取出。

图版 35-7　异尖线虫胃肠内镜图像

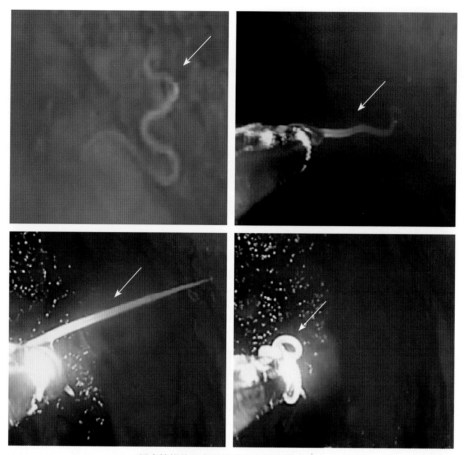

用内镜钳从患者胃黏膜取出异尖线虫幼虫

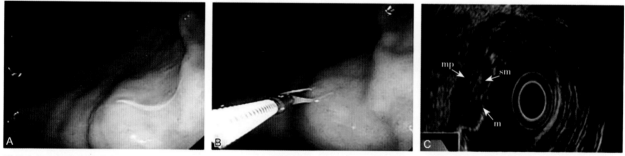

胃的内镜和超声内镜表现:A 一条异尖线虫幼虫正穿过胃小弯的黏膜,虫体周围有明显充血;B 用内镜钳捕获虫体并取出;C 超声内镜可见胃壁增厚,增厚最严重的是黏膜下层(m. 黏膜层,sm. 黏膜下层,mp. 肌层)。

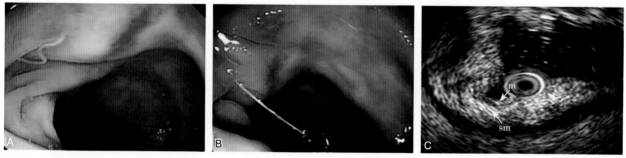

结肠的结肠镜和超声内镜表现:A 横结肠上有一条异尖线虫幼虫穿过黏膜;B 用内镜钳捕获虫体并取出;C 超声内镜显示,黏膜下层弥漫性水肿增厚,回声均匀,不易与其他层区分(m. 黏膜层,sm. 黏膜下层)。

图版 35-8　用内镜钳取出异尖线虫幼虫

第三十六章　肝毛细线虫病

肝毛细线虫病（hepatic capillariasis）是由肝毛细线虫（*Capillaria hepatica* Bancroft, 1893）[1] 寄生于肝实质所致的一种人兽共患寄生虫病。其主要宿主是啮齿类动物, 偶尔感染人。

一、地理分布

肝毛细线虫病呈全球广泛分布, 在欧洲（德国、瑞士、意大利、英国、希腊、土耳其等）、美洲（美国、加拿大、墨西哥和巴西等）、亚洲（印度、韩国、日本、泰国、中国等）、非洲（南非、科特迪瓦、尼日利亚等）和大洋洲（新西兰）均有病例报道。

二、生活史

肝毛细线虫属于土源性线虫, 完成生活史不需要中间宿主。成虫寄生于肝实质组织, 产出的虫卵沉积在肝组织中, 宿主死亡腐烂后虫卵进入土壤中发育为感染性虫卵。人或动物吞食感染性虫卵后, 在盲肠孵出 Ⅰ 期幼虫, 然后穿过肠黏膜、肠系膜静脉、门静脉到达肝脏, 经多次蜕皮发育为Ⅳ期幼虫, 并分化为雄虫和雌虫, 再发育为成虫寄生于肝脏（图 36-1）。

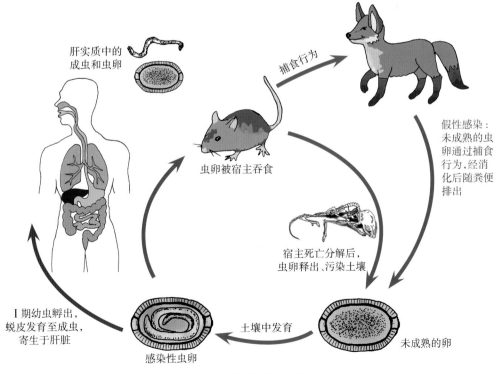

肝实质中的成虫和虫卵

捕食行为

假性感染：未成熟的虫卵通过捕食行为, 经消化后随粪便排出

虫卵被宿主吞食

宿主死亡分解后, 虫卵释出、污染土壤

Ⅰ 期幼虫孵出, 蜕皮发育至成虫, 寄生于肝脏

感染性虫卵

土壤中发育

未成熟的卵

图 36-1　肝毛细线虫生活史

---

① capillus [L]= hair of the head, 头上的毛发; hepar/hepat [G]= liver, 肝脏。

三、流行环节

鼠类是肝毛细线虫的主要宿主和传染源,人主要通过摄入被感染性虫卵污染的食物、水或土壤而感染。动物园内工作人员、居住环境较差和有异食癖(尤其是食土癖)者为相对高发的易感人群。

四、病原体

1. 成虫 细长,体前部狭小、后部膨大粗厚、末端钝圆。雌虫:较雄虫大,虫体大小(53～78)mm×(0.11～0.20)mm,食管占体长 1/3,阴门开口在食管稍后方,有膜状舌瓣覆盖;雄虫:虫体大小(24～37)mm×(0.07～0.10)mm,食管占体长 1/2,尾端有一个纤细的交合刺(长 0.43～0.50 mm)包裹于交合刺鞘内。

2. 虫卵 呈褐色、椭圆形,大小(50～70)μm×(30～35)μm;壳厚,分为内外两层,外层表面不光滑、有凹陷,两层间有横纹,两端有透明塞但不突出膜外(图 36-2)。

五、病理与临床表现

肝毛细线虫病的主要病理特征是伴有嗜酸性粒细胞增多性肝炎和坏死性肉芽肿(图 36-3),如幼虫移行至肺部,可引起支气管肺炎、肺部肉芽肿或肺硬化等病变。人体肝毛细线虫感染的主要症状包括营养不良、低血红蛋白性贫血、嗜睡、盗汗、持续发热、肝脾明显肿大、肝功能异常等。

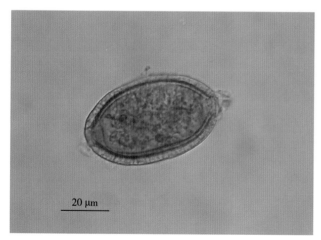

图 36-2 肝毛细线虫虫卵

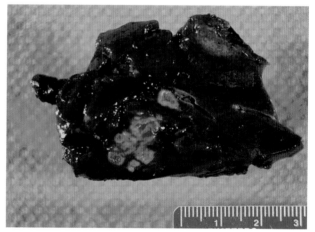

图 36-3 肝毛细线虫病患者的肝脏(可见坏死性肉芽肿)

六、诊断与治疗

采用肝脏组织活检,在组织压片或病理切片上观察到肝实质内虫卵即可确诊。抗虫治疗可用噻苯咪唑、阿苯达唑、噻菌灵、伊维菌素等抗蠕虫药。手术治疗可采取病变肝部分切除术。

七、预防

加强个人及饮食卫生宣传,严防婴幼儿食土;定期灭鼠,焚烧处理死鼠;在鼠肉加工过程中,鼠肝及其他内脏不要随意丢弃。

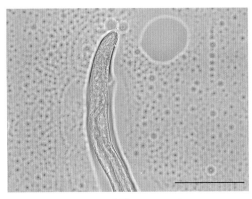

头端

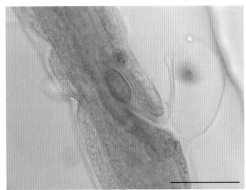

阴门处可见伸出虫体的后阴子宫囊

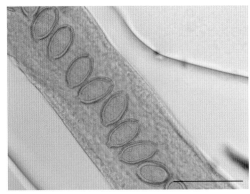

虫体中段内的未受精虫卵

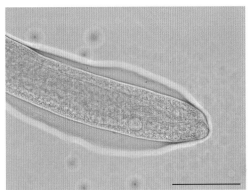

尾端

雌性成虫

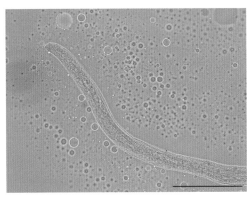

头端

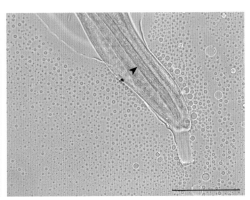

尾端可见交合刺（三角）

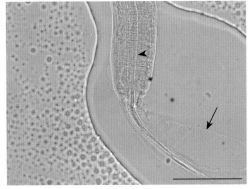

交合刺（三角）和交合刺鞘（箭头）

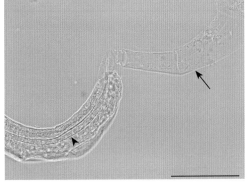

交合刺（三角）和交合刺鞘（箭头）

雄性成虫

图版 36-1　肝毛细线虫成虫（标尺 =100 μm）

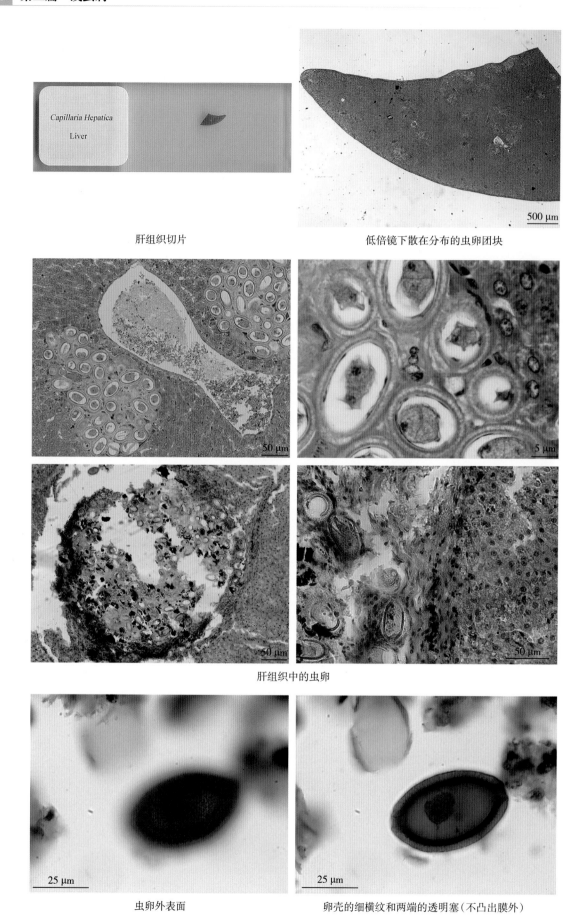

肝组织切片

500 μm

低倍镜下散在分布的虫卵团块

50 μm

5 μm

50 μm

50 μm

肝组织中的虫卵

25 μm

虫卵外表面

25 μm

卵壳的细横纹和两端的透明塞（不凸出膜外）

图版 36-2 感染肝毛细线虫的肝组织病理切片图

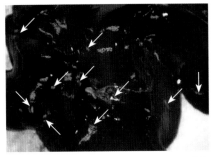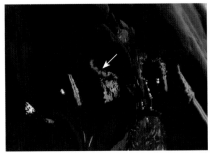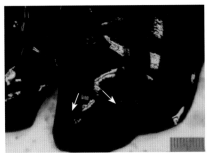

感染肝毛细线虫的海狸鼠肝脏,呈乳斑样改变(乳斑肝)

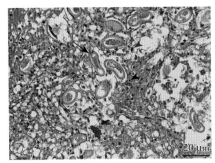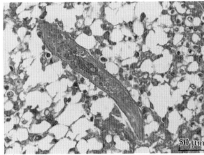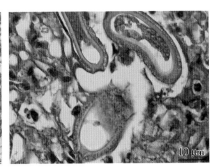

虫卵(箭头)和坏死肝细胞有巨噬细胞(红三角)和嗜酸粒细胞(黑三角)浸润　　　　虫体的纵切面　　　　虫卵两端的透明塞(高倍镜)

感染肝毛细线虫的海狸鼠肝组织病理切片

图版 36-3　病理损害

第三十七章 肠毛细线虫病

肠毛细线虫病（intestinal capillariasis）是由菲律宾毛细线虫（*Capillaria philippinensis* Velasquez, Chitwood et Salazar, 1968）[1] 寄生于人肠道所引起的一种寄生虫病，故又称为菲律宾毛细线虫病。

一、地理分布

首个病例发现于菲律宾（1962 年），主要流行于菲律宾和泰国等东南亚国家。埃及、日本、韩国、印度尼西亚、印度、伊朗、意大利、老挝和中国台湾有散发病例报道。

二、生活史

菲律宾毛细线虫的成虫寄生在人的小肠黏膜或肠腔内，所产出的虫卵随宿主粪便排出，在水环境中发育为含胚卵。含胚卵被淡水鱼摄入后在鱼肠中孵出幼虫并发育为感染性幼虫，然后穿过肠壁迁移到组织中。人因食入含感染性幼虫的生鱼（特别是整条的小鱼）而感染。但有少数虫卵在雌虫子宫或宿主肠道内已完成胚胎发育，含胚卵可在宿主肠腔孵出幼虫，引起自体重复感染（图 37-1）。

三、流行环节

鱼类为中间宿主，以鱼类为食的鸟类为终宿主或转续宿主。人因进食含感染性幼虫的生鱼而感染。因此，该病多发生在有进食生鱼或未煮熟鱼习惯的地区。

四、病原体

1. 成虫　雄虫长为 2.0～3.5 mm，雌虫长为 2.5～4.5 mm。雌虫的子宫中可见含有胚胎或卵细胞的虫卵。
2. 虫卵　长 35～45 μm，宽 20～25 μm，两端有扁平的透明塞状物（图 37-2）。

五、病理与临床表现

成虫反复出入肠黏膜和肠腔造成肠壁严重损伤，引起吸收功能不良和电解质紊乱。首发症状是腹鸣、胃部肠鸣音高亢和弥漫性腹痛。临床表现为严重腹泻、消瘦、食欲不振、呕吐、肌无力、水肿和心力衰竭等症状（图 37-3）。未经治疗的患者，病死率较高。

---

[1] capillus [L]= hair of the head，头上的毛发；philippine，菲律宾的。

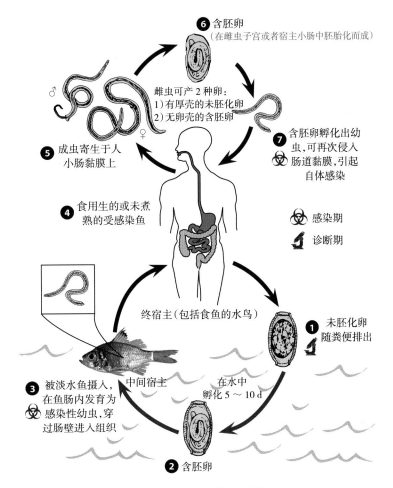

图 37-1　肠毛细线虫生活史

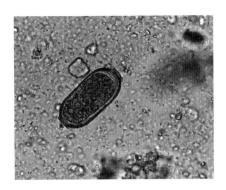

图 37-2　虫卵

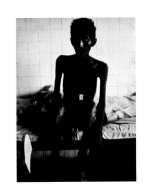

图 37-3　肠毛细线虫感染患者

六、诊断与治疗

粪便中检获成虫、幼虫或虫卵即可确诊(图 37-2)。采用小肠纤维镜进行肠黏膜活组织检查发现虫卵和幼虫,有助于粪检阴性者的诊断。

治疗药物首选甲苯达唑,也可使用阿苯达唑或氟苯达唑。

七、预防

改变不良饮食习惯,不吃生的或未熟的鱼。改善环境卫生,防止粪便污染水源。

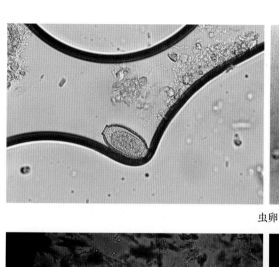
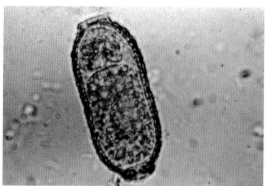

虫卵

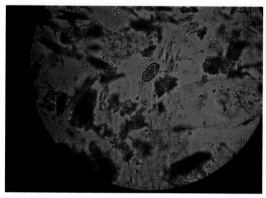

虫卵

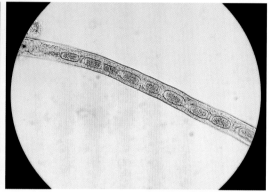

雌性成虫子宫中的虫卵

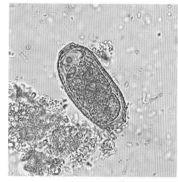
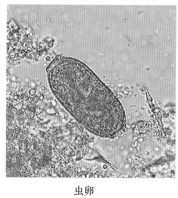
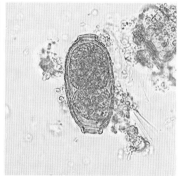

虫卵

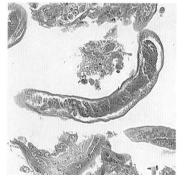

成虫纵切

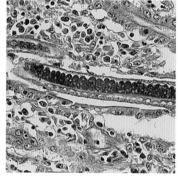

成虫纵切,可见杆状细胞(stichocyte)

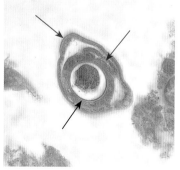

成虫横切,可见杆状带(bacillary band,
蓝箭头)、肠管(红箭头)和内含虫卵的
子宫(黑箭头)

图版 37-1　虫卵和病理切片

第三十八章　肾膨结线虫病

肾膨结线虫病（dioctophymiasis renale）是由肾膨结线虫（*Dioctophyme renale* Goeze，1782；俗称巨肾虫 giant kidney worm）[①] 寄生而引起的一种人兽共患疾病（属名亦曾作 *Dioctophyma*，1989 年被国际动物命名法委员会废止）。肾膨结线虫主要寄生于犬、水貂、狼、褐家鼠等 20 多种动物肾脏和腹腔内，偶可感染人体，是已知可感染人体的最大线虫。

一、地理分布

人体肾膨结线虫病属罕见寄生虫病，全球报道病例仅为 28 例，中国报道 11 例。

二、生活史

肾膨结线虫卵随终宿主尿液排出。在水中发育为成熟虫卵，被中间宿主——多变正蚓（*Lumbriculus variegatus*）吞食后，在其体内发育至Ⅲ期幼虫（感染性幼虫）。含感染性幼虫的中间宿主被转续宿主（湖蛙、淡水鱼类等）吞食，Ⅲ期幼虫移行至肌肉中但不发育。终宿主摄入含Ⅲ期幼虫的转续宿主后，幼虫先钻入其胃黏膜，再移行至肝脏、腹腔，最后钻入肾脏发育为成虫（图 38-1）。

三、流行环节

人由于生食或半生食含Ⅲ期幼虫的蛙或鱼类，或误食了生水中、水生植物上含Ⅲ期幼虫的寡毛类环节动物而感染。

四、病原体

成虫，呈圆柱形，血红色，体表有横纹，虫体两侧各有一行乳突，口孔位于顶端，其周围有两圈乳突。雄虫：长 14～45 cm，宽 0.4～0.6 cm，尾端有钟形无肋的交合伞。雌虫：长 20～100 cm，宽 0.5～1.2 cm。

虫卵，呈椭圆形，棕黄色，内含一个或两个卵细胞，卵壳厚，表面有许多小的凹陷，未受精卵较受精卵稍长且窄（图 38-2）。

幼虫，分为 3 期，其中Ⅲ期幼虫为感染阶段（图 38-2）。

[①] dionkoo [G]= to distend，使膨胀；phyma [G]= growth/ tumour，肿块；renale [L]= belonging to the kidney，肾脏的。

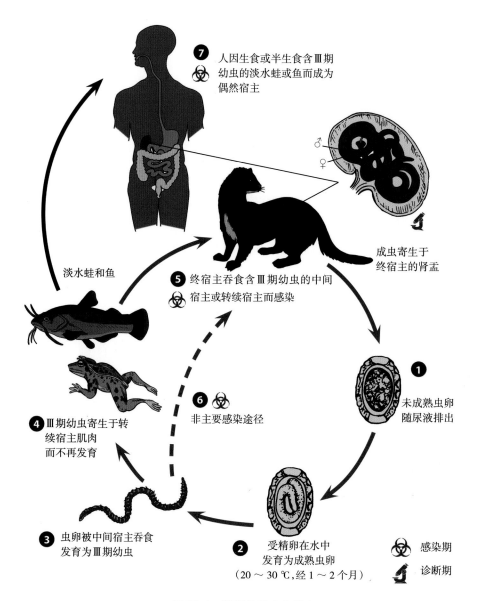

7 人因生食或半生食含Ⅲ期
幼虫的淡水蛙或鱼而成为
偶然宿主

成虫寄生于
终宿主的肾盂

淡水蛙和鱼

5 终宿主吞食含Ⅲ期幼虫的中间
宿主或转续宿主而感染

1 未成熟虫卵
随尿液排出

6 非主要感染途径

4 Ⅲ期幼虫寄生于转
续宿主肌肉
而不再发育

3 虫卵被中间宿主吞食
发育为Ⅲ期幼虫

2 受精卵在水中
发育为成熟虫卵
（20～30℃，经1～2个月）

感染期

诊断期

图 38-1　肾膨结线虫生活史

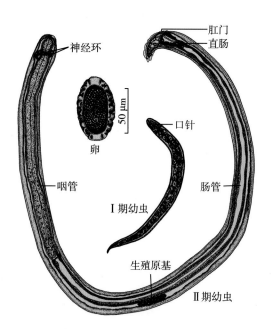

神经环

肛门
直肠

卵

口针

咽管

肠管

Ⅰ期幼虫

生殖原基

Ⅱ期幼虫

图 38-2　肾膨结线虫卵与幼虫形态示意图
　　注：Ⅰ期幼虫采自多变正蚓（*Lumbriculus
variegatus*）肠道（摄入胚化卵 24 h 后），Ⅱ期幼
虫采自正蚓的腹侧血管（感染 50 d 后）。肾膨
结线虫卵在其他属蚯蚓体内只能发育至Ⅰ期
幼虫。

五、病理与临床表现

肾膨结线虫通常寄生于终宿主肾脏,导致肾脏显著增大、肾小球和肾盂黏膜乳头变性。病变后期可致肾萎缩或代偿性肥大,亦可有残存的死亡虫体形成的结石。如寄生于肝脏、卵巢、子宫、乳腺或膀胱可引起相应部位损害。临床表现主要有腰痛、肾绞痛、反复血尿、尿频,可并发肾盂肾炎、肾结石、肾功能障碍、尿路阻塞、尿中毒等。

六、诊断与治疗

在尿液中发现虫体或查见虫卵即可确诊。治疗药物为阿苯达唑、噻嘧啶等,手术治疗可切开肾盂取出成虫。

七、预防

养成良好的饮食习惯,勿食生的或未煮熟的鱼、蛙、生水和生菜等。

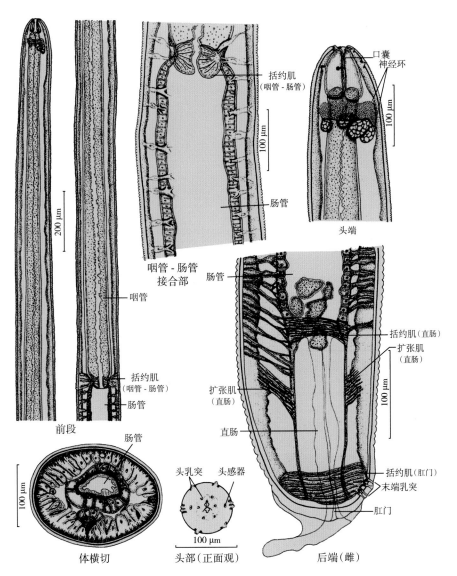

图版 38-1　肾膨结线虫Ⅲ期幼虫形态示意图

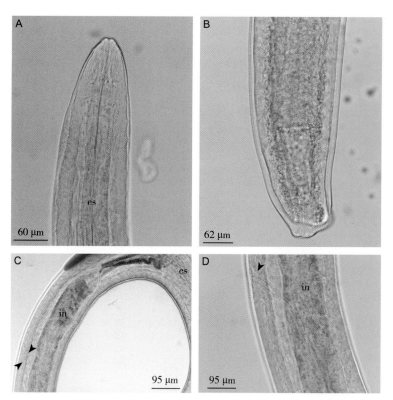

雌虫：A 头端（es. 咽管）；B 尾端；C 咽管 - 肠管接合部附近的阴门原基（vulvar primordium，三角）；D 阴门原基和肠管的放大图（in. 肠管）。

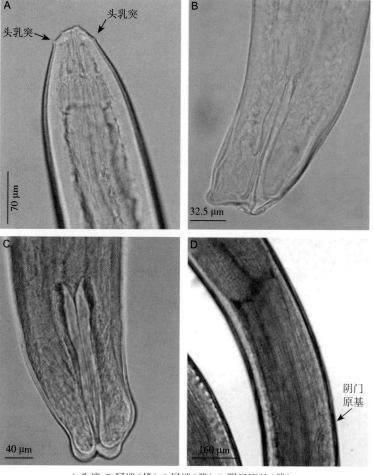

A 头端；B 尾端（雄）；C 尾端（雌）；D 阴门原基（雌）。

图版 38-2　肾膨结线虫Ⅲ期幼虫

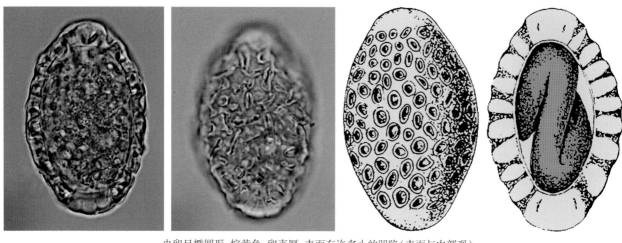

虫卵呈椭圆形,棕黄色,卵壳厚,表面有许多小的凹陷(表面与内部观)

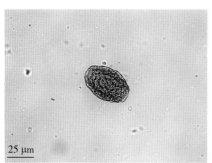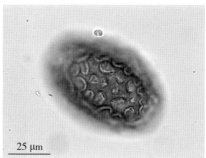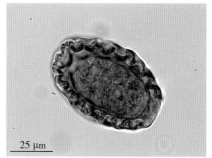

犬尿中的虫卵(从左到右:×400,×1000,×1000)

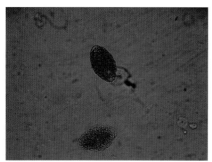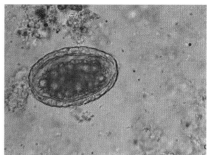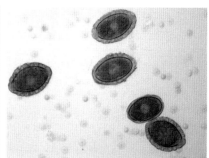

虫卵形态

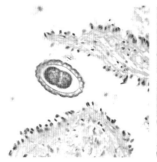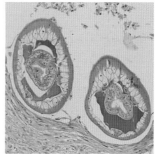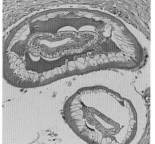

水貂肾中的虫卵(HE 染色) 皮下结节中的幼虫(横切,HE 染色)

图版 38-3 肾膨结节线的虫卵与幼虫

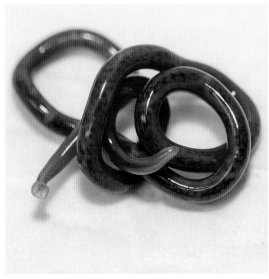
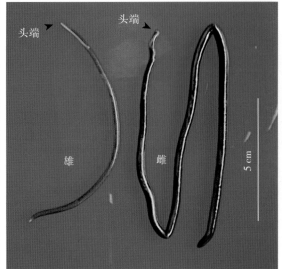

活体成虫(雄)呈血红色,体表有横纹,可见钟形无肋的交合伞　　　雄虫(左)长 10.8 cm,雌虫(右)长 28.5 cm

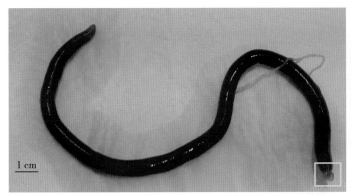
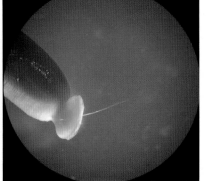

雄性成虫尾端有钟形无肋的交合伞

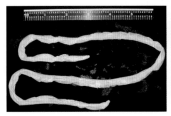
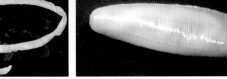
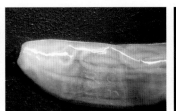
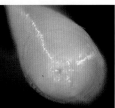

雌虫　　　　　　雌虫头端　　　　　　雌虫尾端　　　　　　雌虫头端

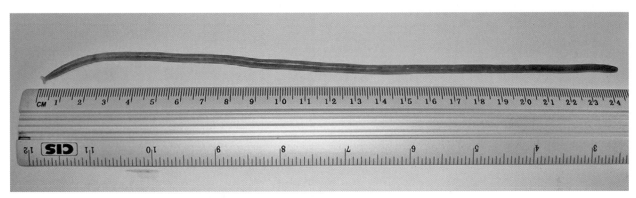

雄虫

图版 38-4 成虫形态

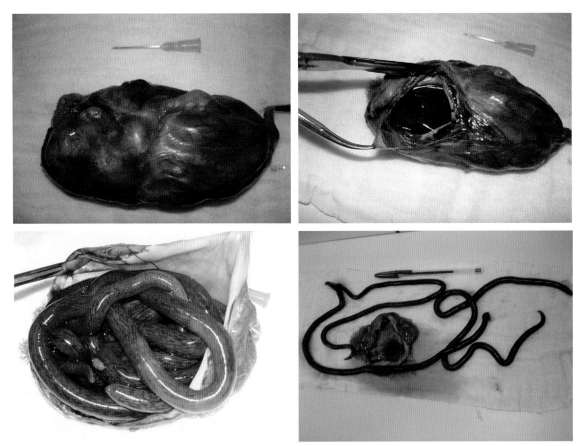

手术摘除肾膨结线虫寄生的病犬肾脏,肾实质已缺失,仅存有一层薄薄的包囊

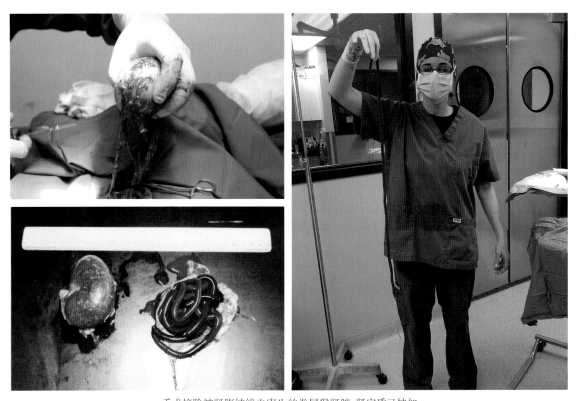

手术摘除被肾膨结线虫寄生的卷尾猴肾脏,肾实质已缺如

图版 38-5　肾损害

第三十九章　颚口线虫病

颚口线虫病（gnathostomiasis）是由颚口线虫（*Gnathostoma* Owen, 1836）[1]幼虫侵入机体引起的一种人兽共患食源性寄生虫病。已知 12 种颚口线虫，其中棘颚口线虫（*G. spinigerum* Owen, 1836）、刚刺棘颚口线虫（*G. hispidum* Fedtschenko, 1872）、杜氏颚口线虫（*G. doloresi* Tubangui, 1925）、日本颚口线虫（*G. nipponicum* Yamaguti, 1941）、双核颚口线虫（*G. binucleatum* Almeyda-Artigas, 1991）和马来颚口线虫（*G. malaysiae* Miyazaki et Dunn, 1965）等 6 种有人体感染报道。

一、地理分布

颚口线虫病的自然流行区主要分布于热带、亚热带地区，全球各地均有人体感染病例（图 39-1）。

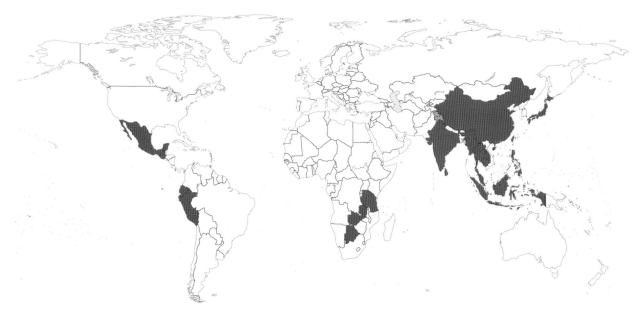

图 39-1　全球颚口线虫病病例分布

二、生活史

颚口线虫完成生长发育需要 2 个中间宿主和 1 个终宿主。发育成熟的成虫（棘颚口线虫）寄生于终宿主（人、猫、犬、猪、虎等哺乳动物）胃壁瘤块中，虫卵自瘤块中破溃而出，随粪便排出体外落入水中。在水中发育为 I 期幼虫，蜕皮发育为 II 期幼虫。被第一中间宿主剑水蚤吞食后，II 期幼虫穿过肠壁进入体腔蜕皮成为早期 III 期幼虫，剑水蚤被第二中间宿主（淡水鱼类）吞食后发育为晚期 III 期幼虫。当终宿主吞食

---

[1]　gnathos [G]= jaw，下颚；stoma [G]= mouth，口。

含晚期Ⅲ期幼虫的第二中间宿主或转续宿主（蛇、蛙、家禽、鸟类和啮齿类动物）后,幼虫在肝脏中再次蜕皮成为Ⅳ期幼虫,随后移入胃壁发育为成虫（图39-2）。

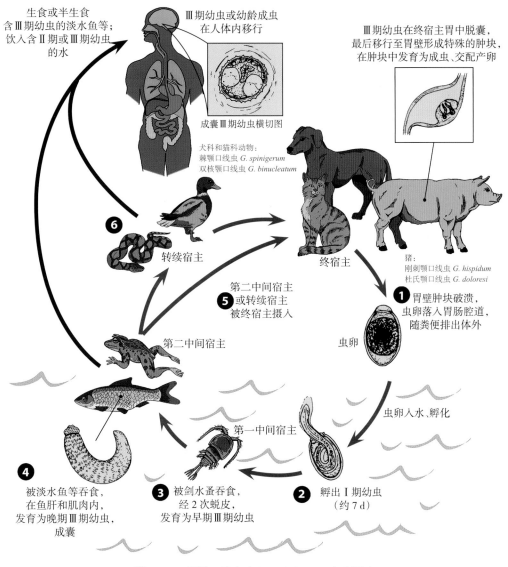

图39-2　棘颚口线虫（*G. spinigerum*）生活史

三、流行环节

　　人感染棘颚口线虫的主要方式为经口感染,也有从皮肤侵入或经胎盘传播的病例,但多为因食用生或半生含Ⅲ期幼虫的淡水鱼或转续宿主而感染（图39-2）。男女老幼均易感。

四、病原体

　　1.成虫　呈圆柱形（图39-3）,雌虫长25～54 mm、雄虫长11～25 mm。活体成虫呈鲜红色、稍透明,两端稍向腹面弯曲;头端呈球形膨大（故称头球,head bulb）,上有8～11环小钩（hooklet）;颈部狭窄。雄虫尾端有4对大乳突和4对小乳突,交合刺1对。除刚刺颚口线虫全身披有体棘外,其他颚口线虫只在体表前半和尾端才有体棘,体棘形态与大小因部位而异。

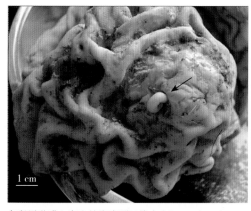
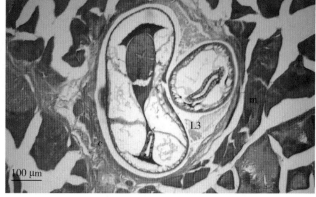

负鼠胃黏膜上寄生的膨胀颚口线虫（*G. turgidum* Stossich, 1902）成虫

鱼肌肉（m）中成囊的Ⅲ期幼虫（L3），c 为囊壁

图 39-3　寄生的成虫与成囊的Ⅲ期幼虫

2. Ⅲ期幼虫　盘曲呈"6"字形，长 2～16 mm，体表具有横纹和小棘、体前部棘明显而密、体后部棘渐小而疏。在体前 1/4 体内有 4 个肌质的管状颈囊（cervical sac），各自开口于头球内的气室中，内含浆液，对头球的膨胀和收缩有重要作用。食管呈棒状，分肌质部和腺质部，肠管粗大。Ⅲ期幼虫的典型特征是头球上有 4 环小钩（日本颚口线虫仅有 3 环小钩），每环钩数约 40 个，其数目和形状有重要的虫种鉴别意义（图39-4、图 39-5、图 39-6）。

3. 虫卵　呈椭圆形，壳薄、透明，表面粗糙不平，有细颗粒状突起，大小为（56～79）μm×（31～42）μm。除杜氏颚口线虫和膨胀颚口线虫卵两端有帽状突起外，其他颚口线虫卵仅一端有帽状突起（图 39-7）。

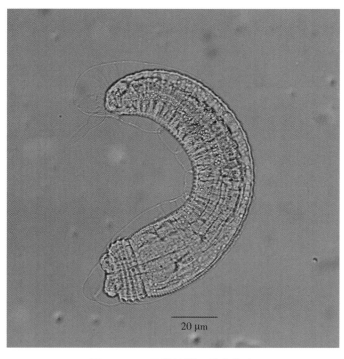

图 39-4　5 日龄棘颚口线虫幼虫

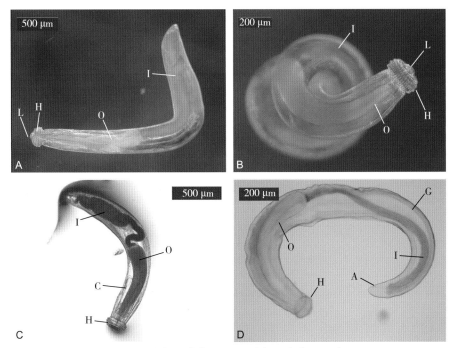

L.唇；H.头球；O.食管；I.肠；C.颈囊；G.侧线；A.肛门。

图 39-5　颚口线虫属幼虫形态（低倍镜）

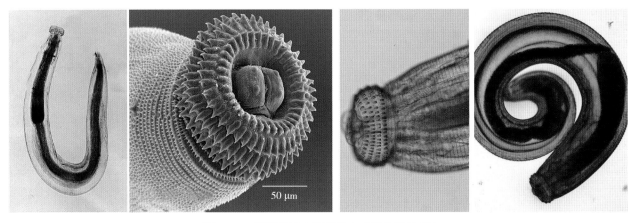

图 39-6　棘颚口线虫Ⅲ期幼虫（整体及头球）

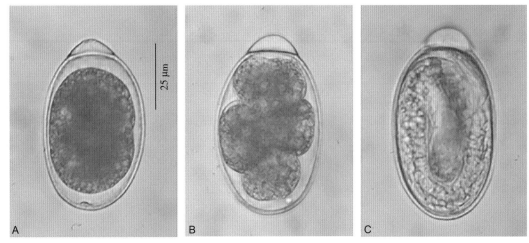

A 从雌虫子宫采集的虫卵；B 和 C 培养皿中正在发育的虫卵。

图 39-7　日本颚口线虫虫卵

五、病理与临床表现

颚口线虫Ⅲ期幼虫进入人体后，穿过胃壁或肠壁，移行或寄居在不同器官组织，引起相应损害。幼虫移行可造成机械损伤，其分泌的毒素还会引起周围组织炎症和变态反应等。可出现低热、全身乏力、荨麻疹、恶心、呕吐和上腹部疼痛等症状。

六、诊断与治疗

在宿主粪便中检出虫卵、病变组织切片检获虫体以及检眼镜直接观察到幼虫可确诊（图39-8）。

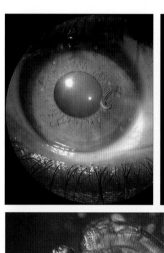
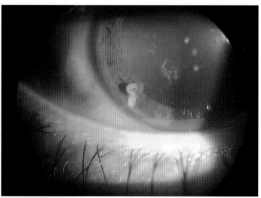
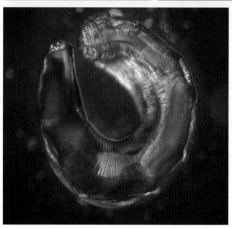

图39-8 眼颚口线虫病

皮肤型和眼型颚口线虫病患者大多采用手术除虫治疗，再辅以药物治疗。内脏型和脑型患者治疗药为阿苯达唑和伊维菌素等。

七、预防

不食用生或半生的动物肉制品，不饮用生水。禁止猪群散养，加强养猪场和屠宰场管理，污水和猪粪须经无害化处理。消灭重要传播媒介鼠类。

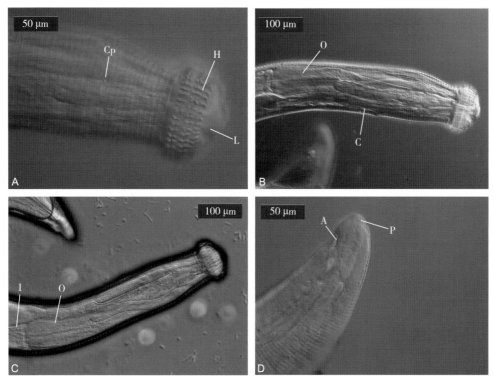

Ⅲ期幼虫（高倍镜）：L. 唇；H. 头球；Cp. 颈乳突；C. 颈囊；O. 食管；I. 肠；A. 肛门；P. 尾感器。

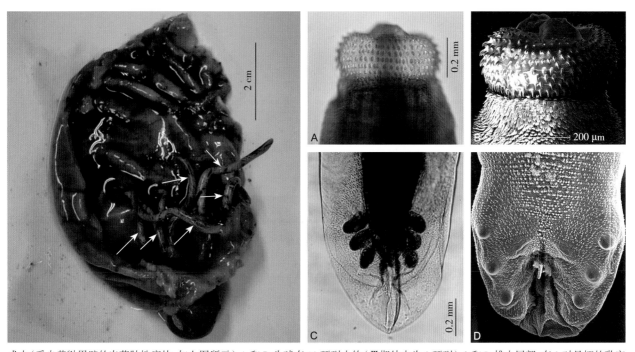

成虫（采自黄鼬胃壁的肉芽肿性瘤块，如左图所示）：A 和 B 头球有 10 环列小钩（Ⅲ期幼虫为 3 环列）；C 和 D 雄虫尾部，有 3 对具柄的乳突和一个交合刺。

图版 39-1　日本颚口线虫（ G. nipponicum ）

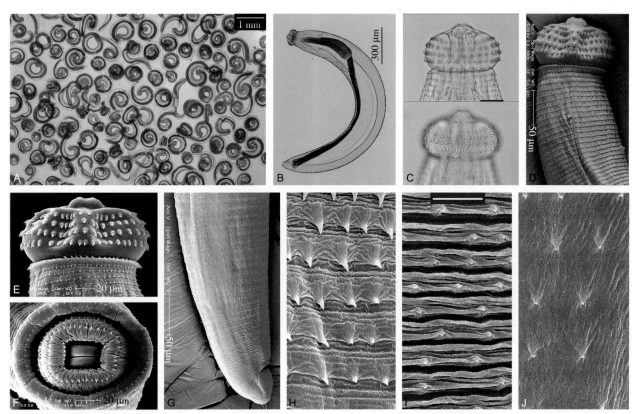

Ⅲ期幼虫：A 采自赤链蛇（转续宿主）的幼虫；B 晚期Ⅲ期幼虫；C～F 头球电镜图，有 4 环列小钩；G 尾部；H～J 虫体前段、中段和后段环纹上的皮棘，由长到短、由密到稀。

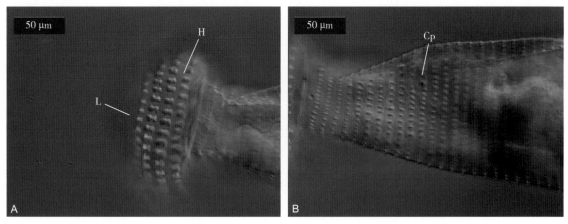

成虫（高倍镜）：L. 唇；H. 头球；Cp. 颈乳突。

图版 39-2　刚刺颚口线虫（ G. hispidum ）

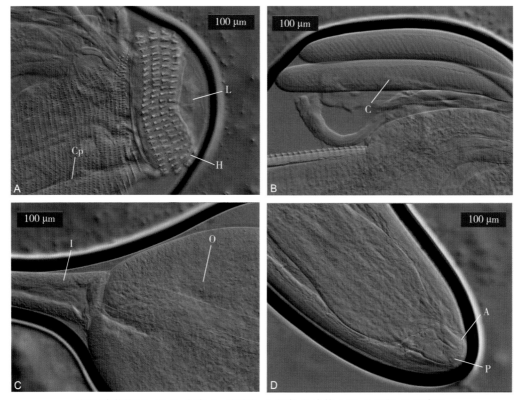

Ⅲ期幼虫（扫描电镜）：A 早期Ⅲ期幼虫（early 3rd-stage larva，EL3）；B 晚期Ⅲ期幼虫（advanced third-stage larva，Ad L3）；C 晚期Ⅲ期幼虫（Ad L3）的头球。

成虫（高倍镜）：L. 唇；H. 头球；Cp. 颈乳突；C. 颈囊；O. 食管；I. 肠；A. 肛门；P. 尾感器。

图版 39-3 棘颚口线虫（*G. spinigerum*）

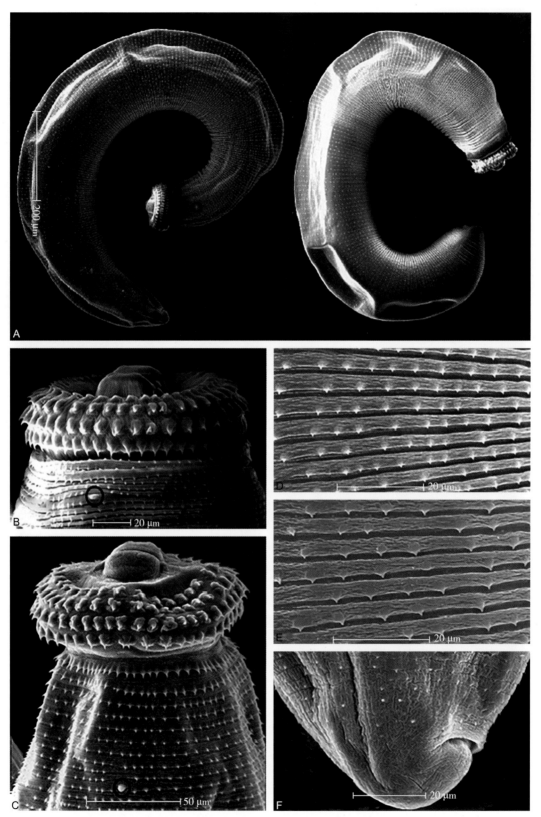

A 幼虫全身,可见头球、皮棘横纹、颈乳头(圆圈处);B 和 C 前部的头球,有 4 环小钩(其尖角略后弯),第 9 和第 10 横纹之间的颈乳头(圆圈处);D 虫体前 1/3 段的环纹上的皮棘较密;E 虫体中部的皮棘较前部稀疏;F 虫体后端的皮棘小而稀,肛门可见。

图版 39-4　棘颚口线虫晚期 Ⅲ 期幼虫(扫描电镜)

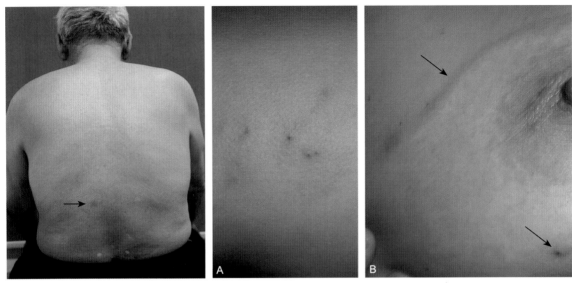

背部皮肤红斑（箭头）

A 局限性皮肤结节；B 乳腺皮肤上的线性幼虫移行灶（上箭头）和皮肤结节（下箭头）。

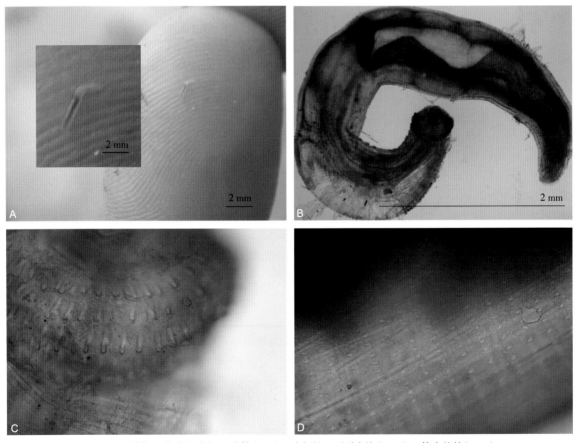

A 从右上图皮损处摘除的幼虫；B 虫体（×4）；C 头部的四环列小钩（×10）；D 体表的棘（×10）。

图版 39-5　寄生于皮肤的颚口线虫Ⅲ期幼虫

注：幼虫的寄生方式有两种：静止型寄生几乎不引起疾病，而移行型寄生可导致皮肤或内脏幼虫移行症。

筒线虫病（gongylonemiasis）是由美丽筒线虫（*Gongylonema pulchrum* Molin，1857）[①]等寄生于哺乳动物（主要是反刍动物）口腔和食管引起的一种寄生虫病，偶可寄生于人体。

一、地理分布

美丽筒线虫感染呈世界性分布，已报道有人体感染的国家有美国、意大利、前苏联、保加利亚、摩洛哥、新西兰、斯里兰卡和中国。

二、生活史

美丽筒线虫成虫寄生在终宿主（主要是牛、羊、熊、猴和人等）的口腔、咽和食管黏膜或黏膜下层。雌虫产出的虫卵由黏膜破损处进入消化管，并随粪便排出。虫卵被中间宿主粪甲虫或蜚蠊等吞食后，在消化管内孵出Ⅰ期幼虫，穿过管壁进入血腔，约4周发育为Ⅲ期幼虫，再移行至胸肌形成感染性的囊状体。含囊状体的昆虫被终宿主吞食后，幼虫破囊而出，侵入胃或十二指肠黏膜，向上移行至食管、咽或口腔黏膜内寄生并发育为成虫（图 40-1）。

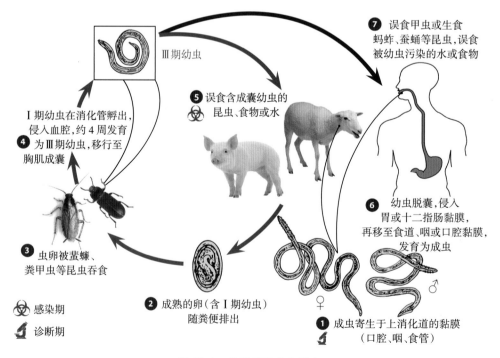

图 40-1　美丽筒线虫生活史

① gongylos [G]= round，圆形；nema [L]= thread，线；pulcher [L]=beautiful，美丽。

三、流行环节

美丽筒线虫的终宿主有牛、羊、马、猪、兔、鼠等哺乳动物,中间宿主是粪甲虫或蜚蠊等食粪昆虫。美丽筒线虫的感染阶段是囊状体,人通常因食入含囊状体的昆虫、饮用污染有囊状体的生水或食物而感染,成虫在人体寄居一般不产虫卵。

四、病原体

1. 成虫　呈乳白色,体表有纤细横纹,虫体前段具明显纵行排列、大小不等、数目不同的花缘状表皮突,在前段排成4行,延至近侧翼处增为8行。口位于前端中央,其两侧具分叶的侧唇,在两侧唇间的背、腹侧各有间唇1个。雌虫长(70～145)mm,宽(0.2～0.53)mm,尾部钝锥状,不对称,稍向腹面弯曲,子宫粗大,内含大量虫卵。雄虫长(21.5～62)mm,宽(0.1～0.36)mm,尾部有明显膜状尾翼,两侧不对称,交合刺2根,长短、形状各异。

2. 虫卵　呈椭圆形,壳厚,透明,大小为(50～70)μm×(25～42)μm,成熟卵内含线状幼虫(图40-2)。

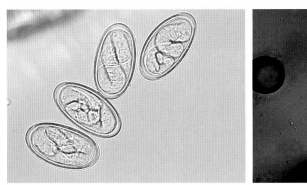
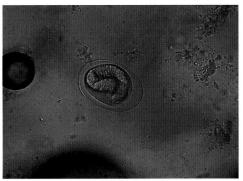

图 40-2　美丽筒线虫虫卵(壳厚而光滑)

五、病理与临床表现

成虫在终宿主的唇、舌、颊、牙龈、咽喉和食管处寄生,对人体的损害主要是因虫体移行和对寄生部位的刺激所致,出现小白泡和乳白色线形弯曲隆起。常见症状有口腔内虫样蠕动感、异物感、发痒,唇、颊、舌等感觉麻木以及肿胀、疼痛、黏膜粗糙、唾液多等。

六、诊断与治疗

粪便中查到虫卵或用针挑破患处黏膜查见成虫即可确诊(图40-3)。

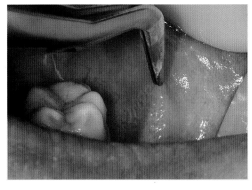
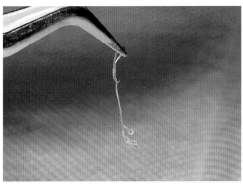

图 40-3　钳取口腔黏膜下的虫体

治疗方法为用针挑破患处黏膜,取出虫体,或用奴佛卡因涂患处,促使虫体爬出后取出。

七、预防

加强宣传教育,注意饮食卫生和环境卫生,不喝生水、不生食不洁的蔬菜,杀灭中间宿主粪甲虫和蜣螂。

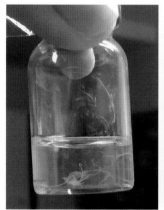

生理盐水中的成虫

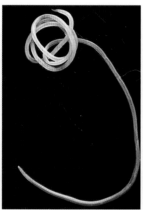

虫体纤细,乳白色

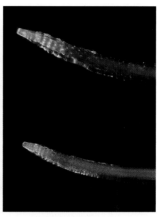

头端

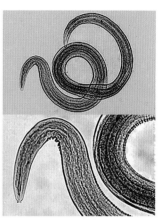

体表有纤细横纹

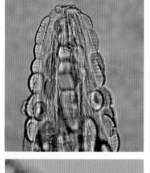

前端:有纵向排列的花缘表皮突,下图箭头处为口孔

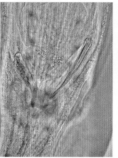

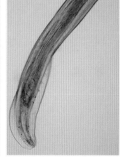

雄虫尾部有左右不对称的尾翼,引带呈 V 字形(上图)

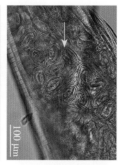

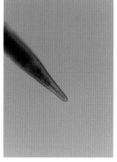

雌虫尾部呈钝锥状,子宫内含大量虫卵(上图箭头)

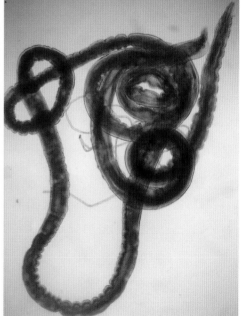

成虫整体显微镜下观察

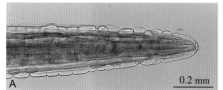

成虫前端,见纵向波浪状表皮突

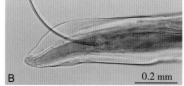

雄性后端,左右不对称尾翼

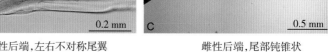

雌性后端,尾部钝锥状

图版 40-1 美丽筒线虫成虫形态

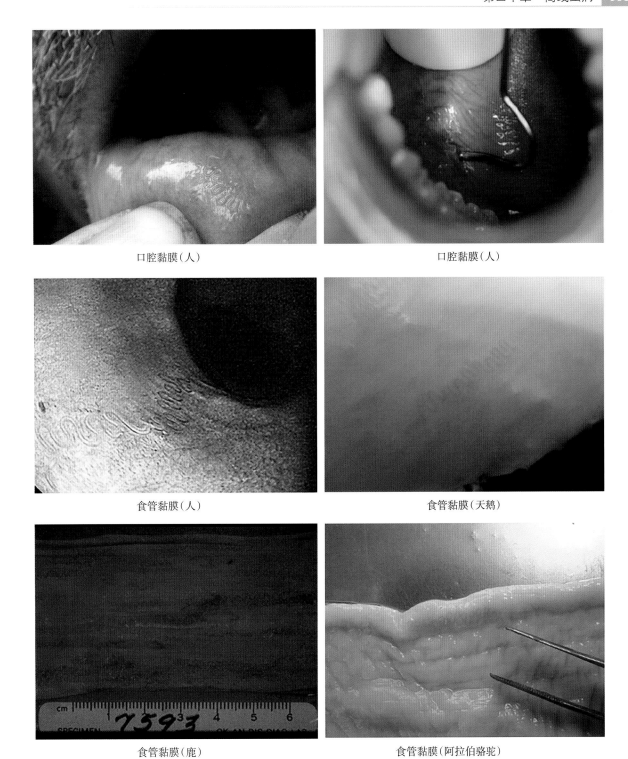

口腔黏膜（人）

口腔黏膜（人）

食管黏膜（人）

食管黏膜（天鹅）

食管黏膜（鹿）

食管黏膜（阿拉伯骆驼）

版 40-2　宿主黏膜下寄生的美丽筒线虫

第四十一章　泡翼线虫病

泡翼线虫病（physalopteriasis）是由泡翼线虫（*Physaloptera* Rudolphi，1819）[①]寄生人体引起的一种肠道寄生虫病。泡翼线虫有 100 多种，主要寄生于猫科和犬科的肉食动物。感染人体的主要有高加索泡翼线虫（*Physaloptera caucasica* Linstow，1902）和转色泡翼线虫（*P. transfuga* Marits et Grinberg，1970）。高加索泡翼线虫主要寄生于食管至回肠或肝脏，而转色泡翼线虫主要寄生于小肠。

一、地理分布

人体泡翼线虫感染病例多来自非洲，包括摩洛哥、毛里塔尼亚、阿尔及利亚、突尼斯、利比亚、埃及、苏丹、乌干达等国家。欧洲、美洲和亚洲国家亦有病例报道。

二、生活史

泡翼线虫卵随终宿主粪便排出，被中间宿主昆虫（蟋蟀、蟑螂和甲虫等）吞噬虫卵后在肠道内孵化出 I 期幼虫，幼虫穿过肠壁后发育、成囊。终宿主（猫、犬等）吞食含感染性幼虫的昆虫而感染，幼虫在其体内发育为成虫。蛇、青蛙、蜥蜴和一些啮齿类动物为泡翼线虫的转续宿主（图 41-1）。

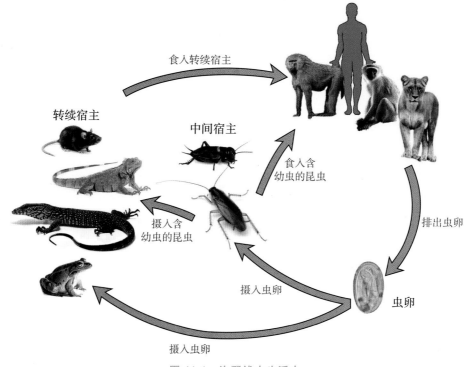

图 41-1　泡翼线虫生活史

---

① physalis [G]=bubble，泡；pteron [G]=wing，翼。

三、流行环节

人主要是通过食入感染性昆虫或者转续宿主而感染。狒狒和黑猩猩等灵长类动物为保虫宿主。

四、病原体

1. 成虫 体表具横纹,与蛔虫非常相似。雄虫:大小(25~50)mm ×(0.70~1.00)mm,尾部弯向腹面,尾翼发达,两翼在肛前汇合,有 12 对乳突。肛前具柄乳突 2 对,无柄乳突 3 对;肛后有 2 对柄乳突,无柄乳突 5 对(2 对位于肛后侧缘,2 对位于尾中部,1 对位于尾亚末端);左右 2 根交合刺不等长,末端有钩(图41-2、图41-3)。雌虫:大小(25~100)mm ×(1~2.8)mm,尾部短,阴门位于体前部,有 4 条管状子宫汇集于阴道,受精后阴门处被环状褐色胶样物质所覆盖。

2. 虫卵 呈椭圆形,卵壳厚,光滑,大小(44~65)μm ×(32~45)μm,内含成熟幼虫(图41-4)。

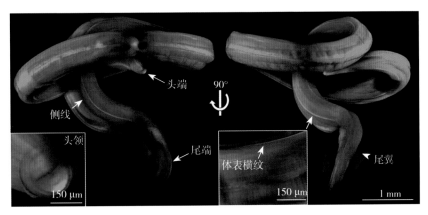

图 41-2 泡翼线虫雄虫 3D 形态图

注:左下小图为头领(cephalic collaret)特写。

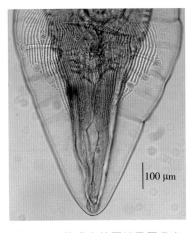

图 41-3 雄成虫的尾端及尾乳突

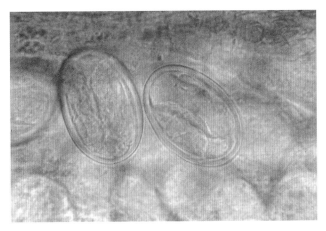

图 41-4 绿鬣蜥体内寄生的雌虫子宫中的泡翼线虫卵

五、病理与临床表现

泡翼线虫将头端埋入宿主胃肠道黏膜层中,侵入宿主黏膜吸血,并经常更换吸血部位,使宿主肠壁上留下小伤口并持续出血,造成黏膜层溃疡,进而导致出血、黑便、呕吐、腹泻和腹痛。患者可出现食欲减退、呕吐、腹痛、消瘦、贫血等症状。严重者可出现柏油样便。

六、诊断与治疗

在痰、粪便、胃或十二指肠沉淀物中,镜检查到虫卵即可确诊。治疗主要用阿苯达唑、甲苯达唑等咪唑类药物,或伊维菌素。

七、预防

加强卫生宣传教育,改善不良生活习惯。注意个人卫生,注意饮食卫生,改变食用昆虫的习惯。

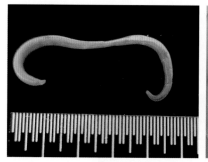

成虫

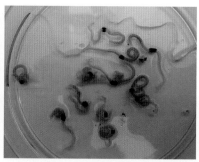

雌虫受精后,阴门被环状褐色胶样物覆盖

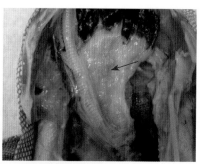

孟加拉巨蜥体内的成虫

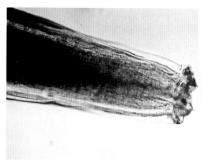

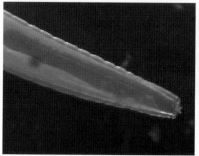

成虫头端

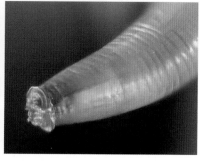

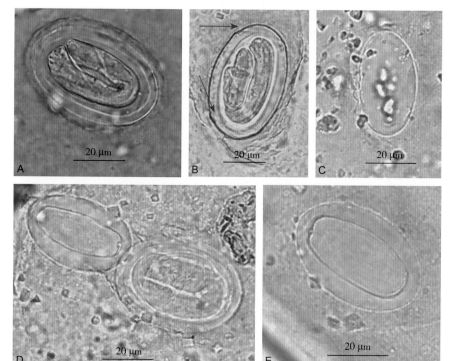

A、B 和 D 为胚胎化的卵。卵壳具一定厚度(如 B 图箭头所示)

图版 41-1　泡翼线虫成虫和卵

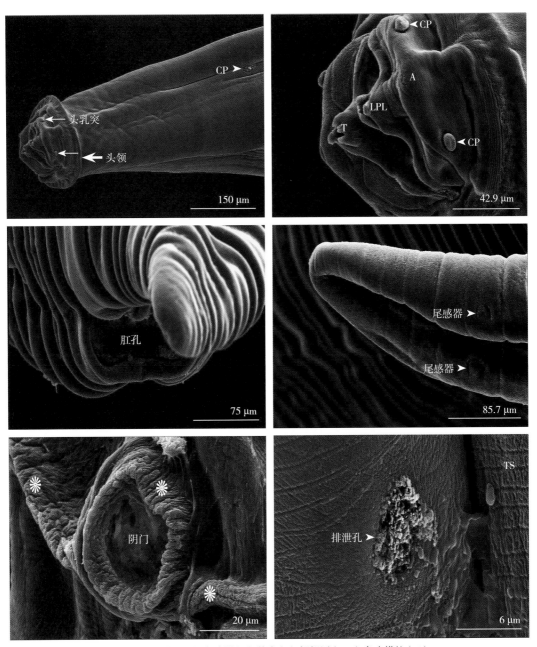

雌虫：颈乳突（CP）、头感器（A）、外齿（T）、侧假唇（LPL）、角皮横纹（TS）

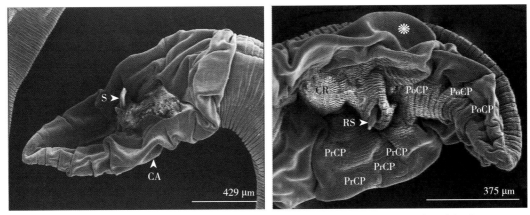

雄虫：交合刺（S）、尾翼（CA）、肛前乳突（PrCP）、肛后乳突（PoCP）、右交合刺（RS）、角皮嵴（CR）

图版 41-2　封腔泡翼线虫（ *P. clausa* ）成虫电镜图

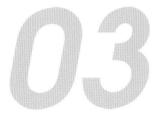
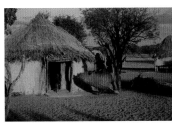
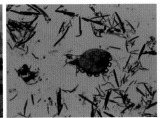
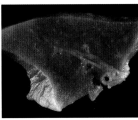

第四十二章 概　论

吸虫隶属扁形动物门（Platyhelminthes）吸虫纲（Trematoda），寄生人体的吸虫均属复殖吸虫亚纲（Digenea），统称复殖吸虫（digenetic trematode）。

一、形态与结构

成虫背腹扁平、两侧对称，多呈叶状或舌状，也有圆锥形等。体色一般呈淡红色、棕色、乳白色或透明。体表覆以活胞质的皮层，体表纤毛仅出现于毛蚴期。具吸附器官，体前端的一个包围着口孔，称口吸盘，后一个位于腹面，称腹吸盘。生殖孔开口于腹吸盘的前缘或后缘处，个别虫种具有生殖吸盘。排泄孔位于虫体的末端。消化道多有两分支（图42-1）。除裂体科以外，均为雌雄同体。

1. **体壁**　体壁是由皮层（tegument）和皮层下的细胞体构成，系合胞体（syncytium）结构，覆盖于虫体的体表。皮层和细胞体之间有胞质小管相通。皮层整层为胞质性，无核也无细胞界线，由外质膜（external plasma membrane）、基质（matrix）和基质膜（basal plasma membrane）组成。感觉器位于基质中，有纤毛伸出体表之外，另一端有神经突（nerve process）与神经系统相连。基质膜之下为基层（basement layer），基层之下为外环肌和内纵肌。皮层细胞（tegumentary cell）位于肌层下，较大，内有胞核、内质网、核糖体、吞噬体（phagosome）、线粒体和高尔基体。有许多胞质通道（cytoplasmic connective）与基质相通，也有的通到虫体内的实质细胞（parenchymal cell），胞质内及胞质通道中均有许多分泌小体（secretory granule）。体壁具有保护、吸收营养和感觉等功能（图42-2）。

2. **消化系统**　由口、前咽、咽、食管和肠管组成不完全消化道。口、咽、食管构成前肠。肠管通常分为左右两个盲管，裂体科吸虫的两条肠管在体后联合成单一的盲管。无肛门，未被消化吸收的废物经口排出体外。

3. **排泄系统**　排泄系统由焰细胞（flame cell）、毛细小管（capillary tubule）、集合管（collecting tubule）与排泄囊（excretory bladder）组成，经排泄孔通体外（图42-3）。焰细胞的数目与排列可用焰细胞式（flame cell pattern）表示。它是吸虫分类的重要证据。焰细胞有细胞核、线粒体、内质网等，胞浆内有一束纤毛，每一纤毛有两根中央纤丝（fibril）与9根外周纤丝组成。活体显微镜观察时，纤毛颤动像跳动的火焰，因而得名。纤毛颤动使液体流动并形成较高的过滤压，促使含有氨、尿素、尿酸等废物的排泄物排出体外。排泄囊常

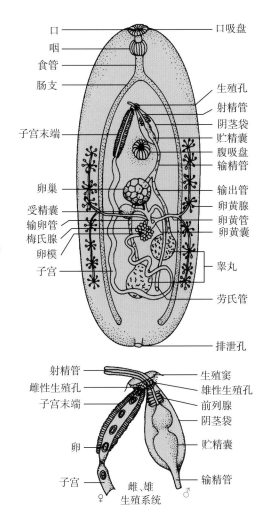

图 42-1　复殖吸虫成虫形态模式图

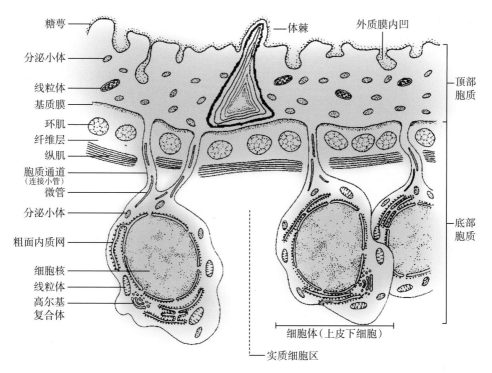

图 42-2　复殖吸虫体壁结构模式图

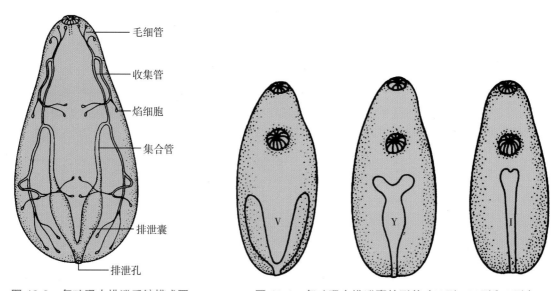

图 42-3　复殖吸虫排泄系统模式图　　　图 42-4　复殖吸虫排泄囊的形状（V 形、Y 形和 I 形）

见的形状有 V 形、Y 形和 I 形（图 42-4）。

　　4. 神经系统　咽的两侧各有一神经节,有背索相连。每个神经节分别向前、后各发出背、腹、侧 3 条神经干分布于虫体的背面、腹面、侧面。向后的神经干间在不同水平有横索相连,使整个神经系统形成"梯子形"。由神经干发出的神经末梢到达口吸盘、咽、腹吸盘、生殖系统等器官及体壁外层中的许多感觉器(图 42-5)。

　　5. 生殖系统　复殖吸虫除血吸虫(裂体吸虫)外,都是雌雄同体(hermaphrodite)。阴道与阴茎多数共同开口于生殖窦(genital sinus),再经生殖孔(genital pore)与体外相通。雄性生殖系统包括睾丸(testis)、输出管(vas efferens)、输精管(vas deferens)、贮精囊(seminal vesicle)、前列腺(prostatic gland)、阴茎(cirrus)、阴茎囊（cirrus pouch）等组成。某些虫种的一些结构，如前列腺、阴茎囊、阴茎等可能会缺失（图42-6）。

　　雌性生殖系统由卵巢（ovary）、输卵管（oviduct）、受精囊（seminal receptacle；spermatheca）、卵黄腺（vitellarium）、卵黄管（vitelline duct）、子宫（uterus）等组成。卵黄总管与输卵管汇合后在子宫的起点前，其周围有一群单细胞腺即梅氏腺（Mehlis's gland），被梅氏腺包围的部分称卵模（ootype）。卵细胞由卵巢排出后在输卵管中与精子相遇而受精，然后与由卵黄管排出的卵黄细胞一同进入卵模。各虫种卵壳的特殊形状为卵模收缩的结果。虫卵出卵模后经子宫逐渐向生殖孔移动，卵的成熟程度随移动而增加（图42-7）。

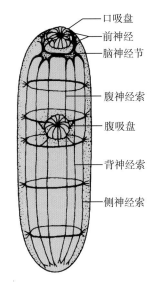

图 42-5　复殖吸虫神经系统模式图

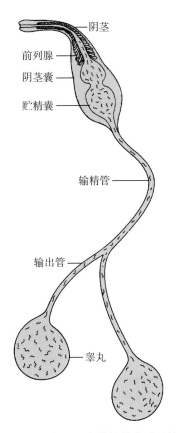

图 42-6　复殖吸虫的雄性生殖系统

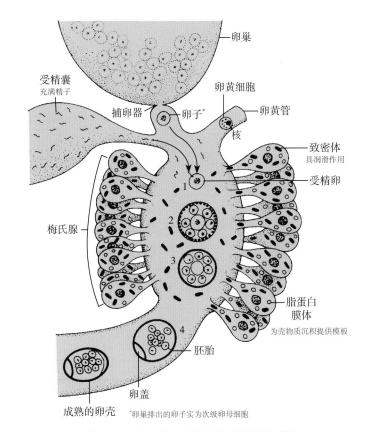

图 42-7　复殖吸虫虫卵的形成器官与过程

二、生活史

　　复殖吸虫的生活史复杂，不但具有世代交替，还有宿主的转换。一般生活史包括卵、毛蚴（miracidium）、胞蚴（sporocyst）、雷蚴（redia）、尾蚴（cercaria）、囊蚴（encysted metacercaria）、后尾蚴（excysted metacercaria）（即童虫）与成虫。复殖吸虫生活史离不开水，虫卵必须入水或在水中被软体动物吞食后才能孵化出毛蚴。但各类吸虫的发育是多种多样的，有的缺胞蚴或雷蚴，有的有两代胞蚴或雷蚴，有的尾蚴直接侵入终宿主变为成虫,有的在囊蚴前还经"中尾蚴(mesocercaria)"期。有的仅需一个中间宿主,有的要两个或三个中间宿主才能完成生活史(图 42-8,表 42-1)。

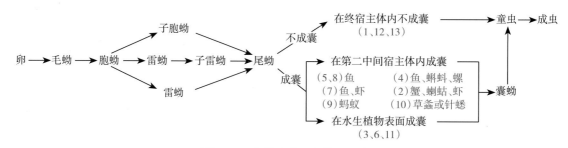

图 42-8　人体感染吸虫的生活史

注:图中括号中的数字对应表 42-1 的吸虫序号。

表 42-1　人体感染吸虫的生活史

序号		卵*	毛蚴	(母)胞蚴	子胞蚴	(母)雷蚴	子雷蚴	尾蚴	中尾蚴	囊蚴	童虫(后尾蚴)	成虫†
1	血吸虫ᵃ	水	A	A	A			A			C	血管
2	并殖吸虫	水	A	A		A	A	A	B		C	肺
3	布氏姜片吸虫	水	A	A		A	A	A	p		C	小肠
4	棘口吸虫(科)	水	A	A		A	A	A	A、B		C	小肠
5	异形吸虫(科)	A	A	A		A	A	A	B		C	小肠
6	片形吸虫	水	A	A		A	A	A	p		C	肝胆管
7	华支睾吸虫	A	A	A		A		A	B		C	肝胆管
8	后睾吸虫	A	A	A		A		A	B		C	肝胆管
9	双腔吸虫	A	A	A	A			A	B		C	肝胆管
10	阔盘吸虫	A	A	A	A			A	B		C	胰管
11	嗜眼吸虫ᵇ	水				A	A	A	p		C 或水	眼结膜囊
12	双穴吸虫	水	A	A				A			眼	–
13	重翼吸虫	水	A	A				A	A		各种组织	–

注:A=第一中间宿主,B=第二中间宿主,C=终宿主,P 在水生植物表面成囊;* 卵的孵化:水=在水中孵出毛蚴,A=被第一中间宿主吞食,在其体内孵出毛蚴;† 成虫在人等终宿主体内的主要寄生部位,– 表示人为非适宜宿主,仅童虫可寄生。ᵃ 血吸虫无雷蚴和囊蚴阶段;ᵇ 嗜眼吸虫除子雷蚴外,还有孙雷蚴(共三代雷蚴)。

复殖吸虫虫卵多数有盖,但也有无盖的。吸虫虫卵产出时可以仅含卵细胞和卵黄细胞,或已有成熟的毛蚴(图 42-9、图 42-10)。

毛蚴前端有圆锥形顶突,顶突不具纤毛,但顶突后全身被一系列纤毛板,板下有一薄胞质层包裹全身。体内有排泄孔、胚细胞、焰细胞、侧腺、顶腺、头神经节、感觉乳突等(图 42-11)。

胞蚴通过表皮摄取营养,胞蚴的表皮分三层,由外而内分别为外胞质层、中间核带层、绒毛状内胞质层。体腔中有胚细胞、胚团(germ ball)、次级胞蚴(second sporocyst)(图 42-12)。

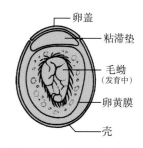

图 42-9　典型的复殖吸虫卵

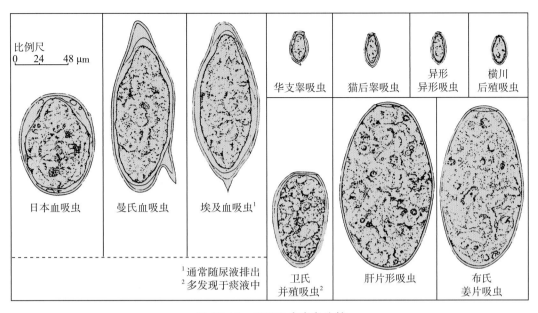

图 42-10 不同吸虫虫卵比较

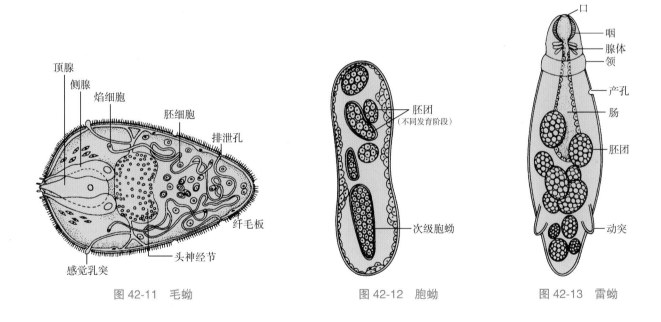

图 42-11 毛蚴

图 42-12 胞蚴

图 42-13 雷蚴

雷蚴成熟前从胞蚴破裂而出,继续发育成长。雷蚴的构造比胞蚴复杂,一般呈长袋状,由口、咽、腺体、消化系统、胚团等组成,有些种类还有产孔(birth pore)和动突(ambulatory bud)。雷蚴体腔中的胚团发育为尾蚴,已经成熟的尾蚴经产孔脱离母体,但缺产孔的雷蚴则由母体破裂而出(图 42-13)。

尾蚴体分躯干和尾部,躯干有口吸盘、腹吸盘作附着器官。消化道有口、咽、食管及肠管。尾部单一或分叉(图 42-14、图 42-15)。

囊蚴内有口吸盘、腹吸盘、排泄囊等。囊蚴借宿主摄食进入其消化道,囊壳经胃肠消化液作用而溶解,后尾蚴逸出包囊移往寄居部位,发育为成虫(图 42-16)。

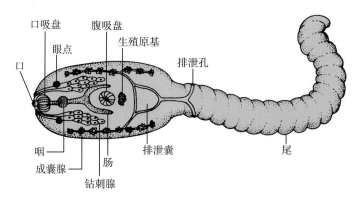

图 42-14   单尾型尾蚴

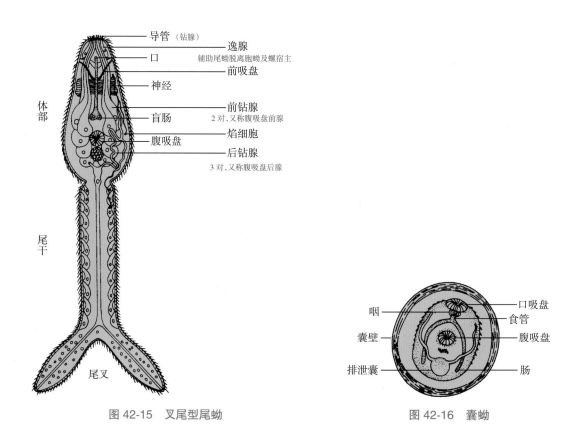

图 42-15   叉尾型尾蚴

图 42-16   囊蚴

三、分类

传统分类曾将扁形动物划分为寄生性的绦虫纲(Cestoda)、吸虫纲(Trematoda)和单殖纲(Monogenea)以及非寄生性的涡虫纲(Turbellaria)。1980 年代后,根据分子亲缘支序学,扁形动物门物种均被重新分类。其中,无腔动物被独立划分为无腔动物门(Acoelomorpha),其他门类物种被分为链涡虫(Catenulida)和杆形亚门(Rhabditophora)两个单系群,而绦虫纲、吸虫纲和单殖纲组成杆形亚门下的一个单系群 [新皮亚纲(Neodermata)],其中吸虫被分为盾腹目(Aspidogastrida)、双穴目(Diplostomida)、斜睾目(Plagiorchiida)和列杯目(Stichocotylida)等 4 个目。人体寄生吸虫的阶元分类见图 42-17。

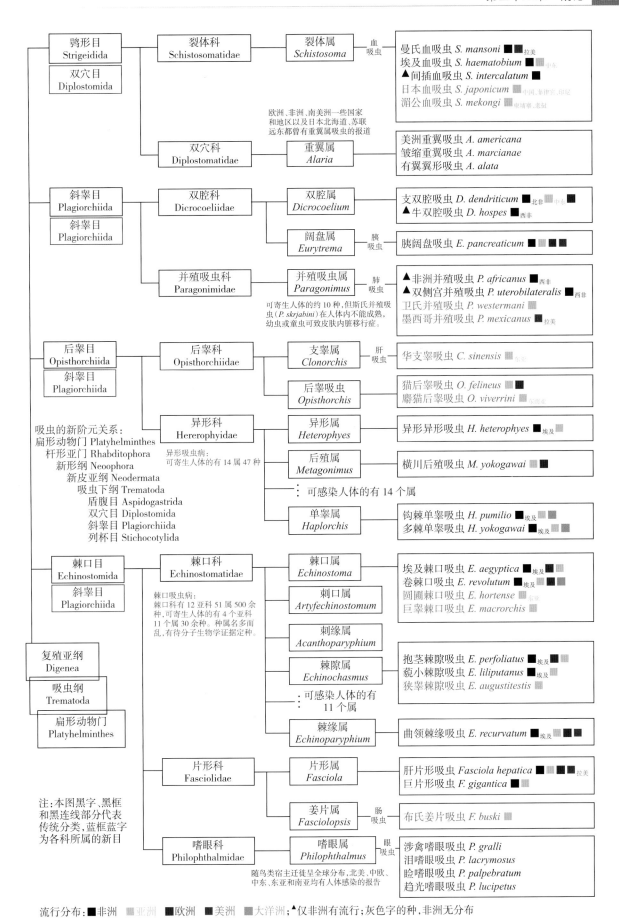

图 42-17　人体寄生吸虫的阶元分类

第四十三章　血吸虫病

血吸虫病（schistosomiasis；又称裂体吸虫病 bilharziasis、bilharziosis）是由血吸虫属（*Schistosoma* Weinland，1858；又作裂体属）[①] 吸虫寄生于终宿主的静脉血管中引起的一种人兽共患病。寄生于人体的血吸虫（schistosome）主要有 6 种：日本血吸虫（*Schistosoma japonicum* Katsurada，1904）、埃及血吸虫（*S. haematobium* Bilharz，1852）、曼氏血吸虫（*S. mansoni* Sambon，1907）、间插血吸虫（*S. intercalatum* Fisher，1934）、湄公血吸虫（*S. mekongi* Voge，Bruckner et Bruce，1978）和马来血吸虫（*S. malayensis* Greer，Ow-Yang et Yong，1988）。血吸虫寄生于终宿主的静脉血管中，其中以曼氏血吸虫、埃及血吸虫和日本血吸虫感染引起的疾病在全球流行范围最广，危害最大。

1851 年，德国医生 Theodor Bilharz 在埃及开罗解剖一例血尿患者的尸体时，在门静脉中首次发现埃及血吸虫（图 43-1）。

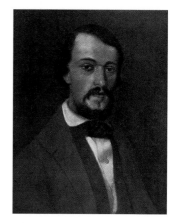

图 43-1　德国医生 Theodor Bilharz（1825—1862 年）

一、地理分布

非洲流行的是曼氏血吸虫病、埃及血吸虫病和间插血吸虫病。非洲 54 个主权国家中，只有佛得角、科摩罗和塞舌尔 3 国一直没有中间宿主螺分布，为血吸虫病非流行区；突尼斯已于 30 年前实现了消除血吸虫病，摩洛哥现疫情已接近消除标准。目前非洲仍有 49 个国家流行血吸虫病，其中 4 个西非国家（布基纳法索、加纳、马里、塞拉利昂）和 3 个东非国家（马达加斯加、莫桑比克、坦桑尼亚）感染率 >50% 为重度流行区（图 43-2）。

曼氏血吸虫病分布于大多数撒哈拉以南的国家（包括马达加斯加、印度洋沿海地区），向北则延伸到尼罗河地区、地中海沿岸和整个阿拉伯半岛东北部，直至沙特阿拉伯（图 43-3）。埃及血吸虫病分布于非洲北部、中部和南部的大部分地区，以及沙特阿拉伯、马达加斯加、毛里求斯、叙利亚、土耳其、伊拉克和伊朗（图 43-3）。间插血吸虫病分布局限于西非和中非的热带雨林地区和圣多美岛，包括中非共和国、乍得、加蓬、喀麦隆、扎伊尔和赤道几内亚（图 43-3、图 43-4）。此外，在刚果、塞内加尔、马里、上沃尔特、尼日利亚和安哥拉等地区有散在分布的病例。

---

① skhistos [G]= divided，分裂的；soma[G]= body，身体。

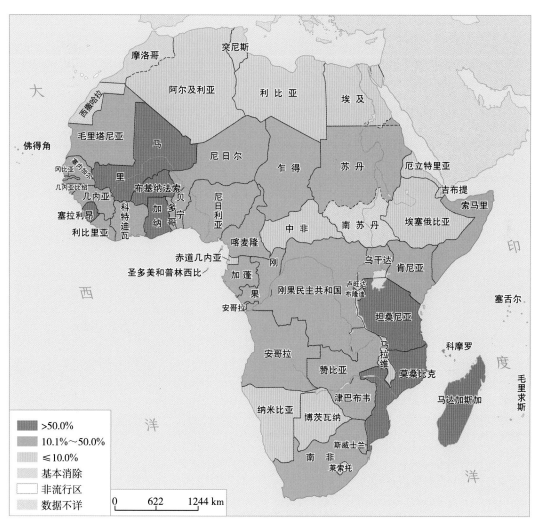

图 43-2 非洲国家人体血吸虫病流行概况（人群感染率％）

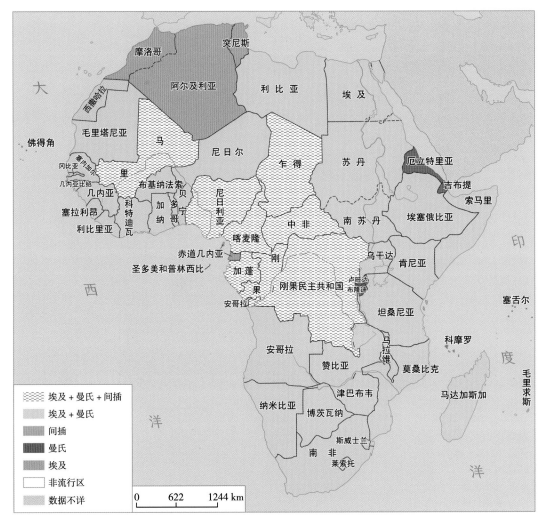

埃及=埃及血吸虫,曼氏=曼氏血吸虫,间插=间插血吸虫。

图43-3　非洲国家人体血吸虫虫种分布概况

注:阿尔及利亚、毛里求斯、摩洛哥和突尼斯4个非洲国家以及坦桑尼亚温古贾岛(Unguja)和奔巴岛(Pemba)仅存在埃及血吸虫;布隆迪、吉布提、厄立特里亚、卢旺达4个非洲国家则仅存在曼氏血吸虫;赤道几内亚与圣多美和普林西比仅存在间插血吸虫。

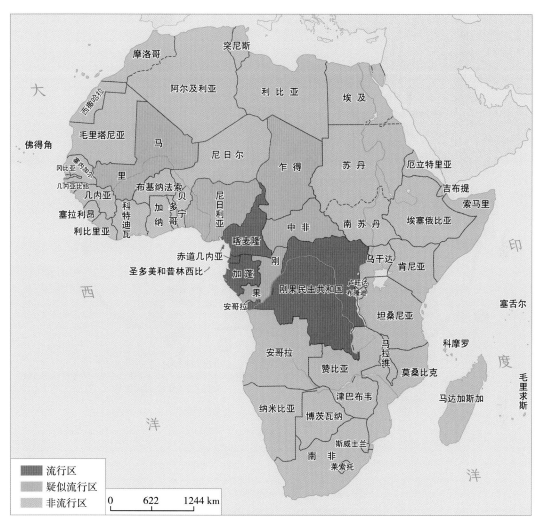

图 43-4　非洲国家间插血吸虫分布概况

注：间插血吸虫主要局限分布于西非和中非的森林地带，喀麦隆、民主刚果、赤道几内亚、加蓬、圣多美和普林西比、中非共和国、乍得、刚果、马里、尼日利亚等 10 个国家均有病例报道，但马里、中非共和国、乍得、刚果和尼日利亚等 5 国是否存在间插血吸虫传播需进一步调查确认。

二、生活史

血吸虫生活史包括卵、毛蚴、母胞蚴、子胞蚴、尾蚴、童虫和成虫等阶段。6种人体血吸虫的生活史大致相同,终宿主为人或其他多种哺乳动物,中间宿主为淡水螺类。血吸虫为雌雄异体,成虫在肠系膜静脉或膀胱静脉丛寄生。雌雄合抱后产卵,虫卵从粪或尿中排出。虫卵在水中数小时孵化成毛蚴。毛蚴在水中钻入中间宿主螺体内,发育成母胞蚴、子胞蚴,完成无性增殖,然后发育成尾蚴。尾蚴从螺体逸出入水后,遇到人和哺乳动物,即钻入其皮肤变为童虫,然后进入静脉或淋巴管,移行至肠系膜静脉或膀胱静脉丛中,直至发育为成虫(图43-5,表43-1)。

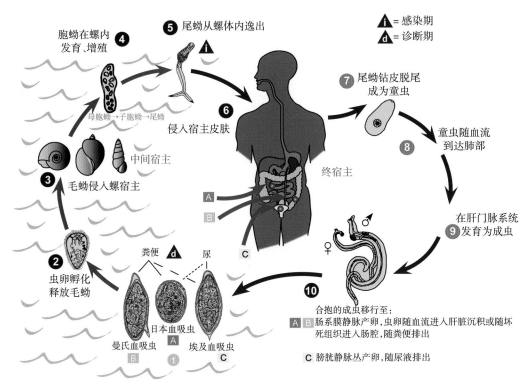

图 43-5　三种主要人体血吸虫生活史

表 43-1　6种人体血吸虫生活史比较

	曼氏血吸虫	埃及血吸虫	间插血吸虫	日本血吸虫	湄公血吸虫	马来血吸虫
成虫寄生部位	肠系膜小静脉、痔静脉丛,偶可寄生在肠系膜上静脉、膀胱静脉丛及肝内门脉	膀胱静脉丛、骨盆静脉丛、直肠小静脉,偶可寄生在肠系膜门静脉系统	肠系膜静脉、门脉系统	肠系膜下静脉、门脉系统	肠系膜上静脉、门脉系统	肠系膜静脉、门脉系统
虫卵在人体的分布	肠壁、肝	膀胱及生殖器官	肠壁、肝	肠壁、肝	肠壁、肝	肠壁、肝
虫卵排出途径	粪,偶尔尿	尿,偶尔粪	粪	粪	粪	粪
保虫宿主	猴、狒狒、啮齿类	猴、狒狒、猩猩、猪等	羊、灵长类、啮齿类等	牛、猪、犬、羊、鼠、猫等	牛、猪、羊、犬、田鼠等	啮齿类
中间宿主	12种双脐螺	18种小泡螺	2种小泡螺*	湖北钉螺	开放新拟钉螺	2种小罗伯特螺(罗氏螺)

续表

	曼氏血吸虫	埃及血吸虫	间插血吸虫	日本血吸虫	湄公血吸虫	马来血吸虫
地理分布	非洲、拉丁美洲、亚洲	亚洲、非洲和葡萄牙	西非和中非的热带雨林地区以及圣多美和普林西比	中国、菲律宾、印尼、日本	柬埔寨、老挝、泰国	马来西亚

注：*间插血吸虫有严格的中间螺宿主：扎伊尔株的中间宿主为非洲小泡螺（*Bulinus africanus*），喀麦隆株的中间宿主为福氏小泡螺（*B. forskalii*）。

三、流行环节

感染血吸虫的人或动物为传染源。人因接触含有尾蚴的疫水而感染。中间宿主为淡水螺类（图 43-6）。

曼氏血吸虫中间宿主为扁卷螺科（Planorbidae Rafinesque，1815）的 12 种双脐螺（*Biomphalaria*）；埃及血吸虫在非洲的中间宿主为 18 种小泡螺（*Bulinus*）；间插血吸虫有严格的中间螺宿主：扎伊尔株的中间宿主为非洲小泡螺（*B. africanus*），喀麦隆株的中间宿主为福氏小泡螺（*B. forskalii*）；日本血吸虫的中间宿主为湖北钉螺（*Oncomelania hupensis*）。

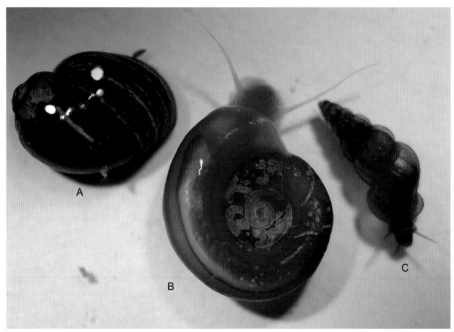

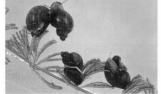

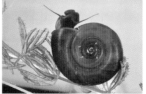

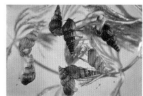

A. 小泡螺（*Bulinus* sp.）水生螺 | 埃及、间插血吸虫　　B. 双脐螺（*Biomphalaria* sp.）水生螺 | 曼氏血吸虫　　C. 湖北钉螺（*Oncomelania hupensis*）两栖螺 | 日本血吸虫

图 43-6　中间宿主螺

四、病原体

1. **成虫**　雌雄异体,雌雄合抱,一般寄生于恒温脊椎动物的静脉血管中。缺咽,食管短,有肠管一对,后部汇合成一支,口吸盘有或缺。雄虫腹吸盘位于生殖孔前,腹侧扩展成抱雌沟,有 4 个或以上的睾丸分布于肠管之前或汇合处之后,有贮精囊。雌虫有长条状卵巢,有时呈螺旋形弯曲,位于肠管汇合处的前方,劳氏管、受精囊或有或缺如,子宫开口于腹吸盘后,或在虫体前部卵黄腺自卵巢以下延伸至虫体后部(图 43-7)。6 种人体血吸虫成虫形态比较见表 43-2。

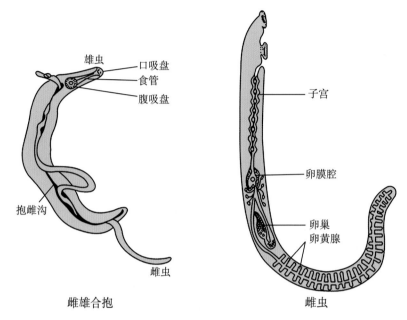

图 43-7　血吸虫成虫形态

表 43-2　6 种人体血吸虫成虫形态比较

<table>
<tr><th colspan="2">鉴别点</th><th>日本血吸虫</th><th>曼氏血吸虫</th><th>埃及血吸虫</th><th>间插血吸虫</th><th>湄公血吸虫</th><th>马来血吸虫</th></tr>
<tr><td rowspan="4">雄虫</td><td>大小 /mm</td><td>(10~20)×
(0.5~0.55)</td><td>(6~14)×
(0.8~1.1)</td><td>(10~15)×
(0.75~1.0)</td><td>(11~14)×
(0.3~0.5)</td><td>(15~17.8)×
(0.23~0.41)</td><td>(4.3~9.2)×
(0.24~0.43)</td></tr>
<tr><td>表皮</td><td>无结节,有细而尖的体棘</td><td>结节明显,结节上有束状细毛</td><td>结节细小</td><td>有结节和细小体棘</td><td>有细的体棘</td><td>无结节,有细体棘</td></tr>
<tr><td>肠管</td><td>在体后半部联合,盲管短</td><td>在体前半部联合,盲管长</td><td>在体中部后方联合,盲管短</td><td>在体后半部联合,盲管短</td><td>在体后半部联合,盲管短</td><td>在体中部后方联合,盲管短</td></tr>
<tr><td>睾丸 /个</td><td>6~8
(通常为7)</td><td>2~14</td><td>4~5</td><td>4~6</td><td>3~6</td><td>6~8</td></tr>
<tr><td rowspan="2">雌虫</td><td>大小 /mm</td><td>(12~28)×
0.3</td><td>(7~17)×
0.25</td><td>(20~26)×
0.25</td><td>(11~26)×
0.25</td><td>(6.48~11.3)×
(0.23~0.28)</td><td>(6.5~11.3)×
(0.15~0.28)</td></tr>
<tr><td>表皮</td><td>小体棘</td><td>小结节</td><td>末端有小结节</td><td>光滑</td><td>小体棘</td><td>小体棘</td></tr>
</table>

续表

	鉴别点	日本血吸虫	曼氏血吸虫	埃及血吸虫	间插血吸虫	湄公血吸虫	马来血吸虫
雌虫	卵巢位置	虫体中部	虫体中线之前	虫体中线之后	虫体中线之后	虫体前5/8处	虫体中部,前缘在体前半部
	子宫内虫卵数	50～300	1(1～4)	20～30(10～100)	5～50	100～120	有许多虫卵

注:虫体大小、雌虫的卵巢形状和位置,以及雌虫子宫内含卵数等有重要虫种鉴别意义。

2. **虫卵**　无卵盖,内含胚胎(毛蚴),具有端刺或侧刺(突),甚至缺如。主要几种血吸虫虫卵的鉴别特征见图 43-8。

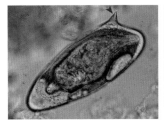
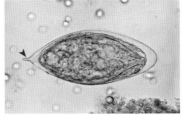
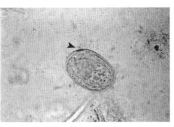
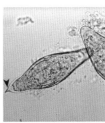

曼氏血吸虫卵　　　　埃及血吸虫卵　　　　日本血吸虫卵　　　　间插血吸虫卵

图 43-8　四种血吸虫虫卵（箭头处为侧突或端刺）

3. **毛蚴**　自卵孵出后用其纤毛在水中作直线游动,遇障碍便转折再作直线游动。毛蚴借助前端钻器和一对侧腺分泌的黏液吸附和袭击螺软组织,顶腺分泌的蛋白酶可降解含有糖蛋白成分的细胞外基质,辅助其钻穿螺软组织(图 43-9)。毛蚴侵入宿主螺后,脱去纤毛板发育为母胞蚴,1 条母胞蚴可增殖为数十条子胞蚴,进而增殖成数万条尾蚴。

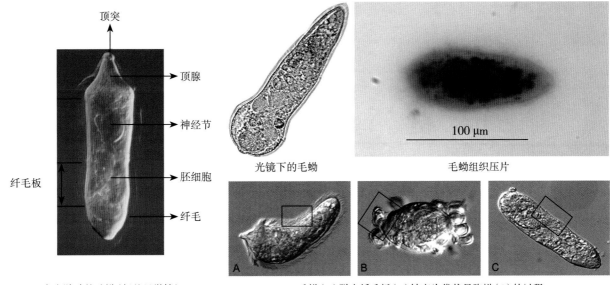

图 43-9　曼氏血吸虫毛蚴

五、病理与临床表现

　　虫卵是血吸虫病的主要致病因子,可引起机体变态反应并在组织器官内形成虫卵肉芽肿。各种血吸虫因寄生部位不同而出现的损害、症状与临床表现也有所不同。曼氏血吸虫病:急性期有发热、寒战、恶心、呕吐、腹泻、肝脾肿大和嗜酸性粒细胞增多等;慢性期肠型有间歇性腹泻、腹痛和里急后重,慢性期肝脾型有肝脾肿大、呕血、黑便、腹水、脐周侧支静脉曲张、肝掌和男性乳房发育等。埃及血吸虫病:早期有荨麻疹头痛、腹痛、关节痛和嗜酸性粒细胞增多等;活动期有尿痛伴终末血尿;慢性期有严重的血尿和膀胱炎,虫卵沉积在肝脏可引起轻度肝肿大。间插血吸虫病:可有腹痛、直肠下垂感和轻度肝脾肿大,重度感染者常有尿痛现象。血吸虫病导致的直接和间接病症以及健康结局见图43-10。

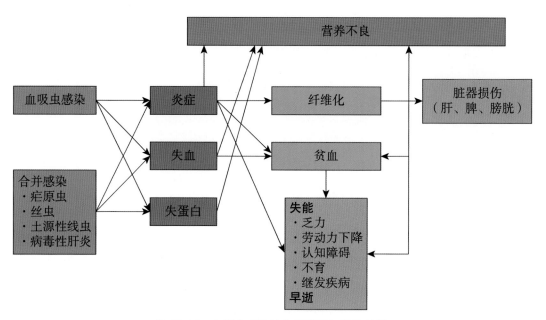

图 43-10　血吸虫感染的临床表现与健康结局

六、诊断与治疗

　　在粪便或尿液中查到虫卵,在直肠黏膜、膀胱组织和直肠黏膜活检中查到虫卵可确诊。治疗药物为吡喹酮。

七、预防

　　开展健康宣传,不接触含血吸虫尾蚴的疫水;加强传染源管理,开展人群查治病;加强中间宿主螺类控制,开展药物灭螺;加强人粪人尿无害化处理,防止落入有螺水体。

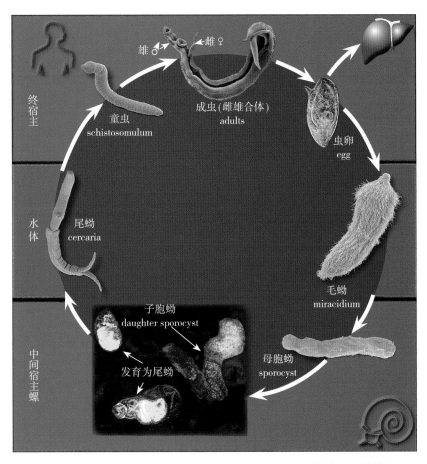

图版 43-1　血吸虫生活史的真实世界（荧光标记或扫描电子显微镜）

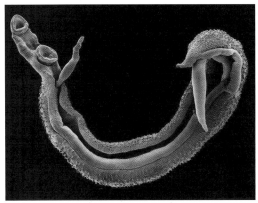

合抱的雌雄成虫

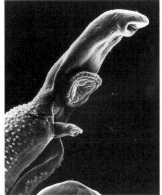

雄虫头部特写，其腹吸盘下的抱雌沟可见出露的细小雌虫

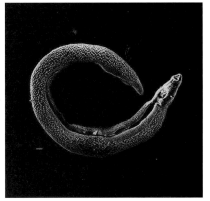

雄性成虫

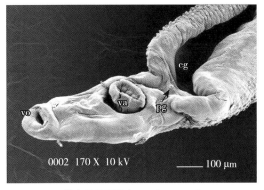

雄虫的生殖孔（genital pore, pg）

cg=gynaecophoric canal（抱雌沟），vo=oral sucker（口吸盘），va=ventral sucker（腹吸盘）。

图版 43-2　成虫电镜图（未分种）

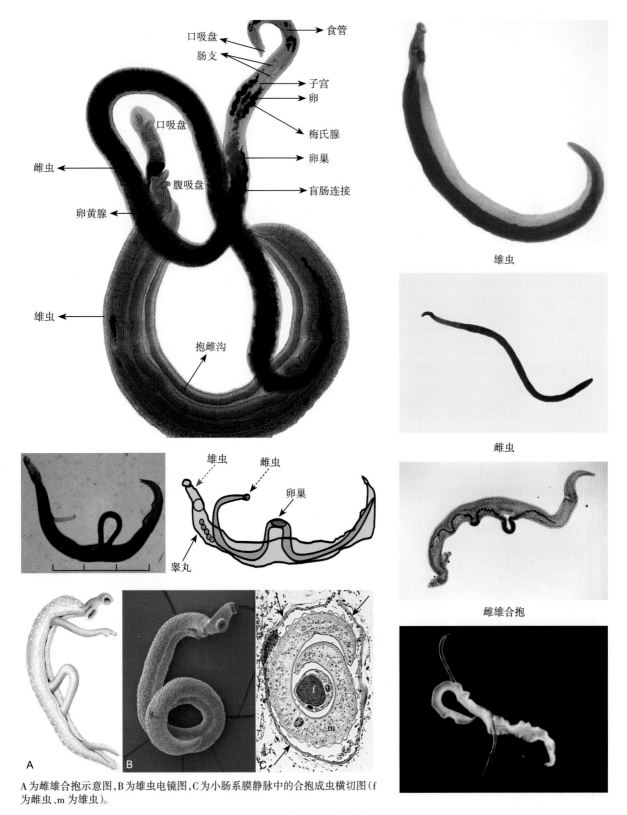

食管
口吸盘
肠支
子宫
卵
梅氏腺
卵巢
盲肠连接
口吸盘
雌虫
腹吸盘
卵黄腺
雄虫
抱雌沟

雄虫

雌虫

雌雄合抱

雄虫　雌虫
卵巢
睾丸

A　B　C

A 为雌雄合抱示意图,B 为雄虫电镜图,C 为小肠系膜静脉中的合抱成虫横切图(f 为雌虫、m 为雄虫)。

图版 43-3　曼氏血吸虫成虫形态

注:血吸虫雌性童虫只有在合抱之后才能发育成熟,雄虫能刺激其生长发育。合抱后两性虫体生长迅猛,体长可增长 10 倍以上。

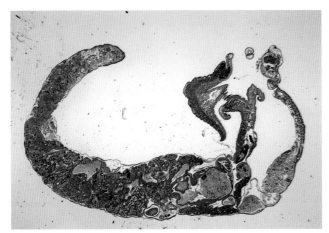

母胞蚴组织压片

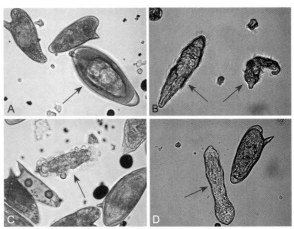

实验室体外培养：A 1 只成熟的卵；B 2 个孵化出的毛蚴；C 脱去纤毛板的毛蚴；D 母胞蚴

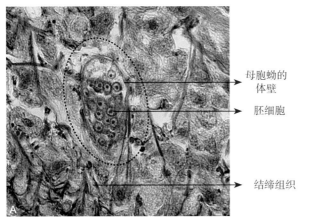

母胞蚴的体壁
胚细胞
结缔组织

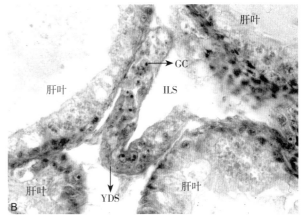

肝叶
GC
ILS
肝叶
YDS
肝叶

A 双脐螺腹足部寄生的母胞蚴，胚细胞将发育为子胞蚴；B 双脐螺肝脏中的未成熟子胞蚴（young daughter sporocyst，YDS），GC 为胚细胞（germinal cell），ILS 为肝叶间隙（inter lobular space）。

图版 43-4　曼氏血吸虫的母胞蚴与子胞蚴

注：一只螺体内能同时发育的母胞蚴数有限，曼氏血吸虫的母胞蚴不超过 8 个，埃及血吸虫至多 2~8 个，如有更多则被囊化。母胞蚴成熟后，其内子胞蚴活动力增强，致使母胞蚴体壁破裂，子胞蚴逸出。子胞蚴前端有小刺，而且前端特别活跃，利于子胞蚴向肝脏组织移行。子胞蚴进入生长期后，虫体盘卷于螺肝，这时几乎失去活动能力。

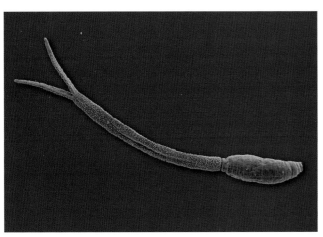

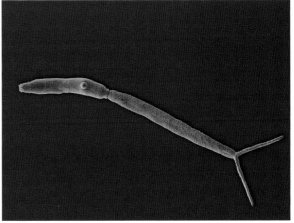

图版 43-5　曼氏血吸虫尾蚴（电镜图）

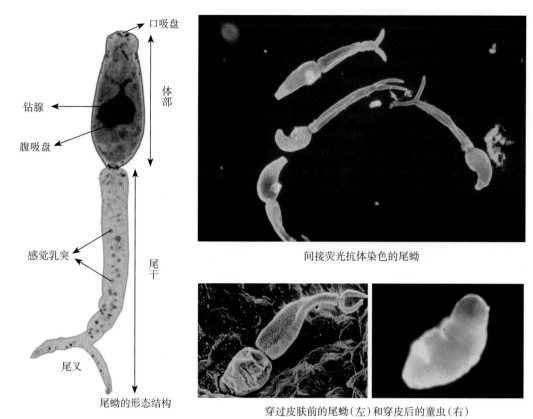

图版 43-6   曼氏血吸虫尾蚴形态图

注:尾蚴游动时尾部在前,体部在后,通过尾部的快速摆动拖着体部前行;静止时则以尾叉为"降落伞"使体部朝下悬浮于水面。当人畜下水,尾蚴接触皮肤附着于表面,人畜离水后尾蚴继续钻入皮肤。尾蚴依靠尾部摆动、体部伸缩和前钻腺、后钻腺、头腺等分泌的蛋白酶侵入宿主皮肤。

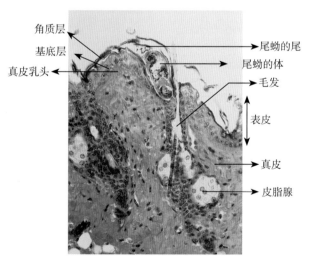

从实验鼠的毛囊口正在钻入的曼氏血吸虫尾蚴

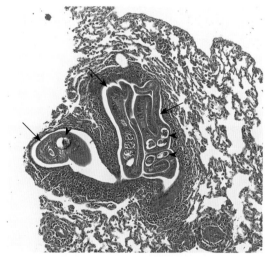

实验大鼠感染尾蚴 3 d 后,在肺部移行的多条日本血吸虫童虫(箭头)及其摄入的血液(三角)

图版 43-7   尾蚴经皮侵入宿主和童虫从肺至肝移行的过程

注:①尾蚴经毛囊侵入,脱尾成童虫,童虫多经皮脂腺的基膜进入真皮和真皮下层。皮肤表面游离脂肪酸刺激尾蚴钻穿和释放花生四烯酸代谢物(可扩张宿主皮肤小血管,增加血管通透性),是尾蚴钻穿和童虫进入血循环的重要介体。②童虫多数侵入血管系统,顺血流到心脏,再进入肺,从肺静脉到左心室,再进入体循环,最后达到肠系膜和门静脉(肺 - 体循环途径)。童虫根据移行部位不同分为皮肤型、肺型和肝门型。

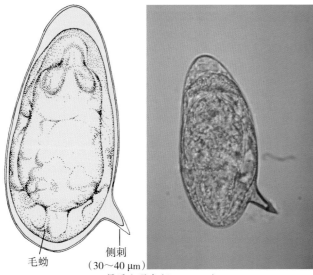

毛蚴

侧刺
（30～40 μm）

曼氏血吸虫（*S. mansoni*）
（114～180）μm×（45～70）μm｜长椭圆形｜侧刺长大｜粪

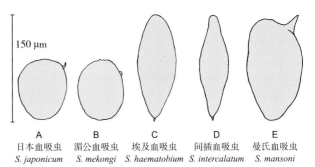

A
日本血吸虫
S. japonicum

B
湄公血吸虫
S. mekongi

C
埃及血吸虫
S. haematobium

D
间插血吸虫
S. intercalatum

E
曼氏血吸虫
S. mansoni

虫卵形态示意图

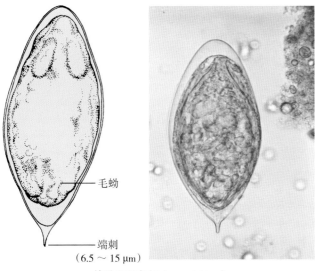

毛蚴

端刺
（6.5～15 μm）

埃及血吸虫（*S. haematobium*）
（110～170）μm×（40～70）μm｜纺锤形｜有端刺｜尿

间插血吸虫（*S. intercalatum*）
（140～240）μm×（50～80）μm｜长椭圆或纺锤形｜长端刺｜粪
与埃及血吸虫卵相似，但总体形态更细长

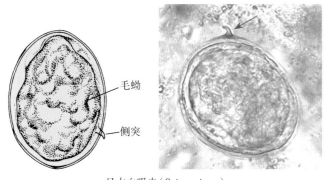

毛蚴

侧突

日本血吸虫（*S. japonicum*）
（70～100）μm×（55～64）μm｜椭圆或近圆形｜侧突短小｜粪

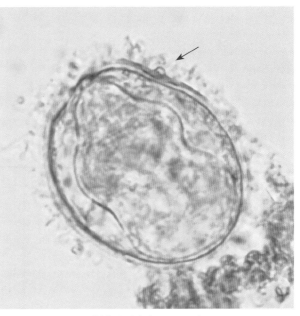

湄公血吸虫（*S. mekongi*）
（50～80）μm×（40～65）μm｜卵圆形｜侧突短小｜粪
（与日本血吸虫卵相似）

图版 43-8　血吸虫虫卵形态

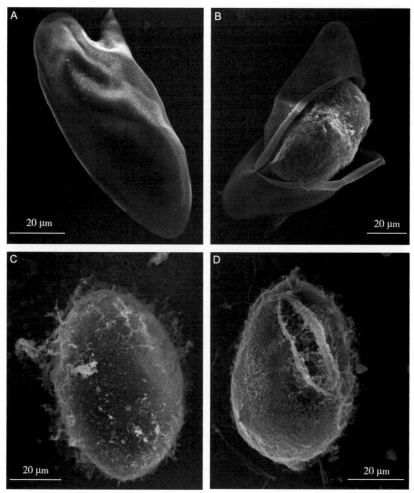

A 完整的曼氏血吸虫卵;B 裂壳的曼氏血吸虫卵,卵壳外卷,内见毛蚴;C 和 D 是同样状态的日本血吸虫卵。

图版 43-9　血吸虫卵电镜图

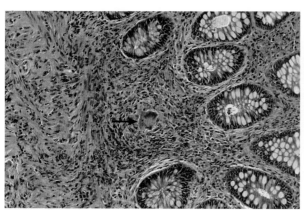

直肠黏膜固有层内的虫卵肉芽肿,其中含有一个多核巨细胞(箭头处),未见虫卵(HE 染色)

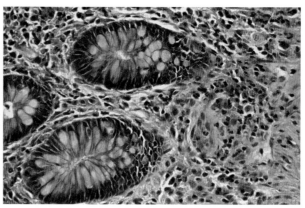

直肠黏膜固有层见小肉芽肿和嗜酸性粒细胞增多,有此指征即使未见虫卵亦可诊断为血吸虫病

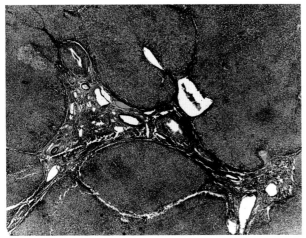

虫卵在肝实质沉积,肝门小静脉周围纤维化,引起肝干线纤维化

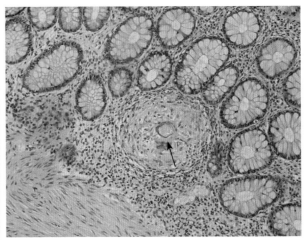

直肠黏膜活检,曼氏血吸虫卵(箭头处)被肉芽肿包裹(×400)

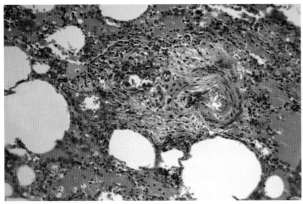

被虫卵肉芽肿挤压变形的肺小动脉,管壁有明显增厚,提示有肺动脉高压

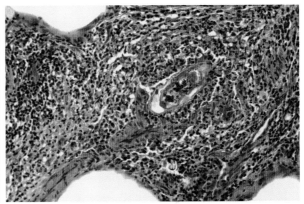

肺小动脉中滞留的虫卵

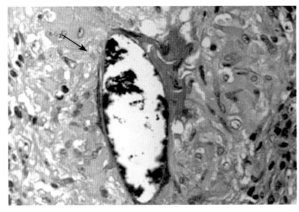

疑似脑部肿瘤患者脑组织活检发现的曼氏血吸虫卵(HE 染色×400)

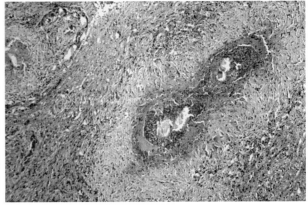

血吸虫脊髓炎患者的脊髓组织切片,可见嗜酸性粒细胞包裹的虫卵和肉芽肿性炎症反应。该患者有截瘫,手术发现胸椎脊髓有坏死灶

图版 43-10 病理组织切片中的曼氏血吸虫卵

注:虫卵肉芽肿是一种迟发型细胞介导的变态反应,其细胞群主要由嗜酸性粒细胞、淋巴细胞和大单核细胞(如巨噬细胞、类上皮细胞、成纤维细胞)组成。

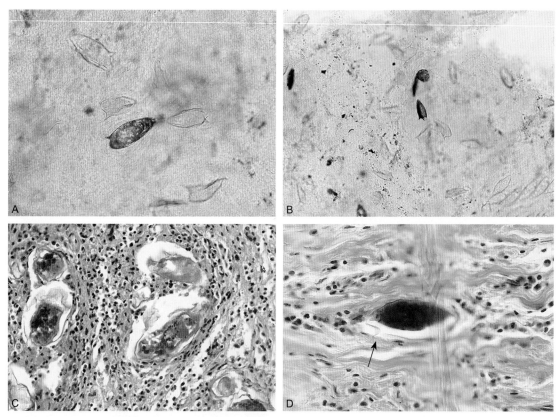

直肠组织活检切片中的曼氏血吸虫虫卵：A 和 B 未染色，C 和 D 经 HE 染色。

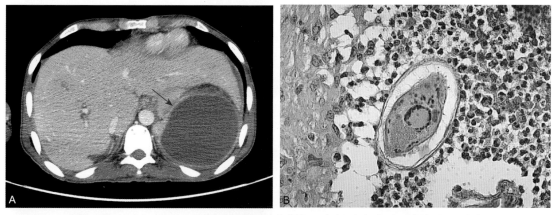

病例 1（男，25 岁）：A 腹部 CT 扫描，脾脏内有液态囊肿；B 脾脏组织切片，发现有曼氏血吸虫卵。

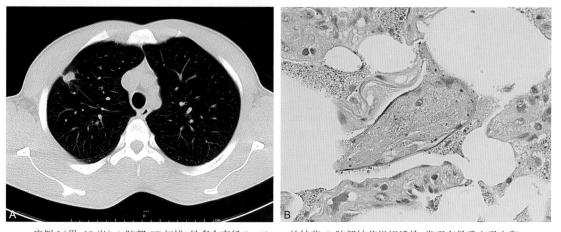

病例 2（男，27 岁）：A 肺部 CT 扫描，见多个直径 7～13 mm 的结节；B 肺部结节组织活检，发现有曼氏血吸虫卵。

图版 43-11 曼氏血吸虫病患者组织病理切片和影像特征

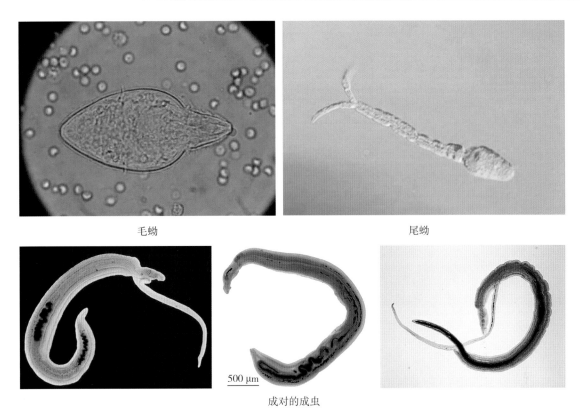

毛蚴   尾蚴

成对的成虫

图版 43-12 埃及血吸虫毛蚴、尾蚴与成虫

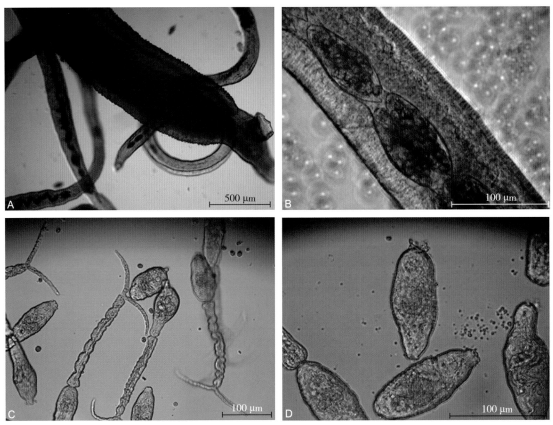

A 通过对感染仓鼠的门静脉灌流,得到的雌雄成虫;B 雌虫体内纵向排列的虫卵;C 感染螺释放的尾蚴;D 尾蚴转化成的童虫(脱尾后 3 h)。

图版 43-13 埃及血吸虫成虫、卵、尾蚴与童虫

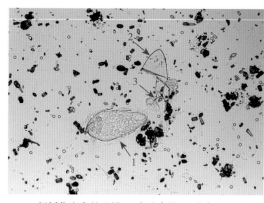

1.新孵化出来的毛蚴;2.卵残余物;3.残余的端刺   毛蚴

图版 43-14   埃及血吸虫毛蚴

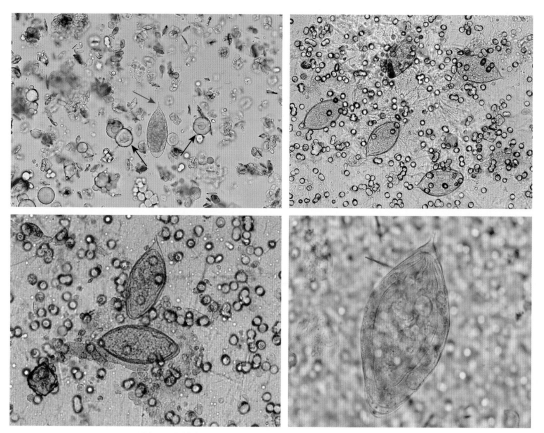

左上图中:红色箭头处为虫卵及其后端的端刺,黑色箭头处为尿酸结晶

图版 43-15   尿样中的埃及血吸虫卵

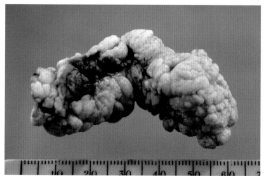

女性慢性感染者外阴疣状息肉样本:上皮表面有增生和结节,炎性纤维核包裹着许多血吸虫卵

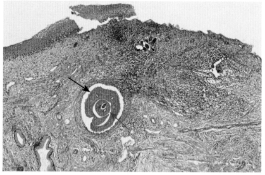

外阴真皮静脉中的一对成虫(箭头处),上皮下见雌虫产出的虫卵(三角处)

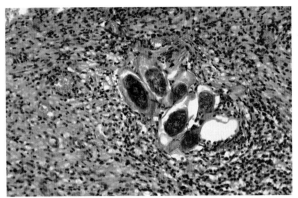

外阴上皮下组织内活性虫卵(HE 染色)

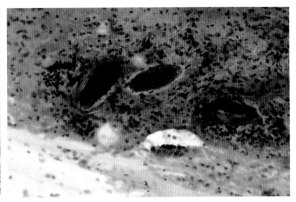

阴道分泌物宫颈涂片(巴氏染色),可见被炎症细胞包裹的 3 只活性卵

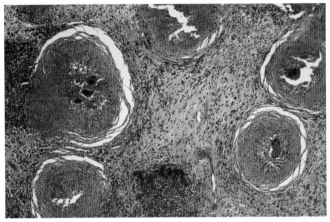

吡喹酮治疗 1 个月后的膀胱组织活检:上皮下纤维组织见许多结节肉芽肿,部分含有死卵

阴道镜检,可见许多沙砾样斑点(箭头处)以及出血点

图版 43-16　埃及血吸虫病病理学检查

注:大部分埃及血吸虫虫卵沉积于膀胱和输尿管。男性生殖系统的虫卵沉积较为多见,可见于睾丸、附睾、前列腺、阴囊、精索等处;女性生殖系统的虫卵沉积较为少见,可见于子宫颈、输卵管、阴道、外阴等部位。少数虫卵亦可沉积于肝脏、结肠及直肠。埃及血吸虫感染被认为是膀胱癌的致病因子,且大部分为鳞状上皮癌。尿路病变及其诱发的膀胱癌是患者死亡的主要原因。

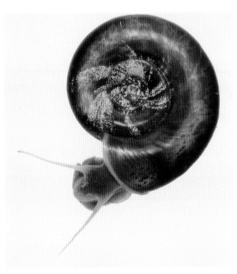

光滑双脐螺(*B. glabrata*)

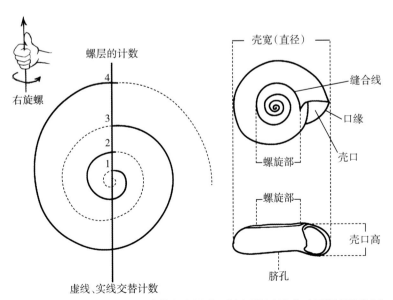

双脐螺的外部形态及主要测量参数(左图和右上图壳顶朝向读者,右下图壳顶朝上)

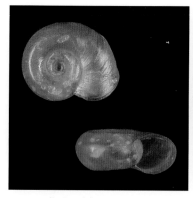

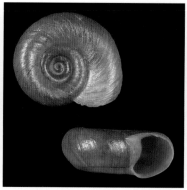

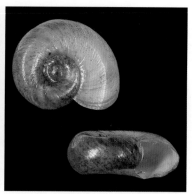

菲氏双脐螺（*B. pfeifferi*）　苏丹双脐螺（*B. sudanica*）　凹脐双脐螺（*B. choanomphala*）

图版 43-17　双脐螺（*Biomphalaria*）形态

注：扁卷螺科（Planorbidae Rafinesque，1815）双脐螺属（*Biomphalaria* Preston，1910），目前确定有 12 种为曼氏血吸虫中间宿主，包括光滑双脐螺（*Biompharia glabrata*）、角形双脐螺（*B. angulosa*）、波氏双脐螺（*B. boissyi*）、喀麦隆双脐螺（*B. camerumensis*）、凹脐双脐螺（*B. choanomphala*）、斯密斯双脐螺（*B. smithi*）、斯坦莱双脐螺（*B. stanlevi*）、苏丹双脐螺（*B. sudanica*）、浅滩双脐螺（*B. tenagophila*）、亚历山大双脐螺（*B. alexetrina*）、菲氏双脐螺（*B. pfeifferi*）和藁杆双脐螺（*B. straminea*）。

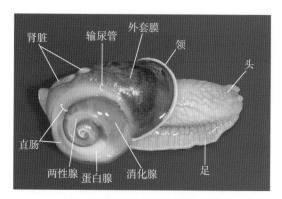

螺类的解剖结构（以去壳的蜗牛为例）

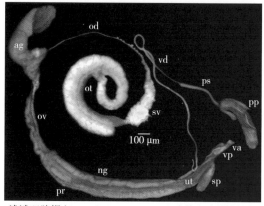

浅滩双脐螺（*Biomphalaria tenagophila*）的生殖系统解剖

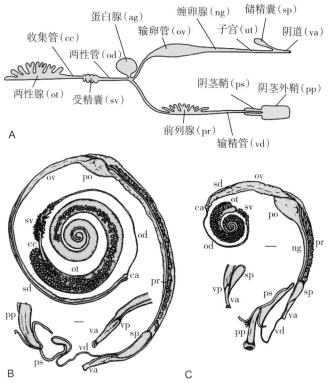

A 为双脐螺的生殖系统结构示意图（雌雄同体、异体交配）；B 和 C 是来自两个地方的光滑双脐螺（*B. glabrata*）生殖器官素描，阴道（va）和储精囊（sp）部分被特写以展示阴道囊（vp）

ag. 蛋白腺（albumen gland），ca. 受精腔（carrefour），cc. 收集管（collecting canal），ng. 缠卵腺（nidamental gland），od. 两性管（ovispermiduct），ot. 两性腺（ovotestis），ov. 输卵管（oviduct），po. 卵囊（oviduct pouch），pp. 阴茎外鞘（preputium），pr. 前列腺（prostate），ps. 阴茎鞘（penis sheath），sp. 储精囊（spermatheca），sv. 受精囊（seminal vesicle），va. 阴道（vagina），vd. 输精管（vas deferens），vp. 阴道袋（vaginal pouch），ut. 子宫（uterus）。

图版 43-18　双脐螺生殖系统解剖图

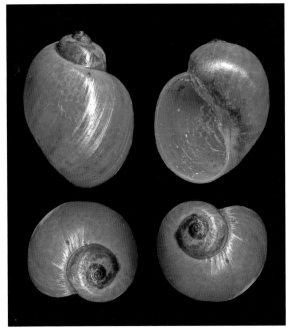

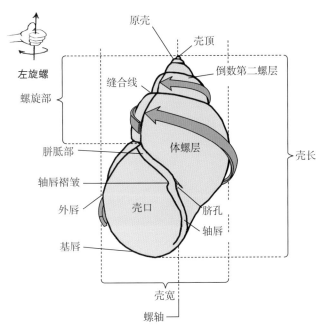

截形小泡螺(B. truncatus)　　　　　　　　　　螺壳外部形态结构示意图

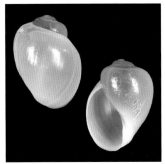

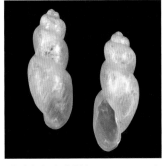

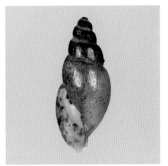

截形小泡螺(B. truncatus)　　塞内加尔小泡螺(B. senegalensis)　　福氏小泡螺(B. forskalii)

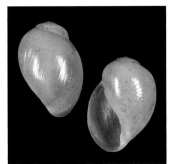

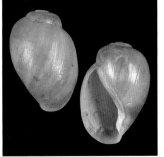

非洲小泡螺(B. africanus)　　　热带小泡螺(B. tropicus)

图版 43-19　小泡螺(Bulinus)形态

注:扁卷螺科(Planorbidae Rafinesque,1815)小泡螺属(Bulinus),有18种确定为埃及血吸虫中间宿主,包括截形小泡螺(Bulinus truncatus)、儒氏小泡螺(B. jousseaumei)、塞内加尔小泡螺(B. senegalensis)、福氏小泡螺(B. forskalii)、非洲小泡螺(B. africanus)、热带小泡螺(B. tropicus)、大鼻(或纳苏)小泡螺(B. nasutus)、贝氏小泡螺(B. beccarli)、网纹小泡螺(B. reticulatus)、圈纹小泡螺(B. cernicus)、喀麦隆小泡螺(B. camerunensis)、库氏小泡螺(B. coulboisi)、盖氏小泡螺(B. guernei)、钝旋小泡螺(B. obtusispirus)、球形小泡螺(B. globosus)、阿比西尼小泡螺(B. abyssinicus)、长身小泡螺(B. productus)、纳塔尔小泡螺(B. natalensis)。

福氏小泡螺(B. forskalii)和非洲小泡螺(B. africanus)在非洲撒哈拉以南广泛分布,亦是间插血吸虫(S. intercalatum)严格的中间宿主;其中,扎伊尔株的中间宿主是非洲小泡螺,喀麦隆株的中间宿主为福氏小泡螺。流行区和非流行区的这两种螺宿主均已证明对间插血吸虫易感。尽管如此,间插血吸虫仍局限于非洲一小部分森林地区。

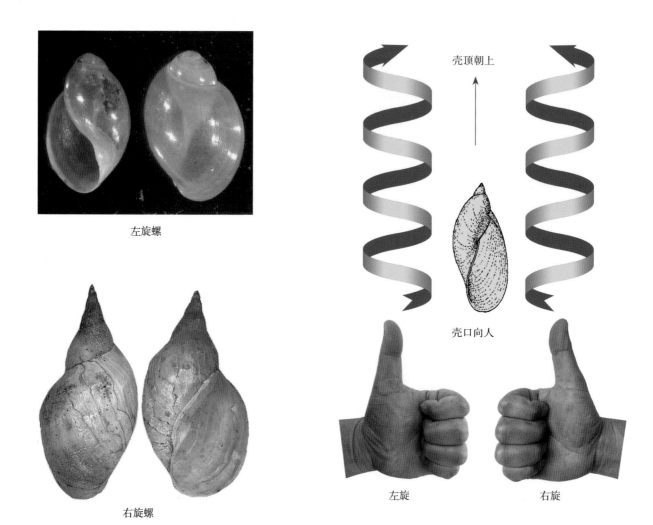

左旋螺

右旋螺

壳顶朝上

壳口向人

左旋　　　　右旋

图版 43-20　左旋螺与右旋螺的判定

注:壳顶向上,壳口面对观察者:① 壳口在中轴左侧的为左旋螺,反之为右旋螺;② 左手可插入壳口为左旋螺,右手可以为右旋螺。

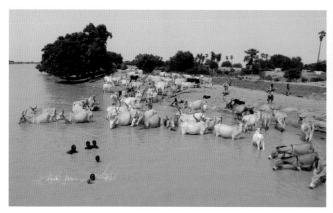

河流 | 塞内加尔

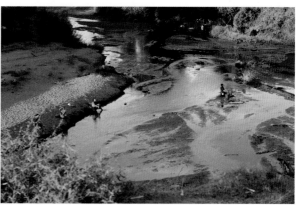

季节性河流

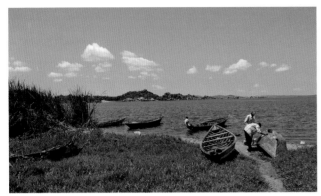

永久性湖泊

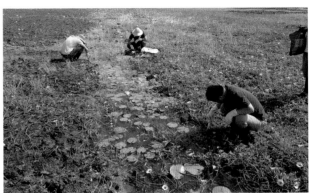

季节性湖沼 | 桑给巴尔

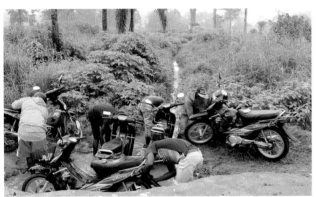

溪流 | 安哥拉

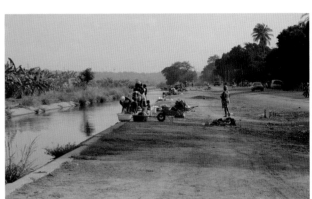

人工灌渠 | 安哥拉

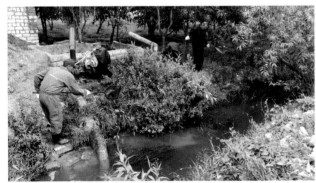

人工灌渠 | 埃及

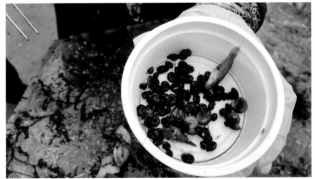

现场采集的螺蛳 | 埃及

图版 43-21　双脐螺和小泡螺的典型孳生环境

注：双脐螺和小泡螺为淡水有肺螺类，为扁卷螺科（Planorbidae）的两个属。两者均倾向孳生于水流速度低于 0.3 m/s、水位变化缓慢、坡度小于 20 m/km、硬底质、微浑浊、微有机污染、部分遮荫的水体，适宜水温为 18～28℃。另外，繁茂的水生植物和藻类更有利于螺类营养和栖息。河流、湖泊、人工运河或灌渠、季节性水体都可能是宿主螺的孳生地，非洲血吸虫病的传播流行与水利灌溉系统的发展息息相关。双脐螺更倾向孳生于运河、灌渠、湖沼等缓慢或静止的水体，而小泡螺倾向孳生于含氧量更高、自由流动的河流中。

非洲有些地区有明显的雨季和旱季之分，感染主要发生于雨季。洪水泛滥时，随着中间宿主螺的扩散及尾蚴的漂流，常引起人群大批感染。沙漠干旱地带降雨量少，零星的流行区呈点状分布。

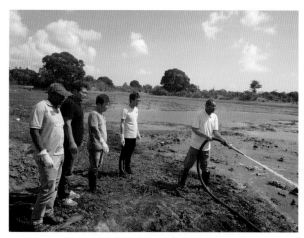
26%氯硝柳胺乙醇胺盐悬浮剂喷洒法灭螺

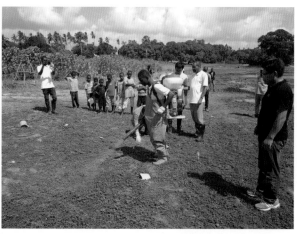
5%氯硝柳胺乙醇胺盐颗粒剂喷粉法灭螺

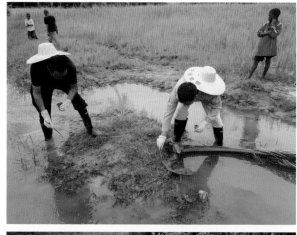

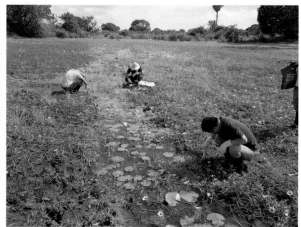

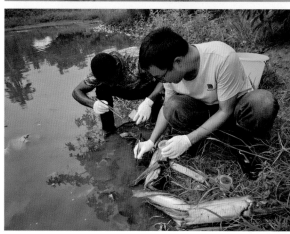

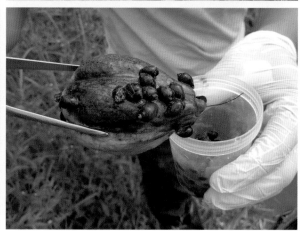

小泡螺种群分布调查（查螺）

图版 43-22　中非合作桑给巴尔血吸虫病防治项目（2017—2019 年）

注：援桑给巴尔血吸虫病防治合作项目依托中国经验，按照国际规则，围绕中国公共卫生援非工作模式创建，为当地建立了一支血吸虫病防控队伍，制定了行之有效的血吸虫病防控操作规范。经国际专家组评审，基本实现了消除血吸虫病目标，获得了桑给巴尔总统的肯定。

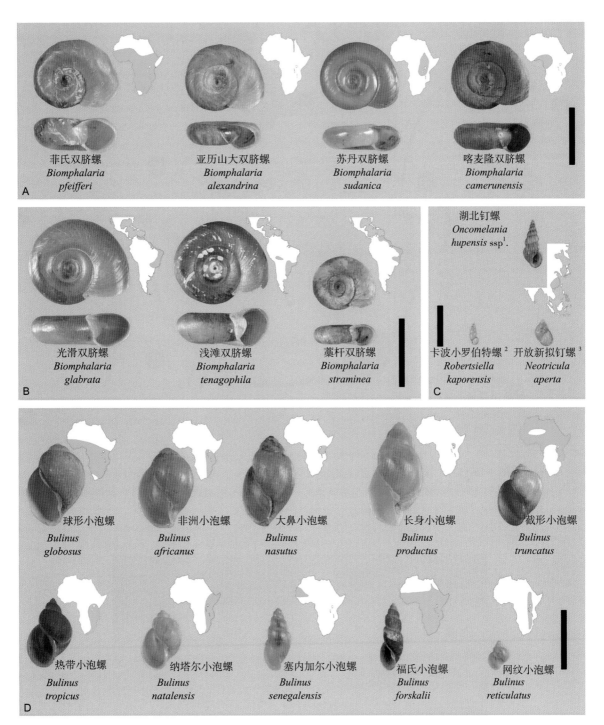

图版 43-23　主要中间宿主螺及其地理分布

注：[1]ssp.=subspecies；[2]该属又被译作"罗氏螺"；[3]*Neo*（新）+*tricula*（拟钉螺属）。

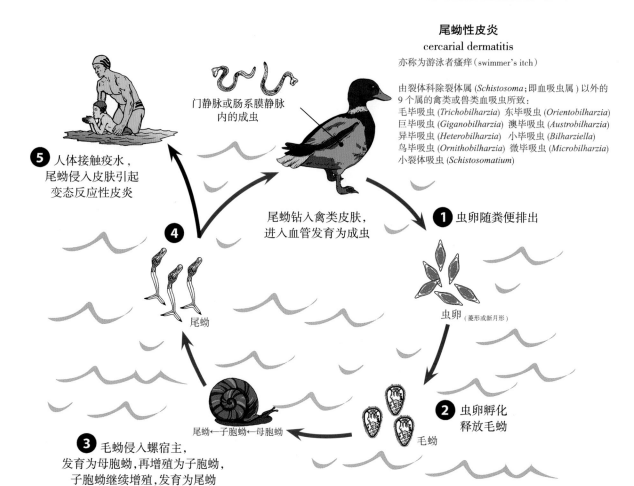

尾蚴性皮炎
cercarial dermatitis

亦称为游泳者瘙痒（swimmer's itch）

由裂体科除裂体属（*Schistosoma*；即血吸虫属）以外的
9个属的禽类或兽类血吸虫所致：
毛毕吸虫（*Trichobilharzia*）　东毕吸虫（*Orientobilharzia*）
巨毕吸虫（*Giganobilharzia*）　澳毕吸虫（*Austrobilharzia*）
异毕吸虫（*Heterobilharzia*）　小毕吸虫（*Bilharziella*）
鸟毕吸虫（*Ornithobilharzia*）　微毕吸虫（*Microbilharzia*）
小裂体吸虫（*Schistosomatium*）

门静脉或肠系膜静脉
内的成虫

❺ 人体接触疫水，
尾蚴侵入皮肤引起
变态反应性皮炎

❹

尾蚴钻入禽类皮肤，
进入血管发育为成虫

❶ 虫卵随粪便排出

尾蚴

虫卵（菱形或新月形）

❸ 毛蚴侵入螺宿主，
发育为母胞蚴，再增殖为子胞蚴，
子胞蚴继续增殖，发育为尾蚴

尾蚴←子胞蚴←母胞蚴

毛蚴

❷ 虫卵孵化
释放毛蚴

图版 43-24　鸟类血吸虫生活史及尾蚴性皮炎

注：裂体科分 10 个属，其中只有裂体属的虫种能在人体寄生，其他 9 个属的虫种寄生于鸟类或哺乳动物，但有的虫种其尾蚴可钻入人体引起皮肤超敏反应。由禽类或兽类血吸虫尾蚴钻入人体皮肤引起的超敏反应称尾蚴性皮炎（cercarial dermatitis），又称稻田性皮炎或游泳者瘙痒（swimmer's itch）。

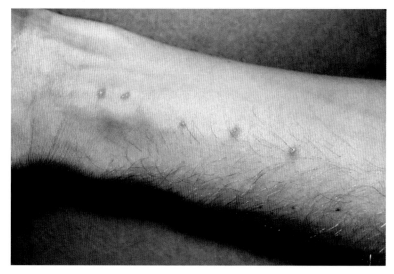

图版 43-25　尾蚴性皮炎

注：尾蚴性皮炎可在接触疫水后 30 min 至 48 h 内出现，表现为局部皮肤出现瘙痒的小丘疹，1～5 d 内消失。非人体血吸虫尾蚴侵入人体后多在皮肤内死亡，因而导致的尾蚴性皮炎更严重。

第四十四章　片形吸虫病

片形吸虫病(fascioliasis)是由片形吸虫属(*Fasciola* Linnaeus,1758)[1]吸虫寄生于牛、羊等反刍动物或人体的肝胆管而引起的一种人兽共患病。片形属吸虫共有4种,可感染人的主要有肝片形吸虫(*F. hepatica* Linnaeus,1758)和巨片形吸虫[*F. gigantic* Cobbold,1885;印度片吸虫(*F. indica*)为其同物异名]两种。片形科(Fasciolidae)吸虫的分类见图44-1。

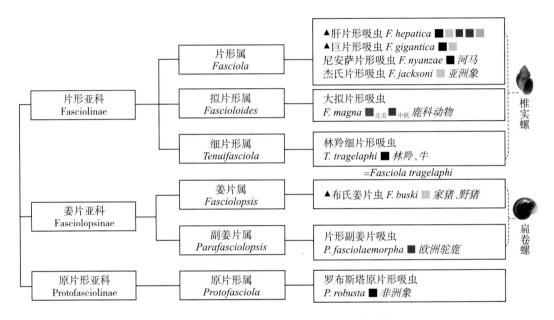

图 44-1　片形科(Fasciolidae)吸虫的分类

注:地理分布:■非洲 ▨亚洲 ▤欧洲 ▨美洲 ▨大洋洲;▲可感染人体;斜体字为典型动物宿主,肝片形吸虫和巨片形吸虫的适宜宿主动物繁多,见正文;片形亚科的中间宿主螺为椎实螺科,姜片亚科为扁卷螺科螺类[姜片属的为隔扁螺属(*Segmentina*)、圆扁螺属(*Hippeutis*)和旋螺属(*Gyraulus*)等,片形副姜片吸虫为平角卷螺(*Planorbarius corneus*)],罗布斯塔原片形吸虫(原片形亚科)中间宿主螺不详。

一、地理分布

肝片形吸虫广泛分布于除南极洲以外的各大洲。巨片形吸虫主要流行于非洲和亚洲,是热带和亚热带地区的优势虫种,在非洲主要分布于尼罗河三角洲至南非开普省的大部地区以及佛得角、桑给巴尔和马达加斯加等岛屿,在亚洲则主要分布于热带地区、东南亚和太平洋岛屿。欧洲、美洲和澳大利亚仅有肝片形吸虫分布,但在非洲和亚洲的许多地区,这两种片形吸虫病流行区存在重叠(图44-2、图44-3)。

---

① fasciola [L]= small band、little tape，小带；hepai [G]= liver，肝脏；giganteus [L]= extremely large，巨大的。

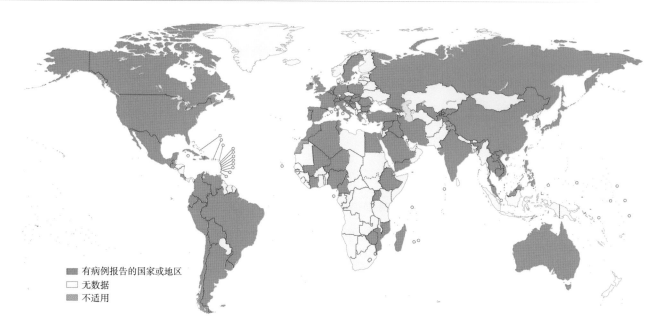

图 44-2 全球人体片形吸虫病分布

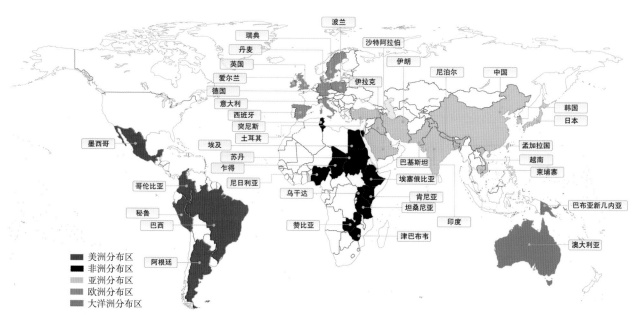

图 44-3 全球反刍类家畜（牛和羊）片形吸虫病分布

二、生活史

片形吸虫生活史包括虫卵、毛蚴、胞蚴、雷蚴、尾蚴、囊蚴、童虫和成虫等阶段。成虫寄生于终宿主肝胆管中，产出的虫卵随胆汁进入肠腔随粪便排出，进入水体孵化出毛蚴，侵入中间宿主螺（椎实螺科）体内，历经胞蚴和雷蚴发育成尾蚴，浮游于水中或黏附于水生植物上成为囊蚴。当宿主摄入含有囊蚴的水或水生植物时囊蚴进入体内，在十二指肠脱囊为童虫（后尾蚴），并穿过肠壁进入腹腔，再进入肝实质移行，最终寄生在肝胆管内发育为成虫。从宿主感染囊蚴至发育为成虫产卵约需 3～4 个月，成虫在人体胆道内可存活 9～13 年（图 44-4）。

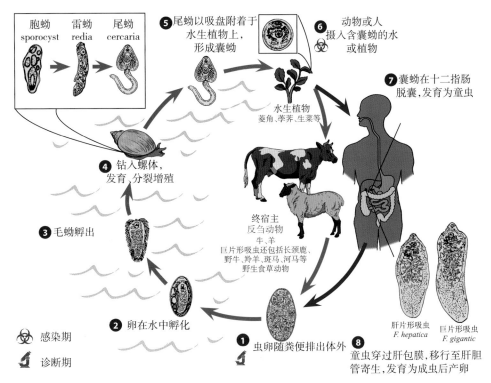

图 44-4 片形吸虫生活史

三、流行环节

人、多种家畜和野生动物均可作为片形吸虫的终宿主。肝片形吸虫终宿主有牛、羊、马等数十种哺乳动物，其中以牛、羊感染最多见；巨片形吸虫终宿主包括牛、羊、长颈鹿、野牛、羚羊、斑马、河马等20多种食草类反刍动物。人体感染主要是通过生食被囊蚴污染的菱角、荸荠、茭白等水生植物或直接饮用生水。作为保虫宿主，野生动物对片形吸虫病流行具有重大意义。片形吸虫在终宿主体内寄生时间很长，在绵羊体内寄生期最长为11年，与绵羊寿命相近。这些都是造成片形吸虫病广泛流行的重要因素。

片形吸虫中间宿主螺为椎实螺。可作为肝片形吸虫中间宿主的螺类包括萝卜螺属（*Radix*）、土蜗属（*Galba*）、椎实螺属（*Lymnaea*）、假琥珀螺属（*Pseudosuccinea*）、浮萨螺属（*Fossaria*）、黏螺属（*Myxas*）和滞水螺属（*Stagnicola*）等7属30余种，其中截口土蜗螺最为重要（图44-5、图44-6）。可作为巨片形吸虫中间宿主的螺类包括萝卜螺属、土蜗属、椎实螺属、假琥珀螺属等4属10余种（图44-6）。

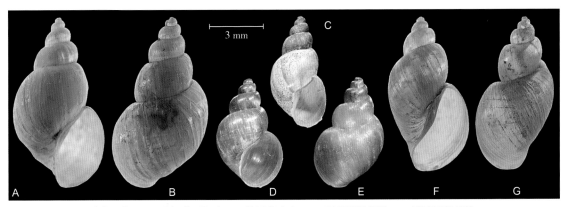

采集地点：A、B 西班牙巴伦西亚；C 德国萨克森；D、E 西班牙努莱斯；F、G 摩洛哥提厄特。

图 44-5 不同地域截口土蜗螺形态

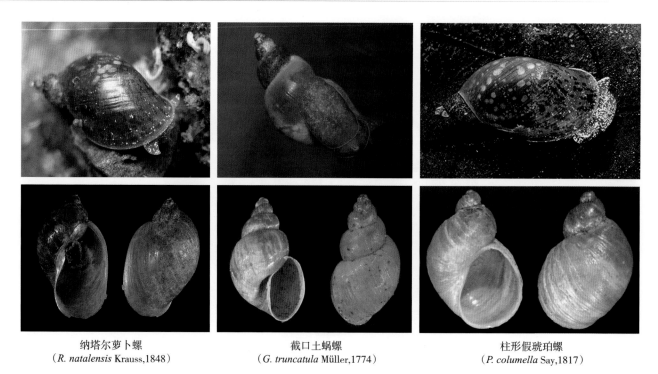

纳塔尔萝卜螺　　　　　　　　截口土蜗螺　　　　　　　　柱形假琥珀螺
（*R. natalensis* Krauss,1848）　　（*G. truncatula* Müller,1774）　　（*P. columella* Say,1817）

图 44-6　非洲片形吸虫主要中间宿主螺
注：上下同列者为同一种螺。

在非洲，肝片形吸虫主要中间宿主螺为截口土蜗螺（*G. truncatula*）及其姐妹种[①]。截口土蜗螺在非洲局限分布于隶属古北区的摩洛哥，而撒哈拉以南分布的是其姐妹种姆韦鲁土蜗螺（*G. mweruensis* Connolly，1929）。姆韦鲁土蜗螺与北非分布的截口土蜗螺在形态学上难以区分，以前一直被鉴定为截口土蜗螺。巨片形吸虫主要中间宿主为纳塔尔萝卜螺（*R. natalensis = L. natalensis*）和柱形假琥珀螺（*P. columella*）。纳塔尔萝卜螺为非洲本土种，广泛分布于撒哈拉以南、北非尼罗河沿岸以及佛得角、马达加斯加岛等；柱形假琥珀螺是来自美洲的外来引入种，局限分布于南部非洲，为巨片形吸虫的次要中间宿主。两种片形吸虫对中间宿主螺的选择有明显差异，基本无交叉。

此外，在北非，尚有设拉子土蜗螺、静水椎实螺（*L. stagnalis*）、沼泽椎实螺（*L. palustris*）和背囊椎实螺（*L. peregra*）等欧洲椎实螺种的零星分布，亦可为片形吸虫的中间宿主。

四、病原体

1. **成虫**　呈叶片状，活体呈红褐色，背腹扁平，虫体前端有一突出圆锥状头锥，头锥后方变宽形成肩部，体表被覆细小鳞状体棘（表 44-1，图 44-7）。

2. **虫卵**　呈淡黄褐色，椭球形，一端有盖，内含卵黄细胞和 1 个胚细胞（图 44-8）。新形成的囊蚴为白色，数小时后呈黄色、褐色。囊蚴外包三层囊壁，外壁最厚；中层为胶质，透明并有弹性；内壁为黑色纤维素（图 44-9）。囊蚴一般在成熟 8 h 后才具有感染力。附着于水生植物或漂浮水中的囊蚴可长期存活，1～2 年后仍能成功感染终宿主。

---

① 姐妹种（sibling species），又称隐存种（cryptic species），系指形态难以区分，但有生殖隔离的不同种。所谓的截口土蜗螺是一个隐存种团（cryptic species complex），古巴椎实螺（*L. cubensis*）、设拉子土蜗螺（*G. schirazensis =* 设拉子椎实螺 *L. schirazensis*）和姆韦鲁土蜗螺（*G. mweruensis*）等曾被认为是截口土蜗螺，但后来经分子生物学鉴定均为其姐妹种。

表 44-1　肝片形吸虫和巨片形吸虫的主要形态差异

形态特征	肝片形吸虫	巨片形吸虫
体形	树叶状,肩明显,最大体宽在中部,尾部较尖呈"V"形	竹叶状,肩不明显,虫体两侧较平行,尾部圆钝呈"U"形
体长 × 体宽	(20～30) mm×(5～13) mm	(37～76) mm×(5～10) mm
体长:体宽	2:1	3:1以上
体表皮棘	小而细长,游离端尖	细长而壮,基部宽
腹吸盘	与口吸盘等大或稍大	较口吸盘大(1.5倍)
食管与咽部	同等长,或食管稍短	食管比咽短
肠管	有侧支,内侧分支数较少	内侧分支复杂,有再分支
睾丸	分支区域约占虫体2/3	分支区域约占虫体1/2,分支复杂,再分支多
卵巢	分支较少	分支多
虫卵大小	(120～150) μm × (70～80) μm	(155～190) μm × (70～90) μm
染色体数	2 n=20	3 n=30

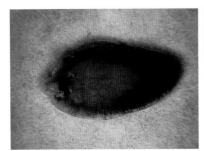
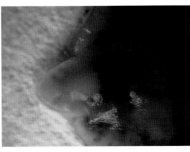
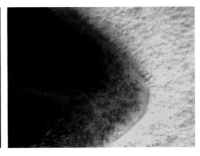

肝片形吸虫成虫

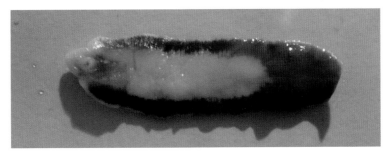

巨片形吸虫成虫

图 44-7　成虫

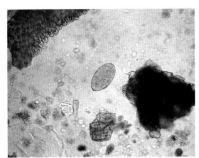
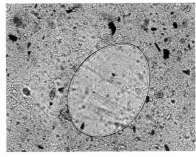
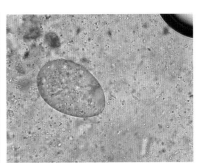

肝片形吸虫虫卵(羊粪样本)　　　肝片形吸虫虫卵(人粪)　　　巨片形吸虫虫卵(人粪)

图 44-8　光镜下肝片形吸虫与巨片形吸虫虫卵形态

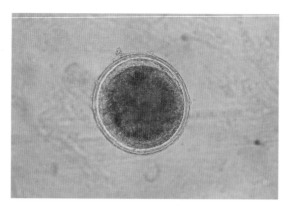

图 44-9　片形吸虫囊蚴

五、病理与临床表现

片形吸虫病的病理特征为肉芽肿,表现为病灶中央坏死、细胞碎片和被嗜酸性粒细胞和炎症细胞浸润包围的夏科 - 莱登结晶(Charcot-Leyden crystal)(图 44-10)。临床进程分为急性期(肝期)和慢性期(胆道期)两个阶段。幼虫侵入肝实质内为急性期,常表现为食欲减退、体重减轻、右上腹痛等,严重者可引起肝肿大、肝脓疡、肝出血、腹水,甚至肝坏死,症状可反复发作 2～4 个月;或因幼虫移行至肝脏以外的其他脏器或组织而引起异位损害。幼虫由肝实质侵入胆管系统发育为成虫并产卵称为慢性期(胆道期),常出现与胆道梗阻相关的症状与体征,如上腹疼痛、胆绞痛、胆管炎、胆道出血、黄疸、肝硬化或肝脓疡、血友病和贫血等。远端胆管梗阻可引起急性胰腺炎。少数病例数月至数年可无症状,常易引起误诊。

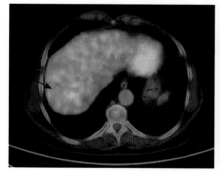
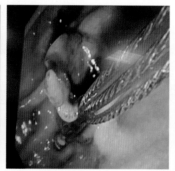
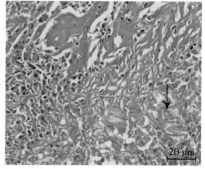

PET-CT:片形吸虫感染所致肝脓肿(箭头)　　内镜下清除胆总管内的肝片形吸虫　　肉芽肿伴嗜酸粒细胞浸润及 Charcot-Leyden 结晶(箭头)

图 44-10　片形吸虫病常见影像学与病理学表现

六、诊断与治疗

粪便或十二指肠引流液检查发现虫卵或经胆管手术等发现虫体、肝组织学检查见到虫卵肉芽肿或成虫等即可确诊。

治疗药物主要有三氯苯达唑和硫酸二氯酚。三氯苯达唑是治疗急性期和慢性期片形吸虫病的首选药物。胆道期应在选用内镜逆行胰胆管造影进行诊断的同时清除成虫。有异位损害的病例常需要手术切除病灶。

七、预防

预防措施包括健康教育,不生食菱角、水芹、茭白等水生植物,不生食或半生食牛、羊等动物内脏;控制中间宿主椎实螺;加强牲畜饮水与饲料卫生管理等。

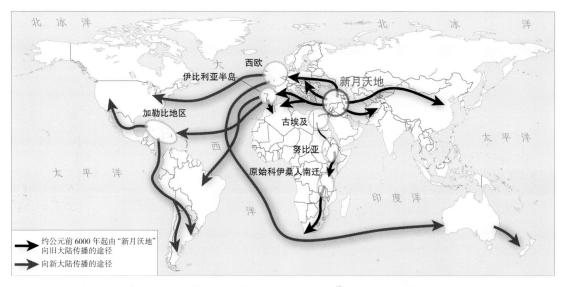

图版 44-1　肝片形吸虫在动物后驯化时代[①]的主要地理传播路径

注：红圈内为近东地区，在前驯化时代是肝片形吸虫随野生羚羊和截口土蜗螺早期扩散传播的起源地。黄圈内为在后续辐射传播中起关键作用的地区。新月沃地（fertile crescent）系指西亚和北非尼罗河和两河下游之间的肥沃谷地，被卡麦尔山脉、陶鲁斯山脉、扎格罗斯山脉环绕，是西亚农业最早起源的地区。山羊、绵羊、黄牛、大麦、小麦等动植物均驯化于此（距今 10 500 年左右）。

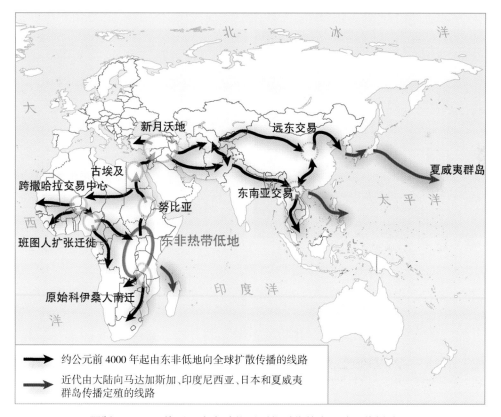

图版 44-2　巨片形吸虫在动物后驯化时代的主要地理传播路径

注：红圈内为东非热带低地，在前驯化时代成为巨片形吸虫随非洲水牛和纳塔尔萝卜螺早期扩散传播的起源地。黄圈内为在后续辐射传播中起关键作用的地区。

---

① 人类和动物的关系发展史有四个阶段：分离（separation）——人类认识到自己跟动物不同的这一过程；前驯化时代（pre-domesticity）——人类在野外控制动物；驯化时代（domesticity）——人类在日常生活中与动物直接接触；后驯化时代（post-domesticity）——人类在身体和心理上都远离那些提供食物和毛皮的动物，但与宠物保持亲密关系，在消费动物的同时会有内疚感。

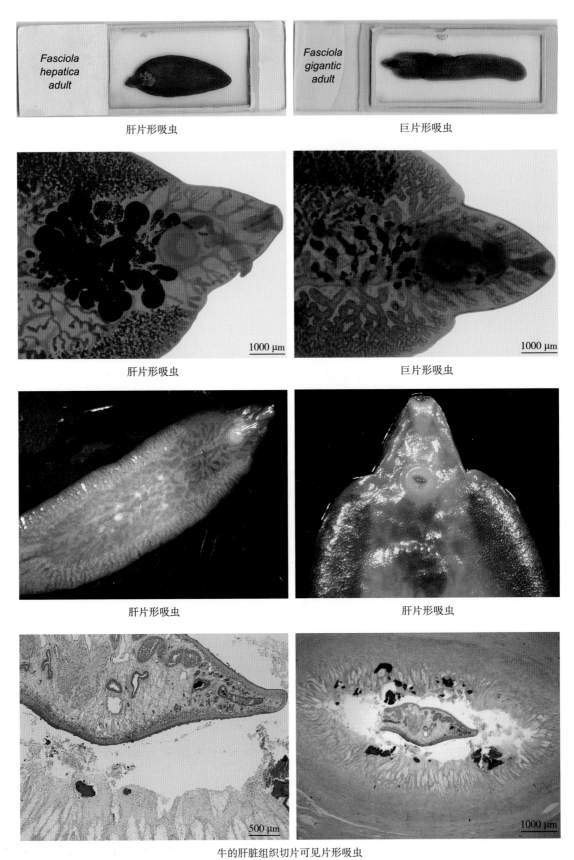

肝片形吸虫　　　　　　　　　　　　　　巨片形吸虫

肝片形吸虫　　　　　　　　　　　　　　巨片形吸虫

肝片形吸虫　　　　　　　　　　　　　　肝片形吸虫

牛的肝脏组织切片可见片形吸虫

图版 44-3　片形吸虫成虫

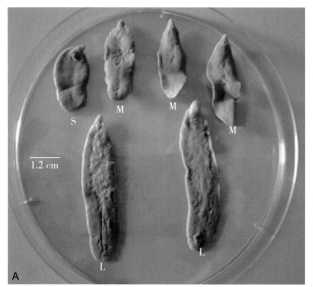
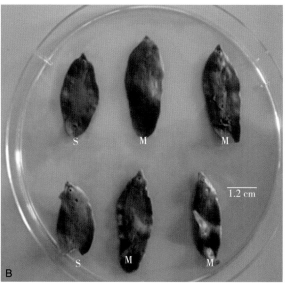

肝片形吸虫与巨片形吸虫之间存在自然杂交,经核糖体 DNA(rDNA)检测:大者(L)为巨片形吸虫,中者(M)多数(77.5%)为巨片形吸虫,小的(S)基本(90%)为肝片形吸虫,其余为杂交种(A 为新鲜虫体,B 为保存样本)。

图版 44-4　肝片形吸虫、巨片形吸虫及两者的自然杂交种

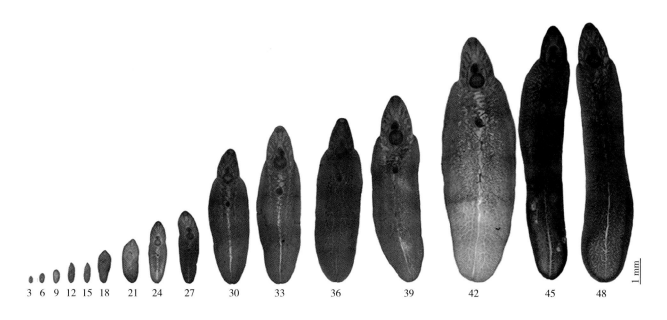

图版 44-5　实验小鼠体内不同发育阶段的巨片形吸虫
注:数值为感染囊蚴后的天数。

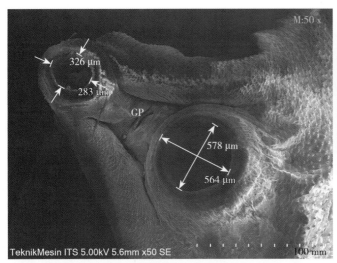

生殖孔（GP）位于口吸盘（OS）和腹吸盘（VS）之间，阴茎囊因内陷而不可见，口吸盘直径约为 304.5 μm，腹吸盘直径约为 571 μm

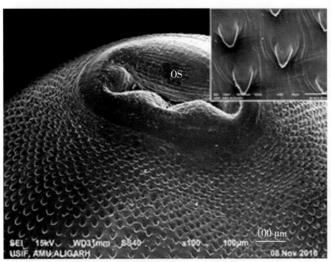

口吸盘（OS）光滑，具被膜褶皱，插图示完整且尖锐的体棘

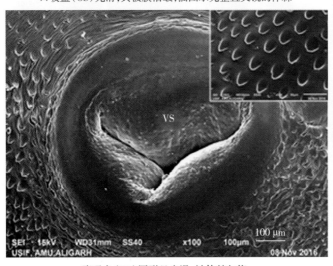

腹吸盘（VS）圆形且光滑，被体棘包绕

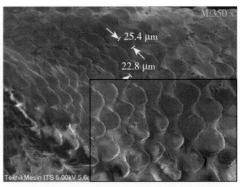

前端体棘呈半圆形，形如手指末端宽 25.4 μm，长 22.8 μm

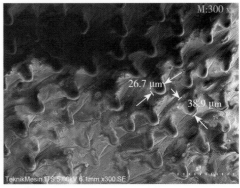

中部体棘呈钟乳石状结构，宽 26.7 μm，长 38.9 μm

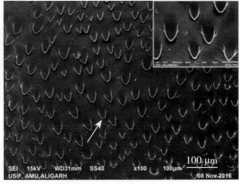

腹面后端体棘分布均匀

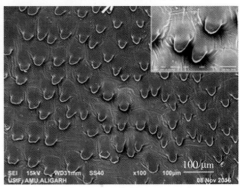

背面具被膜褶皱和体棘

图版 44-6 巨片形吸虫局部扫描电镜图

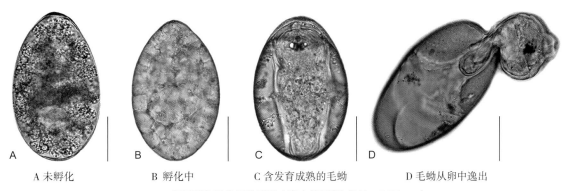

A 含早期桑葚胚的卵细胞;B 含晚期桑葚胚的卵黄颗粒和球状细胞;C 卵细胞内出现毛蚴轮廓;D 卵细胞内完全发育的毛蚴;E 毛蚴孵出后的空卵;F 释放毛蚴后破裂的空卵;G 空卵;H 2 个退化的卵;I 2 个破裂的卵和 1 个空卵(比例尺=40 μm)。

图版 44-7 肝片形吸虫虫卵不同孵化阶段形态图

| A 未孵化 | B 孵化中 | C 含发育成熟的毛蚴 | D 毛蚴从卵中逸出 |

不同孵化阶段巨片形吸虫卵电镜图(比例尺 = 0.05 mm)

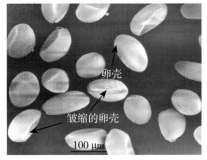

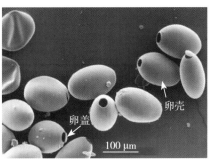

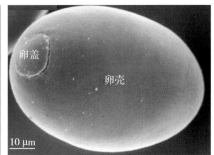

经聚乙二醇辛基苯基醚处理过的巨片形吸虫卵,卵壳皱缩

经硫酸处理过的虫卵,卵盖易脱落,但卵壳等不受影响

经 0.1 mol/L 氢氧化钠处理过的虫卵,卵盖处可见黏附物质

正常巨片形吸虫卵经化学处理后的扫描电镜图

图版 44-8 巨片形吸虫虫卵电镜图

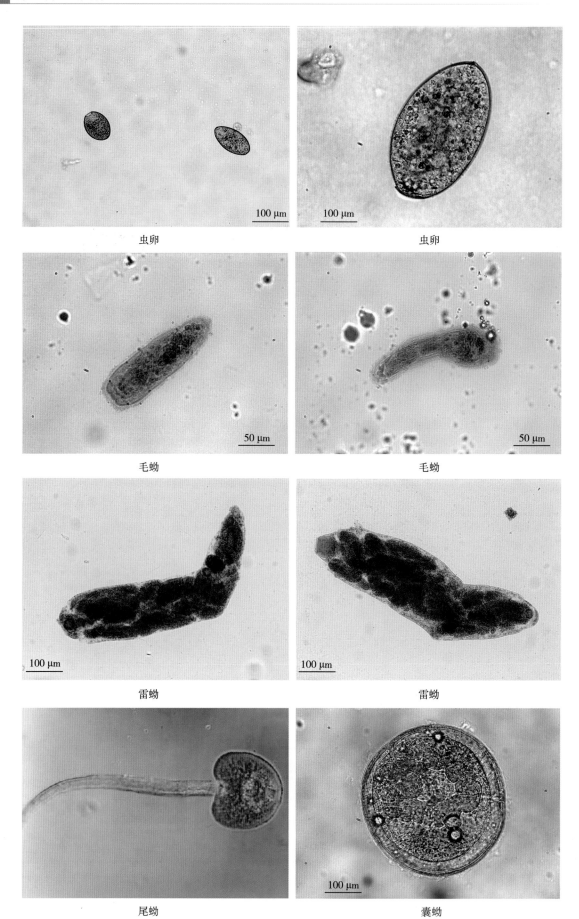

虫卵　　　　　　　　　　　　　　　　　　虫卵

毛蚴　　　　　　　　　　　　　　　　　　毛蚴

雷蚴　　　　　　　　　　　　　　　　　　雷蚴

尾蚴　　　　　　　　　　　　　　　　　　囊蚴

图版 44-9　肝片形吸虫的各期形态

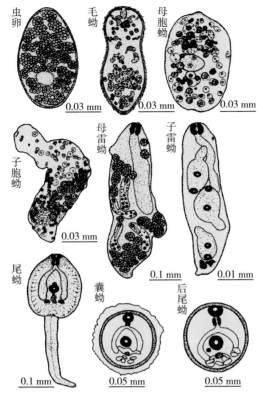

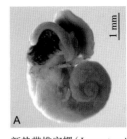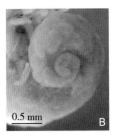

新热带椎实螺（*L. neotropica*）实验感染肝片形吸虫：A 螺体内可见雷蚴;B 放大图明显见大量雷蚴

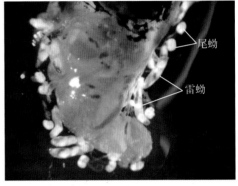

柱形假琥珀螺自然感染肝片形吸虫后,螺体内可见雷蚴和尾蚴(×50)

巨片形吸虫各阶段形态图

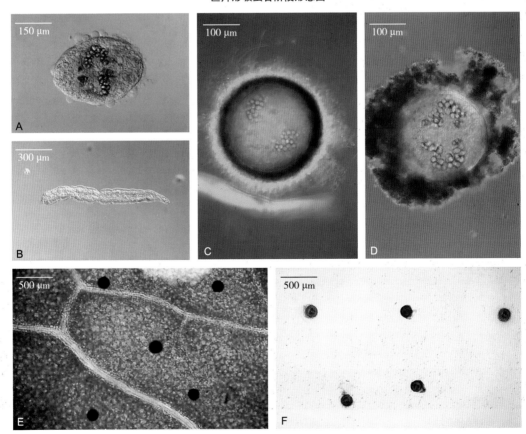

A 尾蚴附着在水生植物表面,脱去尾部,开始囊化;B 脱落后的尾蚴尾部;C 形成附生性胞囊的囊蚴;D 脱离水生植物后,形成漂浮性胞囊的囊蚴;E 附着在绿色植物叶片上的囊蚴;F 漂浮于水中的囊蚴。

肝形片吸虫的囊蚴阶段

图版 44-10 片形吸虫的各期形态

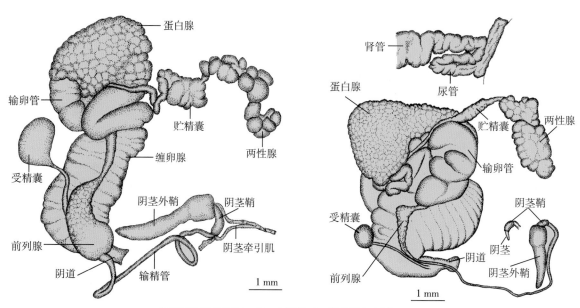

生殖系统解剖图(左:截口土蜗螺,右:柱形假琥珀螺)

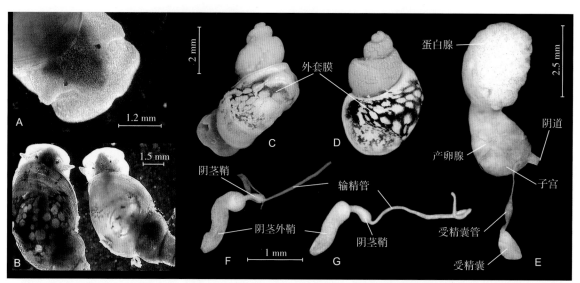

A 截口土蜗螺的眼和触须;B 设拉子土蜗螺(G. schirazensis)(左)和截口土蜗螺(右)的比较:眼、触角和壳顶部颜色有差异;
C 和 D 西班牙和伊朗的截口土蜗螺;E 局部生殖系统腹面观;F 和 G 截口土蜗螺雄性生殖器官。

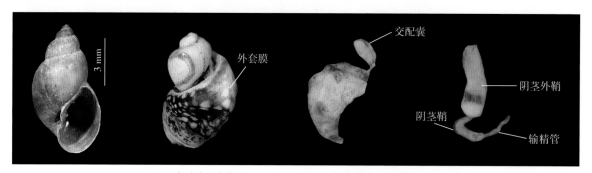

姆韦鲁土蜗螺(Galba mweruensis)壳、软体与生殖器官

图版 44-11 椎实螺的生殖系统

注:齿舌与生殖器官的解剖学特征是椎实螺种属鉴定的重要依据。

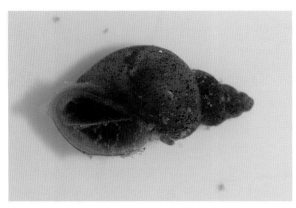
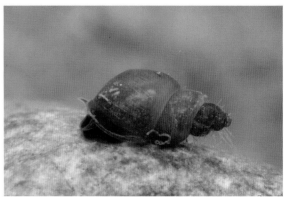

截口土蜗螺（*Galba truncatula*）

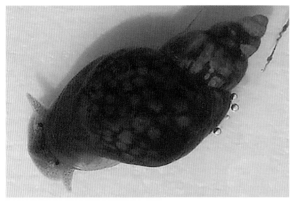
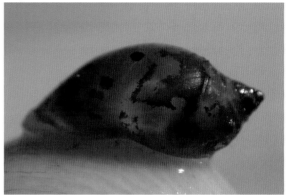

设拉子土蜗螺（*Galba schirazensis*）　　　　　纳塔尔萝卜螺（*Radix natalensis*）

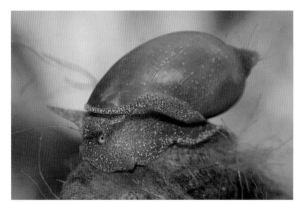
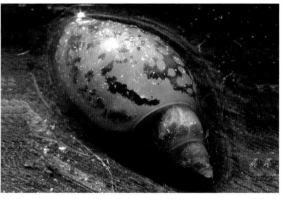

柱形假琥珀螺（*Pseudosuccinea columella*）　　　　背囊椎实螺（*Lymnaea peregra*）

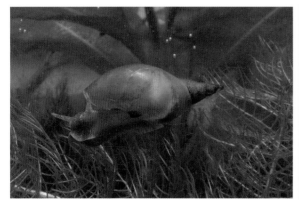
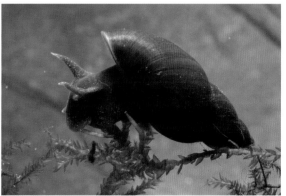

静水椎实螺（*Lymnaea stagnalis*）　　　　沼泽椎实螺（*Lymnaea palustris*）

图版 44-12　非洲分布的椎实螺科螺类

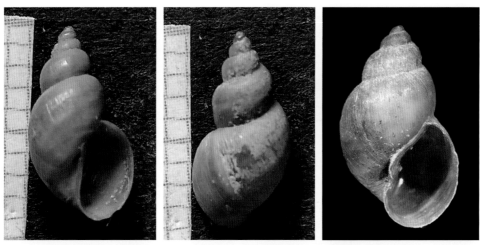

截口土蜗螺（*Galba truncatula* Müller,1774）|世界分布　姆韦鲁土蜗螺（*G. mweruensis* Connolly,1929）|非洲

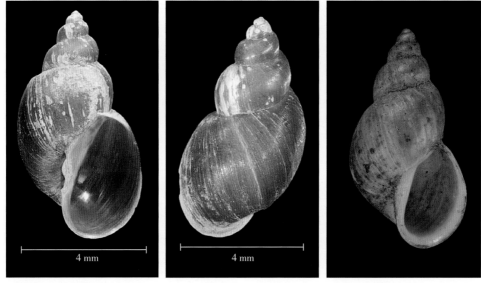

设拉子土蜗螺（*Galba schirazensis* Küster,1862）|伊朗、地中海地区、中美洲　古巴土蜗螺（*G.cubensis* Pfeiffer, 1839）|美洲

图版 44-13　肝片形吸虫的主要中间宿主螺——截口土蜗螺及其姐妹种

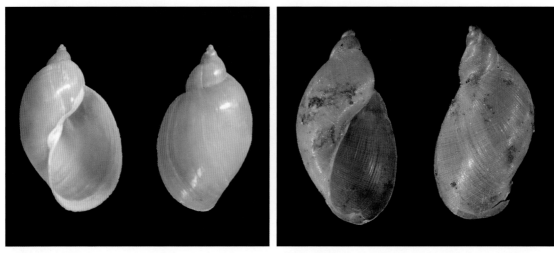

纳塔尔萝卜螺（*Radix natalensis* Krauss,1848）|非洲、中东地区和大西洋和印度洋的岛屿　柱形假琥珀螺（*Pseudosuccinea columella* Say,1817）|世界分布

图版 44-14　非洲巨片形吸虫的主要中间宿主螺

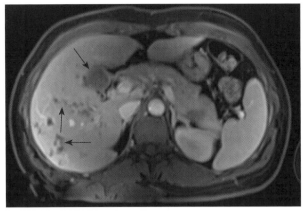

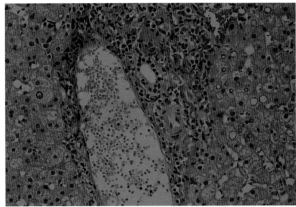

腹部 MRI 显示肝包膜下多发低密度改变（总直径达 6 cm），主要位于肝后部和中央

肝活检病理切片显示初期肉芽肿周围及肝窦内主要有嗜酸性粒细胞和少量炎症细胞浸润

（1）肝片形吸虫病例，女，食用自种的水芹 4 个月后出现腹痛症状

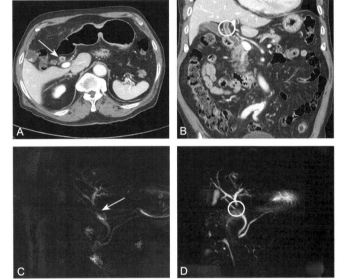

CT 显示：A 节段性肝总管壁增厚（箭头）；B 肝总管内软组织损伤，无明显梗阻（圆圈）；磁共振胰胆管造影显示：胆总管中部充盈缺损（C 箭头，D 圆圈）

A 内镜下逆行胰胆管造影术显示：胆总管中部线性充盈缺损；B 经内镜括约肌切开术清除肝片形吸虫；C 从肝胆管内取出的肝片形吸虫成虫，虫体部分损坏；D 虫卵。

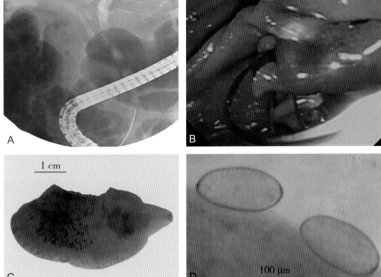

（2）胆管肝片形吸虫病例，男，87 岁，餐后腹痛不适数月

图版 44-15　肝片形吸虫病病例

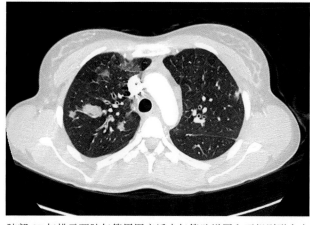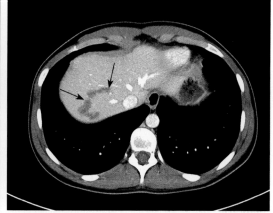

肺部 CT 扫描示两肺气管周围广泛支气管壁增厚和不规则形实变区域

腹部 CT 扫描示肝脏第 7 段界限不清的低衰减病灶,第 8 段呈蛇形界限不清的低衰减病灶(箭头)

(1)肺部异位肝片形吸虫病,女,25 岁,腹泻腹胀 1 周伴疲劳、夜间荨麻疹和干咳

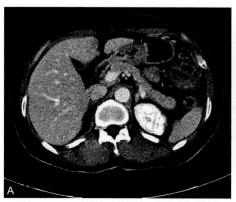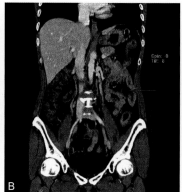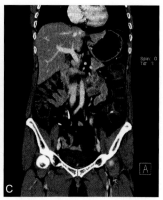

腹部 CT:A 横断位示在左中腹肠间隙(3.5 cm)和远端横结肠前部(4 cm,箭头)有 2 个脓肿;B 冠状位示左中腹部的肠间脓肿(箭头);C 手术后随访 1 年,症状消失,腹部 CT 正常。

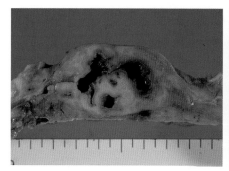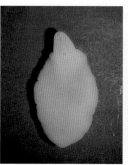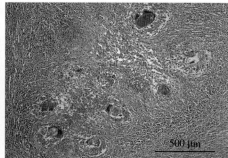

手术探查显示多房性脓肿袋位于乙状结肠系膜之中,脓肿腔内含虫体和深褐色液体

脓腔内肝片形吸虫长 1.3 cm,宽 0.4 cm

病理切片显示乙状结肠浆膜下大量虫卵分布于急慢性炎性肉芽肿中,伴嗜酸性粒细胞浸润和浆膜下水肿(HE 染色,×100)

(2)结肠系膜异位肝片形吸虫病,女,56 岁,腹痛与不适 10 d

图版 44-16 肝片形吸虫病异位损害病例

第四十五章 并殖吸虫病

并殖吸虫病（paragonimiasis）是由并殖吸虫属（*Paragonimus* Braun,1899）[①] 吸虫（俗称肺吸虫）寄生于人体或哺乳动物肺部所致的一种人兽共患病。并殖吸虫属约有 30 个种,近 10 个种可感染人体,其中最常见的为卫氏并殖吸虫 [*P. westermani* (Kerbert,1878) Braun,1899;俗称东方肺吸虫]。斯氏并殖吸虫（*P. skrjabini* Chen,1959）在人体内不能成熟,幼虫或童虫可致皮肤内脏移行症。

一、地理分布

并殖吸虫病广泛分布于亚洲、非洲和美洲。其中,亚洲分布的是卫氏并殖吸虫、异盘并殖吸虫（*P. heterotremus* Chen et Hsia,1964）、宫崎并殖吸虫（*P. miyazakii* Kamo et al.,1961）、斯氏并殖吸虫;非洲分布的是非洲并殖吸虫（*P. africanus* Voelker et Vogel,1965）和双侧宫并殖吸虫（*P. uterobilateralis* Voelker et Vogel,1965）;美洲分布的是墨西哥并殖吸虫（*P. mexicanus* Miyazaki et Ishii,1968）、克氏并殖吸虫（*P. kellicotti* Ward,1908;北美）、卡利并殖吸虫（*P. caliensis* Little,1968）。并殖吸虫病鲜有暴发流行,多呈点状散发。

非洲并殖吸虫病和双侧宫并殖吸虫病主要分布于非洲中西部几内亚湾周边的 10 多个国家。其中,非洲并殖吸虫病主要流行于喀麦隆,以蒙戈河（Mungo River）支流下游的巴科西（Bakossi）地区患病率最高;此外,尼日利亚、利比里亚、刚果（金）、冈比亚、科特迪瓦、加蓬、赤道几内亚、贝宁等国家均有散发病例。双侧宫并殖吸虫病则主要流行于尼日利亚,尤其是伊姆河（Imo River）上游克罗斯河（Cross River）流域;利比里亚、加蓬、赤道几内亚、科特迪瓦、喀麦隆等有散发病例（图 45-1）。

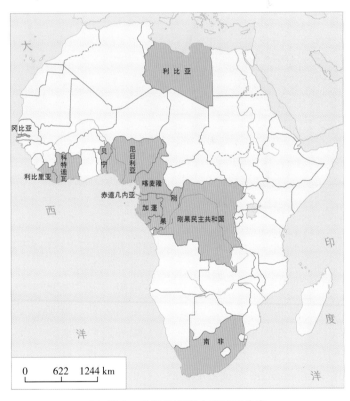

图 45-1　非洲并殖吸虫病流行分布

二、生活史

成虫在宿主肺部产卵,卵经气管随痰咳出,或经咽吞入肠道随粪便排出体外。虫卵入水后孵出毛蚴,

[①] para [G]= side by side，并排；gone [G]= gonads，生殖腺。

侵入第一中间宿主淡水螺体内发育为尾蚴,尾蚴侵入第二中间宿主甲壳类动物(溪蟹、蝲蛄等)发育为囊蚴。囊蚴被终宿主摄入后,在十二指肠发育成后囊蚴并脱囊,穿过肠壁进入腹腔,然后穿过膈肌移行进入肺组织,发育为成虫(图45-2)。

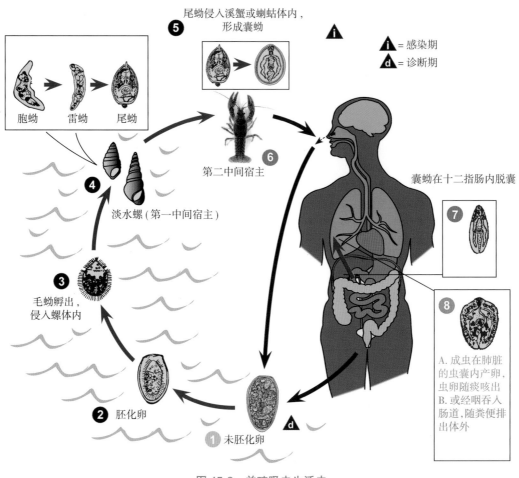

图 45-2　并殖吸虫生活史

三、流行环节

非洲并殖吸虫病和双侧宫并殖吸虫病的传染源为感染的人、猫、犬或野生哺乳动物。这两种吸虫的第一中间宿主螺种属尚不明,第二中间宿主多为淡水蟹如弗氏苏丹蟹(*Sudanonautes floweri*)(图45-3)和蝲蛄等。非洲并殖吸虫的野生保虫宿主有懒猴、狐猴科、獴科和灵猫科动物;双侧宫并殖吸虫的野生保虫宿主有犬科、猫科、獴科、狐猴科、灵猫科、鼬科、鼩鼱科和鼠科动物。人通过生食含有并殖吸虫囊蚴的淡水蟹或蝲蛄等而感染。并殖吸虫病在非洲中西部地区的流行与当地居民喜生吃淡水蟹或蝲蛄等有关。

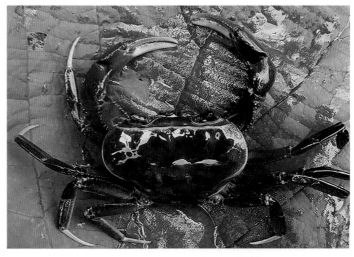

图 45-3　并殖吸虫第二中间宿主——弗氏苏丹蟹

四、病原体

成虫,呈咖啡豆状,活体呈红褐色,长 7～15 mm、宽 3～8 mm、厚 3～5 mm,背侧略隆起,腹面扁平,全身布满体棘。成虫雌雄同体,具有两性器官,不同虫种的形态特征差异主要表现在睾丸和卵巢形态(包括睾丸分支和卵巢分叶的不同)及其在虫体的相对位置(图 45-4)。

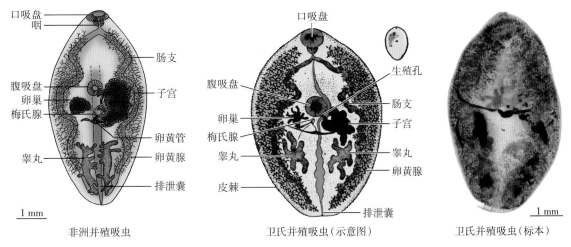

图 45-4 并殖吸虫成虫形态示意图

非洲并殖吸虫成虫与虫卵均小于卫氏并殖吸虫,其成虫口吸盘明显大于腹吸盘,卵巢轻微分叶,睾丸明显分支且外形显著大于卵巢。

双侧宫并殖吸虫口吸盘和腹吸盘大小相似,卵巢轻微分叶,睾丸中等程度分支且外形大于卵巢。

尾蚴,由体部、尾部组成,较短;体部呈扁椭圆形,尾部呈短突状、无分叉。

囊蚴,多呈球形,后尾蚴折叠卷曲在囊内,含有盘绕弯曲的肠道及暗灰色的膀胱。根据囊蚴大小,粗略分为小囊蚴(直径 <300 μm)、中囊蚴(直径 300～500 μm)和大囊蚴(直径 >700 μm)。非洲并殖吸虫的囊蚴具有双层囊壁,外层较薄,内层略厚,属于中囊蚴;而双侧宫并殖吸虫囊蚴的囊壁较薄,且为单层结构。

非洲并殖吸虫卵呈椭球形、金黄色,平均大小(92×48) μm,卵盖较宽、卵壳表面光滑,内含 1 个卵细胞。双侧宫并殖吸虫卵较非洲并殖吸虫卵小,大小(68×41) μm(图 45-5)。

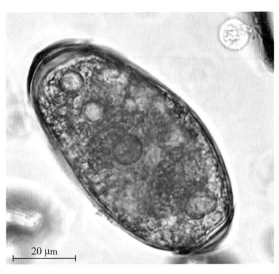

图 45-5 双侧宫并殖吸虫虫卵

五、病理与临床表现

并殖吸虫囊蚴侵入人体并在体内移行的过程即为感染的急性期,症状多出现于感染后数天至 1 个月,主要由童虫移行、游窜引起,表现为腹泻、腹痛、发热、咳嗽、荨麻疹、肝脾肿大和嗜酸性粒细胞增多等。移行至肺部后即为慢性期,主要以咳嗽、咯血、胸痛和肺部影像学异常等为特征。部分病例可出现异位(肺外)损害,如皮下组织、腹壁、肠系膜和肝肾等脏器组织,如侵犯脑和脊髓,则可引起更严重的病变。根据受累部位的不同,临床上可分为胸肺型、腹型、脑脊髓型、皮肤型及混合型等 5 型。

六、诊断与治疗

主要依据流行病学史、临床表现、辅助检查进行临床诊断,从痰液或粪便中检出并殖吸虫卵可确诊。部分病例应注意与肺癌、肺结核相鉴别,尤其是肺结核与并殖吸虫病合并存在时。该病治疗首选吡喹酮。

七、预防

宣传教育是最重要的预防措施,尤其是加强对青少年的健康宣教,养成良好的生活习惯,不吃生的或半熟的溪蟹和蝲蛄,不饮用生水等。

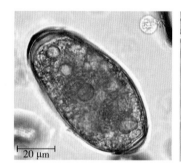

非洲并殖吸虫(P. africanus)

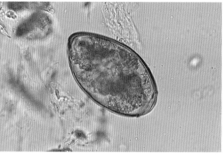

卫氏并殖吸虫(P. westermani)

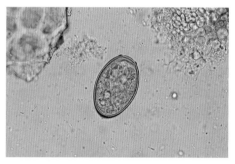

克氏并殖吸虫(P. kellicotti)

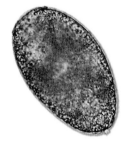

墨西哥并殖吸虫(P. mexicanus)

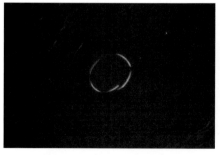

平面偏振光下,并殖吸虫卵呈双折光性

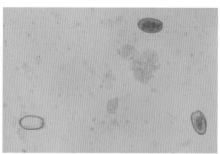

湿片(漂白浓缩处理):从左至右呈空壳样改变、正常、无卵盖

图版 45-1　并殖吸虫虫卵

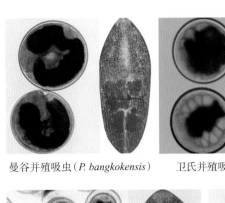
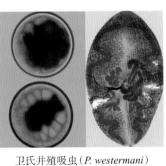
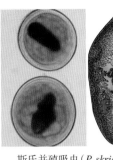
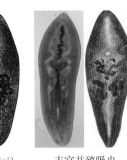

曼谷并殖吸虫（P. bangkokensis）　　卫氏并殖吸虫（P. westermani）　　斯氏并殖吸虫（P. skrjabini）　　丰宫并殖吸虫（P. proliferus）

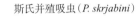
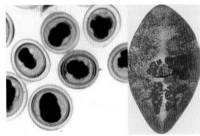
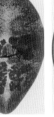
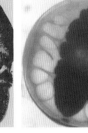
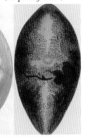

异盘并殖吸虫（P. heterotremus）　　哈氏并殖吸虫（P. harinasutai）　　越南并殖吸虫（P. vietnamensis）

图版 45-2　并殖吸虫囊蚴和成虫（大小未按比例）

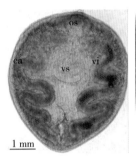
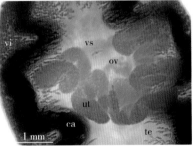
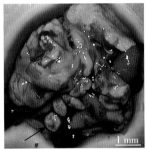
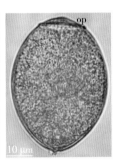

感染 35 d 后，从沙鼠胸膜腔分离出的亚成虫　　感染 42 d 后，分离出成虫　　切开沙鼠肺部囊肿，见 4 条成虫（箭头）　　沙鼠胸膜腔内的虫卵

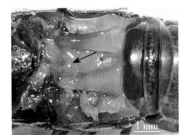
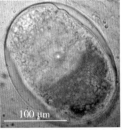
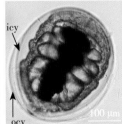
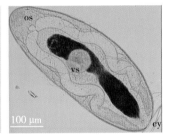

切除蝲蛄头胸部的甲壳，可见囊蚴（箭头）　　从蝲蛄心脏和尾部肌肉分离出的囊蚴　　囊蚴的内壁和外壁　　脱囊的幼虫

ca. 肠支；vi. 卵黄腺；vs. 腹吸盘；os. 口吸盘；ov. 卵巢；ut. 子宫；te. 睾丸；op. 卵盖；cy. 胞囊；icy. 囊蚴；ocy. 外壁。

图版 45-3　克氏并殖吸虫形态图

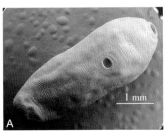
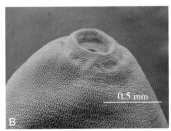
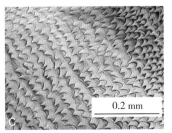

图版 45-4　墨西哥并殖吸虫的成虫（扫描电镜）

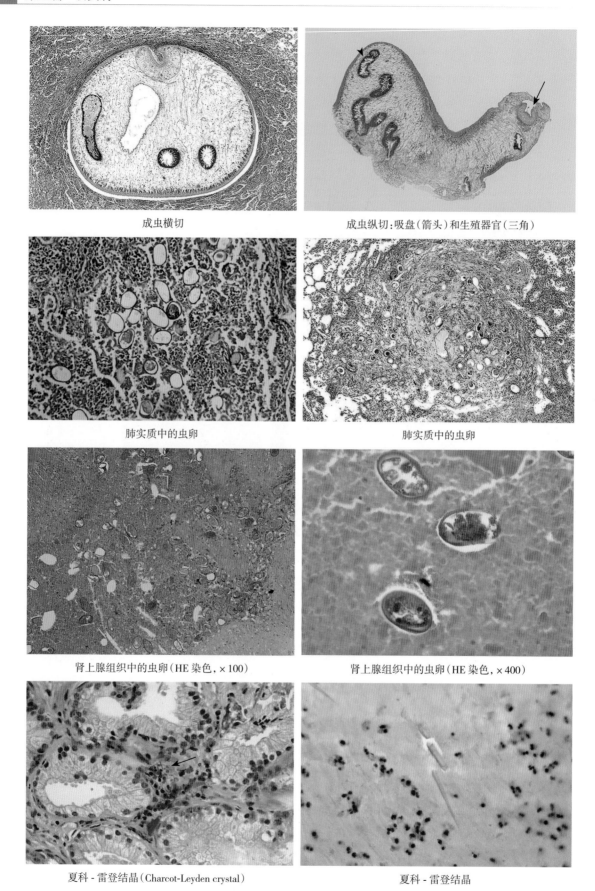

成虫横切

成虫纵切：吸盘（箭头）和生殖器官（三角）

肺实质中的虫卵

肺实质中的虫卵

肾上腺组织中的虫卵（HE 染色，×100）

肾上腺组织中的虫卵（HE 染色，×400）

夏科 - 雷登结晶（Charcot-Leyden crystal）

夏科 - 雷登结晶

图版 45-5　卫氏并殖吸虫病理切片

　　注：夏科 - 雷登结晶：并殖吸虫虫卵周围的嗜酸性脓肿内见到的菱形或多面形折光性强的蛋白质结晶，由裂解的嗜酸性粒细胞中的嗜酸性颗粒互相融合而成。多见于过敏性疾病或寄生虫感染等。

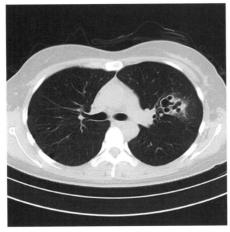
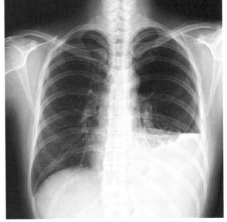

胸部 CT:气管扩张,左上叶轻度毛玻璃状阴影　　　　　　胸部 X 片:左肺液气胸

图版 45-6　肺并殖吸虫病例

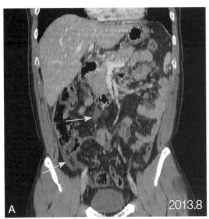
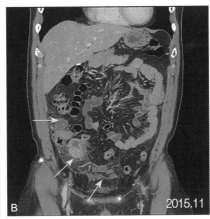
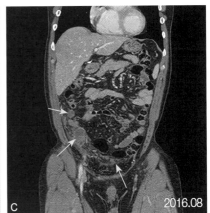

腹部 CT:A 2013 年 第 1 次发作时,盲肠和小肠系膜周围见液体和脂性渗出(箭头处);B 2015 年第 2 次发作时见多个厚壁空腔病灶;
C 2016 年发作时,见腹内囊肿和脂性渗出略有改善。

图版 45-7　腹膜并殖吸虫病病例,男,45 岁

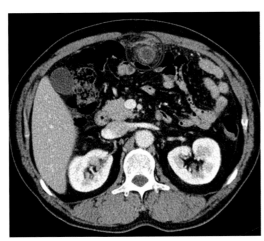
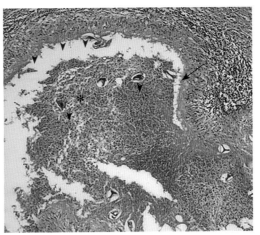

腹部 CT:大网膜有环形团块,呈局灶性不规则增强　　网膜切除术组织活检:脓肿性炎症灶(星号)中有大量卫
(红圈)　　　　　　　　　　　　　　　　　　　　　氏并殖吸虫卵(三角)和异物巨细胞(箭头)(HE 染色,
　　　　　　　　　　　　　　　　　　　　　　　　　×400)

图版 45-8　大网膜并殖吸虫病例,男,48 岁

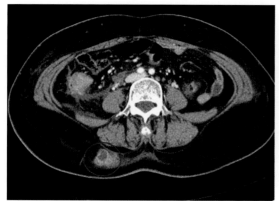

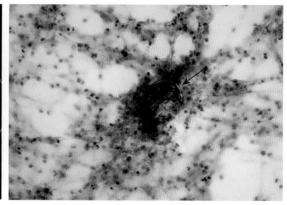

CT:背部右侧皮下层有脓肿(红圈)

组织活检:卫氏并殖吸虫卵(箭头)伴嗜酸性粒细胞浸润(HE染色,×400)

图版 45-9 皮下组织并殖吸虫病例,女,58 岁

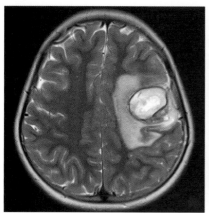

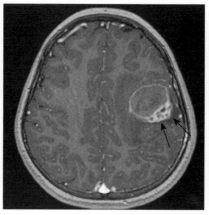

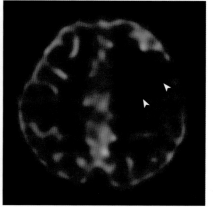

T₂WI:左额叶慢性血肿,周围水肿明显

增强后 T₁WI:血肿后侧面出现环状强化的肿块样病变

FDG-PET:左额叶代谢缺陷

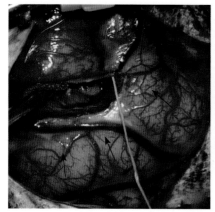

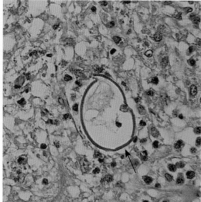

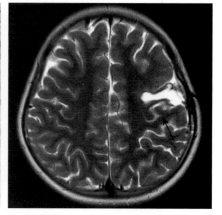

开颅手术:囊肿样出血灶位于中央前回(箭头)

病理组织切片:发现并殖吸虫虫卵(箭头)

术后头部 MRI 复查,T₂WI 显示颅内无复发病灶(箭头)

FDG-PET:¹⁸F- 氟代脱氧葡萄糖正电子发射计算机断层摄影术

图版 45-10 脑并殖吸虫病并发颅内出血,女,10 岁

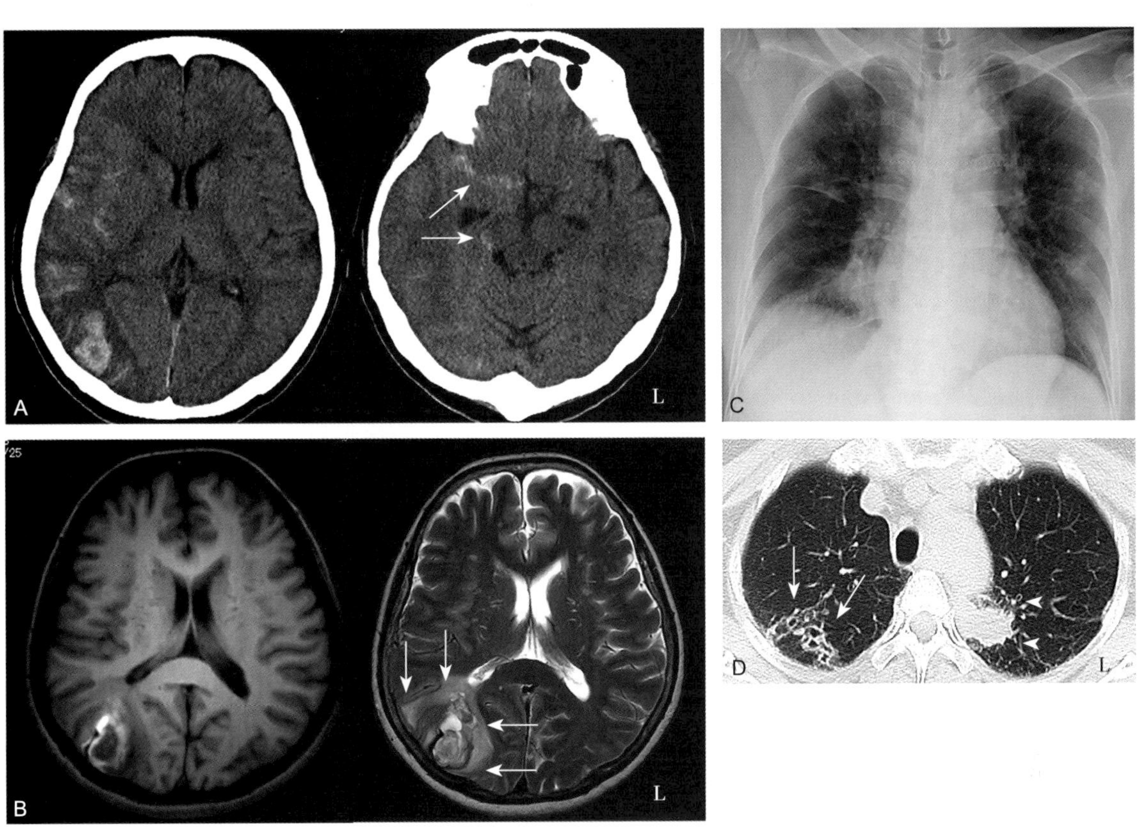

脑并殖吸虫病伴出血性卒中:A 头部 CT 见右颞叶和枕叶有颅内和蛛网膜下出血;B MRI 异常,病灶周围有水肿(箭头);C 胸部 X 线片有多处阴影;D 胸部 CT 见右肺有聚集的团形病灶(箭头),左肺有结节(三角)。

图版 45-11 脑脊髓型并殖吸虫病例

第四十六章　阔盘吸虫病

阔盘吸虫病（eurytrematosis）是由阔盘吸虫属（*Eurytrema* Looss, 1907）[1] 吸虫寄生于牛、羊等反刍动物或人体的胰腺所引起的一种人兽共患病。阔盘吸虫约有 10 种，其中较为常见的有 3 种，即胰阔盘吸虫 [*E. pancreaticum*（Janson, 1889）Looss, 1907]、腔阔盘吸虫 [*E. coelomaticum*（Giard et Billet, 1892）Looss, 1907] 和枝睾阔盘吸虫（*E. cladorchis* Chin, Li et Wei, 1965），以胰阔盘吸虫分布最广、危害最大。

一、地理分布

胰阔盘吸虫最早发现于日本，呈全球性分布，在南美洲（巴西、委内瑞拉）、欧洲（俄罗斯）、非洲（马达加斯加）和亚洲（中国、日本、泰国）均有人体感染报道。腔阔盘吸虫和枝睾阔盘吸虫尚无人体感染报道。

二、生活史

阔盘吸虫生活史包括虫卵、毛蚴、母胞蚴、子胞蚴、尾蚴、囊蚴及成虫等发育时期，成熟囊蚴为其感染阶段。成虫寄生于终宿主胰管内，产出的虫卵随胰液进入肠腔再随粪便排出体外。虫卵被第一中间宿主蜗牛吞食，进入肠道孵出毛蚴，继而发育为母胞蚴，再产生许多子胞蚴和尾蚴。包裹着尾蚴的子孢蚴随蜗牛呼吸管排出体外，被第二中间宿主草螽、针蟋等昆虫吞食，尾蚴进入其血腔形成囊蚴，终宿主因吞食被囊蚴污染的食物或生食含有囊蚴的草螽等昆虫而感染（图 46-1）。

三、流行环节

终宿主包括人和多种反刍动物，感染的牛和羊是最重要的传染源。人或家畜因摄入含有成熟囊蚴的草螽等昆虫而感染。牛、羊等家畜以及人均易感阔盘吸虫病（图 46-1）。

四、病原体

1. **胰阔盘吸虫成虫**　吸盘发达，口吸盘较腹吸盘大；咽小、食管短，肠支简单；睾丸对称排列在腹吸盘或其后缘两侧。阴茎囊呈长管状，位于腹吸盘前方与肠支之间，生殖孔开口于肠叉后方。卵巢分叶 3～6 瓣，位于睾丸后、体中线附近，有受精囊和劳氏管；受精囊呈圆形，位于卵巢附近。卵黄腺呈颗粒状，位于虫体中部或稍后方两侧。子宫圈大部分布于睾丸后的两肠间，部分位于睾丸前的腹吸盘一侧（图 46-2）。排泄囊呈"T"状。

2. **胰阔盘吸虫卵**　大小为（41～52）μm×（30～34）μm，成熟虫卵为深褐色，多呈对称椭圆形，少数呈不对称卵圆形，壳厚，具卵盖，内含毛蚴。

---

① eurys [G]= wide，宽阔；trema [G]= hole，洞（= trematode，吸虫）。

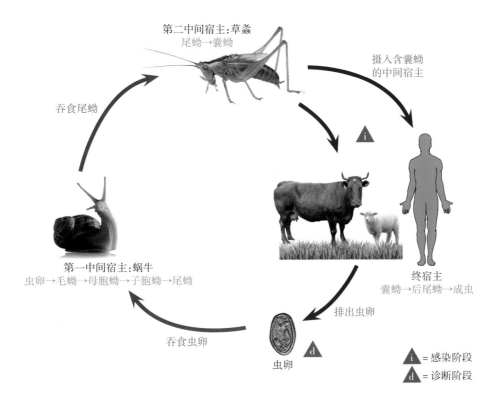

第二中间宿主:草螽
尾蚴→囊蚴

摄入含囊蚴
的中间宿主

吞食尾蚴

第一中间宿主:蜗牛
虫卵→毛蚴→母胞蚴→子胞蚴→尾蚴

终宿主
囊蚴→后尾蚴→成虫

排出虫卵

吞食虫卵

虫卵

i = 感染阶段

d = 诊断阶段

图 46-1 阔盘吸虫生活史

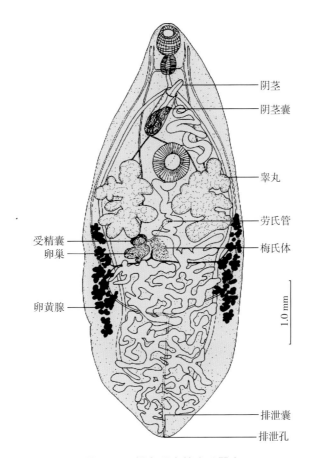

阴茎
阴茎囊
睾丸
劳氏管
受精囊
梅氏体
卵巢
卵黄腺
1.0 mm
排泄囊
排泄孔

图 46-2 阔盘吸虫的生殖器官

3种阔盘吸虫形态(图46-3)与鉴别要点(表46-1)。

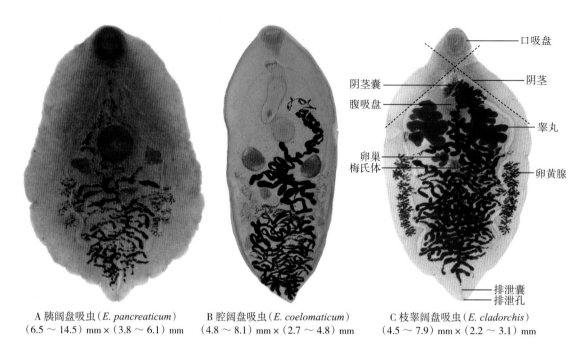

A 胰阔盘吸虫(*E. pancreaticum*)　B 腔阔盘吸虫(*E. coelomaticum*)　C 枝睾阔盘吸虫(*E. cladorchis*)
(6.5～14.5) mm×(3.8～6.1) mm　(4.8～8.1) mm×(2.7～4.8) mm　(4.5～7.9) mm×(2.2～3.1) mm

图 46-3　3 种阔盘吸虫成虫

表 46-1　3 种阔盘吸虫形态鉴别要点

		胰阔盘吸虫	腔阔盘吸虫	枝睾阔盘吸虫
体形		虫体较大,椭圆形呈纺锤形	短椭圆形,体后端常有一明显尾突	前端尖,后端钝的瓜子形
虫体大小 /mm		(6.5～14.5)×(3.8～6.1)	(4.8～8.1)×(2.7～4.8)	(4.5～7.9)×(2.2～3.1)
腹吸盘位置		体前方 51%～60% 处	体前方 30%～40% 处	体前方 35%～42% 处
生殖腺形状		睾丸分瓣或边缘不整齐,卵巢分叶	睾丸、卵巢圆形或边缘不整齐,少数有分瓣	睾丸大而分支,卵巢分瓣
虫卵大小 /μm		(41～52)×(30～34)	(44～47)×(26～34)	(45～52)×(30～34)
口腹吸盘比例	直径∶横径	(1.3～1.6)∶1	(0.8～1.1)∶1	(0.3～0.7)∶1
	体长∶口吸盘直径	(4.5～6.4)∶1 平均 5.2∶1	(8.5～10.9)∶1 平均 9.5∶1	(9.6～13.7)∶1 平均 10.7∶1
	体长∶腹吸盘直径	(5.8～7.9)∶1 平均 6.4∶1	(8.5～11.5)∶1 平均 9.4∶1	(8.5～12.4)∶1 平均 10.7∶1
	体宽∶口吸盘直径	(2.4～3.6)∶1 平均 2.9∶1	(4.9～6.7)∶1 平均 5.5∶1	(3.8～8.1)∶1 平均 5.9∶1
	体宽∶腹吸盘直径	(2.9～4.2)∶1 平均 3.6∶1	(4.5～6.7)∶1 平均 5.3∶1	(3.5～4.6)∶1 平均 4.2∶1

五、病理与临床表现

成虫寄生胰管内的机械刺激与代谢产物,以及成虫堵塞和营养掠夺等因素,导致胰管上皮细胞增生、管壁肥厚,管黏膜点状出血、溃疡、炎症细胞浸润,黏膜上皮细胞发生渐进性坏死病变,整个胰腺结缔组织增生,使胰腺小叶及胰岛结构改变,胰液和胰岛素生产与分泌功能发生障碍。临床表现为消化不良、连续消瘦、贫血、水肿、腹泻等症状,部分患者生长发育受阻,出现并发急腹症和急性胰腺炎,严重者可致死。

六、诊断与治疗

诊断依据为从粪便或十二指肠液内发现典型虫卵。由于该病无特异性临床表现,诊断较为困难,部分病例待到尸检发现虫体才得以确诊。治疗药物首选吡喹酮。

七、预防

加强健康教育,对流行区的牛羊家畜开展预防性驱虫(每年初冬和早春各一次);改变不良饮食习惯,不生食草蜢等昆虫;普查牛羊家畜、及时治疗病畜。

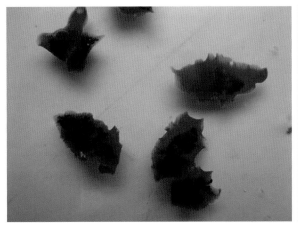

A 成虫(活体)

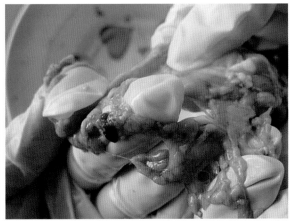

B 胰腺和胰管中的虫体

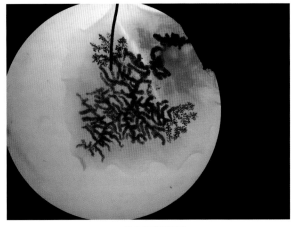

C 成虫局部特征

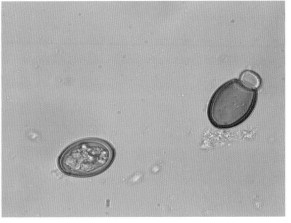

D 虫卵

图版 46-1　胰阔盘吸虫成虫和虫卵

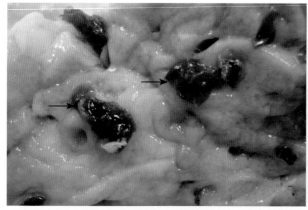

A 牛胰腺中的成虫(箭头),胰管异常增生明显

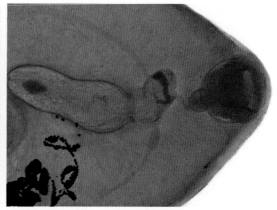

B 虫体头部

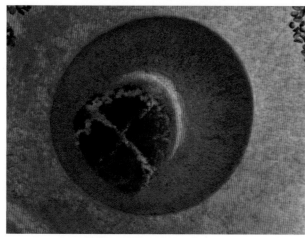

C 虫体中部

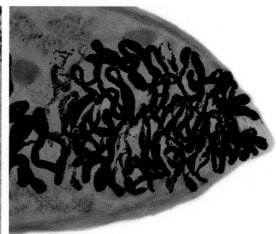

D 虫体尾部

图版 46-2 腔阔盘吸虫成虫

第四十七章 异形吸虫病

异形吸虫（heterophyid trematode）系指异形科（Heterophyidae Odhner，1914）[1]的一类小型吸虫，成虫可寄生于鸟类、哺乳动物或人体，引起异形吸虫病（heterophyiasis）。可寄生于人体的异形吸虫有14属47种（表47-1），常见的有异形异形吸虫（*Heterophyes heterophyes* Siebold，1853）、横川后殖吸虫（*Metagonimus yokogawai* Katsurada，1912）、钩棘单睾吸虫（*Haplorchis pumilio* Looss，1896）、横川单睾吸虫 [*H. yokogawai* (Katsuta，1932) Chen，1936] 和犬棘带吸虫（*Centrocestus caninus* Leiper，1913）等9种。

表47-1 可寄生人体的异形科（Heterophyidae）吸虫

属	种
异形属 *Heterophyes*	异形异形吸虫 *H. heterophyes*
	伤害异形吸虫 *H. nocens*
	桂田异形吸虫 *H. katsuradai*
	短肠异形吸虫 *H. brevicaeca*
	迪斯帕异形吸虫 *H. dispar*
	延续异形吸虫 *H. continus*
	等异形吸虫 *H. equalis*
	苍鹭异形吸虫 *H. heroni*
异生吸虫属 *Heterophysis*	延续异生吸虫 *H. continua*
	台北异生吸虫 *H. taihokui*
后殖属 *Metagonimus*	横川后殖吸虫 *M. yokogawai*
	高桥后殖吸虫 *M. takahashiti*
	宫田后殖吸虫 *M. miyatai*
	微小后殖吸虫 *M. minutus*
	桂田后殖吸虫 *M. katzuradai*
臀形吸虫属 *Pygidiopsis*	前肠臀形吸虫 *P. summa*
星隙属 *Stellantchasmus*	镰刀星隙吸虫 *S. falcatus*

[1] heteros [G]= different，不同；phyes [G]= shape、form，形状。

续表

属	种
星隙属 *Stellantchasmus*	台湾星隙吸虫 *S. formosams*
	拟茎星隙吸虫 *S. pseudocirraus*
离茎吸虫属 *Apphallus*	齿形离茎吸虫 *A. donicus*
	迷人歧离茎吸虫 *A. venustus*
单睾属 *Haplorchis*	钩棘单睾吸虫 *H. pumilio*
	扇棘单睾吸虫 *H. taichui*
	横川单睾吸虫 *H. yokogawai*（多棘单睾吸虫）
	宛尼单睾吸虫 *H. vanissimus*
	小睾单睾吸虫 *H. microrchis*
	鳍褶尾蚴单睾吸虫 *H. pleurolophocerca*
原角囊属 *Procerovum*	哥氏原角囊吸虫 *P. calderoni*
	施氏原角囊吸虫 *P. sisoni*
	陈氏原角囊吸虫 *P. cheni*
棘带属 *Centrocestus*	犬棘带吸虫 *C. canicus*（台湾棘带吸虫）
	有刺棘带吸虫 *C. armatus*
	尖刺棘带吸虫 *C. cuspidatus*
	阿氏棘带吸虫 *C. asadai*
	长棘带吸虫 *C. longus*
	库氏棘带吸虫 *C. kaurokawai*
斑皮吸虫属 *Stictodora*	褐色斑皮吸虫 *S. fuscatum*
	拉氏斑皮吸虫 *S. lari*
	马尼拉斑皮吸虫 *S. manilensis*
	三枝斑皮吸虫 *S. tridactyla*
隐叶吸虫属 *Cryptocotyle*	舌隐叶吸虫 *C. lingua*
凹管吸虫属 *Phagicola*	长凹管吸虫 *P. longa*
	观赏鱼凹管吸虫 *P. ornamenta*
	昂忒特凹管吸虫 *P. orntata*
咽口吸虫属 *Pharyngostomum*	弗兰匹咽口吸虫 *P. flapi*
	心形咽口吸虫 *P. cordatum*
淘克吸虫属 *Toctotrema*	舌淘克吸虫 *T. lingua*

一、地理分布

异形吸虫种类繁多、分布广泛,东亚、东南亚、中东、远东以及非洲尼罗河流域和欧洲的一些国家或地区都有人体感染病例报告。其流行因素与华支睾吸虫病相似,在一些华支睾吸虫病流行地区,常出现两者混合感染的现象。

二、生活史

异形吸虫生活史基本过程为虫卵、毛蚴、胞蚴、母雷蚴、子雷蚴、尾蚴、囊蚴、童虫和成虫。成虫寄生于鸟类(翠鸟、鹭、夜鹭、鹈鹕、鸢、黑鹳等)和哺乳动物(猫、鼠、犬等)的小肠,卵随粪便排出体外;虫卵进入水中,被第一中间宿主淡水或咸淡水螺(瘤拟黑螺 *Melanoides tuberculata*、拟蟹守螺 *Cerithidea* 等)吞食,在螺体内孵出毛蚴,经胞蚴、二代雷蚴,发育至尾蚴从螺体内逸出;尾蚴在水中侵入第二中间宿主淡水或咸淡水鱼(鲤科和丽鱼科等)体内形成囊蚴;终宿主因摄入含有活囊蚴的淡水鱼而感染,囊蚴在小肠内脱囊为童虫,然后寄生于小肠发育和产卵(图47-1)。

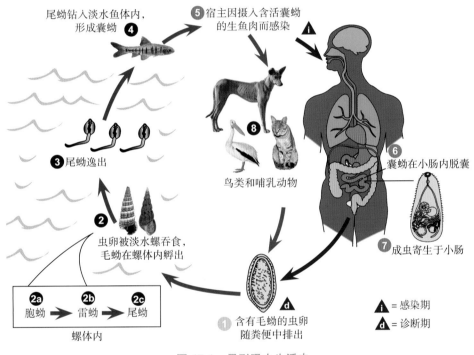

图 47-1　异形吸虫生活史

三、流行环节

人和动物因摄入含有活囊蚴的鱼肉而感染,地方流行与生食和半生食鱼类的饮食习惯有关。在埃及代盖赫利耶省(Dakahlia)的尼罗河流域,当地居民喜食仅用盐腌过的鱼和未烤熟的熏鱼,致使人群异形吸虫感染率较高。

四、病原体

1. 成虫　异形吸虫科成虫的虫体微小(长度一般 0.3～0.5 mm,大的可达 2～4 mm),椭圆形或长梨形,体表有鳞棘(图47-2)。除口、腹吸盘外,很多种类还有生殖吸盘,但有的种类生殖吸盘与腹吸盘相连构成腹殖吸盘复合器(ventrogenital complex)(图47-3)。食管细长,前咽明显。睾丸1～2个,卵巢位于睾丸前,贮精囊和受精囊明显,缺阴茎囊,卵黄腺位于虫体后部两侧。异形吸虫的分类鉴别要点见图47-5。

2. 虫卵 虫卵呈椭圆形,棕黄色,尾端略突起。有卵盖,卵壳厚而光滑,肩峰不明显。成熟卵内含有毛蚴。除犬棘带吸虫卵壳表面有格子状花纹外,其他异形吸虫卵与华支睾吸虫、后睾吸虫和微茎吸虫卵形态相似(图47-4)。

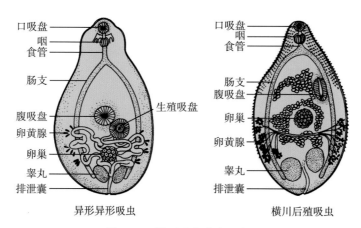

图 47-2 异形吸虫成虫形态

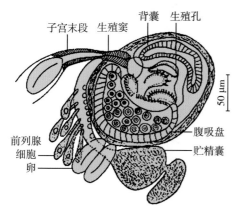

图 47-3 腹殖吸盘复合器

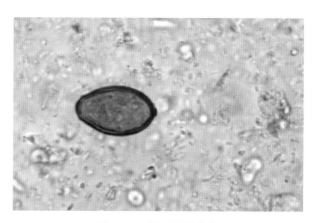

图 47-4 异形属吸虫卵

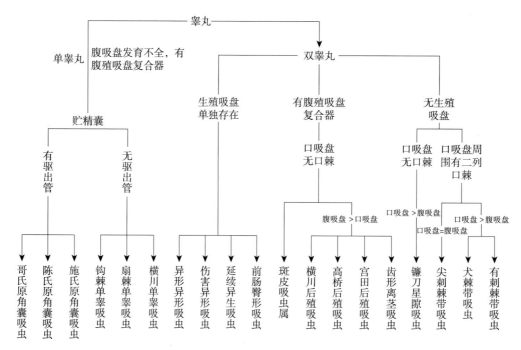

图 47-5 异形吸虫的分类鉴别要点

五、病理与临床表现

异形吸虫成虫主要寄生于小肠,临床表现因感染数量及寄生部位而异。一般只引起黏膜炎症、浅表溃疡等轻微炎症反应,轻微感染者有腹部不适、消化不良、腹痛、腹泻等症状;重度感染者出现食欲不振、消瘦、慢性间歇性黏液样腹泻、腹绞痛等。由于虫体较小,易钻入肠壁引起组织损伤、脱落、压迫性萎缩、坏死、虫体周围组织增生和纤维化(图47-6)。成虫进入黏膜下层肠壁所产的虫卵,可经坏死组织进入血管,并随血流到达心、肝、脾、肺、脑、脊髓等组织器官,引起血栓、心肌炎、心力衰竭,甚至脑血管破裂、死亡等严重后果。

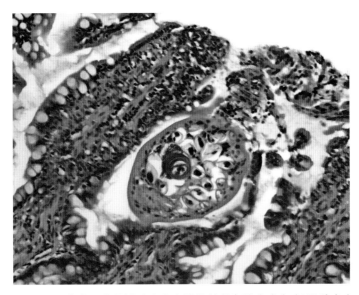

图 47-6　寄生于空肠绒毛隐窝中的钩棘单睾吸虫成虫（HE 染色）

六、诊断与治疗

本病常规检查方法是采用病原学方法(直接或沉渣涂片法)检查粪便中是否有虫卵,但异形吸虫种类繁多,形态学上虫卵难以区分,一般采用驱出虫体鉴别。此外,异形吸虫卵与华支睾吸虫、后睾吸虫和微茎吸虫卵以及灵芝孢子等形态相似,需注意区别。如十二指肠引流液未找到虫卵而粪检发现,或除肝组织外的其他组织内发现与华支睾吸虫卵形态、大小相似的虫卵,则应考虑异形吸虫的可能。此外,流行病学史、影像学检查和临床症状也有助于鉴别诊断。本病首选治疗药物为吡喹酮。

七、预防

预防措施主要包括注意饮食卫生,不生食或半生食淡水(或盐淡水交界处)鱼肉和蛙肉;加强对家禽、猫、犬等动物的防治及粪便管理,防止水源污染;加强查治病、查灭螺、健康教育等措施。

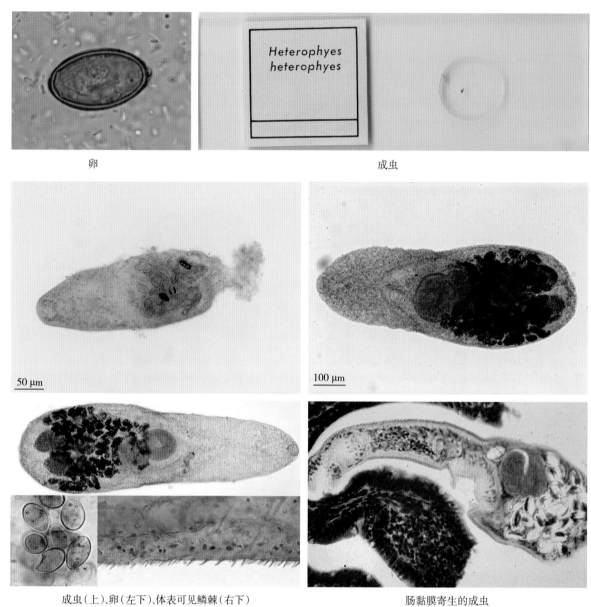

卵　　　　　　　　　　　　　成虫

成虫（上）、卵（左下）、体表可见鳞棘（右下）　　　　肠黏膜寄生的成虫

图版 47-1　异形异形吸虫

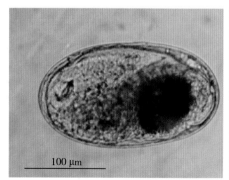
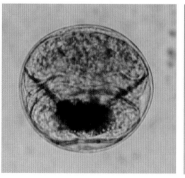
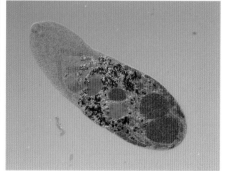

图版 47-2　横川后殖吸虫囊蚴与成虫

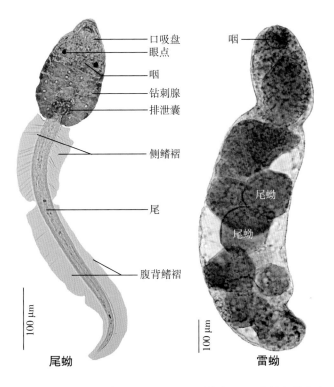

口吸盘
眼点
咽
钻刺腺
排泄囊
侧鳍褶
尾
腹背鳍褶
100 μm
尾蚴

咽
尾蚴
尾蚴
100 μm
雷蚴

图版 47-3 钩棘单睾吸虫的尾蚴和雷蚴（0.5% 中性红染色）

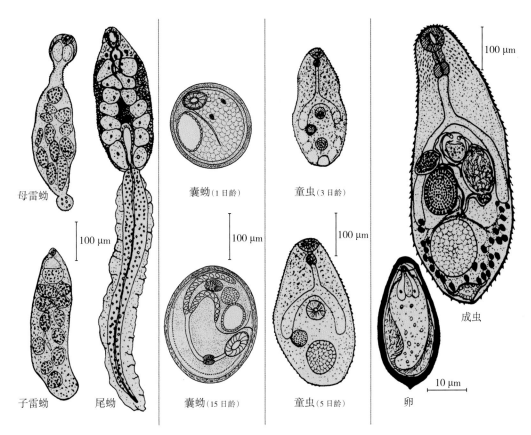

母雷蚴

子雷蚴 尾蚴

囊蚴（1日龄）

囊蚴（15日龄）

童虫（3日龄）

童虫（5日龄）

成虫

卵

100 μm

100 μm

100 μm

100 μm

10 μm

图版 47-4 钩棘单睾吸虫各期虫态

注：囊蚴只寄生于鱼鳍基部与鱼体连接的肌肉内，以尾鳍中为最多。成虫卵巢对侧上方为生殖吸盘，其边缘有34～48
枚排列整齐呈锯齿状的小钩，是区别于其他单睾属吸虫的重要依据。

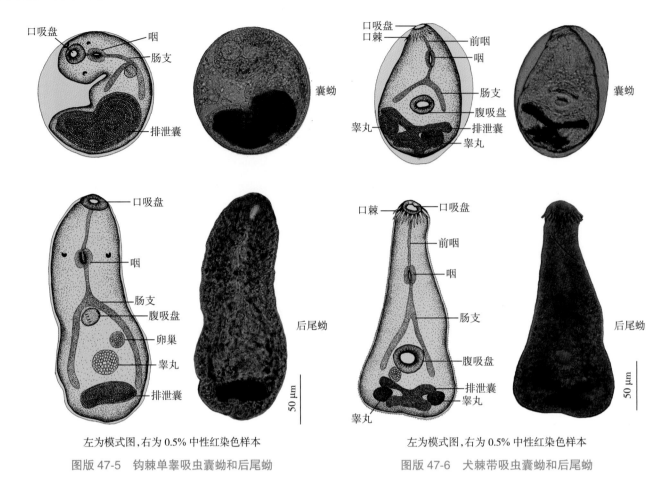

左为模式图,右为 0.5% 中性红染色样本

图版 47-5 钩棘单睾吸虫囊蚴和后尾蚴

左为模式图,右为 0.5% 中性红染色样本

图版 47-6 犬棘带吸虫囊蚴和后尾蚴

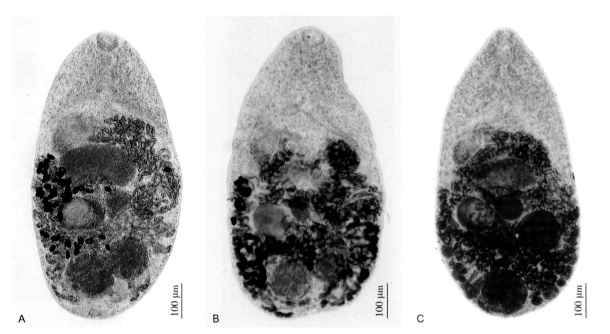

A 横川后殖吸虫;B 高桥后殖吸虫;C 宫田后殖吸虫。横川后殖吸虫的两个睾丸相接排列,子宫小管不与前睾丸重叠;高桥后殖吸虫卵黄腺滤泡较发达,且越过后睾丸。

图版 47-7 后殖属吸虫成虫染色标本

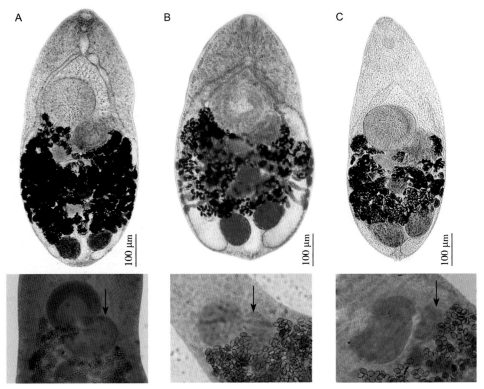

A 异形异形吸虫;B 伤害异形吸虫;C 迪斯帕异形吸虫。第二列为腹殖吸盘边缘的几丁质小棘数量:异形异形吸虫 >70 个、伤害异形吸虫约 60 个、迪斯帕异形吸虫约 30 个。

图版 47-8 异形属吸虫成虫染色标本

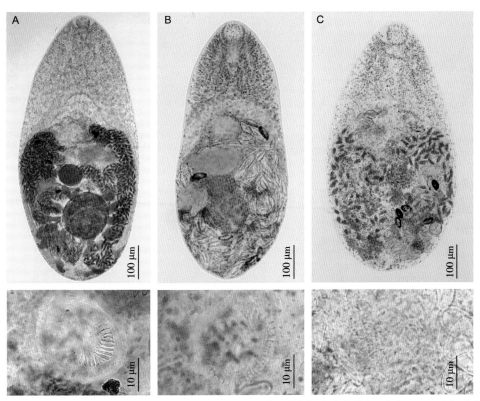

A 扇棘单睾吸虫;B 钩棘单睾吸虫;C 横川单睾吸虫。第二列为生殖吸盘边缘的小棘数量:扇棘单睾吸虫有 12～16 个如菊花瓣样的小棘;钩棘单睾吸虫有 32～40 个小棘,排成整齐的一列;横川单睾吸虫有无数个小棘。

图版 47-9 单睾属吸虫成虫染色标本

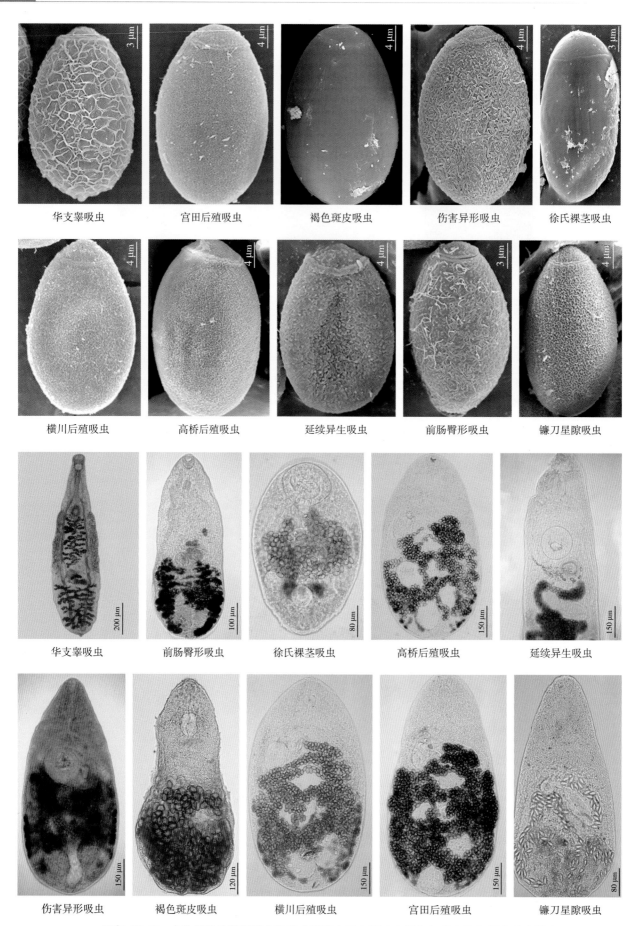

华支睾吸虫　　宫田后殖吸虫　　褐色斑皮吸虫　　伤害异形吸虫　　徐氏裸茎吸虫

横川后殖吸虫　　高桥后殖吸虫　　延续异生吸虫　　前肠臀形吸虫　　镰刀星隙吸虫

华支睾吸虫　　前肠臀形吸虫　　徐氏裸茎吸虫　　高桥后殖吸虫　　延续异生吸虫

伤害异形吸虫　　褐色斑皮吸虫　　横川后殖吸虫　　宫田后殖吸虫　　镰刀星隙吸虫

图版 47-10　人体感染的异形吸虫和华支睾吸虫的虫卵（电镜）与成虫染色标本（光镜）

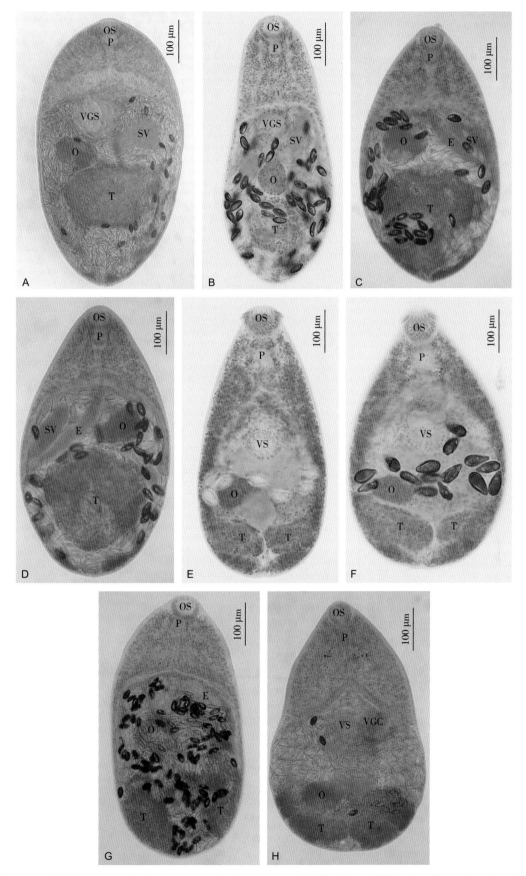

A 扇棘单睾吸虫；B 钩棘单睾吸虫；C 原角囊属腹面观；D 原角囊属背面观；E 犬棘带吸虫；F 犬棘带吸虫；G 镰刀星隙吸虫；H 柬埔寨臀形吸虫。OS. 口吸盘，P. 咽，VGS. 腹殖囊（ventrogenital sac），O. 卵巢，T. 睾丸，SV. 贮精囊，E. 驱出管，VS. 腹吸盘。

图版 47-11　异形属吸虫成虫染色标本

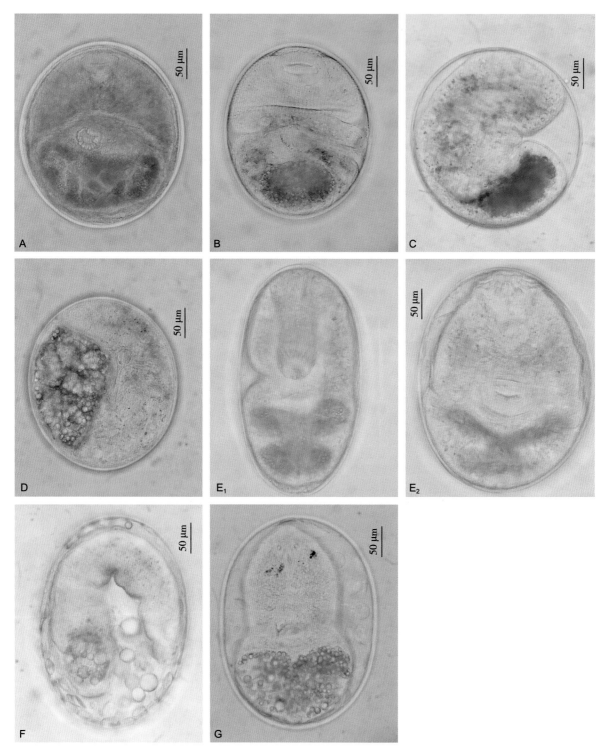

A 扇棘单睾吸虫;B 钩棘单睾吸虫;C 横川单睾吸虫;D 原角囊属;E₁ 和 E₂ 犬棘带吸虫;F 镰刀星隙吸虫;G 柬埔寨臀形吸虫（*Pygidiopsis cambodiensis*）。

图版 47-12　异形属吸虫囊蚴

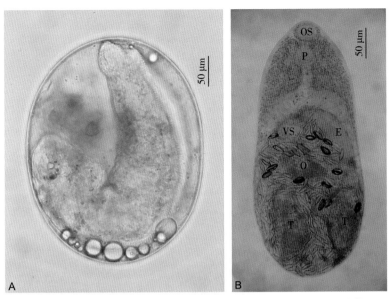

A 囊蚴(采自胭脂鱼的肌肉);B 成虫(仓鼠实验感染 10 d 后,采自其小肠)。E. 驱出管(expulsor),O. 卵巢,OS. 口吸盘,P. 咽,T. 睾丸,VS. 腹吸盘。

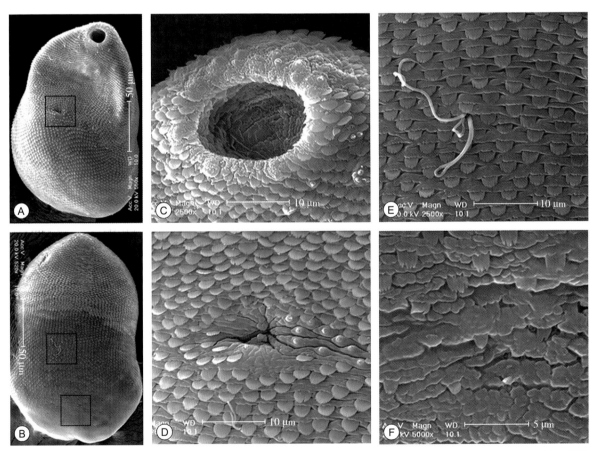

从实验感染仓鼠采集到的成虫(电镜图):A 腹面观,体内凹,遍布鳞状的皮棘,腹吸盘(方框内)位于体右侧;B 背面观,尾端皮棘稀疏;C 口吸盘及其周围的感觉乳突;D 较小的腹吸盘及其左缘的感觉乳突;E 背中部的皮棘呈板刷样紧密排列,有精子正进入劳氏管;F 背尾端的皮棘稀疏而无规律的指状突起。

图版 47-13　镰刀星隙吸虫

第四十八章　棘口吸虫病

棘口吸虫病（echinostomosis）是由棘口科（Echinostomatidae Looss，1902）[①] 吸虫寄生于宿主肠道引起的一种人兽共患吸虫病。棘口科吸虫有 600 多种，大部分寄生于鸟类肠道，引起人体感染的棘口科吸虫有 9 个属 20 余种。

一、地理分布

人体棘口吸虫感染呈全球性分布。主要分布在亚洲东部，但在非洲、欧洲和美洲均有报道（表 48-1）。

表 48-1　人体感染的棘口科吸虫种类和地理分布

种类	第二中间宿主	成虫长度 /mm	头棘数目	分布
福建棘隙吸虫 *Echinochasmus fujianensis*	淡水鱼	1.5～2.0	24	中国
日本棘隙吸虫 *E. japonicus*	淡水鱼	0.7～1.0	24	日本、韩国、中国
九佛棘隙吸虫 *E. jiufoensis*	淡水鱼	0.5～0.8	24	中国
藐小棘隙吸虫 *E. liliputanus*	淡水鱼或生水	0.5～0.8	24	埃及、叙利亚、巴勒斯坦、中国
抱茎棘隙吸虫 *E. perfoliatus*	淡水鱼	0.5～12.0	24	匈牙利、意大利、罗马尼亚、俄罗斯、日本、中国、丹麦
狭睾棘口吸虫 *Echinostoma angustitestis*	淡水鱼	5.8～6.1	41	中国
圆圃棘口吸虫 *E. hortense*	淡水鱼	9.0～12.6	27～28	日本、韩国、中国
犬外隙吸虫 *Episthmium caninum**	淡水鱼	0.8～1.2	24	印度、泰国

[①] echinos [G]=hedgehog、sea urchin，刺猬、海胆；stoma [G]= mouth，口。

续表

种类	第二中间宿主	成虫长度/mm	头棘数目	分布
台森刺缘吸虫 *Acanthoparyphium* *tyosenense*	双壳类、腹足类	2.5～3.1	23	韩国、日本
马来刺口吸虫 *Artyfechinostomum* *malayanum*	淡水螺	5.0～10.0	43	马来西亚、新加坡、泰国、印度尼西亚、印度、菲律宾
曲颈棘缘吸虫 *Echinoparyphium* *recurvatum*	淡水螺	2.8～4.0	43～45	世界性分布,尤其是中国台湾、印度尼西亚、埃及
移睾棘口吸虫 *Echinostoma cinetorchis*	淡水螺、蛙、泥鳅	10.8～12.6	36～38 (多数为37)	日本、韩国、中国
外旋棘口吸虫 *E. echinatum*	贻贝、淡水螺、双壳类	13.0～15.0	37	欧洲国家(尤其德国)、亚洲(印度尼西亚)、南美地区(巴西)
伊族棘口吸虫 *E. ilocanum*	淡水螺	2.5～6.5	49～51	菲律宾、印度尼西亚、中国、泰国、印度
巨睾棘口吸虫 *E. macrorchis*	淡水螺、蛙	4.6～7.8	43～47 (多数为45)	日本
卷棘口吸虫 *E. revolutum*	淡水螺、蛤、蚬	6.5～30.0	37	亚洲、欧洲、非洲、澳大利亚、新西兰、南北美洲
穆氏鞭带吸虫 *Himasthla muehlensi*	蛙、蛤	11.0～17.7	32	美国、哥伦比亚
似锥低颈吸虫 *Hypoderaeum conoideum*	淡水螺、姬蛙、蝌蚪	5.0～12.0	47～53 (多数为49)	欧洲(西班牙、俄罗斯)、亚洲(西伯利亚)(日本、泰国)
獾似颈吸虫 *Isthmiophora melis*	蝌蚪、河鲈	4.6～7.4	27	欧洲(罗马尼亚、俄罗斯)、亚洲(中国)、北美洲

注:* *Episthmium caninum* 同物异名为 *Episthochasmus caninum*。

二、生活史

棘口吸虫生活史包括虫卵、毛蚴、胞蚴、雷蚴、尾蚴、囊蚴、童虫(后尾蚴)和成虫。成虫寄生于鸟类和哺乳动物的小肠内,产出的虫卵随宿主粪便排出,在水中孵出毛蚴。毛蚴进入第一中间宿主淡水螺(椎实螺、扁卷螺等)内,经胞蚴、母雷蚴和子雷蚴发育为尾蚴。尾蚴可在第一中间宿主螺或其他螺类的内脏外壁及外套膜上成囊,亦可在淡水鱼、蝌蚪等第二中间宿主的鳃上成囊。人或动物经口摄入囊蚴或尾蚴(在胃液的作用下成囊)而感染。囊蚴在小肠内脱囊,逸出童虫并在小肠内寄生,发育成熟后产卵(图48-1)。

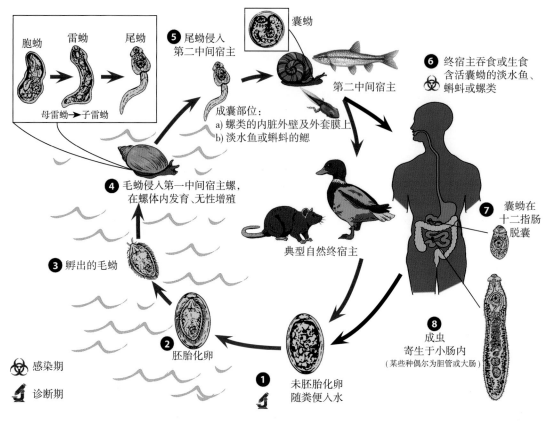

图 48-1　棘口吸虫生活史

三、流行环节

　　囊蚴是棘口吸虫的感染阶段,食用含有囊蚴的淡水鱼、半咸水鱼、淡水或半咸水贝类(腹足纲和双壳纲)以及两栖类动物是人类感染棘口吸虫的主要途经。饮用含有尾蚴的水亦可感染棘口吸虫(图 48-1)。

四、病原体

　　1. 成虫　呈淡红色、长形,体表被有皮棘。有的较粗短,前段稍窄,略似瓶状。口吸盘周围的膨大部称之为头冠(head crown,又名头领 head collar),头冠边缘围有单列或双列的头棘(collar spine),头棘按分布位置分别称为(腹)角棘(angle spine)、侧棘(lateral spine)和背棘(dorsal spine),其数量和排列是分类的重要依据。睾丸排列于虫体后半部,卵巢位于睾丸之前,子宫盘曲在卵巢和腹吸盘之间。

　　2. 虫卵　呈椭圆形,淡黄色,卵壳薄(图 48-2)。有的虫种卵壳的另一端有增厚现象,一端有小盖,内含未分化的卵细胞和若干个卵黄细胞。

　　3. 尾蚴　在口吸盘周围被覆与成虫相似的头棘,尾部较发达。

　　4. 囊蚴　呈圆形或椭圆形,具有充满粗颗粒的排泄囊的两个分支和带有头棘的头冠。

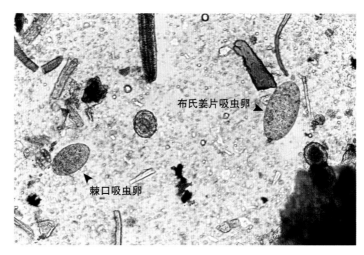

图 48-2　棘口科吸虫与布氏姜片吸虫虫卵比较

五、病理与临床表现

成虫以头部插入肠黏膜,其体棘、头棘和吸盘的机械性刺激导致肠壁炎症和浅表黏膜上皮细胞脱落、充血、炎症细胞浸润。肠绒毛变钝、融合、损坏导致上皮层丧失。感染轻者常无明显症状,偶有食欲不振、乏力、腹痛或腹泻等一般肠道症状。感染严重者可有厌食、下肢浮肿、贫血、消瘦和发育不良。

六、诊断与治疗

粪便检查发现虫卵或在肠镜检查中发现活体成虫即可确诊(图 48-3)。

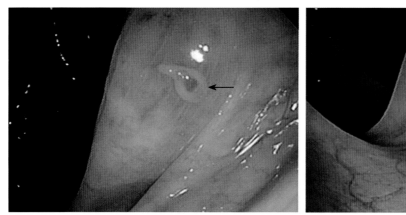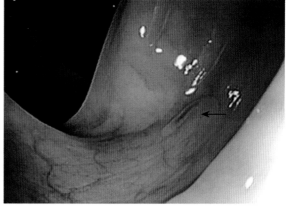

图 48-3　移睾棘口吸虫感染

注:男,68 岁,韩国人,右下腹间歇性疼痛 5 d 就诊。喜食生牛肉和生鱼片,2 个月前生食过青蛙。实验室检查嗜酸性粒细胞增高(20.7%),结肠镜见 2 个活体成虫,鉴定为移睾棘口吸虫。

吡喹酮为首选治疗药物,阿苯达唑、甲苯咪唑等有一定的驱虫效果。

七、预防

开展健康教育,做好人畜粪便无害化处理。改变居民不良饮食习惯,不饮用生水,不生食或半生食鱼、虾、贝、螺类等。对患病动物进行驱虫治疗,提倡家禽、家畜圈养,不直接使用水草和浮萍作为饲料等。

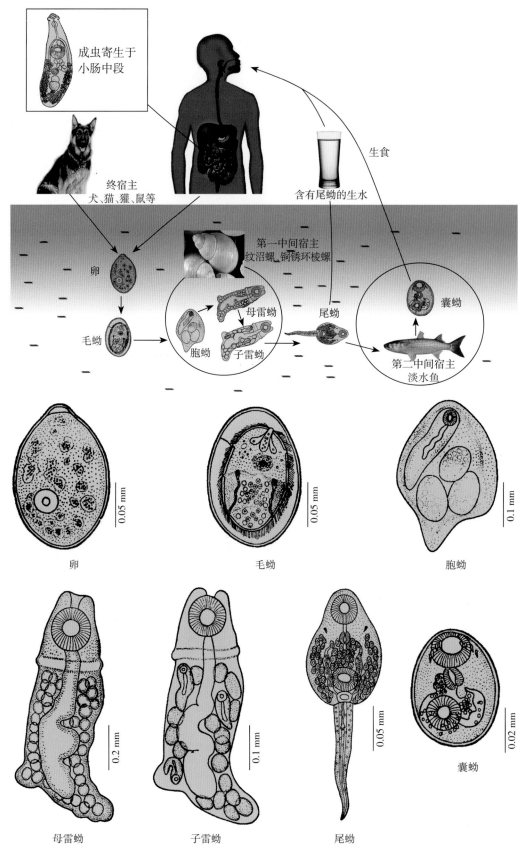

成虫寄生于
小肠中段

终宿主
犬、猫、獾、鼠等

卵

毛蚴

第一中间宿主
纹沼螺、铜锈环棱螺

胞蚴

母雷蚴

子雷蚴

尾蚴

生食

含有尾蚴的生水

囊蚴

第二中间宿主
淡水鱼

卵　　　　0.05 mm

毛蚴　　　0.05 mm

胞蚴　　　0.1 mm

母雷蚴　　0.2 mm

子雷蚴　　0.1 mm

尾蚴　　　0.05 mm

囊蚴　　　0.02 mm

图版 48-1　藐小棘隙吸虫生活史及各期形态

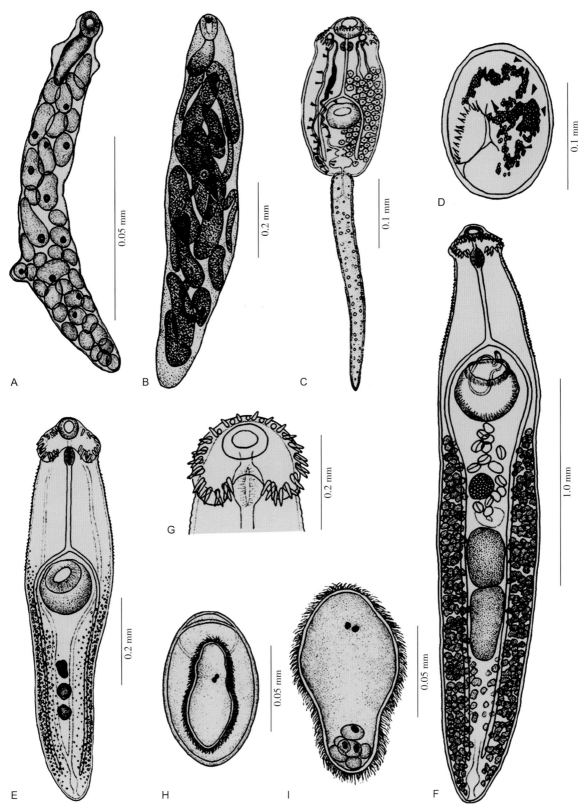

A 母雷蚴;B 子雷蚴;C 尾蚴;D 未脱囊的囊蚴;E 脱囊的囊蚴(后尾蚴);F 成虫整体观;G 成虫头冠和头棘;H 卵;I 毛蚴。

图版 48-2　曲领棘缘吸虫各阶段形态示意图

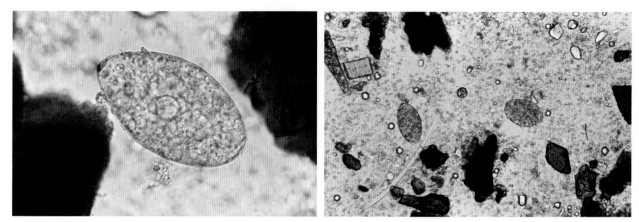

棘口吸虫卵较大,椭圆形,壳薄,淡黄色。有的虫种卵壳的一端有小盖,另一端稍增厚,内含未分化的卵细胞和若干个卵黄细胞(粪便样本,福尔马林固定,未染色;左 ×500,右 ×125)

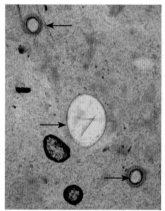 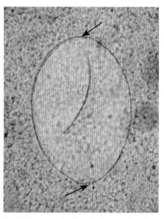 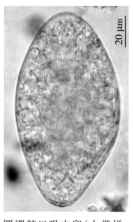 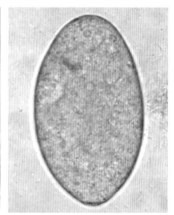

伊族棘口吸虫卵(大箭头),2个带状绦虫卵(小箭头)　伊族棘口吸虫卵,卵盖不明显(上箭头),增厚的球形突(下箭头)　圆圃棘口吸虫卵(人粪样,福尔马林固定)　卷棘口吸虫卵(仓鼠粪便样本)

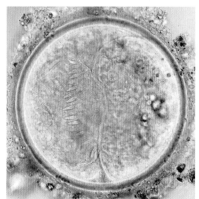 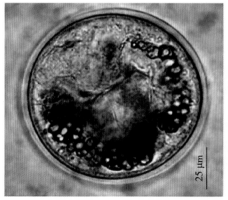 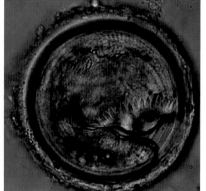

卷棘口吸虫后期囊蚴(左);巨睾棘口吸虫囊蚴(中),在包囊内弯曲并显示出特征性的排泄颗粒;卷棘口吸虫囊蚴(右),可见有头棘的头冠。

图版 48-3　棘口吸虫虫卵与囊蚴形态

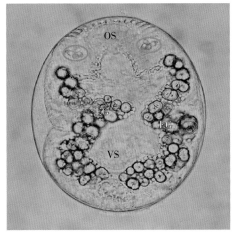
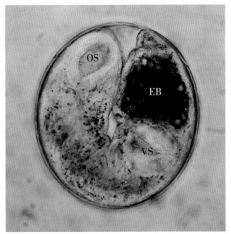

圆圃棘口吸虫后期囊蚴(左):椭圆形,平均大小为 156 μm×108 μm,有口吸盘(OS)和腹吸盘(VS)2 个吸盘,头冠上有 27 个头棘,每侧角棘
4 枚(圆圈处),2 排排泄颗粒(EG);华支睾吸虫囊蚴(右):椭圆形,平均大小为 158 μm×138 μm,有两个大小相近的吸盘(口吸盘和腹吸盘),
褐色色素颗粒和 O 形排泄囊(EB)。

图版 48-4　棘口吸虫与华支睾吸虫的囊蚴比较

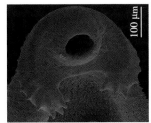
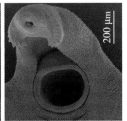
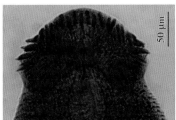
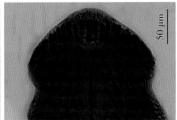

曲领棘缘吸虫头冠　　　　　　　　　　　　　　　巨睾棘口吸虫头冠

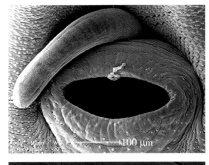
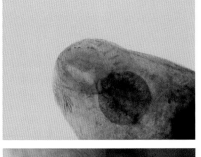
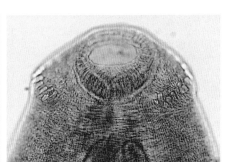

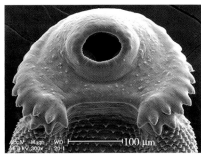
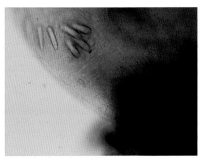
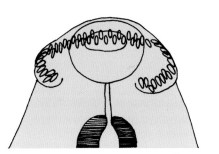

卷棘口吸虫腹吸盘唇的感觉乳突(上);口吸　圆圃棘口吸虫的头冠(上)及头棘细节(下)　　伊族棘口吸虫头冠,可见 49 个头棘
盘和头冠(下)

图版 48-5　棘口吸虫成虫头冠形态

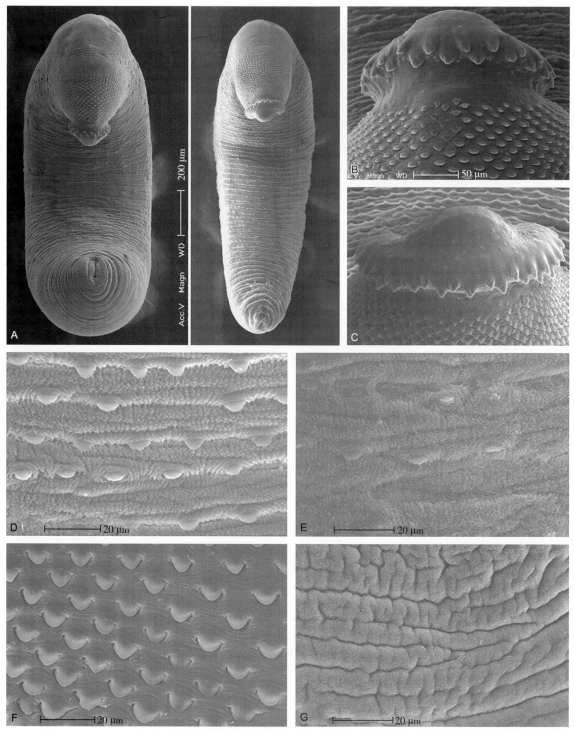

A～B 整体腹面观;C 头冠的背侧观,有头棘交替排列;D 腹吸盘后方的表面有大量鳞片状体棘;E 腹中面的体棘稀疏分布;F 背侧鳞片状体棘;G 背中面无棘。

图版 48-6 巨睾棘口吸虫成虫电镜图

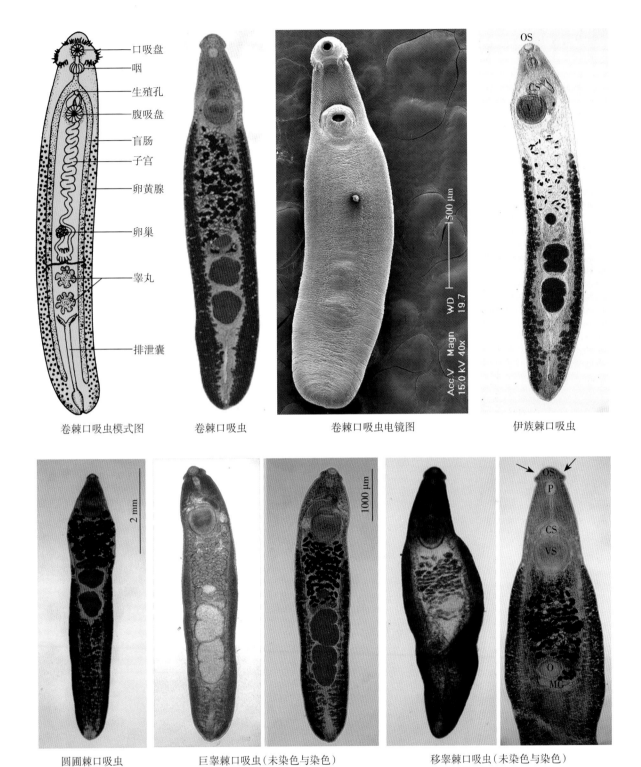

卷棘口吸虫模式图　　卷棘口吸虫　　卷棘口吸虫电镜图　　伊族棘口吸虫

圆圃棘口吸虫　　巨睾棘口吸虫（未染色与染色）　　移睾棘口吸虫（未染色与染色）

未染色的虫体用 10% 福尔马林固定，用镊子取出后显示完整的特征，染色虫体采用 Semichon 醋酸洋红染色。
OS. 口吸盘，CS. 阴茎囊，VS. 腹吸盘，O. 子宫，T. 睾丸，P. 咽，MG. 梅氏腺。

图版 48-7　棘口吸虫成虫形态

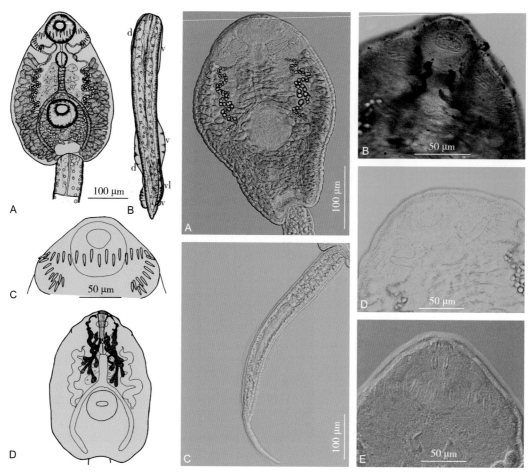

模式图:A 体部腹面观;B 尾部侧面观(d. 背鳍褶,v. 腹鳍褶,vl. 腹侧鳍褶);C 头冠;D 食管旁腺细胞。光镜:A 体部腹面观;B 食管旁腺细胞开口(中性红染色);C 尾部侧面观;D 头冠腹面观,见头棘的角棘和侧棘;E 头冠背面观,见背棘。

图版 48-8　卷棘口吸虫尾蚴模式图（左）和光镜图（右）

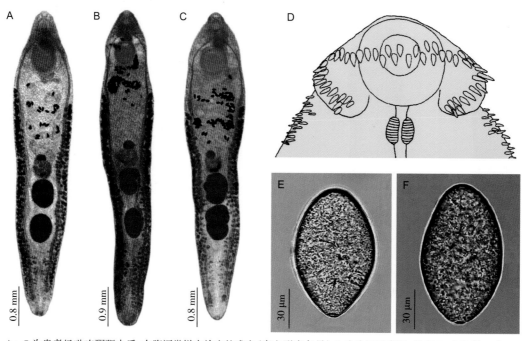

A～C 为患者经吡喹酮驱虫后,在腹泻粪样中检出的成虫(睾丸形态各异);D 为头冠示意图,共有 51 个头棘;E 和 F 为同一患者的粪样中检出的虫卵。

图版 48-9　伊族棘口吸虫成虫与卵

第四十九章　嗜眼吸虫病

嗜眼吸虫病（philophthalmiasis）是由嗜眼吸虫属（*Philophthalmus* Looss，1899）[1]吸虫寄生宿主的结膜和眼眶组织所引起的一种人兽共患病，病变严重者可失明。能够引起人体感染的嗜眼吸虫主要有 4 种：涉禽嗜眼吸虫（*P. gralli* Mathis et Leger，1910）、泪嗜眼吸虫（*P. lacrymosus* Braun，1902；亦作 *P. lachrymosus*、*P. lacrimosus*）、睑嗜眼吸虫（*P. palpebrarum* Looss，1899）和趋光嗜眼吸虫（*P. lucipetus* Rudolphi，1819）。

一、地理分布

广泛分布于世界各地。目前在北美、中欧、中东、东亚和南亚均有散发的人体感染病例。虽然非洲存在人体感染的危险因素，但至今未见非洲原住民感染的报道。

二、生活史

嗜眼吸虫生活史经过虫卵、毛蚴、母雷蚴、子雷蚴、孙雷蚴（三代雷蚴）、尾蚴、囊蚴、后尾蚴（童虫）和成虫等阶段。成虫在终宿主眼结膜内产卵，卵随眼分泌物排出。成熟虫卵入水后立即孵化出毛蚴，毛蚴侵入中间宿主拟黑螺（*Melanoides*）、锥蜷（*Thiara*）等淡水螺体内，经母雷蚴、子雷蚴和孙雷蚴，发育成尾蚴。尾蚴从螺体内逸出，附着在水线附近的物体表面（水生植物、螺类及甲壳纲类动物体表）形成囊蚴。经口感染的囊蚴在宿主口腔中脱囊形成后尾蚴，由上颚中间裂循鼻泪管移行至眼部发育为成虫（图 49-1）。

三、流行环节

人体感染主要途径是户外戏水、洗澡时，眼部直接接触含尾蚴或囊蚴的疫水。水鸟和涉禽类主要通过啄食附着在水生植物或甲壳纲类动物壳上的囊蚴或者眼直接接触疫水而感染。

四、病原体

成虫细长，长 2～5 mm，最宽 1.5 mm（大小依虫种而变化）。嗜眼属吸虫共同特征：① 虫体为长纺锤形或梨形；② 体表光滑或具有小棘；③ 口吸盘、腹吸盘、咽均为肌性器官且较大；④ 咽大、食管短，两肠支伸至体末端；⑤ 睾丸前后斜列位于体末端；⑥ 阴茎囊长，伸至腹吸盘后；⑦ 卵黄腺管状，不发达，每侧有 6～7 个小泡，卵巢在睾丸前方，卵内有毛蚴；⑧ 生殖孔位于肠分支处的体中央 1/3 处。虫种的区别主要是睾丸的形态差异（图 49-2）。

---

[1]　philein [G]= love，喜爱；ophthalmicus [L]= belonging to the eye，眼睛的。

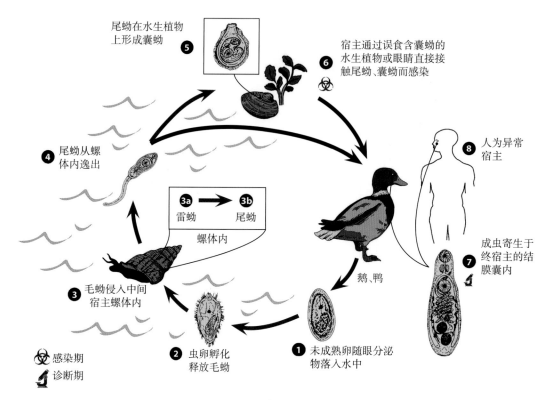

尾蚴在水生植物
上形成囊蚴 **5**

宿主通过误食含囊蚴的
水生植物或眼睛直接接
触尾蚴、囊蚴而感染 **6**

4 尾蚴从螺
体内逸出

8 人为异常
宿主

3a → **3b**
雷蚴　　尾蚴
螺体内

成虫寄生于
终宿主的结
膜囊内 **7**

3 毛蚴侵入中间
宿主螺体内

鹅、鸭

2 虫卵孵化
释放毛蚴

1 未成熟卵随眼分泌
物落入水中

感染期
诊断期

图 49-1　嗜眼吸虫生活史

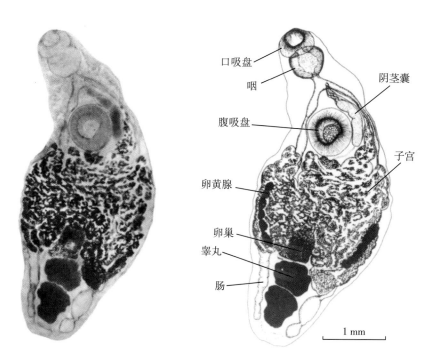

口吸盘

咽

阴茎囊

腹吸盘

子宫

卵黄腺

卵巢

睾丸

肠

1 mm

图 49-2　人体感染嗜眼吸虫的成虫标本（未鉴定虫种）

　　涉禽嗜眼吸虫虫卵呈椭球形,壳薄而透明,有卵盖,大小为（75～100）μm×（36～60）μm,成熟虫卵大小为（155～173）μm×（70～81）μm（图 49-3）。子雷蚴和尾蚴的形态见图 49-4 和图 49-5。

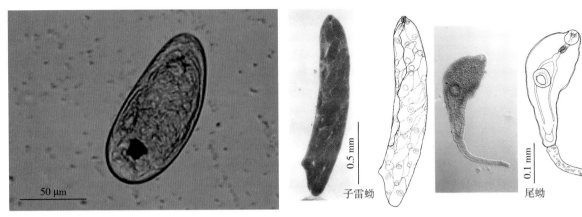

图 49-3 虫卵　　　　　　　　　图 49-4 子雷蚴和尾蚴

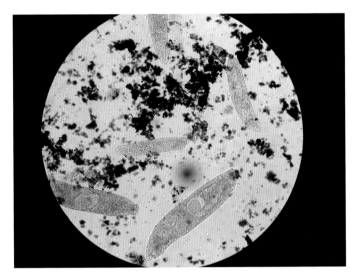

图 49-5 涉禽嗜眼吸虫子雷蚴

五、病理与临床表现

成虫主要引起结膜炎、角膜炎、流泪、眼睛浮肿和眼中异物感,严重者继发感染可伴有脓性分泌物,患侧眼视觉障碍(视物模糊、视力下降或失明)。裂隙灯下甚至可观察到活虫在眼结膜中有节律地蠕动。

六、诊断与治疗

检查到虫卵或成虫是诊断与鉴别诊断的可靠依据。治疗采取手术清除眼眶内的成虫,再辅以药物如吡喹酮眼膏涂眼等对症治疗。

七、预防

加强健康教育,不在疫水中游泳、戏水、洗脸、洗澡,不生饮疫水,不在疫水区域放养家禽。

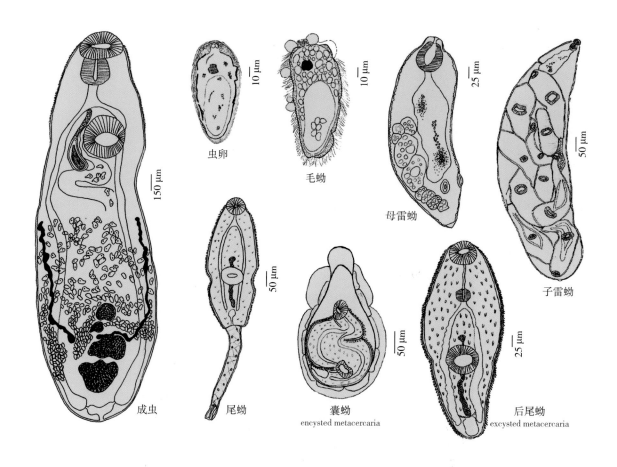

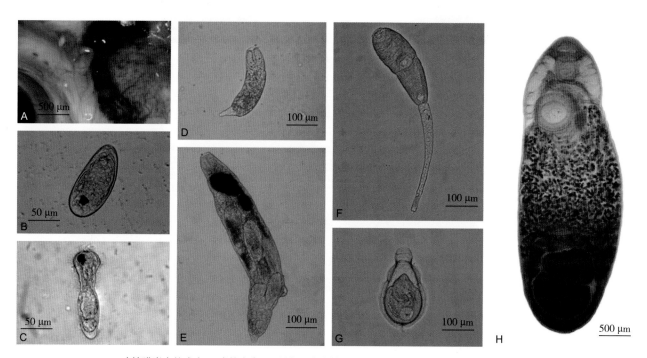

A 鸡结膜囊中的成虫；B 成熟虫卵；C 毛蚴；D 未成熟的雷蚴；E 成熟雷蚴；F 尾蚴；G 囊蚴；H 成虫。

图版 49-1　涉禽嗜眼吸虫生活史各期形态图

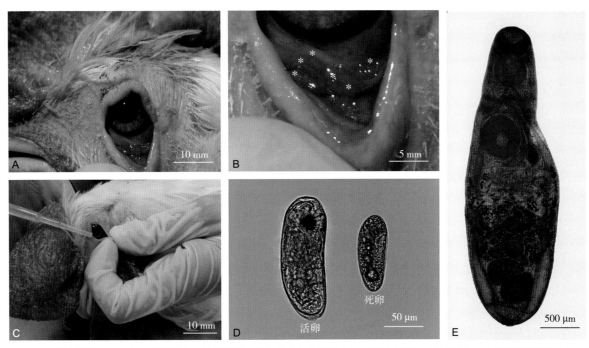

A 和 B 鸡结膜囊中的成虫（B 图星号）；C 结膜囊灌洗采集成虫与虫卵样本；D 活卵与死卵；E 实验感染 175 d 后采集到的成虫。

图版 49-2 鸡实验性感染涉禽嗜眼吸虫

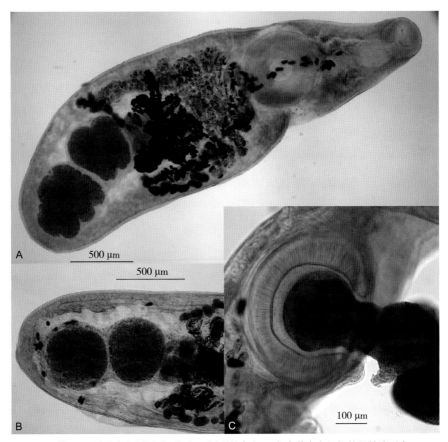

A 整体观，尾端的睾丸椭圆形、分叶；B 圆形的睾丸；C 包裹着宿主组织的肌性腹吸盘。

图版 49-3 海狮嗜眼吸虫（*P. zalophi* Dailey，Perrin et Parás，2005）成虫形态

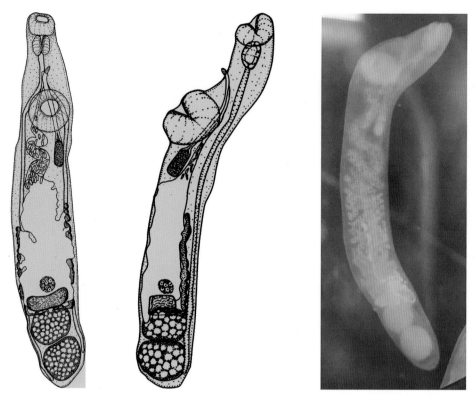

图版 49-4   细小嗜眼吸虫（*P. attenuatus* Bennett et Presswell，2019）成虫形态

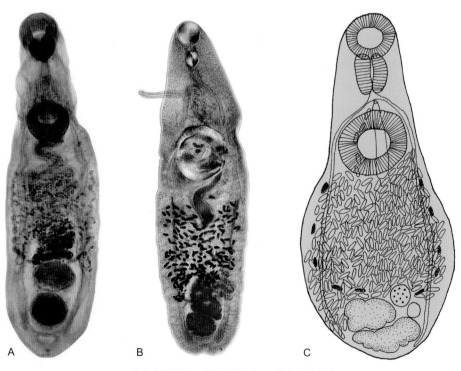

A 涉禽嗜眼吸虫；B 泪嗜眼吸虫；C 趋光嗜眼吸虫。

图版 49-5   嗜眼吸虫成虫

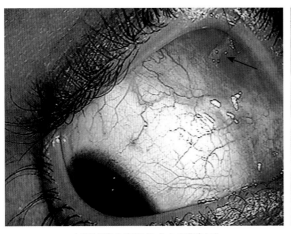

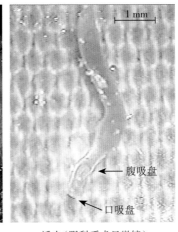

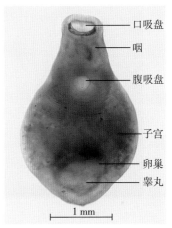

右眼结膜上穿窬的成虫（裂隙灯）　　　　　　活虫（眼科手术显微镜）　　　　福尔马林固定的虫体（光镜）

病例1,男,18岁,在池塘中洗澡感染,右眼充血不适2个月,未鉴定虫种

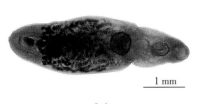

成虫

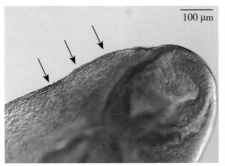

成虫前端的微小体棘（箭头）

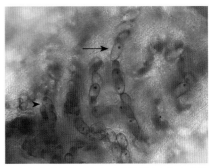

子宫中的成熟卵（箭头示毛蚴眼点）和未成熟卵（三角）

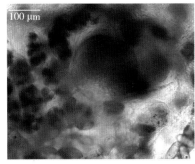

球形卵巢

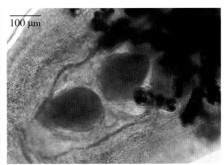

梨形串珠状的睾丸

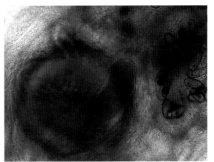

贮精囊和阴茎囊

病例2,男,47岁,右眼外侧结膜下复发出血,未鉴定虫种

图版 49-6　人体嗜眼吸虫感染病例

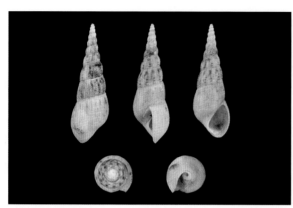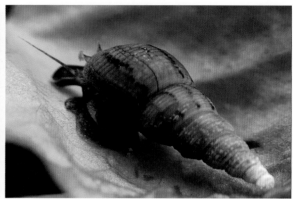

瘤拟黑螺（*Melanoides tuberculata* Müller，1774）
广泛分布于非洲、亚洲的热带与亚热带地区，是涉禽嗜眼吸虫的主要中间宿主。

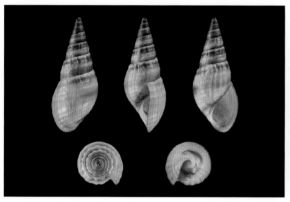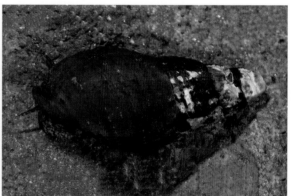

斜粒粒蜷（*Tarebia granifera* Lamarck，1822）
分布于印度、马来群岛、菲律宾、中国台湾、日本及太平洋诸岛。已经成为世界上许多地方的入侵物种，1999 年该物种在南非被报道，自然分布之外的扩散主要是由于水族养殖。贝壳高度、纹饰等形态变异较大。

图版 49-7　嗜眼吸虫中间宿主螺

第四篇

绦虫病

04

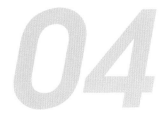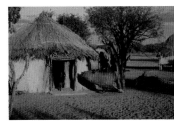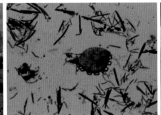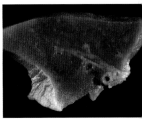

第五十章 概 论

绦虫(cestode)体长而扁平呈带状,故亦称带虫(tapeworm)。成虫寄生于各种脊椎动物的肠道中,幼虫则寄生于宿主的肝、肺、脑及眼睛等各种组织中,由此引起的疾病称为绦虫病(cestodiasis)。

一、形态与结构

1.成虫 体扁平、带状,呈白色或淡黄色,无口腔和消化道。由头节(scolex)、颈部(neck)和链体(strobila)组成(图50-1)。成虫大小因物种而异差别很大,数毫米至数十米不等。牛带绦虫(*Taenia saginata*)可长达20 m,最大的一种是鲸鱼绦虫(whale tapeworm)长可超过30 m。寄主小的物种寄生的绦虫往往也小,例如,寄生于田鼠和旅鼠的绦虫长度只有13～240 mm,寄生于鼩鼱的绦虫只有0.8～60 mm。

(1)头节(scolex):位于最前端,为吸附和固着器官。头节的形态结构因虫种而变异很大,通过比较头节的形态特征,可以鉴别不同类型的虫种(图50-2)。

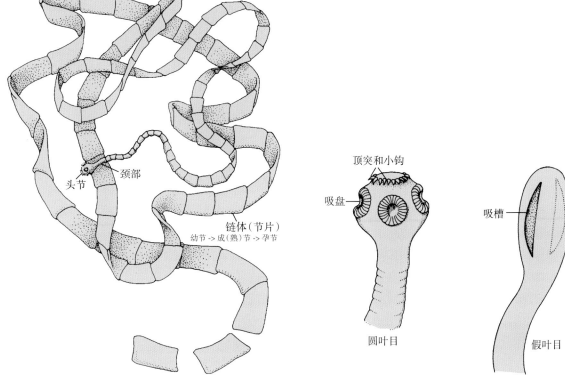

图50-1 绦虫成虫形态模式图 　　　　图50-2 圆叶目和假叶目绦虫的头节比较

圆叶目绦虫的头节呈球形,四周分布4个吸盘(sucker),部分虫种头节顶部具有可伸缩性的顶突(rostellum),顶突周围可有1圈或数圈棘状或矛状小钩(hook/hooklet),小钩数量依虫种而不同。

假叶目绦虫头节结构与圆叶目不同,呈梭形,仅靠位于头节背、腹表面的2条吸槽(bothrium)依附于宿主肠壁上,吸槽呈浅盘状或裂隙状、甚至呈两端开口的小筒状。可寄生于所有脊椎动物,特别是掠食性鱼类(predatory fish)。

(2)颈部与链体:颈部短而纤细,不分节,具有生发功能。由颈部向后不断芽生(budding)出若干节片(proglottid 或 segment)组成链体。组成链体的节片数量因虫种不同从数个到数千个不等。当颈部形成新的节片时,旧的节片向后推移。靠近颈部的节片,其生殖器官未发育成熟称为幼节(immature proglottid);中段的节片生殖器官已发育成熟称为成节(mature proglottid);链体后部含有虫卵的节片称为孕节(gravid proglottid),孕节的子宫内充满虫卵。末端的孕节可从链体上脱落,并随粪便排出宿主体外。

(3)体壁:由皮层(tegument)和皮下层组成,具有高度代谢活性。皮层最外面有无数微小的指状胞质突起,称微毛(microtrix)。微毛下是原生质层(protoplasmic layer)在整个虫体表面的延续,并有一层质膜将其包绕,膜上被覆一层糖萼(glycocalyx),使皮层免受宿主消化酶的损害。位于体壁最外层的微毛,增加了成虫体表面积,有利于成虫从宿主消化道吸收营养(图50-3)。

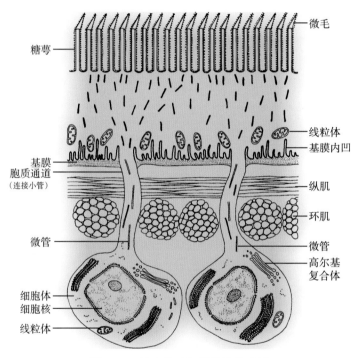

图 50-3　绦虫体壁超微结构模式图

皮下层位于基膜下,主要由表层肌(superficial muscle)组成,包括环肌、纵肌和少量斜肌,均为平滑肌。在肌层下的实质组织中有大量的电子致密细胞,称核周体(perikaryon,复数 perikarya),通过若干胞质通道(cytoplasmic connective)穿过表层肌和基膜与皮层相连,构成皮层合胞体(tegument syncytium)。细胞体(cyton)包埋在实质组织中,含高尔基复合体、线粒体、粗面内质网等参与蛋白质合成的细胞器。由此合成的物质通过胞质通道(即连接小管)转运到远端胞质区,维持着糖萼、体被和微毛的稳定。

(4)实质组织(parenchyma):是指绦虫体被(皮层)所包围实质细胞而形成的海绵状组织。在绦虫活体内,实质细胞是糖原合成和储存的主要场所,其间隙充满着液体。

(5)实质肌肉组织(parenchymal musculature):是指嵌在薄壁组织中的双极肌细胞和纤维形成的一条宽带,在虫体外表面和中轴之间环绕每个节片。其作用是有助于稳定链体抵抗宿主肠道蠕动的影响。

(6)石灰小体(calcareous corpuscle):又称钙颗粒,是指虫体实质组织中由有机物(蛋白质、糖原、酶等)和无机物(钙、镁、磷等)组成的球形小体。其功能可能与虫体发育能量补充有关,也可能是虫体新陈代谢排泄产物的一种形式。

（7）排泄系统（excretory system）：由若干焰细胞（flame cell）、毛细管、收集管（collecting canal）、集合管（gathering duct）及与其相连的4根纵行的排泄管（excretory canal）组成（图50-4）。作为虫体的渗透调节系统，其主要作用是维持虫体内部最佳的流体静压，以保证链体和头节的伸展运动。该系统在不同虫种可能并不完全一致，如缩小膜壳绦虫缺乏渗透调节能力。

（8）神经系统：绦虫的神经系统相对复杂。位于头节的大脑神经组织呈矩形或圆形，发出丰富的运动纤维支配头节的运动，并接收来自顶突、吸盘和皮层（体被）的感觉纤维。从大脑发出的纵向神经沿链体分布到虫体外侧。在每个节片中，纵向神经通过交叉连接吻合起来，形成阶梯状（图50-5）。

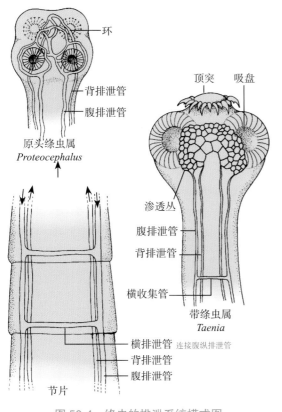

图 50-4 绦虫的排泄系统模式图

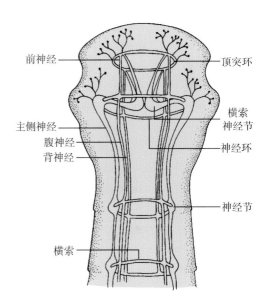

图 50-5 绦虫神经系统模式图

（9）生殖系统：绦虫为雌雄同体，每个节片内均有雌雄生殖器官各1套，个别虫种也有2套的，如犬复孔绦虫。雄性生殖系统由一个到多个睾丸组成，这些睾丸镶嵌在每个节片的实质组织的髓质区。在多睾丸的情况下，每个睾丸发出单独的输出管（vas efferens）汇合成输精管（vas deferens），输精管的远端部分形成肌性阴茎（muscular cirrus）并包裹在阴茎囊（cirrus sac）内。

雌性生殖系统有一个卵巢，分叶状，由卵巢产生的卵子在输卵管近端受精后，受精卵进入输卵管的卵模（ootype）区域，卵模周围有梅氏腺（Mehlis's gland）。卵黄腺（vitelline gland）发出卵黄小管汇合成卵黄总管与卵模附近的输卵管相连。卵黄腺的大小和位置因物种而异。阴道是一个管状器官，在梅氏腺水平连接输卵管，为精子提供了生殖腔和输卵管之间的通道，受精发生在阴道和输卵管的连接处。

假叶目绦虫的卵黄腺呈滤泡状，由散布于实质组织的髓质区域的大量卵泡组成。生殖孔位于节片中部，虫卵可经子宫孔不断排出，最后衰老的孕节从链体上脱落，称为假离解（pseudoapolysis）。圆叶目绦虫的卵黄腺聚集成块形成一个紧密体，生殖孔位于节片侧面，无子宫孔，虫卵生成后只能贮存在子宫中，成熟的孕节脱落和裂解后，虫卵才能散出，这种情况称为离解（apolysis）。

2.虫卵　假叶目绦虫的虫卵呈椭圆形,有卵盖,内含一个卵细胞和多个卵黄细胞。圆叶目绦虫的虫卵呈圆形或类圆形,内含六钩蚴(图 50-6)。绦虫虫卵的形成过程见图 50-7。

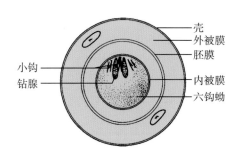

图 50-6　圆叶目绦虫卵一般模式图

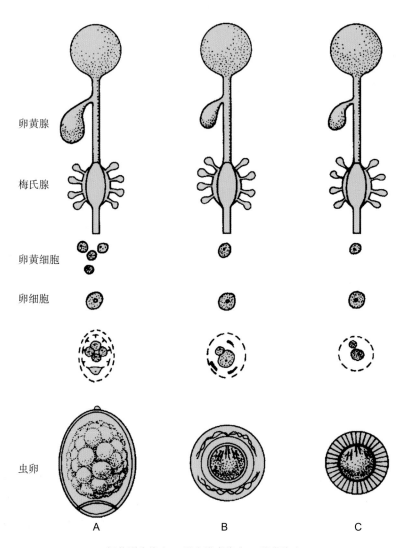

A 阔节裂头绦虫;B 微小膜壳绦虫;C 猪带绦虫。

图 50-7　三种绦虫虫卵形成过程模式图

二、生活史

绦虫的终宿主是脊椎动物和人,中间宿主包括节肢动物(如昆虫纲、甲壳纲)、软体动物和其他脊椎动物等。依虫种不同,通常需要 1 个或多个中间宿主完成其生活史(图 50-8)。

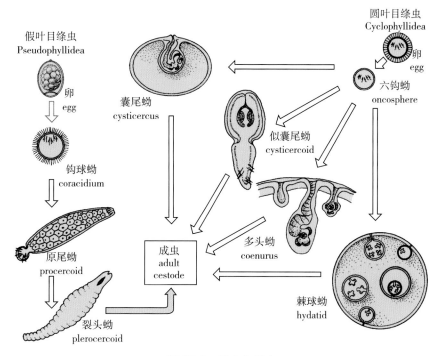

图 50-8 绦虫生活史

1. 假叶目型模式　假叶目绦虫卵随终宿主粪便排出后,虫卵在水中发育并孵出钩球蚴,钩球蚴被剑水蚤等水生节肢动物(第一中间宿主)摄食后,脱去胚膜,穿过肠壁,到血腔中发育为原尾蚴(procercoid)。含原尾蚴的水生节肢动物被鱼、蛙等脊椎动物(第二中间宿主)吞食后,原尾蚴穿透鱼、蛙肠壁进入其体腔或肌肉中,发育为裂头蚴(plerocercoid)。裂头蚴是感染期幼虫,可经食入的鱼、蛙肉而感染人类,最终在人体肠道内发育为成虫。

2. 圆叶目型模式　圆叶目绦虫生活史只需 1 个中间宿主,个别虫种如微小膜壳绦虫无需中间宿主即可完成自身感染。适应于陆栖中间宿主包括脊椎动物(如猪、牛、猫、狗等)或无脊椎动物(通常是节肢动物)。虫卵从终宿主体内随粪便排出,污染环境中的土壤、草地和水等并可存活数月。中间宿主进食被虫卵污染的水草后,六钩蚴发育为似囊尾蚴(cysticercoid)或囊尾蚴(cysticercus),对终宿主有感染性,称为感染期幼虫。人进食含囊尾蚴的未经煮熟的猪、牛肉时而感染,囊尾蚴在人体小肠内脱囊,发育为成虫。

三、分类

绦虫隶属扁形动物门(Platyhelminthes)绦虫纲(Cestoda)的单节绦虫亚纲(Cestodaria)和多节绦虫亚纲(Eucestoda)。单节绦虫亚纲成虫寄生在各种鱼类和龟鳖体内。多节绦虫亚纲成虫寄生在各种脊椎动物(包括人或犬、猫、熊、狐等)小肠内,又分为 5 目,其中可引起人体感染的绦虫约 30 多种,均属假叶目(Pseudophyllidea)和圆叶目(Cyclophyllidea)(图 50-9)。

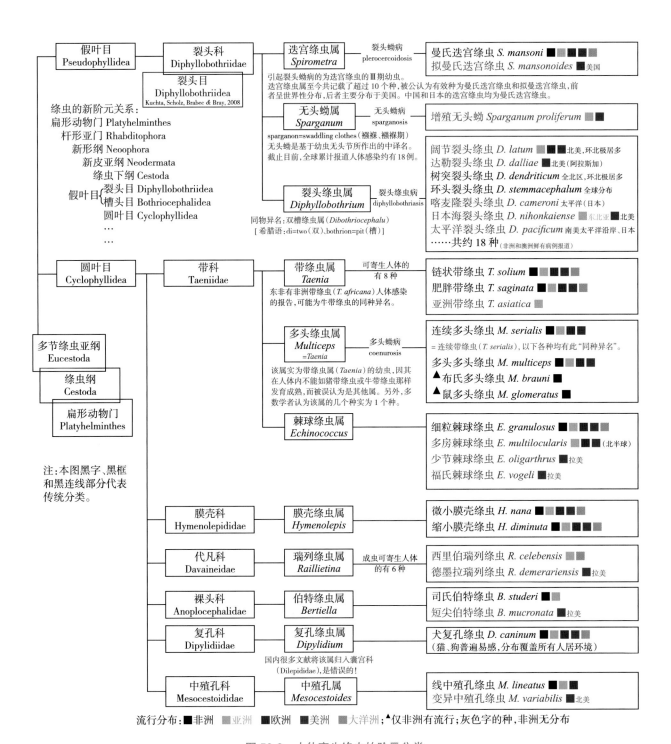

图 50-9 人体寄生绦虫的阶元分类

　　依据分子生物学证据和形态学等,假叶目(Pseudophyllidea)已被分为裂头目(Diphyllobothriidea)和槽头目(Bothriocephalidea)2个新目,两者进化距离远,且形态结构等有明显差异。两个目绦虫的主要区别:① 裂头目的生殖孔位于腹面,且在子宫孔(uterine pore)前;槽头目的生殖孔则位于背面、背侧面或侧面,且在子宫孔后。② 裂头目具有肌性的外贮精囊(external seminal vesicle),而槽头目无。③ 槽头目具有子宫囊(uterine sac),而裂头目无(图50-10)。④ 终宿主(definitive host):裂头目以四足类(tetrapod)为终宿主,通常为哺乳动物,其中的裂头属(*Diphyllobothrium*)、迭宫属(*Spirometra*)、复殖孔属(*Diplogonoporus*)可寄生人体;槽头目的终宿主以硬骨鱼类(teleost fish)为主,不包括恒温脊椎动物(homoiothermic vertebrate)。

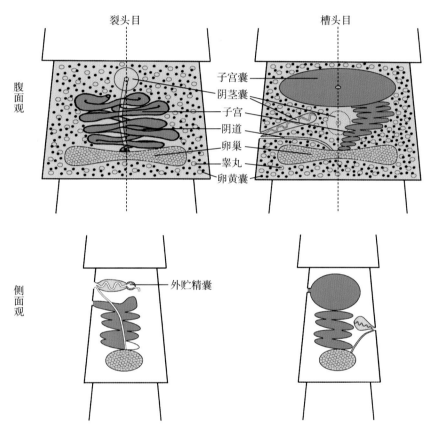

图 50-10　裂头目和槽头目绦虫形态模式图

第五十一章　带绦虫病

　　带绦虫病（taeniasis）包括猪带绦虫病和牛带绦虫病。猪带绦虫病是由链状带绦虫（*Taenia solium* Linnaeus，1758；亦称猪带绦虫、猪肉绦虫或有钩绦虫）[①] 成虫寄生于人体肠道引起的一种寄生虫病。牛带绦虫病是肥胖带绦虫（*Taenia saginata* Goeze，1782；亦称牛带绦虫、牛肉绦虫或无钩绦虫）成虫寄生于人体所引起的一种肠道寄生虫病。

一、地理分布

　　带绦虫病呈世界性分布。在非洲，猪带绦虫病主要分布在喀麦隆、布基纳法索、布隆迪、多哥、埃塞俄比亚、刚果、塞内加尔、赞比亚、南非、纳米比亚、尼日利亚、加纳、几内亚、坦桑尼亚、肯尼亚、卢旺达、马达加斯加、莫桑比克等国家和地区；牛带绦虫病主要分布在阿尔及利亚、埃塞俄比亚和坦桑尼亚等国家（图51-1）。

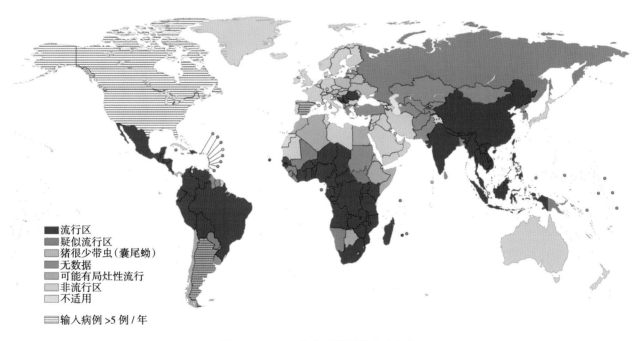

图 51-1　2015 年全球猪带绦虫病分布

二、生活史

　　猪（牛）带绦虫成虫寄生于人体小肠，虫卵或者孕节随粪便排出体外后，被猪或牛等中间宿主吞食，虫

---

① tainia [G]= tape/belt，带子；solus [L]= alone，单独的；saginatus [L]= fatten，肥胖的。

卵在其小肠内逸出六钩蚴,钻入肠壁,经循环系统最终迁移到肌肉组织,发育成囊尾蚴。人生食或者半生食含囊尾蚴的肉制品而被感染,囊尾蚴在肠道发育为成虫(图51-2)。

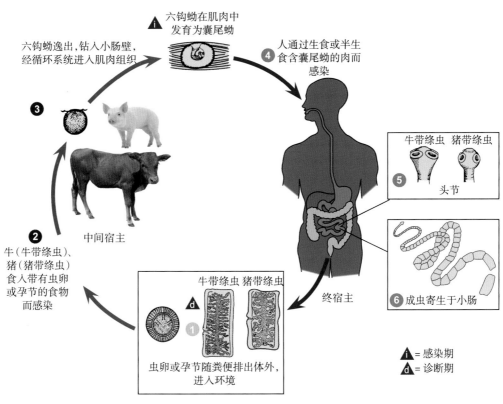

图 51-2 带绦虫生活史

三、流行环节

人是猪(牛)带绦虫唯一终宿主。人食入未煮熟的含有猪囊尾蚴的猪肉或野猪肉而引起猪带绦虫病,人误食猪带绦虫卵则可感染猪囊尾蚴病。人感染牛带绦虫主要是因进食未煮熟含有活囊尾蚴的牛肉或受囊尾蚴污染的食物而引起(图51-2)。

四、病原体

1. **成虫** 呈乳白色(或淡肉红色),背腹扁平、带状。猪带绦虫:薄而透明,一般长2~4 m,链体平均有700~1000片节片组成;牛带绦虫:长4~8 m,最长可达25 m,链体一般由1000~2000片节片组成(图51-3)。

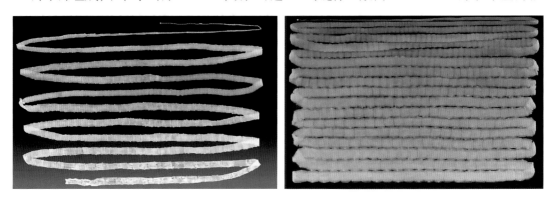

图 51-3 猪带绦虫(左)和牛带绦虫(右)成虫

2.头节　猪带绦虫:呈近似球形、细小,有4个杯状吸盘,顶部中央隆起为顶突,周围有两圈22～36个小钩;牛带绦虫:呈灰褐色、方形,无顶突及小钩,有4个杯状的吸盘位于头节的四角(图51-4)。

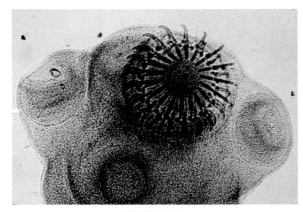
猪带绦虫头节

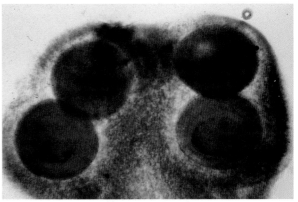
牛带绦虫头节

图 51-4　带绦虫头节

3.成节　猪带绦虫:卵巢分3叶,即左右两叶和中央小叶(图51-5);牛带绦虫:卵巢分2叶,子宫前端常可见短小的分支。

4.孕节　猪带绦虫:窄长、较大,子宫向两侧分支,每侧约7～13支,每支末端再分支呈树枝状,每一孕节内含虫卵约4万只左右;牛带绦虫:分支较整齐,每侧约15～30个分支,每个孕节含虫卵8～10万只(图51-6、图51-7)。

5.虫卵　呈球形,卵壳很薄,胚膜较厚,呈棕黄色,其上有放射状条纹,胚膜内含一球形六钩蚴,六钩蚴具有六个小钩(图51-8)。

6.囊尾蚴　为感染阶段,呈卵圆形,在白色囊内含有囊液和一个凹入的头节,又称"囊虫",为米粒大至黄豆大白色半透明包囊,囊内充满无色囊液(图51-9)。

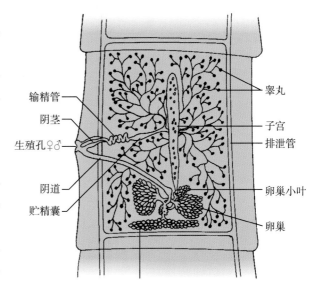

输精管
阴茎
生殖孔♀♂
阴道
贮精囊

睾丸
子宫
排泄管
卵巢小叶
卵巢

图 51-5　猪带绦虫成节

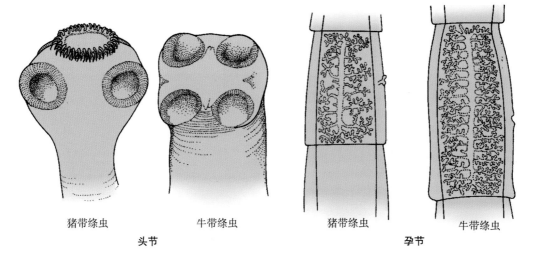

猪带绦虫　　　牛带绦虫
头节

猪带绦虫　　　牛带绦虫
孕节

图 51-6　带绦虫的头节和孕节模式图

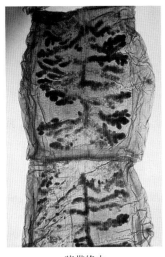
猪带绦虫

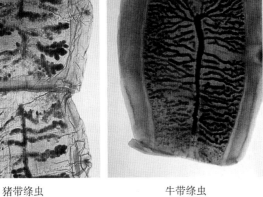
牛带绦虫

图 51-7　带绦虫孕节

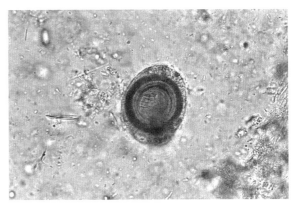
图 51-8　带绦虫卵

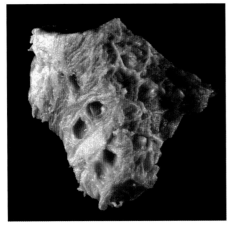
感染有囊尾蚴的猪肉

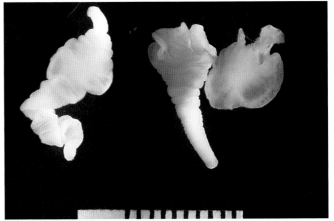
猪囊尾蚴标本

图 51-9　猪囊尾蚴

五、病理与临床表现

当头节固着肠壁而致局部严重损伤时,可引起肠梗阻或肠穿孔并发腹膜炎。临床表现可有上腹或全腹隐痛、消化不良、腹泻、便秘、恶心、呕吐等胃肠道症状。牛带绦虫病最明显的特点是孕节可自动从宿主肛门逸出,在肛门周围作短时间蠕动。

六、诊断与治疗

在粪便涂片中查到虫卵即可确诊。治疗常采用槟榔合并南瓜子法,具有良好驱虫效果,亦可用仙鹤酚(驱绦胶囊)、氯硝柳胺片(灭绦灵)、吡喹酮、阿苯达唑等均进行驱虫。

七、预防

加强健康教育,不生食猪肉、牛肉;加强肉类加工和检疫管理,强化畜粪无害化处理;开展人畜同步驱虫治疗。

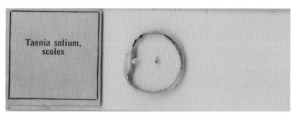

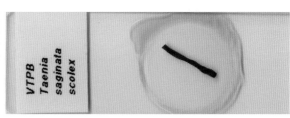

猪带绦虫头节

牛带绦虫头节

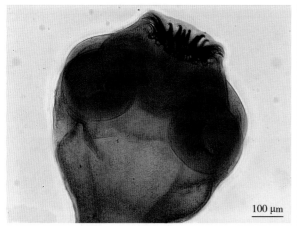

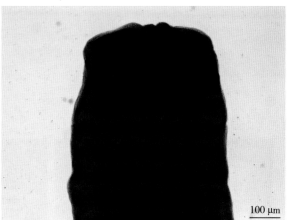

猪带绦虫头节

牛带绦虫头节

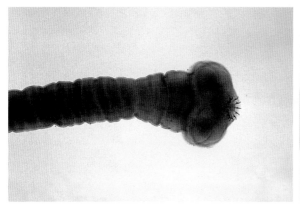

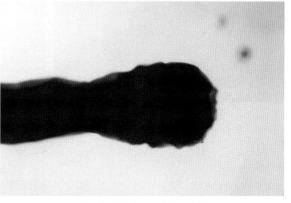

猪带绦虫头节,可见顶突及小钩

牛带绦虫头节,无顶突及小钩

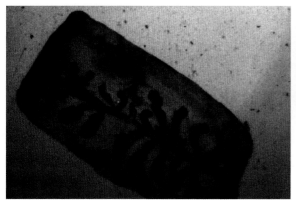

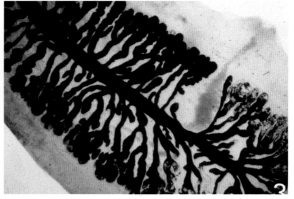

猪带绦虫孕节,每侧有 7～13 个子宫分支

牛带绦虫孕节,每侧有 15～30 个子宫分支

图版 51-1   带绦虫成虫

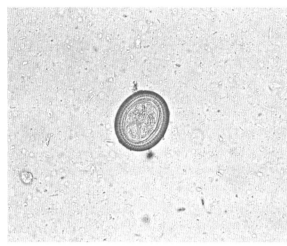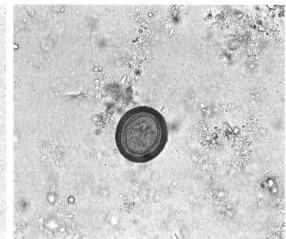

带绦虫卵（×100）

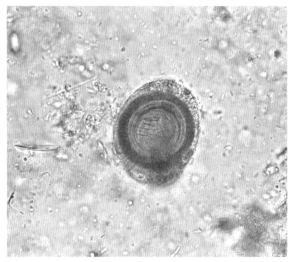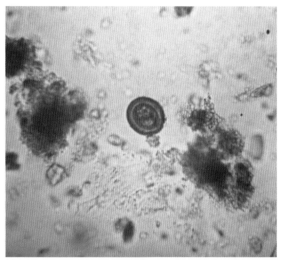

带绦虫卵，可见六钩蚴　　　　　　　带绦虫卵，直径 31 ～ 43 μm, 外层是较厚的褐色胚膜, 具有放射性条纹

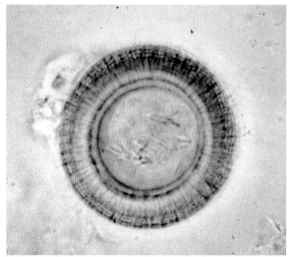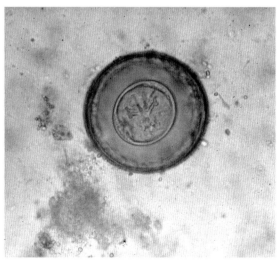

带绦虫卵　　　　　　　　　　　　猪带绦虫卵

图版 51-2　带绦虫卵

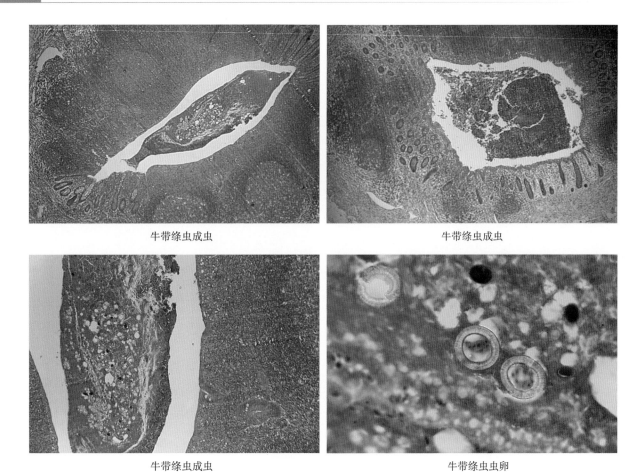

牛带绦虫成虫　　　　　　　　　　　　牛带绦虫成虫

牛带绦虫成虫　　　　　　　　　　　　牛带绦虫虫卵

图版 51-3　牛带绦虫病理切片（阑尾组织，光镜）

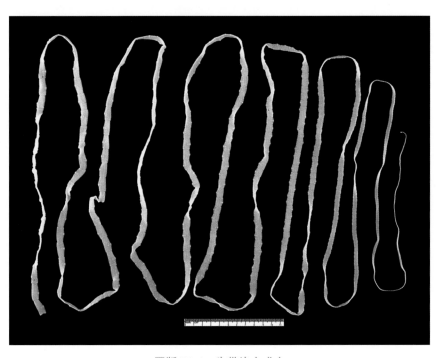

图版 51-4　牛带绦虫成虫

囊尾蚴病（cysticercosis）[①]，是由链状带绦虫（*Taenia solium*）的幼虫囊尾蚴（cysticercus）寄生于人体皮下及肌肉、脑、眼等部位引起的一种寄生虫病。

一、地理分布

囊尾蚴病呈世界性分布，凡有猪带绦虫病流行的地区均有囊尾蚴病发生。尤其是在亚洲、非洲和拉丁美洲的部分国家，囊尾蚴病流行广泛，严重危害当地居民身体健康、养猪业发展及猪肉食品安全（图 52-1）。

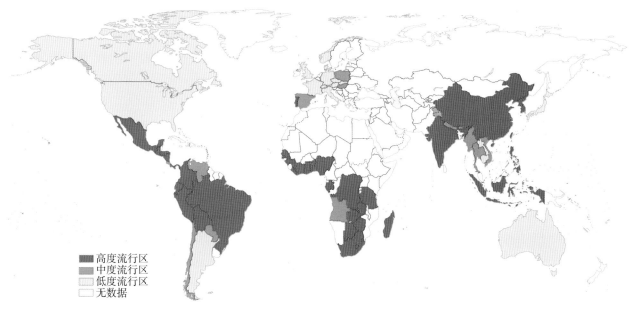

高度流行区
中度流行区
低度流行区
无数据

图 52-1　全球脑囊尾蚴病（neurocysticercosis）分布

二、生活史

猪囊尾蚴是猪带绦虫的中绦期幼虫。虫卵被人食入后，于小肠内在消化液作用下经 24～72 h 胚膜破裂，六钩蚴逸出，并借其分泌物和小钩作用，1～2 d 内钻入小肠黏膜，经血循环或淋巴系统到达宿主身体各处，随即进入肌肉组织继续发育。感染后 60 d 出现小钩和吸盘，约经 10 周发育为成熟囊尾蚴，引起人体囊尾蚴病（图 52-2）。

---

① kystos [G]= cyst，囊；kerkos [G]= tail，尾巴。

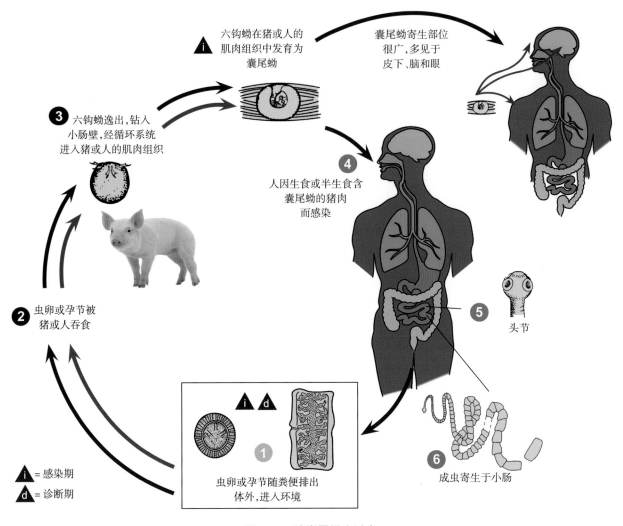

图 52-2　猪囊尾蚴生活史

三、流行环节

　　猪带绦虫病患者是囊尾蚴病的唯一传染源。患者粪便中排出的孕节及虫卵污染环境,猪食入粪便或环境中的虫卵而感染囊尾蚴病(图 52-3)。人体感染囊尾蚴病的方式有自体内感染、自体外感染和异体感染,异体感染为最主要感染方式。

四、病原体

　　囊尾蚴,呈卵圆形囊泡状、乳白色、半透明。囊壁薄,囊内充满囊液,内有一米粒大白点,为向内翻卷的

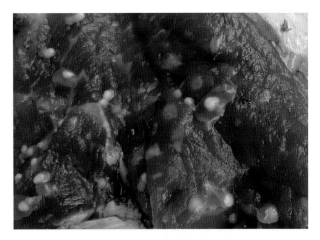

图 52-3　含有囊尾蚴的猪肉

头节,头节有顶突、小钩和 4 个吸盘(图 52-4)。囊尾蚴大小一般为(8~10) mm×5 mm,形态和大小常随寄生部位不同而不同。在疏松组织与脑室中多呈圆形、直径为 5~8 mm,在肌肉中则略长;在脑底部或脑室内可达 2.5 cm,而且往往具分支或葡萄样突起,称葡萄状囊尾蚴。

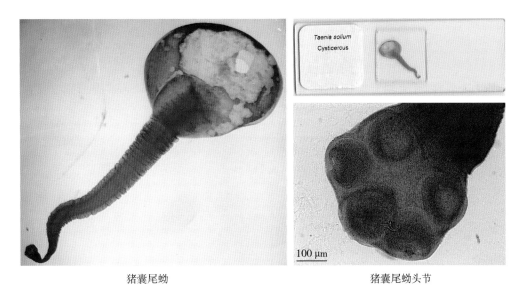

猪囊尾蚴　　　　　　　　　　　猪囊尾蚴头节

图 52-4　猪囊尾蚴形态

五、病理与临床表现

根据囊尾蚴寄生部位,囊尾蚴病可分为皮下及肌肉囊尾蚴病、脑囊尾蚴病、眼囊尾蚴病、其他部位囊尾蚴病和混合型囊尾蚴病等临床类型。主要临床表现因囊尾蚴寄生部位和数量不同而异,可有发热、肌肉酸痛、乏力、食欲不振、皮下结节、心悸、心慌、胸闷气短、呃逆、癫痫、头晕、头痛、颅内压增高、精神障碍等症状。

六、诊断与治疗

手术摘除囊肿后进行直接压片或病理组织学检查发现囊尾蚴即可确诊(图 52-5)。

猪囊尾蚴病治疗分为病原治疗、对症治疗和手术治疗。病原治疗药物有吡喹酮、阿苯达唑及奥芬达唑等。手术治疗主要是摘除囊肿组织。

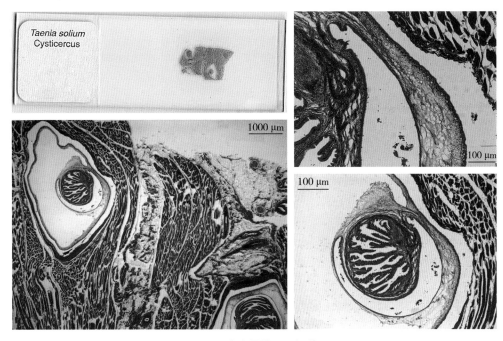

图 52-5　猪囊尾蚴组织切片

七、预防

　　宣传囊尾蚴病的防治知识,注意个人卫生和饮食卫生,防止病从口入。实行生猪圈养,加强猪粪管理。修建卫生无害化厕所,加强人粪无害化处理。强化生猪"定点屠宰、集中检疫",对检出囊尾蚴病猪肉焚毁或掩埋。

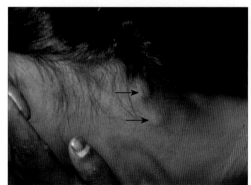

颈部皮下结节

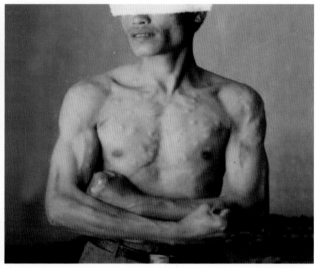

皮下结节

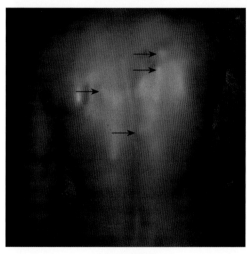

背部皮下结节

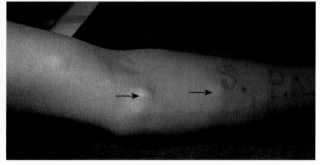

手臂皮下结节

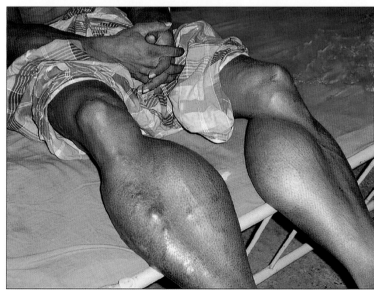

腿部皮下结节

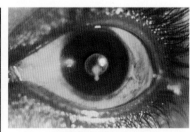

眼囊尾蚴寄生

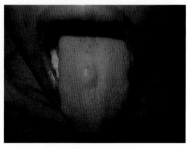

舌囊尾蚴寄生

图版 52-1　人体囊尾蚴病

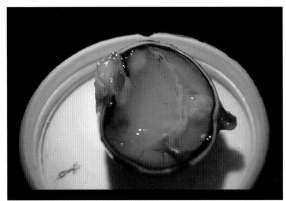

眼球中的囊尾蚴

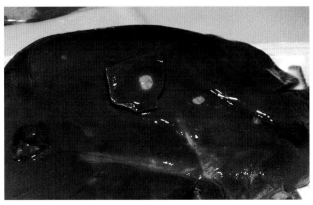

肝脏中的囊尾蚴

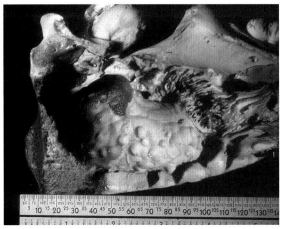

肌肉中的囊尾蚴

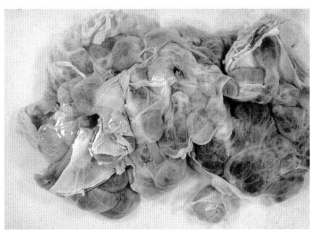

肺脏中的囊尾蚴

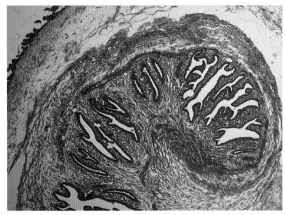

眼囊尾蚴病理切片（HE 染色，×40）

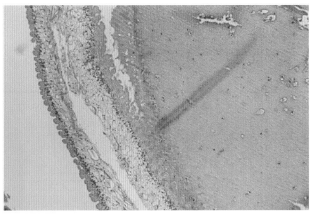

脑囊尾蚴病理切片（HE 染色，×100）

图版 52-2　囊尾蚴病理

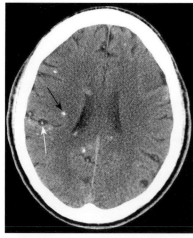

头部 CT 扫描（轴位平扫）
"牛眼征"（白色箭头）可见于结节肉芽肿期；钙化病灶（黑色箭头）可见于结节钙化期。

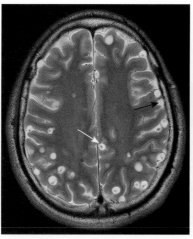

脑部 MRI 扫描（轴位 T₂ 加权像）
泡状期（黑色箭头）包囊内可以见到单纯的液体；结节肉芽肿期（白色箭头）内含钙化的低信号头节。

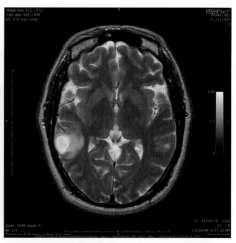

囊尾蚴病所致癫痫患者脑部 MRI

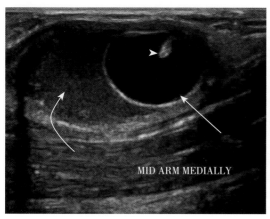

软组织囊尾蚴病的超声检查

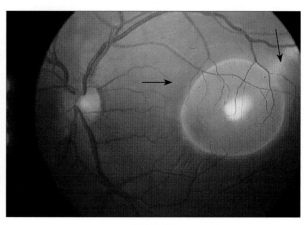

眼囊尾蚴
囊尾蚴从脉络膜进入的可能位置，显示视网膜色素上皮紊乱（垂直箭头）。浆液性视网膜脱离区域（水平箭头）。

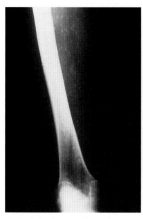

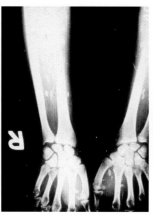

患者右侧大腿正位 X 线（骨骼肌内可见大量钙化的猪囊尾蚴）　患者手部 X 线（可见钙化的猪囊尾蚴）

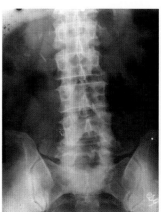

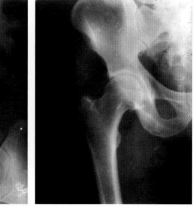

囊尾蚴病患者 X 线

图版 52-3　囊尾蚴病影像学诊断

第五十三章　多头蚴病

多头蚴病（coenurosis）[①]俗称"羊脑包虫病""转头病"或"转圈病"，是由带科（Taeniidae）多头属（Multiceps）的多头多头绦虫（M. multiceps Leske，1780；即多头带绦虫 Taenia multiceps）、连续多头绦虫（M. serialis Gervais，1847；即连续带绦虫 T. serialis）、布氏多头绦虫（M. brauni Linstow，1902；即布氏带绦虫 T. brauni）和鼠多头绦虫 [M. glomeratus Railliet et Henry，1915；即鼠带绦虫（T. glomeratus），又名聚团多头绦虫] 幼虫寄生于人、兽脑内（偶可寄生延脑或脊髓）引起的一种危害严重的人兽共患寄生虫病。

多头属实为带绦虫属（Taenia）的幼虫，因其在人体内不能像猪带绦虫或牛带绦虫那样能发育成熟，而被误认为是其他属。

一、地理分布

多头蚴病分布广泛，多数多头绦虫感染病例来自非洲、美国、欧洲和南美洲，其中非洲仅有布氏多头绦虫和鼠多头绦虫感染病例报道。至2016年，全球累计报道192例多头绦虫感染病例，其中非洲地区77例。

二、生活史

多头绦虫成虫寄生于终宿主犬、狐等犬科动物小肠内，虫卵或脱落的孕节随粪便排出体外，污染牧草、水源或蔬菜、瓜果等食物。被中间宿主绵羊、兔等食草类动物吞食或人体误食后，虫卵在小肠内孵出六钩蚴（oncosphere），钻入肠壁，随血流到达脑、眼、肌肉、皮下组织等处发育为具有多个原头节（protoscolex）的多头蚴（coenurus）；含多头蚴的中间宿主组织、脏器被终宿主吞食后，在肠道消化液作用下，多头蚴囊壁溶解，原头节借顶突上的小钩、吸盘吸附于小肠壁发育为成虫（图53-1）。多头蚴内的每个原头节均可发育为成虫。

三、流行环节

多头蚴病常见于牛、羊、兔等食草动物，尤以2岁以下绵羊易感，偶见于猪、马、猫、骆驼及部分野生动物，人多因接触家犬等终宿主或摄入被虫卵污染的水、蔬菜和瓜果后而感染。人群普遍易感。

四、病原体

多头蚴呈囊泡状，直径5.5～27 mm；囊壁由两层膜组成，外膜为角皮层、内膜为生发层。内壁可见数个逗点状白色原头节（约100～700个），原头节顶突上具4个吸盘和两圈小钩。囊内充满透明囊液（图53-2）。

[①] koinos[G]= common，共同的；oura [G]= tail，尾巴；multum [L]= much/many，多；caput [L]= head，头；glomus [L]= ball，球。

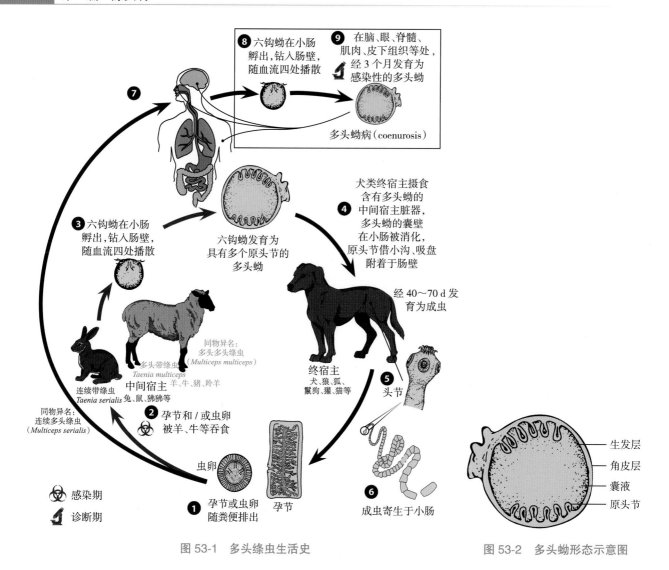

图 53-1　多头绦虫生活史　　　　　　　图 53-2　多头蚴形态示意图

五、病理与临床表现

多头绦虫主要侵害脑、眼、肌肉及皮下组织等处,引起脑膜充血、水肿、炎性渗出、组织化脓、坏死及肉芽肿等占位性病变及炎症反应。

中枢神经系统多头蚴病表现为严重神经症状,出现头痛、恶心、呕吐、癫痫发作、运动失调、转圈、瘫痪、昏迷等临床症状。皮肤、皮下组织或肌肉多头蚴病通常表现为无痛性结节或囊肿,结节柔软或具波动感。眼多头蚴病表现为不同程度视觉缺陷、视力减退或失明。

六、诊断与治疗

手术摘取蚴囊或穿刺法取囊内容物查见头钩或囊内容物确诊。治疗药物有奥芬达唑、吡喹酮和阿苯达唑等。对于严重病例,手术摘除是最好的治疗方案。

七、预防

加强犬类管理,防止犬粪污染水源、蔬菜和瓜果;加强对流行地区绵羊等食草动物查治及屠宰检疫,禁用病畜的脏器喂犬;注意个人和饮食卫生。

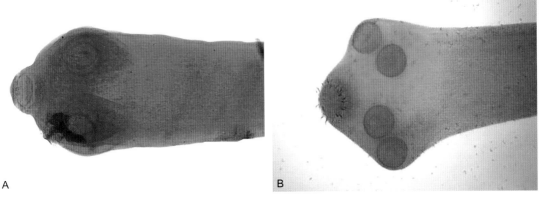

A、B 多头多头绦虫成虫头节

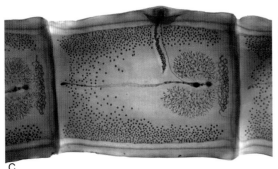

C 多头多头绦虫成虫成节

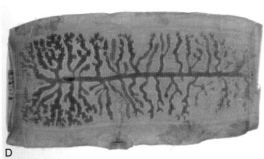

D 多头多头绦虫成虫孕节

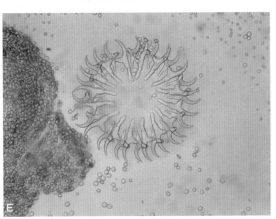

E 多头蚴原头节顶突双冠钩光镜特写

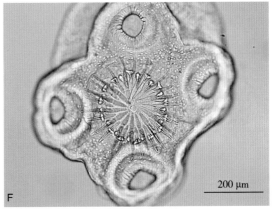

F 原头节上 14 对钩和吸盘清晰可见

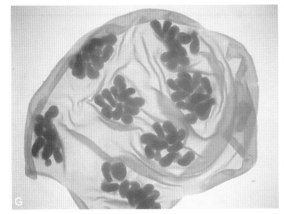

G 具 7 簇孤立原头节的多头蚴

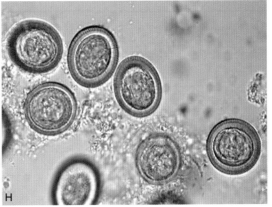

H 虫卵

图版 53-1　多头绦虫成虫、多头蚴和虫卵形态

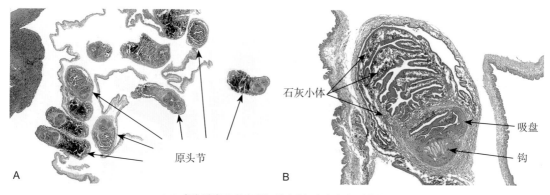

A、B 多头蚴病患者病理切片（囊包内有多个原头节）

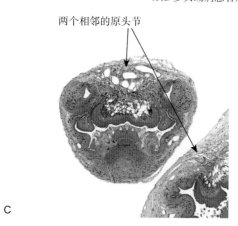

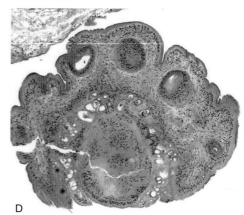

C、D 原头节

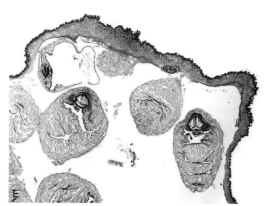

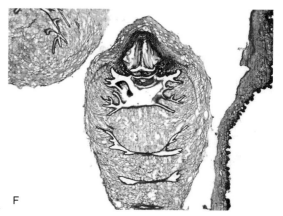

E 多头蚴中的原头节

F 原头节

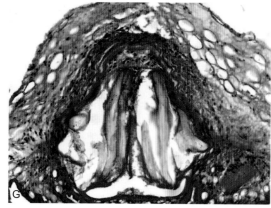

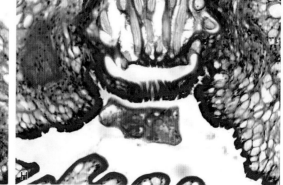

G、H 原头节特写，小钩清晰可见

图版 53-2 病理切片

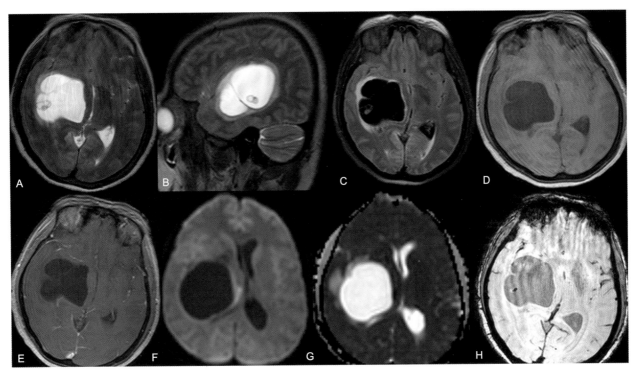

MRI 表现：T₂WI 横断位（A）、T₂WI 矢状位（B）、T₂ FLAIR 序列横断位（C）图像分别显示囊腔内多房性病变，T₂WI 呈高信号，FLAIR 呈低信号。病灶周围轻度水肿，病灶内可见偏心性结节。T₁WI 横断位（D）和 T₁ 增强扫描（E）图像表现为囊性低信号，无明显强化。沿病灶囊状切迹周围脑实质可见病灶扩散受限（F）和 ADC 序列（G）中显示局灶性扩散受限。病灶内可见花样结节状病变区域（H）。

图版 53-3　脑多头蚴病

注：患者，56 岁，女性，头痛 5 d 伴呕吐，左侧躯体无力、感觉障碍。

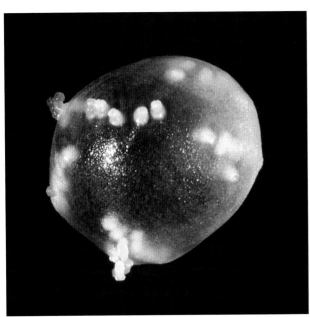

A 患者眼部摘除的多头蚴囊肿，可见多个原头节

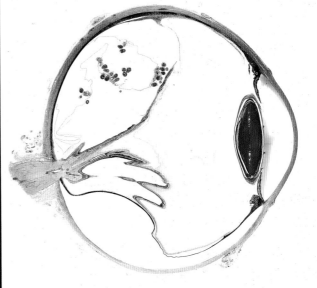

B 眼球病理切片（矢切面），移位的视网膜后存在含多个原头节的多头蚴

图版 53-4　眼多头蚴病

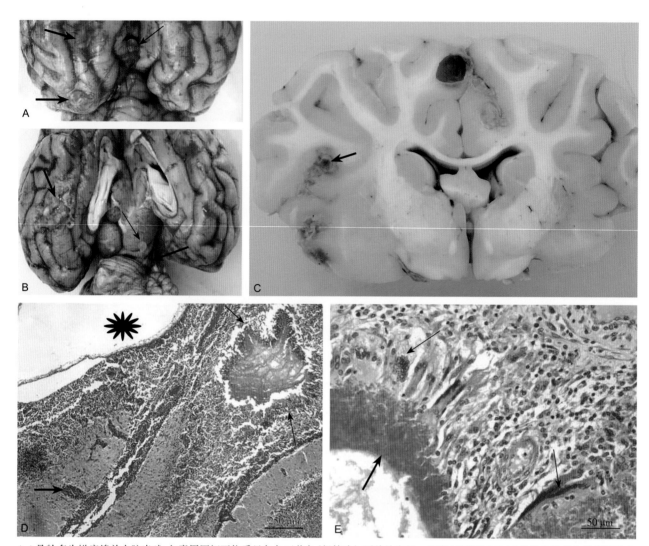

A 4 月龄多头蚴病绵羊大脑半球，包囊周围坏死物质呈灰色至黄色（粗箭头），顶盖处有另一包囊（细箭头）；B 15 月龄急性多头蚴病绵羊大脑，左侧顶叶和右侧小脑半球边缘具不清晰的化脓性淡黄色渗出液（粗箭头），顶盖有一游离小包囊（细箭头）；C 4 月龄急性多头蚴病绵羊大脑冠状面，可见软脑膜下有一空包囊，附近有黄色渗出物覆盖，寄生虫感染引起的坏死区域（箭头）；D 4 月龄多头蚴病绵羊小脑光学显微切片（HE 染色），软脑膜有肉芽肿形成（细箭头）和空的浅表囊肿（细箭头），还具血管袖套现象（粗箭头）；E 3 月龄急性多头蚴病绵羊枕叶光学显微切片（HE 染色），囊腔周围可见单核细胞浸润，可见嗜伊红样物质（Splendore-Hoepli 现象，粗箭头）和巨细胞区（细箭头）。

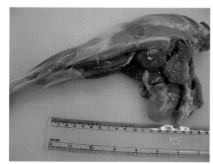

动物患肢可见 3 个多头蚴

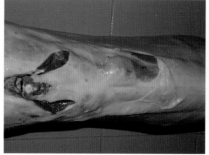

横膈膜上见多头蚴

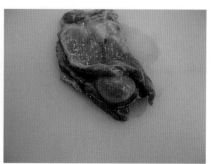

腹壁肌肉中见多头蚴

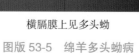

图版 53-5　绵羊多头蚴病

第五十四章 棘球蚴病

棘球蚴病（echinococcosis）是由带科（Taeniidae）棘球属（*Echinococcus* Rudolphi，1801）[①]的细粒棘球绦虫（*E. granulosus* Batsch，1786）和多房棘球绦虫（*E. multilocularis* Leuckart，1863）的幼虫寄生所致的一种人兽共患病，俗称包虫病（hydatidosis），主要流行于牧区。细粒棘球绦虫导致囊型棘球蚴病（cystic echinococcosis；又称细粒棘球蚴病），多房棘球绦虫导致泡型棘球蚴病（alveolar echinococcosis；又称多房棘球蚴病）。在非洲流行的主要是细粒棘球蚴病，也曾有多房棘球蚴病病例的报道。

一、地理分布

细粒棘球蚴病呈全球性分布（图54-1），在非洲流行于阿尔及利亚、摩洛哥、突尼斯、利比亚、埃及、苏丹、埃塞俄比亚、坦桑尼亚、乌干达、索马里、肯尼亚、塞内加尔、尼日利亚、科特迪瓦、乍得、中非共和国、南非和莫桑比克等46个国家。1985年曾在突尼斯发现2例多房棘球蚴病病例。非洲家畜和人体细粒棘球蚴感染情况见图54-2、图54-3。

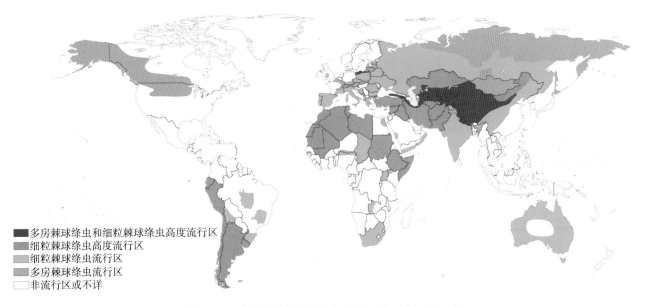

■ 多房棘球绦虫和细粒棘球绦虫高度流行区
▨ 细粒棘球绦虫高度流行区
▨ 细粒棘球绦虫流行区
▨ 多房棘球绦虫流行区
□ 非流行区或不详

图 54-1　全球细粒棘球绦虫和多房棘球绦虫流行分布
注：基于人群患病率和宿主动物感染情况绘制。

---

① echinos [G]= hedgehog，刺猬、带刺的；kokkos [G]= spherical，球形的。

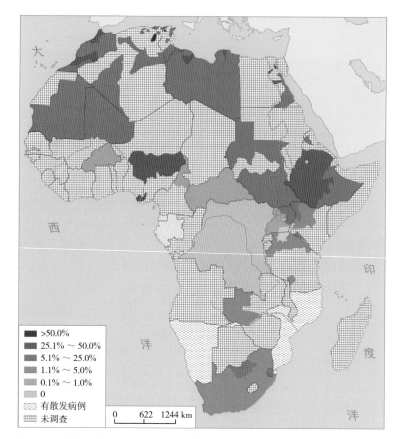

图 54-2　非洲地区家畜（绵羊、山羊、牛和骆驼）囊型棘球蚴病患病情况
注:有散发病例的地区数据可能包括野生有蹄动物的感染报告。

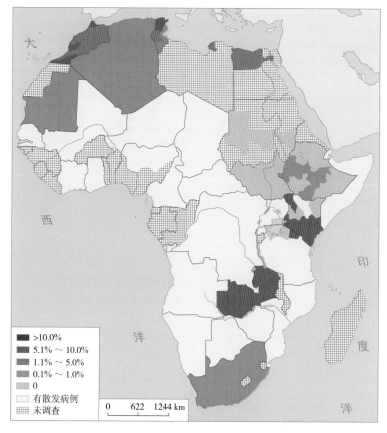

图 54-3　非洲地区人体囊型棘球蚴病发病情况

二、生活史

　　细粒棘球绦虫寄生于犬、狼、野狗等犬科动物终宿主小肠内,中间宿主是羊、牛、猪以及啮齿类和兔形目动物等。终宿主排出的绦虫虫卵和成虫孕节被人或羊等中间宿主摄入后经胃而入十二指肠。经消化液作用,虫卵中的六钩蚴孵出钻入肠壁,随血循环进入门静脉系统,3~5个月后发育成棘球蚴。棘球蚴大多被阻于肝脏发育成包虫囊,部分可逸出而至肺部或经肺而散布于全身各器官发育为包虫囊。狗等终宿主吞食含有包虫囊的羊等中间宿主内脏后,原头节进入小肠肠壁隐窝内,经7~8周发育为成虫,并随粪便排出虫卵和孕节(图54-4)。

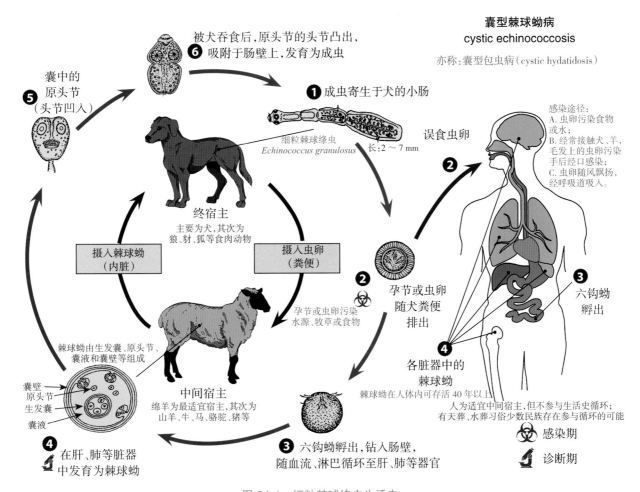

图 54-4　细粒棘球绦虫生活史

　　多房棘球绦虫生活史与细粒棘球绦虫相似,其终宿主以狐、狗和猫科动物为主,中间宿主为黄鼠等啮齿类动物(图54-5)。

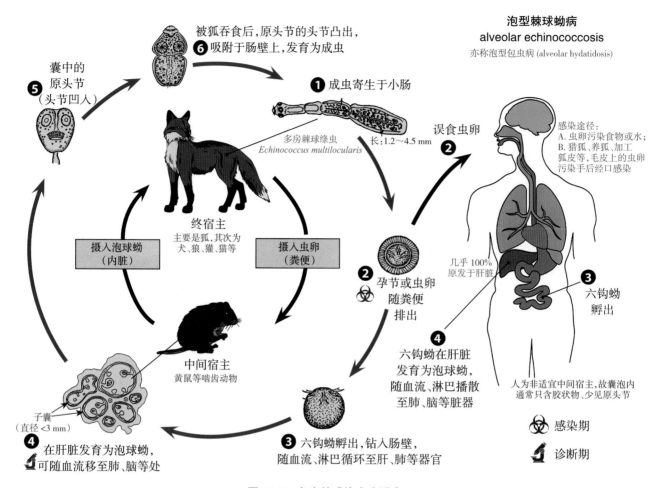

被狐吞食后，原头节的头节凸出，
6 吸附于肠壁上，发育为成虫

囊中的
5 原头节
（头节凹入）

泡型棘球蚴病
alveolar echinococcosis
亦称泡型包虫病 (alveolar hydatidosis)

1 成虫寄生于小肠

误食虫卵

多房棘球绦虫
Echinococcus multilocularis
长：1.2～4.5 mm

感染途径：
A. 虫卵污染食物或水；
B. 猎狐、养狐、加工
狐皮等，毛皮上的虫卵
污染手后经口感染

摄入泡球蚴
（内脏）

终宿主
主要是狐，其次为
犬、狼、獾、猫等

摄入虫卵
（粪便）

几乎 100%
原发于肝脏

3 六钩蚴
孵出

2 孕节或虫卵
随粪便
排出

中间宿主
黄鼠等啮齿动物

4 六钩蚴在肝脏
发育为泡球蚴，
随血流、淋巴播散
至肺、脑等脏器

人为非适宜中间宿主，故囊泡内
通常只含胶状物、少见原头节

子囊
（直径 <3 mm）

4 在肝脏发育为泡球蚴，
可随血流移至肺、脑等处

3 六钩蚴孵出，钻入肠壁，
随血流、淋巴循环至肝、肺等器官

感染期

诊断期

图 54-5　多房棘球绦虫生活史

三、流行环节

　　人主要因误食棘球绦虫卵而感染；在干旱多风地区，虫卵也可随风飘扬，经呼吸道感染。牛、羊等家畜因食用被污染的牧草、饲料或水而感染，鼠类常因食入终宿主粪便而感染。

四、病原体

　　细粒棘球绦虫成虫长 2～11 mm，由头节、颈节和 3～4 个链体组成。头节较小，上有 4 个吸盘和 2 圈小钩。颈节后一节为未成熟节（幼节），之后为成熟节（成节）。成节内有睾丸 45～65 个，生殖孔开口于节片一侧中央部的稍后方；卵巢呈马蹄铁形；阴茎囊呈梨形。最后一节为孕节，孕节内其他生殖器官消失，生殖孔更靠后，含虫卵 200～800 个。细粒棘球绦虫雌雄同体，但以异体受精为主，亦存在自体受精的现象（图 54-6、图 54-7）。

　　多房棘球绦虫成虫外形和结构都与细粒棘球绦虫相似，但虫体更小，长度为 1.2～3.7 mm。

　　细粒棘球绦虫的幼虫为棘球蚴，为圆形或不规则形单房性囊状体，直径由不足 1 cm 至数十厘米，由囊壁以及生发囊（brood capsule）、原头节（protoscolex）、囊液等囊内含物组成，有的还有子囊（daughter cyst）和孙囊（granddaughter cyst）（图 54-8）。囊壁外层为角皮层（laminated layer），厚约 1 mm，乳白色、半透明，似粉皮状，较松脆，易破裂。光镜下无细胞结构而呈多层纹理状。内层为生发层（germinal layer，亦称胚层），厚

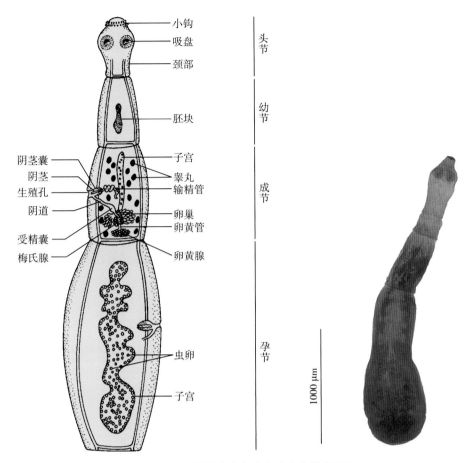

图 54-6 细粒棘球绦虫成虫（左为模式图）

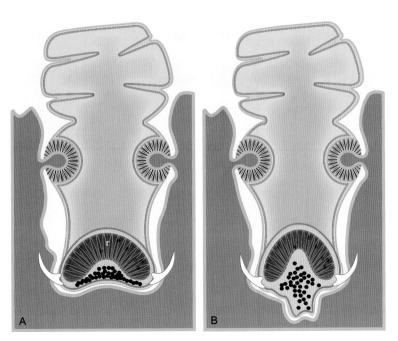

A 顶突嵌入肠腺中，前端有顶突腺（r=rostellar gland）；B 顶突前端的延展部分。

图 54-7 吸附于肠绒毛基部上皮的棘球蚴绦虫成虫

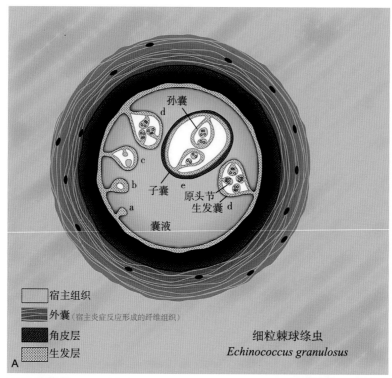

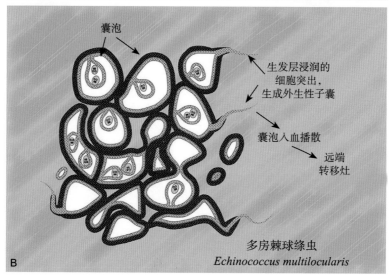

A 为细粒棘球绦虫的棘球蚴,a~d 为发育中的原头节和发生囊,e 为子囊(外囊又称假囊壁,为宿主炎症反应形成的纤维组织);B 为多房棘球绦虫的泡球蚴。

图 54-8　棘球蚴和泡球蚴的结构示意图

约 20 μm,具有细胞核。生发层紧贴在角皮层内,电镜下可见生发层上有无数微毛延伸至角皮层内。囊腔内充满囊液,亦称棘球蚴液(hydatid fluid),具有抗原性。

　　生发囊也称为育囊,是具有一层生发层的小囊,直径约 1 mm,由生发层的有核细胞发育而成。在小囊壁上生成数量不等的原头节,多者可达 30~40 个,原头节椭圆形或圆形,大小为 170 μm × 122 μm,为向内翻卷收缩的头节(图 54-9)。原头节可向生发囊内生长,也可向囊外生长为外生性原头节。子囊可由母囊(棘状蚴囊)的生发层直接长出,也可由原头节或生发囊进一步发育而成。子囊结构与母囊相似,又可生成与其结构相似的小囊,称为孙囊。有的母囊无原头节和生发囊等,称为不育囊(infetile cyst)。原头节、生发囊和小的子囊可从胚层上脱落,悬浮在囊液中,称为棘球蚴砂(hydatidsand)或囊砂。

多房棘球绦虫的幼虫为泡球蚴,为淡黄色或白色的囊泡状团块,常见多个大小囊泡相互连接、聚集而成。囊泡圆形或椭圆形,直径为0.1~0.7 cm,内含透明囊液和许多原头节,或含胶状物而无原头节,整个泡球蚴与宿主组织间无纤维组织被膜分隔。泡球蚴多以外生性出芽生殖不断产生新囊泡,深入组织;少数也可向内芽生形成隔膜而分离出新囊泡(图54-8)。

原头节具有双向发育(包囊型和链体型)的特点,即在中间宿主体内发育为包囊引起继发性感染(包囊型),在终宿主(犬)的小肠内则发育为成虫(链体型)。不同生长发育阶段的细粒棘球蚴特征见图54-10,虫体发育速度因虫种和宿主因素而异。

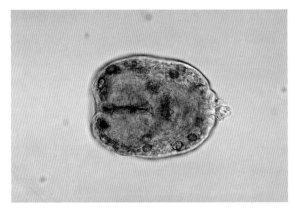

图54-9 原头节

注:显微镜下原头节超微结构,可见中间有向内翻卷的头节,内含数个小钩,还可见石灰小体。

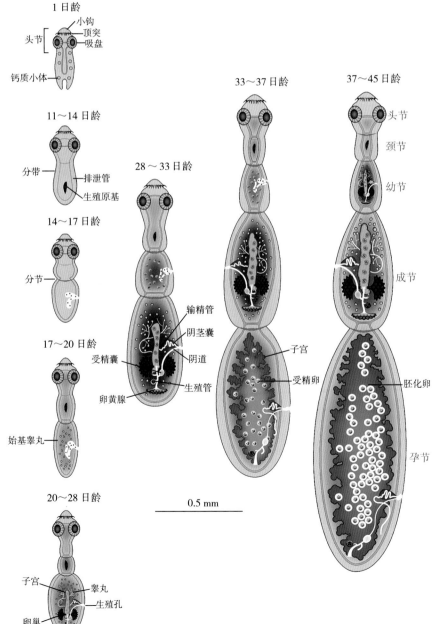

图54-10 细粒棘球蚴在终宿主体内生长发育不同阶段

注:虫体在发育过程中,其体节分化来源于头节。各日龄虫体头节无明显变化,颈节内未见任何器官发育,成节中有雌雄两套生殖器,而且雄性器官先于雌性器官发育,45日龄虫体内的虫卵已成熟,具有感染性,据此可确定对终宿主(犬)进行无污染性驱虫的间隔期。

细粒棘球绦虫和多房棘球绦虫的虫卵形态和大小难以区分。成熟虫卵为黄棕色、圆形或椭圆形、约38 μm×52 μm,内含六钩蚴,具有放射状纹的胚膜和一层无色透明卵壳,具有感染性(图 54-11)。

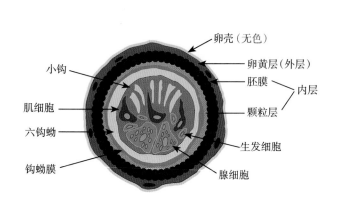

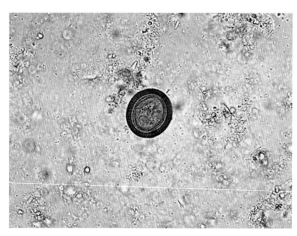

卵壳(无色)
卵黄层(外层)
胚膜
内层
颗粒层
小钩
肌细胞
六钩蚴
钩蚴膜
生发细胞
腺细胞

图 54-11　棘球绦虫虫卵结构

五、病理与临床表现

细粒棘球蚴病基本病变是寄生虫性肉芽肿,可发生在全身多个脏器、骨骼、肌肉和皮下,以肝、肺多见(图 54-12)。严重程度取决于棘球蚴的体积、数量、寄生时间、寄生部位和并发症的有无。患者早期可无任何临床症状,潜伏期长达 5~20 年。肝棘球蚴病表现为右上腹部包块、肝区隐痛、上腹饱胀感、消化不良、消瘦、贫血、黄疸和门静脉高压等表现;肺棘球蚴病表现为咳嗽、胸痛、咯血、气急等症状;脑棘球蚴病表现为头痛、头晕、共济失调、视力障碍、癫痫发作等症状。

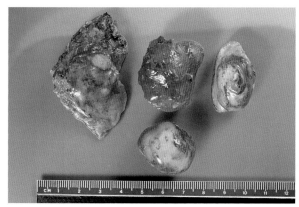

A 肺组织分离的棘球蚴

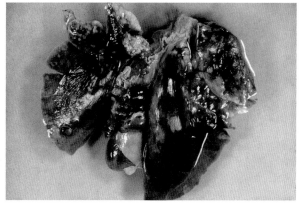

B 寄生于肺和心脏的棘球蚴

图 54-12　寄生于人体肺和心脏的棘球蚴

多房棘球蚴病原发病灶 98% 位于肝脏,呈蜂窝状的大小囊泡内含胶状物或豆渣样碎屑,无原头节,肉眼难以与肝癌鉴别。泡球蚴如侵入肝门静脉分支,则沿血流在肝内广泛播散,形成多发性寄生虫结节;侵入肝静脉则可随血循环转移到肺和脑,引起相应的呼吸道和神经系统症状如咯血、气胸和癫痫、偏瘫等。

六、诊断与治疗

棘球蚴病主要根据流行病学史、临床症状、影像学特征和实验室检查进行综合诊断。具有棘球蚴病影像学特征或免疫学检查阳性者可定为临床诊断病例；手术活检材料、切除的病灶或排出物中，病理切片发现棘球蚴病理学特征或病原学检查发现囊壁、子囊、原头节或头钩可定为确诊病例。

　　棘球蚴病的治疗药物主要有阿苯达唑和甲苯咪唑。手术治疗方式分为传统术式（内囊摘除术）、微创术式（穿刺治疗、腔镜包囊摘除术和微波消融术等）以及根治术式（完整切除棘球蚴病灶）。术前服用一周和术后服用半年阿苯达唑可以预防种植和复发。

七、预防

　　预防措施主要包括加强健康教育、注意个人卫生和良好饮食习惯，防止误食或吸入虫卵；合理处置病畜及其内脏、严禁用病畜内脏喂食犬；加强家犬和工作犬的驱虫管理，捕杀无主犬和野犬等。预防多房棘球蚴病还应控制野鼠密度。

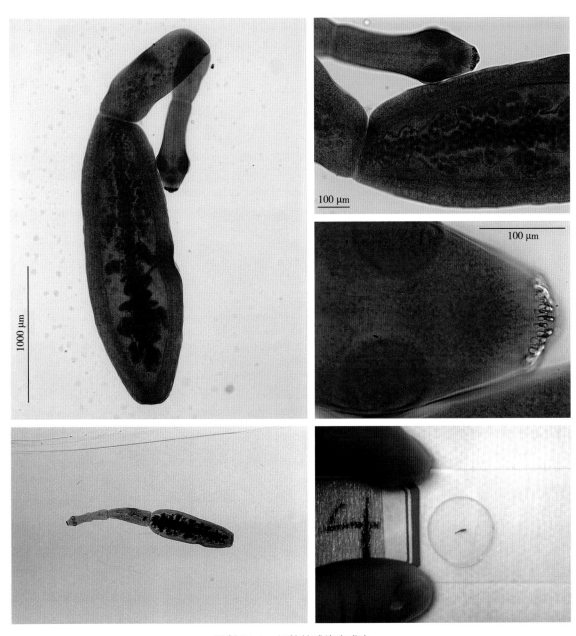

图版 54-1　细粒棘球绦虫成虫

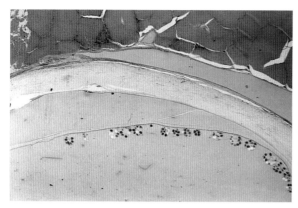 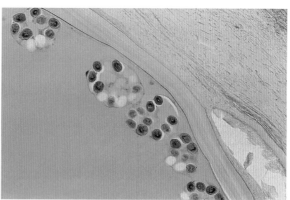

棘球蚴切片,囊壁可见半透明的角皮层、内层的生发层,及原头节(×10)　　　棘球蚴切片上可见数个生发囊(×40)

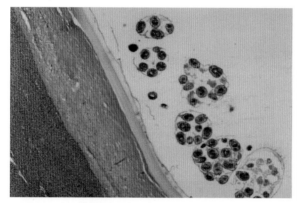 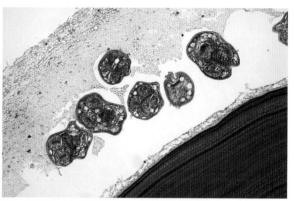

棘球蚴切片上数个游离的生发囊　　　　　　　棘球蚴中游离的原头节

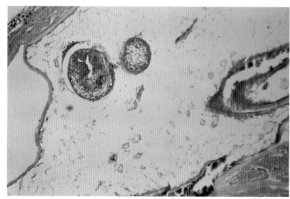 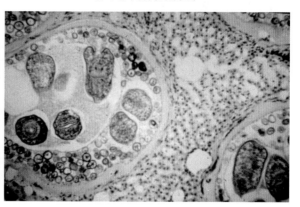

泡球蚴切片(取自田鼠肝脏)　　　　　　　　　泡球蚴切片

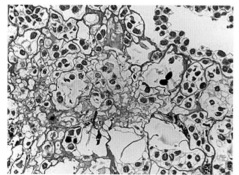 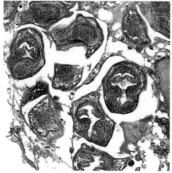 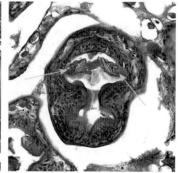

泡球蚴的肝组织切片　　　泡球蚴的肝组织切片(HE染色,×200)　黄色箭头示原头节的一对小钩,具折光性(×400)

图版 54-2　棘球蚴和泡球蚴病理切片

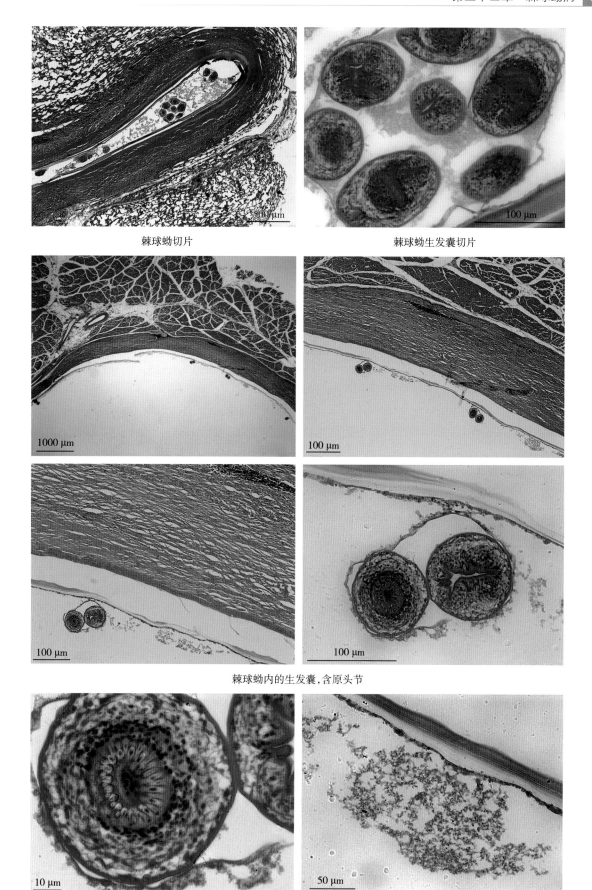

棘球蚴切片

棘球蚴生发囊切片

棘球蚴内的生发囊,含原头节

原头节截面

棘球蚴囊壁,角皮层和发生层清晰可见

图版 54-3　棘球蚴病理切片

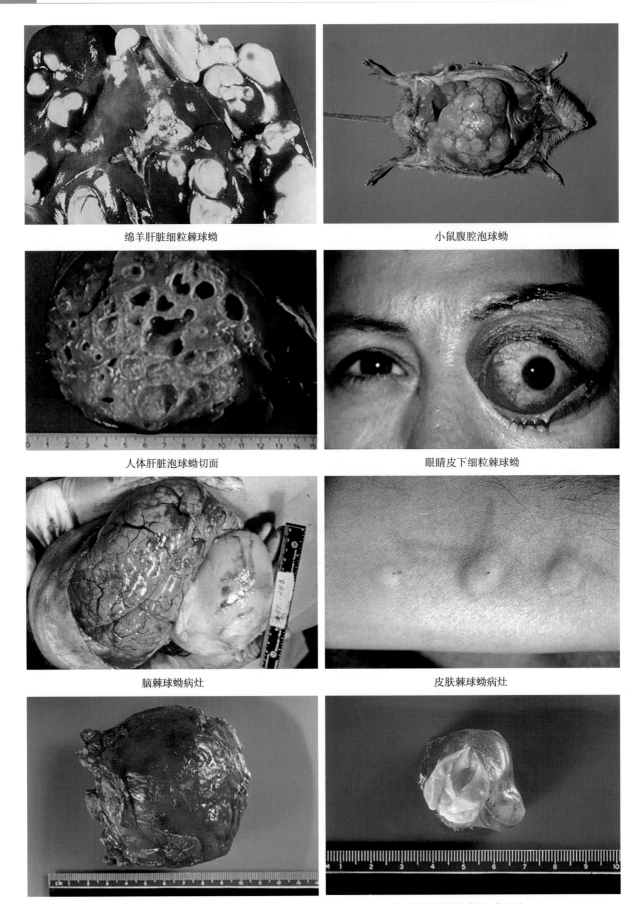

绵羊肝脏细粒棘球蚴

小鼠腹腔泡球蚴

人体肝脏泡球蚴切面

眼睛皮下细粒棘球蚴

脑棘球蚴病灶

皮肤棘球蚴病灶

取自患者肺部的囊肿,直径约9 cm

取自患者肺部的囊肿,直径约3.5 cm

图版 54-4　感染棘球蚴和泡球蚴的病灶

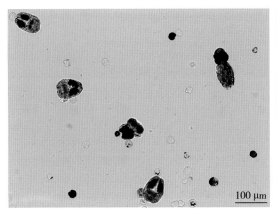

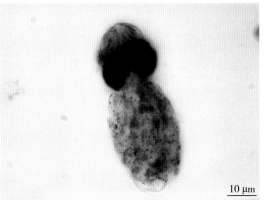

棘球蚴砂

原头节

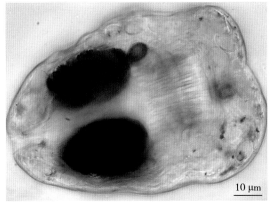

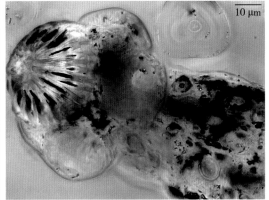

原头节,可见明显的吸盘和小钩

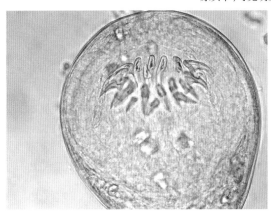

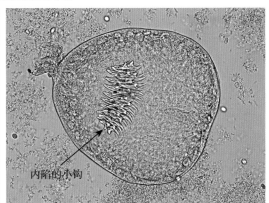

原头节

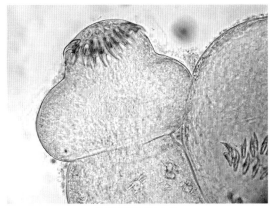

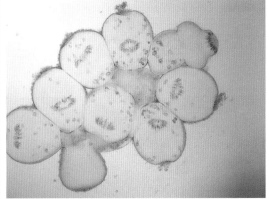

头节外翻带出小钩

原头节

图版 54-5　细粒棘球绦虫原头节

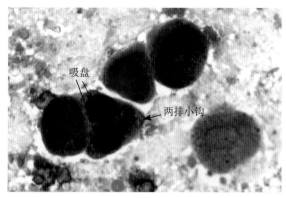

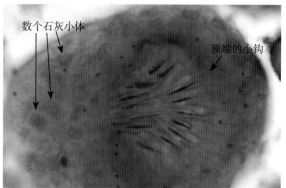

原头节局部特征

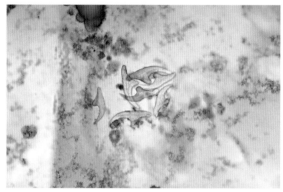

游离的小钩

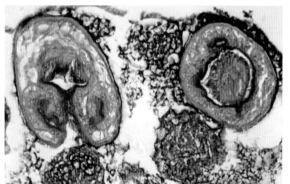

组织切片中的原头节具明显小钩

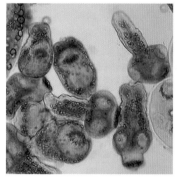

从棘球蚴囊中释放的原头节

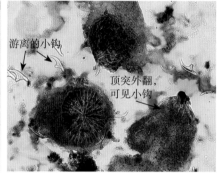

原头节小钩（巴氏染色）

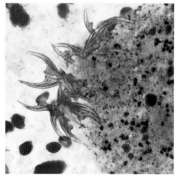

小钩特写（巴氏染色）

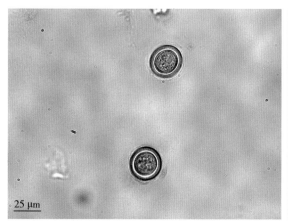

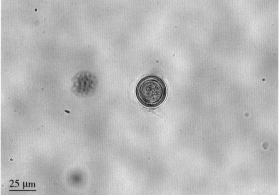

虫卵

图版 54-6　细粒棘球绦虫原头节局部特征和虫卵

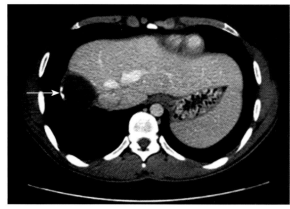

腹部增强 CT 显示囊性肿块,箭头指出为囊壁钙化

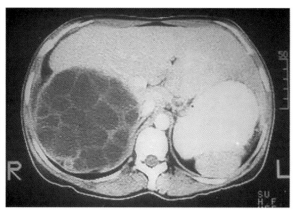

腹部 CT 显示肝右叶包囊内多个囊肿

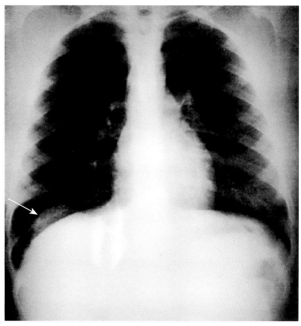

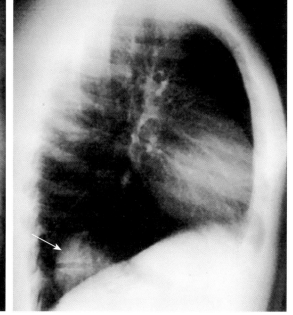

胸部 CT 显示患者右肺下叶有囊肿,且肝部有多个大小不一的囊肿

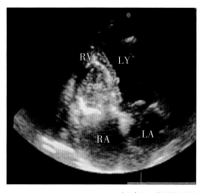

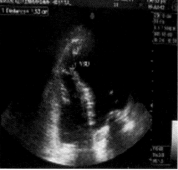

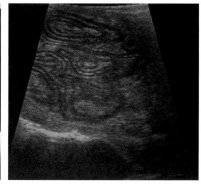

超声心动图显示心间隔有包囊膨出　　　　　　超声显示出清晰的囊壁管状结构外观

图版 54-7　棘球蚴病患者的影像学检查

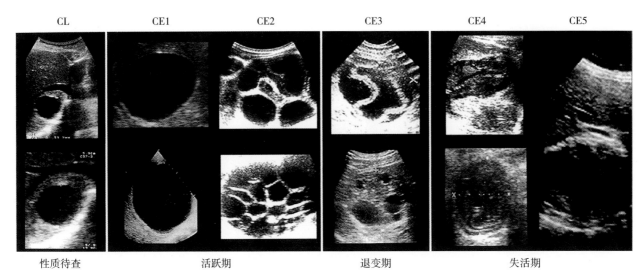

| CL | CE1 | CE2 | CE3 | CE4 | CE5 |

性质待查　　　　　　　　活跃期　　　　　　　　退变期　　　　　　　　失活期

CL:囊型病灶;CE1:单囊型;CE2:多子囊型;CE3:内囊破裂型;CE4:实变型;CE5:钙化型

图版 54-8　肝囊性棘球蚴病超声诊断分型

注:CL 型(cystic lesion)为肝棘球蚴囊肿的最早期病变,此时患者无临床症状,一般不能及早发现。而单囊型(CE1)为肝囊型棘球蚴病的较早期阶段,因肝棘球蚴囊肿壁从病理上可分为外囊和内囊,外囊为幼虫刺激周围肝组织形成的纤维结缔组织,其厚薄与囊肿形成时间有关,一般为 3～5 mm,可达 10 mm。其细胞成分主要为上皮细胞、异物巨细胞和成纤维细胞等;内囊由生发层(内)和角质层(外)组成;内囊和外囊在声像图上常表现为"双壁征",而暗区内的细小光点即为囊砂;因生发层分泌囊液,并向囊内长出原头节及子囊,也可向外芽生,囊内每个头节可发育成一个包囊,故随着肝囊型棘球蚴的发育,棘球蚴囊肿内可见多个子囊,子囊结构与母囊结构相同,其声像图上表现为较有特征的"囊中囊"征象,当子囊破裂后大量头节进入囊腔聚积成更多的囊砂;随着棘球蚴囊肿的进一步演变,由于棘球蚴囊壁的开始老化、外伤及合并感染等因素,囊壁增厚、变形等改变,声像图上表现为囊壁回声增强、增厚,囊壁塌陷,内囊与外囊壁分离。暗区中见不规则卷曲折叠的条带状回声等。随着母囊、子囊壁的进一步退化,囊壁增厚更加明显,内外囊壁剥离更加明显,囊壁皱缩变形,暗区逐渐减少,囊砂积聚。其声像图表现为囊肿实性改变,呈网状分隔或"飘带征"征象。随着囊液的进一步吸收,囊壁的纤维化及钙化,声像图表现为囊壁出现弧形或不规则的强回声钙化声像。此外,囊型肝棘球蚴病可因人体的防御机制引起寄生膜的变性、化学反应、外伤及棘球蚴老化等致使棘球蚴囊肿破裂,继而发生感染等并发症。

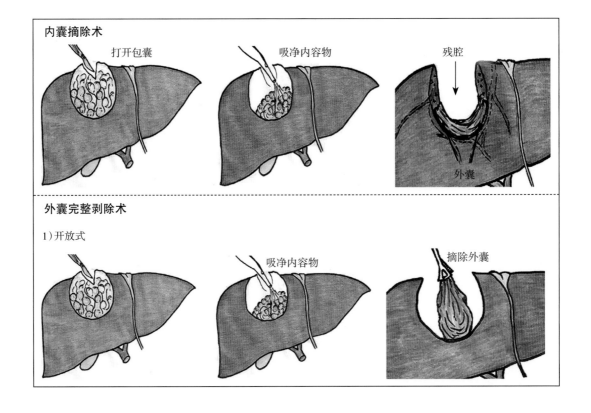

2）封闭式

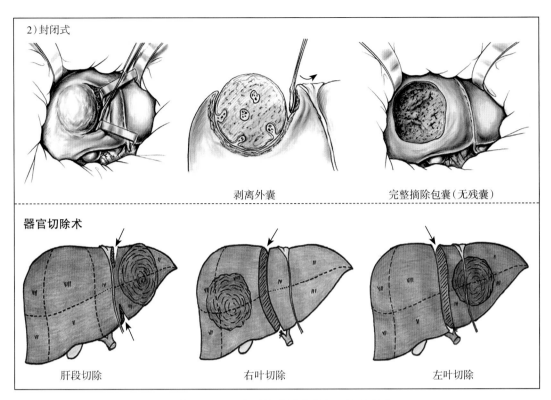

剥离外囊　　　　完整摘除包囊（无残囊）

器官切除术

肝段切除　　　　右叶切除　　　　左叶切除

图版 54-9　肝囊型棘球蚴病的包囊摘除术式

微小膜壳绦虫病(hymenolepiasis nana)是由微小膜壳绦虫(*Hymenolepis nana* Siebold,1852;又称短膜壳绦虫)[①]成虫寄生于啮齿动物或人体小肠所致的一种常见人兽共患病。1845年首次在啮齿动物体内发现,1851年首次有人体感染的报道。

一、地理分布

微小膜壳绦虫呈世界性分布,人群感染率为 0.3%～50%,温带和热带地区较多见。美洲、非洲、欧洲、亚洲等均有该虫感染报道,在美国东南部和拉丁美洲也很常见。

二、生活史

微小膜壳绦虫可以无中间宿主,也可通过中间宿主传播,因此其生活史既有土源性蠕虫的特点,又有生物源性蠕虫的特点。微小膜壳绦虫成虫寄生于宿主小肠内,孕节或虫卵随粪便排出,被新宿主吞食后虫卵在小肠中孵出六钩蚴,然后钻入肠绒毛发育成似囊尾蚴(cysticercoid),再回到肠腔发育为成虫,并且可在该宿主肠道内不断繁殖,造成自体内重复感染。若宿主排出的虫卵被蚤类等昆虫吞食,卵内六钩蚴在血腔内发育为似囊尾蚴,人或啮齿动物吞食含似囊尾蚴的昆虫后亦可被感染,并在小肠内发育为成虫(图 55-1)。

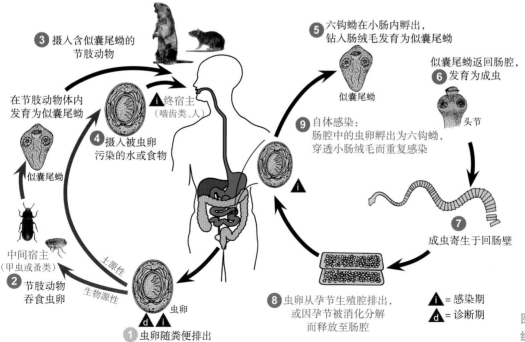

图 55-1　微小膜壳绦虫生活史

---

① hymen [G]= thin membrane,薄膜;lepis [G]= scale/cover,鳞片、覆盖;nanus [L]= dwarf,矮小。

三、流行环节

感染微小膜壳绦虫的人和啮齿动物为传染源。人的感染主要是由于摄入被虫卵污染的水或食物,也可因误食有似囊尾蚴的中间宿主而感染。此外,亦可发生自体内重复感染。人群对该虫普遍易感,其中10岁以下儿童感染率最高,男童感染率高于女童。

中间宿主为印鼠客蚤(*Xenopsylla cheopis*)、犬栉首蚤(*Ctenocephalides canis*)、猫栉首蚤(*Ctenocephalides felis*)和致痒蚤(*Pulex irritans*)等多种蚤类及其幼虫,以及面粉甲虫(*Tenebrio*)和拟谷盗(*Tribolium*)等可作为微小膜壳绦虫中间宿主(图55-2)。这些昆虫吞食绦虫卵后,卵内六钩蚴可在其血腔内发育为似囊尾蚴。

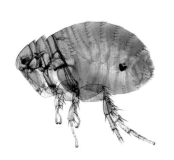
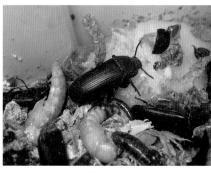
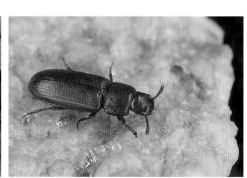

印鼠客蚤　　　　　　　　　　黄粉虫　　　　　　　　　　赤拟谷盗
(*Xenopsylla cheopis*)　　　　(*Tenebrio molitor*)　　　　(*Tribolium castaneum*)

图 55-2　中间宿主

四、病原体

1. 成虫　体长5～80 mm(平均20 mm),宽0.5～1 mm(图55-3)。头节呈球形,直径0.13～0.4 mm,具有4个吸盘和1个短而圆、可自由伸缩的顶突。顶突上有20～30个小钩,排成一圈。颈部较长而纤细(图55-4)。链体由100～200个节片组成,最多时可达近千个节片。所有节片均宽大于长,且由前向后逐渐增大,末端孕节可达(0.15～0.30) mm ×(0.8～1.0) mm,各节片生殖孔都位于虫体同侧(图55-5)。

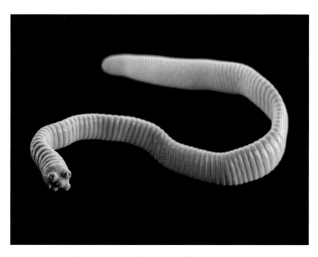

图 55-3　电镜下微小膜壳绦虫成虫

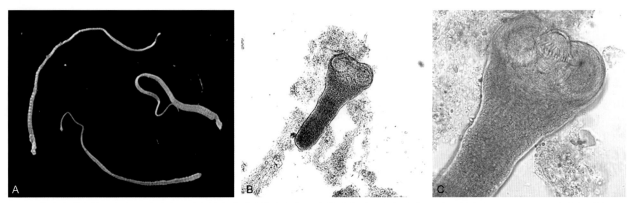

A 3 条微小膜壳绦虫成虫;B 未染色湿片中的微小膜壳绦虫头节;C 高倍放大图 B 中的头节,吸盘和钩突(hooked rostellum)清晰可见。

图 55-4　微小膜壳绦虫成虫及其头节

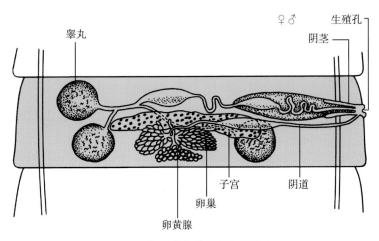

图 55-5　微小膜壳绦虫成熟节模式图

2. 虫卵　呈圆球形或近圆球形,大小为(48~60)μm×(36~48)μm,无色透明。卵壳很薄,其内有较厚的胚膜,胚膜两端略凸起并由该处各发出 4~8 根极丝(polar filament),弯曲延伸在卵壳和胚膜间,胚膜内含有一个六钩蚴(图 55-6)。

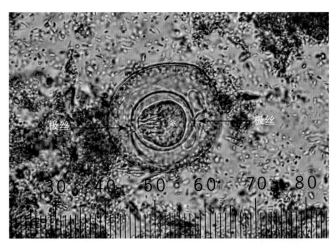

图 55-6　粪便标本中的微小膜壳绦虫卵（*为六钩蚴）

五、病理与临床表现

病理变化主要为成虫寄生肠道而引起的局部炎症及肠道功能失调。轻度感染者一般无明显临床症状，重度感染者会出现头晕、头痛、失眠、惊厥、食欲减退、恶心、呕吐、腹痛、腹泻等神经系统和消化系统症状。少数患者可出现皮肤瘙痒或荨麻疹等变态过敏性反应。

六、诊断与治疗

粪便查出虫卵、孕节，或结肠镜检查发现成虫是本病确诊的依据（图55-7）。治疗药物首选吡喹酮，槟榔、南瓜子、阿苯达唑、氯硝柳胺也可用于驱虫。

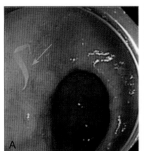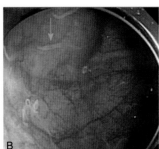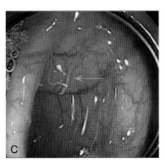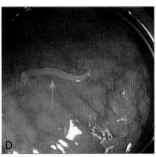

A 回肠末端；B 盲肠；C 横结肠；D 乙状结肠。

图 55-7　结肠镜检查示大量微小膜壳绦虫成虫分散在整个结肠以及回肠末端

七、预防

加强粪便管理，防止粪便污染水源和食物；注意个人卫生，饭前便后要洗手；防鼠、灭鼠，控制传染源；彻底治疗患者，防止传播和自体感染。

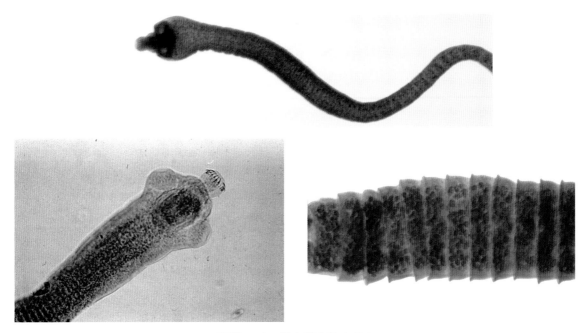

图版 55-1　微小膜壳绦虫成虫

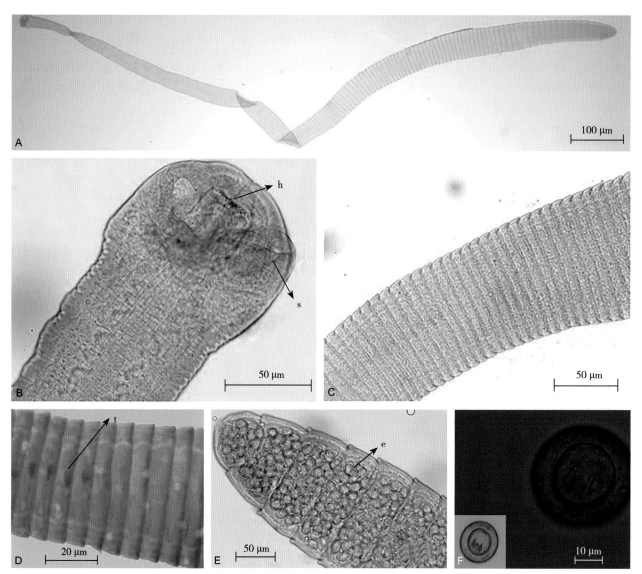

A、C 成虫长约 2 cm,由多达 200 个节片组成;B 头节含有 4 个吸盘和 1 个钩突;D 成熟节内有睾丸;E 末端孕节呈圆形并且充满虫卵;F 虫卵呈圆形,内含六钩蚴。h. 小钩;s. 吸盘;t. 睾丸;e. 虫卵。

图版 55-2　微小膜壳绦虫成虫形态特征

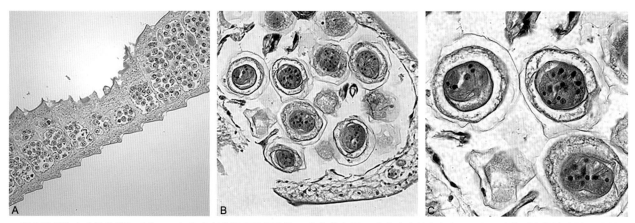

A 微小膜壳绦虫成熟节纵切面(×100),注意鹰嘴部重叠的孕节;B 高倍放大图 A 中节片内的虫卵(×400);C 油镜下高倍放大图 A 和图 B 中的虫卵(×1000),图片右上象限的虫卵中可见极丝(钩突不能被 HE 染色,但具有折射性,适当调整显微镜后可以在染色标本中看到)。

图版 55-3　微小膜壳绦虫成节(HE 染色)

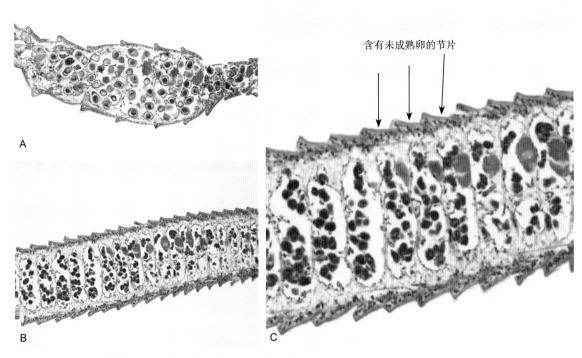

含有未成熟卵的节片

A

B

C

图版 55-4　微小膜壳绦虫成节纵切面（HE 染色；A 和 B×200，C×500）

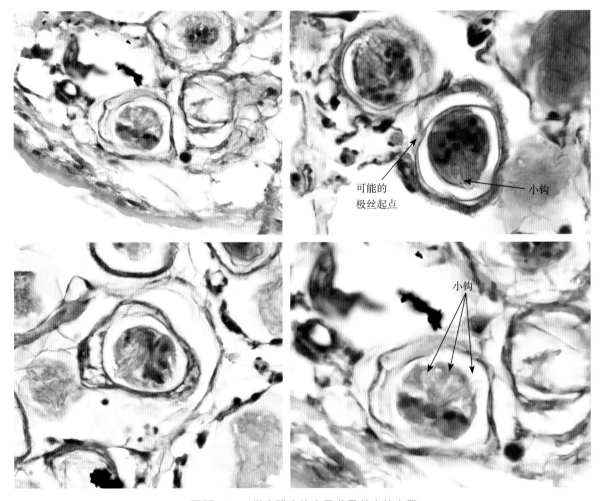

可能的
极丝起点

小钩

小钩

图版 55-5　微小膜壳绦虫孕节及其中的虫卵

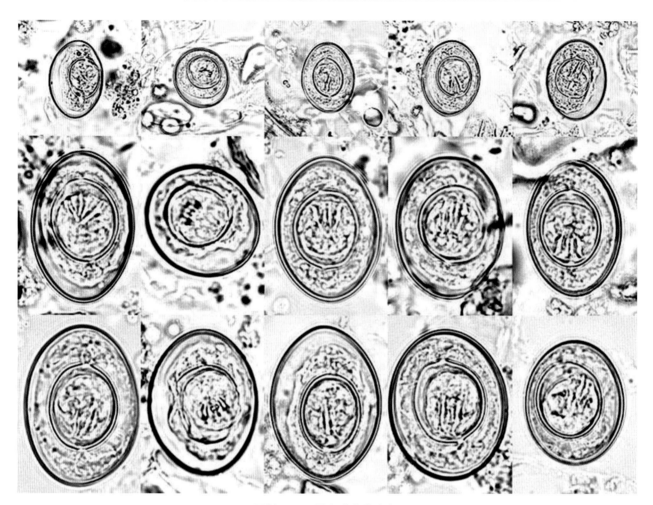

图版 55-6　微小膜壳绦虫卵

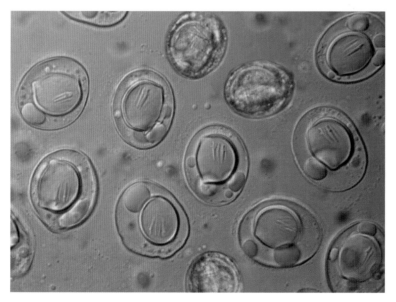

图版 55-7　微小膜壳绦虫卵

注:微小膜壳绦虫卵为球形,直径约 40～60 μm,中央的胚膜内含有六钩蚴。

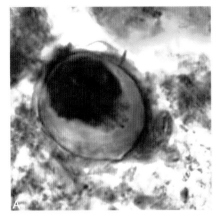
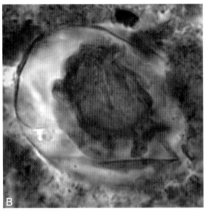

图版 55-8　三色染色法观察粪便样本中的微小膜壳绦虫卵

注:尽管三色染色法不是观察绦虫卵的首选方法,但可以用这种方法检测绦虫卵。虫卵变形是由于三色染色中使用的聚乙烯醇锌(PVA)。

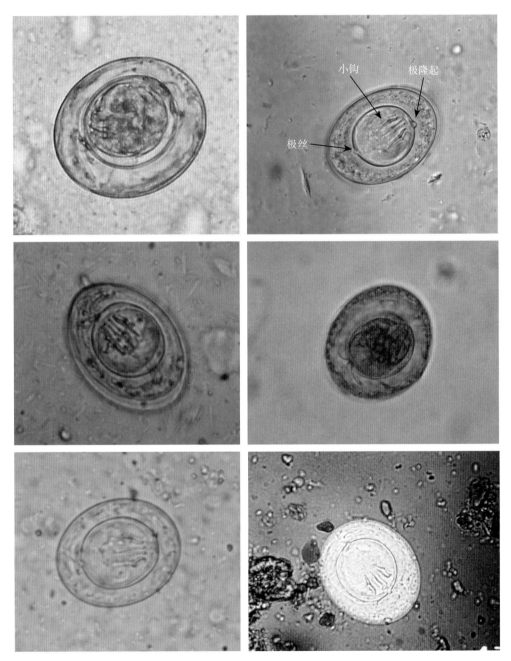

图版 55-9　微小膜壳绦虫虫卵

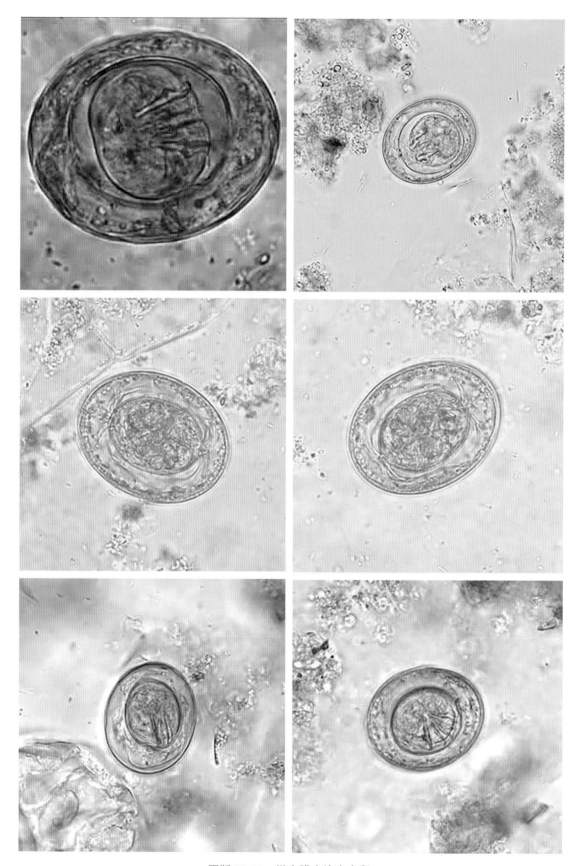

图版 55-10   微小膜壳绦虫虫卵

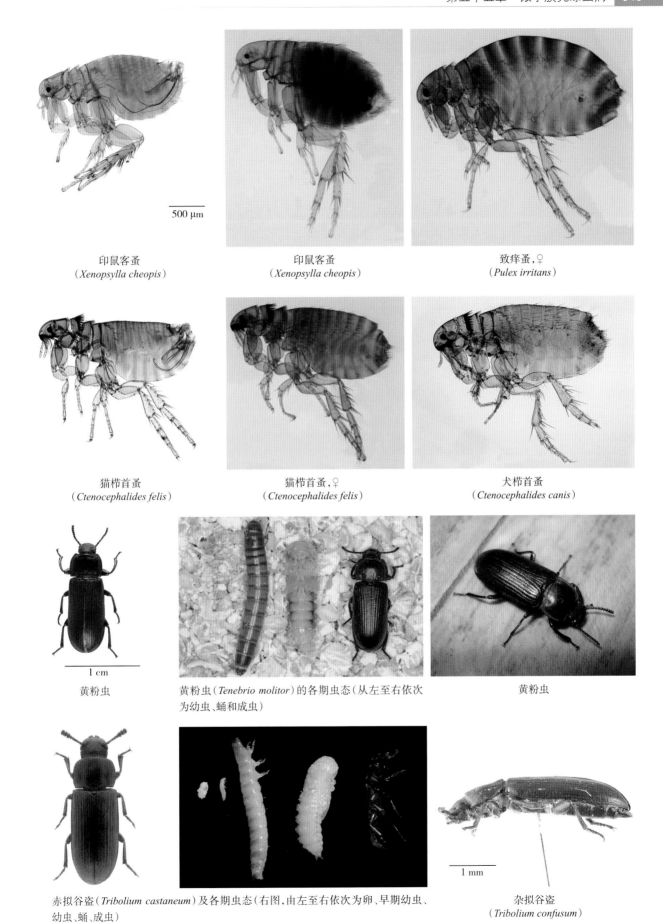

500 μm

印鼠客蚤
（*Xenopsylla cheopis*）

印鼠客蚤
（*Xenopsylla cheopis*）

致痒蚤,♀
（*Pulex irritans*）

猫栉首蚤
（*Ctenocephalides felis*）

猫栉首蚤,♀
（*Ctenocephalides felis*）

犬栉首蚤
（*Ctenocephalides canis*）

1 cm

黄粉虫

黄粉虫（*Tenebrio molitor*）的各期虫态（从左至右依次
为幼虫、蛹和成虫）

黄粉虫

赤拟谷盗（*Tribolium castaneum*）及各期虫态（右图，由左至右依次为卵、早期幼虫、
幼虫、蛹、成虫）

1 mm

杂拟谷盗
（*Tribolium confusum*）

图版 55-11 微小膜壳绦虫中间宿主

第五十六章　缩小膜壳绦虫病

缩小膜壳绦虫病（hymenolepiasis diminuta）是由缩小膜壳绦虫（*Hymenolepis diminuta* Rudolphi，1819；又称长膜壳绦虫）[1] 寄生于人体小肠所致的一种寄生虫病。

一、地理分布

全球呈散在分布。莫桑比克、冈比亚、圣多美和普林西比和坦桑尼亚等国报告的人群感染率均不超过1%。喀麦隆黑猩猩（*Pan troglodytes troglodytes*）发现有该虫感染，埃塞俄比亚水果、蔬菜检测有虫卵污染，提示该病在非洲国家广泛流行。

二、生活史

生活史与微小膜壳绦虫相似，但发育必须经过昆虫中间宿主，中间宿主包括蚤类、甲虫、蟑螂、倍足类和鳞翅目昆虫等20余种。当中间宿主吞食虫卵后，卵内六钩蚴在昆虫血腔内发育为似囊尾蚴，人或啮齿动物等终宿主因摄入含似囊尾蚴的昆虫而感染，成虫寄生于终宿主小肠内（图56-1）。

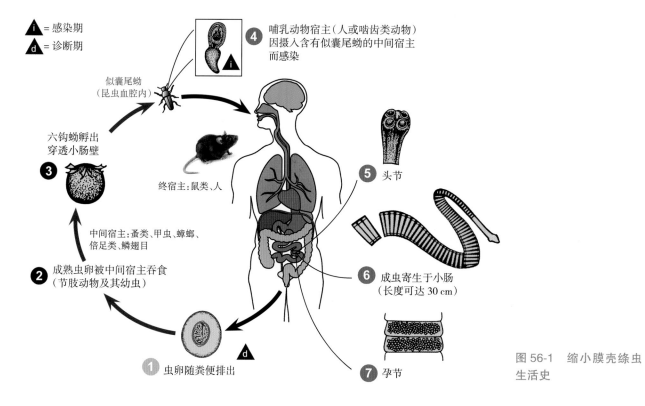

i = 感染期
d = 诊断期

似囊尾蚴（昆虫血腔内）

④ 哺乳动物宿主（人或啮齿类动物）因摄入含有似囊尾蚴的中间宿主而感染

六钩蚴孵出穿透小肠壁
❸

终宿主:鼠类、人

中间宿主:蚤类、甲虫、蟑螂、倍足类、鳞翅目

❷ 成熟虫卵被中间宿主吞食（节肢动物及其幼虫）

❶ 虫卵随粪便排出　d

⑤ 头节

⑥ 成虫寄生于小肠（长度可达30 cm）

⑦ 孕节

图 56-1　缩小膜壳绦虫生活史

---

① hymen [G]= thin membrane，薄膜；lepis [G]= scale/cover，鳞片、覆盖；deminutus [L]= to lessen，缩小。

三、流行环节

传染源是粪便中排出孕节或虫卵的终宿主，包括鼠类和人。鼠类感染极为普遍，人体感染较少见。传播途径需经中间宿主，人体感染主要是因误食含似囊尾蚴的昆虫。

四、病原体

1.**成虫**　呈带状，长 200～600 mm、宽 3.5～4.0 mm，约有 800～1000 个节片，节片宽大于长（图 56-2）。头节呈球形，直径 0.2～0.5 mm；顶突凹入，不易伸缩，无小钩；吸盘 4 个，较小（图 56-3）。每个成节均具雌、雄生殖器官各 1 套，睾丸 3 个，生殖孔位于各节片的同一侧。孕节子宫内充满虫卵，边缘不整齐。

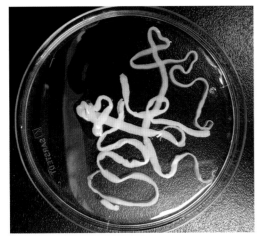

图 56-2　成虫

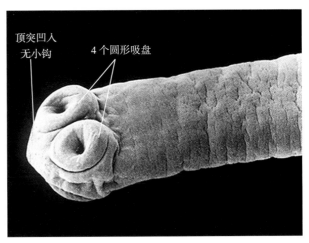

图 56-3　头节

2.**虫卵**　呈圆形或椭圆形，大小为（72～86）μm×（60～70）μm。橘黄色或黄褐色，壳较厚，胚膜两端无极丝，胚膜与卵壳之间充满透明胶状物，内含一个六钩蚴（图 56-4、图 56-5、图 56-6）。

3.**似囊尾蚴**　大小（597～832）μm×（208～240）μm，外层角质膜具辐射状细纹，内层囊壁厚 28～36 μm，囊壁细胞疏松。头节颜色深暗，纤维层包住头节，厚 14～25 μm，石灰质颗粒见于头节的前方。尾部细长，大小为（352～567）μm×（40～112）μm，有 6 个胚钩，其中 2 对位于尾部上方两侧，1 对位于末端中央（图 56-6、图 56-7）。

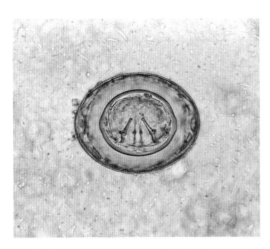

图 56-4　缩小膜壳绦虫卵（内含六钩蚴）

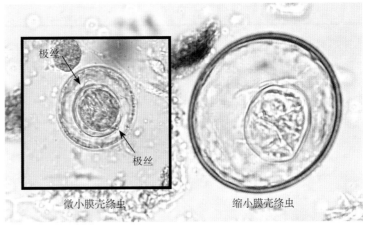

缩小膜壳绦虫卵无极丝，明显大于微小膜壳绦虫卵

图 56-5　缩小膜壳绦虫卵与微小膜壳绦虫卵比较

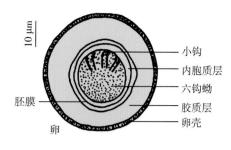

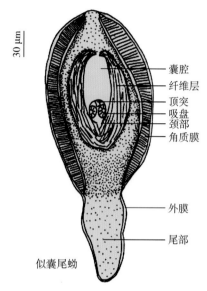

图 56-6　缩小膜壳绦虫的卵和似囊尾蚴模式图

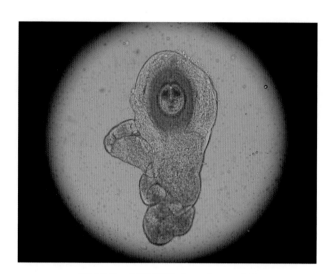

图 56-7　似囊尾蚴（cysticercoid）

五、病理与临床表现

　　缩小膜壳绦虫致病作用较轻,少量寄生一般无明显临床症状,或有轻微神经系统和腹痛、腹胀等消化系统症状。感染较重时,可产生腹痛、腹泻、恶心、呕吐、食欲减退等症状,严重者可出现精神呆滞或恶病质。

六、诊断与治疗

　　根据患者流行病学史,结合临床表现应考虑缩小膜壳绦虫病。在粪便中检出虫卵或孕节可确诊。治疗药物有吡喹酮、苯并咪唑类、槟榔及南瓜子等。

七、预防

　　注意个人卫生和饮食卫生;加强粮食仓库管理,消灭害虫和老鼠,杜绝拟谷盗、谷蛾、鼠等宿主的孳生。

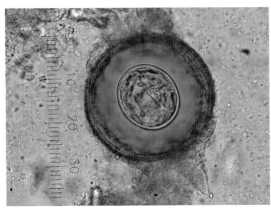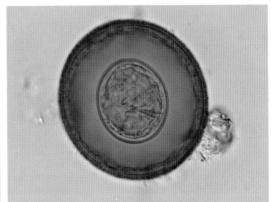

卵

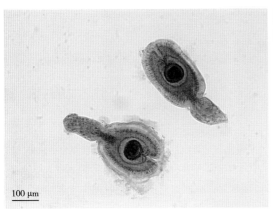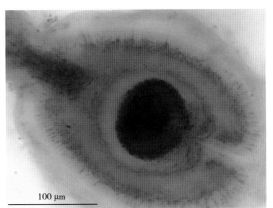

似囊尾蚴（左 ×100，右 ×400）

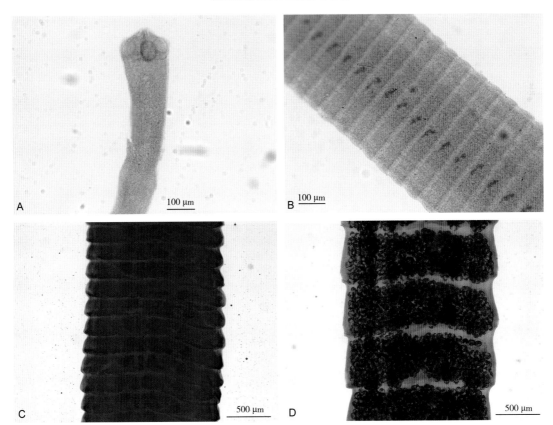

A 头节；B 幼节；C 成节；D 孕节。

图版 56-1　缩小膜壳绦虫各期形态（一）

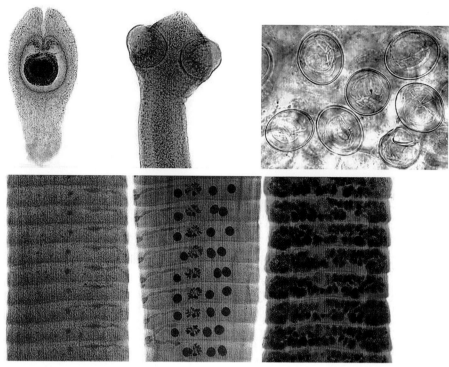

由左至右：上行依次为似囊尾蚴、头节和卵；下行为幼节、成节和孕节。每个成节具雌雄生殖器官各 1 套，生殖孔多为单侧式，位于一侧边缘的中部，极少节片开口在另一侧；睾丸 3 个，呈球形，横行直线排列，近生殖孔侧 1 个，对侧两个；卵巢近节片中央，边缘不规则，分左右两叶，卵黄腺位于卵巢后方的中央，受精囊发达；孕节内子宫呈囊状，边缘不整齐，充满虫卵。

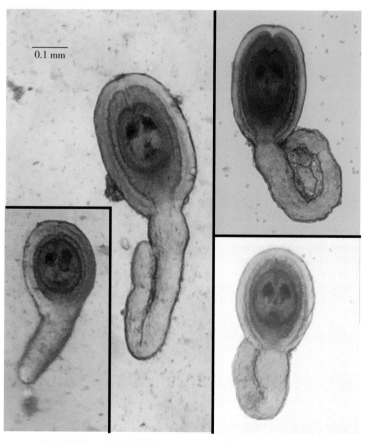

缩小膜壳绦虫的似囊尾蚴大小相差可达 5 倍，尾部的形态亦多变

似囊尾蚴

图版 56-2 缩小膜壳绦虫各期形态（二）

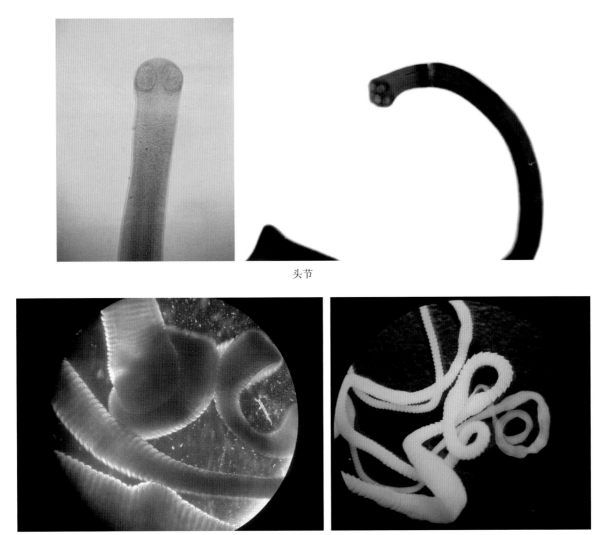

头节

寄生于大鼠小肠内的成虫活体

图版 56-3　缩小膜壳绦虫成虫

第五十七章　中殖孔绦虫病

线中殖孔绦虫（*Mesocestoides lineatus* Goeze，1782）和变异中殖孔绦虫（*M. variabilis* Mueller，1928）隶属于中殖孔科（Mesocestoididae）中殖孔属（*Mesocestoides* Vaillant，1863）[①]，成虫主要寄生于犬、猫和狐等野生食肉类哺乳动物小肠，偶然寄生于人体小肠致中殖孔绦虫病（mesocestoidiasis）。

一、地理分布

中殖孔绦虫分布于除南极和北极外的世界各地，其中线中殖孔绦虫在非洲、亚洲和欧洲均有报道，变异中殖孔绦虫主要分布在北美洲。全球范围内人体病例报道较少，患者多为婴幼儿。

二、生活史

中殖孔绦虫的生活史需要 3 个宿主。虫卵进入第一中间宿主如甲螨类（毛甲螨、滑菌甲螨、扁足菌甲螨、点肋甲螨等）或粪食性甲虫（蜣螂等）胃内孵出六钩蚴；含六钩蚴的第一中间宿主被第二中间宿主如两栖类、爬行类、鸟类和小型哺乳动物等摄入后，幼虫发育成感染期幼虫——四盘蚴（tetrathyridium）。犬、狐或人等终宿主因食入含有四盘蚴的动物肌肉或脏器而感染，四盘蚴在小肠内生长发育为成虫，约 2 周后孕节可随宿主粪便排出（图 57-1）。

三、流行环节

食肉动物通过猎食含有四盘蚴的第二中间宿主而感染，而人则主要通过食生或半生蛙、蛇肉，生饮蛇或其他动物血，生吞蛇胆等途径感染。非洲有报道病例因生食鹧鸪肉而感染，而日本感染者均有生食蛇肉、生饮蛇血或生吞蛇胆的习惯。

四、病原体

1. 成虫　长 30～250 cm，最宽处 3 mm（图 57-2）。头节大而近方形，顶端平而略凹陷，无顶突和小钩，具有四个椭圆形的吸盘（图 57-3-A）。颈部细而短。成节宽大于长，生殖孔位于腹面正中，每个节片内有雌雄生殖器官各一套，子宫位于节片中后部，卵巢和卵黄腺均分两叶，位于节片后部，睾丸较大，分布于排泄管两侧（图 57-3-B～C）。孕节长大于宽，有子宫和一椭圆形的副子宫器，大量虫卵形成的卵团位于副子宫器内（图 57-3-D）。

2. 虫卵　呈椭圆形（40～60）μm ×（35～43）μm，壳薄透明，无卵盖，内含六钩蚴，其中间 1 对钩较长，两侧 4 个钩稍短（图 57-3-E）。

[①] mesos [G]= in the middle，中间；kestos [G]= belt，带；oideus [L]= similar，类似的。

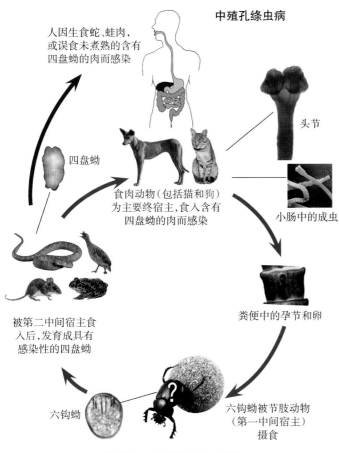

图 57-1　中殖孔绦虫生活史

中殖孔绦虫病

人因生食蛇、蛙肉，或误食未煮熟的含有四盘蚴的肉而感染

头节

小肠中的成虫

食肉动物（包括猫和狗）为主要终宿主，食入含有四盘蚴的肉而感染

四盘蚴

被第二中间宿主食入后，发育成具有感染性的四盘蚴

六钩蚴

六钩蚴被节肢动物（第一中间宿主）摄食

粪便中的孕节和卵

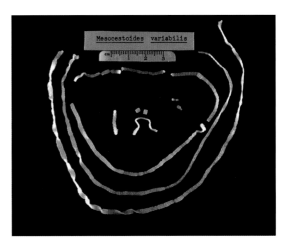

图 57-2　变异中殖孔绦虫成虫

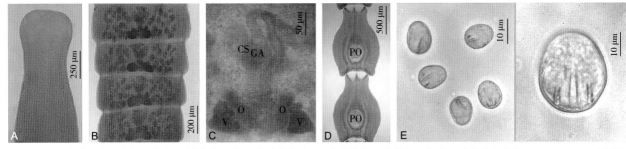

A 头节（具四个茶杯状吸盘）；B 成节；C 放大的成节，后部见卵巢（O）和卵黄腺（V），中部见阴茎囊（CS）和生殖腔（GA= genital atrium），两侧见滤泡状睾丸；D 孕节，具特征性副子宫器（PO= paruterine organ）；E 虫卵（内含六钩蚴）。

图 57-3　线中殖孔绦虫成虫与虫卵

3. 四盘蚴　四盘蚴是感染期幼虫，虫体细长，伸缩性强，长数毫米至 9 cm，有的可长达 35 cm。虫体前段呈白色、不透明，有不规则的皱纹，顶端有一长裂缝，头节具有 4 个长圆形颜色较深的吸盘，位于此孔隙中（图 57-4、图 57-5）。

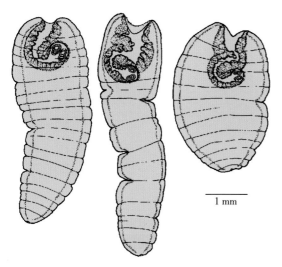

图 57-4　四盘蚴（tetrathyridium）示意图

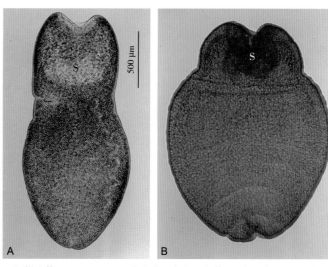

A 新鲜虫体；B 经 Semichon 醋酸洋红染色的虫体（S 为凹陷的头节，内含 4
个吸盘）

图 57-5　四盘蚴

五、病理与临床表现

四盘蚴在终宿主小肠内生长发育为成虫，有些幼虫可通过肠壁侵入体腔，引起腹膜炎、腹水、肉芽肿形成等（图 57-6）。主要临床表现为消化不良、腹胀、腹痛、腹泻、便秘、恶心和呕吐等胃肠道症状；部分患者有体重减轻、消瘦、饥饿感、厌食、轻度贫血、轻微脾肿大；少数患者有发热伴寒战等临床症状。

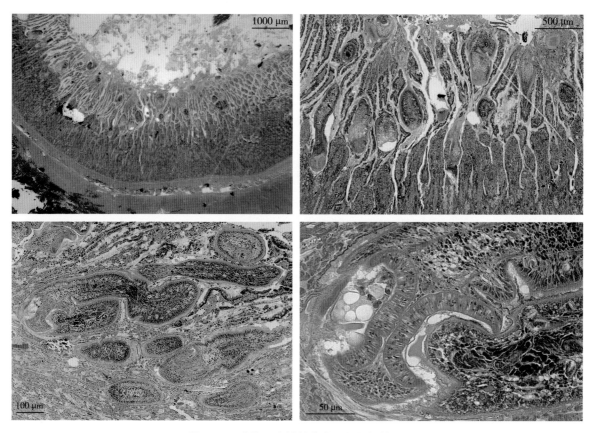

图 57-6　感染四盘蚴的犬小肠组织切片

六、诊断与治疗

粪便中检查见"白点状"节片和虫卵即可确诊。治疗性药物驱虫后收集 24 h 粪便,对查见的头节和各期节片进行染色、鉴定。单剂量口服吡喹酮 10 mg/kg,可治愈该病。

七、预防

预防的关键是改变不良生活方式和饮食习惯,不食生或未煮熟的蛙、鸟和各种野生动物的肉或内脏,摒弃生饮蛇血或其他动物血液、生吞蛇胆等习惯。

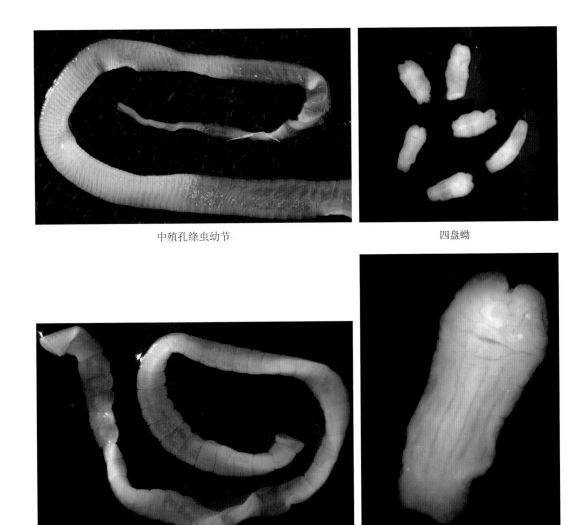

中殖孔绦虫幼节 　　　　　　　　　四盘蚴

中殖孔绦虫成节 　　　　　　　　　四盘蚴

图版 57-1　中殖孔绦虫成虫与四盘蚴

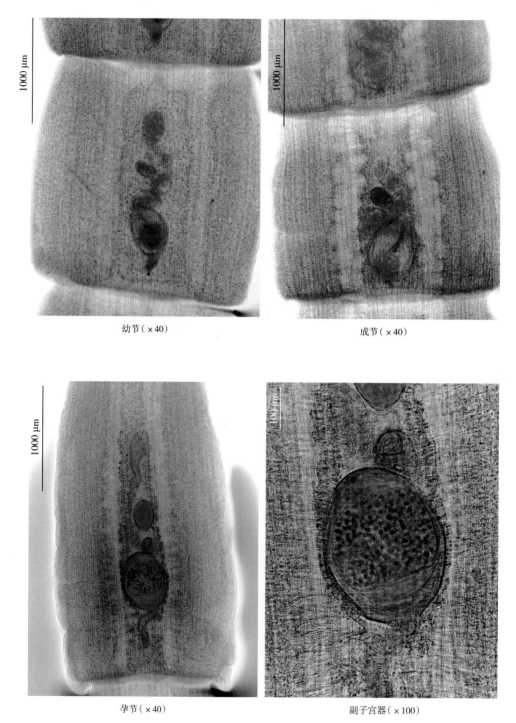

幼节（×40）

成节（×40）

孕节（×40）

副子宫器（×100）

图版 57-2　中殖孔绦虫节片及副子宫器

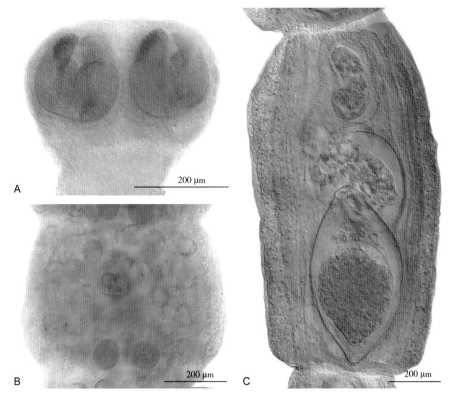

A 头节;B 成节(腹面观);C 发育中的孕节(副子宫器形成中)。

图版 57-3　线中殖孔绦虫

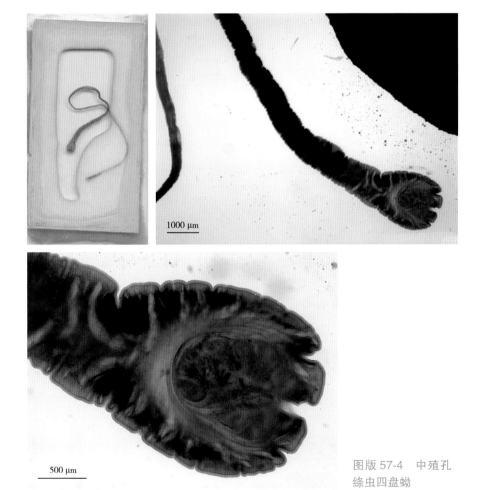

图版57-4　中殖孔
绦虫四盘蚴

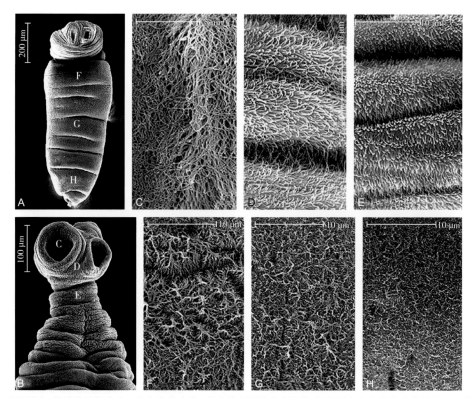

A 四盘蚴,体狭,后端稍尖,前端收缩部分有一个内陷的头节。整个体表覆盖着大量微毛,其长度和密度由虫体前部(F)、中部(G)至后部(H)逐渐缩短、降低。B 四盘蚴头节凸出,有 4 个杯状吸盘,颈部布满微毛,其形状因位置不同而不同:吸盘内侧(C)微毛呈长丝状,吸盘之间(D)微毛呈毛发状,头节下和颈部(E)毛粗壮。

图版 57-5　四盘蚴扫描电子显微镜下形态

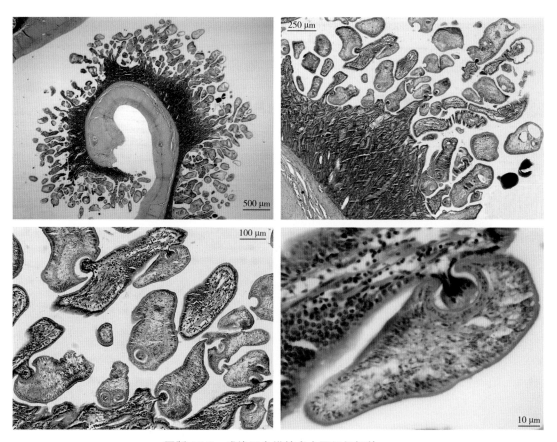

图版 57-6　感染四盘蚴的犬小肠组织切片

犬复孔绦虫病（dipylidiasis caninum）是由犬复孔绦虫（*Dipylidium caninum* Linnaeus，1758）[①] 成虫偶尔寄生人体小肠引起的一种寄生虫病。犬复孔绦虫是犬和猫的常见寄生虫。

一、地理分布

犬复孔绦虫广泛分布于全世界各地。犬和猫的感染率很高，狐和狼等也有感染。人体感染比较少见，全世界报道病例仅有 200 余例，多为 6 个月至 3.5 岁婴幼儿。

二、生活史

成虫寄生于犬、猫的小肠内，其孕节单独或数节相连地从链体上脱落，常自动逸出宿主肛门或随粪便排出，并沿地面蠕动。节片破裂后虫卵散出，如被中间宿主蚤类的幼虫食入，则在其肠内孵出六钩蚴，然后钻过肠壁，进入血腔内发育。约在感染后 30 d，当蚤幼虫经蛹破茧为成蚤时发育成似囊尾蚴。随后成蚤到终宿主犬、猫体表吸血活动，31～36 ℃的体表温度有利于似囊尾蚴进一步成熟。一个蚤体内的似囊尾蚴可多达 56 个，受感染的蚤活动迟缓，甚至很快死亡。当终宿主犬、猫舔毛时吞食感染蚤，似囊尾蚴进入其体内，在小肠内释出，经 2～3 周发育为成虫（图 58-1）。

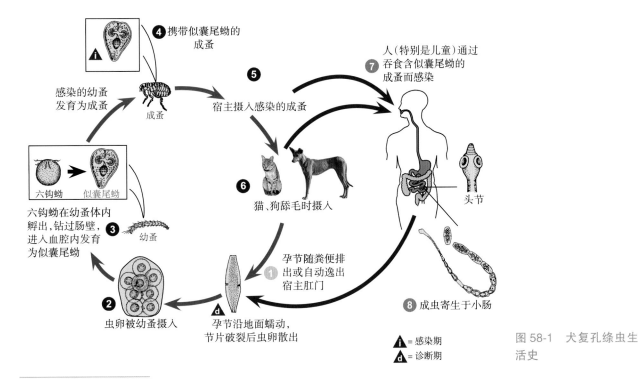

图 58-1　犬复孔绦虫生活史

[①] dis [G]= two，两个；pyle [G]= pore，孔；canis [L]= dog，犬。

三、流行环节

人体感染常因与猫、犬接触时误食感染蚤引起。犬栉首蚤、猫栉首蚤和致痒蚤是重要的中间宿主（图58-2）。

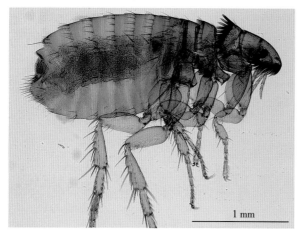
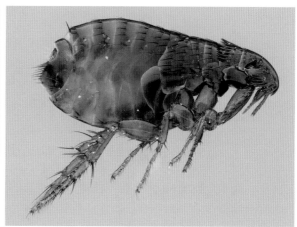

1 mm

图 58-2　犬复孔绦虫的中间宿主之——猫栉首蚤（*Ctenocephalides felis*）

四、病原体

1. 成虫　大小为（10～60）cm×（3～4）mm，链体约有200个节片。头节近似菱形，有4个吸盘和1个棒状的、可伸缩的顶突，顶突上有4圈（1～7圈）玫瑰刺状的小钩。成节每节具有雌、雄生殖器官各2套，每侧各有一个生殖孔，对称地分列于节片近中部的两侧缘。每节有睾丸100～200个，各经输出管、输精管通入左右两个贮精囊，开口于生殖腔；卵巢2个，位于两侧生殖腔后内侧，靠近排泄管，每个卵巢后方有一个分叶状的卵黄腺。孕节子宫呈网状分隔成许多个卵囊，每个卵囊内含虫卵2～40个（图58-3）。

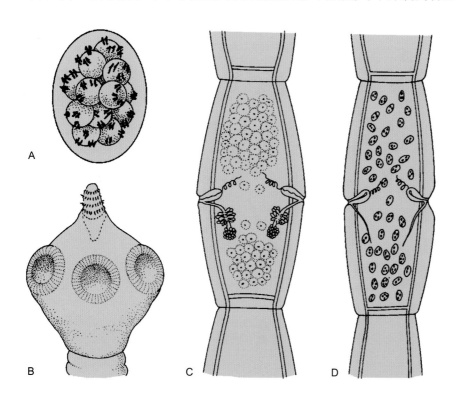

A 卵囊（egg capsule）；B 顶突有小钩的头节；C 具有雌、雄生殖器官各2套的成熟节；D 充斥卵囊的孕节。

图 58-3　犬复孔绦虫模式图

2.虫卵　呈圆形,大小为35～50μm,壳薄而透明,卵壳两层无条纹,六钩蚴与卵壳间有蛋白体微细颗粒,虫卵包在灰色卵囊(egg capsule 或 egg packet)内,卵囊大小为(170～260)μm×(45～58)μm(图58-3、图58-4)。

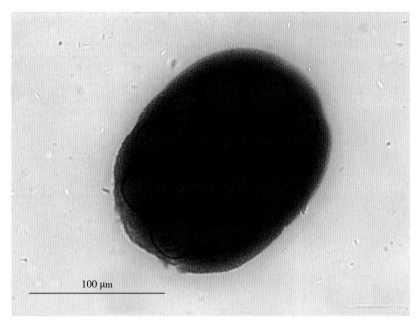

100 μm

图58-4　犬复孔绦虫的卵囊和卵

五、病理与临床表现

人体感染后临床表现主要与感染具体数量有关。一般可无明显症状,感染严重者可有食欲不振、消化不良、腹部不适等,或有腹痛、腹泻,甚至因有孕节自动从肛门逸出引起肛门瘙痒和烦躁不安等。

六、诊断与治疗

粪便检查发现虫卵或孕节即可确诊。抗虫治疗药物有吡喹酮、氯硝柳胺和甲苯达唑等。

七、预防

家养犬、猫应定期进行灭蚤和驱虫。注意个人卫生,尽量避免儿童与犬、猫有过分亲密的接触。

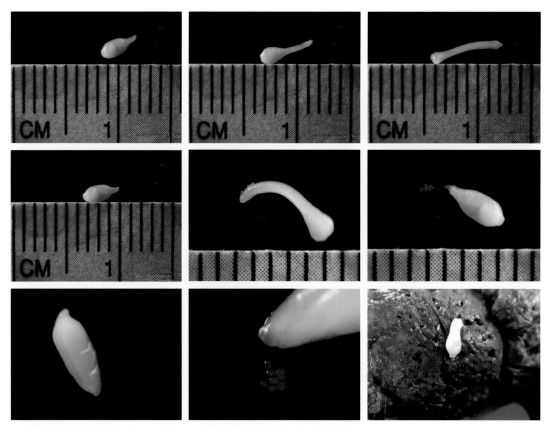

犬粪中不同形态的单个孕节（部分破溃有卵散出）

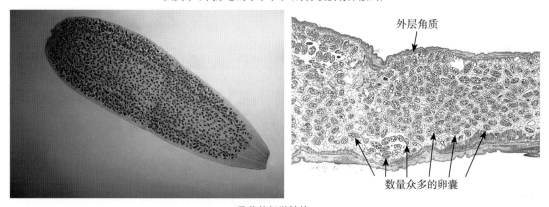

外层角质

数量众多的卵囊

孕节的超微结构

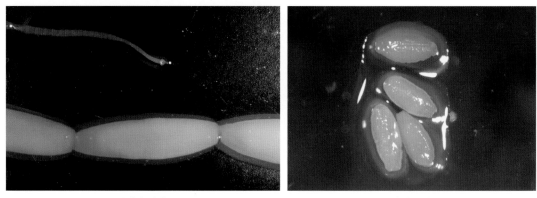

孕节与头节　　　　　　　　　　　　　　　　　　单个的卵

孕节平均大小为 12 mm×3 mm，呈南瓜种子形状，随动物粪便排出，干燥后似稻谷。虫卵由外胚膜（outer embryonic membrane）包裹在一起形成卵囊，每个卵囊含 8～15 个虫卵。

图版 58-1　犬复孔绦虫孕节

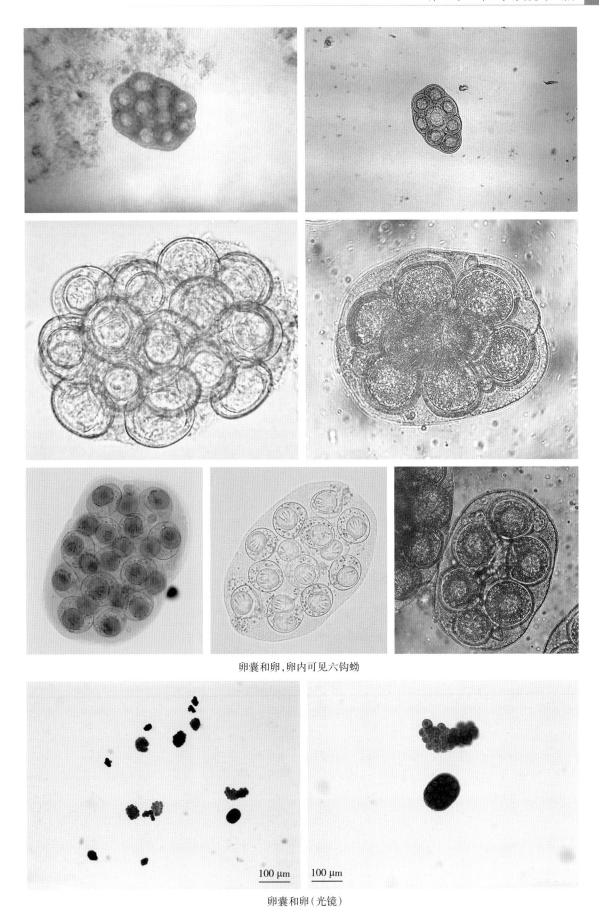

卵囊和卵，卵内可见六钩蚴

100 μm　100 μm

卵囊和卵（光镜）

图版 58-2　犬复孔绦虫卵囊和卵

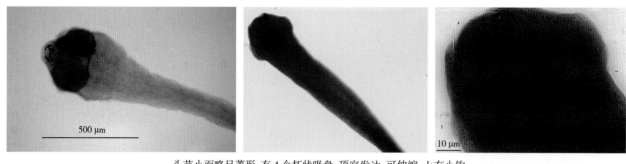

头节小而略呈菱形,有 4 个杯状吸盘;顶突发达,可伸缩,上有小钩

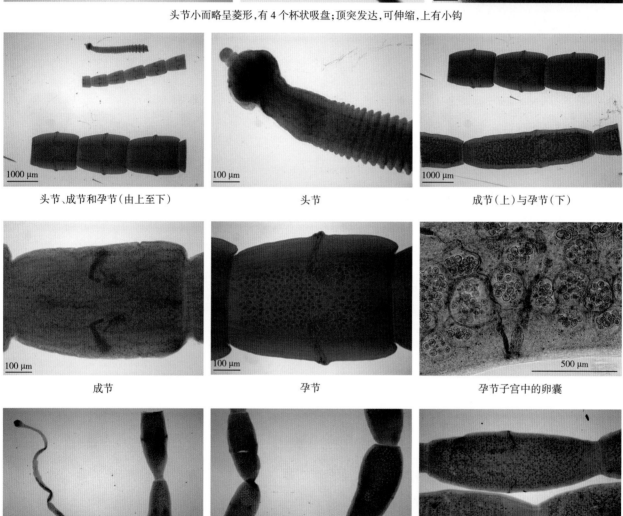

图版 58-3　犬复孔绦虫成虫——头节和体节

注:成节长大于宽,每节具雌、雄性生殖器官各 2 套,两侧各有一生殖孔,睾丸 100～200 个,卵巢位于纵行排泄管附近,无受精囊,卵黄腺分叶状,位于卵巢之后。

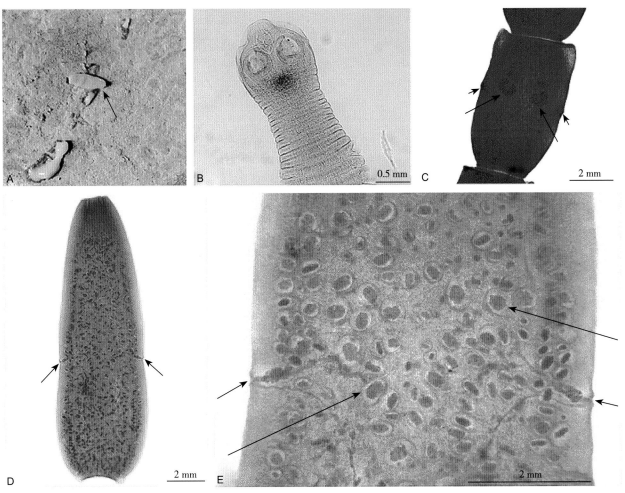

A 粪便中排出的节片;B 经治疗后,在腹泻粪便中发现的头节;C 成节有雌雄 2 套生殖器官(箭头标记)(醋酸胭脂红染色);D 有 2 个生殖孔(箭头)和许多卵囊的孕节;E 孕节放大图,示生殖孔(小箭头)和卵囊(大箭头)。

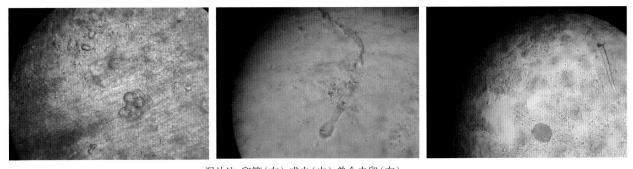

湿片法:卵簇(左),成虫(中);单个虫卵(右)。

图版 58-4 犬复孔绦虫病诊断依据

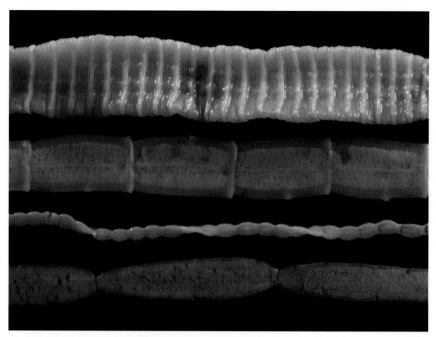

从上到下：拟曼氏迭宫绦虫（*Spirometra mansonoides*）、带绦虫（*Taenia* sp.）、中殖孔绦虫（*Mesocestoides* sp.）和犬复孔绦虫（*Dipylidium caninum*）。

图版 58-5　寄生于猫、犬的几种常见绦虫孕节形态学比较

伯特绦虫病（bertielliasis）是由伯特绦虫属（*Bertiella* Stiles et Hassall, 1902）①成虫寄生于猴和非人灵长类的小肠所致的一种常见动物性寄生虫病。伯特绦虫属共有 29 种，可引起人体感染的仅有司氏伯特绦虫（*B. studeri* Blanchard, 1891）和短尖（古巴）伯特绦虫（*B. mucranata* Meyner, 1895）2 种。

一、地理分布

全球已报道伯特绦虫人体感染约 70 例。司氏伯特绦虫病病例主要发现于非洲和亚洲（旧大陆），短尖伯特绦虫感染主要发现于南美洲巴西、古巴、阿根廷、巴拉圭等国家，多数感染者为儿童。

二、生活史

成虫寄生于终宿主（猴和非人灵长类）小肠内，孕节或虫卵随粪便排出。被中间宿主甲螨食入后，在体内发育成似囊尾蚴。当猴或人误食含有似囊尾蚴甲螨的食物后，似囊尾蚴随甲螨进入体内，在小肠内逸出并发育为成虫（图 59-1）。

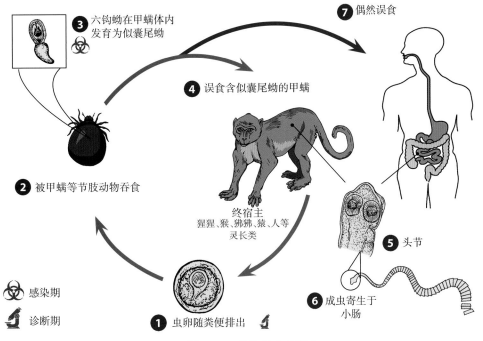

图 59-1　伯特绦虫生活史

---

① 1891 年，法国科学家 Raphaël Blanchard 以 *Bertia Studeri*（即司氏伯特绦虫）为模式种、以法国生理学家 Paul Bert 的姓氏建立了 *Bertia* 绦虫属，但 *Bertia* 已被用作笠蜗牛科的一个属名，而且与双翅目 *Bertea* 属名亦相近，因此 1902 年 Charles Wardell Stiles 和 Albert Hassall 将其改为 *Bertiella*。

三、流行环节

伯特绦虫病传播需要经过两个宿主,终宿主为猴、狒狒、猩猩、长臂猿等非人灵长类动物,中间宿主为甲螨。人体感染少见,主要因误食含似囊尾蚴的甲螨而感染。

四、病原体

成虫(司氏伯特绦虫),呈扁平带状,乳白色,长 15～45 cm,最长可达 70～80 cm,宽 0.6～1.5 cm,链体约有 400 个节片。头节稍扁、呈四角形或近圆形,顶突不明显,顶端有 4 个卵圆形吸盘。成熟节短而宽,长约 0.1 cm、宽 0.6～1.1 cm,每节含雌、雄生殖器各一套(图 59-2)。

虫卵(司氏伯特绦虫),呈不规则卵圆形或近圆形、淡黄色,壳薄、透明,大小(38～46) μm×(33～43) μm,由一层蛋白膜包裹的梨形器(pyriform apparatus,PA)内含有六钩蚴。

短尖伯特绦虫成虫与司氏伯特绦虫形态相似,但更长,所有节片宽大于长数倍,虫卵呈亚球形。

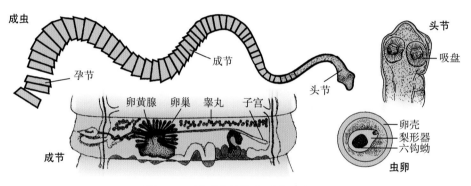

图 59-2 司氏伯特绦虫形态示意图

五、病理与临床表现

司氏伯特绦虫和短尖伯特绦虫致病性均不强,患者感染后一般无明显症状,少数感染者会出现食欲不振、体重减轻、间歇性腹痛、腹泻、便秘、呕吐、烦躁、持续性肛周瘙痒等症状。

六、诊断与治疗

粪便检出虫卵,或诊断性驱虫治疗检出虫体、节片可确诊。治疗药物有吡喹酮、阿苯达唑、槟榔南瓜子合剂等。

七、预防

注意个人和饮食卫生,避免与猴等灵长类动物直接接触,加强对圈养灵长动物的查治。

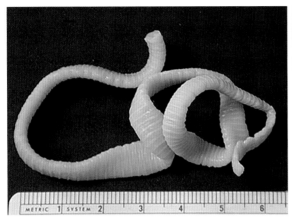
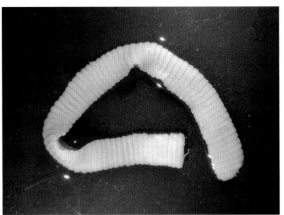

伯特绦虫成虫节片　　　　　　　　　　　司氏伯特绦虫成虫节片

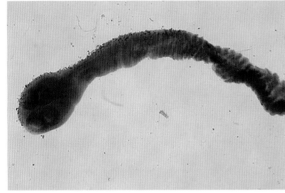

司氏伯特绦虫成虫头节(左)和节片(右)

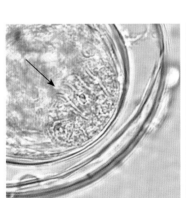
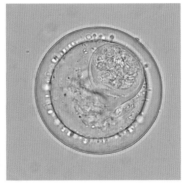

孕节中虫卵,左图可见六钩蚴小钩(箭头)

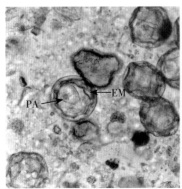
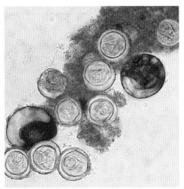

虫卵,可见梨形器(PA)和粗糙胚膜　　　伯特绦虫孕节中的虫卵(采自1名非洲患者)
(EM)(×400)

图版 59-1　伯特绦虫成虫与虫卵

第六十章 裂头蚴病

裂头蚴病(plerocercoidosis)是由裂头科(Diphyllobothriidae)迭宫属(*Spirometra* Faust,Campbell et Kellogg,1929)[①]绦虫的幼虫——裂头蚴(plerocercoid)寄生于人体引起的一种寄生虫病。迭宫属已报道可寄生人体的主要有曼氏迭宫绦虫 [(*Spirometra mansoni* Joyeux et Houdemer,1928;同物异名有欧猬迭宫绦虫(*Spirometra erinaceieuropaei* Rudolphi,1819)或猬迭宫绦虫(*S. erinacei* Faust,Campbell et Kellogg,1929)] 和拟曼氏迭宫绦虫(*S. mansonoides* Mueller,1935)等。

一、地理分布

裂头蚴病在世界上分布广泛,主要见于亚洲,欧洲,美洲、非洲和大洋洲也有报道。在非洲,1972年前有30例裂头蚴病报告,其中24例主要来自东非和赤道非洲,多数病例表现为皮下裂头蚴病。2012年以来,埃塞俄比亚与南苏丹分别有21例和161例裂头蚴病患者,绝大多数患者为皮肤病变。

二、生活史

迭宫绦虫的终宿主为猫、犬等食肉动物。成虫寄生于终宿主小肠内,虫卵随粪便排出体外,在水中适宜温度下发育孵出钩球蚴(coracidium)。钩球蚴在水中被第一中间宿主剑水蚤吞食,经3~11 d,发育为原尾蚴(procercoid)。含原尾蚴的剑水蚤被第二中间宿主蝌蚪吞食后,原尾蚴随宿主发育为裂头蚴。终宿主吞食有裂头蚴的第二中间宿主青蛙或转续宿主(蛇类、鸟类和猪等)后,裂头蚴在其肠内发育为成虫(图60-1)。

三、流行环节

裂头蚴病为动物源性疾病,感染原尾蚴的第一中间宿主(桡足类)、有裂头蚴寄生的第二中间宿主(两栖类)及转续宿主均可作为人体裂头蚴病的传染源。人体感染裂头蚴病主要是通过食入裂头蚴感染的蛙肉或蛇肉,误食感染有原尾蚴的剑水蚤,或用蛙肉、蛇肉(皮)敷贴皮肤的疮疖、伤口或脓肿等。

四、病原体

裂头蚴呈条带状,乳白色或淡黄色,大小约(0.5~80) cm × (0.3~1) cm,在不同宿主体内以及不同发育阶段的虫体大小差异较大(图60-2-A~C)。虫体不分节,但有不规则横褶皱。虫体前端稍膨大,无吸槽,头节中央向内明显凹陷并形成一隧道,再向后延伸至一定距离后形成一盲管。虫体后端多呈钝圆形(图60-2-D)。

[①] pleres [G]= full/complete,全部、完整;kerkos [G]= tail,尾巴;speira [G]= winding,曲折的;metra [G]= uterus,子宫;erinaceieuropaei [L]= the European hedgehog(其属名为 *Erinaceus*),欧洲刺猬(欧猬)。

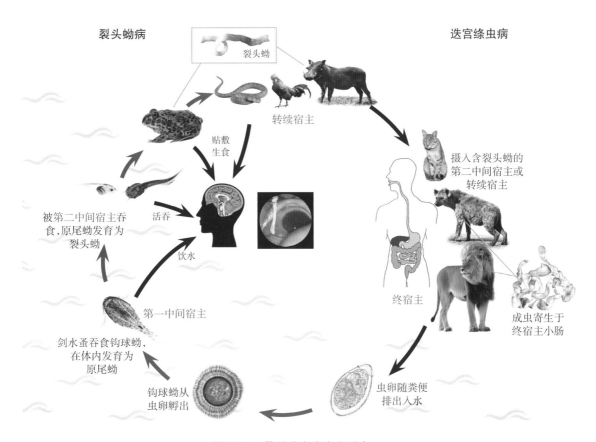

图 60-1 曼氏迭宫绦虫生活史

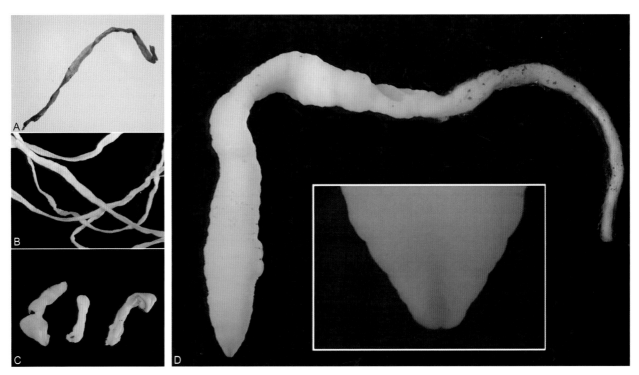

图 60-2 裂头蚴（D 内嵌小图：放大的发育不完全的吸槽）

五、病理与临床表现

曼氏迭宫绦虫成虫偶然寄生人体，仅引起消化道轻微损伤。裂头蚴寄生人体引起的裂头蚴病，其危害十分严重，可导致皮下裂头蚴病、眼部裂头蚴病、口腔颌面部裂头蚴病、中枢神经系统裂头蚴病、内脏裂头蚴病等多种临床类型。

六、诊断与治疗

从病灶中发现裂头蚴为确诊依据。裂头蚴病主要靠手术治疗，手术摘除虫体是目前治疗裂头蚴病最有效的治疗方法。手术时应将虫体（尤其是虫体头部）完整取出，避免虫体断裂，防止虫体头部遗留在体内继续生长而造成复发。对不能手术去除的虫体，可用 40% 甲醛普鲁卡因局部注射杀虫。对于多发性皮下裂头蚴病、不能手术或不宜局部注射甲醛普鲁卡因杀虫的裂头蚴病患者，可试用吡喹酮进行治疗。

七、预防

预防裂头蚴病的主要措施是开展健康教育，改变人们不良的饮食习惯和生活方式，不食生或半生的蛙、蛇、鸟、猪等动物肉类，不生食蝌蚪，不用蛙肉、蛙皮、蛇肉或蛇皮敷贴皮肤疮疖、伤口，不生饮蛇血、蛇胆等。

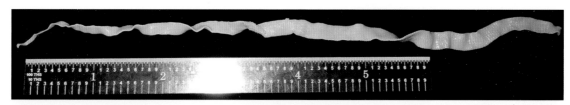

迭宫绦虫成虫（*S. mansonoides*）

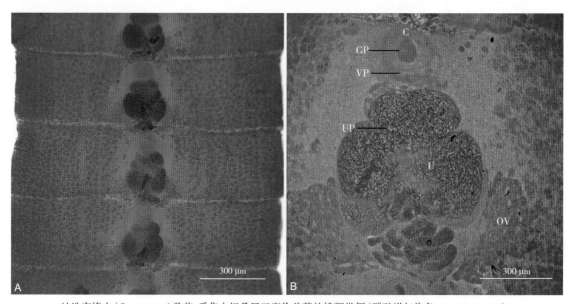

蛙迭宫绦虫（*S. ranarum*）孕节，采集自坦桑尼亚塞伦盖蒂的雄狮粪便（醋酸洋红染色；A×12，B×40）。
C. 阴茎囊，U. 子宫，GP. 生殖孔，VP. 阴道孔，UP. 子宫孔，OV. 卵巢。

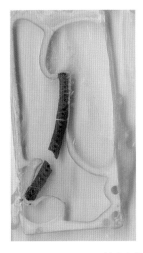

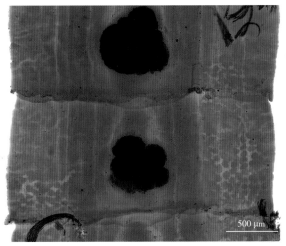

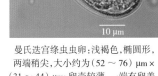

曼氏迭宫绦虫虫卵：浅褐色，椭圆形，两端稍尖，大小约为（52～76）μm×（31～44）μm；卵壳较薄，一端有卵盖，内有一个卵细胞和若干个卵黄细胞

猬迭宫绦虫（*S. erinacei*）节片，采自日本猫体内

图版 60-1　迭宫绦虫成虫、节片及虫卵

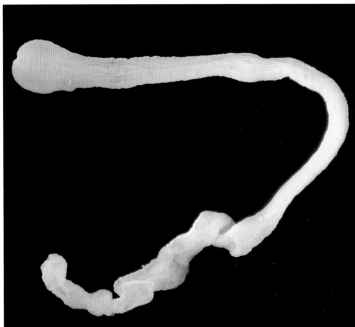

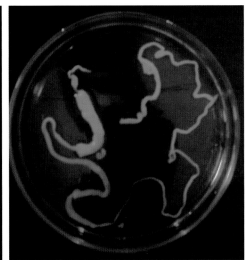

取自一名 1.5 岁女童肝脏的裂头蚴，长约 35～40 cm，宽约 1.5～1.7 cm

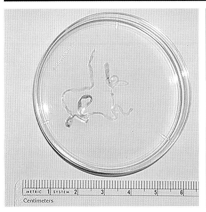

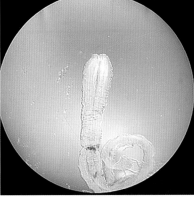

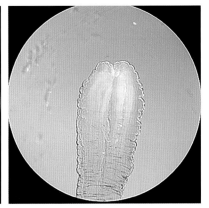

取自患者胸壁的裂头蚴，长约 70 cm，最右侧图特写可见虫体前端增厚和起皱，并有典型的裂缝状内陷

图版 60-2　裂头蚴

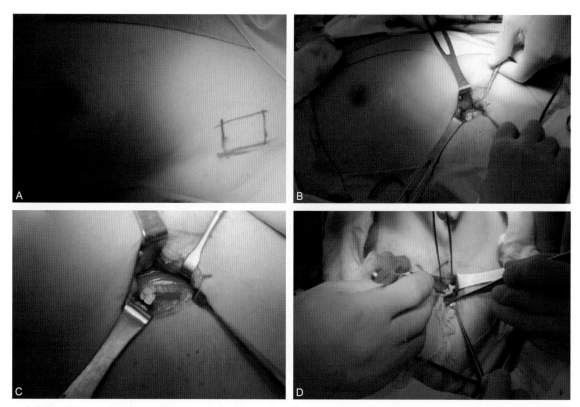

A 病变位于乳房左上方外侧和腋窝之间;B 在主要病变处作皮肤切口,于胸肌之间查到裂头蚴;C 裂头蚴的特写;D 裂头蚴正被钳取出。

图版 60-3 乳房裂头蚴病

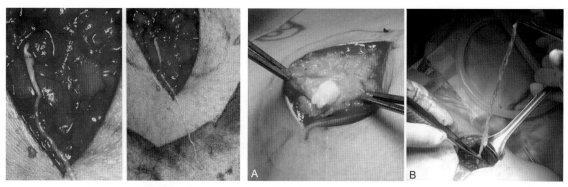

大腿裂头蚴病:手术摘除患者大腿结节病灶中的欧猬迭宫绦虫(*S. erinaceieuropaei*)Ⅲ期幼虫

乳房裂头蚴病:A 皮肤切口后,皮下脂肪层中可见裂头蚴头节;B 裂头蚴正从乳房中取出,虫体长约 50 cm

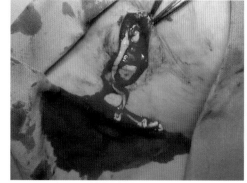

手术摘除裂头蚴

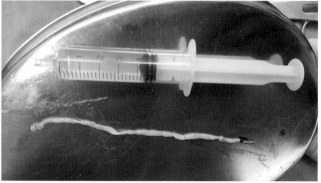

摘除的裂头蚴

图版 60-4 皮下裂头蚴病

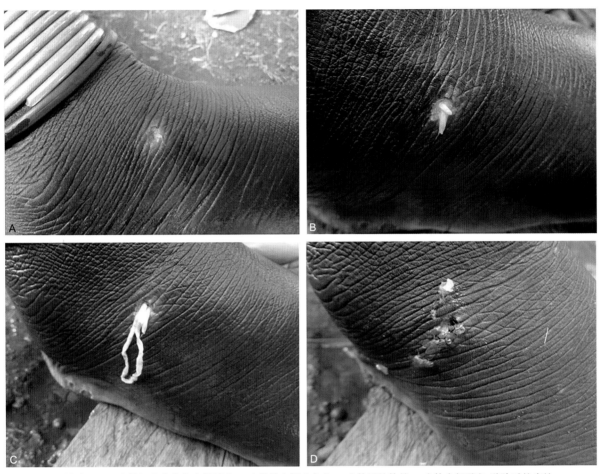

A 初始病灶可见虫体极小的白色尖端露出；B 虫体较大部分突出；C 虫体悬挂体外；D 虫体全部露出、移除后的病灶。

图版 60-5　拟似麦地那龙线虫病的皮肤裂头蚴病

注：皮损表现与麦地那龙线虫病极其相似。

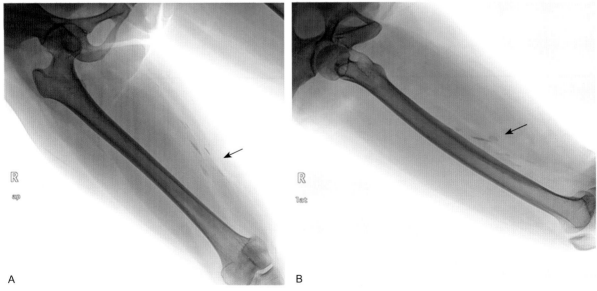

术前平片显示右大腿内侧有多个不规则的高密度阴影（箭头）

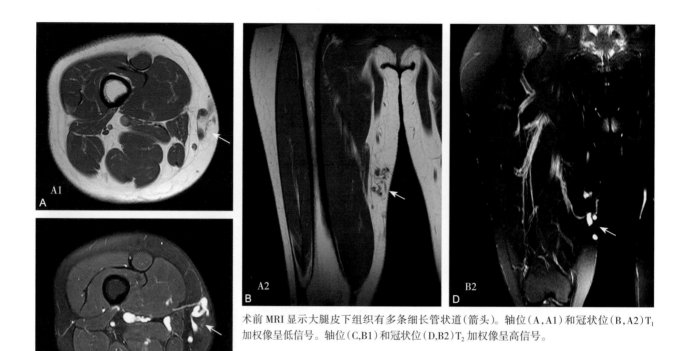

术前 MRI 显示大腿皮下组织有多条细长管状道(箭头)。轴位(A,A1)和冠状位(B,A2)T₁加权像呈低信号。轴位(C,B1)和冠状位(D,B2)T₂加权像呈高信号。

图版 60-6 大腿皮下裂头蚴病

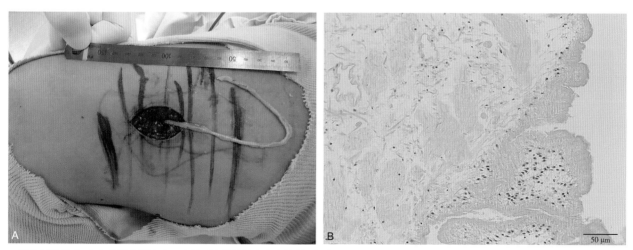

A 行全切除手术,由右大腿内侧取出一个长而有褶皱的白色虫体(长度约 24 cm,宽约 3 mm);B 裂头蚴的组织学特征:较厚的嗜酸性均质体壁,其下为粗壮的肌肉束(HE 染色,×200)。

图版 60-7 大腿皮下裂头蚴病

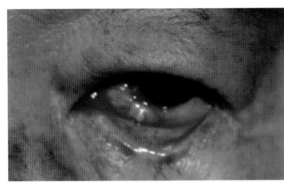
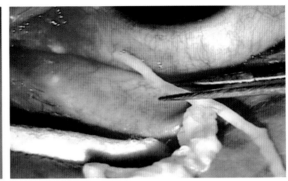

病例,60 岁女性,左眼结膜内侧发痒数月。左:球结膜鼻侧可见淡黄色肿块;右:肿块在裂隙灯下手术切除。

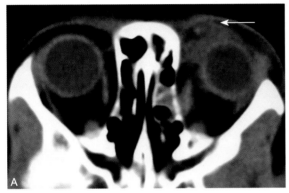
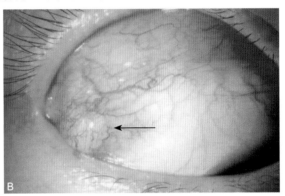

6 岁女性患者。CT 扫描显示左上眼睑明显肿胀、弥漫性软组织浸润和点状钙化灶,为眼眶裂头蚴的典型 CT 影像学特征。

33 岁男性患者,右眼结膜下黄白色的肉芽肿病变伴结膜充血,呈结膜裂头蚴特征性表现。

图版 60-8　眼裂头蚴病

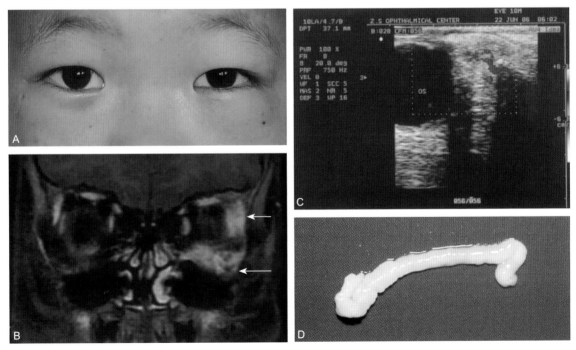

A 左下眼睑明显肿胀,眼睑后方有一个 25 mm × 10 mm 大小、界限不明显的无压痛带状肿块;B 磁共振成像(MRI)显示病变累及左眼眶下方和外侧区域,呈环形"隧道征",外直肌和侧直肌增厚;C 彩色多普勒超声检查显示,左眼眶下方有一个 23 mm × 17 mm × 14 mm 的轻微高回声、不规则、不均匀的病变,肿块内有中度血流信号;D 行眶前路切开术后,取出一条完整的裂头蚴(85 mm × 5 mm × 2 mm)。

图版 60-9　眼部裂头蚴病
注:左眼窝裂头蚴病病例,9 岁,男童。

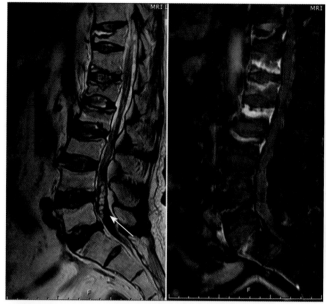

脑部 MRI 显示由幼虫迁移引起的陈旧病灶，表现为脑萎缩，并在液体衰减反转恢复图像上左侧顶枕区周围高信号。

左：腰椎 MRI 显示 $L_{4\sim5}$ 椎体水平的 T_2 加权像上的高信号珠状病变（白色箭头）；右：病灶无对比增强。

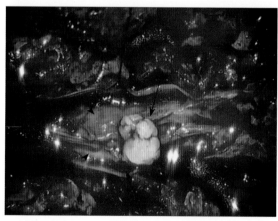

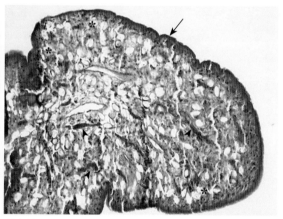

$L_{4\sim5}$ 椎板切除后，术中发现裂头蚴（箭头）和相邻神经根粘连（三角）

裂头蚴：显微镜下可见厚的嗜酸性皮层（箭头）、皮下钙球（星号）和纵向肌肉条带（三角）

图版 60-10 播散性中枢神经系统裂头蚴病

注：病例为 54 岁男性，进行性腰痛和腰骶部神经功能缺损（右腿无力、麻木，尿潴留等）2 个月。

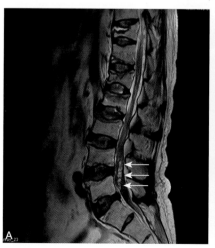

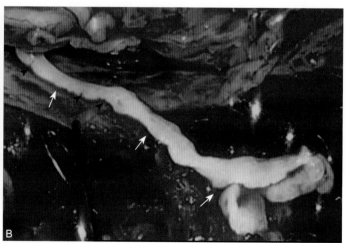

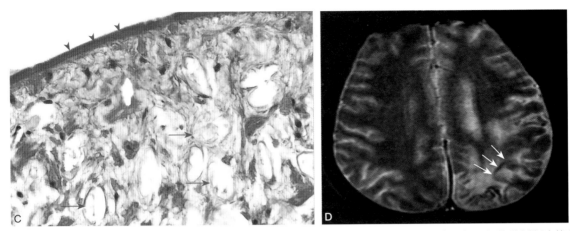

A 腰骶椎 MRI 显示一个局限性的囊性病变（箭头）附着在左侧马尾上；B 术中照片显示从囊包里取出一条白色、细长的裂头蚴（白箭头），注意虫体周长的变化，黑三角指示假性节片出现；C 裂头蚴组织切片（HE 染色，×400）显示：浅染呈紫色的钙质体碎片（箭头），无器官结构，以及绦虫特征性的体被细刷状缘（三角）；D 大脑 T$_2$ 加权梯度回波序列磁共振成像显示左侧颞顶和枕叶区域的白质水肿，并伴有隧道样改变（箭头），提示寄生虫组织内移行。

图版 60-11　脑脊髓裂头蚴病

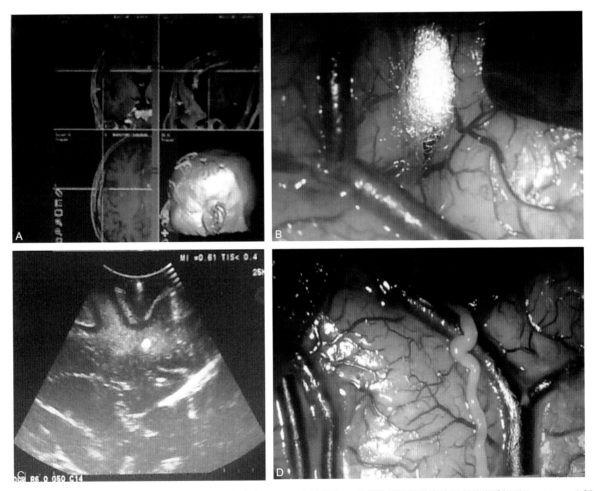

A 在神经导航（neuronavigation）的辅助下，标记预行开颅术（craniotomy）的部位；B 将湿性氧化纤维素放置在骨皮质切开（corticotomy）部位，提供一个声窗；C 超声检查发现高回声病变；D 活虫被取出时仍在蠕动。

图版 60-12　脑裂头蚴病

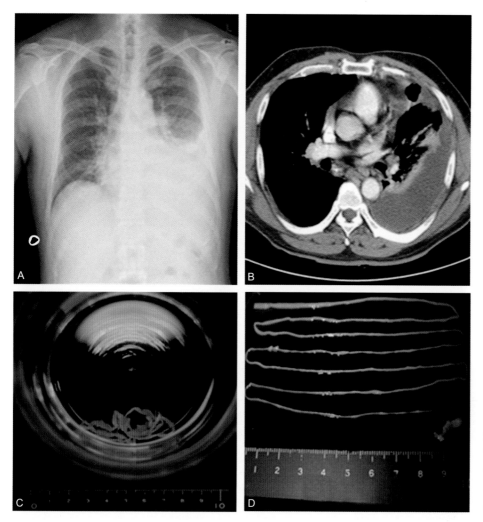

A 胸部 X 线片显示患者左肺胸腔积液;B 胸部 CT 显示局限性胸腔积液伴轻度胸膜增厚;C 引流瓶中外观似纱线的长蠕虫状生物体;D 生物体被确认为猬迭宫绦虫幼虫——裂头蚴,长约 70 cm。

图版 60-13 裂头蚴致嗜酸性粒细胞增多性胸膜炎

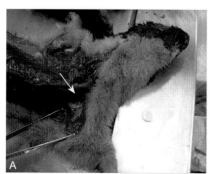

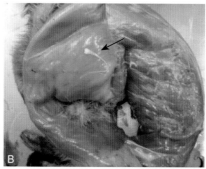

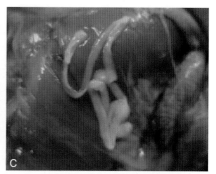

裂头蚴寄生于野生动物(A 与 B 为黄鼠狼;C 为野猪)

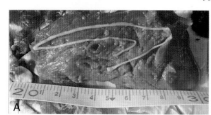

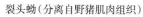

裂头蚴(分离自野猪肌肉组织)

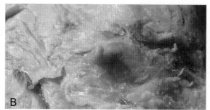

含裂头蚴的皮下包囊

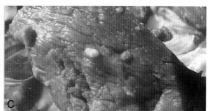

含裂头蚴的肌肉组织包囊

野猪体内寄生的裂头蚴(猎自波兰比亚沃维耶扎原始森林)

图版 60-14 野生动物裂头蚴病

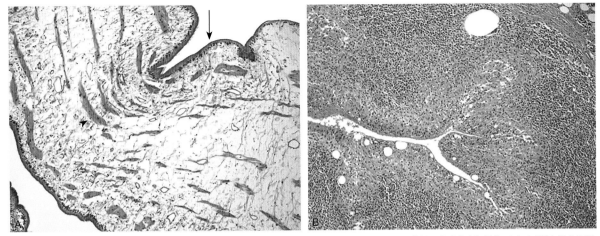

A 裂头蚴纵切面(×100),显示嗜酸性皮层(箭头)和松散基质中的纵向肌纤维(三角)。B 囊性空间周围有异物反应和慢性炎症细胞浸润,如浆细胞、淋巴细胞和嗜酸性粒细胞(×100)。

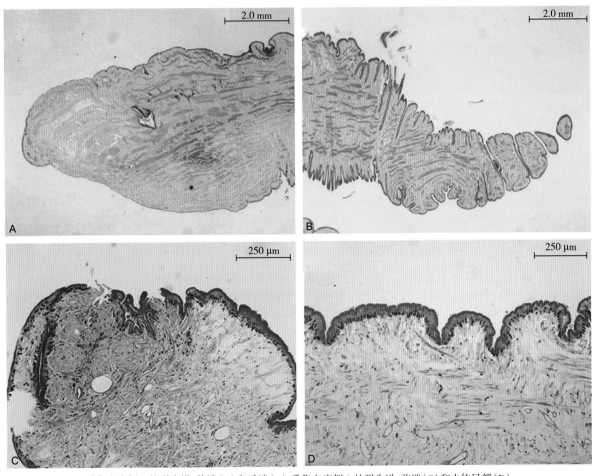

采集自病例1的裂头蚴:前端(A)和后端(B);采集自病例2的裂头蚴:前端(C)和虫体局部(D)。

图版60-15 裂头蚴病理组织切片(HE染色)

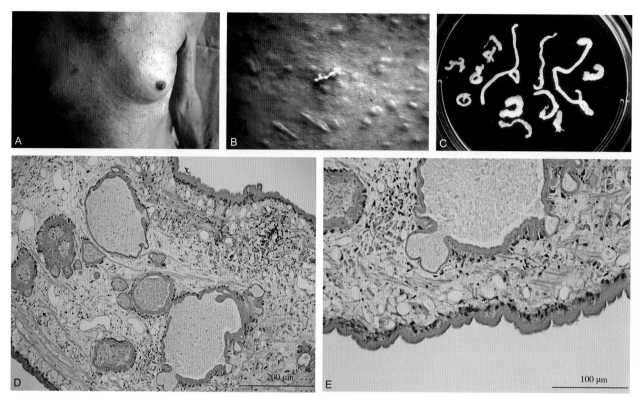

A 胸部皮肤结节;B 从皮肤结节中挤出的增殖无头蚴;C 皮肤结节分离出来的增殖无头蚴;D 和 E 增殖无头蚴组织切片(HE 染色),见许多内衬皮层的实质腔和丰富的排泄系统(实质腔的形状和长度多样,或空或含均质物质)。

图版 60-16 鉴别诊断——皮肤型增殖无头蚴病

注:增殖无头蚴病(proliferative sparganosis)是由无头蚴属(*Sparganum*)的增殖无头蚴(*Sparganum proliferum*)寄生人体所致。增殖无头蚴可芽生增殖并移行,侵害皮下组织、肌间筋膜、肠壁、肠系膜、肾、肺、心、脑和骨骼等人体各种器官组织。被侵犯组织多呈蜂窝状和结节状,患者进行性消瘦和虚脱,甚至死亡,预后较差。侵及皮肤可见多发性的结节和丘疹样粉刺或疣,随之皮肤变厚呈橡皮样体征。对于增殖型裂头蚴病,吡喹酮与阿苯达唑均无治疗效果,手术切除虫体是唯一的治疗方法。

附表 60-1 裂头蚴和无头蚴生物学特性和致病性的差异

	裂头蚴(plerocercoid)	无头蚴(sparganon)
生物学特性	迭宫绦虫的Ⅲ期幼虫	绦虫分类的属级阶元
	具头节和吸槽	无头节或无头
	在宿主体内只发育而不繁殖(数量不变)	在宿主体内营出芽生殖,虫数可增殖至成百上千
	在犬、猫体内可发育为成虫	在犬、猫体内不能继续发育
致病性	主要表现为宿主的炎症和纤维样变化,致死病例罕见	无有效治疗方法,易造成宿主的死亡,故又称之为恶性无头蚴病(malignant sparganosis)

注:裴明华等(2009)提出几乎所有的中外寄生虫学和绦虫专著或文献均将裂头蚴(plerocercoid)等同于无头蚴(sparganon),两者长期被误解和混淆,应予以更正。两者形态很相似,但两者的生物学特性和致病性存在本质不同。

第六十一章　裂头绦虫病

裂头绦虫病（diphyllobothriasis）是由裂头绦虫属（*Diphyllobothrium* Cobbold，1858）[①]成虫寄生于宿主小肠内引起的一种寄生虫病。裂头属绦虫，又名鱼肉绦虫（fish tapeworm），可感染人体的有 18 种，以阔节裂头绦虫（*D. latum* Linnaeus，1758）为主。

一、地理分布

阔节裂头绦虫病主要分布于亚寒带和温带地区，特别是欧洲、北美和亚洲的一些国家，北美感染率达 50%～70%，加拿大北部的因纽特人感染率高达 83%。

二、生活史

虫卵从感染的人、犬、猫等终宿主粪便中排出，在水中孵出钩球蚴（coracidium）。钩球蚴在水中游动，被第一中间宿主剑水蚤吞食，穿过其肠壁，进入血腔发育为原尾蚴（procercoid）。含原尾蚴的剑水蚤被第二中间宿主淡水鱼类吞食后，原尾蚴穿过鱼肠壁进入腹腔，发育为裂头蚴（plerocercoid），寄生于鱼的肌肉与内脏。人、犬、猫等食用受感染的生鱼后，裂头蚴在小肠内发育为成虫，成虫为裂头绦虫病的致病阶段。成虫的长度可达 10 m 以上，有 3000 多个节片。卵可随节片通过终宿主粪便排出（图 61-1）。

三、流行环节

阔节裂头绦虫的许多终宿主（犬、猫、熊、狼、狐、狮、虎、豹、水獭、猪等）和转续宿主（如蛙、蛇、龟、猪等）可作为传染源。人感染阔节裂头绦虫是由于食生或半生含裂头蚴的鱼所致。人或动物的粪便污染水源，并有适宜的中间宿主是造成该病流行的主要原因。

四、病原体

1. 成虫　可长达 10 m，最宽处 20 mm，具有 3000～4000 个节片。头节细小，呈匙形，大小为（2～3）mm ×（0.7～1.0）mm，其背、腹侧各有一条较窄而深凹的吸槽，颈部细长。成节的宽度显著大于长度，为宽扁的矩形。睾丸数较多，为 750～800 个，雄性生殖孔和阴道外口共同开口于节片前部腹面的生殖腔。子宫盘曲呈玫瑰花状，开口于生殖腔之后。孕节长 2～4 mm，宽 10～12 mm，最宽 20 mm，但末端孕节长宽相近。孕节的结构与成节基本相同（图 61-2）。

2. 虫卵　大小为（55～76）μm ×（41～56）μm，浅黄色至淡黄褐色，短椭圆形或卵形，卵壳稍厚，有卵盖（operculum），内含一个卵细胞和许多卵黄细胞（与卫氏并殖吸虫虫卵相似）。阔节裂头绦虫虫卵的卵盖小，卵盖的对侧端有小棘（abopercular knob 或 terminal knob，不同于其他蠕虫卵）（图 61-3）。

---

① di [G]= two、double，两个；phyllos [G]= leaf，叶；bothros [G]= slit，狭缝、裂缝。

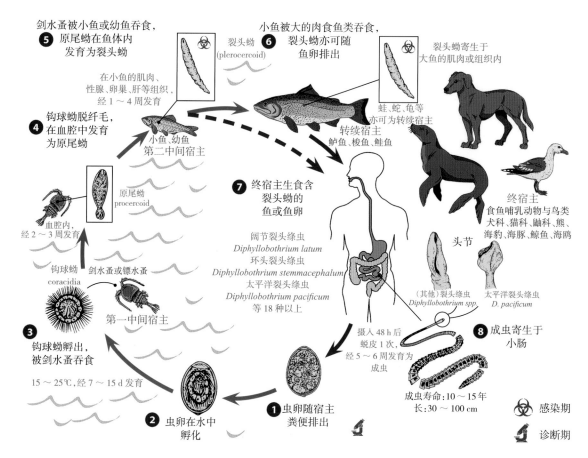

剑水蚤被小鱼或幼鱼吞食，
5 原尾蚴在鱼体内
发育为裂头蚴

小鱼被大的肉食鱼类吞食，
6 裂头蚴亦可随
鱼卵排出

裂头蚴
（plerocercoid）

裂头蚴寄生于
大鱼的肌肉或组织内

在小鱼的肌肉、
性腺、卵巢、肝等组织，
经1～4周发育

4 钩球蚴脱纤毛，
在血腔中发育
为原尾蚴

蛙、蛇、龟等
亦可为转续宿主

小鱼、幼鱼
第二中间宿主

转续宿主
鲈鱼、梭鱼、鲑鱼

终宿主
食鱼哺乳动物与鸟类
犬科、猫科、鼬科、熊、
海豹、海豚、鲸鱼、海鸥

原尾蚴
procercoid

7 终宿主生食含
裂头蚴的
鱼或鱼卵

头节

血腔内，
经2～3周发育

阔节裂头绦虫
Diphyllobothrium latum
环头裂头绦虫
Diphyllobothrium stemmacephalum
太平洋裂头绦虫
Diphyllobothrium pacificum
等18种以上

（其他）裂头绦虫
Diphyllobothrium spp.

太平洋裂头绦虫
D. pacificum

钩球蚴
coracidia

剑水蚤或镖水蚤

第一中间宿主

3 钩球蚴孵出，
被剑水蚤吞食

摄入48 h后
蜕皮1次，
经5～6周发育为
成虫

8 成虫寄生于
小肠

15～25℃，经7～15 d发育

2 虫卵在水中
孵化

1 虫卵随宿主
粪便排出

成虫寿命：10～15年
长：30～100 cm

☣ 感染期

🔬 诊断期

图 61-1　裂头绦虫生活史

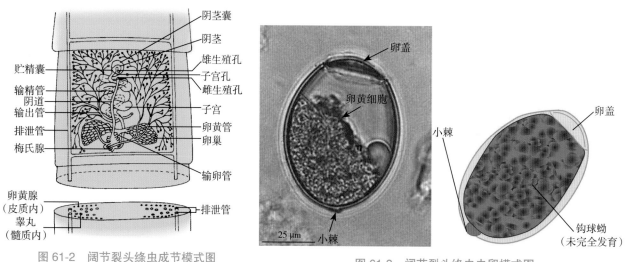

阴茎囊
阴茎
雄生殖孔
子宫孔
雌生殖孔
子宫
卵黄管
卵巢
输卵管

贮精囊
输精管
阴道
输出管
排泄管
梅氏腺

卵黄腺
（皮质内）
睾丸
（髓质内）
排泄管

卵盖
卵黄细胞
25 μm
小棘

卵盖
小棘
钩球蚴
（未完全发育）

图 61-2　阔节裂头绦虫成节模式图　　　　　　图 61-3　阔节裂头绦虫虫卵模式图

3. **原尾蚴**　为实心结构，其前端有一凹陷处，称为前漏斗；末端有一个小尾球（cercomer），内有三对小钩。

4. **裂头蚴**　大小为（10～20）mm×（2～3）mm，灰白色，体前端稍大，尾部细且呈棒状，具有与成虫相似的头节，体不分节，但具横纹（图 61-4）。

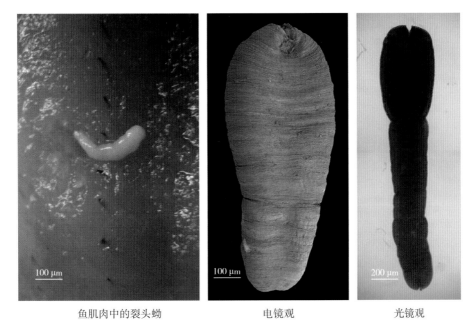

鱼肌肉中的裂头蚴　　　　　电镜观　　　　　光镜观

图 61-4　阔节裂头绦虫裂头蚴的形态

五、病理与临床表现

成虫头部吸槽吸附在小肠黏膜上,可引起机械性损伤及散在出血点,吸取宿主肠内营养物质造成巨红细胞性贫血,虫体扭结成团可致肠梗阻或胆管炎。患者大多无临床症状。仅 2% 左右有轻重不一的巨红细胞贫血,伴有舌痛、舌面光滑发红,病变可波及口腔黏膜、咽部和食管,引起吞咽困难。重症则以消化功能紊乱和贫血为主,偶尔会有疲倦、四肢乏力、腹泻或间歇性便秘症状出现,或者是出现饥饿感、嗜食盐等症状。

六、诊断与治疗

粪便中检出虫卵或节片即可诊断。首选药物为吡喹酮。氯硝柳胺(灭绦灵)、甲苯达唑(甲苯咪唑)、阿苯达唑(丙硫咪唑)等均有驱虫作用。

七、预防

加强健康宣传,改变生食或半生食鱼肉的习惯。加强对犬、猫等动物的管理,避免粪便污染水体。

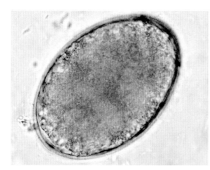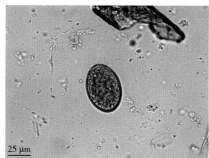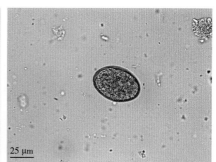

粪便中虫卵（生理盐水涂片）

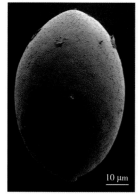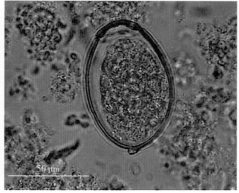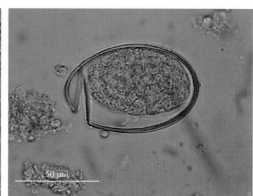

电镜图   粪便涂片   卵盖裂开的卵

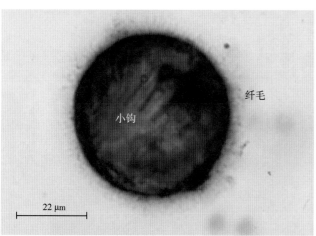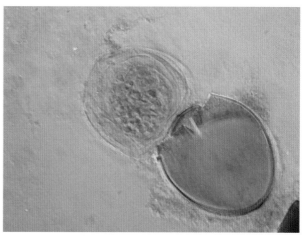

钩球蚴（硫堇染色，内有 3 对小钩）   人粪便涂片中的虫卵里孵出的钩球蚴

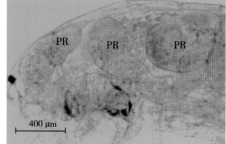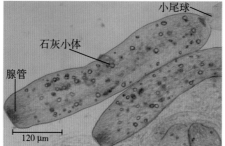

剑水蚤中的原尾蚴（PR）   原尾蚴形态   小尾球（cercomer）特写

图版 61-1   阔节裂头绦虫虫卵、钩球蚴和原尾蚴

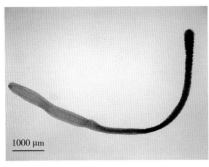

整体（×12.5）

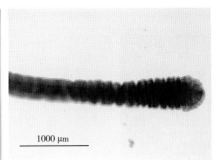

棒状的尾部（×40）

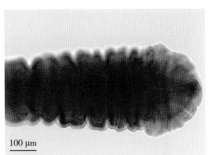

体不分节，但具横纹（×100）

图版 61-2　阔节裂头绦虫裂头蚴

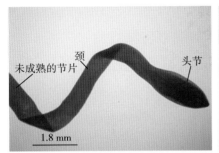

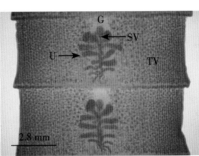

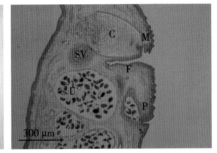

G. 生殖腔，U. 子宫，SV. 贮精囊，TV. 睾丸和卵黄腺，M. 雄生殖孔，F. 雌生殖孔，P. 子宫孔。
头节（左，×40）和孕节（中、右）

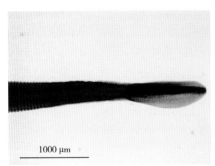

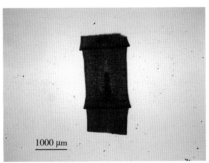

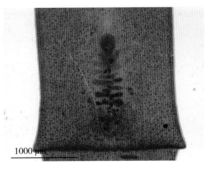

头节（左，×40）和成节（中 ×12.5、右 ×40）

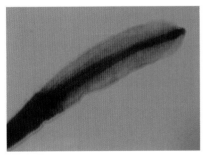

头节

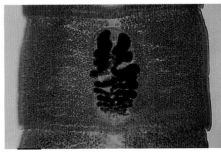

孕节

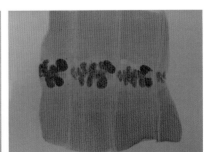

孕节

头节和孕节

图版 61-3　阔节裂头绦虫成虫

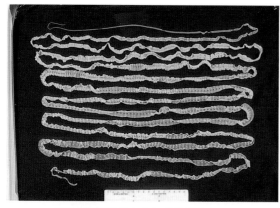

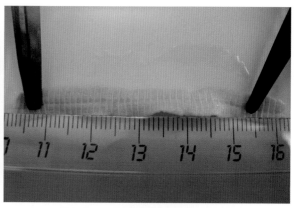

完整阔节裂头绦虫成虫,最长可达 10 m　　　　成虫节片,可见宽的长度大于长的长度

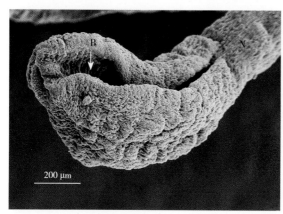

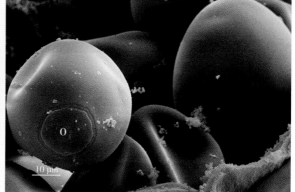

头节(左),可见两侧狭而深的沟槽(B.沟槽,N.颈部);子宫(右),可见虫卵及卵盖(O)。

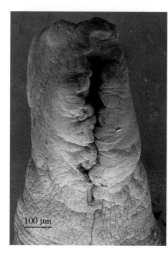

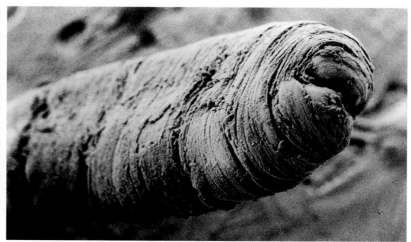

口器(电镜)

图版 61-4　阔节裂头绦虫成虫

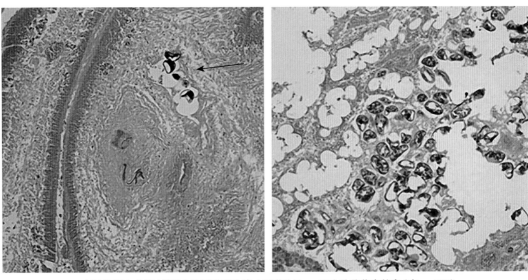

小肠组织中含卵（箭头）的阔节裂头绦虫孕节（左，×100）及孕节中的卵（右，×100）

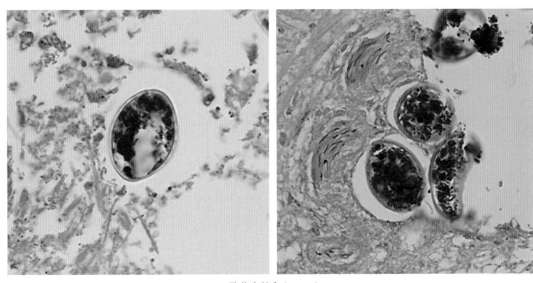

孕节中的卵（×500）

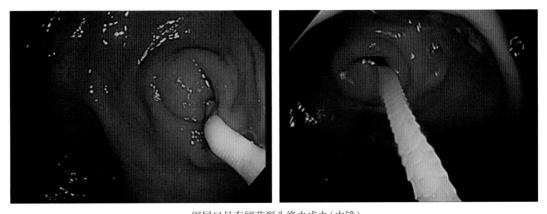

阑尾口见有阔节裂头绦虫成虫（内镜）

图版 61-5 诊断——病理切片与内镜

第五篇

其他寄生虫病

05

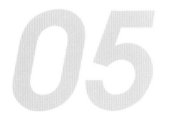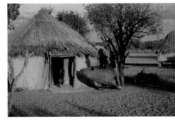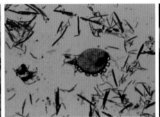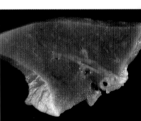

第六十二章 蝇蛆病

蝇蛆病(myiasis)[1]是由蝇类幼虫(蛆,maggot)直接寄生在人和动物组织器官或腔道内引起的疾病。根据蝇蛆寄生部位的不同,可将其分为吸血性蝇蛆病(sanguinivorous/bloodsucking myiasis)、皮肤蝇蛆病(cutaneous myiasis)、创口蝇蛆病(traumatic myiasis)、鼻咽部蝇蛆病(nasopharyngeal)、眼部蝇蛆病(ophthalmomyiasis)、胃肠道蝇蛆病(gastrointestinal myiasis)和泌尿生殖道蝇蛆病(urogenital myiasis)等。按照寄生关系蝇蛆病可分为专性蝇蛆病(obligatory myiasis)、兼性蝇蛆病(facultative/semispecific myiasis)和偶然蝇蛆病(accidental myiasis)或伪蝇蛆病(pseudomyiasis)等三类。蝇蛆病既是全球性分布的人兽共患寄生虫病,亦是全球第四大常见的旅行相关皮肤疾病,在非洲和美洲的热带和亚热带地区发生率最高。目前,旅游者在非洲和南美洲等感染的多为专性寄生蝇蛆所致的皮肤蝇蛆病。本章重点介绍专性蝇蛆病。

一、地理分布

蝇蛆病广泛分布于热带、亚热带地区,尤其是非洲和美洲的湿热环境中,其他地区呈散在发病。

在非洲引起人体专性蝇蛆病的主要为丽蝇科(Calliphoridae)的嗜人瘤蝇(*Cordylobia anthropophaga*),俗名盾波蝇(tumbu fly)、putzi 蝇或芒果蝇(mango fly),人和家犬为其主要宿主,广泛分布于非洲撒哈拉沙漠以南地区,葡萄牙和沙特阿拉伯已有本土人体感染的报道。其次为罗氏瘤蝇(*Cordylobia rodhaini*),俗称隆德蝇(Lund's fly,因蝇蛆首次发现于比利时刚果 Lund 上校的臀部皮肤而得名)、非洲鼠蝇(African mouse fly)或森林鼠蝇(forest mouse fly),非洲巨鼠(African giant rat)等丛林野鼠为其主要宿主,其幼虫偶尔会寄生于人体,主要分布在塞内加尔、中非、安哥拉和津巴布韦的非洲热带雨林。另外,火蝇属的塞内加尔火蝇(*Auchmeromyia senegalensis*;同物异名鲁特火蝇 *A. luteola*),也称黄燥蝇,其幼虫俗称刚果地板蛆(Congo floor maggot;1904 年发现于刚果),为吸血性蝇蛆,主要分布于撒哈拉以南非洲和佛得角群岛,但在马达加斯加和西南非洲的干旱地区尚未发现。

美洲的专性寄生蝇蛆主要为狂蝇科(Oestidae)的人肤蝇(*Dermatobia hominis*; human botfly),分布于墨西哥以南的中南美洲;丽蝇科的嗜人锥蝇(*Cochliomyia hominovorax*),俗称"食人蝇",主要分布于中南美洲(包括美国南部)的温带和热带地区。

有几种(属)蝇蛆专性寄生于家畜等动物,偶尔会感染人体。包括蛆症金蝇(*Chrysomya bezzania*),又称旧大陆锥蝇(Old World screwworm fly),分布于埃塞俄比亚至南非及其以东直至菲律宾群岛和新几内亚的东方地区;胃蝇(*Gasterophilus*),呈全球性分布,马、斑马、大象和犀牛均可为宿主;羊狂蝇(*Oestrus ovis*),又称羊皮蝇(sheep botfly),呈全球分布;皮蝇属(*Hypoderma*)的牛皮蝇(*H. bovis*)和纹皮蝇(*H. lineatum*),分布于北纬 25° ~ 60° 的美洲、欧洲、亚洲和非洲地区;骆驼喉蝇(*Cephalopina titillator*),分布于中东和北非。疽蝇属(*Cuterebra*;又作黄蝇属),又称鼠皮蝇(rodent botfly),主要分布于北美地区。

非洲兼性寄生的主要蝇种为黑须污蝇(*Wohlfahrtia magnifica*)和绿蝇属(*Lucilia*)蝇种。此外,还包括家蝇(*Musca domestica*)、厩腐蝇(*Muscina stabulans*)等呈全球分布的蝇类。

---

[1] myia [G]= fly,蝇。

二、生活史

蝇类的发育为全变态,一般分卵、幼虫、蛹和成虫4期。各种专性寄生蝇蛆的生活史都独具各自的特点。以嗜人瘤蝇为例,成蝇早晚活跃,白天和夜间多栖息于草屋或阳台的天花板等暗处。喜食香蕉、芒果、菠萝等水果的果汁,亦食腐败尸体或排泄物。雌蝇多在雨季繁殖产卵,喜将卵产在被粪尿污染的沙子里,如沙子过湿则产在周边干燥处;或将卵产于遮阴处半干的衣物上(特别是尿片),但不会将卵产在阳光直照的湿衣服上(防止蝇卵或幼虫被阳光杀死)。另外,雌蝇也从不将卵直接产在宿主的毛发或裸露的皮肤上。

卵经1~3 d孵出1龄幼虫,幼虫在不进食情况下可在沙土内存活9~15 d。幼虫潜伏于沙子下面,一有扰动迅速爬出,其尾端附着于沙粒上,身体上扬、四处摆动,积极寻找可依附的宿主。25 s至30 min可钻过宿主皮肤,经2次蜕皮、8~15 d后发育为成熟的3龄幼虫。然后幼虫从皮疖中钻出、脱落入土,24 h化成蛹,蛹10~11 d后羽化为成蝇。人、家畜(猫、狗、羊、兔子等)和多种野生动物(如黑猩猩、猴子、豹、野猫、松鼠以及和各种鼠类)均可为嗜人瘤蝇的宿主。鸡和猪可被1龄幼虫感染,但幼虫不会继续发育,甚至很快死亡,证明其不是适宜宿主。蛙、蜥蜴和蛇等两栖类或爬行类尚未发现感染。人居环境中狗是主要的保虫宿主,野外环境中鼠类是主要的保虫宿主。1龄幼虫进入人体皮肤时不易被察觉,直至2龄末期或3龄初期才被发现(图62-1)。

罗氏瘤蝇的生活习性和生活史与嗜人瘤蝇基本相同,非洲巨鼠和羚羊为其主要保虫宿主,1个世代周期(卵至卵)约为55~67 d(图62-1)。

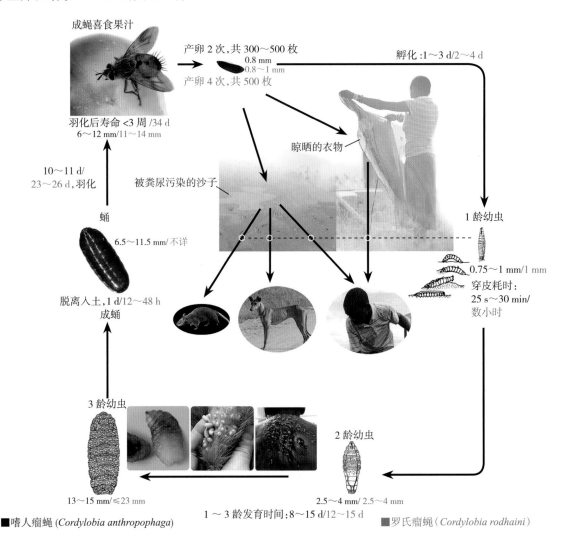

图 62-1　非洲的嗜人瘤蝇与罗氏瘤蝇生活史

中南美洲分布的人肤蝇的幼虫以人、犬、猫、牛、羊等哺乳动物和部分鸟类为宿主。雌性成蝇将卵产在吸血节肢动物（如蚊虫）体表，由吸血昆虫携带至人及其他宿主的皮肤上（图 62-2）。

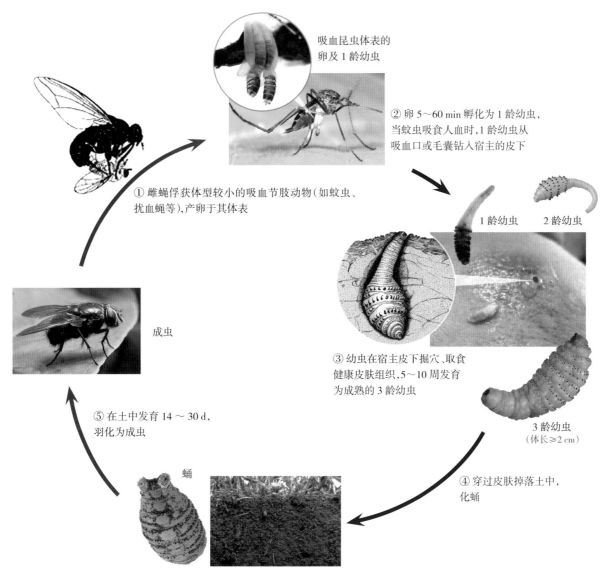

吸血昆虫体表的卵及 1 龄幼虫

② 卵 5～60 min 孵化为 1 龄幼虫，当蚊虫吸食人血时，1 龄幼虫从吸血口或毛囊钻入宿主的皮下

① 雌蝇俘获体型较小的吸血节肢动物（如蚊虫、扰血蝇等），产卵于其体表

1 龄幼虫　　2 龄幼虫

成虫

③ 幼虫在宿主皮下掘穴、取食健康皮肤组织，5～10 周发育为成熟的 3 龄幼虫

⑤ 在土中发育 14～30 d，羽化为成虫

3 龄幼虫
（体长≥2 cm）

蛹

④ 穿过皮肤掉落土中，化蛹

图 62-2　美洲人肤蝇生活史

注：掘食的幼虫会分泌类抗生素物质抑制细菌的孳生感染，以保证皮肉的新鲜。幼虫脱落或被摘除后，患处反而易感染细菌。

塞内加尔火蝇的成虫以人粪、落果和发酵蔬菜为食，其幼虫则以人或动物的血液为食，但不会在皮下掘洞造成进一步的侵害。其宿主一般为猪、鬣狗等哺乳动物。雌虫偶尔会将卵产于非洲原始居所（hut）的泥地里，孵出的幼虫在夜间变得活跃、吸食沉睡的人或动物血液（每次15～20 min），表现为吸吮处局部刺激和肿胀，然后潜回泥地里藏身，如此反复直至发育成熟（图 62-3）。

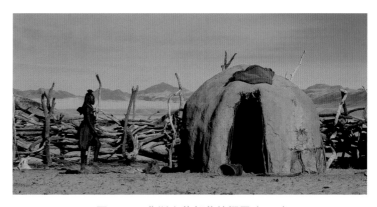

图 62-3　非洲土著部落的棚屋（hut）

三、流行环节

由于蝇的种类和习性不同,其感染方式可有以下几种:① 雌蝇产卵于晾晒的衣物上或沙土中,当卵孵化成幼虫后穿过正常皮肤而寄生于皮下组织内(如非洲的瘤蝇,图 62-1、图 62-4、图 62-5)。② 蝇卵通过吸血昆虫携带到皮肤上,孵化后幼虫通过刺吮伤口处进入皮肤(如人肤蝇,图 62-2)。③ 直接产卵于皮肤创伤或皮肤溃疡中,在腐烂组织中生活(如胃蝇、肉蝇)引起外伤性蝇蛆病。④ 狂蝇卵在雌蝇体内已提前孵化,雌蝇可通过飞撞宿主眼部或鼻腔使其感染 1 龄幼虫。

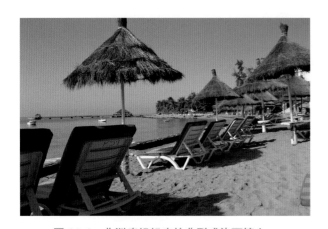

图 62-4   非洲瘤蝇蛆病的典型感染环境之一

注:萨利波图尔(Saly Portudal)是西非最著名的海滩度假区,位于塞内加尔的达喀尔以南 180 km。1862 年法国海军医生 Coquerel 和 Mondiere 在此发现了首例蝇蛆病并确认为流行区,至今仍有游客因接触了沙子中的瘤蝇幼虫而罹患皮肤蝇蛆病。

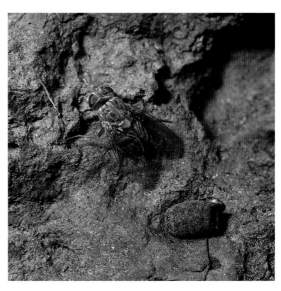

图 62-5   刚羽化的嗜人瘤蝇

四、病原体

蝇幼虫的发育期一般为 4～7 d,而 1 龄幼虫(L1)和 2 龄幼虫(L2)仅 2 d,且其形态特征不够显著,因此 3 龄幼虫(L3)的种属鉴定价值更大。罗氏瘤蝇与嗜人瘤蝇幼虫的鉴别特征主要为:罗氏瘤蝇的 L1 和 L2 的末节无指样突出;L3 的后气门有 3 个长而曲折的气门裂,且至少 1 个气门裂断为两截(图 62-6、图 62-7)。

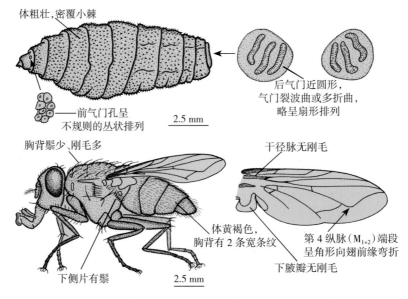

体粗壮,密覆小棘

前气门孔呈不规则的丛状排列

2.5 mm

后气门近圆形,气门裂波曲或多折曲,略呈扇形排列

胸背鬃少,刚毛多

干径脉无刚毛

体黄褐色,胸背有 2 条宽条纹

第 4 纵脉(M_{1+2})端段呈角形向翅前缘弯折

下腋瓣无刚毛

下侧片有鬃

2.5 mm

图 62-6   瘤蝇属(*Cordylobia*)成虫和 3 龄幼虫形态特征

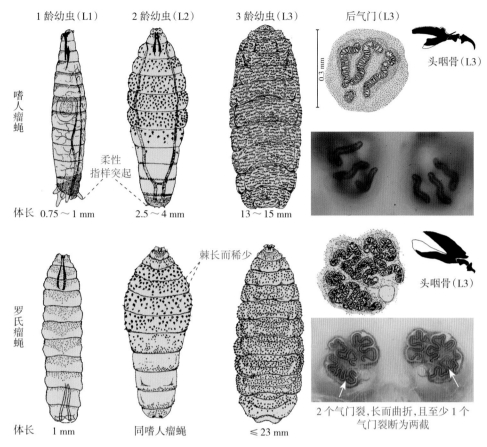

1 龄幼虫（L1）　　2 龄幼虫（L2）　　3 龄幼虫（L3）　　后气门（L3）

头咽骨（L3）

嗜人瘤蝇

柔性
指样突起

体长　0.75～1 mm　　2.5～4 mm　　13～15 mm

棘长而稀少

罗氏瘤蝇

头咽骨（L3）

体长　　1 mm　　同嗜人瘤蝇　　≤23 mm

2 个气门裂，长而曲折，且至少 1 个
气门裂断为两截

图 62-7　非洲两种瘤蝇幼虫的鉴别

注：蝇幼虫的发育期一般为 4～7 d，而 1 龄幼虫和 2 龄幼虫仅占 2 d，且其形态特征不够显著，因此 3 龄幼虫的种属鉴定价值更大。

吸血性蝇蛆——刚果地板蛆的成虫与幼虫见图 62-8。

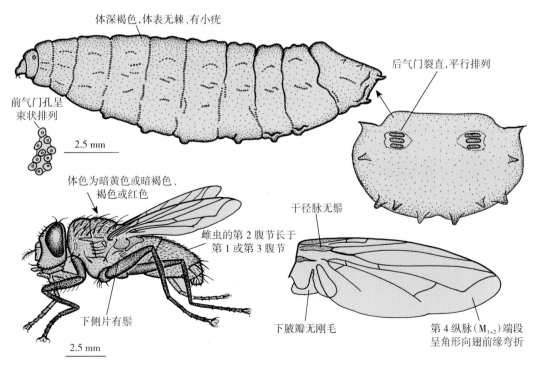

体深褐色、体表无棘、有小疣

后气门裂直、平行排列

前气门孔呈
束状排列

2.5 mm

体色为暗黄色或暗褐色、
褐色或红色

干径脉无鬃

雌虫的第 2 腹节长于
第 1 或第 3 腹节

下腋瓣无刚毛

下侧片有鬃

第 4 纵脉（M₁₊₂）端段
呈角形向翅前缘弯折

2.5 mm

图 62-8　火蝇属（*Auchmeromyia*）成虫和 3 龄幼虫形态特征

五、病理与临床表现

感染不同蝇类幼虫后引起的病理变化基本相似,幼虫进入皮内后会形成 2～3 cm 的小脓肿,伴有急性和慢性炎症细胞浸润,包括嗜酸性粒细胞浸润和肉芽组织周围纤维化。按寄生部位,可将蝇蛆病分为皮肤型、创口型、眼型、空腔型、内脏型和吸血型等 6 大类型。其中,以皮肤型和创口型最常见,牧区以皮肤型和眼型多见。

皮肤型蝇蛆病是由蝇幼虫在宿主皮内或皮下寄生、移行引起,可分为疖肿型(嗜人瘤蝇、人肤蝇等)和爬行型(胃蝇、皮蝇等)两类。患者可出现自皮肤间断排蛆现象。有的蝇蛆甚至移行至体腔内脏而引起各种相关损害。黑须污蝇、嗜人锥蝇和蛆症金蝇等的幼虫仅在活体人和脊椎动物组织中完成发育,经常发生在被忽视的外伤伤口,造成病灶周围组织水肿、坏死和剧烈疼痛,引起伤口型蝇蛆病。严重者继发细菌感染可致患者死亡。空腔型可再分为口面部型、口腔颌面部型和口腔气管型 3 种亚型,病变常累及口唇、舌头、硬腭、颊黏膜和牙周组织。眼型蝇蛆病多由羊狂蝇幼虫寄生引起,主要寄生于人单眼结膜囊,大多数患者有飞蝇撞击眼史。

六、诊断与治疗

根据临床表现和流行区生活史或旅游史及相关辅助检查,即可作出临床诊断。

治疗的目的是完全清除幼虫,预防继发感染。皮肤型蝇蛆病可伊维菌素口服或局部应用以杀死幼虫或诱导移除。采用凡士林油、指甲油等封闭开放的皮肤可使幼虫离开或至少离皮肤表面近些,但虫体容易断裂或死于孔道内而无法完全清除,常可继发感染(专性蝇蛆寄生时会分泌类抗生素物质,因此被移除后反而更易发生细菌感染)。伤口型蝇蛆病可通过灌洗和人工清创术清除幼虫。

七、预防

预防的关键是切断感染途径,主要预防措施包括:① 加强宣传教育,一旦感染及时就医,避免对深部组织的损害。② 在牧区应避免与感染的马、牛、羊等家畜密切接触。③ 及时处理皮肤伤口,避免直接暴露。④ 做好个人防护措施,尽量减少皮肤和头面部的暴露,避免蝇虫扑扰。⑤ 改善卫生环境,及时清理垃圾和牲畜排泄物,定期灭蝇,减少蝇类孳生。

在非洲,还应采取以下预防措施:① 避免席地而卧,改变张口睡眠的习惯。② 选择阳光充足的时段晾晒衣物,并及时收回,避免过夜。③ 如周围有芒果树,要避免将衣服等晾在室外;如果怀疑衣物被虫卵污染,可用熨斗熨烫或热水浸泡,以杀死虫卵。

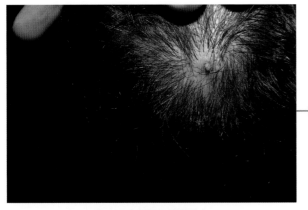

寄生于头部的人肤蝇幼虫

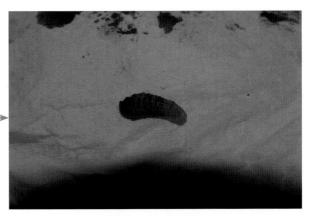

手术取出的人肤蝇幼虫

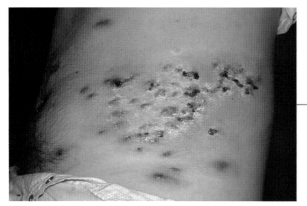

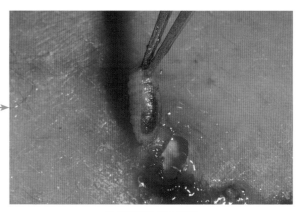

寄生于腹部的嗜人瘤蝇幼虫

手术取出的嗜人瘤蝇

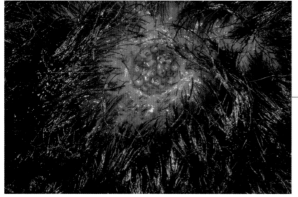

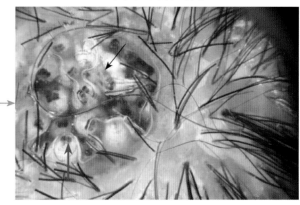

寄生于头部的幼虫,可见边界清楚的溃疡

数个黄白色幼虫,具多个棕色棘(绿箭头),气管(黑箭头)和后气门(红箭头)

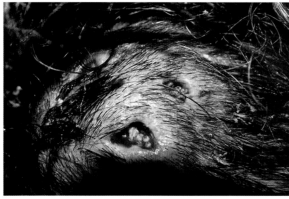

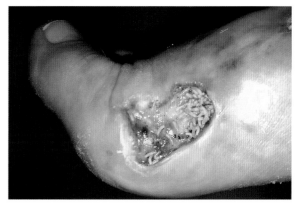

寄生于头部的幼虫

寄生于足部的幼虫

图版 62-1　皮肤蝇蛆病的临床表现

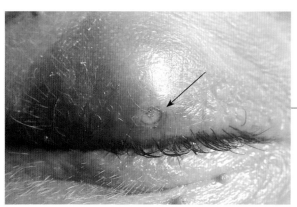

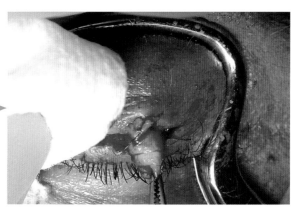

寄生于上眼睑的嗜人瘤蝇幼虫

手术取出嗜人瘤蝇幼虫

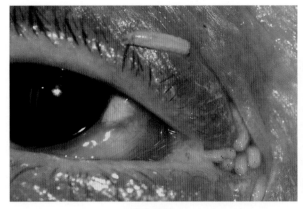

眼蝇蛆病

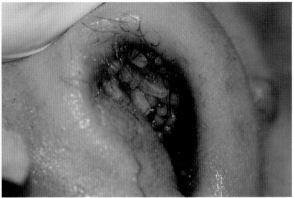

鼻蝇蛆病

图版 62-2 眼鼻蝇蛆病的临床表现

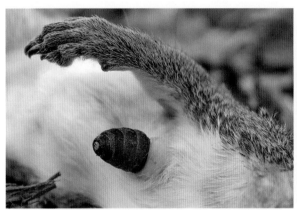

寄生于松鼠的蛆蝇（*Cuterebra*；俗称鼠皮蝇）

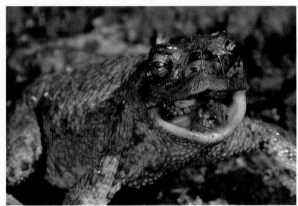

寄生于蟾蜍鼻腔的蟾绿蝇 (*Lucilia bufonivora*)

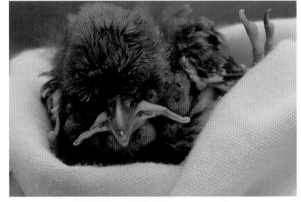

寄生于雏鸟头部的嗜鸟蝇（*Philornis*）

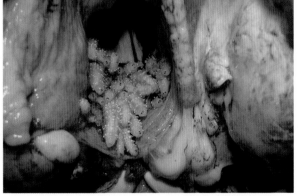

单峰驼咽部的骆驼喉蝇 (*Cephalopina titillator*)

图版 62-3 动物蝇蛆病

注：嗜鸟蝇属（*Philornis*），又名新家蝇属（*Neomusca*）[希腊语 Phil（o）=to love，Ornith（O）=bird]，成虫将卵产在雏鸟鼻孔，孵出的幼虫白天藏在鸟巢底部，夜间爬至雏鸟身上吸血，可致其死亡。蟾绿蝇的幼虫专性寄生于两栖动物，成虫将卵产在蟾蜍的背部，幼虫孵化后自行进入宿主鼻腔中，以眼、鼻、脑等组织为食，时常将头部整个吃光或仅留下一些骨架和腐烂的组织及脑干等的关键部位。

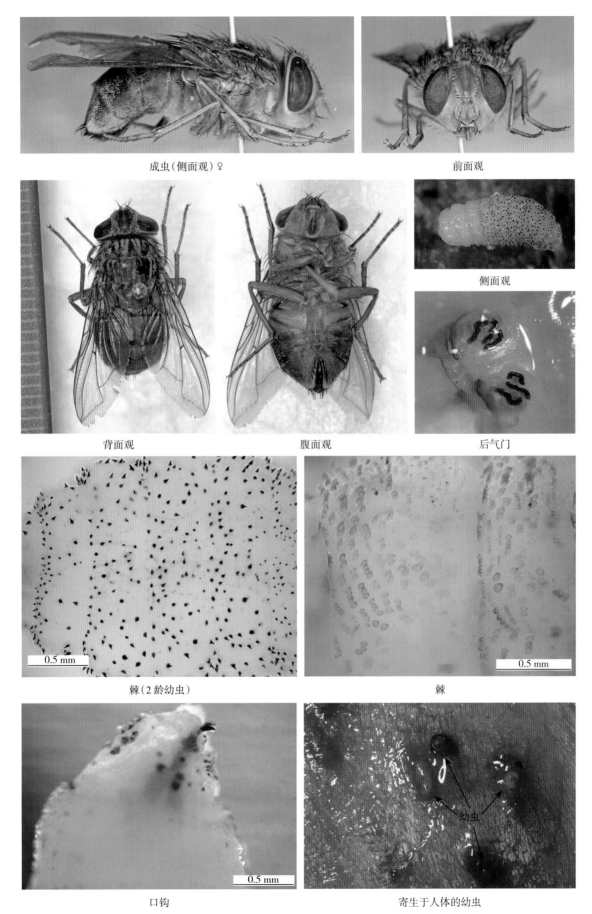

成虫（侧面观）♀　　　　　　　　　　　前面观

侧面观

背面观　　　　　　　　腹面观　　　　　　　后气门

棘（2龄幼虫）　　　　　　　　　　　　　棘

口钩　　　　　　　　　　　　　寄生于人体的幼虫

图版 62-4　嗜人瘤蝇（*Cordylobia anthropophaga*）

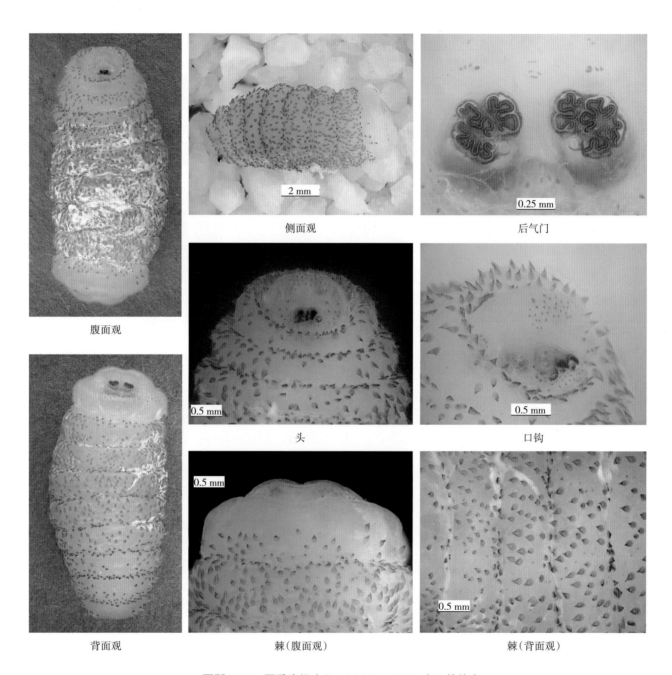

腹面观

侧面观

后气门

背面观

头

口钩

棘（腹面观）

棘（背面观）

图版 62-5 罗氏瘤蝇（*Cordylobia rodhaini*）3 龄幼虫

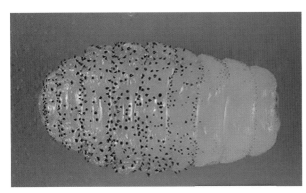
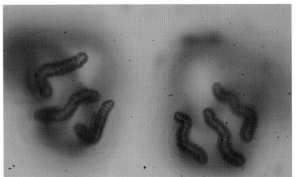

嗜人瘤蝇（*Cordylobia anthropophaga* Blanchard & Berenger-Feraud, 1872）｜非洲

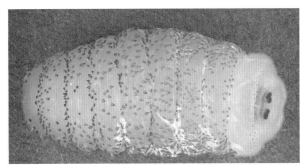
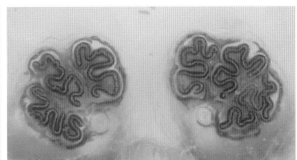

罗氏瘤蝇（*Cordylobia rodhaini* Gedoelst, 1910）｜非洲

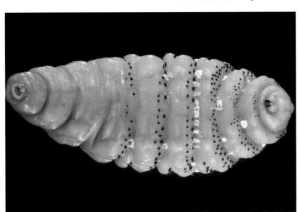
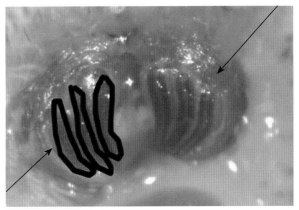

人肤蝇（*Dermatobia hominis* Linnaeus, 1781）｜中南美洲

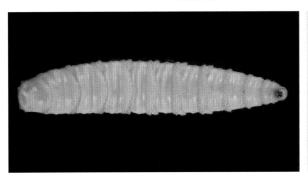
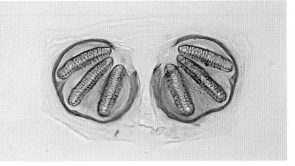

嗜人锥蝇（*Cochliomyia hominovorax* Coquerel, 1858）｜中南美洲

左为 3 龄幼虫，右为其后气门特征

图版 62-6　几种专性寄生人体的蝇蛆

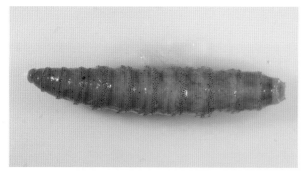

蛆症金蝇(*Chrysomya bezzania*)

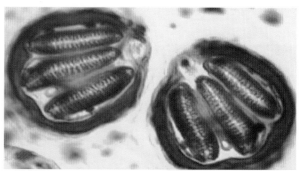

蛆症金蝇(*Chrysomya bezzania*)

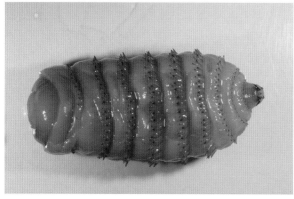

肠胃蝇(*Gasterophilus intestinalis*)

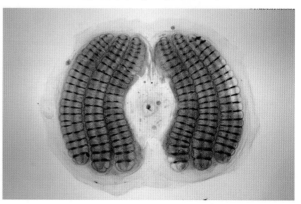

胃蝇属(*Gasterophilus*)

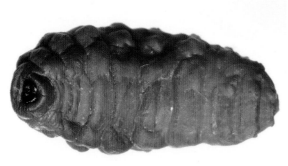

皮蝇属(*Hypoderma*)

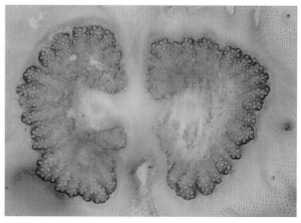

纹皮蝇(*H. lineatum*)

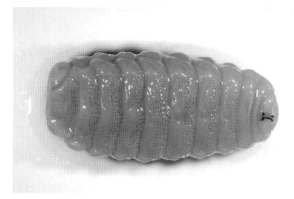

羊狂蝇(*Oestrus ovis*)

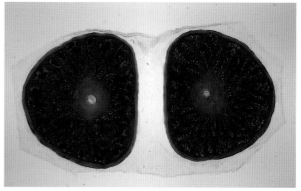

羊狂蝇(*Oestrus ovis*)

左为3龄幼虫,右为其后气门特征

图版 62-7 几种专性寄生于家畜等动物但偶可感染人体的蝇蛆

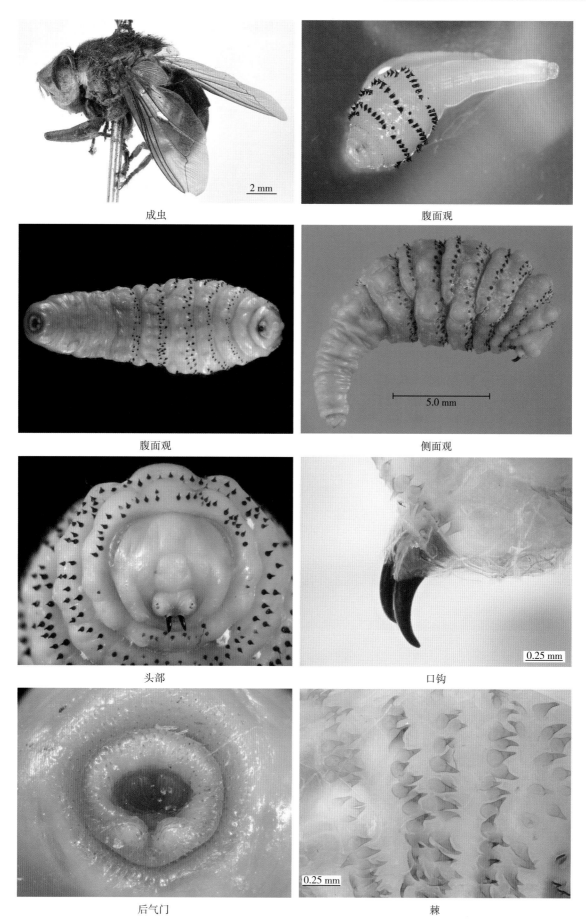

成虫

腹面观

腹面观

侧面观

头部

口钩

后气门

棘

图版 62-8　分布于中南美洲的人肤蝇成虫及其 3 龄幼虫

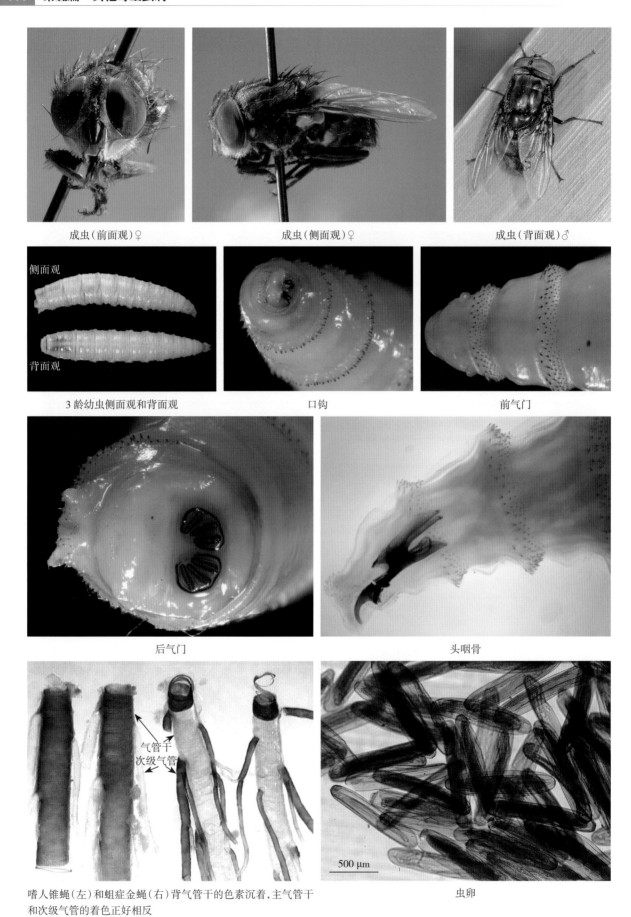

成虫（前面观）♀　　　　　　成虫（侧面观）♀　　　　　　成虫（背面观）♂

侧面观

背面观

3龄幼虫侧面观和背面观　　　　　　口钩　　　　　　前气门

后气门　　　　　　头咽骨

气管干
次级气管

500 μm

嗜人锥蝇（左）和蛆症金蝇（右）背气管干的色素沉着，主气管干
和次级气管的着色正好相反　　　　　　虫卵

图版 62-9　分布于中南美洲的嗜人锥蝇（*Cochliomyia hominovorax*）

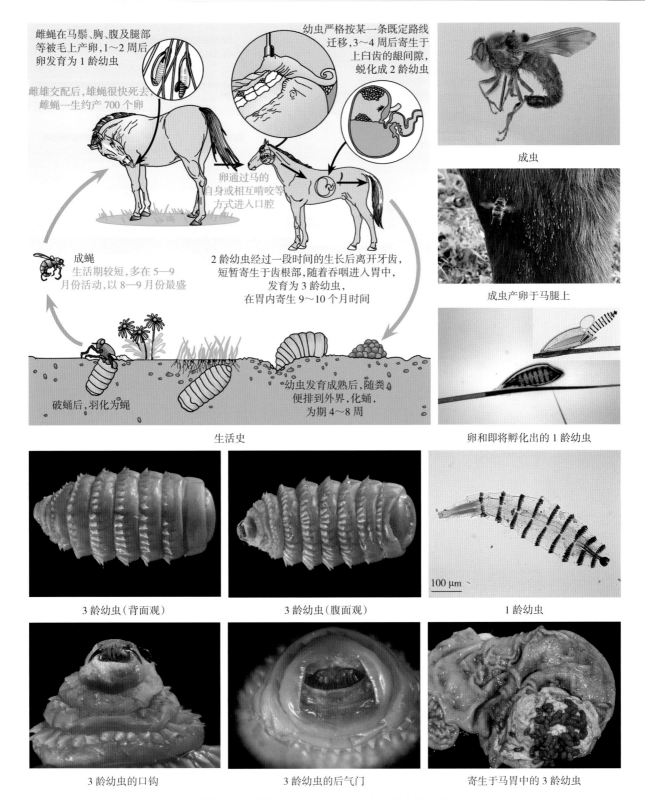

雌蝇在马鬃、胸、腹及腿部等被毛上产卵，1~2周后卵发育为1龄幼虫

雌雄交配后，雄蝇很快死去雌蝇一生约产700个卵

成蝇
生活期较短，多在5—9月份活动，以8—9月份最盛

破蛹后，羽化为蝇

幼虫严格按某一条既定路线迁移，3~4周后寄生于上白齿的龈间隙，蜕化成2龄幼虫

卵通过马的自身或相互啃咬等方式进入口腔

2龄幼虫经过一段时间的生长后离开牙齿，短暂寄生于齿根部，随着吞咽进入胃中，发育为3龄幼虫，在胃内寄生9~10个月时间

幼虫发育成熟后，随粪便排到外界，化蛹，为期4~8周

生活史

成虫

成虫产卵于马腿上

卵和即将孵化出的1龄幼虫

3龄幼虫（背面观）

3龄幼虫（腹面观）

100 μm

1龄幼虫

3龄幼虫的口钩

3龄幼虫的后气门

寄生于马胃中的3龄幼虫

图版 62-10　胃蝇（*Gasterophilus*）生活史及其形态

注：1. 目前已知全世界共有9种胃蝇，即肠胃蝇（*G. intestinalis*）、鼻胃蝇（*G. nasalis*）、红尾胃蝇（*G. haemorrhoidalis*）、黑腹胃蝇（*G. pecorum*）、裸节胃蝇（*G. inermis*）、黑角胃蝇（*G. nigricornis*）、南方胃蝇（*G. meridionalis*）、扁腹胃蝇（*G. lativentris*）和三列棘胃蝇（*G. ternicinctus*），肠胃蝇和鼻胃蝇全球分布最广，且在某些地区为特有种。而扁腹胃蝇仅有一个雌蝇标本，且极有可能只是黑角胃蝇不同体色的形态变化。

2. 生活史：胃蝇属完全变态，整个生活史约需1年。其幼虫寄生于马科动物体内不同部位约10个月。流行于干旱、炎热季节时，管理不良和消瘦的马属动物中，多雨、阴天气候不利于胃蝇发育，因为成虫在阴雨天不飞翔产卵，且蛹在高湿条件下易受真菌侵袭而死亡。

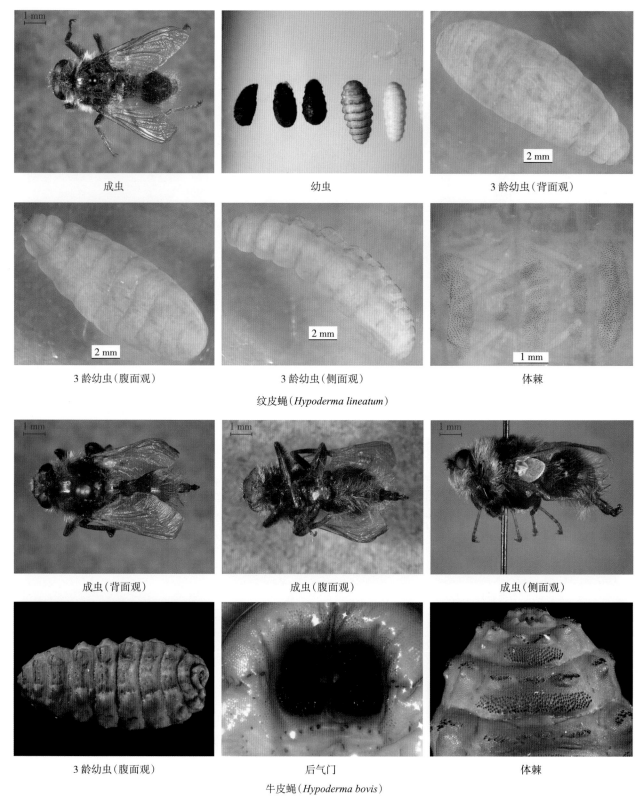

成虫　　　　　　　　　　　　　幼虫　　　　　　　　　3龄幼虫（背面观）

3龄幼虫（腹面观）　　　　　　3龄幼虫（侧面观）　　　　　　体棘

纹皮蝇（*Hypoderma lineatum*）

成虫（背面观）　　　　　　　成虫（腹面观）　　　　　　成虫（侧面观）

3龄幼虫（腹面观）　　　　　　后气门　　　　　　　　　体棘

牛皮蝇（*Hypoderma bovis*）

图版62-11　皮蝇（*Hypoderma*）

注:1.生活史:牛皮蝇的主要宿主为牛,偶尔也可寄生于马。牛皮蝇的2龄幼虫沿外围神经的外围组织移行至椎管硬膜的脂肪组织中,并在此停留,5个月后从椎间孔移行至腰背部皮下成为3龄幼虫。3龄幼虫成熟后落地化蛹需1～2个月,最后羽化为成虫。

2.纹皮蝇和牛皮蝇在形态学上极为相似,不同之处在于:① 纹皮蝇3龄幼虫的体长较牛皮蝇3龄幼虫长;② 牛皮蝇3龄幼虫最后两节腹面无刺,而纹皮蝇3龄幼虫仅最后一节腹面无刺;③ 纹皮蝇2龄幼虫寄生于食管壁上,牛皮蝇2龄幼虫寄生于椎管硬膜的脂肪组织。

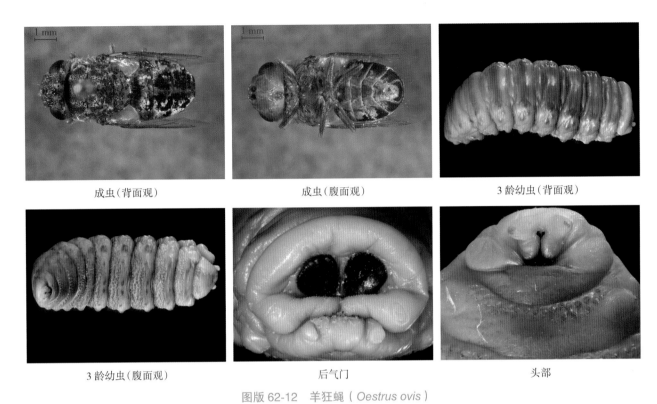

成虫（背面观）　　　　　　　　成虫（腹面观）　　　　　　　3龄幼虫（背面观）

3龄幼虫（腹面观）　　　　　　　　　后气门　　　　　　　　　　　头部

图版62-12　羊狂蝇（*Oestrus ovis*）

　　注：羊狂蝇3龄幼虫体背面裸，腹面有不整齐的棘列。气门钮各方面都被气门板包围，剩下一条接缝连到气门内缘，常难于分辨。

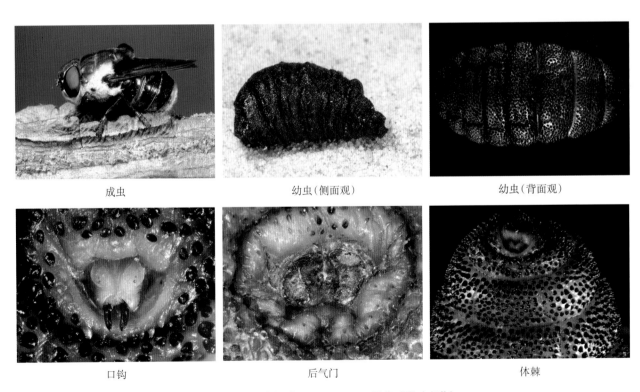

成虫　　　　　　　　　　　幼虫（侧面观）　　　　　　　　幼虫（背面观）

口钩　　　　　　　　　　　　后气门　　　　　　　　　　　　体棘

图版62-13　疽蝇（*Cuterebra* sp. 俗称"鼠皮蝇"）

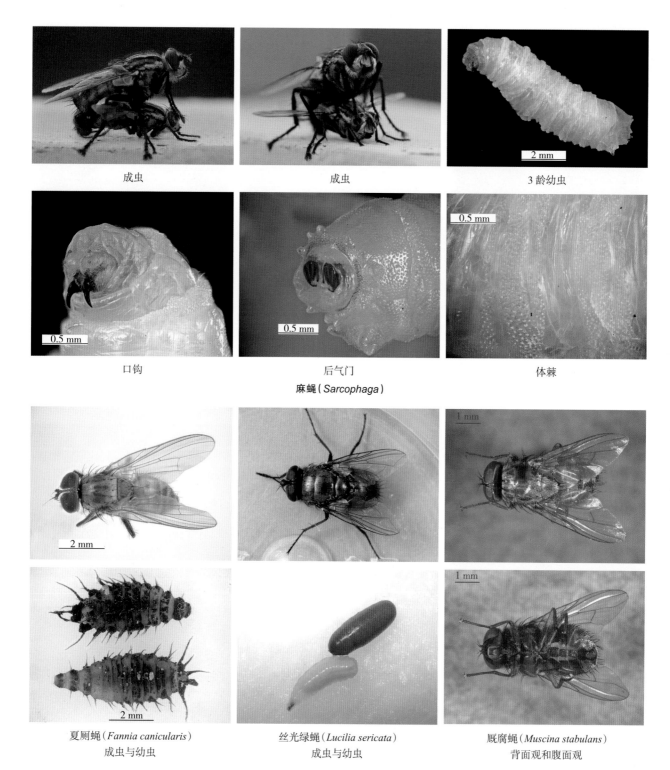

成虫　　　　　　　　　　　　　成虫　　　　　　　　　　　　　3龄幼虫

口钩　　　　　　　　　　　　　后气门　　　　　　　　　　　　体棘

麻蝇（*Sarcophaga*）

夏厕蝇（*Fannia canicularis*）　　　丝光绿蝇（*Lucilia sericata*）　　　厩腐蝇（*Muscina stabulans*）
成虫与幼虫　　　　　　　　　　成虫与幼虫　　　　　　　　　　背面观和腹面观

图版 62-14　几种非专性寄生的蝇蛆

第六十三章 潜蚤病

潜蚤病（tungiasis）亦称穿皮潜蚤病或沙蚤病，是由潜蚤属（*Tunga* Jarocki，1838）的雌性穿皮潜蚤（*Tunga penetrans* Linnaeus，1758，亦称沙蚤 sand flea；俗名还包括 chigoe、chica、jigger、nigua、pico、pique、suthi 等）[①] 钻入人体或哺乳动物皮下引起病理损害的一种人兽共患病。潜蚤病是一种十分古老的疾病，在秘鲁至少流行了 1400～1525 年，Oviedo 在南美洲首次报道了病例。由于南美洲和撒哈拉以南非洲贫困社区的高感染率以及新近在北美洲、欧洲、日本相继发现输入性病例，已引起了人们的广泛关注。

一、地理分布

该病主要流行于全球热带与亚热带地区，最初起源于南美洲，从哥伦比亚到阿根廷，中美洲的几乎所有国家以及加勒比海地区的特立尼达拉岛（Trinidad）、多巴哥岛（Tobago）和海地共和国均有流行，此外加勒比海地区的其他岛屿亦可能有分布。19 世纪上半叶，通过跨大西洋航行输入东半球，19 世纪末传入非洲，随后扩散到撒哈拉以南所有的非洲国家。

二、生活史

受孕雌蚤将虫卵排出体外，在温暖、干燥的沙质土壤（沙滩、马厩、农场等）中经过 3～4 d 发育成幼虫；幼虫以外环境中的有机碎片为食，经过 5～7 d 发育为蛹；再经过 3～4 周，蛹发育为成蚤。成蚤寻找温血宿主并以口器附着在宿主皮肤上吸食宿主血液（图 63-1）。雌蚤穿过宿主皮肤角质层，钻入颗粒层，尾部向外便于与雄蚤交配，头部向内，继续吸食哺乳动物的血液（图 63-2）。雌蚤通过穿皮小孔与外界相通，为自身呼吸、交配、排卵和排泄代谢废物提供通道。受精后雌蚤在 2 周内向宿主体外排卵大约 100～200 个后原位死亡，死蚤残骸经宿主蜕皮排出体外。大约经过 4～6 周完成其生活史。

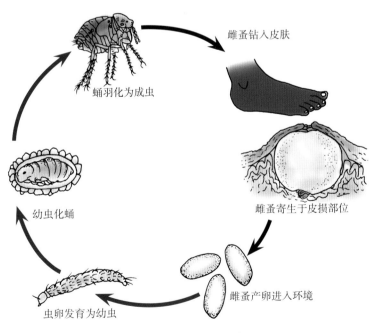

图 63-1　潜蚤生活史

雌蚤钻入皮肤
蛹羽化为成虫
幼虫化蛹
虫卵发育为幼虫
雌蚤产卵进入环境
雌蚤寄生于皮损部位

---

① tung [Indian]= penetrating organism，穿过组织 [印度语]；penetrans [L]= penetrating，穿过。

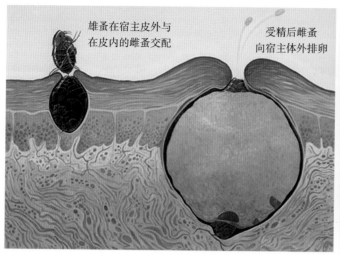
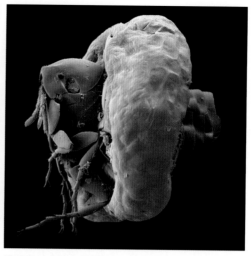

雌蚤侵入皮内后继续吸食血液,与雄蚤交配、受精后,雌蚤体型较前增大 2000 倍,即所谓"新体现象",然后向体外排卵

雌蚤穿过皮肤角质层,钻入颗粒层,尾部向外,嵌入皮内(扫描电镜)

图 63-2 雌蚤侵入宿主皮肤及与雄蚤交配示意图

三、流行环节

该病多发生于贫困社区的最贫困人群,席地而卧的习惯给沙蚤异位侵入足部以外的其他部位创造了有利条件。在南美洲和撒哈拉以南非洲等贫困社区的人群感染率较高。

四、病原体

穿皮潜蚤是世界上最常见、最小的沙蚤,体长约 1 mm,分头、胸、腹 3 部分。头部是感觉和摄食中心,胸部是运动中心,腹部是营养、排泄和生殖中心(图 63-3)。

五、病理与临床表现

沙蚤在宿主皮内所引起的周围组织炎症反应是其临床与病理表现的基础,病情严重程度与嵌入皮内的沙蚤数量直接相关。急性期的主要特征是红斑、水肿、疼痛和瘙痒。慢性期主要表现为皮肤脱屑、角化过度、皲裂、溃疡、甲缘肥大、足趾变形和缺失等。部分病例可合并感染,行走困难,严重者死亡。病变部位最常见于足部,包括足趾、足底、足侧缘和足跟(图 63-4)。

六、诊断与治疗

根据其特征性的临床表现和流行病学史,易于诊断该病,找到嵌入皮肤的潜蚤即可确诊。手术清除潜蚤是目前最主要的治疗方式,局部外用药物也有一定效果,但缺乏安全有效的口服药物。无菌操作和术后对症治疗是避免术后继发感染、促进康复的关键因素。

七、预防

加强社区健康宣教与学校教育,不赤足户外活动。改善居住环境,不席地而卧,硬化室内地面,灭鼠灭蚤等。

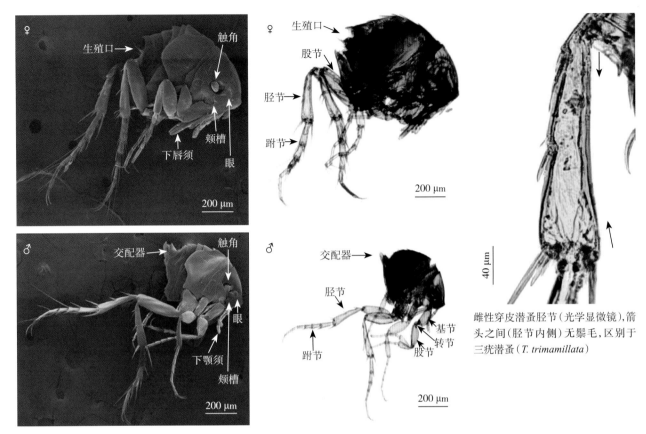

雌性穿皮潜蚤胫节（光学显微镜），箭头之间（胫节内侧）无鬃毛，区别于三疣潜蚤（*T. trimamillata*）

图 63-3 穿皮潜蚤扫描电镜图与光学显微照片（均为左侧斜位）

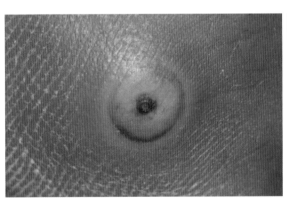

单发病灶

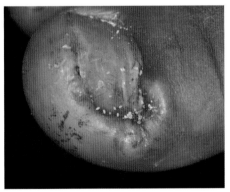

虫卵排出后附于趾甲上，大踇趾左缘可见蚤粪

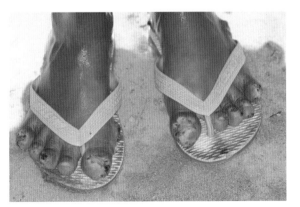

一个 10 岁女孩，双脚有数十只穿透入皮的潜蚤

图 63-4 潜蚤病常见足部表现

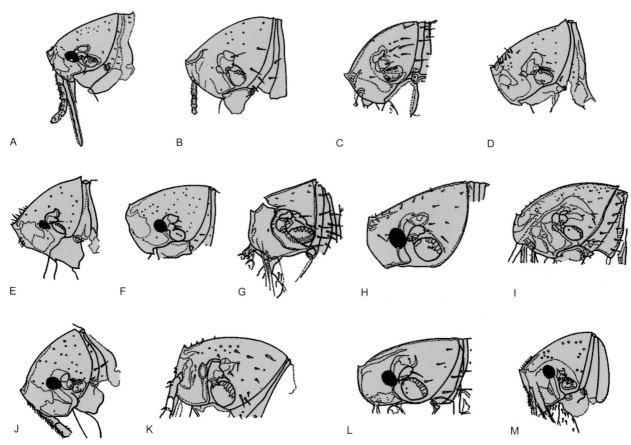

潜蚤属(*Tunga*)有 13 个种:A—穿皮潜蚤(*T. penetrans*),B—囊潜蚤(*T. caecata*),C—盲潜蚤(*T. caecigena*),D—特氏潜蚤(*T. travassosi*),E—邦氏潜蚤(*T. bondari*),F—怪潜蚤(*T. terasma*),G—俊潜蚤(*T. callida*),H—脂潜蚤(*T. libis*),I—单潜蚤(*T. monositus*),J—三疣潜蚤(*T. trimamillata*),K—伯氏潜蚤(*T. bossii*),L—鲍氏潜蚤(*T. bonneti*),M—六叶潜蚤(*T. hexalobulata*)。

潜蚤头部形态图

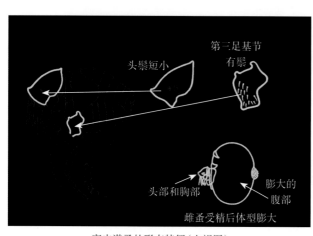

穿皮潜蚤的形态特征(左视图)

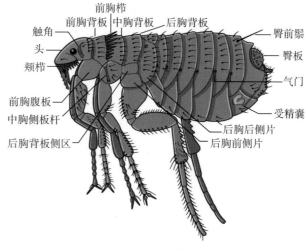

蚤类的外部形态

图版 63-1 潜蚤形态

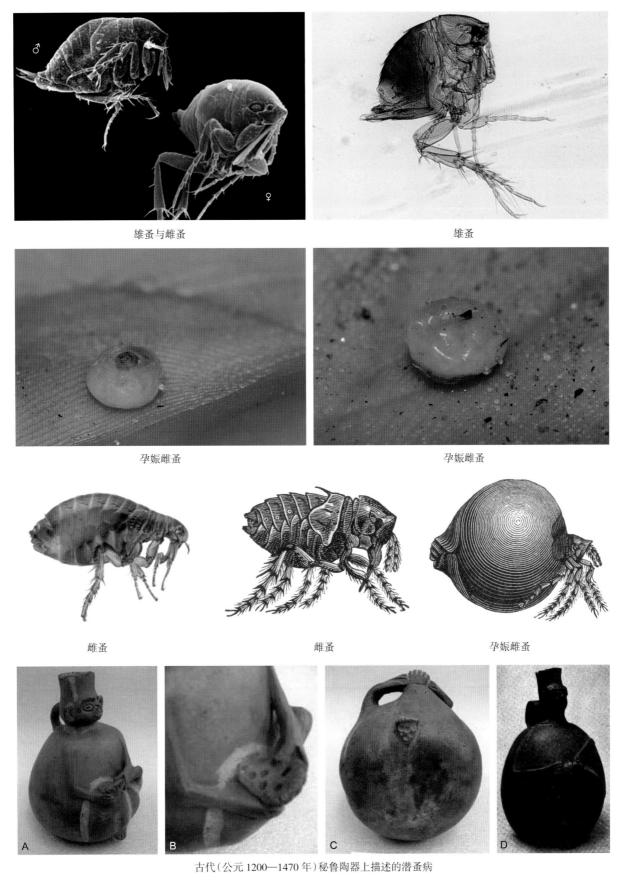

雄蚤与雌蚤

雄蚤

孕娠雌蚤

孕娠雌蚤

雌蚤

雌蚤

孕娠雌蚤

古代(公元 1200—1470 年)秘鲁陶器上描述的潜蚤病

A 和 B 为人物正在检查由穿皮潜蚤引起的多个足底皮肤穿孔损伤,C 为足底特写镜头,D 为人物手持锥子,准备从左足底皮肤大小不一的皮损孔洞里,挑除穿皮潜蚤。

图版 63-2　成蚤

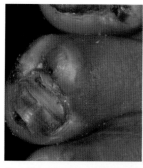 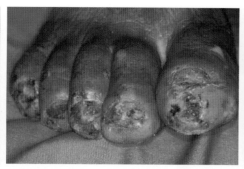 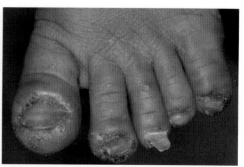

第4趾趾甲上翘,甲襞周围有脓包,脚趾因严重水肿而变形

右脚所有趾甲脱落,侵入的沙蚤已被清除,但创面留下多处溃疡及脱屑,角质层被侵蚀的病灶处有出血

脚趾因严重水肿而变形,第1趾角化过度,第1、2、5趾趾甲变形,第3趾趾甲脱落

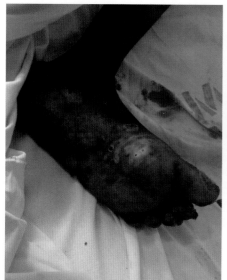 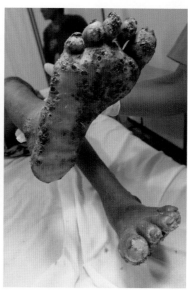 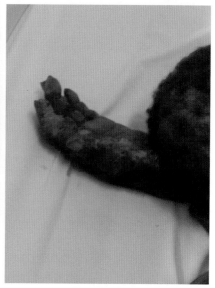

左脚足底有皮损孔洞,趾溃疡

足底数层潜蚤侵入

右上肢多发性溃疡,指变形

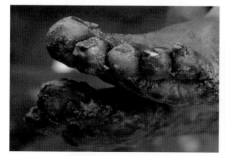 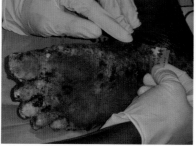 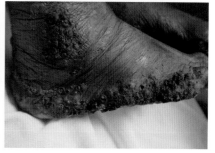

双足脚趾严重溃疡,趾甲变形

足底和脚趾严重溃疡,趾变形

足外侧缘、足跟和外踝皮损严重

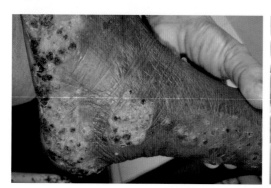 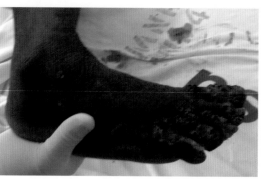

踝关节和小腿外侧嵌有成群潜蚤

右足趾变形和溃疡

图版63-3　穿皮潜蚤感染病例

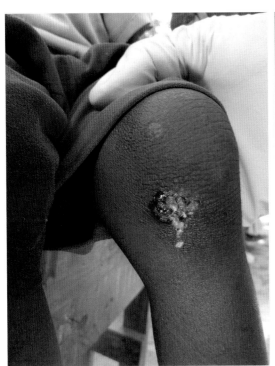

左膝关节内侧破溃、渗血，潜蚤正在排卵

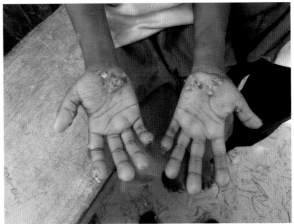

双手掌面多处皮损病灶

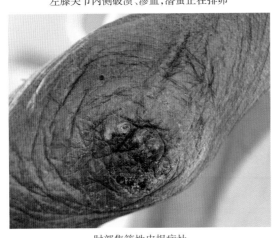

肘部集簇性皮损病灶

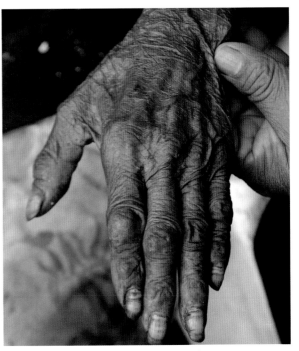

左手指背面多处潜蚤嵌入病灶

图版 63-4　穿皮潜蚤常见异位感染病例

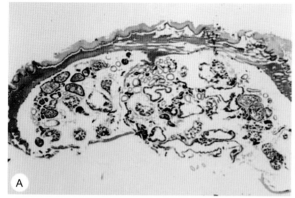

潜蚤多部位的组织结构（HE 染色，×40）

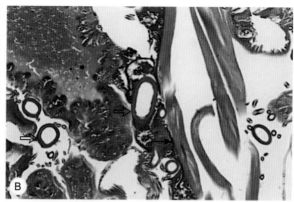

潜蚤的气管（空心箭头）和横纹肌（实心箭头）（HE 染色，×100）

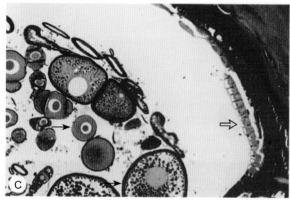

不同发育阶段的卵（实心箭头）和排列在外骨骼内部的胚层（空心箭头）（HE 染色，×100）

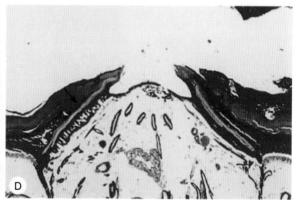

潜蚤尾端外骨骼的内外层之间，有淡染区域（箭头）（HE 染色，×40）

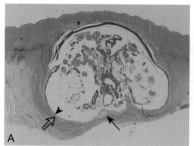

虫体位于表皮层的假腔内，头和口器（实心箭头）位于真皮中。潜蚤具厚的表皮（空心箭头）和明显的皮下层（三角）

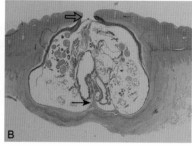

潜蚤的横纹肌（实心箭头）和穿皮小孔（空心箭头）

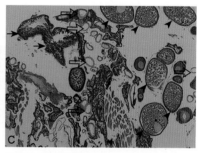

潜蚤的内部器官，包括消化管（实心箭头），气管环（空心箭头）和扩大的卵巢（三角），内含不同发育阶段的卵

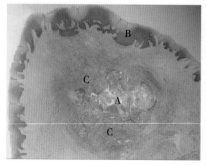

潜蚤寄生病灶（A）位于舌上皮细胞（B）下，肉芽肿反应（C）明显（×2）

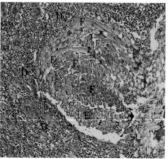

腹部外骨骼（F）内含虫卵（E），中性粒细胞、巨噬细胞和巨细胞浸润（D）（×10）

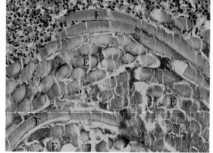

潜蚤的虫卵（E）和外骨骼（F），切片过程中有破损（×20）

舌潜蚤病（HE 染色）

图版 63-5　感染者的病理组织切片

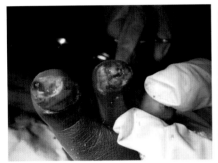

对足趾末端皮损溃疡进行清创

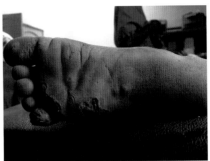

潜蚤嵌入皮内,部分皮肤坏死

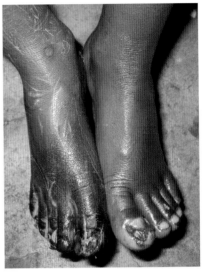

右足:先用高猛酸钾溶液浸泡(皮肤变黑),杀死成虫和虫卵;再用凡士林涂抹,以堵塞穿皮小孔,使成虫窒息

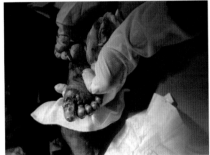

手术清创,清除虫卵与潜蚤

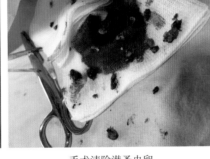

手术清除潜蚤虫卵

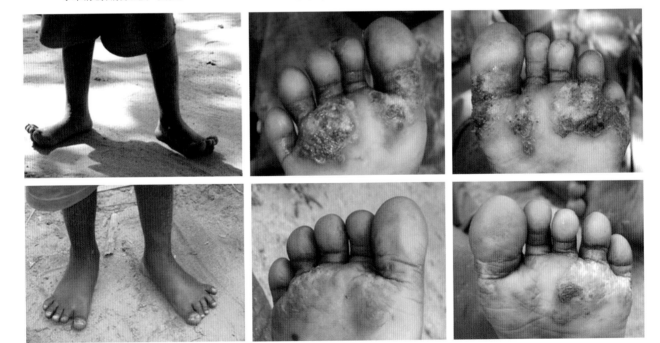

治疗前(上)后(下)对照:局部外用苦楝和椰子油5次后,足底潜蚤病基本痊愈

图版 63-6　手术清创与局部外用药物治疗

第六十四章 疥 疮

疥疮（scabies）是由疥螨科（Sarcoptidae）的疥螨属（*Sarcoptes* Latreille，1802）或背肛螨属（*Notoedres* Railliet，1893）寄生于人或哺乳动物皮肤表皮层内引起的一种接触性传染性皮肤病。寄生于人体的人疥螨（*Sarcoptes scabiei* Linnaeus，1758）[①] 与寄生于动物的疥螨形态相同。牛疥螨（*S. bovis*）、犬疥螨（*S. canis*）、马疥螨（*S. equi*）、绵羊疥螨（*S. ovis*）、山羊疥螨（*S. caprae*）和猪疥螨（*S. suis*）等专性寄生于相应的宿主动物，一般在不同动物间互不传播。猫背肛螨（*Notoedres cati* Hering，1838）比疥螨小，主要引起猫科动物的疥疮。动物的密切接触者通过接触可感染各种动物疥螨。

一、地理分布

疥疮呈世界性分布，在炎热的热带国家和高人口密度地区最为常见。2015 年全球至少有 2.04 亿疥疮感染者，约为全球人口的 2.8%。疥疮在发展中国家、热带地区皮肤病中占比很高，估计流行率为 0.2%～71%。

二、生活史

疥螨的发育阶段包括卵、幼虫、前若虫、后若虫和成虫。疥螨寄生在人体皮肤表皮角质层间，以宿主角质组织和淋巴液为食，并在皮下开凿一条与体表平行而迂曲的隧道，雌虫在隧道中产卵。卵孵化为幼虫，幼虫在隧道中经蜕皮发育为前若虫、后若虫和成虫。雄性成虫和雌性后若虫晚间在人体皮肤表面进行交配，雄虫在交配后不久死亡；雌性后若虫在交配后钻入宿主皮肤蜕皮发育为雌性成虫，并在隧道内产卵。雌螨寿命约 1～2 个月，每日可产 2～4 个卵，一生共可产卵 40～50 个（图 64-1、图 64-2）。

三、流行环节

疥疮患者是主要传染源，通过直接或间接接触传染。直接接触是指接触患者的患处皮肤而感染，例如同睡床铺、握手和性接触等。间接接触是指接触患者用过的衣服、被褥、床单、枕巾、毛巾等。易感人群为处于性活跃期的成人，拥挤且卫生条件差的福利院、养老院、托儿所或监狱等为高危场所。

四、病原体

成虫，呈圆形或椭圆形，背面隆起，乳白或浅黄色。雌螨长 0.3～0.5 mm，宽 0.25～0.4 mm；雄螨长 0.2～0.3 mm，宽 0.15～0.2 mm（图 64-3、图 64-4）。螯肢钳状，尖端有小齿。腹面光滑，仅有少数刚毛和 4 对足。疥螨前 2 对足的末端均有具长柄的爪垫，称吸垫（ambulacra）；后 2 对足的末端雌雄不同，雌虫均为长刚毛，而雄虫的第 4 对足末端具吸垫。雌螨的产卵孔位于后 2 对足之前，呈横裂缝状（图 64-5）。雄螨的外生殖

---

① sarx [G]= flesh，肉体；kop（tein）[G] = to strike，打击；scabere [L]= to scratch，抓痒；noto = back，背部；edres = seat，座位、臀。

器位于第 4 对足之间略后处。两者肛门都位于躯体后缘正中。卵,呈圆形或椭圆形,淡黄色,壳薄,大小约 80 μm × 180 μm。

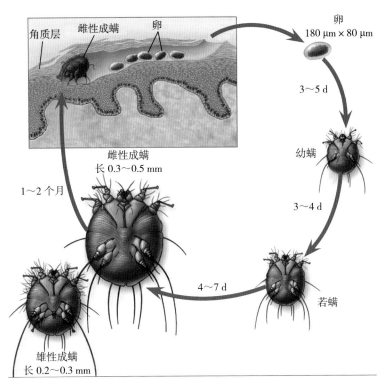

图 64-1　疥螨生活史

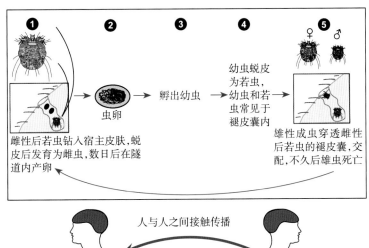

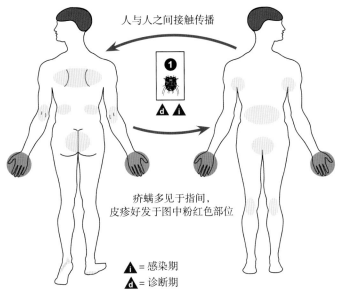

图 64-2　疥螨在人体的生活史

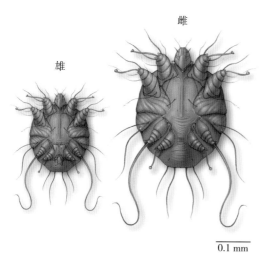

0.1 mm

图 64-3 雌雄疥螨形态示意图

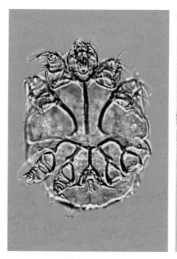

雄（腹面）

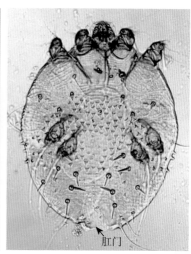

肛门

雌（背面）

图 64-4 疥螨属（*Sarcoptes*）形态图

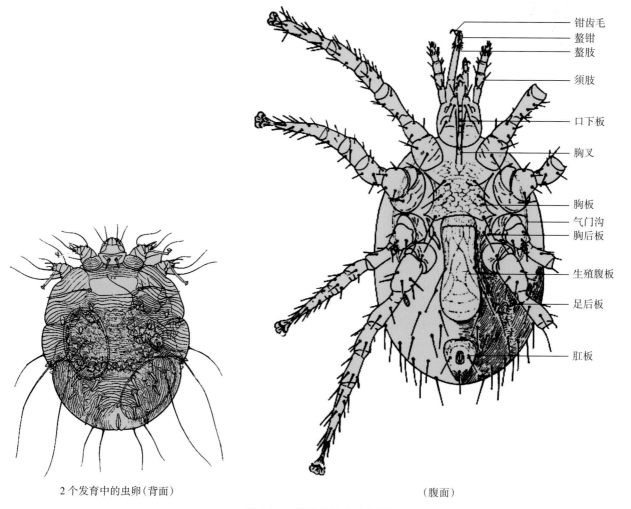

钳齿毛
螯钳
螯肢

须肢

口下板

胸叉

胸板
气门沟
胸后板

生殖腹板

足后板

肛板

2 个发育中的虫卵（背面）

（腹面）

图 64-5 雌疥螨形态示意图

猫科动物通常感染的是猫背肛螨。猫背肛螨比人疥螨小，肢端较短，背面有明显的同心圆纹理，"背部肛门"是其特征性结构（图 64-6、图 64-7）。

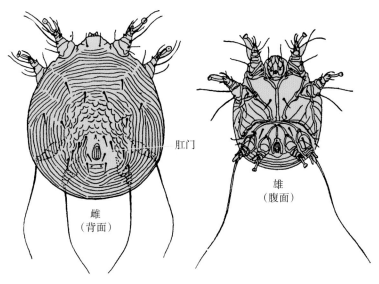

图 64-6 背肛螨属（*Notoedres*）形态示意图

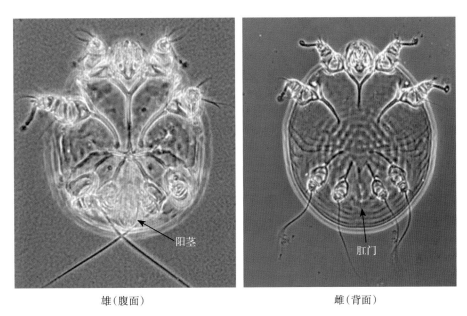

图 64-7 背肛螨属形态图

五、病理与临床表现

　　疥疮的病变过程包括：打洞、丘疹、丘疹溃疡、起疱、皮肤脓性小结节、湿疹和结痂。疥螨挖掘隧道造成皮损，而其分泌物、代谢产物以及死虫体又引起过敏反应，从而导致剧烈瘙痒。疥螨夜间大肆活动，常造成失眠而影响健康。初期皮损仅限于隧道入口处发生针头大小的微红小疱疹，但经患者搔破，可引起血痂和继发感染（图 64-8）。产生脓疱、毛囊炎或疖病，严重时可出现局部淋巴结炎，甚至产生蛋白尿或急性肾炎。部分男性患者阴囊、阴茎处可出现疥疮结节（淡红色或红褐色，绿豆至黄豆大小，常伴剧烈瘙痒）。

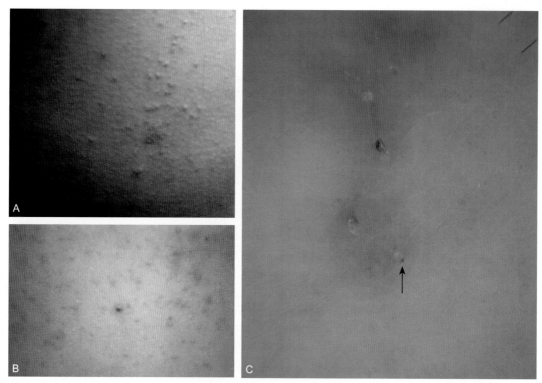

A 疥疮引起的红斑丘疹。B 腹部皮肤由于疥疮感染引起的黄斑丘疹性炎症皮疹：这种丘疹与其他爆发性丘疹相似，如麻疹、水痘、天花。C 10 倍皮肤镜下观察到的疥螨钻穴。

图 64-8　疥疮体表红斑丘疹

六、诊断与治疗

采用解剖镜直接检查皮损部位，发现隧道和盲端的疥螨轮廓，用手术刀尖端挑出疥螨可确诊（图 64-9）。患者应及时治疗。治疗常用药物有硫黄软膏、苯内酸苄酯擦剂和伊维菌素等。

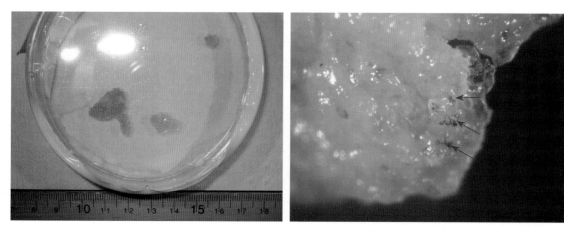

图 64-9　结痂型疥疮，立体显微镜下可见许多疥螨

七、预防

注意个人卫生，勤洗澡、勤换衣、勤晒衣被，避免与患者接触或使用患者的衣物。患者确诊后应立即隔离，并煮沸消毒其衣物和寝具。家庭内生活者或集体生活者应共同治疗。

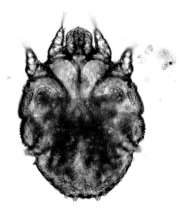
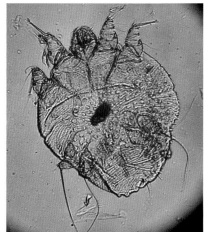
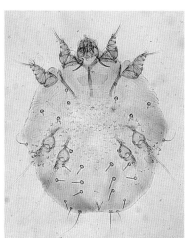

疥螨成虫

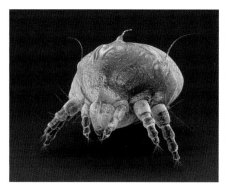
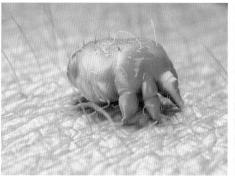
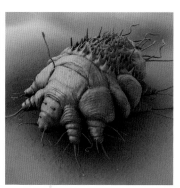

3D 图像

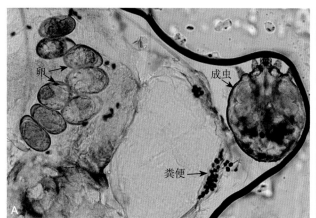
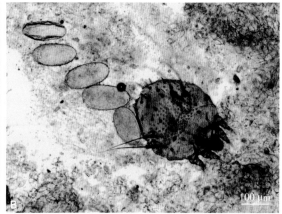

寄生于皮肤中的疥螨

A 成虫、卵和粪便颗粒；B 成虫、卵（样本采自貉）。

图版 64-1　人疥螨（*Sarcoptes scabiei*）

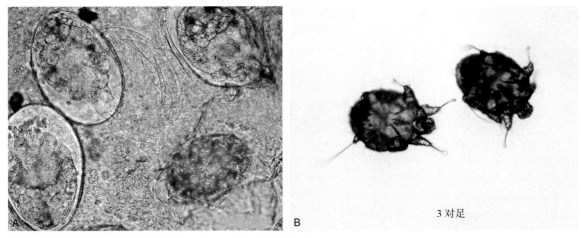

A卵；B幼虫

图版64-2　疥螨的卵和幼虫（一）

注：疥螨是完全性寄生虫，在皮肤刮取和活检中可观察到所有发育阶段（卵、幼虫、若虫和成虫）。卵可能是空壳或含有发育中的幼虫（A），疥螨的粪便颗粒也经常出现在皮肤刮擦样本中。幼虫有3对足（B），而若虫和成虫有4对足。

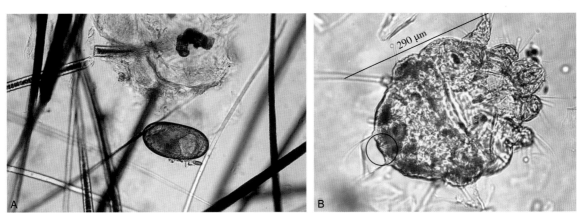

A疥螨虫卵；B从瘙痒的猫身上分离得到的人疥螨（猫感染人疥螨很罕见）。

图版64-3　疥螨的卵和成虫（二）

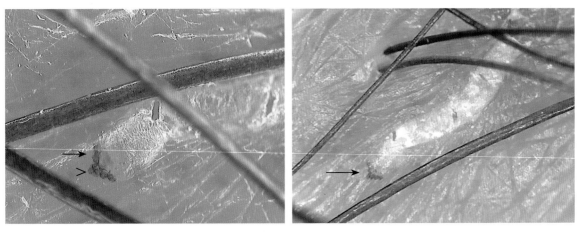

图版64-4　视频皮肤镜（videodermatoscopy）下观察到的疥螨（左×400、右×150，箭头处）

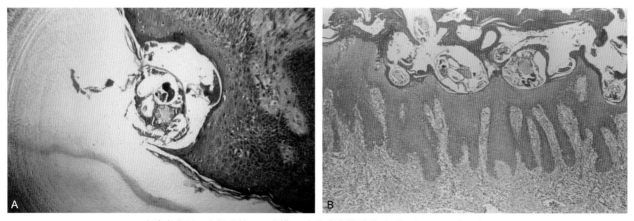

A 皮肤表皮层正在掘进的一只疥螨;B 有许多疥螨隧道,部分已掘进至基底层表面。

图版 64-5　人皮肤样本病理学切片

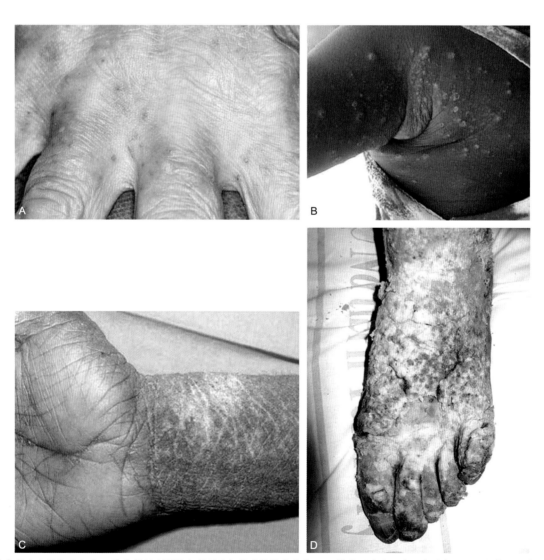

A 指间病变是疥疮的典型表现;B 腋窝处的剥脱脓包是继发细菌感染的疥疮表现;C 结痂型疥疮可表现为手腕和手上皮肤的剥脱和苔藓化;
D 一名严重疥疮病例,角质化过度增厚,皮肤剥脱,并伴有开裂,可导致继发性细菌,甚至导致菌血症和全身败血症。

图版 64-6　典型疥疮病例（一）

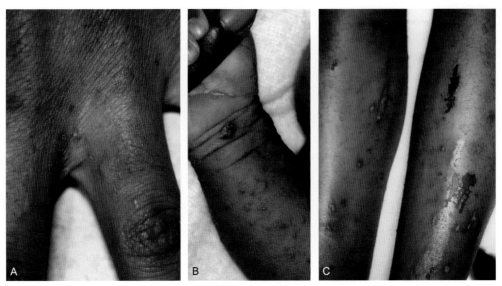

A 食指和中指连接处被疥螨侵袭引起的丘疹；B 带有红斑丘疹的婴儿疥疮疹；C 疥螨感染下肢引起的原发斑丘疹，伴严重抓伤。

图版 64-7　典型疥疮病例（二）

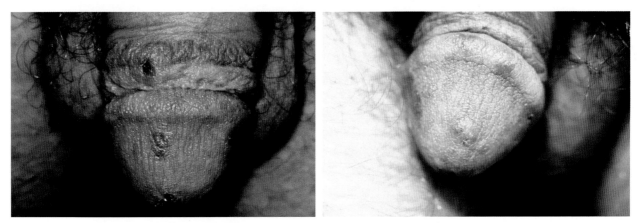

男性患者外生殖器的龟头、包皮等处由疥螨所致的侵蚀性炎性病变

图版 64-8　典型疥疮病例（三）

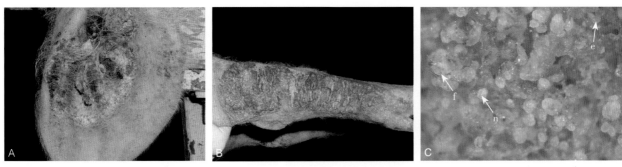

A 猪耳感染疥螨高峰时典型的结痂；B 增加地塞米松剂量后导致疥疮结痂病变向外扩散，每克皮肤上附有 6000 多只疥螨；C 病变组织解剖镜检，发现大量的雌性成虫（f）、若虫（n）和卵（e）。

图版 64-9　家畜（猪）疥疮病

第六十五章　蠕形螨病

蠕形螨（demodicid mite）[1]亦称毛囊虫（folliclemite），隶属节肢动物门（Arthropoda）蛛形纲（Arachnida）蜱螨亚纲（Acari）真螨目（Acariformes）蠕形螨科（Demodicidae）。蠕形螨是永久性寄生螨，寄生于人和哺乳动物的毛囊和皮脂腺内，已知有 140 余种和亚种。寄生于人体的仅两种，即毛囊蠕形螨（*Demodex folliculorum* Simon，1842）和皮脂蠕形螨（*Demodex brevis* Akbulatova，1963），可引起人体蠕形螨病（demodicosis，demodicidosis），表现为粉刺、痤疮、脂溢性皮炎和酒渣鼻等。

一、地理分布

蠕形螨呈全球广泛性分布，成人感染率 25%～100%，男性高于女性。一般颜面部感染蠕形螨者近 50%，患毛囊炎者 100% 阳性。单一毛囊蠕形螨感染率为 60.7%～73.0%，单一皮脂蠕形螨感染率为 20%～25%，两种蠕形螨混合感染率为 6%～14%。

二、生活史

寄生人体的两种蠕形螨发育过程相似，包括卵、幼虫、前若虫（protonymph）、若虫和成虫 5 期。雌、雄成螨夜间爬出毛囊口或皮脂腺进行交配，雄虫交配后即死亡。雌螨返回毛囊或皮脂腺内产卵，卵孵出幼螨发育为成螨（图 65-1）。

蠕形螨以皮肤细胞和毛囊中积聚的皮脂为食，其消化代谢功能极其高效，几乎不用排泄，故无排泄孔。蠕形螨对温度较敏感，发育最适宜的温度为 37 ℃。当宿主体温升高或降低时，蠕形螨爬出，在体表爬行。蠕形螨昼夜均可爬出皮肤表面，且以雌螨为主。毛囊蠕形螨爬出高峰时间为 10：00—18：00，皮脂蠕形螨为 20：00—2：00。蠕形螨生命力较强，对温湿度、pH 和某些药物均有一定的抵抗力。5 ℃时可活 1 周左右，而在干燥空气中可活 1～2 d，对酸性环境的耐受力强于碱性环境，尤以皮脂蠕形螨为明显。75% 酒精和 3% 来苏液 15 min 可杀死蠕形螨，日常用的肥皂不能杀死蠕形螨。

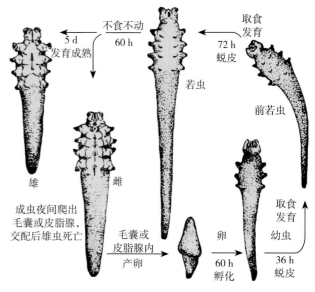

图 65-1　蠕形螨生活史

---

[1] demos [G]= tallow/fat，脂油；dex [G]= woodworm，蛀虫；folliculus [L]= small bladder，小囊；brevis [L]= short，短的。

三、流行环节

人体蠕形螨可通过直接或间接接触而传播。婴幼儿可通过接吻、生活用具混用等从母体获得感染。

四、病原体

两种蠕形螨形态相似,螨体细长呈蠕虫状,乳白色,半透明,体长 0.1～0.4 mm,雌虫略大。虫体分颚体和躯体两部分。颚体宽短呈梯形,位于虫体前端;螯肢 1 对,针状,须肢分 3 节。躯体分足体和末体,足体腹面有 4 对粗短的芽突状足,足基节与躯体愈合成基节板,其余各节均很短,呈套筒状。节上有 1 对锚叉形爪,每爪分 3 叉。雄螨的阳茎位于足体背面的第 2 对足之间,雌螨的生殖孔在腹面第 4 对足之间。末体细长如指状,体表具有环形皮纹(图 65-1、图 65-2)。毛囊蠕形螨较细长,末体占虫体全长的 2/3～3/4,末端较钝圆。雌虫有肛道,雄虫无。皮脂蠕形螨略短,末体约占躯体全长的 1/2,末端尖细呈锥状。体内消化系统退化,只剩肛道和肛孔痕迹,属高度专性寄生的性状。

虫卵,呈菱形、蘑菇状或蝌蚪状,无色透明,大小 104.7 μm×41.8 μm(图 65-1)。

幼螨,体细长,平均 283 μm×34 μm,足 3 对,末体环形皮纹不明显,无颚腹毛(图 65-1)。

若螨,平均 392 μm×42 μm,足 4 对,末体环纹清晰(图 65-1)。

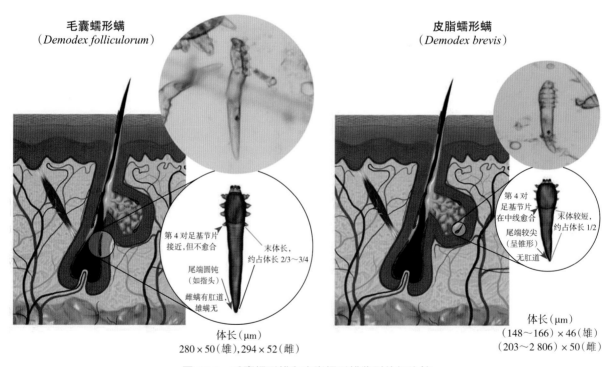

毛囊蠕形螨
(*Demodex folliculorum*)

皮脂蠕形螨
(*Demodex brevis*)

第 4 对足基节片接近,但不愈合

末体长,约占体长 2/3～3/4

尾端圆钝(如指头)

雌螨有肛道,雄螨无

体长(μm)
280×50(雄)
294×52(雌)

第 4 对足基节片在中线愈合

末体较短,约占体长 1/2

尾端较尖(呈锥形)

无肛道

体长(μm)
(148～166)×46(雄)
(203～2 806)×50(雌)

图 65-2 毛囊蠕形螨和皮脂蠕形螨鉴别特征比较

五、病理与临床表现

人感染蠕形螨后主要引起毛囊和皮脂腺炎症,主要临床表现为脂溢性皮炎、粉刺、痤疮和酒渣鼻等。

六、诊断与治疗

用透明胶纸粘贴法、挤刮涂片法或挤粘结合法采样,镜检到蠕形螨即可确诊(图 65-3)。治疗口服药物

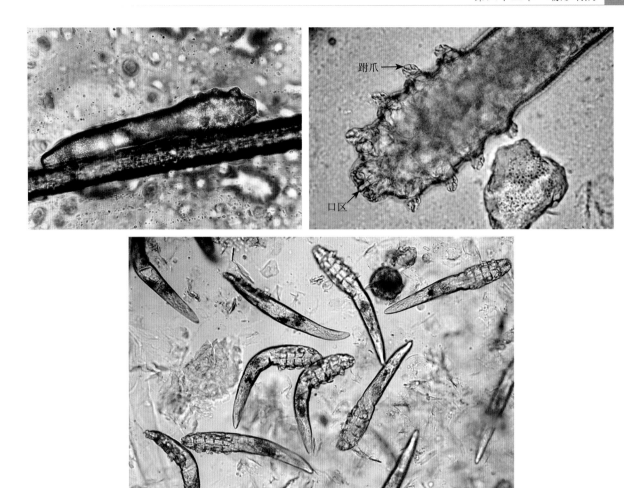

图 65-3　蠕形螨

有甲硝唑、伊维菌素、维生素 B_6 和复合维生素 B,外用药物有甲硝唑霜、伊维菌素乳油、硫黄软膏、苯甲酸苄酯乳剂和桉叶油等。

七、预防

注意个人卫生,避免与患者直接接触和合用脸盆、毛巾等物,勤洗枕巾和被褥。

第六十六章 铁线虫病

铁线虫病（nematomorphiasis）[1]是由线形门（Nematomorpha Vejdovsky,1886）的铁线虫纲（Gordioida）线虫寄生于人体而引起的一种极为罕见的寄生虫病。铁线虫（gordian worm 或 gordiid），又名发形蛇（hair snake）、发形虫（hairworm）、马鬃虫（horsehair worm）等。与医学有关的虫种主要有铁线虫目（Gordioidea）铁线虫科（Gordiidae）、粗皮目（Chordodea）粗皮科（Chordodidae）和拟铁线科（Paragordiidae）。见图 66-1。

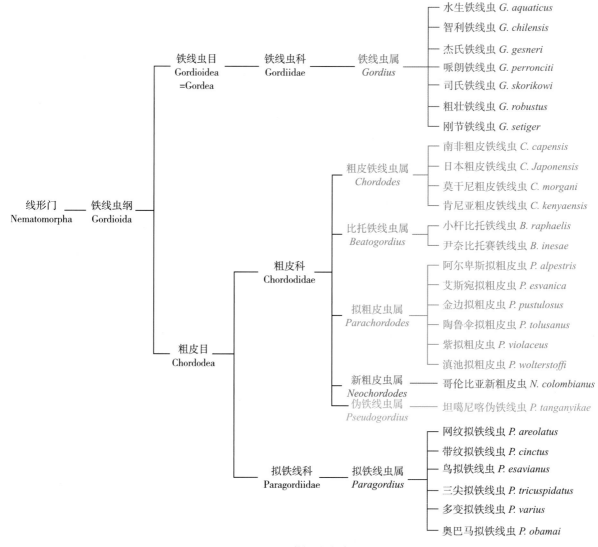

图 66-1　医学相关的铁线虫

---

① nematodes [G]= threadlike，线状的；morphe [G]= shape，形状。

一、地理分布

铁线虫病目前仅有 14 个国家有病例报道,主要分布于温带和热带地区,如马来西亚、日本、中国、英国、坦桑尼亚、斯里兰卡、印度和加拿大等。

二、生活史

铁线虫生活史包括自由生活和寄生生活两个阶段。成虫在淡水或海水中营自由生活,雌雄交配产卵,约 2~4 周孵化为幼虫。幼虫在水底缓慢爬行,被鱼、螺、虾和各种昆虫幼体吞食后形成包囊。若被第一中间宿主变态昆虫(如石蛾)的水生幼虫吞食,将随石蛾的羽化离开水环境,完成水陆生活转换;含有包囊的石蛾被杂食昆虫(螳螂等)捕食后,铁线虫进入螳螂等第二中间宿主,脱囊为童虫。当螳螂靠近水边接触到水后,成熟的童虫会立刻从腹部末端钻出并迅速游走(图 66-2)。对人体具感染性的是童虫。

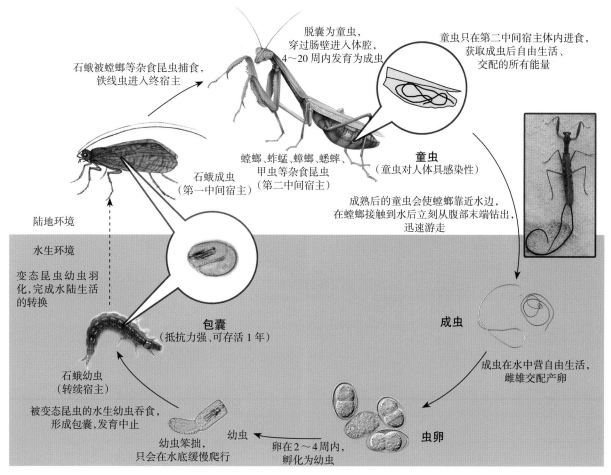

图 66-2　铁线虫生活史

三、流行环节

人体消化道感染铁线虫是因摄入含有童虫的生水、昆虫、鱼类和螺类或食物而引起。尿路感染是由于人体会阴部接触有铁线虫童虫的水体,经尿道侵入,上行至膀胱内寄生,使尿道感染发炎,并以女性感染为多。直接取地表水饮用的人群感染概率更高。

四、病原体

1. 成虫   细长似铁丝,长 10～100 cm,宽 0.3～3 mm,雌雄异体,雄虫比雌虫小(图 66-3)。虫体颜色变化很大,可呈黄、灰、棕褐色或黑褐色。虫体体表角质坚硬并极为粗糙,前端钝圆,口位于头部顶端或前端腹面,雄虫尾部末端分 2 叶,雌虫尾部末端完整或分 3 叶(图 66-4)。虫卵,虫卵排出后常粘连在一起呈白色绳索状卵带,可长达 15～20 cm(图 66-4)。

2. 幼虫   新孵出的幼虫很小,约 0.25 mm,无消化管,体中部有一隔膜(septum),将虫体分为前后两部分。前部具有一个能伸缩的吻和多个向后突出的刺;后部有表浅的横纹,内部含有棕色的细胞堆;尾部有分泌物堆积,为一种特殊的冷凝物(图 66-5)。

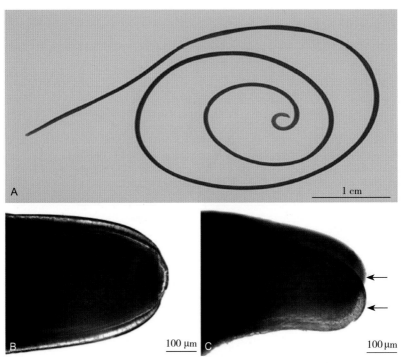

A 成虫形态;B 头部圆形顶;C 尾部分 2 叶(箭头处)。

图 66-3　铁线虫成虫和显微镜下形态

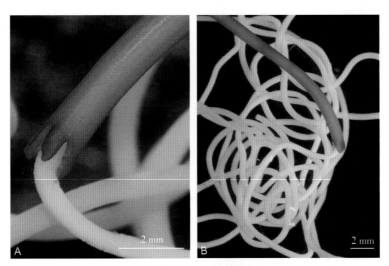

A 雌虫尾端三叶状;B 雌虫和虫卵。

图 66-4　奥巴马拟铁线虫(*Paragordius obamai* Hanelt，Bolek et Schmidt-Rhaesa，2012)排卵

注:雌虫(棕色)排出含有虫卵的白色绳索样卵带

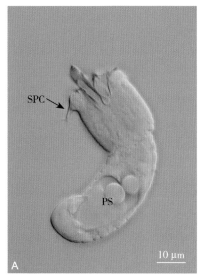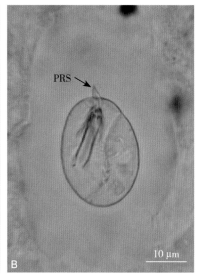

A 幼虫（PS：假肠 pseudointestine；SPC：顶刺）；B 双脐螺内的包囊（PRS：突起的刺）。

图 66-5　奥巴马拟铁线虫（*Paragordius obamai* Hanelt，Bolek et Schmidt-Rhaesa，2012）幼虫和包囊

五、病理与临床表现

童虫经口侵入颊部、眼眶，形成肿块并引起红肿热痛；虫体寄生于外耳道、咽部时，可引起极度瘙痒、阻塞感、咳嗽、咳痰、痰中带血、声音嘶哑等。寄生于消化道可有慢性消化不良、腹痛、腹泻等。寄生于泌尿道均有明显的泌尿道刺激征，如下腹部疼痛、尿频、尿急、尿痛、血尿、放射性腰痛、会阴和阴道炎等。

六、诊断与治疗

在组织内、尿中或粪便中检获虫体即可确诊。治疗用阿苯达唑 15～20 mg/kg 分 3 次口服，疗程为 7 d。虫体寄生于组织内时应及时进行手术将虫体取出。

七、预防

改变不良的饮食习惯，不饮不洁之水，不生吃昆虫、鱼类以及螺类等食物，下水时应注意穿紧身裤，避免下体与不洁水体直接接触，避免铁线虫由口腔侵入人体。

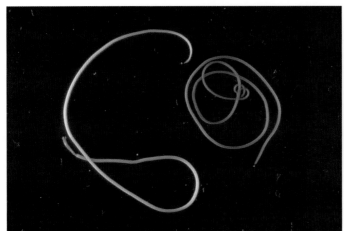
三尖拟铁线虫成虫

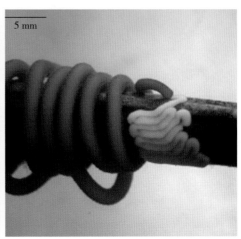
粗皮铁线虫雌虫将虫卵排出呈曲折样

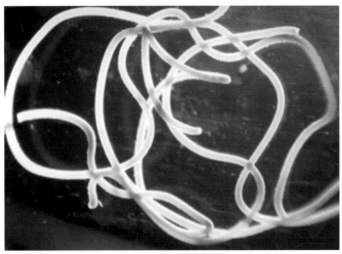
粗壮铁线虫卵带

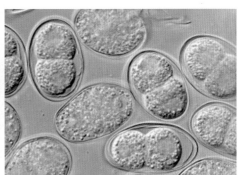
奥巴马拟铁线虫虫卵

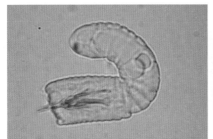
粗壮铁线虫幼虫

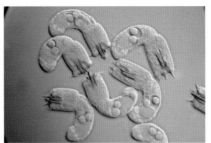
奥巴马拟铁线虫幼虫

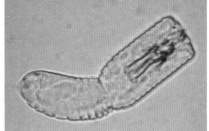
粗皮铁线虫幼虫

图版 66-1　铁线虫不同时期形态

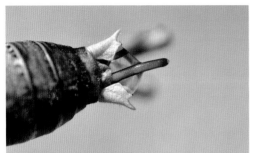

铁线虫自蟋蟀尾部逸出

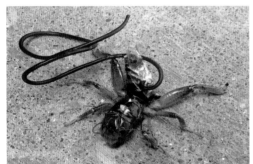

铁线虫自蟋蟀体内逸出

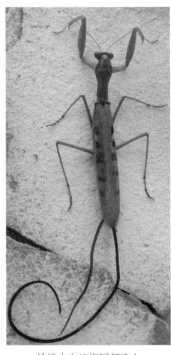

铁线虫自螳螂尾部逸出

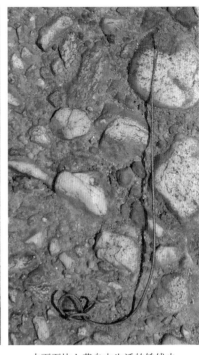

水下石块上营自由生活的铁线虫

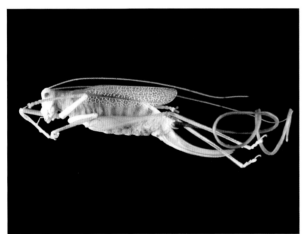

铁线虫自纺织娘体内逸出

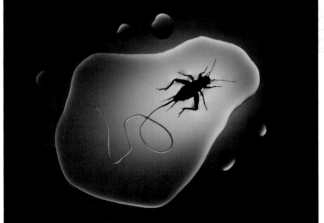

蟋蟀跳入水中,铁线虫逸出

图版 66-2 铁线虫成虫逸出

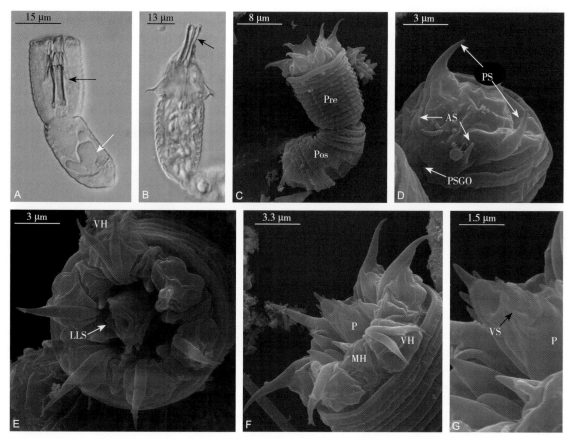

A 微分干涉差显微镜下幼虫侧视图(黑色箭头:口针;白色箭头:假肠);B 微分干涉差显微镜下幼虫前端侧视图(黑色箭头:外翻的吻有 3 个口针);C 扫描电镜下幼虫侧视图(Pre:中隔前;Pos:中隔后);D 扫描电镜下幼虫后端腹侧图(PS. 前刺;AS. 后刺;PSGO. 假肠腺开口);E 扫描电镜下幼虫前端面部图(LLS. 左侧刺;VH. 腹侧钩);F 扫描电镜下幼虫前端腹侧图(P. 吻;VH. 侧腹钩;MH. 中腹钩);G 扫描电镜下吻部腹侧图(P. 吻;VS. 腹刺)。

图版 66-3 肯尼亚铁粗皮线虫(*Chordodes kenyaensis* Bolek et al.,2013)幼虫

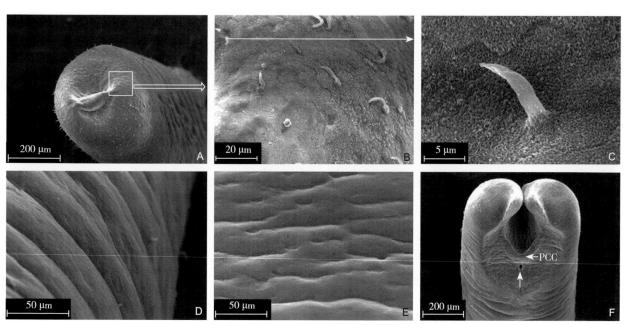

A 虫体前部,角质层上有网眼状空隙;B 图片 A 中方框放大镜像,刺分散在前端;C 单独的刺;D 虫体中部侧面,网眼状空隙少见;E 虫体中部腹面,未发现刺;F 雄虫尾部腹面,二裂片式,具有"V"形泄殖腔后凸(PCC),位于泄殖孔(白箭头)后。

图版 66-4 扫描电镜下的铁线虫角质层

第六十七章 水蛭病

水蛭病（leech-caused disease；hirudiniasis）[①] 是由水蛭（leech）在人体皮肤上吸血或寄生于人体腔道内导致的一种寄生虫病。水蛭俗称蚂蟥，隶属于环节动物门（Annelida Lamarck，1809）有环带纲（Clitellata Michaelsen，1919）蛭亚纲（Hirudinida）。水蛭多生活在淡水中，极少数在海水中，少数为陆生，全世界已报道水蛭400～500种，可寄生于人体的有11个属20余种（图67-1）。

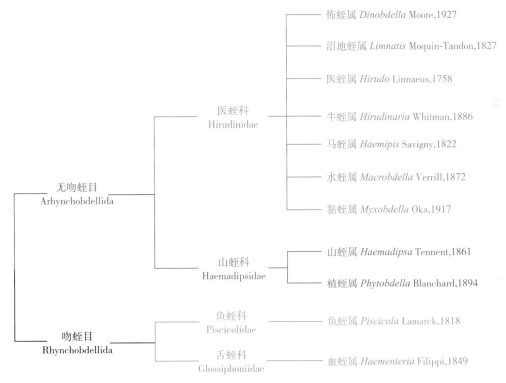

图 67-1　可寄生人体的蛭类

注：目前多数文献将植蛭属（Phytobdella）归入杯蛭科（Cylicobdellidae）。但分子生物学证据显示，包括植蛭属在内的所有亚洲陆生蛭均应隶属于山蛭科（Haemadipsidae）。

一、地理分布

水蛭广泛分布于除南极洲以外的各大洲。有人体水蛭感染报道的国家包括印度、巴基斯坦、土耳其、以色列、沙特阿拉伯、约旦、伊朗、阿曼、叙利亚、摩洛哥、肯尼亚、坦桑尼亚、马达加斯加、马来西亚、印度尼西亚、日本、中国、澳大利亚和西班牙等。

---

① hirudo [L] =leech，水蛭。

二、生活史

水蛭以吸食脊椎动物或无脊椎动物的血液为生,雌雄同体,异体交配。交配时头端方向相反,腹面靠在一起,各自将雄性生殖器对着对方的雌性生殖孔。精子进入阴道或者黏附在体前半段的环带(clitellum)进行受精,受精卵由雌生殖孔产出,并迅速形成卵茧(cocoon)(由环带腺分泌而成)。卵茧附着在岩石上孵化,孵出的幼蛭用尾吸盘黏附在母体的腹面,并被携带数周至数月后离开母体,开始自由生活(图67-2)。

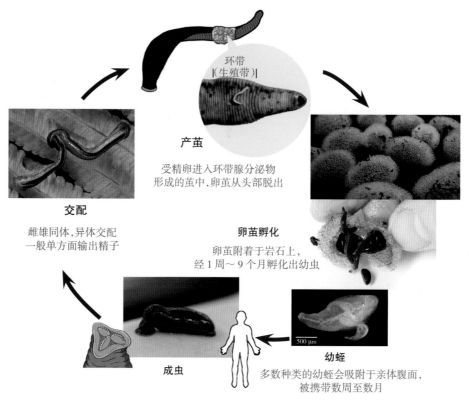

图 67-2　水蛭生活史

三、流行环节

水蛭为偶然性人体寄生虫,人与水接触时,水蛭可吸附于体表皮肤(图67-2);涉水或游泳时,虫体可侵犯眼或泌尿生殖道;饮用生水时,水蛭可进入口腔,附着在鼻、咽、会咽部和食管黏膜上,也可达喉部,甚至气管或支气管,刺破黏膜吸血。夏秋季是其繁殖与活动频繁时期,人体感染多发生于夏秋季。

四、病原体

水蛭呈长圆柱形、卵圆形或梨形,背侧隆起,腹面平坦或凹陷(图67-3)。体色呈棕色、黑色、红色或橄榄绿色。头部前端的背面有形状、位置和数目因种不同的眼。蛭类的每个体节的外表面被横沟再分为几个环,环与内部的分节并不一致。身体的前半段有一环带或称生殖带,环带腺开口于其表皮上。环带区的腹中有雄性和雌性生殖孔(gonopore)各一个,通常雄孔(male pore)在前,雌孔(female pore)在后。在身体腹侧每体节有一对肾孔(nephridial pore),身体背表面散布着许多成对排列的感器(sensillum)(图67-4)。

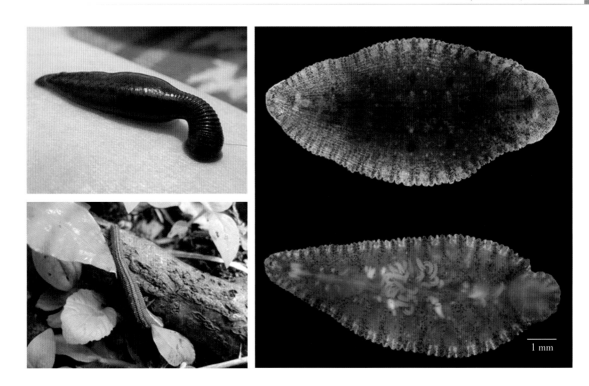

图 67-3 水蛭成虫

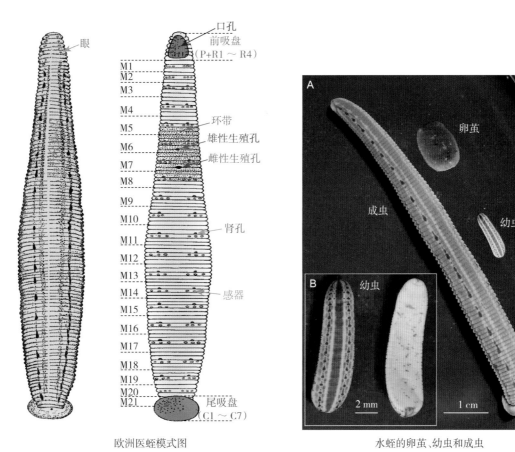

欧洲医蛭模式图

水蛭的卵茧、幼虫和成虫

P：口前叶；R1～R4：吻节；M1～M21：中体节；C1～C7：尾节。

图 67-4 水蛭的形态与各发育阶段

五、病理与临床表现

因寄生部位不同而出现不同病理变化(图67-5),大多表现为局部出血、鼻塞、咽痛、异物感、血痰、咯血和呼吸受阻等症状。也可出现腹痛、腹泻、恶心、呕吐、便血、贫血或紧张、恐惧、头晕、头痛等。

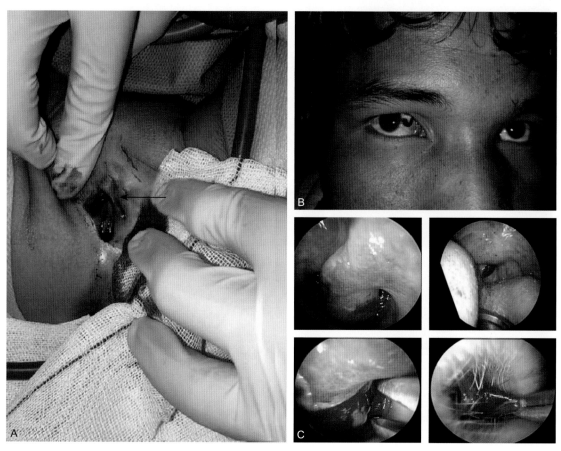

图 67-5　水蛭病

六、诊断与治疗

在体表检获虫体或内镜检查发现寄生的水蛭即可确诊。
根据水蛭寄生部位的不同,采用相应的方式取出虫体,并进行止血、抗感染治疗。

七、预防

不喝生水,不在有水蛭生活的池塘、沟渠中游泳。在有陆栖水蛭的地区作业时,应穿高筒靴,防止皮肤直接暴露,也可使用驱避剂(如二甲邻苯二甲酸)。

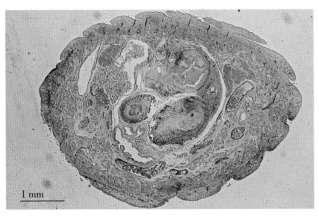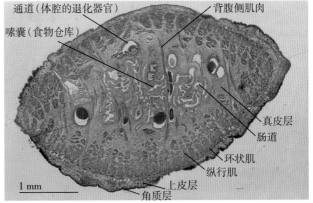

图版 67-1 水蛭的体腔结构

注:由于肌肉、结缔组织等实质性组织的扩张,水蛭的体腔缩小为复杂的管道网,而其他环节动物多为中空的腔体。

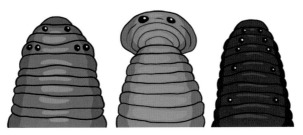

图版 67-2 水蛭的眼

注:眼主要由位于黑色色素杯之后的光感觉细胞组成,眼的数量和位置是鉴别水蛭种类的关键。

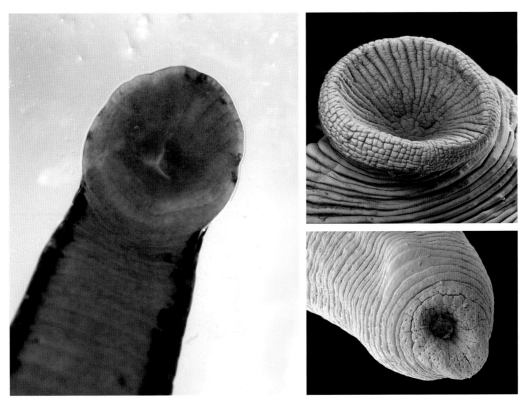

图版 67-3 水蛭吸盘

注:水蛭前后两端各有一吸盘作吸附之用。前吸盘较小,口在其腹中位;尾吸盘杯形或盘形,多朝向腹面。

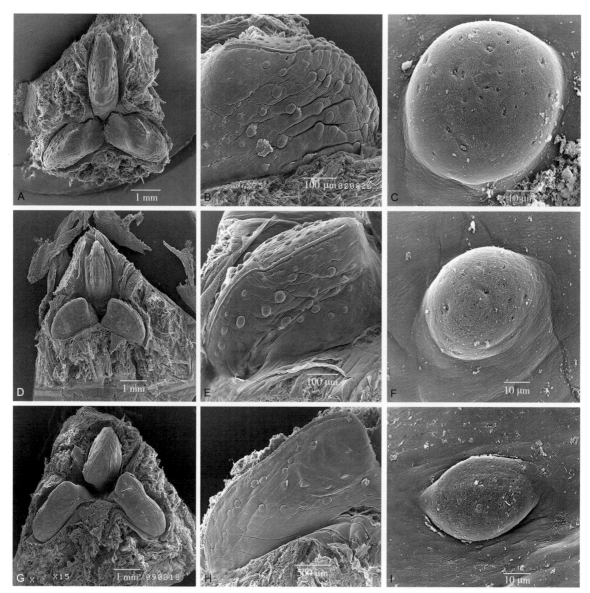

（A，D，G）整个颚（jaw）；（B，E，H）单个颚的特征；（C，F，I）唾腺乳突。

图版 67-4　牛蛭属的颚（扫描电镜）

注：当蛭类用颚上的齿割破宿主皮肤时，咽头和食管外侧的唾液腺分泌的抗凝剂或水蛭素、麻醉剂以及能使血管扩张的类组织胺物质被注入伤口并与血液混合，使伤口血流量增大。口腔后的肌肉性咽鼓动，血液自由流入消化道。

第六篇
媒介节肢动物

06

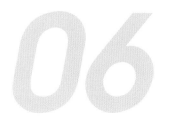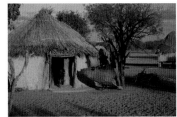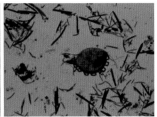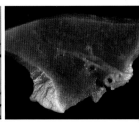

第六十八章 概 论

节肢动物(arthropod)为地球上最大的一个生物类群,与人类的生活、健康和经济密切相关。约2/3的人类传染病由节肢动物传播。其中,直接(骚扰、螫刺、吸血、毒害、寄生等)或间接(传播病原体等)危害人畜健康的节肢动物统称为医学节肢动物(medical arthropod)。

节肢动物的共同特征是:① 躯体分节、左右对称,具分节的跗肢(包括足、触角、触须等);② 体表具几丁质(chitin)和醌单宁蛋白(quinone tanned protein)组成的坚硬表壳,内有肌肉附着,称其为外骨骼(exoskeleton);③ 神经系统的主干在腹面,循环系统的主干在背面。循环系统为开放式,与血腔(haemocoele,即体腔)相通,血腔内含无色或不同颜色的血淋巴(haemolymph);④ 发育史大多经历蜕皮(ecdysis/molt)和变态(metamorphosis)。

与医学有关的节肢动物分属于昆虫纲(Insecta)、蛛形纲(Arachnida)、甲壳纲(Crustacea)、唇足纲(Chilopoda)、倍足纲(Diplopoda)和舌形虫纲(Pentastomida),最重要的是昆虫纲和蛛形纲(图68-1)。

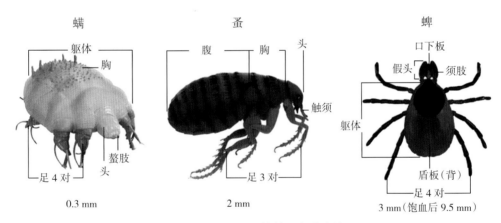

图 68-1 螨、蚤、蜱的形态学比较

注:螨(mite)和蜱(tick)隶属于蛛形纲(Arachnida),该纲主要特征是虫体分头胸部和腹部或头胸腹愈合为一体,成虫具足4对(幼虫有足3对),无触角,无翅,仅具单眼(数目不超过12个)。蚤(flea)属于昆虫纲(Insecta),昆虫纲的主要特征是虫体分头、胸、腹三部分,头部具触角1对,胸部3节,每节有足1对,故又称六足纲。

双翅目(Diptera)是昆虫纲的五大目之一,除南极大陆之外的各个动物地理界均有分布。其中,蚊、蝇、白蛉、蠓、蚋等与人畜关系密切,直接或间接导致人兽共患寄生虫病等。昆虫体向、口器和基本形态结构见图68-2、图68-3和图68-4。

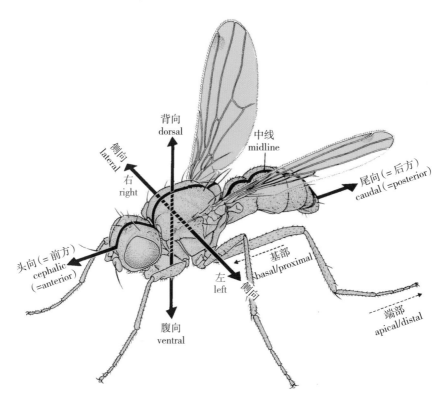

图 68-2　昆虫体向（体位）

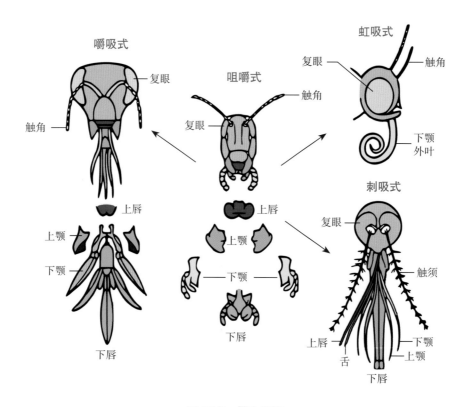

图 68-3　昆虫口器

注：一般来说，昆虫的口器有咀嚼式（chewing type）、吸取式（sucking type）和嚼吸式（chewing-lapping type）三种形式。吸取式口器中有刺吸式、舔吸式、虹吸式和刮吸式四种。咀嚼式口器是比较原始的，由上唇（labrum）、上颚（mandible）、下颚（maxilla）、下唇（labium）和舌（hypopharynx）五部分组成。所有别的口器类型都是由咀嚼式口器这一基本形式演变而来。

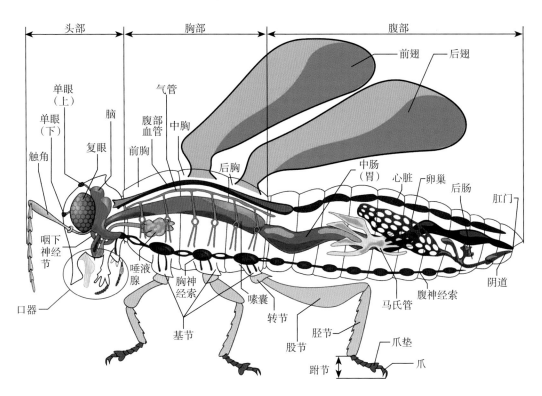

图 68-4　昆虫形态结构

注：昆虫体躯的外面是一层含有几丁质的躯壳，即体壁。体壁包围着体内各种组织和器官，形成一个纵贯的腔——血腔（hemocoele）。

第六十九章 蚊

蚊（mosquito）属于双翅目（Diptera）蚊科（Culicidae），分布很广，种类很多，迄今为止全世界已记录蚊虫有按蚊（Anophelinae）、库蚊（Culicinae）和巨蚊（Toxorhynchitinae）3个亚科、112属、3520余种。与医学关系重要的蚊种有按蚊亚科的按蚊属（*Anopheles* Meigen，1818）、库蚊亚科的库蚊属（*Culex* Linnaeus，1758）和伊蚊属（*Aedes* Meigen，1818）。其中，按蚊是最重要的媒介昆虫，约1/5的种类可传播疟原虫、班氏丝虫、马来丝虫、犬恶丝虫以及其他病原体，亦是疟疾的唯一媒介类群；有些库蚊是乙脑病毒与班氏丝虫的重要传播媒介；多数伊蚊是黄热病、登革热、基孔肯雅病、寨卡病毒病等病毒病的传播媒介，少数伊蚊是亚周期型班氏丝虫和犬恶丝虫的传播媒介。

一、地理分布

蚊分布于除南极洲以外的各大洲，特别是热带、亚热带和温带地区。

二、生活史

蚊的发育为全变态，生活史分卵、幼虫、蛹和成虫4期。卵、幼虫（孑孓）、蛹均在水中生活，而成虫则生活于陆地。雄蚊不吸血，只吸植物汁液和花蜜。雌蚊必须吸食人或动物的血液，卵巢才能发育、产卵。蚊羽化后1～2 d便可交配，通常是在吸血前交配。交配前可出现群舞现象（雄蚊在一个有限空间形成定型的飞舞形式）。雌蚊交配后产卵于水面或潮湿土壤。雄蚊寿命1～3周，雌蚊1～2个月，越冬雌蚊可达4～5个月（图69-1）。

按蚊属的幼虫多孳生于有水草和阳光照射的天然清水，如稻田、沼泽、泉潭、池塘、缓流、水坑、蹄印积水；少数种类孳生在水井、水桶以及树洞等积水（田塘型、缓流型和丛林型）。

库蚊属的幼虫孳生于池塘、沼泽、稻田、水库、沟渠、水坑、泉井、石穴、蹄印、树洞、竹筒、叶腋、椰子壳以及各种容器的临时积水（污水型）。在极北、极冷的地区无库蚊分布（不同于伊蚊和骚扰蚊）。

伊蚊属的幼虫主要孳生在临时或间歇性水体，或人工和植物容器，如缸罐、废轮胎、树洞、竹筒、叶腋等积水（容器型）。雌蚊多产卵在容器潮湿内壁或水边湿土上（图69-2）。胚胎发育成熟的卵耐干耐低温，以滞育卵度过旱季和严冬。多数种类发生的季节高峰为雨季或雨季末，或在融雪或灌溉水淹之后。

三、形态

蚊多数是体型较小的长足双翅昆虫，成蚊体长1.6～12.6 mm，呈灰褐色、棕褐色或黑色，分头（head）、胸（thorax）、腹（abdomen）3部分（图69-3）。头部近似球形，两侧有发达的复眼1对。主要附器有1对触角（antenna）、细长刺吸式口器和1对触须（palp）。胸部呈楔状，是蚊体最发达的部分，由前胸、中胸和后胸3节合并而成。中胸有前翅1对，后胸则具由后翅演化而成的平衡棒（halter）。蚊足细长，各胸节都有足1对。雌蚊腹部向末端逐渐变细，尾器（外生殖器）简单；雄蚊外生殖器是属和种的重要分类特征。

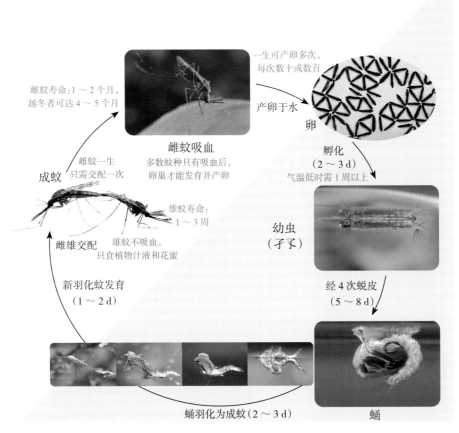

图 69-1 蚊的生活史（以按蚊为例）

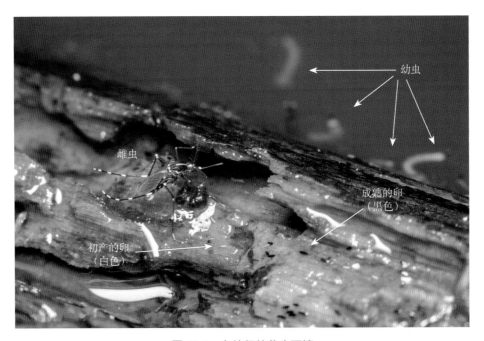

图 69-2 白纹伊蚊孳生环境

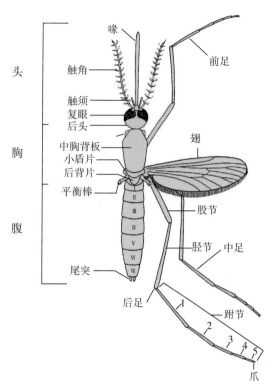

图 69-3　成蚊外观形态

　　蚊的口器常称为喙（proboscis），属刺吸式口器，由 6 根刺状器官组成：上唇（labrum）、舌（hypopharynx）各 1 个，上颚（mandible）、下颚（maxilla）各 1 对，共同组成细长的针状结构，包藏在鞘状的下唇（labium）之内（图 69-4）。上唇细长，腹面凹陷构成食管的内壁，舌位于上内唇之下，和上颚共同把开放的底面封闭起来，组成食物道（food canal），以吸取液体食物。舌的中央有一条唾液道（salivary canal）。上颚和下颚末端均具细锯齿，是蚊吸血时切割皮肤的工具。下唇末端裂为两片，称唇瓣（labellum），在雌蚊吸血时具保护与支持刺吸器作用（图 69-5）。

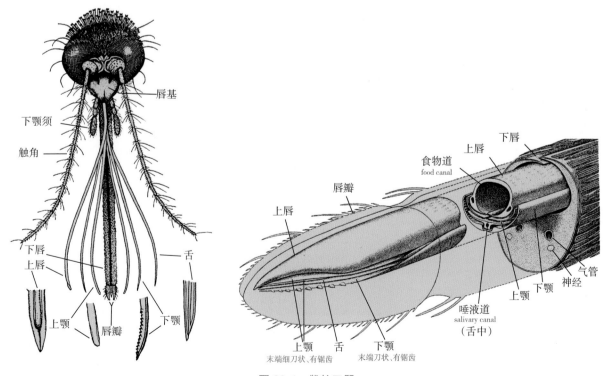

图 69-4　雌蚊口器

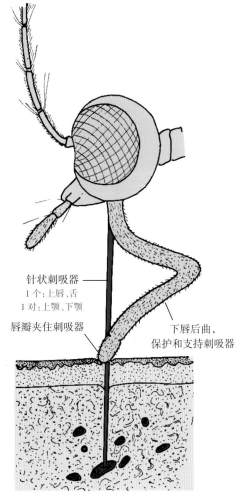

针状刺吸器
1 个：上唇、舌
1 对：上颚、下颚

唇瓣夹住刺吸器

下唇后曲，
保护和支持刺吸器

图 69-5　雌蚊的刺吸式口器

　　蚊翅的脉序（venation）比较简单，各种类的变化不大。除前缘脉（costa）和亚前缘脉（subcosta）外，还有 6 条纵脉（vein），第 2、4、5 纵脉分两支，其余均不分支（图 69-6）。多数按蚊的翅鳞密集成暗斑，或有淡白或白鳞形成的固定白斑。翅上的白斑和其他纵脉上斑的数量和大小，端白斑的有无，是分类的重要特征（图 69-7、图 69-8）。

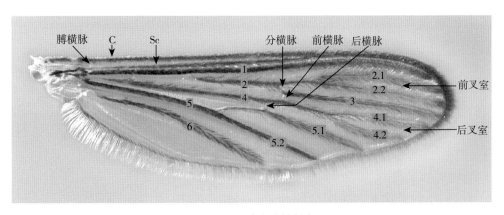

图 69-6　脉序（按蚊）

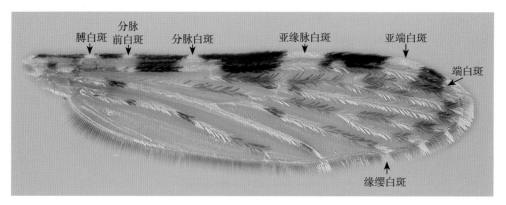

图 69-7 翅部白斑的名称（以冈比亚按蚊为例）

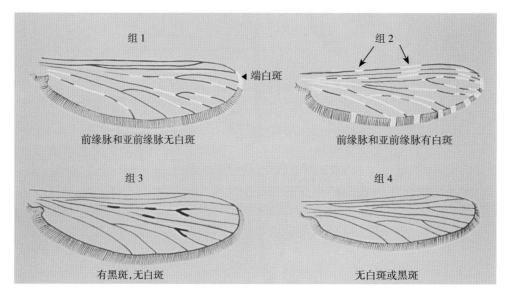

图 69-8 根据翅斑特征可将按蚊分为 4 个组

蚊虫的产卵方式各异，卵的形态也可因种类而异（图 69-9）。卵壳一般由内层卵黄膜、中层内卵壳和外层外卵壳组成。

蚊的幼虫俗称"孑孓"，共分 4 龄。1 龄幼虫长约 1.5 mm，4 龄幼虫长约 12 mm。幼虫分头、胸、腹 3 部，各部着生毛或毛丛（图 69-10）。头部近半圆形、扁平，有触角、复眼、单眼各 1 对，口器位于头部腹面，为咀嚼式，两侧有细长密集的口刷（图 69-11）。胸部略呈方形、不分节。腹部细长，腹节Ⅷ背面有气孔器和气门（spiracle）或细长的呼吸管（siphon），是幼虫期蚊分类的重要依据（图 69-12）。库蚊呼吸管细长，伊蚊呼吸管粗短；按蚊缺呼吸管，但有气门，各腹节背面有棕叶状的掌状毛（palmate hair，又称浮毛 float hair），有漂浮作用（图 69-10）。幼虫经 4 次蜕皮发育为蛹（pupa）。

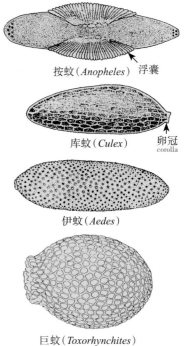

图 69-9 蚊卵形状及外卵壳刻纹

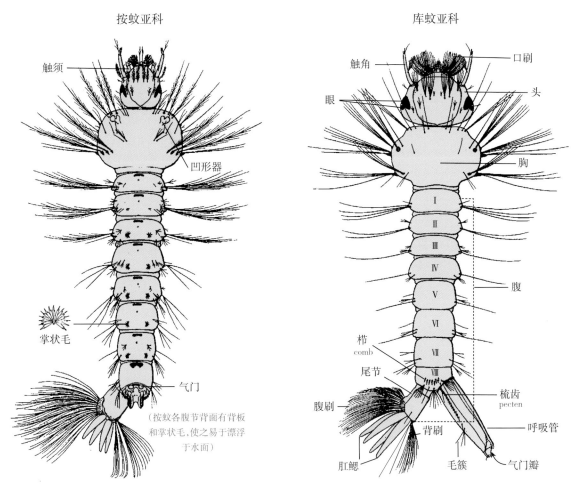

触须
凹形器
掌状毛
气门
（按蚊各腹节背面有背板和掌状毛,使之易于漂浮于水面）

按蚊亚科

触角
眼
栉 comb
尾节
腹刷
肛鳃

库蚊亚科

口刷
头
胸
腹
梳齿 pecten
呼吸管
背刷
毛簇
气门瓣

图 69-10　按蚊和库蚊幼虫形态

注:库蚊亚科幼虫的腹节Ⅷ中部有栉(comb),由若干栉齿组成;呼吸管基段的两侧各有一列梳齿(pecten),亦是重要的分类依据。

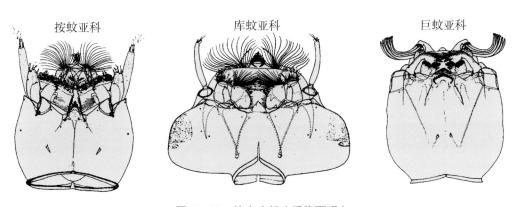

按蚊亚科　　　　　库蚊亚科　　　　　巨蚊亚科

图 69-11　幼虫头部（后腹面观）

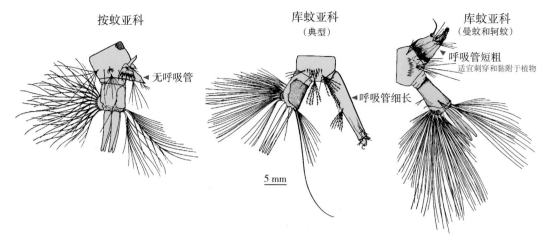

图 69-12 幼虫尾节

蚊蛹是活动的被蛹,外形近似逗点状,分成头胸和腹两部。蚊蛹分类鉴定应用的主要特征有:呼吸角形状;体毛,尤其是腹毛的排列和形状;尾鳍形状(图 69-13)。

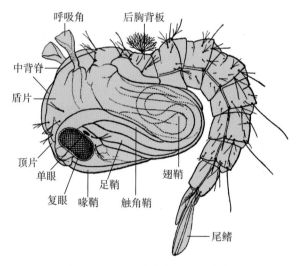

图 69-13 蚊蛹(冈比亚按蚊)

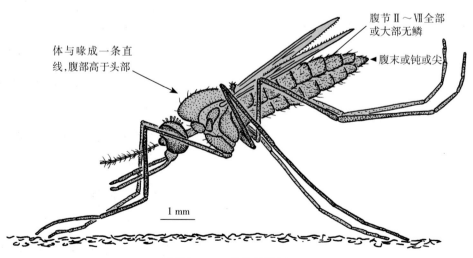

图版 69-1 雌性按蚊侧面观

注:蚊类和其他双翅目昆虫的主要区别:①喙细长,数倍于头部,便于吸食液体或穿刺吸血;②翅脉特殊,被有鳞片;③足细长,足及身体其他部分均覆有鳞片。

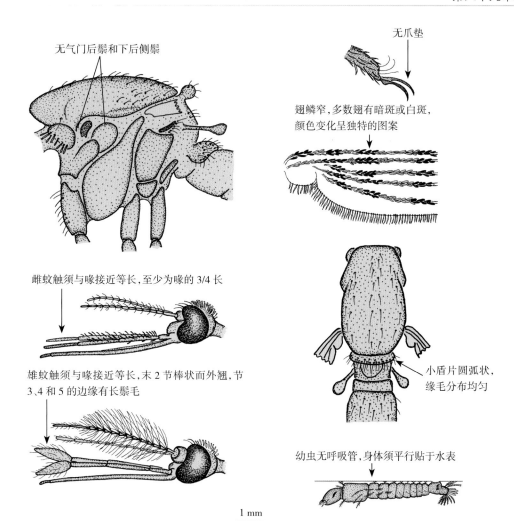

无气门后鬃和下后侧鬃

无爪垫

翅鳞窄,多数翅有暗斑或白斑,颜色变化呈独特的图案

雌蚊触须与喙接近等长,至少为喙的 3/4 长

雄蚊触须与喙接近等长,末 2 节棒状而外翘,节 3、4 和 5 的边缘有长鬃毛

小盾片圆弧状,缘毛分布均匀

幼虫无呼吸管,身体须平行贴于水表

1 mm

图版 69-2　按蚊属的主要鉴别特征

附表 69-1　按蚊属形态分类学常用鉴定特征

虫态	鉴定部位	分类鉴定特征
成虫	头部	雌虫食窦甲齿有无、触须白环形态、唇基鳞丛、喙和触须的长度、头顶鳞片形态
	腹部	腹面鳞丛形态、背板鳞片形态、雄性阳茎长度、小抱器背叶刺状物数量
	翅	前缘脉白斑数量、翅脉鳞片颜色和分布、翅顶端白斑数量和形态
	足	后股白环和鳞丛形态、后足跗节白环数量和形态
	头胸部	呼吸管基部暗斑、呼吸管管口形状
蛹	腹部	腹毛形状、分支形态
	翅鞘	斑点和条纹的形态
幼虫	4 龄体表毛	形状、长度
卵	外形	长度和形状、甲板形状、缘饰形状、浮器位置

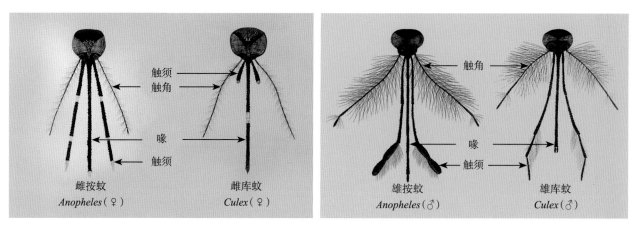

图版 69-3　按蚊亚科和库蚊亚科头部

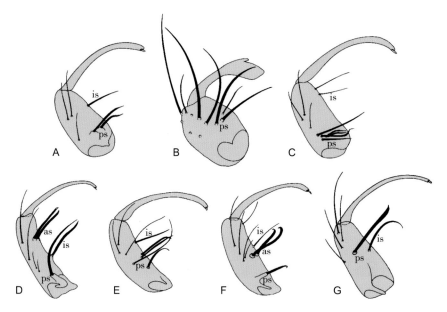

基于雄性成虫生殖器抱肢刚毛的位置和数量,按蚊属被分为 7 个亚属:A 按蚊亚属(*Anopheles*);B 贝蚊亚属(*Baimaia*);C 塞蚊亚属(*Cellia*);D 柯特蚊亚属(*Kerteszia*);E 洛蚊亚属(*Lophopodomyia*);F 徕蚊亚属(*Nyssorhynchus*);G 斯旦蚊亚属(*Stethomyia*)。as=accessory seta(副毛);is=inner seta(内毛);ps=parabasal seta(副基毛)。

图版 69-4　按蚊属雄性成虫生殖器抱肢

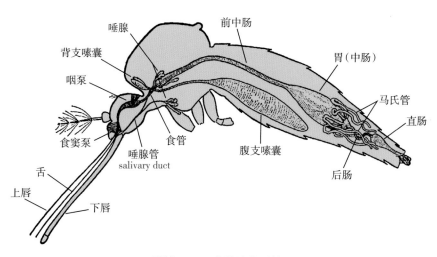

图版 69-5　成蚊消化系统

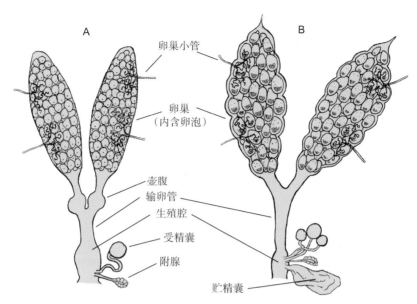

A 按蚊亚科（Anophelinae）；B 库蚊亚科（Culicinae）

图版 69-6　雌蚊生殖系统

注：按蚊有 1 个受精囊（spermatheca），库蚊和伊蚊则有 3 个；多数按蚊无贮精囊（seminal bursa）。雌蚊一生只交配一次，其后产下的卵仍可受精。

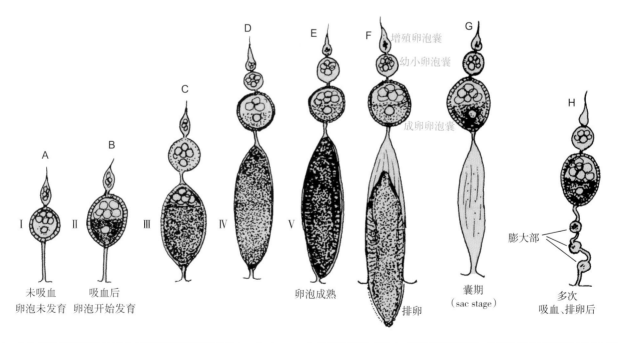

A～E 为雌性按蚊卵泡（follicle）发育的克氏五期（Christopher's stages）：Ⅰ期为雌蚊未吸血、卵泡未发育阶段，Ⅱ期已吸血卵泡开始发育，Ⅴ期卵泡成熟。排卵（F）后，卵巢小管柄部会继续膨大一段时间（G），称为囊期（sac stage）；囊继续萎缩为膨大部（dilatation），每排出一次卵，顺卵巢小管上就留有 1 个膨大部（H 中有 3 个膨大部，意味着吸血排卵 3 次）。

图版 69-7　雌蚊卵巢小管内不同发育期的卵泡

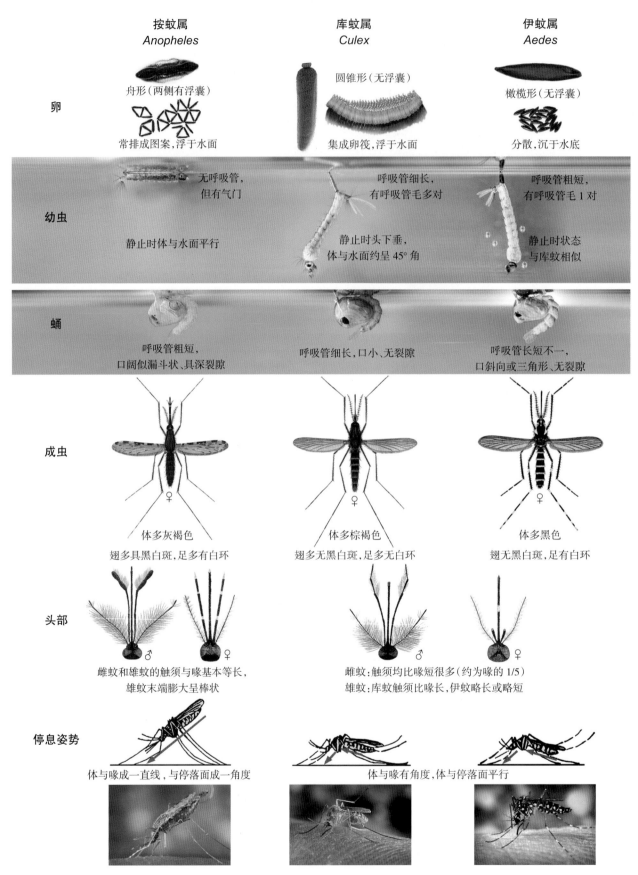

	按蚊属 *Anopheles*	库蚊属 *Culex*	伊蚊属 *Aedes*
卵	舟形（两侧有浮囊） 常排成图案,浮于水面	圆锥形（无浮囊） 集成卵筏,浮于水面	橄榄形（无浮囊） 分散,沉于水底
幼虫	无呼吸管, 但有气门 静止时体与水面平行	呼吸管细长, 有呼吸管毛多对 静止时头下垂, 体与水面约呈 45° 角	呼吸管粗短, 有呼吸管毛 1 对 静止时状态 与库蚊相似
蛹	呼吸管粗短, 口阔似漏斗状、具深裂隙	呼吸管细长,口小、无裂隙	呼吸管长短不一, 口斜向或三角形、无裂隙
成虫	体多灰褐色 翅多具黑白斑,足多有白环	体多棕褐色 翅多无黑白斑,足多无白环	体多黑色 翅无黑白斑,足有白环
头部	雌蚊和雄蚊的触须与喙基本等长, 雄蚊末端膨大呈棒状	雌蚊:触须均比喙短很多（约为喙的 1/5） 雄蚊:库蚊触须比喙长,伊蚊略长或略短	
停息姿势	体与喙成一直线 , 与停落面成一角度	体与喙有角度,体与停落面平行	

图版 69-8 三个蚊属生活史各期形态的主要鉴别特征

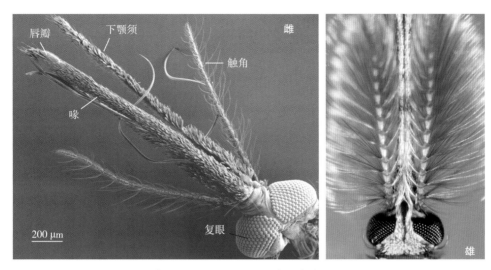

图版 69-9　冈比亚按蚊头部、触角与口器

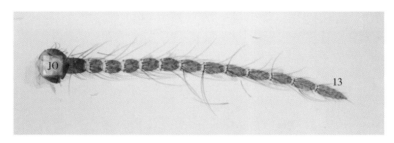

图版 69-10　雌性冈比亚按蚊触角的梗节和 13 个鞭小节

注：雌蚊的触角为 15 节，雄蚊的触角为 16 节。柄节（第一节）短小、环状，被膨大而呈扁球形的梗节（又称 Johnston's Organ，JO）所掩盖。其余各节细长，呈鞭状，称鞭小节（flagellomere）。

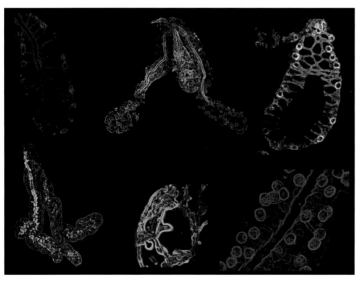

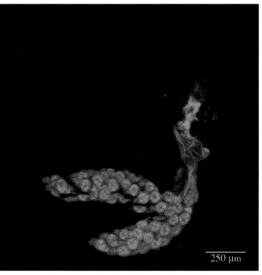

斯氏按蚊的唾液腺（荧光染色）　　　　　　　雌性伊蚊生殖系统

图版 69-11　蚊的唾腺和生殖系统

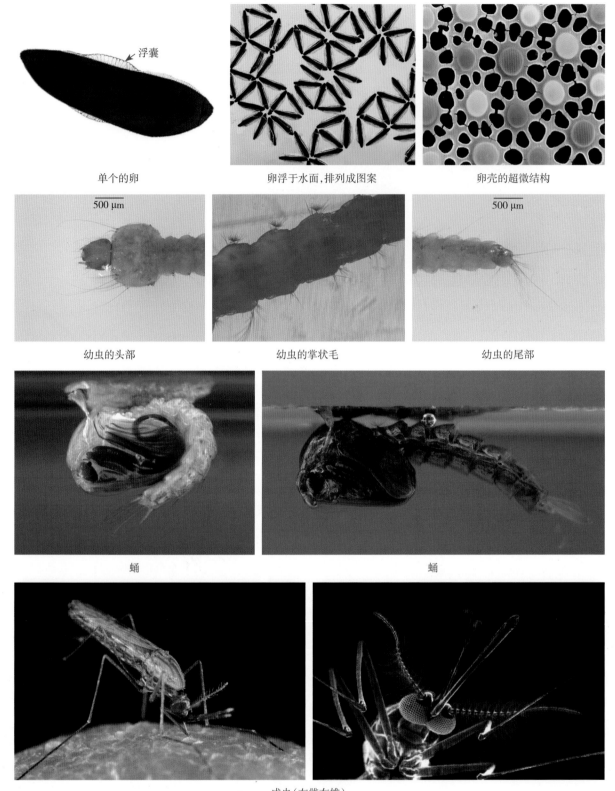

单个的卵　　　　　　　　卵浮于水面，排列成图案　　　　　　卵壳的超微结构

幼虫的头部　　　　　　　　幼虫的掌状毛　　　　　　　　幼虫的尾部

蛹　　　　　　　　　　　　蛹

成虫（左雌右雄）

图版 69-12　按蚊属（*Anopheles* Meigen，1818）生活史各期形态

注：按蚊属雌蚊的触须与喙接近等长；小盾片圆弧状，缘毛分布均匀；翅脉不呈波浪状。雄蚊触须也与喙接近等长，末 2 节通常棒状而外翘。幼虫头部通常长大于宽；中胸无掌状毛；至少部分腹节有掌状毛，但不呈球状。本属已知有 >400 种，占按蚊亚科总数的 95% 以上。广布于全世界，仅少数太平洋岛屿无分布。按蚊属中很多蚊种都是重要的媒介昆虫，约 1/5 的种类可传播疟原虫、班氏丝虫、马来丝虫、犬恶丝虫以及其他病原体，是疟疾的唯一媒介类群。作为疟疾和淋巴丝虫病的主要传播媒介，按蚊比其他昆虫对人类的健康危害更大。

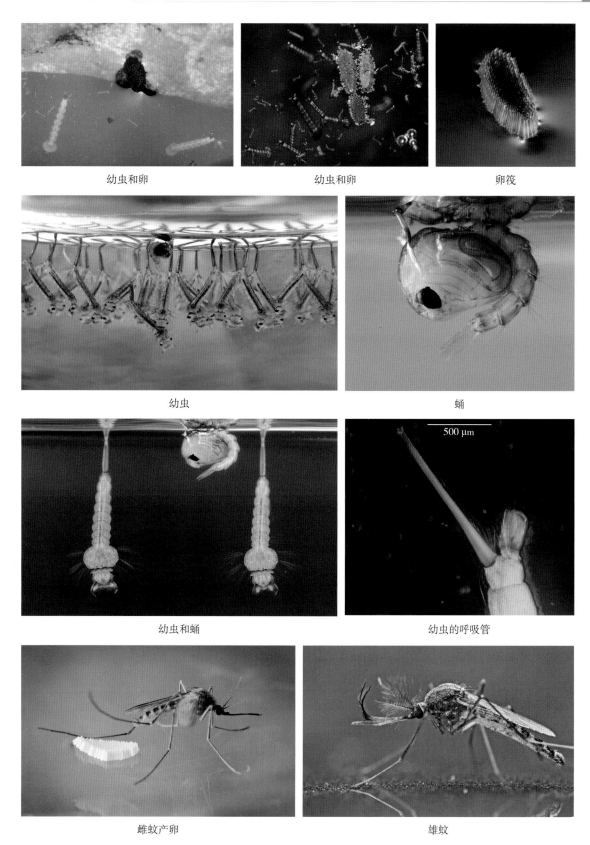

幼虫和卵　　　　　　　　　　幼虫和卵　　　　　　　　　　卵筏

幼虫　　　　　　　　　　　　　　　　　蛹

幼虫和蛹　　　　　　　　　　　　　幼虫的呼吸管

雌蚊产卵　　　　　　　　　　　　　　雄蚊

图版 69-13　库蚊属（Culex Linnaeus，1758）生活史各期形态

注：库蚊属喙细直，两前胸前背片左右分列，无气门鬃和气门后鬃，有中胸后下侧鬃，翅纵脉 6 末端终止在翅缘处明显超过纵脉 5 分叉点，鳞形对称，末跗节指爪下有 1 对爪垫。雌蚊有食窦甲，雄蚊肛侧片有刺冠。幼虫有完整下颚缝；呼吸管除个别种类如无梳库蚊（Culex dispectus）外，有梳（pecten），呼吸管毛 1-S 为 3～7 对，通常成对排列。库蚊属有些种是乙脑病毒与班氏丝虫的重要传播媒介，但不传播疟疾和黄热病。

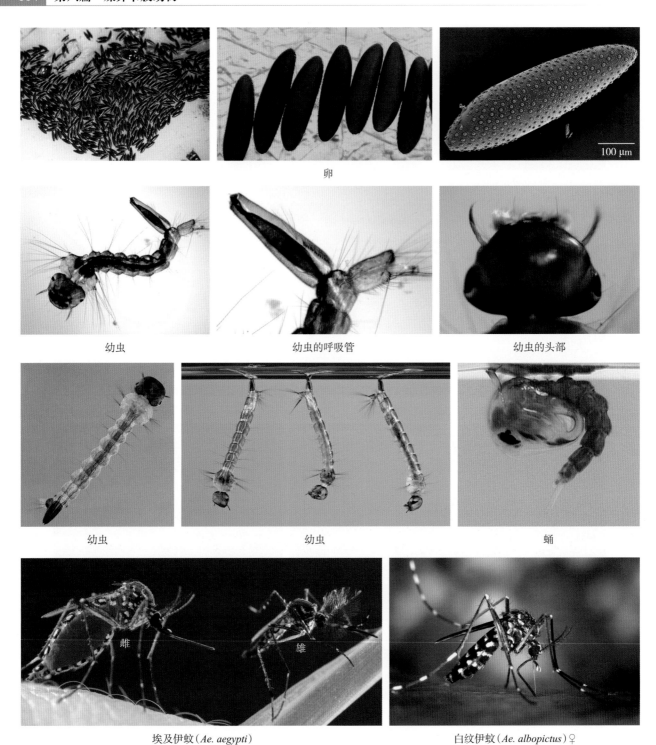

卵

幼虫　　　　　　幼虫的呼吸管　　　　　　幼虫的头部

幼虫　　　　　　幼虫　　　　　　蛹

雌　　　雄

埃及伊蚊（*Ae. aegypti*）　　　　　白纹伊蚊（*Ae. albopictus*）♀

图版 69-14　伊蚊属（*Aedes* Meigen 1818）生活史各期形态

注：伊蚊属成蚊喙细直，不侧扁，末端也不膨大，两前胸前背左右分列；除艾蚊亚属（*Ayurakitia*）外，无气门，而有气门后鬃；除蟹洞蚊亚属（*Cancraedes*）外，翅纵脉 6 末端在翅缘终止处明显超过纵脉 5 分叉点；翅鳞窄，偶尔有宽鳞，但鳞形对称。幼虫有完整的下颏缝；触角无亚端关节；呼吸管有梳，具 1 对呼吸管毛 1-S，位于基段 1/3 之前；腹毛 4-X 至少具 3 对毛。多数伊蚊是黄热病、登革热、基孔肯雅病、寨卡病毒病等病毒病的传播媒介，少数伊蚊是亚周期型班氏丝虫和犬恶丝虫的传播媒介。

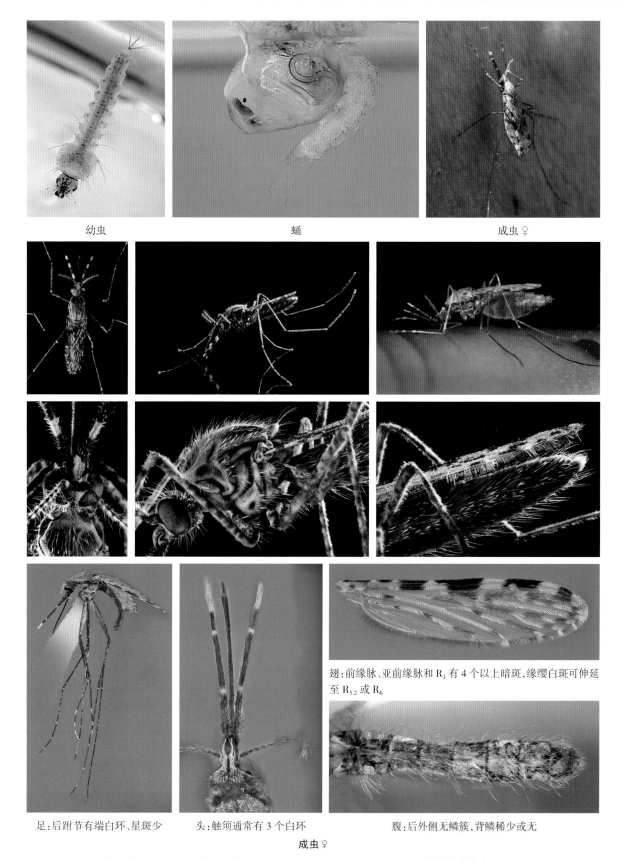

幼虫　　　　　　　　　　　蛹　　　　　　　　　　　成虫♀

翅:前缘脉、亚前缘脉和 R_1 有 4 个以上暗斑,缘缨白斑可伸延至 $R_{5.2}$ 或 R_6

足:后跗节有端白环、星斑少　　　头:触须通常有 3 个白环　　　腹:后外侧无鳞簇,背鳞稀少或无

成虫♀

图版 69-15　冈比亚按蚊(*Anopheles gambiae* Giles,1902)生活史各期形态

注:冈比亚按蚊对疟原虫的易感性高、有喜食人血和室内进食的习性,并且其发育周期短、喜欢在人类居住地附近繁衍孳生,因此成为人体疟疾和淋巴丝虫病最有效的传播媒介。

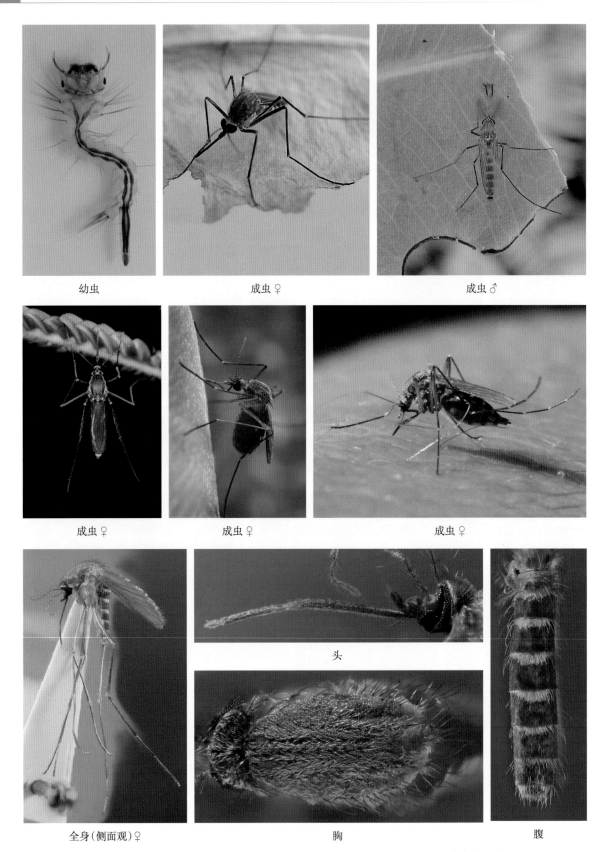

幼虫　　　　　　　成虫♀　　　　　　　成虫♂

成虫♀　　　　　　成虫♀　　　　　　　成虫♀

全身（侧面观）♀　　　　头　　　　　　胸　　　　　腹

图版 69-16　致倦库蚊（*Culex quinquefasciatus* Say，1823）生活史各期形态

注：致倦库蚊与淡色库蚊和尖音库蚊（指名亚种）同属尖音库蚊亚组（*Culex pipiens* sub-group）。与指名亚种即尖音库蚊的区别为阳茎腹内叶外伸部分长而宽，呈叶子，末端钝；与淡色库蚊区别于阳茎侧板背中叶末端稍尖。致倦库蚊是全球班氏丝虫的重要传播媒介。班氏丝虫在非洲的主要媒介除致倦库蚊外，还包括冈比亚按蚊、阿拉伯按蚊、催命按蚊、米拉按蚊和纯净按蚊等。

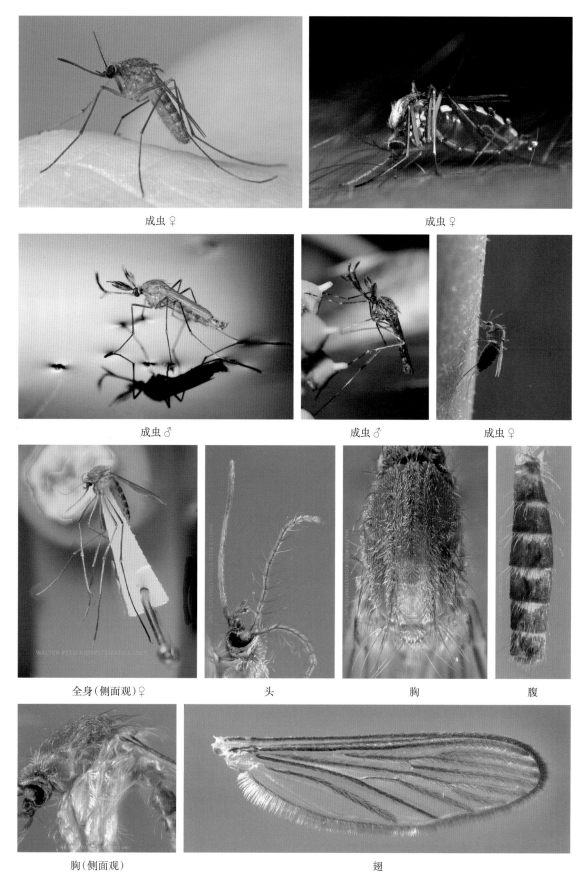

成虫♀　　　　　　　　　　　　成虫♀

成虫♂　　　　　　成虫♂　　　　成虫♀

全身（侧面观）♀　　　头　　　　胸　　　　腹

胸（侧面观）　　　　　　　　　翅

图版 69-17　尖音库蚊指名亚种（*Culex pipiens* Linnaeus，1758）的形态特征

注：尖音库蚊与致倦库蚊极为相似，其主要鉴别特征是雄蚊阳茎侧板腹内叶外伸部分短面窄。在亚洲尖音库蚊是班氏丝虫的主要传播媒介之一。

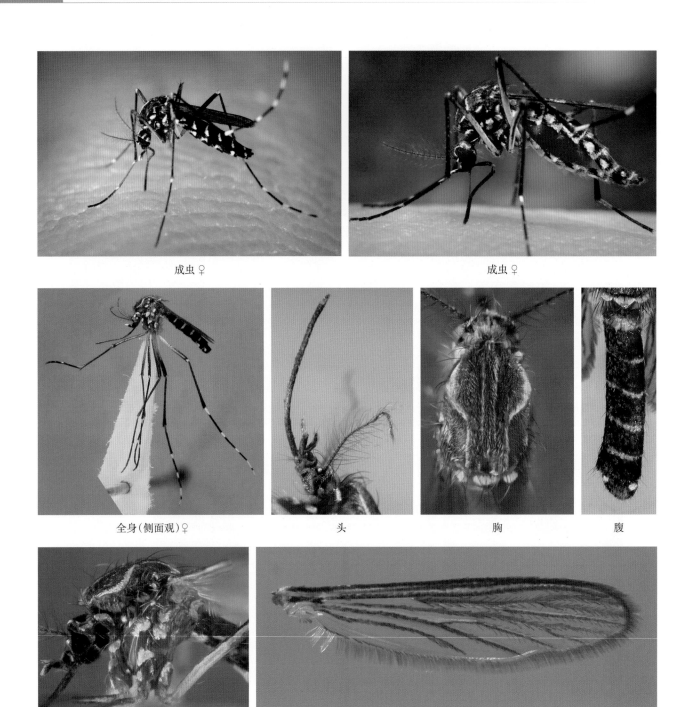

成虫♀   成虫♀

全身（侧面观）♀   头   胸   腹

胸（侧面观）   翅

图版 69-18   埃及伊蚊（*Aedes aegypti* Linnaeus，1762）的形态特征

注：埃及伊蚊是具银白斑纹、跗节有白环的深褐或暗黑蚊虫。中胸盾片两侧是 1 对长柄镰刀形白斑，其间有 1 对金黄色纵条，形成一弦琴状花纹。雌蚊唇基有 1 对白鳞簇。

埃及伊蚊起源于非洲，主要分布在热带和亚热带地区（北纬 35°～南纬 35°）。虽然其飞行扩散距离有限，但成蚊、蛹、幼虫、卵可随轮船、飞机和汽车等交通运输或其他人类活动而发生远距离的被动扩散，在 19 世纪后期通过航运入侵到东南亚及中国南部。

除非洲森林的野生蚊系外，埃及伊蚊是与人类居住地区关系密切的"容器型"家蚊。幼虫主要孳生在居民区周围或室内的容器积水中，尤其是在室内饮用贮水缸中；雌蚊在同样的场所刺吸人血。它们主要在白昼吸血，通常近黄昏和早晨各有一刺叮高峰。

埃及伊蚊是黄热病、登革热、基孔肯雅热、寨卡病毒病的主要传播媒介。

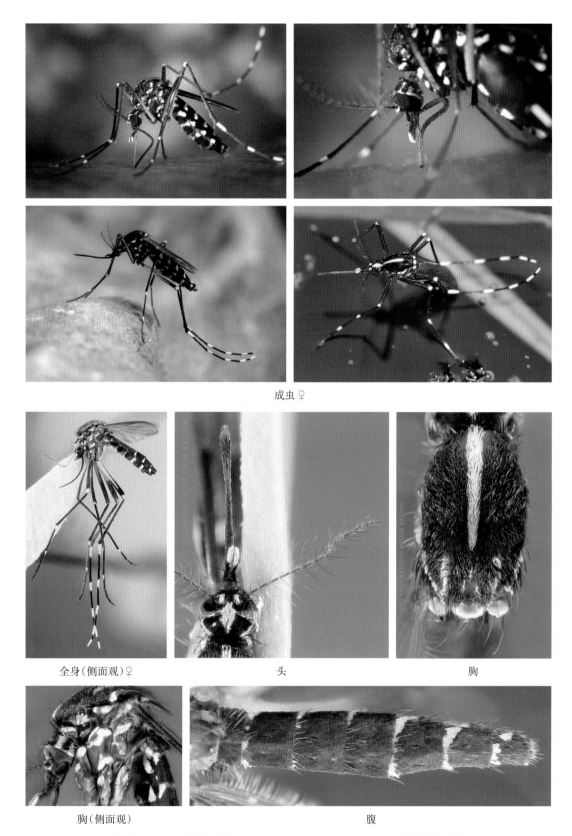

成虫 ♀

全身（侧面观）♀　　　　　头　　　　　胸

胸（侧面观）　　　　　腹

图版 69-19　白纹伊蚊（*Aedes albopictus* Skuse，1904）的形态特征

注：白纹伊蚊俗称"亚洲虎蚊"，中胸盾片有中央银白纵条，翅基前有一银白宽鳞簇。为半家栖"容器型"伊蚊，幼虫多孳生在居民点及周围的小型积水（如容器、树洞、叶腋和石穴等），轮胎积水更是其最普通的孳生场所。原仅分布于亚洲，近30年来已扩散至美洲、欧洲和非洲。较于埃及伊蚊，白纹伊蚊是登革热、寨卡病毒病和基孔肯雅热等几种病毒病的次要媒介。

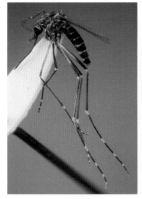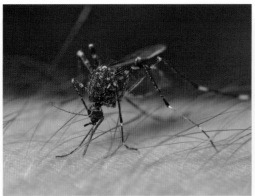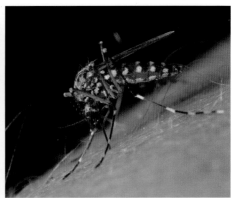

骚扰蚊属（*Ochlerotatus*）♀ ‖ 班氏丝虫、马来丝虫

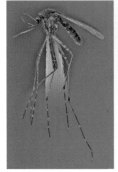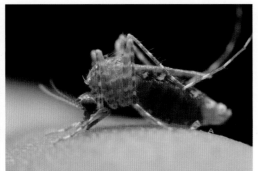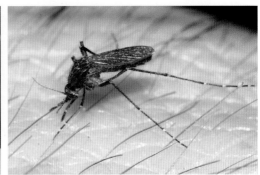

曼蚊属（*Mansonia*）♀ ‖ 班氏丝虫、马来丝虫

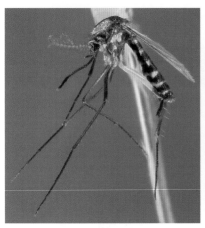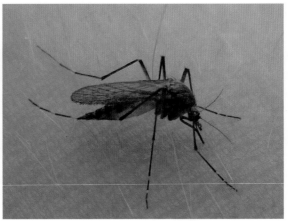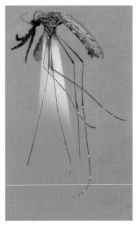

唐蚊属（*Downsiomyia*）♀ ‖ 班氏丝虫　　轲蚊属（*Coquillettidia*）♀ ‖ 马来丝虫　　须喙按蚊 ♀ ‖ 帝汶丝虫

* 须喙按蚊（*An. barbirostris*）是帝汶
丝虫的唯一传播媒介

图版 69-20　可传播丝虫的其他蚊种

注：轲蚊属（*Coquillettidia* Dyar,1905）的特征是：中型或大型黄色、橙色或褐色蚊虫；纵脉 6 长，末端终止在翅缘处，明显超过纵脉 5 分叉点；无气门鬃和气门后鬃，气门后区无平覆的黑鳞；翅鳞深褐或黄色，有的杂生有淡色鳞，鳞形对称，翅瓣有窄鳞缘缨。雄蚊小抱器末端具一棒状端叶。幼虫触角毛 2-A 和 3-A（亚端毛）之前部分呈长鞭状，其长度至少等于基部到 2-A 和 3-A 的间距；呼吸管无梳齿，管瓣骨化而有锯齿，刺入水生植物组织以呼吸。轲蚊虽有自然感染马来丝虫的记载，但非自然媒介。

曼蚊属（*Mansonia* Blanchard,1901）包括 2 个亚属，即曼蚊亚属（*Mansonia*）和类曼蚊亚属（*Mansonoides*）。前者分布于美洲，美洲以外地区的都属于后一亚属。类曼蚊亚属成蚊的特征是：中型蚊虫；中胸盾片覆盖金黄色或深棕色细鳞，可有不同斑纹，但无银白或蓝色中央纵条；无气门鬃，有气门后鬃；翅脉长，终止在翅缘处，明显超过纵脉 5 分叉点，翅鳞宽而部分或大部不对称；足无爪垫；雌蚊腹节 1 背板有特化的钩齿。雄蚊抱肢基节粗壮；抱肢端节膨大，形状各异；小抱器具粗刺或指突。幼虫头宽；触角多数有黑色素环，触角毛 2-A，3-A 的前部约占干长的 1/3；头毛 4～6-C 细小；栉齿 2～3 个，长而末端圆钝；呼吸管无梳，1-S 为 1 对，位于近末端，管瓣骨化具锯齿，插入水生植物组织以呼吸。曼蚊可传播班氏丝虫和马来丝虫。

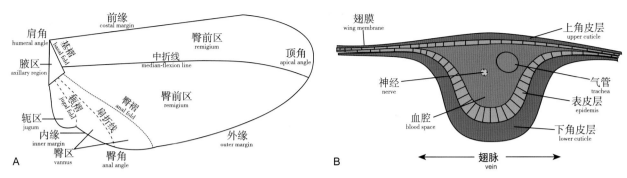

A 翅的模式图,示三缘、三角和四区;B 翅脉的横切解剖示意图

图版 69-21　昆虫的翅与翅脉

注:蚊科和蝇科等双翅目昆虫只有一对翅膀,其后翅均已特化成平衡棒,在飞行时用以协助平衡。翅脉近基本型,常有消失或合并现象。翅脉由上、下两层膜质紧密接合而成一平面状,有体液进入,有气管及神经分布其中,因而保留着中空的脉纹。昆虫翅上纵行和横行的脉,在胚胎时气管分布到翅的内部而形成。翅脉有一定的形式、数目及分布特点,称为"脉序"。脉序具有很稳定的特征,是昆虫分类的重要根据之一。

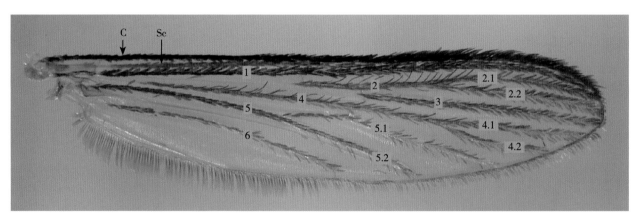

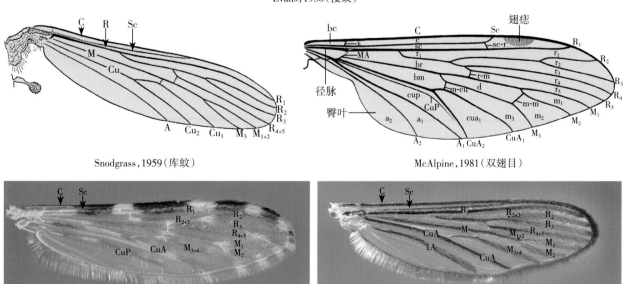

图版 69-22　蚊翅脉序的几种主要命名法

注:从事蚊媒传染病调查研究的现场人员(包括非洲)习惯按传统的埃文斯脉序命名法(Evans,1938)对蚊翅脉进行命名和蚊种鉴定,但昆虫学家一直试图将双翅目的翅脉命名规则统一,因此造成了蚊翅脉序命名的混乱。

附表 69-2　1938 年以来几种蚊翅脉序命名法的对照

Evans,1938	Gillies & Coetzee,1987	Snodgrass,1959	Harbach & Knight,1980	McAlpine,1981	Cumming & Wood,2017
C（前缘脉）	C	C	C	C	C
Sc（亚前缘脉）	Sc	Sc	Sc	Sc	Sc
1（第一纵脉）	V_1	R_1	R_1	R_1	R_1
2.1（第二纵脉上支）	$V_{2.1}$	R_2	R_2	R_2	R_2
2.2（第二纵脉下支）	$V_{2.2}$	R_3	R_3	R_3	R_3
			R_{2+3}	R_{2+3}	R_{2+3}
3（第三纵脉）	V_3	R_{4+5}	R_{4+5}	R_{4+5}	R_{4+5}
4.1（第四纵脉上支）	$V_{4.1}$	M_{1+2}	M_1	M_1	M_1
4.2（第四纵脉下支）	$V_{4.2}$	M_3	M_2	M_2	M_2
		M	M_{1+2}		
5.1（第五纵脉上支）	$V_{5.1}$	Cu_1	M_{3+4}	CuA_1	M_{3+4}
5.2（第五纵脉下支）	$V_{5.2}$	Cu_2	CuA	CuA_2	CuA
		Cu^*	M^*		
6（第六纵脉）	V_6	A	1A	A1	CuP

注：本表以 Evans 命名法为准，与其他几个命名法进行对照。C=costa（前缘脉）；Sc =subcosta（亚前缘脉）；V=vein（翅脉或纵脉）；R=radius（径脉），R_1=第一径脉，R_2= 第二径脉，R_{2+3}= 第二三合径脉，R_{4+5}= 第四五合径脉；M=media（中脉或 *中脉干），M_1=第一中脉，M_2=第二中脉，M_{1+2}= 第一二合中脉，M_{3+4}= 第三四合中脉；Cu=cubitus（肘脉或肘脉干）；Cu_1=第一肘脉，Cu_2=第二肘脉，CuA=cubitus anterior（前肘脉），CuA_1=前肘脉第一支，CuA_2=前肘脉第二支，CuP=posterior cubital（后肘脉）；A，1A 或 A_1=anal vein（臀脉）。其他术语：横脉（crossvein）；stem of vein（合脉或主干）；Rs=radial sector（径分脉）；anterior radius（前径脉）；lower branch（下支）；upper branch（上支）。

附表 69-3　吸血昆虫的食性

分类	幼虫的食物	成虫的食物		血液的功用 *
		雄	雌	
虱目 Anoplura	血液	血液	血液	1、2、3
臭虫科 Cimicidae	血液	血液	血液	1、2、3
锥猎蝽亚科 Triatominae	血液	血液	血液	1、2、3
蚤目 Siphonaptera	有机物碎屑	血液	血液	1、2、3
白蛉亚科 Phlebotominae	有机物碎屑	花蜜	血液和花蜜	3
蚊科 Culicidae	微小浮游生物	花蜜	血液和花蜜	3
蚋科 Simuliidae	微小浮游生物和腐烂有机物	花蜜	血液和花蜜	3
蠓科 Ceratopogonidae	菌、藻类和原生动物	花蜜	血液和花蜜	3
虻科 Tabanidae	禽畜粪便等有机废物	花蜜和花粉	血液和花蜜	2、3
螫蝇亚科 Stomoxyinae	腐烂有机物	血液和花蜜	血液和花蜜	2、3

注：*1= 生长发育，2= 维持生命，3= 卵的发育；虻科、蠓科和部分蚊科幼虫具有捕食性，以有生命和无生命的有机物为食。

蝇类系双翅目（Diptera）①的环裂亚目（Cyclorrhapha）的通称，为双翅目中的重要类群、种类繁多。蝇类与人类关系密切，其幼虫可致人兽蝇蛆病，成虫可间接传播病毒、细菌、寄生虫等疾病，是一类危害极大的昆虫；但蝇（包括幼虫）富含蛋白质、脂肪和抗菌、抗癌的肽类等，繁殖力又强，因此也是人类的宝贵资源。

环裂亚目蝇类的主要特征是成虫触角短，分3节，第3节背面具触角芒；下颚须1节；幼虫为无头型（蛆型）；蛹为围蛹，羽化时蛹体前端呈环形裂开，称为环裂部。根据成蝇头部触角上方的额囊缝的有无，可将其分为无缝组（Aschiza）与有缝组（Schizophora）；在有缝组中，除蛹生类（Pupipara）外，根据下腋瓣（lower calypter；又称下鳞瓣 lower squama）的有无，又分为有瓣类（Calyptratae）与无瓣类（Acalyptratae）。有瓣类与无瓣类合为真蝇派（Myiodaria），与蛹蝇派（Pupipara）同属于有缝组（图70-1）。本章重点介绍与蝇蛆病有关的有瓣蝇类。

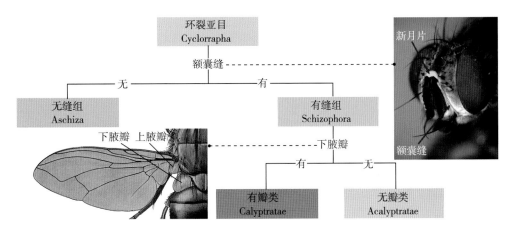

图 70-1　蝇的分类

注：额囊缝（ptilinal suture），又称"头胞缝"，为成蝇羽化初期的额囊收入颅内后留存的缝，一般呈穹隆形，为双翅目有缝组的特征之一，与其他昆虫的"额缝（frontal suture）"不同。新月片（lunule）位于颜的上方正中，为一新月形骨片，为环裂亚目的特征之一。

一、地理分布

蝇呈全球性广泛分布，凡有人和动物的地方都有蝇类存在。有瓣类是环裂亚目中进化程度较高的一个类群，目前已知有3总科13科2325属23 716余种（图70-2，表70-1），约占双翅目已知物种的20%，广泛分布于除南极大陆以外的世界各地（目前南极洲野生的双翅目只有摇蚊）。其生物学习性极为多样，以幼虫阶段尤为显著，涵盖了捕食性、植食性、腐生性、寄生性、盗猎寄生性等昆虫纲常见的生物学习性类型，是媒介生物学、法医学、传粉和天敌昆虫学研究领域的热点类群（表70-1）。蝇蛆病基本为有瓣类的幼虫所致。

① 近年来，双翅目又被重新分为长角亚目（Nematocera）和短角亚目（Brachycera），原"环裂亚目"被归入短角亚目，其作为短角亚目的下目还是类群尚不明确。

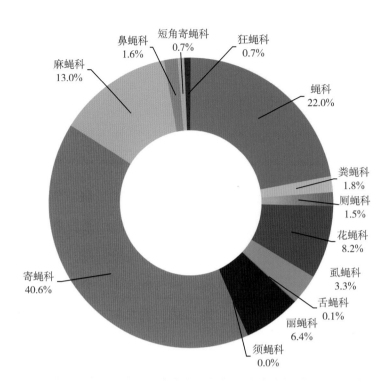

图 70-2 有瓣蝇类各科的种数构成

表 70-1 有瓣蝇类的属种数、幼虫的主要食性与地理分布

科	属数（#）	种数	幼虫的主要食性†	地理分布
蝇科 Muscidae	187（8）	5218	粪食性、腐食性	全球（除南极洲）
粪蝇科 Scathophagidae	57（0）	419	粪食性或腐殖质	全球（除南极洲和澳洲）
厕蝇科 Fanniidae	4（1）	359	粪食性、尸食性	全北界、新热带界
花蝇科 Anthomyiidae	53（1）	1941	植食性为主	全球（除南极洲）
虱蝇科 Hippoboscidae	68（0）	782	腺养胎生	全球（除南极洲）
舌蝇科 Glossinidae	1（0）	25	腺养胎生	非洲界
丽蝇科 Calliphoridae	97（17）	1525	尸食性、寄生性（脊椎动物）	全球（除南极洲）
须蝇科 *Mystacinobiidae	1（0）	1	粪食性（蝙蝠粪）	新西兰
寄蝇科 Tachinidae	1597（0）	9626	寄生性（植食性昆虫）	全球（除南极洲）
麻蝇科 Sarcophagidae	173（11）	3094	尸食性、粪食性	全球（除南极洲）
鼻蝇科 Rhiniidae	30（0）	376	寄生于白蚁巢	旧大陆
短角寄蝇科 Rhinophoridae	27（0）	174	寄生性（鼠妇）	全球（除南极洲）
狂蝇科 Oestridae	30（26）	176	寄生性（哺乳动物）	全球（除南极洲）
合计	2325（64）	23 716	—	—

注：# 可致蝇蛆病的属数。† 括号内为其专性寄主。* 须蝇科只有 1 属 1 种，即新西兰蝙蝠蝇（*Mystacinobia zelandica*），仅发现于新西兰短尾蝙蝠（*Mystacina*）巢内，成虫无翅、眼退化，附着于蝙蝠皮毛，以蝙蝠粪为食，或将随着该蝙蝠的濒危而消失。

二、生活史

蝇类的发育为全变态,分卵、幼虫、蛹和成虫4期,幼虫分3龄。狂蝇、舌蝇、多数麻蝇和某些家蝇可直接产幼虫。幼虫经2次蜕皮发育为成熟的3龄幼虫,随即爬到孳生物周围疏松的土层内,虫体缩短,表皮变硬而化蛹。蛹羽化数天后,成虫交配,数日后产卵或幼虫。生活史所需时间与蝇种、温度、湿度和食物等因素有关(图70-3)。

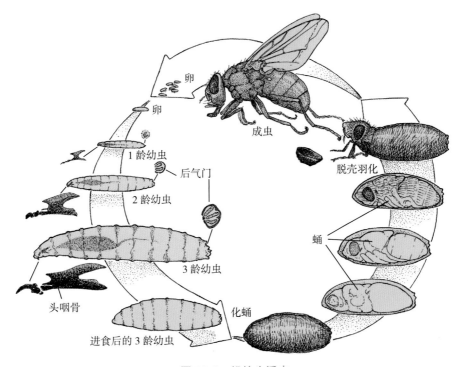

图 70-3　蝇的生活史

三、形态

1. 成蝇　成蝇体型差别较大,约4～14mm。体色因种而异,可呈暗灰色、黑色或黄褐色,有些则呈绿色、蓝色、紫色,且具金属光泽。体表有许多鬃毛,分为头、胸、腹三部分(图70-4、图70-5)。

(1)头部:半球形。有复眼1对,单眼3个;触角1对,触角第三节上长有触角芒;口器有舐吸式(非吸血蝇类)、刺吸式(吸血蝇类)或退化(不食蝇类)(图70-5、图70-6)。

(2)胸部:分为前、中、后胸。中胸发达,有翅1对。中胸背板上的鬃毛、条纹以及翅脉形状为常用的分类特征(图70-7)。足3对,每足末端有爪及爪垫,爪垫上密布细毛,并能分泌黏液,借以在光滑表面爬行。

(3)腹部:分为10节,一般能见5节,其余各节变为外生殖器。雌性外生殖器缩在腹内,产卵时才伸出。雄性外生殖器的形态是分类的重要特征。

2. 幼虫　幼虫俗称蛆,一般分为光滑蛆和有毛蛆。幼虫分3龄,1龄幼虫和2龄幼虫的发育期较短,且其形态特征不够显著。因此,鉴定致蝇蛆病的蝇种主要依据3龄幼虫的形态特征。

蝇类3龄幼虫的体躯除少数为背腹扁平外,一般为细长圆锥状。其前端尖细,向后渐变粗。全体共分为14节。头部不明显,只见一尖细的头节,其后为3个胸节,再后为10个腹节,但通常只见8节,第九、十两节位于第八腹节的腹面,不甚明显,第十节为肛板(anal plate),肛孔(anus)位于肛板中间。3龄幼虫的呼吸系统为两端气门型。在第一与第二胸节之间有1对前气门(anterior spiracle),在第八腹节后表面有1对后气门(posterior spiracle),前后气门之间在体内由气管相连。蝇类幼虫无足(图70-8、图70-9)。

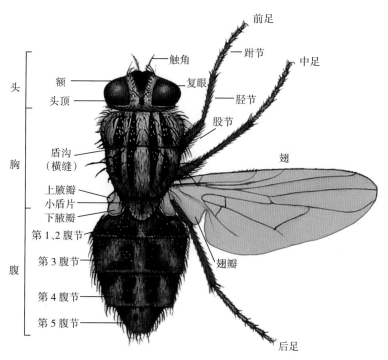

图 70-4　成蝇背面观（以厩腐蝇为例）

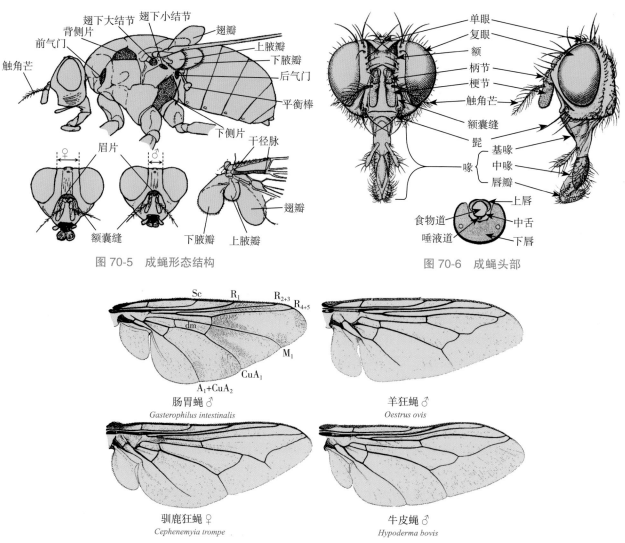

图 70-5　成蝇形态结构

图 70-6　成蝇头部

图 70-7　成蝇翅

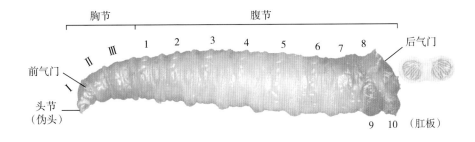

图 70-8　3 龄幼虫侧面观（以丽蝇为例）

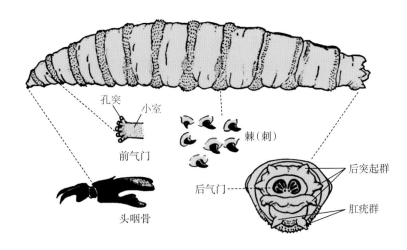

图 70-9　3 龄幼虫的形态结构（以蛆症金蝇幼虫为例）

　　头部，3 龄幼虫的头大部分缩入胸部，因此亦称伪头（pseudocephalon）。头的前端有呈小疣状退化的触角和下颚须各 1 对。腹面为纵裂的口孔，口孔间即为外露的口钩（mouth hook），口孔两旁为多数横走的口沟（mouth ditch）。在口沟的前方有若干小齿，称为口前齿。

　　胸部分为 3 节，即前胸、中胸、后胸。第一胸节（前胸）两侧的表皮基底向前方伸出 1 对前气门。前气门由小室（atrium）和呈小球状、指状或分枝状的孔突组成。前气门的大小、形状及孔突的数目、排列方式等是分类的重要依据。第二胸节（中胸）体表棘的排列及雕刻构造等亦为分类特征（图 70-9）。

　　腹部，第二至第七节的腹面前方的棘群和前一节后方的棘群常着生在称为腹垫（ventral pad）的横的隆起上。这些棘群的形态和排列方式常因种而异，亦为分类的重要依据（图 70-9）。

　　第八腹节位于腹部的末端。由后、背面观有一略平的表面，称为后表面（posterior surface），在后表面上着生 1 对后气门。蝇科幼虫的第八腹节后表面多数较平；丽蝇科幼虫的第八腹节后表面略有凹陷，围绕后气门可见若干对锥状肉突，最多可见 7 对；而麻蝇科幼虫的第八腹节后表面有一很深的杯状凹陷，后气门着生于凹陷底部，凹陷边缘也着生若干对锥状肉突。围绕后气门的锥状肉突总称为后突起群（图 70-9）。

　　腹部第九节和第十节缩小或退化，位于第七腹节和第八腹节之间的腹面。第十节即为肛板，肛孔开口于其中央。在肛板上和肛孔周围有若干成对或不成对的疣状突起，总称为肛疣群。肛板的有无、大小、外形与肛疣群的数目和分布情况也是分类的重要特征（图 70-9）。

　　幼虫的后气门是由气门环（peritreme）所环绕的气门板构成，其几丁质化很强，有时气门环并不完整，有 3 个气门裂（spiracular slit）开口于气门板上，每个气门裂的近旁可见一个圆形或半圆形的泡状结构，即气门腺（spiracular gland）的开口。气门板的内侧或中央有一个圆形的气门钮（button），有时该钮不发达或无。在狂蝇科和皮蝇科中，后气门无明显的气门裂，而代之以许多开口于气门板上的圆形或椭圆形的小孔。

　　后气门的大小、形状、两气门间的间距，气门环完整与否，气门裂的形状、大小、排列方式及气门钮的有无等,都是分类的重要依据(图 70-10)。

头咽骨(cephalo-pharyngeal skeleton)又叫口咽器,为蝇类 3 龄幼虫分类的重要依据。它是由成对的口钩、"H"形的下口骨(hypostomal sclerite)和分叉片形的咽骨(pharyngeal sclerite)三大部分和若干小骨所组成。这些小骨包括副口骨(accessory sclerite),在口钩的钩状部下方。齿骨(dental sclerite),略呈三角形,在口钩基部的下方;侧口骨(parastomal sclerite)为一杆状的小骨,位于下口骨的外方。咽骨很大,其前方腹面为腹堤(ventral dam),背面为背堤(dorsal dam)。背堤有时骨化很强,有时上有许多透明小孔,此种背堤称为栅状

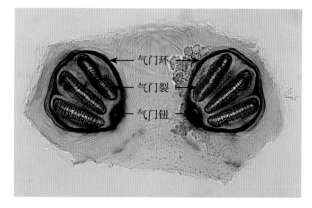

图 70-10　绿蝇属 3 龄幼虫的后气门

背堤。咽骨后半部有两对大型的角状突起,在腹面的 1 对叫腹角(ventral cornu),背面的 1 对叫背角(dorsal cornu),两角之间的凹叫缺刻(incision),在两个角的内部常有无色素的完全透明区叫窗(window)。咽骨背面前端有一向前的突起叫前背突(antero-dorsal process)和一个向后方的突起,叫后背突(postero-dorsal process)。咽骨的两个腹角之间透明的膜为咽膜(图 70-11)。

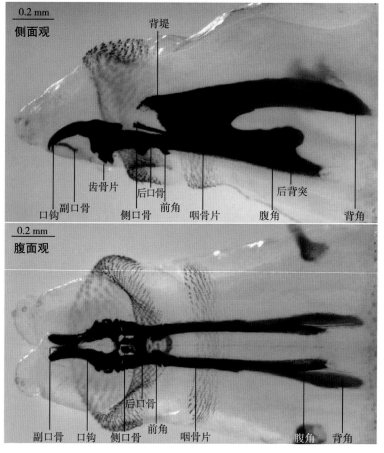

图 70-11　丽蝇的头咽骨
注:头咽骨是幼虫体内的骨性结构,稳定性好,能准确地反映幼虫发育情况。

幼虫体表有很多构造,大型肉质呈圆锥形的叫突或疣,另外一些小的构造叫棘、小棘、毛、小疣,还有一些需高倍放大才能观察到的微小构造叫微棘、微毛、微疣。此外,体表还有其他的雕刻或构造也常用于种类鉴别。蝇类 3 龄幼虫与 1 龄、2 龄幼虫的鉴别要点见表 70-2。

表 70-2　蝇类 3 龄幼虫与 1 龄、2 龄幼虫的形态特征鉴别要点

龄期	前气门	后气门裂数
1 龄幼虫	无	1 裂,有时外观似 2 裂,但无气门环
2 龄幼虫	有	2 裂
3 龄幼虫	有	3 裂

四、蝇与蝇蛆病

与人兽蝇蛆病相关的蝇类,主要是有瓣类的 2 总科 6 科:蝇总科(Muscoidea)的花蝇科(Anthomyiidae)、厕 蝇 科(Fanniidae) 和 蝇 科(Muscidae),狂 蝇 总 科(Oestroidea) 的 丽 蝇 科(Calliphoridae)、麻 蝇 科(Sarcophagidae)和狂蝇科(Oestridae)。其中,所有狂蝇科的蝇种均为专性寄生;而蝇科、丽蝇科和麻蝇科可能是兼性寄生,也可能是专性寄生(图 70-12,表 70-3)。

虱蝇总科的成虫为吸血蝇(具特化的刺吸式口器),幼虫腺养胎生(adenotrophic viviparity),产出后直接入土或蝙蝠粪中化蛹,故幼虫无寄生阶段(图 70-12)。

表 70-3　图 70-12 中未注明的与蝇蛆病有关的有瓣类属种

亚科	图中未注明的属(种)
胃蝇亚科 Gasterophilinae	象足蝇属 *Ruttenia loxodontis*(1 种)
狂蝇亚科 Oestrinae (5 属)	鹿蝇属 *Cephenemyia*(8 种)
	鼻瘤蝇属 *Gedoelstia*(2 种)
	毛鼻蝇属 *Kirkioestrus*(2 种)
	象狂蝇属 *Pharyngobolus africanus*(1 种)
	咽狂蝇属 *Pharyngomyia*(2 种)
皮蝇亚科 Hypodermatinae (8 属)	鼠兔皮蝇属 *Ochotonia lindneri*(1 种)
	巴氏羚皮蝇属 *Pavlovskiata subgutturosae*(1 种)
	赛加羚皮蝇属 *Pallisiomyia antilopum*(1 种)
	普皮蝇属 *Przhevalskiana*(6 种)
	羚皮蝇属 *Strobiloestrus*(3 种)
	格鲁宁皮蝇 *Gruninomyia mira*(1 种)
	狂皮蝇属 *Oestroderma potanini*(1 种)
	小头皮蝇属 *Portschinskia*(7 种)
麻蝇亚科 Sarcophaginae (5 属)*	优巨爪麻蝇属 *Eumacronychia sternalis*(1 种) 安乐蜥蝇属 *Anolisomyia*

注:* 还有 3 种曾属该亚科,但目前分类地位不确定,包括 *Cistudinomia cistudinis*、*Notochaeta bufonovoria* 和 *Metoposarcophaga importuna*。

此外,尚有 8 总科 12 科的蝇类可致人兽蝇蛆病。其中,无缝组和无瓣类致蝇蛆病的属种见图 70-13、图 70-14。除巢蝇属(*Neottiophilum*)的 1 种和蛙蝇属(*Batrachomyia*)的 10 种为专性寄生,基本均为偶然寄生(图 70-14)。

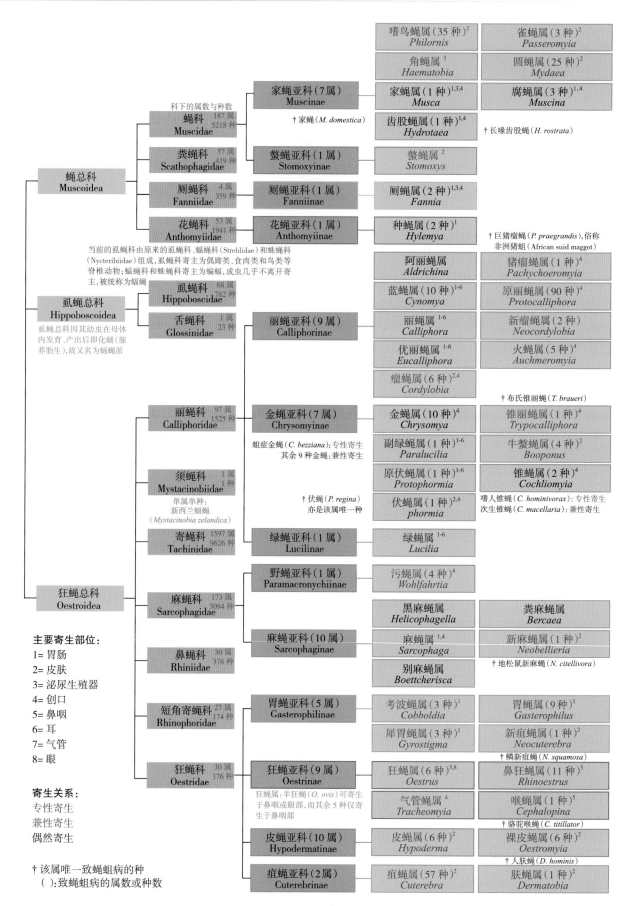

图 70-12 有瓣类的分类及致蝇蛆病的亚科和属种

注:寄蝇科(Tachinidae)和短角寄蝇科(Rhinophoridae)寄生于昆虫等无脊椎动物,不引起蝇蛆病。

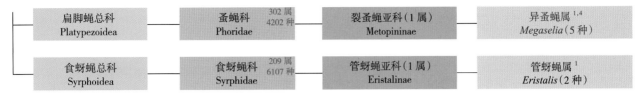

主要寄生部位：1= 胃肠型，4= 创口型；寄生关系：紫字 = 兼性寄生，黑字 = 偶然寄生

图 70-13　无缝组致蝇蛆病的亚科和属种

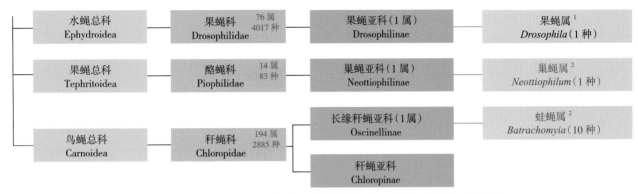

主要寄生部位：1= 胃肠型，2= 皮肤型；寄生关系：红字 = 专性寄生，黑字 = 偶然寄生

图 70-14　无瓣类致蝇蛆病的亚科和属种

　　注：果蝇中，只有黑腹果蝇（*Drosophila melanogaster*）的幼虫可能随果蔬进入胃肠道，引起偶然寄生。蛙蝇属（*Batrachomyia*），俗称澳洲蛙蝇（Australian frog fly），希腊语：batrach（o）=frog，myia=fly。

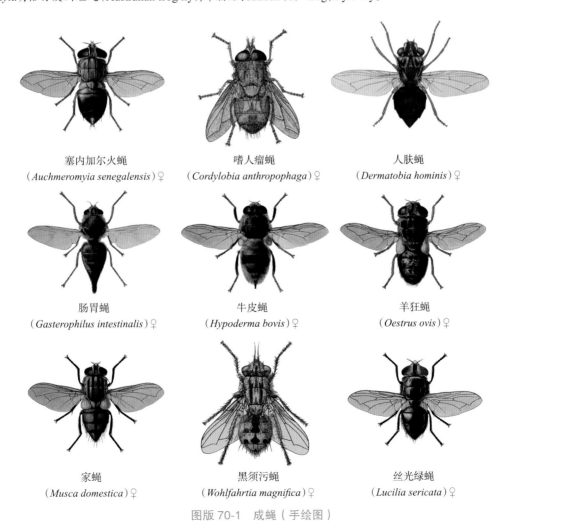

塞内加尔火蝇
（*Auchmeromyia senegalensis*）♀

嗜人瘤蝇
（*Cordylobia anthropophaga*）♀

人肤蝇
（*Dermatobia hominis*）♀

肠胃蝇
（*Gasterophilus intestinalis*）♀

牛皮蝇
（*Hypoderma bovis*）♀

羊狂蝇
（*Oestrus ovis*）♀

家蝇
（*Musca domestica*）♀

黑须污蝇
（*Wohlfahrtia magnifica*）♀

丝光绿蝇
（*Lucilia sericata*）♀

图版 70-1　成蝇（手绘图）

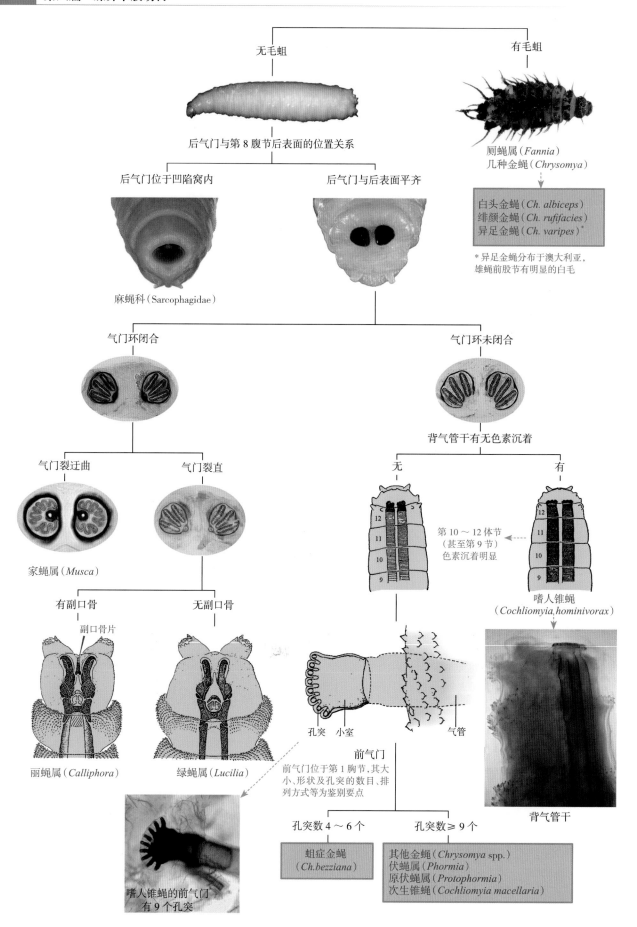

图版 70-2 蝇类 3 龄幼虫分类鉴定要点

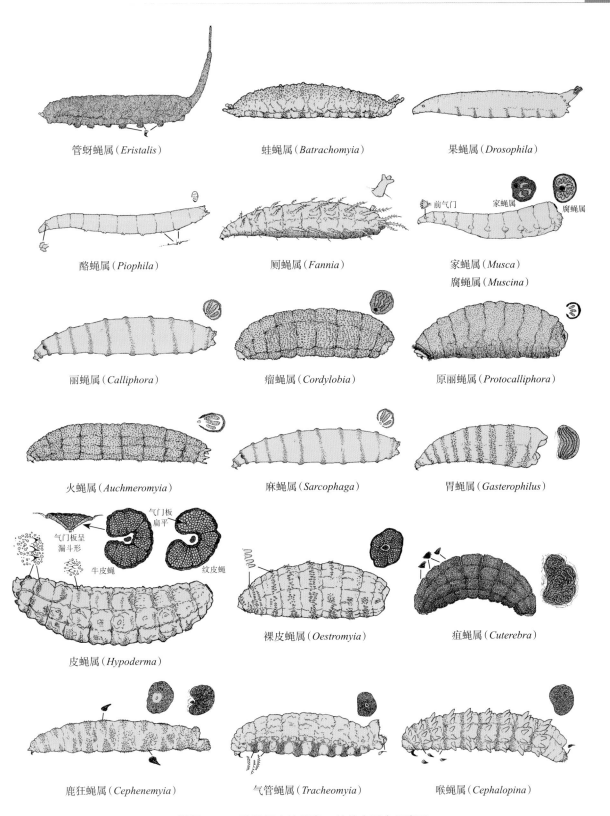

图版 70-3　致蝇蛆病的蝇类 3 龄幼虫形态示意图

注：狂蝇科幼虫均为专性寄生，而且寄主专一性极高。在当前生物多样性急速降低的情况下，该类群面临着极大的随寄主灭绝的风险，如已随猛犸象灭绝的猛犸象胃蝇（*Cobboldia russanovi*）。狂蝇科的幼虫寄生于哺乳动物皮下、颅腔或消化道等，而巢蝇属、嗜鸟蝇属（*Philornis*）和原丽蝇属（*Protocalliphora*）等幼虫的宿主为鸟类，蟾绿蝇（*Lucilia bufonivora*）和澳洲蛙蝇（*Batrachomyia*）的宿主则为两栖类。

第七十一章 舌蝇

舌蝇科（Glossinidae），俗称采采蝇（tsetse fly），成虫以吸食脊椎动物血液为生并可传播人兽非洲锥虫病。舌蝇因独特的触角结构而被独立成科，与虱蝇科（Hippoboscidae）、蝠蝇科（Streblidae）和蛛蝇科（Nycteribiidae）一起组成虱蝇总科（Hippoboscoidea）。但目前舌蝇科和蝠蝇科已被划归为蝇总科（Muscoidea）。

舌蝇属（*Glossina*）是舌蝇科的单一属，有 31 个种和亚种（共 23 种，其中 6 种被进一步分为 14 个亚种）。根据舌蝇的主要栖息地和活动范围，可分为 3 个种群：森林型（forest flies）棕舌蝇群（*G. fusca* group）、稀树草原型（savanna flies）刺舌蝇群（*G. morsitans* group）和河滨丛林型（riverine forest flies）须舌蝇群（*G. palpalis* group）。其中传播布氏罗德西亚锥虫主要为刺舌蝇群的刺舌蝇（*G. morsitans*）、淡足舌蝇（*G. pallidipes*）和丝舌蝇（*G. swynnertoni*）；传播布氏冈比亚锥虫主要为须舌蝇群须舌蝇（*G. palpalis*）、拟寄舌蝇（*G. tachinoides*）和棕足舌蝇（*G. fuscipes*）。棕舌蝇群通常只攻击动物，可引起动物那加那病（Nagana）。

一、地理分布

舌蝇仅局限分布于撒哈拉以南非洲及其近海岸的岛屿（距大陆 <200 km），如坦桑尼亚的温古贾岛（Unguja）和马菲亚岛（Mafia），但奔巴岛（Pemba）和马达加斯加无舌蝇分布（图 71-1）。海峡和海拔 >1800 m 高山对舌蝇种群分布有明显的地理隔离效应。

棕舌蝇群主要分布于森林与旱地之间的稀树草原。刺舌蝇群中的刺舌蝇广泛分布于中非、西非、东非的稀树草原以及林地和灌木林，而淡足舌蝇局限分布于东非和南非，丝舌蝇则主要分布于东非小块的稀树草原及灌木林。须舌蝇群主要分布于河流、湖泊和湿地沿岸的森林，其中以须舌蝇在上述环境的分布最为广泛，而棕足舌蝇基本局限分布于中非和局部东非，拟寄舌蝇则分布于西非、中非以及埃塞俄比亚和苏丹的河岸。棕舌蝇群主要分布于东非的干旱森林、西非和中西非的赤道森林（包括雨林、沼泽林和红树林），通常只攻击动物而不攻击人类，是猴锥虫的中间宿主（图 71-2）。非洲舌蝇的典型栖息环境见图 71-3。

二、生活史

舌蝇为卵胎生的腺养胎生（adenotrophic viviparity），幼体在母体内孵化后从母体的附腺获取营养，直至接近化蛹才离开母体，因此腺养胎生又被称为蛹生（pupiparity）。幼虫在母体发育至 3 龄幼虫后产出入土，1 h 内化蛹，约 3 周后羽化为成虫。雌蝇在子宫（阴道膨大而成）中泌乳哺育幼虫，每次只产一仔，一生可产 8 次。寄生在雌蝇体内的锥虫可垂直传播给子宫中的后代（图 71-4）。

舌蝇主要以有蹄类家畜和野生动物血液为食，雌雄舌蝇均吸血，在较暖和的时段取食活动活跃，日落后或气温低于 15.5 ℃大多数舌蝇停止觅食。吸食人血的舌蝇多为雄性，雌性通常吸食大型动物血液。

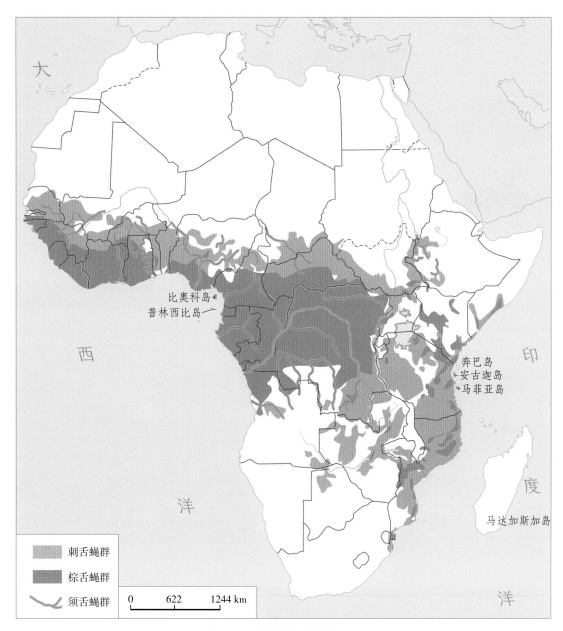

图 71-1　非洲舌蝇种群分布

注：奔巴岛和马达加斯加无舌蝇分布；－安古迦岛和普林西比曾分别有刺舌蝇、须舌蝇分布，但目前已消灭；＋马菲特岛有棕舌蝇分布，比奥科岛有须舌蝇分布。

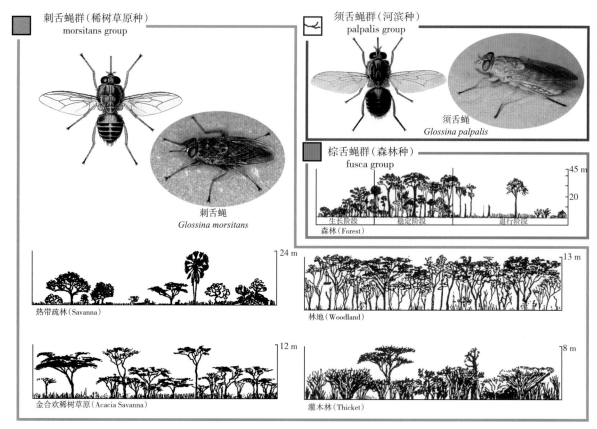

图 71-2   非洲舌蝇栖息环境模式图

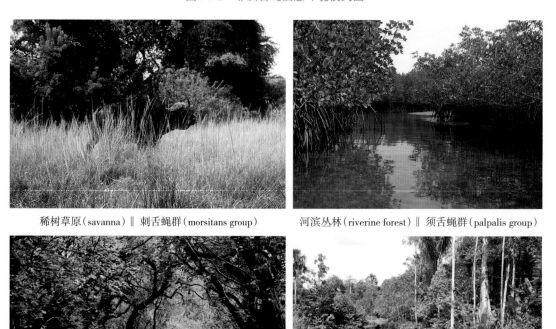

稀树草原（savanna）‖ 刺舌蝇群（morsitans group）   河滨丛林（riverine forest）‖ 须舌蝇群（palpalis group）

沼泽林（swamp forest）‖ 棕舌蝇群（fusca group）   红树林（mangrove forest）‖ 棕舌蝇群（fusca group）

图 71-3   非洲舌蝇的典型栖息环境

注：稀树草原是刺舌蝇和非洲水牛（caffer）的栖息地，非洲水牛是罗德西亚锥虫的重要保虫宿主。

采采蝇生活史

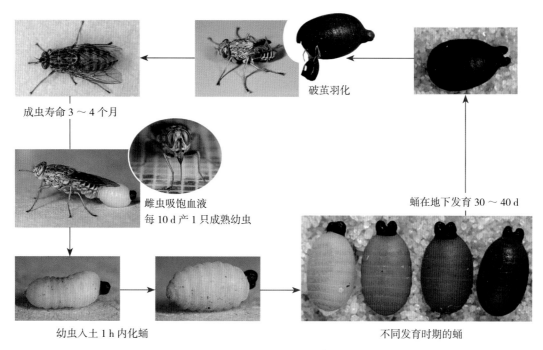

成虫寿命 3 ～ 4 个月

破茧羽化

雌虫吸饱血液
每 10 d 产 1 只成熟幼虫

蛹在地下发育 30 ～ 40 d

幼虫入土 1 h 内化蛹

不同发育时期的蛹

图 71-4　舌蝇生活史

三、形态

舌蝇体型通常大于家蝇,翅长为 8～17 mm(图 71-5)。舌蝇科成虫的主要特征为触角芒(arista)上侧有一排异常发达的羽状毛;M_{1+2} 脉第一段端段向后呈弧形凸出(图 71-6)。喙端段大部呈针状,休憩时挟在 1 对半管状的细长下颚须中(吸血时下颚须翘起,不吸血时与口器合拢)(图 71-7)。舌蝇与家蝇的鉴别要点为:① 双翅在静止时平叠于背上,且具有坚挺的刺吸式口器。② 每个触角上有一个鬃毛状触角芒,其上有一排长而分支的毛。③ 翅室呈小斧状(图 71-6)。

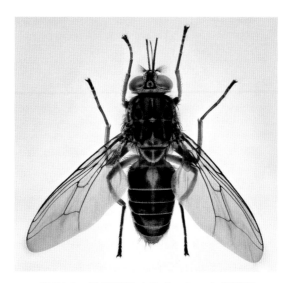

图 71-5　棕足舌蝇(*G. fuscipes*)背面观

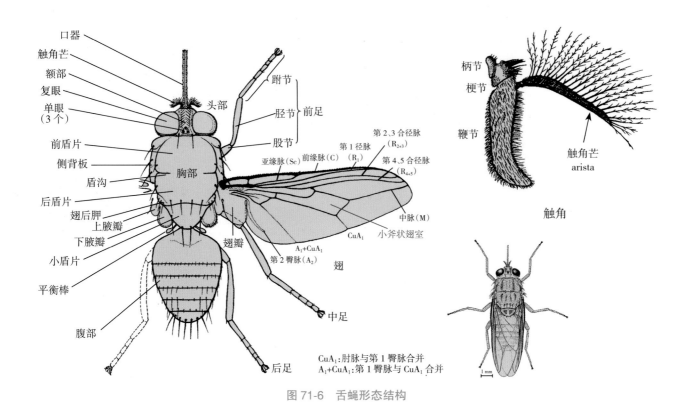

口器
触角芒
额部
复眼
单眼（3个）
前盾片
侧背板
盾沟
后盾片
翅后胛
上腋瓣
下腋瓣
小盾片
平衡棒
腹部
头部
跗节
胫节 前足
股节
中足
后足
胸部
翅瓣
亚缘脉（Sc）前缘脉（C）（R₁）第 1 径脉
第 2、3 合径脉（R₂₊₃）
第 4、5 合径脉（R₄₊₅）
中脉（M）
小斧状翅室
CuA₁
A₁+CuA₁
第 2 臀脉（A₂）
翅
柄节
梗节
鞭节
触角芒 arista
触角

CuA₁：肘脉与第 1 臀脉合并
A₁+CuA₁：第 1 臀脉与 CuA₁ 合并

1 mm

图 71-6 舌蝇形态结构

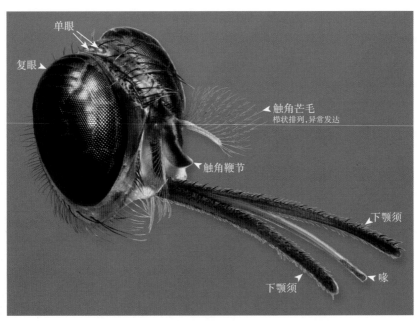

单眼
复眼
触角芒毛
栉状排列,异常发达
触角鞭节
下颚须
下颚须
喙

图 71-7 舌蝇头部

注：舌蝇（tongue fly）的名称源自其特化而显著的喙（proboscis）。

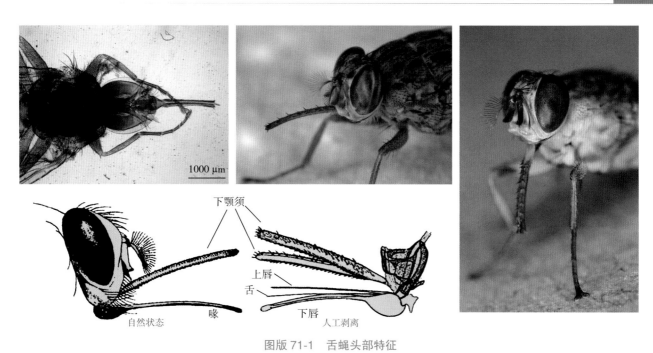

图版 71-1　舌蝇头部特征

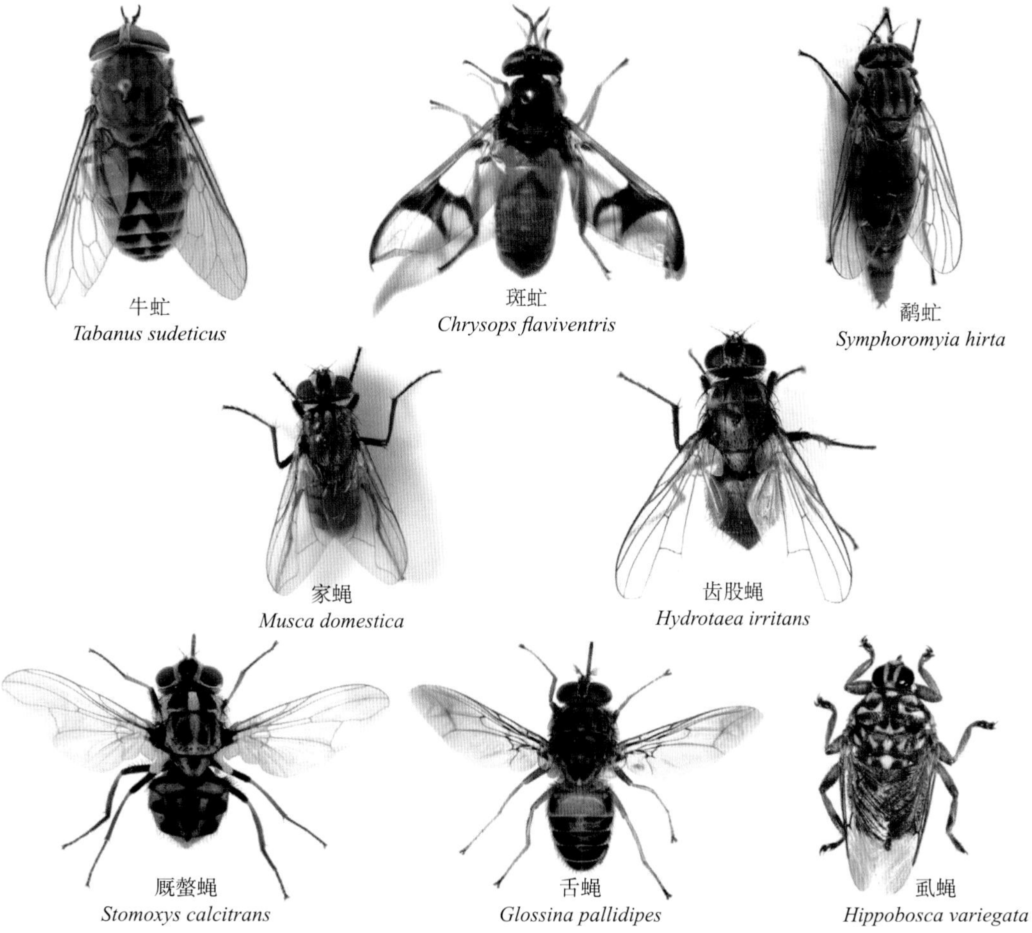

（图中标注：下颚须、上唇、舌、喙、下唇、自然状态、人工剥离、1000 μm）

牛虻
Tabanus sudeticus

斑虻
Chrysops flaviventris

鹬虻
Symphoromyia hirta

家蝇
Musca domestica

齿股蝇
Hydrotaea irritans

厩螫蝇
Stomoxys calcitrans

舌蝇
Glossina pallidipes

虱蝇
Hippobosca variegata

图版 71-2　舌蝇和其他蝇类的鉴别

注：舌蝇曾被归为螫蝇亚科（Stomoxyinae），因其外观与厩螫蝇等吸血蝇类相似。

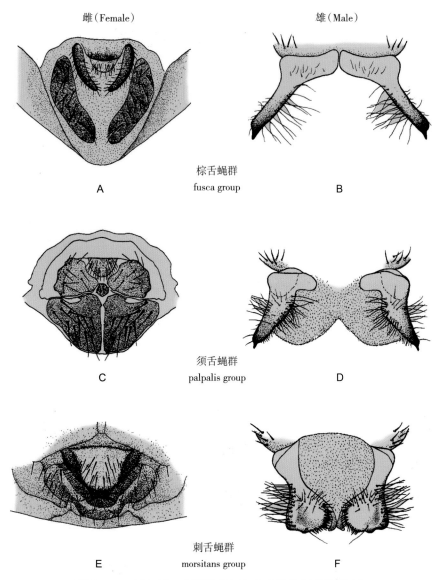

图版 71-3　舌蝇属 3 个亚属成蝇外生殖器的典型鉴别特征

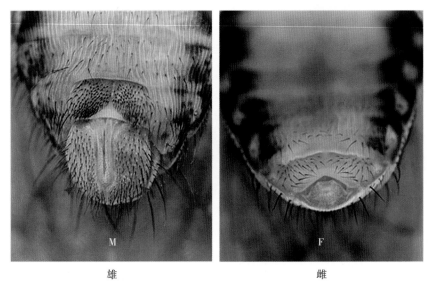

图版 71-4　雄性舌蝇的肛下板（箭头处）

注：雄蝇有钮状的肛下板（hypopygium），而雌蝇无。

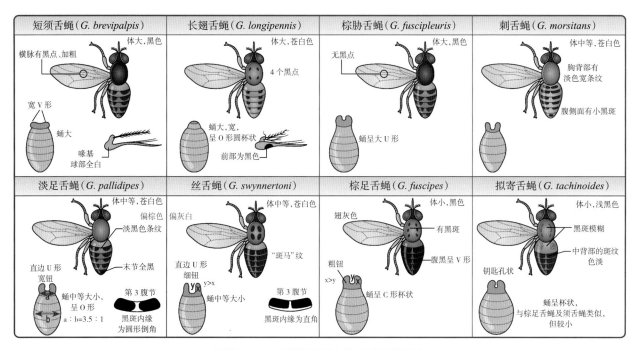

图版 71-5　非洲舌蝇成虫和蛹的鉴别要点

注：从左上至右下，按体型由大到小排列；须舌蝇（*G. palpalis*）成虫和蛹的外观与棕足舌蝇基本相同。棕胁舌蝇（*G. fuscipleuris*）：fuscous 拉丁语意为棕灰色（brownish gray），pleura 意为胁（chest side），在昆虫为胸侧板（温廷桓教授译）。

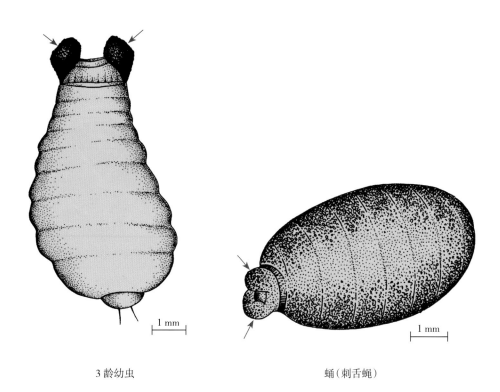

3 龄幼虫　　　　　　　　　蛹（刺舌蝇）

图版 71-6　幼虫和蛹的后气门垂叶（箭头处）

注：蛹尾端黑色的"钮状"结构为多气孔垂叶（polypneustic lobe），其外型为舌蝇种间鉴定的重要依据（外闭式气门是一种关闭门腔口结构的气门，开闭结构包括 1 对卵圆形基部相连的唇形活瓣——垂叶，包围在气门腔的周围，垂叶上着生存闭肌）。

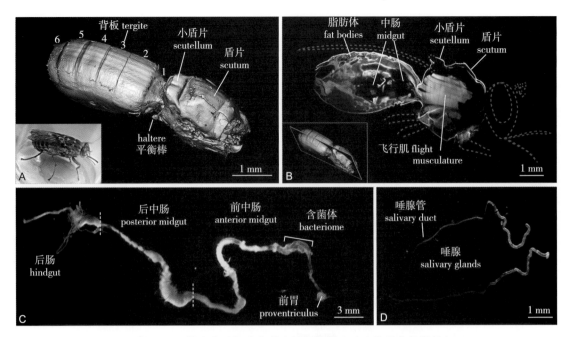

图版 71-7　锥虫在舌蝇消化道主要寄生器官（光片荧光显微镜）

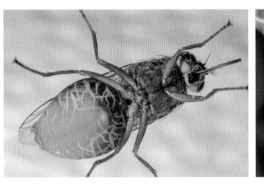

怀孕的雌虫，子宫内的幼虫清晰可见

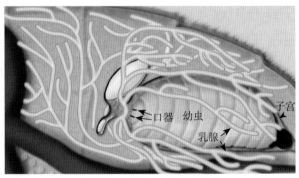

雌虫子宫中吸食母乳的幼虫

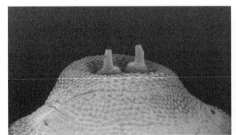

幼虫的吸管样口器

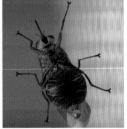

饱血的孕雌虫

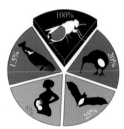

初生幼虫的体重
与母体相当

图版 71-8　幼虫在母体内的营养和发育

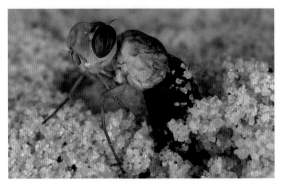

图版 71-9　刚羽化的刺舌蝇

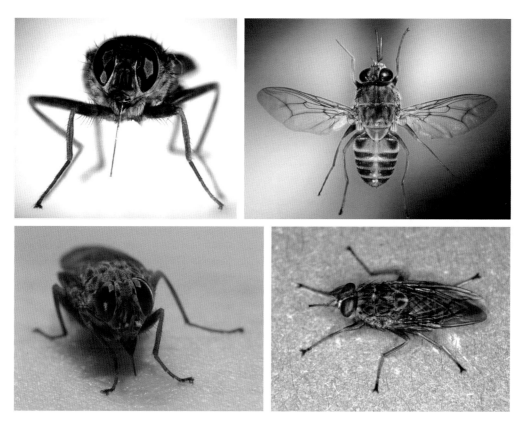

图版 71-10　刺舌蝇指名亚种（ *G. m. morsitans* ）

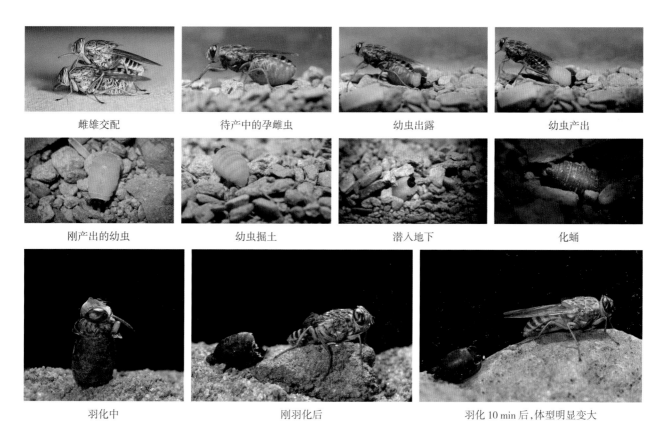

雌雄交配	待产中的孕雌虫	幼虫出露	幼虫产出
刚产出的幼虫	幼虫掘土	潜入地下	化蛹

羽化中	刚羽化后	羽化 10 min 后，体型明显变大

图版 71-11　刺舌蝇指名亚种生殖与发育

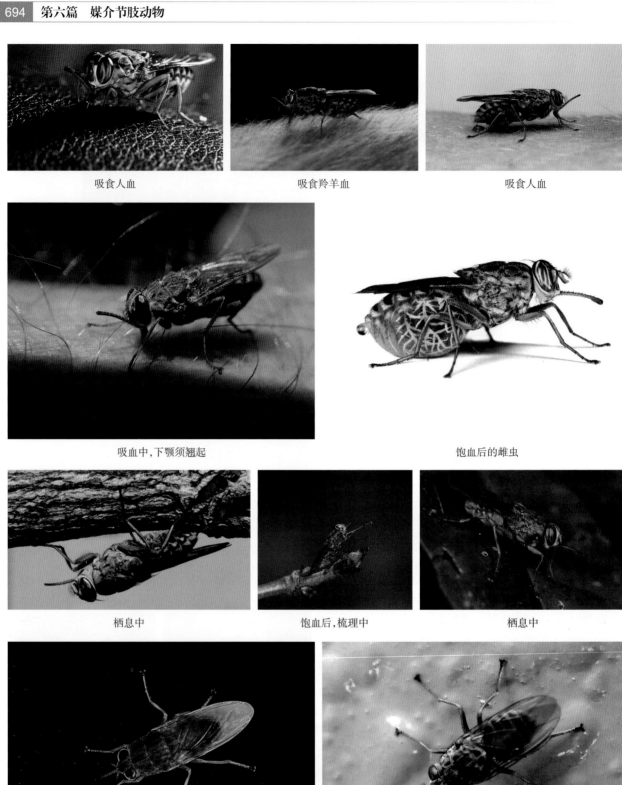

吸食人血　　　　　　　　　　吸食羚羊血　　　　　　　　　　吸食人血

吸血中,下颚须翘起　　　　　　　　　　　　　　饱血后的雌虫

栖息中　　　　　　　　　　饱血后,梳理中　　　　　　　　　　栖息中

休息中,双翅平叠于背部

图版 71-12　舌蝇的行为姿态

第七十二章 白蛉

　　白蛉（sandfly）属双翅目（Diptera）毛蠓科（Psychodidae）白蛉亚科（Phlebotominae），是一类体小多毛的吸血昆虫，分属白蛉属（*Phlebotomus*）、司蛉属（*Sergentomyia*）、秦蛉属（*Chinius*）、罗蛉属（*Lutzomyia*）、布蛉属（*Brumptomyia*）和瓦蛉属（*Warileya*）。白蛉属和罗蛉属是内脏利什曼病（visceral leishmaniasis，VL）或皮肤利什曼病（cutaneous leishmaniasis，CL）、白蛉热（sandfly fever）、卡里翁氏病（Carrión's disease）等疾病的传播媒介。

一、地理分布

　　全球已知的白蛉有 800 余种。其中，白蛉属和罗蛉属的蛉种最多，司蛉属次之，布蛉属约 20 种，瓦蛉属和秦蛉属最少。白蛉属和司蛉属分布于欧洲、亚洲和非洲（旧大陆），罗蛉属和布蛉属分布于拉丁美洲（新大陆），瓦蛉属仅见于秘鲁、哥伦比亚和巴拿马等拉美国家，秦蛉属仅分布于中国的西南部。

　　白蛉分布于北纬 50°～南纬 40°，但新西兰和太平洋岛屿无分布；分布海拔高度从海平面以下（死海）至 3300 m（阿富汗），热带地区高程不超过 3000 m。大气温度是影响白蛉生存的主要因素，每年至少有一个月的平均气温不低于 20 ℃的地区才可能有白蛉分布。

二、生活史

　　白蛉为全变态昆虫，生活史包括卵、幼虫（4 个龄期）、蛹和成虫 4 阶段。在热带地区完成一次生活史约需 30 d，而在温带地区包括滞育期，完成生活史有时需 10 个月以上。雌蛉吸血后，产卵于富含有机物且湿润的动物粪便或土壤中。在适宜条件下，6～12 d 孵化出幼虫。幼虫孳生于潮湿阴暗的土壤内，以土壤中有机物为食，一般 25～30 d 化蛹。蛹不食不动，6～12 d 后羽化为成虫。成虫羽化后 12～13 h 内即可交配。雄蛉可交配 2～3 次，雌蛉通常一生交配一次，多在吸血前进行，吸血后 3～4 d 产卵，可产卵多次，一生产卵 20～80 粒（图 72-1）。整个生活史所需时间与蛉种、温度、湿度以及食物充足与否有关。仅雌蛉吸血。

　　白蛉主要在黄昏后至黎明前活动，以寻找血源并进行交配，飞行能力弱。按白天停留的场所，可将白蛉分为野栖型（exophilic）和家栖型（endophilic）两种类型。家栖型白蛉于夜间在室内或院落内刺叮人或家畜，白天很少侵袭人；野栖型主要在野外吸食野生动物血液，但夜间也可吸取人畜血液，吸血时间无严格限制。一些白蛉属和罗蛉属的蛉种为机会性吸血者，可吸食人、家畜、啮齿动物、家禽、爬虫类等的血液。

三、形态

　　白蛉属成蛉，体灰黄色或棕色，长 1.5～5.0 mm，遍体生毛。头部有一对大而显见的复眼。胸部有 1 对多毛呈桃叶状的翅、停歇时两翅和体躯构成 45°，3 对足细长多毛。腹 2～6 节背板上有竖立毛（erect-haired）、

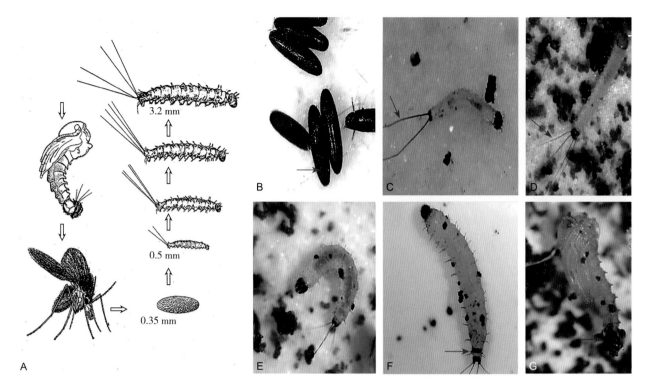

A 不同发育期;B 卵(箭头处为破卵点);C 1 龄幼虫(1 对尾鬃);D 2 龄幼虫(2 对尾鬃);E 3 龄幼虫;F 4 龄幼虫(箭头处为背肛板);G 蛹(尾端附有 4 龄幼虫的蜕)

图 72-1 白蛉生活史(以拉丁美洲的罗蛉为例)

注:白蛉的生活史和生态特点中,有利于对其防制的是:① 出现季节较短,约 3～5 个月。② 生活史周期长,需 6～8 周,产卵量少,一般一年只产一次卵。③ 飞翔能力弱,活动范围小,约 30 m 以内。④ 对杀虫剂敏感,较少产生耐药性。

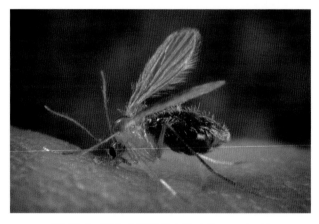

图 72-2 吸血中的静食白玲(*P. papatasi*)

平卧毛(recumbent-haired)和交杂毛(intermediate)三类着生毛。雄蛉外生殖器大而易见(图 72-3)。雄蛉口甲(buccal armature)、色板(pigment patch)、咽甲(pharyngeal armature)、雄外生殖器(male genitalia),雌蛉口甲、色板、咽甲、受精囊(spermatheca),为分类的重要依据(图 72-4、图 72-5)。

卵,呈长椭圆形,两端钝圆,大小为(0.2～0.5)mm ×(0.1～0.15)mm。初产卵灰白色,在空气中很快变成深褐或黑色(图 72-1-B)。卵壳上有由反光纹理分割成的相当规则的网纹小区,其形状及卵的大小随蛉种而异。

幼虫,呈小毛虫状、白色,分为 4 龄。全部陆栖,营腐食性营养,前后气孔式呼吸。1 龄幼虫长 1.0～1.5 mm,4 龄幼虫约 3 mm。幼虫尾端具尾鬃(caudal bristle),1 龄幼虫 1 对,2 到 4 龄幼虫 2 对(图 72-1-C～F)。

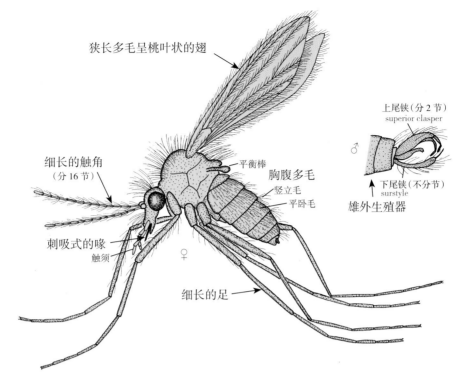

图 72-3　白蛉属雌性成虫侧面观（右上为雄蛉的外生殖器）

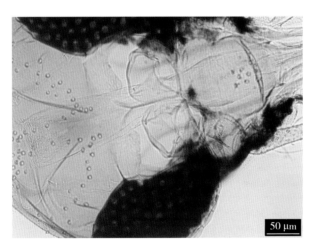

图 72-4　马斯蒂白蛉（*P. mascittii*）的咽甲（pharyngeal armature）

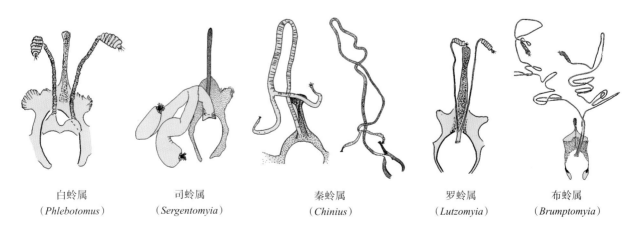

图 72-5　雌蛉的受精囊（spermatheca）和生殖叉（genital fork）

注：雌蛉的腹部后端内有一对受精囊，受精囊的形状、大小、是否分节及分节数、囊体与囊管比例及囊管交接处距离囊体基部的远近，均有分类学意义。

蛹,形似鼓槌,头胸部似槌头,腹部似槌柄。淡黄色,长约 4 mm,无茧(裸蛹型),腹部清晰可见。蛹的尾端附有 4 龄幼虫的蜕(exuvium,亦称幼虫皮)。幼虫皮的头端附于蛹的腹侧,尾端附在蛹的背侧,2 对尾鬃清晰可见是白蛉蛹的特征(图 72-1-G)。

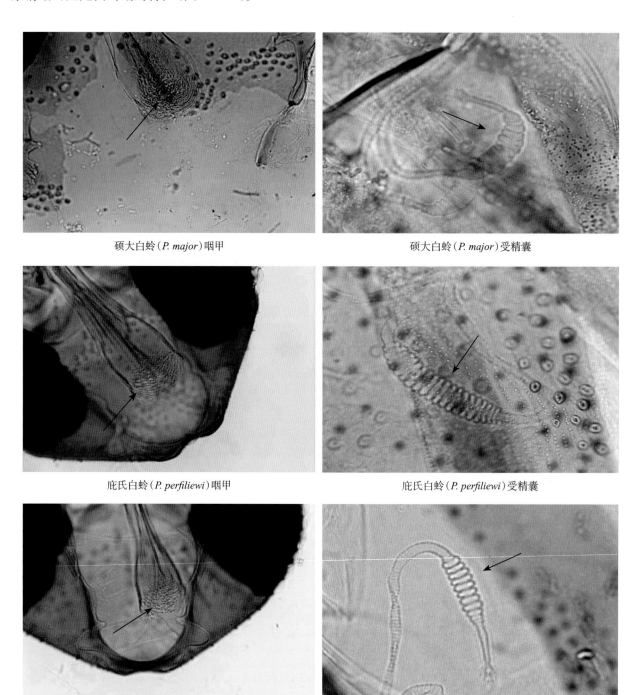

硕大白蛉(P. major)咽甲　　　　硕大白蛉(P. major)受精囊

庇氏白蛉(P. perfiliewi)咽甲　　　　庇氏白蛉(P. perfiliewi)受精囊

托氏白蛉(P. tobbi)咽甲　　　　托氏白蛉(P. tobbi)受精囊

图版 72-1　雌性白蛉咽甲和受精囊

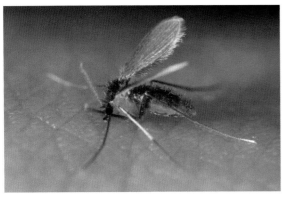

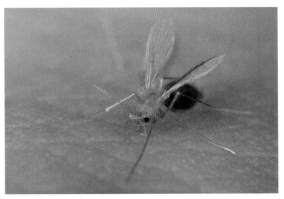

银足白蛉（*P. argentipes*）　　　　　　　　　司氏白蛉（*P. sergenti*）

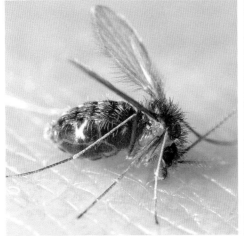

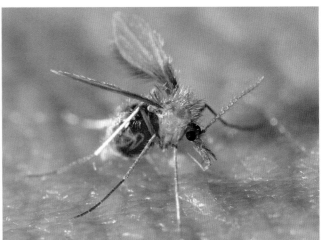

长须罗蛉（*L. longipalpis*）　　　　　　　　　恶毒白蛉（*P. perniciosus*）

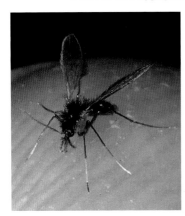

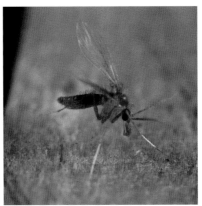

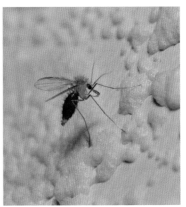

长须罗蛉（*L. longipalpis*）　　　　恶毒白蛉（*P. perniciosus*）　　　　静食白蛉（*P. papatasi*）

图版 72-2　传播利什曼原虫的几种主要白蛉

　　注：一般而言，一种利什曼原虫可以由多种白蛉（包括罗蛉）传播，而一种白蛉仅能传播一种利什曼原虫。① 银足白蛉（*P. argentipes*）是印度次大陆和东非杜氏利什曼原虫所致内脏利什曼病的传播媒介。② 司氏白蛉（*P. sergenti*）是中东、印度和非洲热带利什曼原虫（*L. tropica*）的主要传播媒介，其在埃塞俄比亚可传播两种利什曼原虫，即热带利什曼原虫和埃塞俄比亚利什曼原虫。③ 恶毒白蛉（*P. perniciosus*）和长须罗蛉（*L. longipalpis*）对利什曼原虫的特异性不强，多种利什曼原虫可在其肠内发育；两者分别是地中海（南欧、北非和中东）和南美内脏利什曼病（由婴儿利什曼原虫所致）的主要媒介，但都嗜吸犬血而非人血。④ 静食白蛉（*P. papatasi*）是欧洲和亚洲硕大利什曼原虫（*L. major*）的传播媒介，在西非硕大利什曼原虫的传播媒介为杜波白蛉（*P. duboscqi*）。

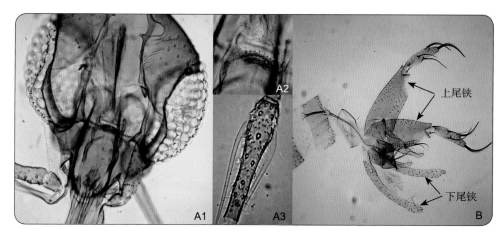

A1 雌蛉头部、可见食窦（×200）；A2　食窦（×1000）；A3 鞭小节（×1000）；B 雄蛉的外生殖器（external genitalia）。舌将口前腔分为两部分，上唇与舌之间的部分称食窦（cibarium）。

图版 72-3　长须罗蛉（*Lutzomyia longipalpis*）

注：在南美洲，长须罗蛉是婴儿利什曼原虫所致内脏利什曼病的主要传播媒介。由于婴儿利什曼原虫是旧大陆种，一般认为是在 400～500 年前通过西班牙或葡萄牙殖民者所携带的感染犬将其带到了新大陆，而婴儿利什曼原虫恰好能在南美洲本土的长须罗蛉体内完成生活史。

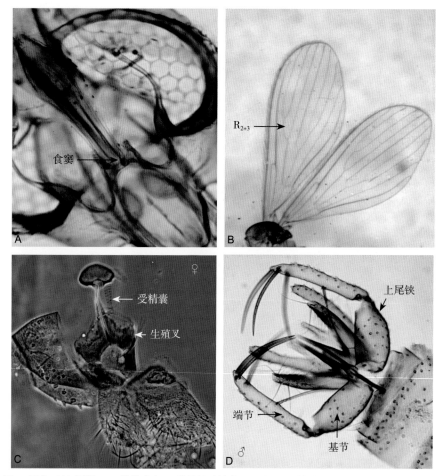

A 头部的食窦，无口甲；B 翅宽、顶角圆钝，R_{2+3} 纵脉略弯；C 雌蛉的受精囊和生殖叉；D 雄蛉外生殖器，有 1 对上尾铗（superior clasper），其端节（style）长于基节（coxite）。

图版 72-4　圆尾瓦蛉（*Warileya rotundipennis*）的分类学形态特征

注：圆尾瓦蛉是凡尼亚（*Viannia*）亚属利什曼原虫的传播媒介。

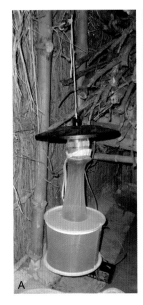
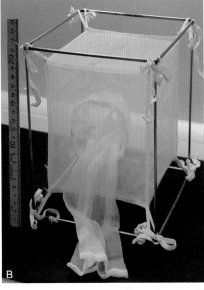
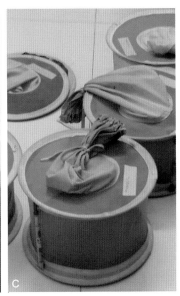

A 诱蛉（蚊）灯（美国 CDC 普通型）；B 和 C 蛉（蚊）笼。

图版 72-5　诱捕和临时饲养白蛉的设备

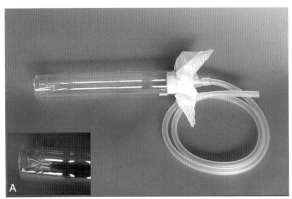
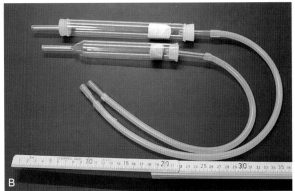
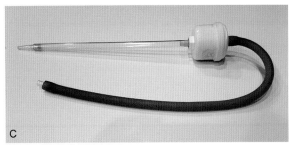

A 现场用；B 和 C 实验室用。

图版 72-6　捕捉白蛉的吸管

第七十三章　蚋

蚋（simuliid），又称黑蝇（blackfly），是一类小型短足双翅吸血昆虫，为双翅目（Diptera）蚋科（Simuliidae）的通称。由于蚋刺叮吸血凶猛异常，加上喙短厚，刺叮后可见皮肤上有一小血坑，似啃掉一块肉，故又称刨锛；胸背部隆起，故又称挖背（驼背）。

蚋属（Simulium）是蚋科中最大的属，有 37 个亚属，占蚋科种数的 81%，是重要的医学昆虫，其中有 25 种是人体旋盘尾丝虫（Onchocerca volvulus）的传播媒介，另有亚马逊蚋（S. amazonicum）等是奥氏曼森线虫（Mansonella ozzardi）的主要媒介。

一、地理分布

蚋类广泛分布于除南极洲和夏威夷等某些海岛外的全球大部地区。传播盘尾丝虫病的 25 种蚋属黑蝇分布如下：① 非洲和阿拉伯半岛有 16 种，包括憎蚋种团的憎蚋（S. damnosum s. s.）、沙巴蚋（S. sirbanum）、迭戈蚋（S. dieguerense）、拉氏蚋（S. rasyani）、圣氏蚋（S. sanctipauli s. s.）、苏布雷蚋（S. soubrense）、孔库雷蚋（S. konkourense）、里昂蚋（S. leonense）、鳞蚋（S. squamnosum s. s.）、八幡蚋（S. yahense）、蒙根蚋（S. mengense）、乞力班蚋（S. kilibanum），蟹蚋种团的蟹蚋（S. neavei s. s.）、伍氏蚋（S. woodi）、埃塞俄比亚蚋（S. ethiopiense）、白带蚋（S. albivirgulatum）。② 拉丁美洲有 9 种，包括淡黄蚋种团（S. ochraceum complex）、金蚋种团（S. metallicum complex）、丽蚋（S. callidum）、圭亚那蚋种团（S. guianense complex）、细蚋种团（S. exiguum complex）、硬壳蚋（S. incrustatum）、奥亚波克蚋种团（S. oyapockense complex）、黑缘蚋（S. limbatum）和四带蚋（S. quadrivittatum）。

在非洲，飞行距离远的憎蚋种团是盘尾丝虫病的主要媒介；乌干达、坦桑尼亚、埃塞俄比亚和刚果等国则以蟹蚋种团为主，且呈局灶性地方分布；白带蚋仅分布于刚果河流域。

二、生活史

蚋是完全变态昆虫，分卵、幼虫、蛹和成虫 4 个时期。蚋类幼虫期几乎全需在流水中生长发育。雌性成虫一般都刺叮吸血，寿命约 2 个月；雄虫吸食植物汁液和花蜜等，交配后不久即死亡。雌虫交配吸血后，在无污染的流动水体、水生植物、枯枝落叶或石块上产卵，每批产卵少者 50～100 粒，多者可达 500～1000 粒，排列成单层或多层的卵块。卵的孵化期与环境温度、水湿、水中含氧量和光照等因素密切相关，一般水温 8 ℃时开始孵化，多数种类在夏天孵化期约为 5～15 d。孵出的幼虫可就地以其后环固着在与卵块同一基物上，或靠丝线等在水中作尺蠖式的圆形运动，漂移至他处另觅孳生基物（非洲蟹蚋的幼虫和蛹可栖附在河蟹的壳上）。幼虫须蜕皮 4～9 次，经 5～9 个生理龄期方可化蛹，在水温 20 ℃时，约需 14～25 d。末期幼虫用涎腺泌出的丝缠绕编织成半裸茧，再进行最后一次蜕皮化蛹而包被于茧内。蛹期的长短，因种类、气温和季节而异，通常只需 2～6 d 即可羽化，成虫随气泡升到水面而飞出。有些种类在羽化后即可交配产卵（图 73-1）。

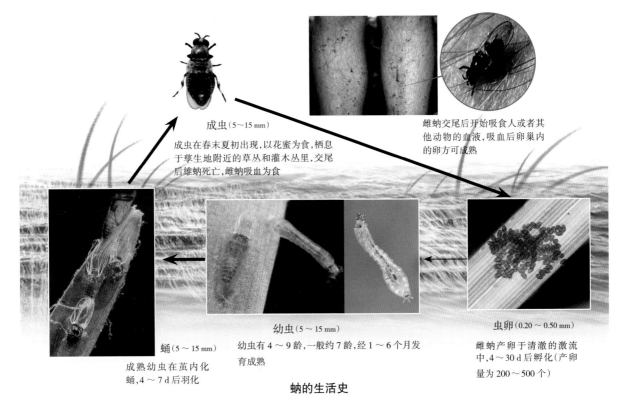

成虫（5～15 mm）

成虫在春末夏初出现，以花蜜为食，栖息于孳生地附近的草丛和灌木丛里，交尾后雄蚋死亡，雌蚋吸血为食

雌蚋交尾后开始吸食人或者其他动物的血液，吸血后卵巢内的卵方可成熟

蛹（5～15 mm）

成熟幼虫在茧内化蛹，4～7 d后羽化

幼虫（5～15 mm）

幼虫有 4～9 龄，一般约 7 龄，经 1～6 个月发育成熟

虫卵（0.20～0.50 mm）

雌蚋产卵于清澈的激流中，4～30 d后孵化（产卵量为 200～500 个）

蚋的生活史

图 73-1　蚋的生活史

三、形态

蚋类成虫与其他双翅目昆虫的主要区别是：触角短，如牛角状，2+9 节，无刚毛。触须长，分 5 节。刺吸式口器粗短，不用时收入下唇。雌虫的复眼为离眼式（dichoptic type）、雄虫为接眼式（holoptic type）。胸部背面呈驼背状（雄虫更为明显）。第一腹节背板为具长缘毛的基鳞（basal scale），胸腹部其他部分基本无刚毛。翅宽，无鳞，但密布微刺；翅脉简单，前缘脉域的纵脉粗壮，后部的纵脉细弱；前缘脉、亚前缘脉、径脉上通常生毛和刺，其着生位置、数量、颜色和形状，常有分类意义，如副蚋亚科和原蚋属的此 3 条脉只有毛而无刺（图 73-2）。

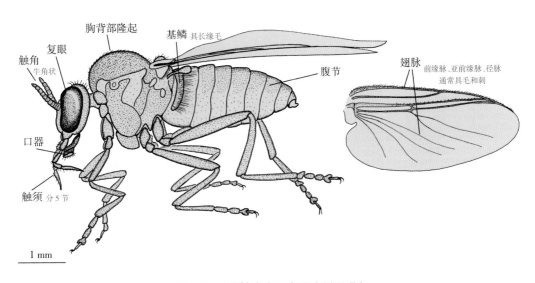

胸背部隆起

基鳞　具长缘毛

复眼

触角　牛角状

腹节

翅脉　前缘脉、亚前缘脉、径脉通常具毛和刺

口器

触须　分 5 节

1 mm

图 73-2　雌蚋成虫示意图（侧面观）

　　幼虫,头长方形或梨形,前端有 1 对可以伸缩并具放射状刚毛的头扇(cephalic fan),用以滤食。胸部粗壮,前胸腹面中部有一个单一的腹足(proleg),呈圆锥形,端部有钩。成熟幼虫中胸两侧有 1 对鳃斑(gill spot)。腹部 8 节,第八腹节的腹面末端具 1 对圆锥形的腹突(ventral papilla),末段背面具可伸缩的肛鳃(anal gill),其后可有"Y"形或"X"形肛板,肛板后面具后环(posterior circlet),或称吸盘。后环的排数和每排钩的个数也具有分类意义(图 73-3)。

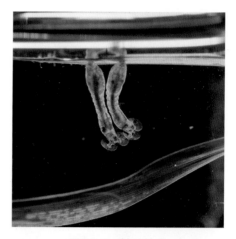

图 73-3　蚋的幼虫

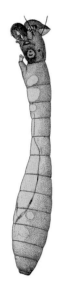
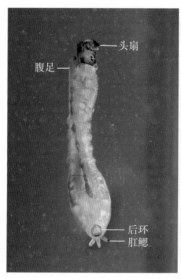
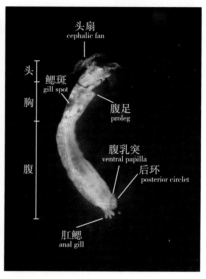

幼虫

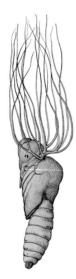
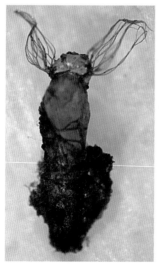
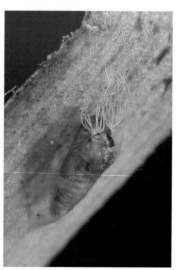

蛹

蛹包被于茧中,前胸两侧具外露的丝状、球状或囊状的呼吸器官(鳃器,grill organ)

图版 73-1　蚋幼虫和蛹

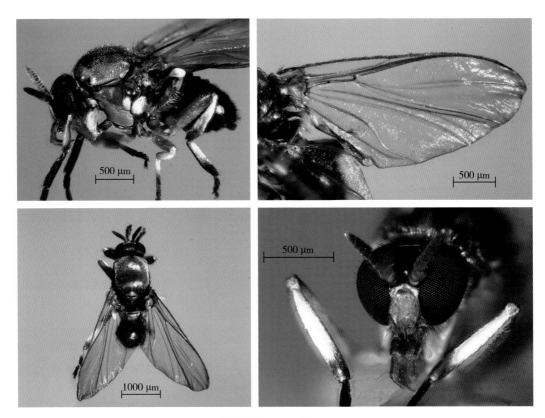

图版 73-2 蚋成虫

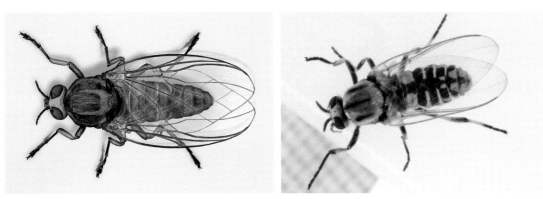

雌蚋

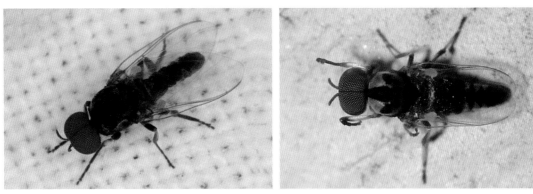

雄蚋

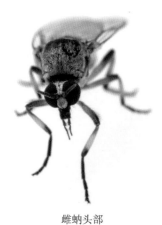
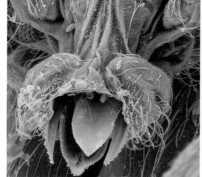
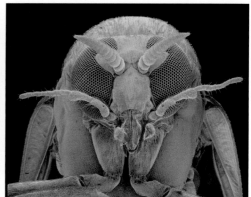

雌蚋头部　　　　　　　　　　电镜下,蚋口器　　　　　　　　　　电镜下,蚋头部

图版 73-3　蚋成虫

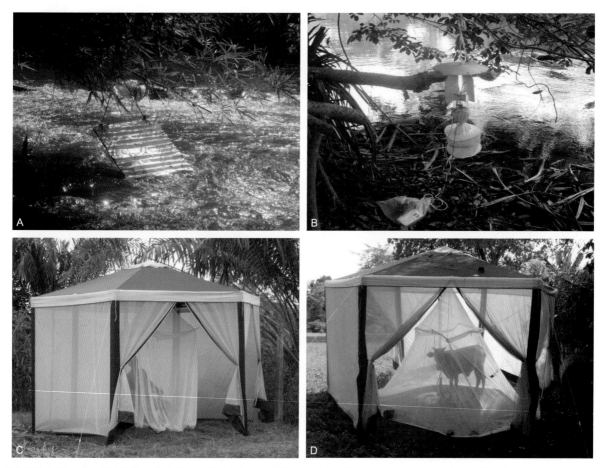

A 设在激流上的 Bellec 黏性陷阱;B 设在孳生地附近的轻型诱捕装置;C 人诱网帐;D 牛诱网帐。A 和 B 可捕获产卵的雌蚋;C 和 D 可捕获寻血的雌蚋。

图版 73-4　雌蚋的现场采集

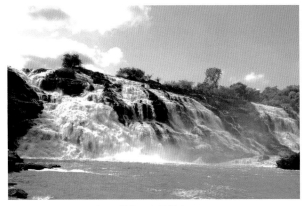

瀑布 - 大量孳生

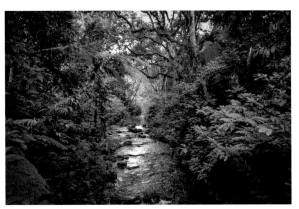

丛林中的河流或溪水 - 局部离散孳生

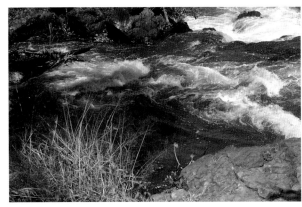

湍急的河流 - 局部离散孳生（如水草上）

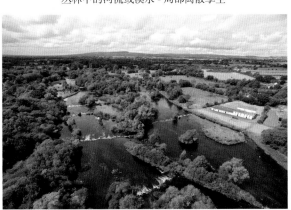

宽阔的水滩 - 大量孳生

非洲的憎蚋（*S. damnosum*）孳生地

图版 73-5　非洲憎蚋的孳生地

注：雌蚋将卵产在快速流动的河流水面之上，水流能够带来充足的氧气，满足卵发育所需。孵化后幼虫还要在水中生存大约一个星期，直至发育为成虫。雌虫破蛹后会立即交配，一生只交配一次。此后，它们会拼命地寻找温血动物，以求饱餐一顿。只有饱饮人或其他动物的血液之后，它们才能获得充足的营养，满足体内虫卵发育所需。雌虫可存活 1 个月，在河面上产卵，以保证种群延续。在有的地方，短短 1000 m 的河床上每天就有 10 亿只蚋破蛹而出。

第七十四章　库　蠓

蠓是一类小型昆虫,全世界已知有 4000 多种。蠓科(Ceratopogonidae)隶属于双翅目(Diptera),体形微小、眼大、喙短、触角细长,静止时头低胸隆、双翅平叠腹背(图 74-1)。雄蠓触角有长而密的轮毛。幼虫生活于水体中或土表;成虫根据其吸食特征分为两类,一类吸食植物汁液或低等动物体液,另一类吸取温血动物(包括人)的血液。

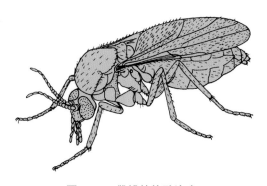

图 74-1　雌蠓的停歇姿态

库蠓属(*Culicoides*;1467 种)、细蠓属(*Leptoconops*;170 种)、蠛蠓属(*Lasiohelea*;188 种)和澳蠓属(*Austroconops*)等 4 属均吸食人畜血液,统称为吸血蠓(biting midge)。 其中,库蠓属种类最多、分布最广,兼吸人兽血液,传播疾病,危害人类健康,对畜牧业影响极大。库蠓可传播奥柔普西病毒(oropouche virus)、蓝舌病毒(bluetongue virus,BTV)、水疱性口炎病毒(vesicular stomatitis virus,VSV)、非洲马瘟病毒(African horse sickness virus,AHSV)、赤羽病病毒(Akabane disease virus,ADV)、禽痘病毒、禽住白细胞原虫、颈盘尾丝虫(*Onchocerca cervicalis*)、棘唇丝虫(*Dipetalonema perstans*)、曼森线虫、土拉弗氏杆菌(*Francisella tularensis*)等病原体。

一、地理分布

库蠓在全球广泛分布,但新西兰、南美洲南部和南极洲无分布。

二、生活史

库蠓是全变态昆虫,生活史包括卵、幼虫、蛹和成虫 4 个阶段。在适宜条件下,发育周期为 15~35 d。交配后,雄虫死亡,雌虫吸血后在 20~28 ℃经 3~4 d 卵巢发育成熟产卵。卵多产于富含有机质的潮湿土壤、水塘、树洞、水洼等处。通常雌蠓一生产卵 2~3 次,一次产卵量约 50~150 粒。在适宜的温度下,卵经 5 d 左右孵出幼虫。幼虫分为 4 龄,生活于水中泥土表层,以菌、藻类和一些原生动物为食。在 27 ℃左右时,22~38 d 化蛹。蛹不活动,可见于水或稍有积水的淤泥中,约 5~7 d 羽化。蠓类一般以幼虫或卵越冬,多以幼虫滞育方式越冬。越冬幼虫可经 5 个月化蛹,蛹 5 d 后羽化为成虫,成虫寿命约 1 个月余,雄蠓交配

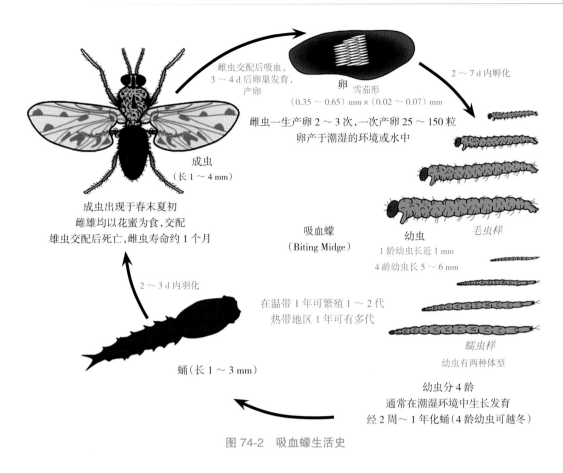

卵 雪茄形
(0.35～0.65) mm × (0.02～0.07) mm

雌虫交配后吸血，
3～4 d 后卵巢发育，
产卵

2～7 d 内孵化

雌虫一生产卵 2～3 次，一次产卵 25～150 粒
卵产于潮湿的环境或水中

成虫
（长 1～4 mm）

成虫出现于春末夏初
雌雄均以花蜜为食，交配
雄虫交配后死亡，雌虫寿命约 1 个月

吸血蠓
（Biting Midge）

幼虫
1 龄幼虫长近 1 mm
4 龄幼虫长 5～6 mm

毛虫样

蠕虫样

2～3 d 内羽化

在温带 1 年可繁殖 1～2 代
热带地区 1 年可有多代

幼虫有两种体型

蛹（长 1～3 mm）

幼虫分 4 龄
通常在潮湿环境中生长发育
经 2 周～1 年化蛹（4 龄幼虫可越冬）

图 74-2　吸血蠓生活史

后 1～2 d 便死亡。通常一年可繁殖 2～4 代，视种类与地区不同而异（图 74-2）。

　　库蠓多在日出前和日落后活动，各有一个吸血高峰期，尤以晚间更明显。在热带地区，成虫全年都可出现，而温带和寒带地区在 5～10 月活动。

　　库蠓以水生型和半水生型为主，按其食性可分为寄生性、猎食性、植食性和吸血性。就吸血库蠓而言，雄蠓吸食植物汁液，仅雌蠓吸血。雌蠓吸血范围较广，有的种类嗜吸人血，有的种类嗜吸禽类或畜类血。成虫平时隐蔽或栖息于树丛、竹林、杂草、洞穴等避风避光处，下雨时不活动。当温度、光照适合且无风时，成虫即成群飞出，交配时常有群舞现象。蠓的飞行能力不强，一般不超过 0.5 km，其活动范围一般限于栖息地周围半径 300 m 内。库蠓一般在闷热的雨前活动较烈，完全黑暗时停止活动。温度在 11 ℃或 7 ℃以下时，库蠓停止活动。

　　细蠓和蠛蠓生活史与库蠓相近似，两者主要于白天吸血活动。

三、形态

　　库蠓体形微小，成虫长约 1～2 mm，具有垂直的喙。头部两复眼相接或分离，触须 5 节，触角鞭节 13 节并有嗅觉器，雌虫触角端部 5 节延长。胸背端两侧有明显的肩窝。翅面通常有明斑（浅色）和暗斑（深灰色或深棕色），前缘脉抵达翅前缘 1/2 或稍超，有 2 个短小的径室（图 74-3、图 74-4）。雌虫可有 1、2 或 3 个受精囊。

　　库蠓的卵为长纺锤形，长约 0.5 mm，表面有纵列突起的小结节。幼虫细长，呈蠕虫状。分为 4 龄，1 龄幼虫长近 1 mm，4 龄幼虫约 5～6 mm。蛹分为头胸部和腹部，体长 2～5 mm；早期淡黄色，羽化前呈深褐或黑色。

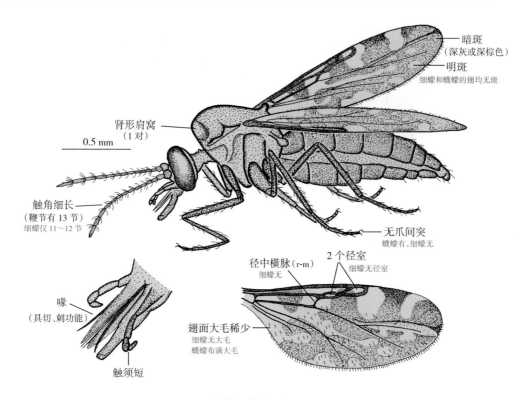

暗斑
（深灰或深棕色）

明斑
细蠓和蠛蠓的翅均无斑

肾形肩窝
（1 对）

0.5 mm

触角细长
（鞭节有 13 节）
细蠓仅 11～12 节

径中横脉（r-m）
细蠓无

2 个径室
细蠓无径室

无爪间突
蠛蠓有，细蠓无

喙
（具切、刺功能）

翅面大毛稀少
细蠓无大毛
蠛蠓布满大毛

触须短

图 74-3 雌性库蠓的形态特征（侧面观）

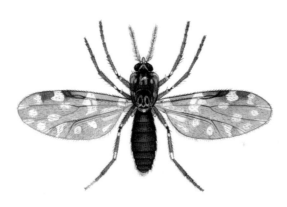

图 74-4 雌性库蠓（背面观）

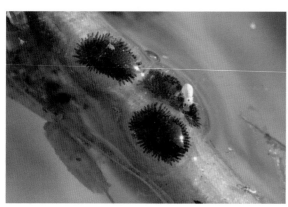

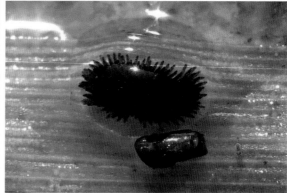

卵块

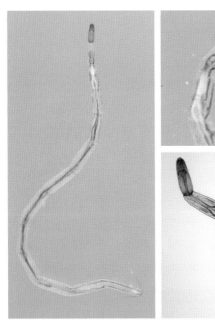
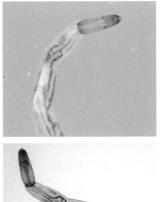
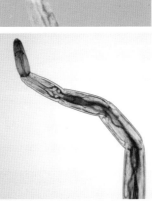
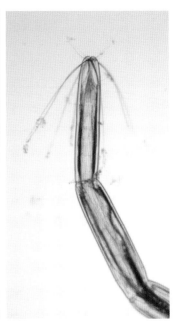

角化呈锥形的头壳端部

幼虫

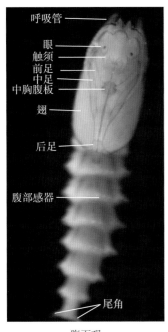

呼吸管
眼
触须
前足
中足
中胸腹板
翅
后足
腹部感器
尾角

腹面观

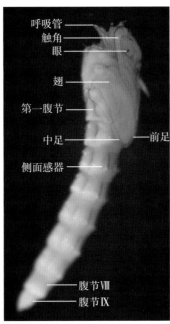

呼吸管
触角
眼
翅
第一腹节
中足
前足
侧面感器
腹节Ⅷ
腹节Ⅸ

侧面观

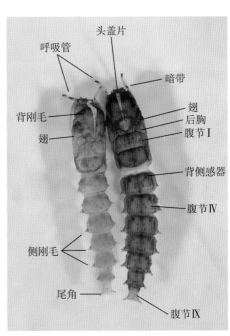

头盖片
呼吸管
暗带
背刚毛
翅
翅
后胸
腹节Ⅰ
背侧感器
腹节Ⅳ
侧刚毛
尾角
腹节Ⅸ

背面观

图版 74-1　库蠓卵、幼虫和蛹

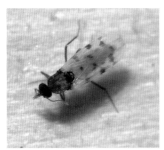

静息雌虫，翅交叠

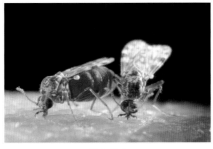

雌虫吸血

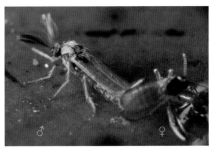

♂　♀

细蠓交配

图版 74-2　蠓成虫

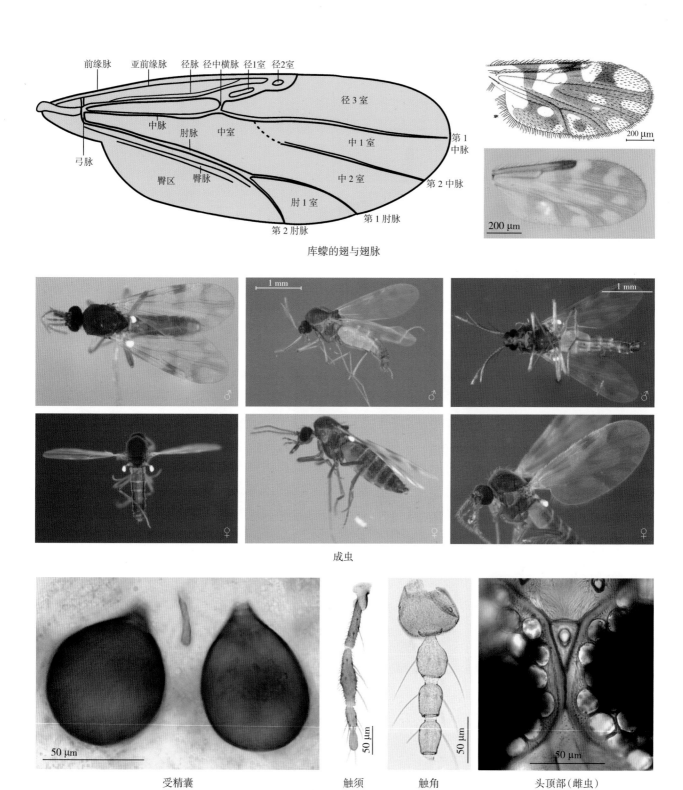

库蠓的翅与翅脉

成虫

受精囊　　　　触须　　触角　　　头顶部（雌虫）

图版 74-3　库蠓成虫的形态结构

第七十五章 臭虫

臭虫(bedbug)隶属于半翅目(Hemiptera)异翅亚目(Heteroptera)臭虫科(Cimicidae),有 6 个属约 75 种。其中,臭虫属(*Cimex*)的温带臭虫(*Cimex lectularius*)和热带臭虫(*C. hemipterus*)嗜吸人血;细臭虫属(*Leptocimex*)包氏细臭虫(*Leptocimex boueti*)除吸食蝙蝠血外,也吸人血。

一、地理分布

臭虫呈世界性分布,主要分布在热带和亚热带地区,包括西非、中东地区等。

二、生活史

臭虫是不完全变态昆虫,有卵、若虫和成虫 3 个阶段。虫卵孵化进入若虫期,若虫分 5 龄,吸饱血后才能蜕皮进入下一龄期,在末次蜕皮后出现翅基,变为成虫。交配发生在宿主之外,采用一种独特的交配形式——"创伤式授精",即雄性通过外部生殖器穿透雌性的腹壁使其受精。整个生活史约需 6～8 周,如环境不适,亦可延至 330 d。在温暖地区的适宜条件下,臭虫每年可繁殖六七代,成虫寿命可达 9～18 个月(图 75-1)。

臭虫喜群居、怕光,主要栖息在居室的床架、帐顶四角、墙壁、天花板、桌、椅、书架、被褥、草垫、床席等的缝隙和糊墙纸的背面(图 75-2)。会随衣服、手提箱、家具和其他个人物品传播。热带臭虫的最适温度为 32～33 ℃,温带臭虫的最适温度是 28～29 ℃。

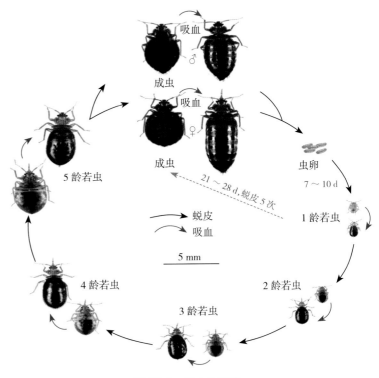

图 75-1 臭虫生活史

臭虫多在夜间活动,通过刺穿皮肤以细长的喙吸食血液。成虫每次饱血需 10～15 min,若虫需 6～9 min。吸血时如人体稍有移动,立即停止、爬走隐藏。

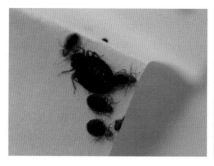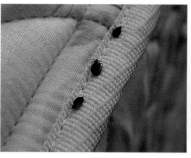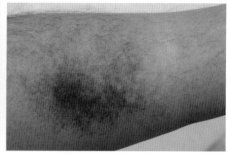

图 75-2   床单、床垫上的臭虫及人体皮肤损伤

注:臭虫叮刺时将唾液注入人体,释放出一种扩张血管的刺激性物质,引起瘀点或瘙痒性风团,常排列成行,可使皮肤敏感性较高人的局部出现红肿,痛痒难忍。

三、形态

1. 成虫　虫体呈卵圆形,红棕色,背腹扁平、腹部较宽,雌虫较雄虫大。头部短而宽阔,有 1 对凸出的复眼,无单眼;喙分为 3 节,刺吸式口器,不吸血时藏于头胸部的腹面纵行沟槽内;触角分为 5 节,第一节颇短。无翅,翅基(elytron)为前翼残留的垫状结构(hemelytral pad)。有 1 对臭腺,能分泌一种异常臭液,用于防御天敌和促进交配(图 75-3)。

2. 若虫　体小而色白,与成虫外形相似,体内生殖器官尚未成熟,缺翅基。

3. 卵　呈白色,长圆形,大小为(0.8～1.3) mm × (0.4～0.6) mm,一端有小盖,卵壳上有网状纹(图 75-4)。

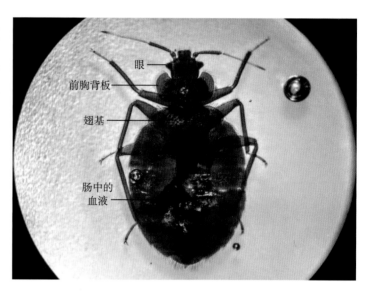

图 75-3   温带臭虫成虫

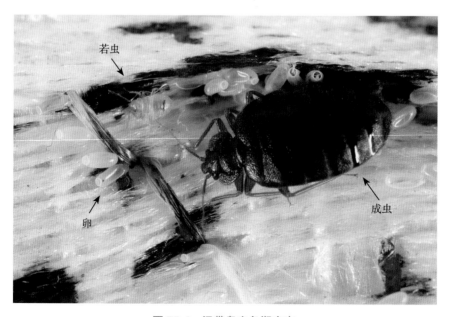

图 75-4   温带臭虫各期虫态

温带臭虫与热带臭虫的形态鉴别要点见表 75-1。

表 75-1　温带臭虫与热带臭虫的形态鉴别要点

鉴别点	温带臭虫	热带臭虫
体型	卵圆形	长椭圆形
长 /mm	5.6	7.0
前胸背板（pronotum）	前缘的凹陷较深，两侧缘向外延伸成翼状薄边	前缘的凹陷较浅，两侧缘不外延
腹部	腹部较短胖	腹部较瘦长
柏氏器（Berlese's organ）	管状，外观不明显	块状，外观较明显

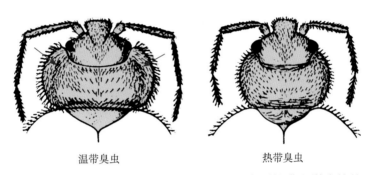

温带臭虫　　　　　　　热带臭虫

温带臭虫的前胸背板前缘凹陷较深，两侧缘向外延伸成翼状薄边（箭头所示）

温带臭虫与热带臭虫头部形态

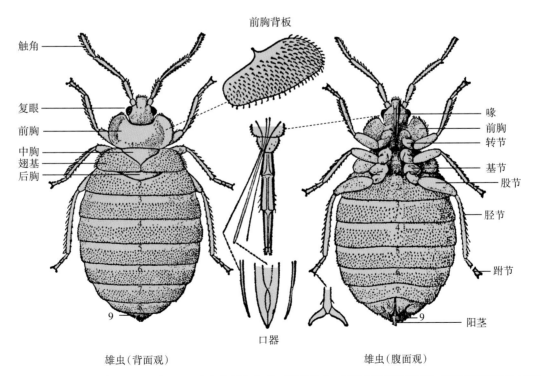

雄虫（背面观）　　　　口器　　　　雄虫（腹面观）

雄虫的腹部后端窄尖，端部有一镰刀形阳茎（aedeagus），向左侧弯曲，储于阳茎槽中。而雌虫腹部后端圆钝，第五节腹面后缘右侧有 1 个三角形凹陷的交合口，称柏氏器（Berlese's organ），是精子的入口。

图版 75-1　臭虫形态示意图

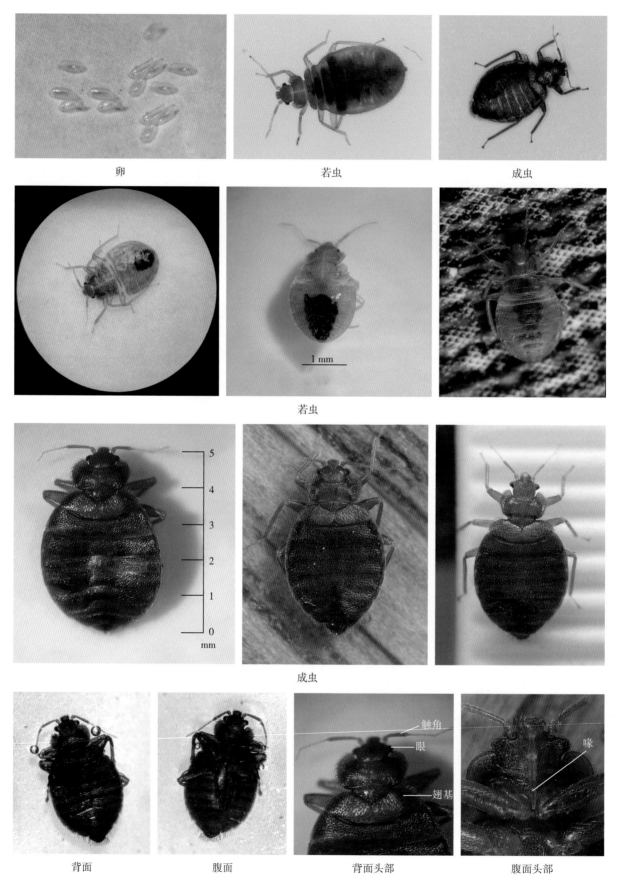

卵　　　　　　　　　　若虫　　　　　　　　　　成虫

若虫

成虫

背面　　　　　　　腹面　　　　　　　背面头部　　　　　　腹面头部

图版 75-2　臭虫形态结构（一）

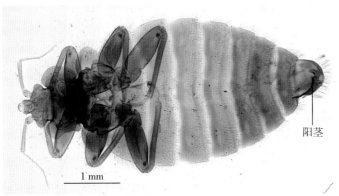
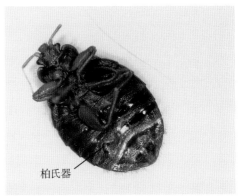

臭虫成虫：雄虫尾部的阳茎（左），雌虫腹面的"柏氏器"（右）

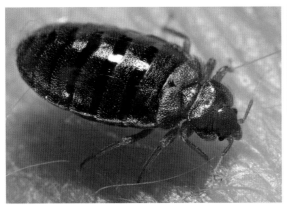
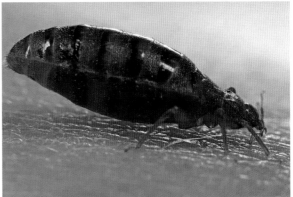

吸血中的臭虫

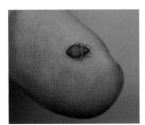
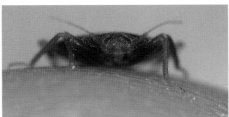
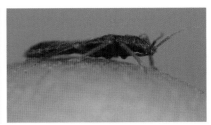

臭虫成虫背面　　　　　　　　臭虫成虫头部　　　　　　　臭虫侧面（未吸血）

图版 75-3　臭虫形态结构（二）

第七十六章　蜱

蜱隶属于节肢动物门（Arthropoda）蜘蛛纲（Arachnida）蜱螨亚纲（Acari）寄螨总目（Parasitiformes）蜱目（Ixodida），包括 3 个科：硬蜱科（Ixodidae）、软蜱科（Argasidae）和纳蜱科（Nuttalliellidae）。其中，硬蜱（hard tick）是病毒（如森林脑炎、出血热）、立克次体（如 Q 热、蜱媒斑疹热）、细菌（如土拉菌、布鲁氏菌）、螺旋体病（莱姆病）、原虫（如巴贝西虫、泰勒虫）等病原体的传播媒介，可引起蜱媒传染病（tick-borne disease）；软蜱（soft tick）能传播蜱媒回归热（tick-borne relapsing fever）、Q 热、鼠疫、斑疹伤寒、布鲁氏杆菌病等多种疾病。

一、地理分布

蜱呈世界性广泛分布，可寄生于哺乳类、鸟类、爬行类和两栖类等多种动物。血红扇头蜱（*Rhipicephalus sanguineus*）和微小扇头蜱（*R. microplus*）为世界性广布种。全球其他重要的人体寄生硬蜱还包括希伯花蜱（*Amblyomma hebraeum*；非洲南部）、全沟硬蜱（*Ixodes persulcatus*；欧洲东北部和亚洲北部）、肩突硬蜱（*I. scapularis*；北美东部）、美洲花蜱（*A. americanum*；北美）、斑体花蜱（*A. maculatum*；北美）、泽兔血蜱（*Haemaphysalis leporispalustris*；北美）、长角血蜱（*Ha. longicornis*；亚洲和澳洲）、亚洲璃眼蜱（*Hyalomma asiaticum*；中亚）和残缘璃眼蜱（*H. detritum*；亚洲和地中海盆地）等（图 76-1）。

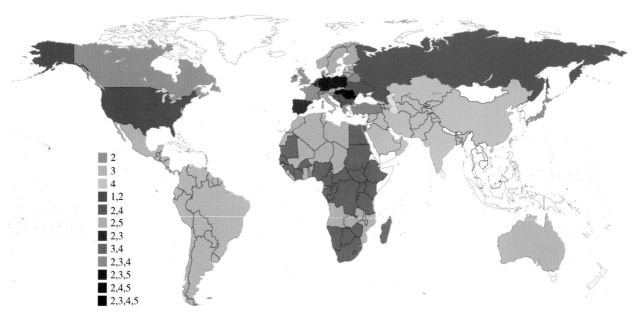

图 76-1　全球主要蜱媒（tick-borne）人畜共患病分布

注：1 人粒细胞无形体病，2 莱姆病，3 巴贝虫病，4 克里米亚 - 刚果出血热，5 蜱传脑炎（即森林脑炎）。

二、生活史

蜱类的个体发育通常包括卵、幼虫(larva)、若虫(nymph)和成虫等四个阶段。硬蜱一生中仅产卵1次，幼虫吸血、蜕皮为若虫，若虫吸血、蜕皮为成虫。幼虫和若虫均只蜕皮1次(图76-2、图76-3,表76-1、表76-2)。

软蜱一生中能多次产卵，蜱卵分多批孵化，幼虫仅蜕皮1次。但钝缘蜱属(*Ornithodoros*)若虫期有3～8龄，需经2～7次蜕皮，方可发育为成虫(图76-4,表76-2)。

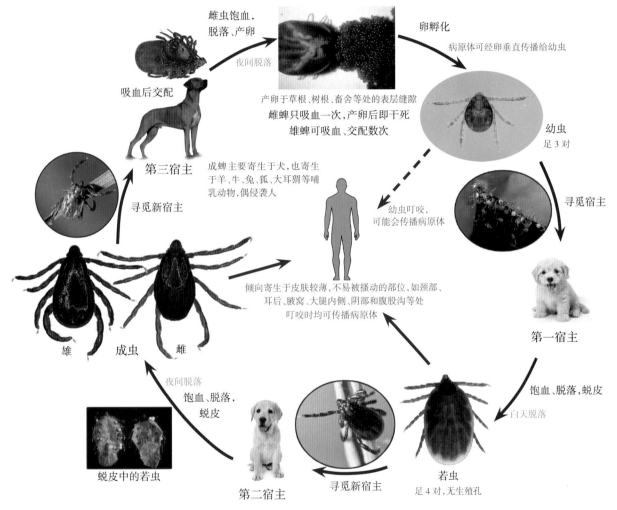

图 76-2 三宿主蜱的生活史（以血红扇头蜱为例）

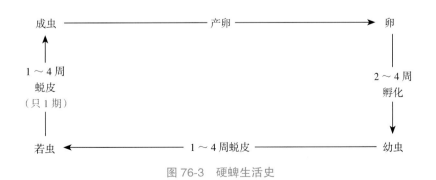

图 76-3 硬蜱生活史

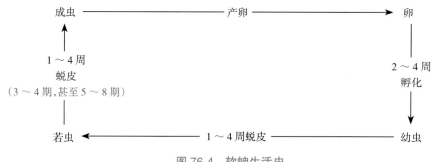

图 76-4　软蜱生活史

蜱在生活史中有更换宿主的现象（表 76-1）。根据其更换宿主的次数可分为四种类型：

① 一宿主蜱（onehost tick）：从幼虫发育至成虫都在一个宿主体上，雌虫饱血后落地产卵。如微小扇头蜱和褪色扇头蜱（*R. decoloratus*）。

② 二宿主蜱（twohost tick）：幼虫和若虫在一个宿主体上发育，成虫另寻宿主寄生。如囊形扇头蜱（*R. bursa*）和蓴氏扇头蜱（*R. evertsi*）。

③ 三宿主蜱（threehost tick）：幼虫、若虫和成虫分别在 3 个宿主体上寄生。如血红扇头蜱（俗称狗蜱），专性寄生于犬，偶尔会侵袭牛、羊、马、猫以及人。90% 以上的硬蜱为三宿主蜱，是蜱媒疾病的主要媒介。

④ 多宿主蜱：幼虫、各龄若虫和成虫以及雌蜱每次产卵前都需寻找宿主寄生吸血，每次饱血后离去。吸血前约绿豆粒大小；饱血后，可达大拇指大小。通常软蜱为该类型。

表 76-1　不同硬蜱更换宿主的行为

	第一宿主	第二宿主	第三宿主
三宿主蜱	幼虫	若虫	成虫
二宿主蜱	幼虫、若虫	成虫	—
一宿主蜱	幼虫、若虫、成虫	—	—

表 76-2　硬蜱和软蜱生态习性的主要区别

	硬蜱科	软蜱科
吸血	白天,需数日	夜间,数分钟到 1 h
分布	开阔的森林、灌木丛、草原等	兽穴、鸟巢、人畜居所
宿主	1～4 个不等	>10 个
寿命	从 1 个月到几年	5 年以上
生活史	卵→幼虫→若虫（一个龄期）→成虫	卵→幼虫→若虫（多个龄期）→成虫
产卵	一生仅 1 次,数百至数千枚	多次,50～200 个 / 次,总数达 1000 个
越冬	洞穴、土块、枯枝落叶层中或宿主体表越冬	兽穴、鸟巢、人畜居所

三、形态

蜱的头胸腹愈合，虫体由假头（capitulum，又称颚体 gnathosoma）和躯体（idiosoma）两部分组成。一般幼虫具 3 对足，若虫和成虫有 4 对足。

（一）硬蜱

虫体呈囊形，无头、胸、腹之分，表皮革质。按其外部结构的功能与位置，区分为假头与躯体两个部分。

假头由假头基（basis capituli，也称颚基 gnathobase）、螯肢（chelicera）、口下板（hypostome）和须肢（palp）组成（图76-5）。假头基与躯体的前端相连接，是一个界限分明的骨化区，其形状因属的不同而异，呈矩形、六角形、三角形或梯形（图76-6）；其后缘两侧或具向后的角突，称基突（cornu，复 cornua）。雌蜱的假头基背面有1对孔区（porose area），由许多小凹点聚集组成，有感觉及分泌体液帮助产卵的功能。假头基腹面较大，前部靠近侧缘或具一对角突，称耳状突（auricula）。

螯肢1对，从假头基背面中央伸出，是重要的刺割器。每一螯肢外面有螯肢鞘（cheliceral sheath）包绕，尖端露出鞘外。口下板1块，位于螯肢腹面，与螯肢合拢时形成前口腔。口下板腹面有成纵列的逆齿（denticle），为吸血时穿刺与附着的重要器官。端部的齿细小，称齿冠（corona）；主部的齿较大。分类时，常以齿式（dentition formula）表示其中线两侧的齿列数，例如3/3，即两侧各具3纵列；又如3-4/4-3，即前段各侧具4纵列，以后各侧具3纵列。

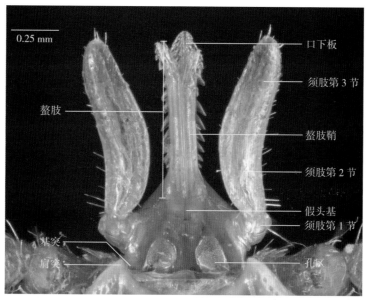

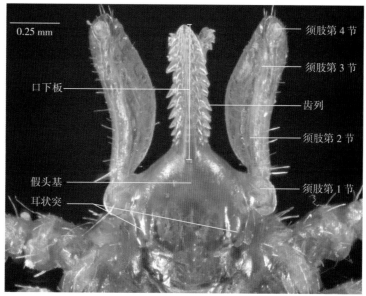

图 76-5　硬蜱假头（颚体）形态结构（上图为背面观，下图为腹面观）

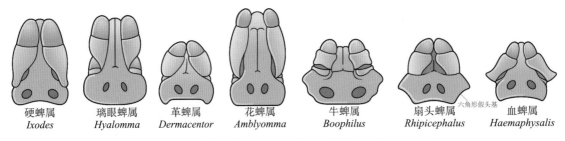

| 硬蜱属
Ixodes | 璃眼蜱属
Hyalomma | 革蜱属
Dermacentor | 花蜱属
Amblyomma | 牛蜱属
Boophilus | 扇头蜱属
Rhipicephalus | 血蜱属
Haemaphysalis |

图 76-6　硬蜱科主要蜱属的假头基形态（雌性，背面观）

　　螯肢的两侧为须肢，由 4 节组成，在蜱吸血时起辅助口器固定和支撑蜱体的作用；第 1 节很短，环状或具突起；第 4 节短小，又称须肢感受器（腹面可见），镶嵌于第 3 节亚端的腹面小凹陷内，其顶端有粗短的感觉毛，在其决定吸血部位以及寻找雌性生殖孔进行交配时起作用。

　　躯体为连接在假头基后缘的扁平体部分，呈椭圆形或囊形。饱血后，硬蜱雌、雄个体大小相差悬殊。雄蜱因其几丁质盾板几乎覆盖整个躯体背面，限制了其躯体的膨胀（图 76-7）。

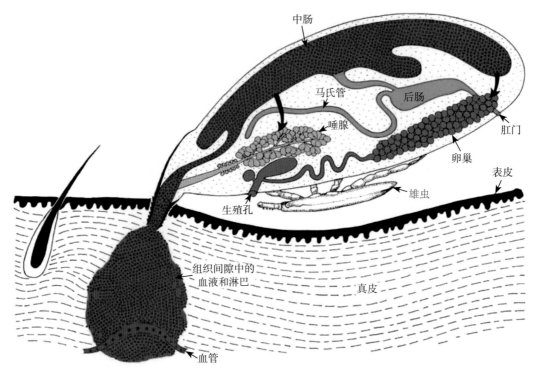

图 76-7　吸血交配中的雌性硬蜱

注：蜱吞食组织间隙中的血液和淋巴，中肠中充斥着血液，箭头所指为病原体在蜱体内的播散路径和主要累及器官（唾腺和卵巢）。

　　背面有几丁质的盾板（scutum）。盾板在雄蜱几乎覆盖整个躯体背面，但在雌蜱、幼虫和若虫只占背面的前部。盾板一般为长圆形或卵形，在雌蜱、幼虫和若虫也有呈盾形、心形或其他形状。盾板上或具色斑（如革蜱属、花蜱属等）。盾板前缘假头基处凹入，即缘凹（emargination）；其两侧向前突出，形成肩突（scapula）。一些蜱属具眼 1 对，位于盾板的侧缘。盾板具点窝状的刻点（punctation），其粗细、深浅、数目及稀密程度是重要的分类依据。颈沟（cervical groove）自缘凹后方两侧向后伸展，其长度和形状亦因种类而异。雌蜱在盾板前部靠近侧缘，或有直线形隆起的侧脊（lateral carina），其内侧所成的沟，或称侧沟（lateral groove）。在雄蜱，盾板前部相当雌蜱盾板位置的部位，称假盾区（pseudoscutum）。沿盾板侧缘的内侧，通常有 1 对侧沟，其长度和深浅程度在分类上很重要。后部正中还有 1 条后中沟（posterior median groove），其两侧有 1 对后侧沟（posterior lateral groove）。后肛沟类硬蜱的盾板中部（约在第 3 和第 4 基节之间）有一对类圆形的盾窝(fovea),表皮下有盾窝腺,雌蜱在从吸血到交配阶段会通过盾窝腺释放信息素,导致盾窝腺膨大。有些种类在盾板后缘具方块形的缘垛(festoon),通常为 11 个,正中的一个有时较大,色淡而明亮,称中垛(parma)。有些蜱种躯体末端形成尾突(caudal protrusion)。除盾板以外,背面体缘有时还有缘褶(marginal body fold)和缘沟(marginal groove)。雌蜱盾板以后的革质柔软部分被称为异盾(alloscutum)。

腹面的前部或靠中部正中有生殖孔(genital opening),有些雌蜱生殖孔边缘有 1 对细小的翼状突(ala),也有些呈厣状的覆盖物,称生殖帷(genital apron)或称盖叶(operculum)。在生殖孔前方及两侧,有 1 对向后伸展的生殖沟(genital groove)。肛门(anus)位于后部正中,是由 1 对半月形肛瓣(anal valve)构成的纵行裂口。其上有纤细的肛毛 1~5 对。在肛门之后或肛门之前有肛沟(anal groove),一般为半圆形或马蹄形(图 76-8)。在雄蜱,腹面还有几块几丁质板,但革蜱属和血蜱属全缺如。硬蜱属有腹板 7 块:生殖前板(pregenital plate)1 块,位于生殖孔之前;中板(median plate)1 块,位于生殖孔与肛门之间;侧板(epimer plate)1 对,位于体侧缘的内侧;肛板(anal plate)1 块,位于肛门的周围,紧靠中板之后;肛侧板(adanal plate)1 对,位于肛板的外侧。有些蜱属的腹面只有 1 对肛侧板和位于其外侧的 1 对副肛侧板(accessory adanal plate),如扇头蜱属。璃眼蜱属除肛侧板和副肛侧板外,在肛侧板下方还有 1 对肛下板(subanal plate)。腹面第 4 对足基节的后外侧有气门板(peritreme)1 对,呈圆形、卵圆形、逗点形或其他形状。在气门板中部有一几丁质化的气门斑(macula),气门(stigma)的半月形裂口即位于其间。气门斑周围由许多圆形的杯状体(goblet)围绕。

腹面有足 4 对,每足分 6 节,由体侧向外为基节(coxa)、转节(trochanter)、股节(femur)、胫节(tibia)、后跗节(metatarsus)和跗节(tarsus)。基节固定于腹面体壁,不能活动,其上通常着生距(spur),靠后内角的称内距(internal spur),靠后外角的称外距(external spur)。距的有无和大小是重要的分类依据。转节及以下各足节均能活动。转节短,其腹面或具发达程度不同的距。有的蜱(如革蜱属、血蜱属)第 1 对足转节背面有向后的背距(dorsal spur)。跗节为最后一节,其上有环形假关节(pseudo-articulation)。跗节末端具爪(claw)1 对,爪基有发达程度不同的爪垫(pulvillus)。第 1 对足跗节接近端部的背缘有哈氏器(Haller's organ),由前窝和囊组成,为嗅觉器官(图 76-9)。前窝中有带孔的感觉毛,能感受性信息素以及宿主的代谢产物 CO_2 和 NH_3,在寻找宿主中起作用。

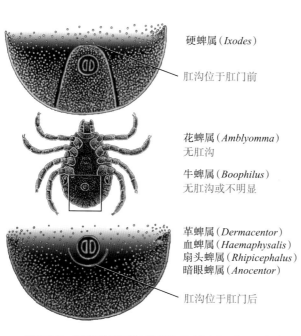

硬蜱属(*Ixodes*)

肛沟位于肛门前

花蜱属(*Amblyomma*)
无肛沟

牛蜱属(*Boophilus*)
无肛沟或不明显

革蜱属(*Dermacentor*)
血蜱属(*Haemaphysalis*)
扇头蜱属(*Rhipicephalus*)
暗眼蜱属(*Anocentor*)

肛沟位于肛门后

图 76-8　不同种属硬蜱的肛沟位置(相对于肛门)

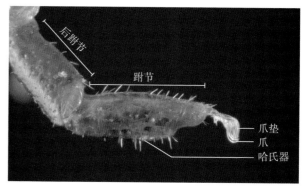

后跗节

跗节

爪垫
爪
哈氏器

图 76-9　第 1 跗节及哈氏器

硬蜱成虫的形态结构见图 76-10。

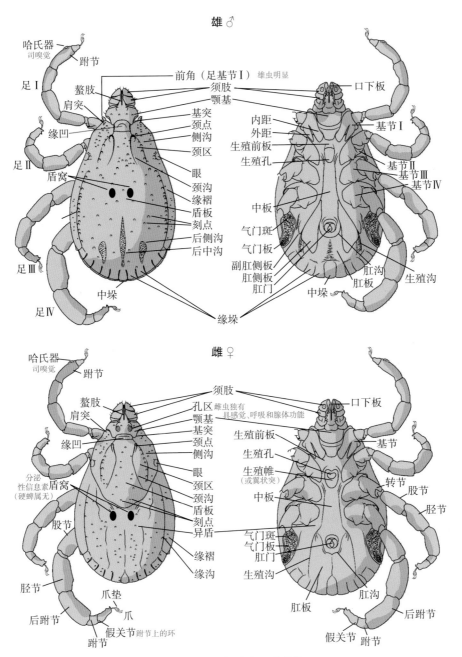

图 76-10 硬蜱成虫形态结构

（二）软蜱

软蜱成虫表皮革质，不具骨化的盾板，故统称软蜱。未吸血时背腹扁平，有皱褶、乳突（mammilla）、颗粒（granulate）、针棘（spin）、结节（knot）或放射状排列的盘窝（disc），背腹均无几丁质板，这点不同于硬蜱。软蜱假头位于腹面亚前端，背面不可见。有些种类的假头陷入体表的头窝（camerostome）内，其两侧具一对叶状突，即颊叶（cheek）。假头基形状多呈矩形，须肢共 4 节，口下板上的齿较小。生殖孔和肛门的位置与硬蜱相同，雌蜱的生殖孔呈横向裂缝，雄蜱的生殖孔近似半圆形。气门板较小，位于基节Ⅳ外前方。步足 4 对（幼虫 3 对），足的结构与硬蜱相似（图 76-11，表 76-3）。

锐缘蜱属（*Argas*）的背腹间有明显的缝线（sutural line）分隔，身体侧面具明显的矩形盘（缘盘）；无眼；成虫和若虫表皮有许多细小皱纹和盘窝；宿主多为鸟类（图 76-12）。

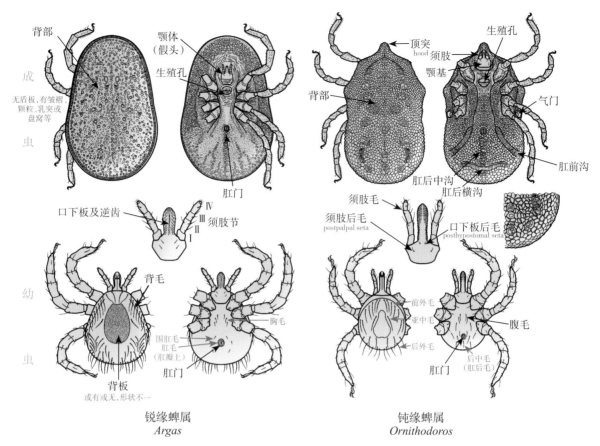

图 76-11 软蜱主要形态特征

表 76-3 硬蜱与软蜱形态特征鉴别

	硬蜱	软蜱
假头（颚体）	在躯体前端，从背面可见	在躯体前部腹面，从背面不可见
颚基背面	雌性成蜱有 1 对孔区	无孔区
须肢	较短，第 4 节嵌在第 3 节上，各节运动不灵活	较长，各节运动较灵活
躯体背面	有盾板，雄的大，雌的小	无盾板；体表有许多小疣，或具皱纹、盘状凹陷
基节腺	退化或不发达	发达；足基节 I、II 之间，通常有 1 对基节腺开口
雌雄蜱区别	雄蜱体小且盾板大，遮盖整个虫体背面；雌蜱体大且盾板小，仅遮盖背面前部	雌雄区别不明显

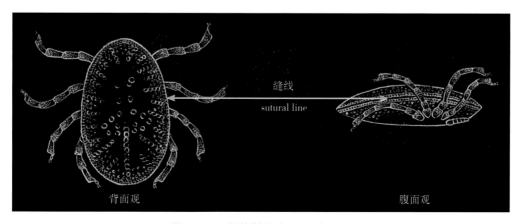

图 76-12 锐缘蜱属（*Argas*）外观

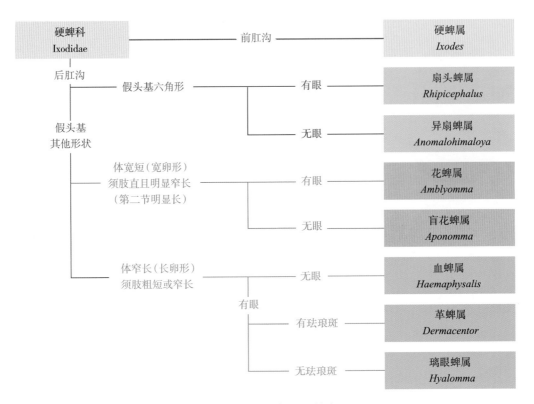

图版 76-1　常见硬蜱分属检索图

注：牛蜱属（*Boophilus*）已归为扇头蜱属的亚属；扇头蜱属肛沟明显，足基节Ⅰ有2个发达的距；牛蜱属肛沟很浅而不明显，足基节Ⅰ的2个距很短。暗眼蜱属（*Anocentor*）已归为革蜱属的亚属。盲花蜱属的一部分合并到花蜱属，另一部分合并到新建立的凹沟蜱属。璃眼蜱亚科并入扇头蜱亚科。

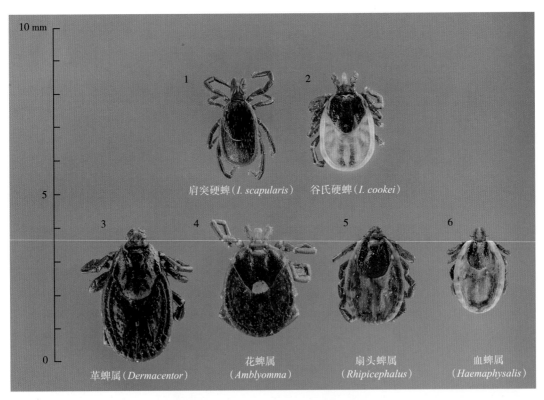

图版 76-2　不同种属的未吸血雌性硬蜱

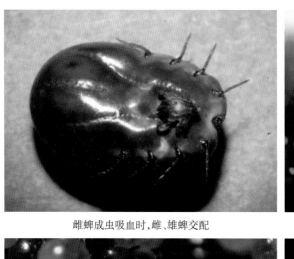

雌蜱成虫吸血时,雌、雄蜱交配　　　　　　　　　卵由生殖孔排出

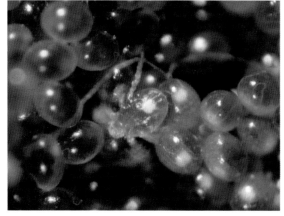

卵与刚孵化出的幼虫　　　　　　　　　寄生于人眼睫毛的微小扇头蜱幼虫

图版 76-3　微小扇头蜱

注:旧称微小牛蜱(*Boophilus microplus*),有 5 个亚种,其中 2 个亚种只分布于非洲。主要寄生于牛等家畜,可传播二联巴贝虫(*Babesia bigemina*)和牛巴贝虫(*Babesia bovis*)。

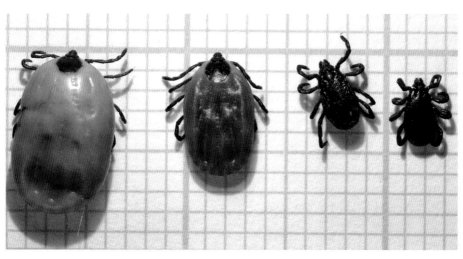

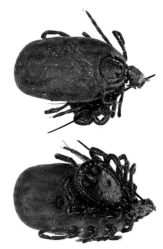

左边 3 只为雌蜱,最右 1 只为雄蜱　　　　　　　　　雌雄蜱正在交配

图版 76-4　血红扇头蜱

注:俗称狗蜱,是弗氏巴贝虫(*Babesia vogeli*)的中间宿主,主要引起犬巴贝虫病,偶尔感染人。南部非洲国家有分布。

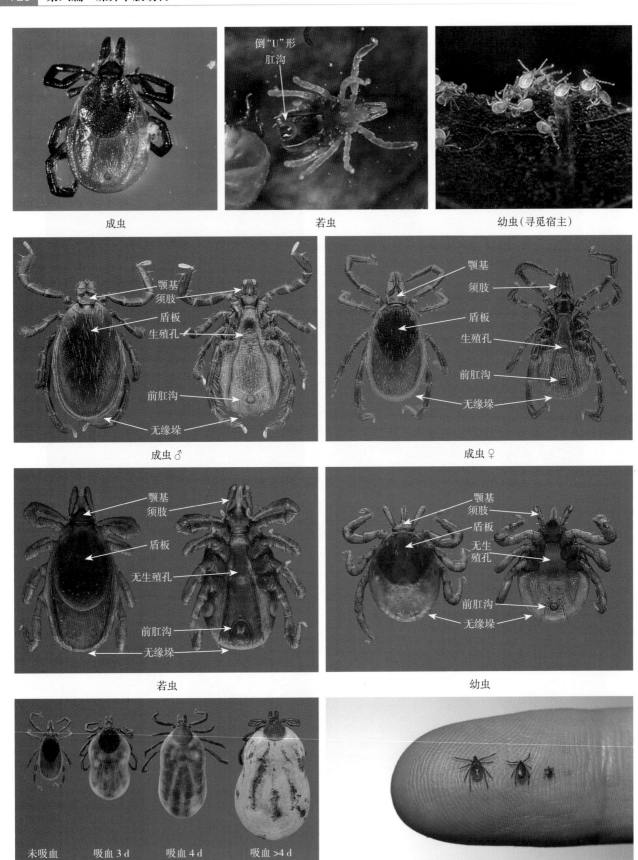

图版 76-5 不同虫态的硬蜱

注:不同虫态蜱的区别(以肩突硬蜱为例):幼虫有 3 对足,盾板仅覆盖背部的前部;若虫有 4 对足,无生殖孔和孔区,盾板仅覆盖背部的前部;成虫有 4 对足,有生殖孔,雌虫有孔区。

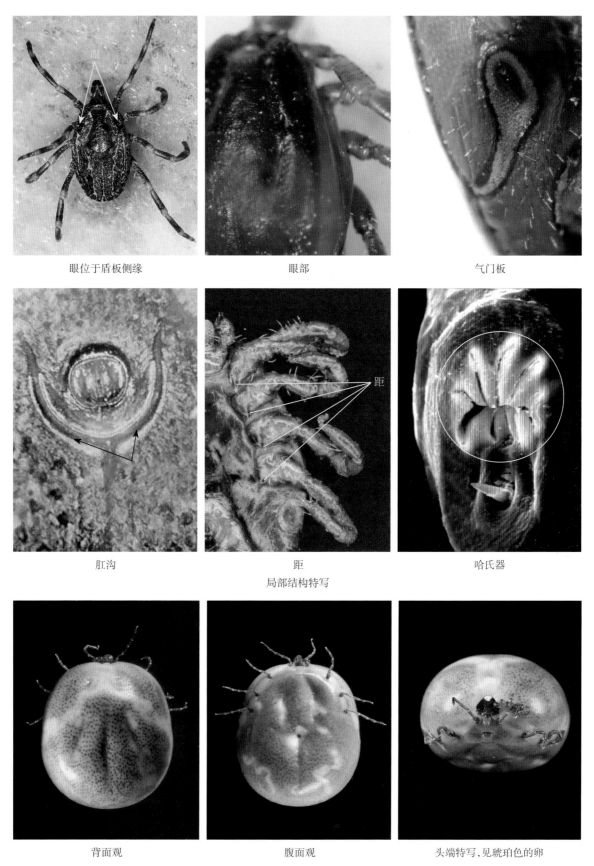

眼位于盾板侧缘　　　　　　　　眼部　　　　　　　　　气门板

肛沟　　　　　　　　　　　距　　　　　　　　　哈氏器

局部结构特写

背面观　　　　　　　　　腹面观　　　　　　头端特写,见琥珀色的卵

图版 76-6　硬蜱局部特征

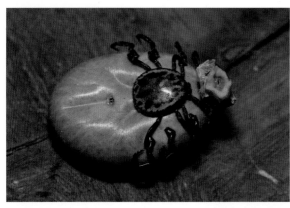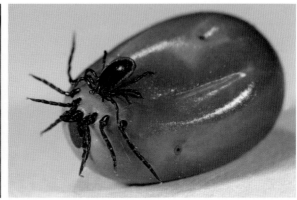

图版 76-7 正在交配的雌、雄成虫

注：交配一般在雌性成蜱吸血过程中进行，在宿主体表边吸血边交配，交配对雌蜱吸血起刺激作用。交配时雄虫爬到雌虫体上，腹面相对，雄虫将口器伸入雌虫生殖孔中，通过螯肢将形成的精包推进雌虫生殖孔中使雌虫受精。硬蜱雌虫一般仅交配1次。而多数软蜱一般在栖息地进行交配，可多次交配。

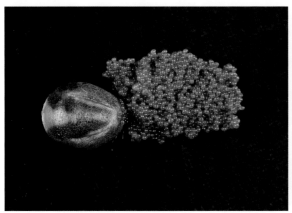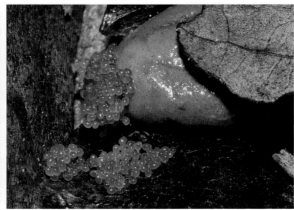

图版 76-8 正在产卵的肩突硬蜱

注：雌蜱吸血达到临界重量时开始产卵。产卵时，雌蜱假头向下弯曲，卵从生殖孔排出后，由须肢将其推至躯体前端背面。位于假头基和腹部前缘交界处的吉氏器（Gene's organ）突出于假头背面，分泌黏液将卵粘在一起并推送至假头后端，堆积成卵块将假头包埋在内。

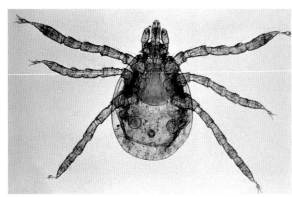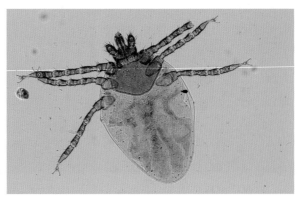

边缘革蜱（*Dermacentor marginatus*）幼虫   幼虫

图版 76-9 硬蜱幼虫

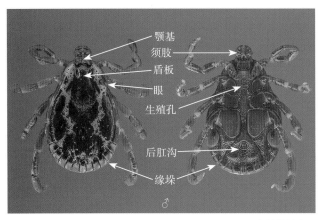
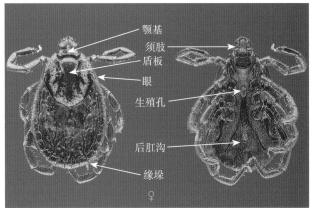

颚基
须肢
盾板
眼
生殖孔
后肛沟
缘垛
♂

颚基
须肢
盾板
眼
生殖孔
后肛沟
缘垛
♀

变异革蜱（*D. variabilis*）成蜱

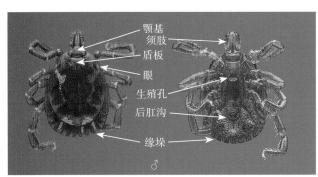
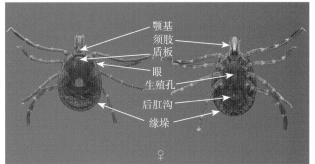

颚基
须肢
盾板
眼
生殖孔
后肛沟
缘垛
♂

颚基
须肢
盾板
眼
生殖孔
后肛沟
缘垛
♀

美洲花蜱（*A. americanum*）成蜱

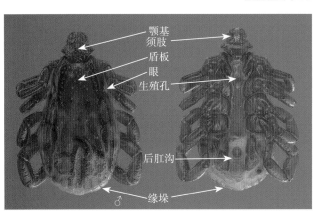
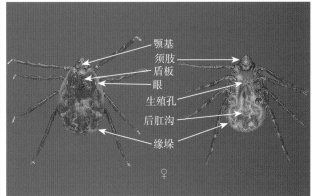

颚基
须肢
盾板
眼
生殖孔
后肛沟
缘垛
♂

颚基
须肢
盾板
眼
生殖孔
后肛沟
缘垛
♀

血红扇头蜱（*R. sanguineus*）成蜱

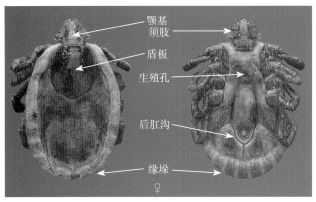
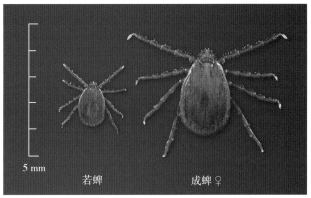

颚基
须肢
盾板
生殖孔
后肛沟
缘垛
♀

5 mm
若蜱　　成蜱♀

泽兔血蜱（*Ha. leporispalustris*）成蜱　　　　长角血蜱（*Ha. longicornis*），雄蜱罕见

图版 76-10　其他硬蜱

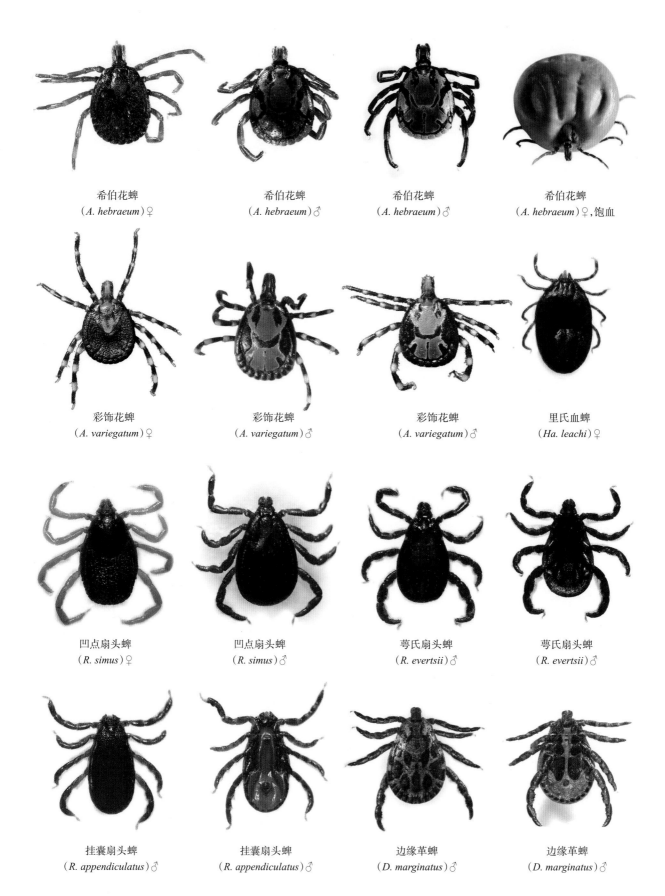

希伯花蜱
（*A. hebraeum*）♀

希伯花蜱
（*A. hebraeum*）♂

希伯花蜱
（*A. hebraeum*）♂

希伯花蜱
（*A. hebraeum*）♀，饱血

彩饰花蜱
（*A. variegatum*）♀

彩饰花蜱
（*A. variegatum*）♂

彩饰花蜱
（*A. variegatum*）♂

里氏血蜱
（*Ha. leachi*）♀

凹点扇头蜱
（*R. simus*）♀

凹点扇头蜱
（*R. simus*）♂

萼氏扇头蜱
（*R. evertsii*）♂

萼氏扇头蜱
（*R. evertsii*）♂

挂囊扇头蜱
（*R. appendiculatus*）♂

挂囊扇头蜱
（*R. appendiculatus*）♂

边缘革蜱
（*D. marginatus*）♂

边缘革蜱
（*D. marginatus*）♂

图版 76-11　非洲有分布的硬蜱（一）

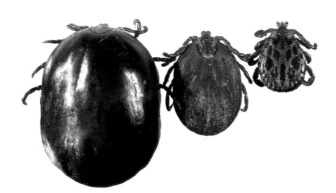

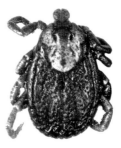

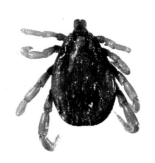

边缘革蜱（*D. marginatus*）
♀饱血、♀未吸血和♂（从左至右）

边缘革蜱
（*D. marginatus*）♀

单驼璃眼蜱
（*H. dromedarii*）♂

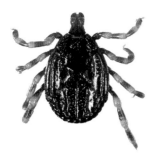

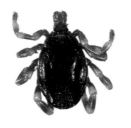

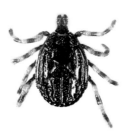

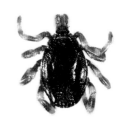

杆足璃眼蜱
（*H. truncatum*）♀

杆足璃眼蜱
（*H. truncatum*）♂

杆足璃眼蜱
（*H. truncatum*）♀

杆足璃眼蜱
（*H. truncatum*）♂

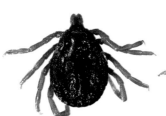

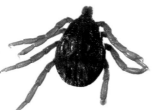

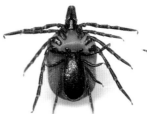

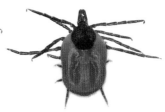

镶边璃眼蜱
（*H. marginatum*）♀

镶边璃眼蜱
（*H. marginatum*）♂

蓖子硬蜱
（*I. ricinus*），1 对

蓖子硬蜱
（*I. ricinus*），1 对

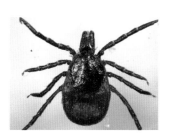

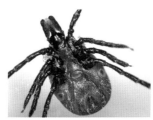

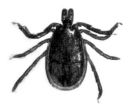

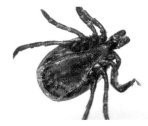

蓖子硬蜱
（*I. ricinus*）♀

蓖子硬蜱
（*I. ricinus*）♀

蓖子硬蜱
（*I. ricinus*）♂

蓖子硬蜱
（*I. ricinus*）♂

图版 76-12　非洲有分布的硬蜱（二）

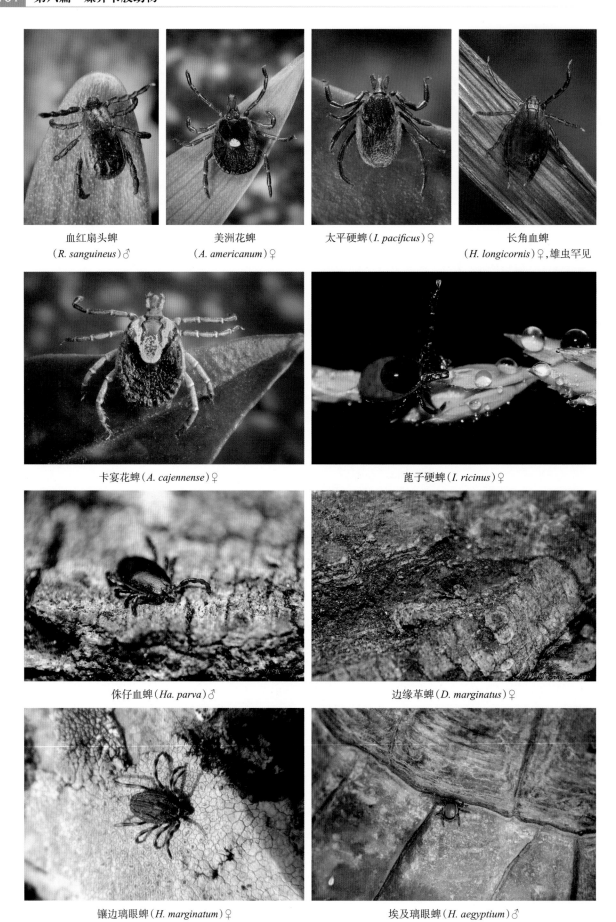

血红扇头蜱
（*R. sanguineus*）♂

美洲花蜱
（*A. americanum*）♀

太平硬蜱（*I. pacificus*）♀

长角血蜱
（*H. longicornis*）♀，雄虫罕见

卡宴花蜱（*A. cajennense*）♀

蓖子硬蜱（*I. ricinus*）♀

侏仔血蜱（*Ha. parva*）♂

边缘革蜱（*D. marginatus*）♀

镶边璃眼蜱（*H. marginatum*）♀

埃及璃眼蜱（*H. aegyptium*）♂

图版 76-13 自然环境中的硬蜱

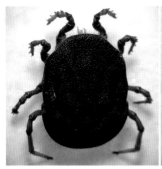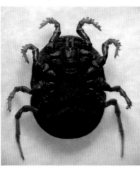

塞氏钝蜱（*Ornithodorus savignyi*）耐高温干旱，主要分布于非洲和亚洲的半沙漠地区，侵袭牛、羊、骆驼等家畜

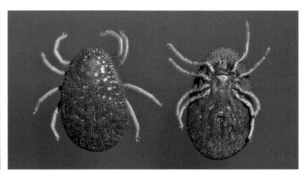

波斯锐蜱（*Argas persicus*）主要宿主是家禽，主要分布于欧洲、亚洲和非洲的温热地区

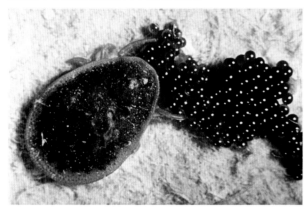

锐蜱产卵

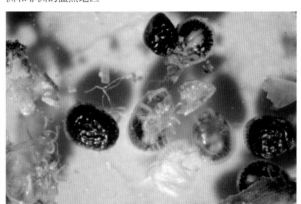

锐蜱幼虫蜕皮

图版 76-14　软蜱

附表 76-1　家畜和宠物的主要寄生硬蜱和软蜱

蜱种	俗名	地理分布
美洲花蜱（*Amblyomma americanum*）	单星蜱	北美洲
卡宴花蜱（*A. cajennense*）	卡宴蜱	美洲的热带、亚热带地区
希伯花蜱（*A. hebraeum*）	南非斑点蜱	赤道以南非洲
彩饰花蜱（*A. variegatum*）	热带斑点蜱	非洲和加勒比地区
斑体花蜱（*A. maculatum*）	湾蜱	美洲
褪色扇头蜱（*Rhipicephalus decoloratus*）	热带牛蜱、蓝蜱	赤道以南非洲
微小扇头蜱（*R. microplus*）	南方牛蜱	亚洲、非洲、中北美洲、澳洲的热带地区
环须扇头蜱（*R. annulatus*）	美洲牛蜱	美洲、地中海地区与中东
挂囊扇头蜱（*R. appendiculatus*）	棕耳蜱	赤道以南非洲
囊形扇头蜱（*R. bursa*）		南欧、近东和中东
萼氏扇头蜱（*R. evertsii*）	赤足蜱	赤道以南非洲
血红扇头蜱（*R. sanguineus*）	棕狗蜱	世界分布
边缘革蜱（*Dermacentor marginatus*）	丽羊蜱	北非、欧洲的地中海地区
网纹革蜱（*D. reticulatus*）	沼泽蜱、欧洲草地蜱	欧洲
安氏革蜱（*D. andersoni*）	洛基山林蜱	北美洲
变异革蜱（*D. variabilis*）	美国狗蜱	北美洲
光亮革蜱（*D. nitens*）	热带马蜱	美洲的热带地区

续表

蜱种	俗名	地理分布
阵点血蜱（*Haemaphysalis concinna*）		中欧、东亚和东南亚
无距血蜱（*Ha. inermis*）		地中海、东欧、近东和中东地区
里氏血蜱里氏亚种（*Ha. leachi leachi*）	黄狗蜱、非洲狗蜱	热带、非洲南部
长角血蜱（*Ha. longicornis*）	灌木蜱	澳大利亚、新西兰
刻点血蜱（*Ha. punctata*）	赤羊蜱	欧洲、中东
小亚璃眼蜱（*Hyalomma anatolicum*）		南欧，近东和中东，亚洲和北非
嗜驼璃眼蜱（*H. dromedarii*）		亚洲、北非
镶边璃眼蜱（*H. marginatum*）		南欧、中东、北非和亚洲的荒漠、半荒漠
杆足璃眼蜱（*H. truncatum*）		非洲南部
卢西璃眼蜱（*H. lusitanicum*）		南欧
全环硬蜱（*Ixodes holocyclus*）	丛林蜱	澳大利亚
太平硬蜱（*I. pacificus*）	西方黑足蜱	北美洲的西海岸
全沟硬蜱（*I. persulcatus*）	泰加蜱	欧洲和亚洲的亚寒带（西伯利亚）
蓖子硬蜱（*I. ricinus*）	羊蜱、欧洲林蜱	欧洲、近东、中东和北非
红润硬蜱（*I. rubicundus*）	卡鲁瘫痪蜱	非洲南部
肩突硬蜱（*I. scapularis*）	鹿蜱、黑足蜱	北美洲的东海岸及墨西哥湾沿岸
朱色锐缘蜱（*Argas miniatus*）	鸡蜱、南美鸟蜱	中美洲及加勒比海地区
波斯锐缘蜱（*Ar. persicus*）	家禽蜱	全球分布
辐射锐缘蜱（*Ar. radiatus*）	北美鸟蜱	北美洲及加勒比海地区
墨巴钝缘蜱（*Ornithodorus moubata*）	无眼蜱	非洲
塞氏钝缘蜱（*O. savignyi*）	沙蜱（家畜）[*]	非洲、亚洲
梅氏耳蜱（*Otobius megnini*）	尖耳蜱（马）[*]	美洲、非洲和印度

注：[*] 软蜱中，塞氏钝缘蜱的主要宿主为家畜，梅氏耳蜱为马，其他几种软蜱的主要宿主为家禽或鸟类。

附 录 专业术语

说　明

一、所收录的词条按英文字母顺序排列。

二、对于关联词汇,在主体(单)词后依次排列相关词组或复合词,并在词组前加"–"。如:cyst 包囊

　　– cyst form 包囊型

　　– pseudocyst 假包囊

三、词条原则上以单数形式呈现,不规则变化的复数以括号标注其后。如:cornu(复 cornua)角

四、对于多个英文词汇释义相同的异形同义词:

　　① 同义字词用"/"隔开,如:vacuole/vacuolus 空泡;

　　② 同物异名用"="关联,如:calypter 腋瓣 = squama 鳞瓣。

五、圆括号( )的含义:

　　① 表示省略或可省略,如:(copulatory)spicule 交合刺、(o)esophagus 食道;

　　② 说明所在部位,如:coxite(尾铗,抱器)基节、corolla(卵)冠;

　　③ 术语为某种生物所专有,如:porose area 孔区(雌蜱),capsule 囊包(旋毛虫);

　　④ 说明性文字,如:brezel 胚蚴(外形似扭结面包);

　　⑤ 术语的缩写。

正 文

原虫

A

acidocalcisome 钙酸体

adhesive disc/disk 吸盘

anterior flagellum 前鞭毛

amastigote 无鞭毛体

promastigote 前鞭毛体

    – haptomonad promastigote 触滴型前鞭毛体

    – leptomonad promastigote 细滴型前鞭毛体

    – metacyclic promastigote 后循环期前鞭毛体

    – nectomonad promastigote 游滴型前鞭毛体

    – procyclic promastigote 前循环期前鞭毛体

ameboid form 阿米巴型

anchoring disk 固定盘

apical complex 顶复体

apical ring 顶环

apicoplast 顶质体

asexual reproduction 无性生殖

axoneme 轴丝

axostyle 轴柱

B

basal body（毛）基体

binary fission 二分裂

bradyzoite 缓殖子

C

cell wall 细胞壁

cellcoat 细胞被

central body 中央体,中心体

central mitosome 中央纺锤剩体

central vacuole 中央（空）泡

centriole 中心粒

chromatic basal rod 基染色杆

chromatoid body 拟染色体

cilia 纤毛

compact nucleus 实质核

conjugation 接合生殖

conoid 类锥体

contractile vacuole 伸缩泡

crystalloid body 类晶体

cyst 包囊

    – cyst form 包囊型

    – cyst wall（包）囊壁

    – cystozygote 囊合子

    – pseudocyst 假包囊

    – sarcocyst 肉孢子囊

    – sporocyst 孢子囊

cytomere 裂殖子胚

cytostome 胞口

= oral groove 口沟

cytopharynx 胞咽

cytopyge 胞肛

D

dense granule 致密颗粒

disc fragment 吸盘片段

E

endodyogeny 孢内二芽生殖,孢内生殖

endogenous budding 内出芽

endoplasmic reticulum 内质网

endopolygeny 孢内多分裂生殖

endosome 胞内体

exogenous budding 外出芽

F

flagellar pocket 鞭毛袋

flagellum（复 flagellums/flagella）鞭毛
- anterior flagellum 前鞭毛
- caudal flagellum 尾鞭毛
- posterior flagellum 后鞭毛
- recurrent flagellum 后（向）鞭毛
- ventral flagellum 腹鞭毛
- lateral flagellum 侧鞭毛

focal adhesion 黏着斑
food vacuole 食物泡

G

gametogony 配子生殖
gamont 配子母体，配母细胞
= gametocyte 配子体
gemmation 出芽生殖
ghost cell 血影细胞
glycocalyx 糖萼
glycogen vacuole 糖原泡
glycosome 糖酶体
Golgi body/apparatus/complex
高尔基体 / 器 / 复合体
granular form 颗粒型
ground substance 基质

H

hydrogenosome 氢化酶体
hypnozoite 休眠子

K

kinetoplast 动基体

L

Leishman-Donovan body 利杜体
ligand 配体
lipid inclusion 脂质内涵体
lysosome 溶酶体

M

macrogamete 大 / 雌配子
macrogamont 大 / 雌配子母体
= macrogametocyte 大 / 雌配子体
macronucleus

（复 macronucleuses/macronuclei）大核
median body 中体
megasome 粗粒体
meront/merozont/merozoont（= schizont/meroblast/
agamont）裂殖体
merozoite 裂殖子
metrocyte 母细胞
microbody 微体
microgamete 小 / 雄配子
microgamont 小 / 雄配子母体
= microgametocyte 小 / 雄配子体
microneme 微线体
micronucleus
（复 micronucleuses/micronuclei）小核
micropore 微孔
microtubule 微管
microvesicle 微泡
mitochondrion（复 mitochondria）
线粒体
mitosome 纺锤剩体
mitotic form 复分裂型
multilobulated nucleus 多叶核
multiple fission 多分裂
multivesicular tubule 多泡小管

N

nucleolus（复 nucleoli）核仁

O

oocyst 卵囊
oogamy 卵式生殖
outer fibrillar coat 外纤维层

P

parabasal body 副基体
parabasal filament 副基纤维
paraflagellar rod 副鞭毛杆
parasitemia 原虫血症
parasitophorous vacuole 纳虫泡
pellicle 表膜
perinuclear space 核周间隙
peripheral mitosome 外周纺锤剩体

peripheral nucleus 外周核

peripheral vesicle 外周泡

peristomal cilia 胞口纤毛

plasmalemma

（复 plasmalemmas/plasmalemmae）质膜

polar filament 极丝

polar plate 极盘

polar ring 极环

polar tube/tubule 极管

polaroplast 极质体

posterior pore 后孔

posterior vacuole 后极泡，后液泡

promastigote secretory gel（PSG）

前鞭毛体分泌胶

protozoan（复 protozoa）原虫（界）

pseudocyst 假包囊

pseudopodium（复 pseudopodia）伪足

R

recrudescence 再燃

recurrent flagellum 后（向）鞭毛

relapse 复发

residual body 残余体

rhizoplast 根丝体

rhoptry 棒状体

ribosome 核糖体

S

sarcocyst 肉孢子囊

sarcoplasm 肌浆

schizogony/merogony 裂体生殖

septum（复 septa）隔板

sexual reproduction 有性生殖

spore 孢子

- sporoblast 孢（子）母细胞，成孢子细胞
- sporocyst 孢子囊
- sporogony 孢子生殖
- sporont/sporozont/sporozoont 母孢子
- sporozoite 子孢子
- sporulated oocyst 孢子化的卵囊

subpellicular microtubule（表）膜下微管

T

tachyzoite 速殖子

tissue cyst 组织囊

trophozoite 滋养体

U

undulating membrane 波动膜

unizoite 单动孢子

unsporulated oocyst 未孢子化的卵囊

V

vacuolar form 空泡型

vacuole/vacuolus 空泡

vesicular nucleus 泡状核

vestibular groove 前庭沟

villar protrusion 绒毛状突起

Z

zoite 动孢子

zygote（= zygoite/zygocyte）合子

线虫

A

ala（复 alae）翼

amphid 头感器

amphid nerve 头感神经

anal pore 肛孔

anterior end 前端

anterior lateral canal 前侧管

anterolateral ray 前侧辐肋

= externolateral ray 外侧辐肋

ascaridiomas 蛔虫性结节

B

bacillary band 杆状带

boring tooth 钻齿

brezel 胚蚴（外形似扭结面包）

buccal capsule 口囊

buccal cavity 口腔

（copulatory）bursa=bursa copulatrix 交合伞

C

capsule 囊包（旋毛虫）

caudal ala（复 caudal alae）尾翼

caudal nerve 尾神经

caudal papilla 尾乳突

cephalic papilla 头乳突

cephalic collaret/collarette 头领

cephalic groove 头沟

cephalic space 头间隙

cephalic vesicle 头泡

cervical ala（复 cervical alae）颈翼

cervical groove 颈沟

cervical papilla 颈乳突

cervical sac 颈囊

cervical vesicle 颈泡

circumesophageal commissure

咽部神经环

cloaca（复 cloacas/cloacae）泄殖腔

　　– cloacal pore/aperture 泄殖孔

constrictor 缩肌

contractile ampulla 收缩壶腹

copulatory cement 交合胶（结节线虫）

copulatory muscle 交配肌

corona radiata 冠状唇

= leaf crown 叶冠

cuticle 角皮层

　　– cuticular boss 角皮突

　　– cuticular ridge 角皮嵴

　　– cuticular/tegumental spine 皮棘

cutting plate 切板

D

digestive tract 消化道

dorsal cord 背索

dorsal lip 背唇

dorsal lobe 背叶

dorsal nerve 背神经

dorsal ray 背辐肋

double papilla 双乳突 / 头

E

ejaculatory duct 射精管

embryonated egg 含胚卵

　　– unembryonated egg 未胚化卵

endocuticle 内皮层

epicuticle 上皮层

esophageal bulb 咽管球，食道球

esophago-intestinal valve 咽管 - 肠管阀

（o）esophagus

咽管 / 食道 / 食管

excretory pore 排泄孔

excretory sinus 排泄窦

excretory canal 排泄管

exocuticle 外皮层

external teeth 外齿

externo-dorsal ray 外背辐肋

F

filariform larva 丝状蚴

G

genital cone 生殖锥

genital papilla 生殖乳突

genital primordium 生殖原基

germinal zone 生发区

growth zone 生长区

gubernaculum 引带

gut　肠道

　　– foregut 前肠

　　– midgut 中肠

　　– hindgut/rectum 后肠 / 直肠

H

head bulb 头球

hologonic type 完全生殖型

holomyarian type 细肌型

hooklet 小钩

hypodermis 皮下层

I

inner body 内体

intestine 肠管

 – intestinal caecum 肠盲囊

 – intestinal lumen 肠腔

L

lateral ala（复 lateral alae）侧翼

lateral cord 侧索

lateral line 侧线

lateral lobe 侧叶

lateral nerve 侧神经

lateral pseudolabia 侧假唇

lateroventral ray 侧腹辐肋

left spicule 左交合刺

longitudinal cord 纵索

longitudinal nerve 纵神经

lumbar ganglion 尾神经节

M

mediolateral ray 中侧辐肋

meromyarian type 少肌型

mesocuticle 中皮层

morula（复 morulae/morulas）桑椹胚

mucron 尾棘（突）

musculature 肌层

microfilaria（复 microfilariae）微丝蚴

N

Nemathelminthes 线形动物门

Nematoda 线虫纲，线虫门

Nematomorpha 线形纲，线形门

nerve ring 神经环

O

oogonium（复 oogoniums/oogonia）卵原细胞

oral orifice 口孔

ovary 卵巢

oviduct 输卵管

ovijector 排卵器

P

papilla（复 papillae）乳突，乳头，疣

 – labial papilla 唇乳头 / 突

 – paracloacal papilla 肛侧乳突

 – postcloacal papilla 肛后乳突

 – precloacal papilla 肛前乳突

 – genital papilla 生殖乳突

phasmid 尾感器

polymyarian type 多肌型

posteriolateral ray 后侧辐肋

posterior end 后端

posterior extension 后侧管

post-vulval uterine sac 后阴子宫囊

protocoel 原体腔

protractor 伸肌

pseudocoelom 假体腔

Q

quadrant 索间区

R

radial muscle 辐状肌

rectal commissure 直肠神经环

rectal gland 直肠腺

=anal gland 肛腺

renette 腺肾管

renette cell 腺肾管细胞

ridge 嵴

rhabditiform larva 杆状蚴

S

seminal vesicle 贮 / 储精囊

single papilla 单乳头

sinus cell 窦细胞

somatic cell 体细胞

spermatheca

（复 spermathecas/spermathecae）受精囊

sphincter 括约肌

spicule 交合刺

 – right spicule 右交合刺

sheath 鞘（膜）

  – spicule sheath 交合刺鞘

spine 棘

stalked papilla 柄乳突

stichocyte 杆状细胞

stichosome 杆状体

(oral) stylet 口针

(copulatory) spicule 交合刺

subcuticular cell 皮下细胞

syncytium（复 syncytia）合胞体

T

testis 睾丸

telogonic type 终端生殖型

tracheal migration 气管移行

transverse striation 横纹

U

uterus（复 uteruses/uteri）子宫

V

vagina（复 vaginas/vaginae）阴道

vas deferens 输精管

ventral cord 腹索

ventral nerve 腹神经

ventral nerve cord 腹神经索

ventriculus（复 ventriculi）胃

ventrolateral lip 亚腹唇

ventroventral ray 腹腹辐肋

vulva（复 vulvas/vulvae）阴门

– vulvar primordium 阴门原基

Z

zygote 合子

吸虫

A

acetabulum 腹吸盘

ambulatory bud 动突

angle spine 角棘

anterior nerve 前神经

apical gland 顶腺

B

basal lamina 基膜

basal plasma membrane 基质膜

basement layer 基层

birth pore 产孔

brain ganglion 脑神经节

C

caecum（复 caeca）/intestine（盲）肠 / 肠支

capillary tubule 毛细小管

cephalic ganglion 头神经节

cercaria（复 cercariae）尾蚴

  – mesocercaria 中尾蚴

  – metacercaria 后尾蚴

  – encysted metacercaria 囊蚴

  – procercoid 原尾蚴

ciliated epidermal plate 纤毛板

circular muscle 环肌

cirrus（复 cirri）阴茎

  – cirrus sac/pouch 阴茎囊 / 袋

(head) collar spine 头（领）棘（棘口吸虫）

collecting duct/canal 收集管

cystogenous gland 成囊腺

cyton 细胞体

cytoplasmic connective 胞质通道

= connecting tubule 连接小管

D

dense body 致密体

distal cytoplasm 顶部胞质

dorsal finfold 背鳍褶

dorsal nerve cord 背神经索

dorsal pocket 背囊

dorsal spine 背棘

dorso-ventral finfold 腹背鳍褶

E

ejaculatory duct 射精管

endoplasmic reticulum 内质网

escape gland 逸（出）腺

esophagus（复 esophaguses/esophagi）
食管

excretory bladder 排泄囊

excretory pore 排泄孔

expulsor 驱出管

external plasma membrane 外质膜

eye spot=eyespot 眼点

F

fibril 纤丝

fibrillar lamina 纤维层

flame cell 焰细胞

G

gathering duct/canal 集合管

genital pore 生殖孔

genital primordium 生殖原基

genital sac 生殖囊

genital sinus 生殖窦

germ ball 胚团

germinal cell 胚细胞

glycocalyx 糖萼

gonotyl 生殖吸盘

gynaecophoric canal 抱雌沟

H

head crown 头冠

= head collar 头领

hooklet 小钩

L

lateral finfold 侧鳍褶

lateral gland 侧腺

lateral nerve cord 侧神经索

lateral spine 侧棘

Laurer's canal 劳氏管

lipoprotein membranous body 脂蛋白膜体

longitudinal muscle 纵肌

M

matrix 基质

Mehlis's gland 梅氏腺

metraterm 子宫末段

microtubule 微管

miracidium（复 miracidia）毛蚴

N

nerve process 神经突

nucleus（复 nucleuses/nuclei）细胞核

O

oocapt 捕卵器

oocyte 卵母细胞

ootype 卵模

operculum（复 operculums/opercula）卵盖

oral sucker 口吸盘

ovary 卵巢

oviduct 输卵管

P

parenchyma 实质

parenchymal zone 实质细胞区

penetration gland 钻刺腺

phagosome 吞噬体

pharynx（复 pharynxes/pharynges）咽

prepharynx 前咽

plasma membrane 质膜

postacetabular gland 腹吸盘后腺

preacetabular gland 腹吸盘前腺

prostate gland 前列腺

prostatic cell 前列腺细胞

proximal cytoplasm 底部胞质

R

redia（复 rediae/redias）雷蚴

　– mother redia 母雷蚴

　– daughter redia 子雷蚴

– grandaughter redia 孙雷蚴

rodlet 小棘

S

secretory granule 分泌小体

seminal receptacle=spermatheca
受精囊

seminal vesicle 贮 / 储精囊

sensory papilla 感觉乳突

sperm 精子

spine 棘，刺

sporocyst 胞蚴

    – mother sporocyst 母胞蚴

    – daughter sporocyst 子胞蚴

surface invagination（外质膜）表面内凹

syncytium（复 syncytia）合胞体

T

tegument 皮层

tegumentary cell 皮层细胞

testis 睾丸

U

uterus（复 uteruses/uteri）子宫

V

vas deferens 输精管

vas efferens 输出管

ventral sucker=acetabulum 腹吸盘

ventral finfold 腹鳍褶

ventral nerve cord 腹神经索

ventrogenital complex
腹殖吸盘复合器

ventrogenital sac 腹殖囊

ventro-lateral finfold 腹侧鳍褶

viscous cushion 黏滞垫

vitellarium（复 vitellaria）卵黄腺

    – vitelline cell 卵黄细胞

    – vitelline duct 卵黄管

    – vitelline membrane 卵黄膜

    – vitelline reservoir 卵黄囊

绦虫

A

anterior nerve 前神经

B

basal lamina 基膜

basal plasma membrane 基质膜

bothrium 吸槽

brood capsule 生发囊

C

calcareous corpuscle 石灰小体

cercomer 小尾球

cilia 纤毛

circular muscle 环肌

coenurus 多头蚴

coracidium 钩球蚴

collecting canal 收集管

cyst 包囊

    – cyst cavity 囊腔

    – cysticercoid 似囊尾蚴

    – cysticercus 囊尾蚴

    – daughter cyst 子囊

    – granddaughter cyst 孙囊

cyton 细胞体

cytoplasmic connective 胞质通道

D

dorsal nerve 背神经

E

egg capsule/packet 卵囊

embryophore 胚膜

excretory canal 排泄管

external seminal vesicle 外贮精囊

F

fibrous layer 纤维层

G

ganglion（复 ganglions/ganglia）神经节

gathering duct 集合管

gelatinous layer 胶质层

genital atrium/cloaca 生殖腔

genital pore 生殖孔

germinal 生发的，胚的

    – germinal cell 生发细胞，胚细胞

    – germinal layer 生发层，胚层

    – germinal mass 胚团

glycocalyx 糖萼

gravid proglottid 孕节

H

hexacanth 六钩蚴

hooked rostellum 钩突

hooklet/hook 小钩

hydatid 棘球蚴

I

immature proglottid 幼节

inner envelope 内被膜

invagination of basal plasma membrane 基膜内凹

L

laminated layer 角皮层

longitudinal muscle 纵肌

M

main lateral nerve 主侧神经

mature proglottid 成（熟）节

microthrix 微毛

microtubule 微管

microvillus（复 microvilli）微绒毛

mitochondrion（复 mitochondria）线粒体

N

neck 颈部

nerve ring 神经环

nucleus（复 nucleuses/nuclei）细胞核

O

oncosphere 六钩蚴

operculum（复 operculums/opercula）卵盖

osmoregulatory plexus 渗透丛

outer envelope 外被膜

ovarian lobe 卵巢小叶

P

paruterine organ 副子宫器

perikaryon（复 perikarya）核周体

peripheral layer 外周层

plerocercoid 裂头蚴

polar filament 极丝

polar thickening 极隆起

protoscolex 原头蚴，原头节

proglottid 节片，体节

    – gravid proglottid 孕节

    – immature proglottid 幼节

    – mature proglottid 成（熟）节

pyriform apparatus 梨形器

R

rostellum（复 rostella）顶突

    – rostellar gland 顶突腺

    – rostellar ring 顶突环

S

scolex（复 scolices/scoleces）头节

shell 壳

sparganon 无头蚴

strobila（复 strobilae）链体

sucker 吸盘

superficial muscle 表层肌

T

tegument 皮层

tetrathyridium 四盘蚴

transverse commissure 横索 / 横神经

U

uterine pore 子宫孔

V

vaginal pore 阴道孔

ventral nerve 腹神经

双翅目

A

abdominal segment 腹节

accessory gland 附腺

accessory sclerite 副口骨

adenotrophic viviparity 腺养胎生

aedeagus/penis 阳茎

alula（复 alulae）翅瓣

ampulla 壶腹

anus（复 anuses/ani）肛门，肛孔

anal gill 肛鳃

anal papilla 肛疣

anal plate 肛板

anal segment 肛节

anal vein 臀脉

antero-dorsal process 前背突

antenna（复 antennas/antennae）触角

apical plate 顶片

arculus 弓脉

arista（复 aristas/aristae）触角芒

atrium（复 atriums/atria）小室

B

bacteriome 含菌体

basal scale 基鳞

bristle 鬃

buccal/cibarial armature 口甲

button 气门钮（蝇蛆）

C

calypter 腋瓣

= squama（复 squamae）鳞瓣

caudal bristle 尾鬃

caudal fin= paddle 尾鳍

（wing）cell 翅室

cephalothorax 头胸部

cephalic fan 头扇

cephalo-pharyngeal skeleton 头咽骨，口咽器

ceratheca 触角鞘

cercus 尾突，尾须

cibarium 食窦

cibarial pump 食窦泵

claw 爪

clypeus 唇基

cubitus（复 cubiti）肘脉

comb 栉

compound eye 复眼

cornu（复 cornua）角

－ dorsal cornu 背角

corolla（卵）冠

costa 前缘脉

coxa（复 coxae）基节

coxite（尾铗、抱器的）基节

crossvein 横脉

crop 嗉囊

= diverticulum 支囊

D

dental sclerite 齿骨

dichoptic type 离眼式

dilatation 膨大部

diverticulum（复 diverticula）支囊

－ dorsal diverticulum 背支囊

－ ventral diverticulum 腹支囊

dorsal anal plate 背肛板

dorsal apotome 头盖片

dorsal brush 背刷

dorsal dam 背堤

dorsal mesothorax 中背脊

E

ecdysis/molt 蜕皮

egg raft 卵筏

elytrum/elytron（复 elytra）翅鞘

empodium 爪间突

（o）esophagus 食道

external genitalia 外生殖器

exuvium 蜕

F

femur（复 femurs/femora）股节，腿节

flagellomere 鞭小节

flagellum（复 flagellums/flagella）鞭节

float hair 浮毛

= palmate hair 掌状毛

follicle 卵泡

food canal 食物道

fringe 缘缨

frons（复 frontes）额

G

genital chamber 生殖腔

genital fork 生殖叉

genital plate 生殖板

gill spot 鳃斑

gill organ 鳃器

glossotheca 喙鞘

H

hair-tuft 毛簇

halter/haltere 平衡棒

haustellum（复 haustella）中喙

hemocoele（haemocoele / hemocoel）血腔

hindgut 后肠

holoptic type 接眼式

humeral pit 肩窝，肩坑

hypopharynx 舌 / 中舌（蝇）

hypopleura 下侧片

hypopygium 肛下板

hypostomal sclerite 下口骨

I

incision 缺刻

L

labellum（复 labella）唇瓣

labium（复 labia）下唇

labrum（复 labra）上唇

leg sheath 足鞘

（front，middle，hind）leg
（前、中、后）足

lower calypter 下腋瓣

（facial）lunule 新月片

M

Malpighian tubule 马氏管

mandible 上颚

maxilla（复 maxillas/maxillae）下颚

maxillary palp 下颚须

metamorphosis 变态

midgut 中肠

　　– anterior midgut 前中肠

mouth brush 口刷

mouth ditch 口沟

mouth hook 口钩

mouthpart 口器

N

notum（复 nota）/tergum（复 terga）背板

　　– mesonotum 中胸背板

　　– paranotum 侧背板

　　– pronotum 前胸背板

　　– postnotum 后背片

notched organ 凹形器

notopleuron/notopleura 背侧片

O

occiput（复 occiputs/occipita）后头

ocellus（复 ocelli）单眼

oviduct 输卵管

P

palp 触须

parastomal sclerite 侧口骨

pecten 梳齿

pedicel 梗节

peritreme 气门环

peritrophic membrane 围食膜

pharyngeal armature 咽甲

pharyngeal pump 咽泵

pharyngeal sclerite 咽骨

pigment patch 色板

pleuron（复 pleura）侧板

plume scale 羽鳞

polypneustic lobe 多气孔垂叶（舌蝇蛹）

postalar callosity 翅后胛

posterior circlet 后环

posterior surface 后表面

postero-dorsal process 后背突

pretarsus 前跗节

proboscis
（复 proboscises/proboscides）口器，喙

proleg 腹足

prothoracic horn 前胸角

= respiratory organ 呼吸器

proventriculus 前胃

ptilinal suture 额囊缝

pulvillus（复 pulvilli）爪垫

pupa（复 pupas/pupae）蛹

pupiparity 蛹生

R

radius（复 radiuses/radii）径脉

　– radial cell 径室

　– radial sector 径分脉

　– radial stem vein 干径脉

rectum（复 rectums/recta）直肠

respiratory trumpet 呼吸角

rostrum（复 rostrums/rostra）基喙

S

sac stage 囊期

salivary canal 唾液道

salivary duct 唾腺管

salivary gland 唾腺

scape 柄节

scolex/pseudocephalon 头节，伪头

scutal sulcus 盾沟

= transverse suture 横缝

scutellum（复 scutella）小盾片

scutum（复 scuta）盾片

　– prescutum 前盾片

seta 刚毛

　– accessory seta 副毛

　– dorsal seta 背刚毛

　– inner seta 内毛

　– lateral seta 侧刚毛

　– parabasal seta 副基毛

seminal bursa 贮 / 储精囊

siphon 呼吸管（蚊）

sternum（复 sternums/sterna）腹板

spermatheca
（复 spermathecas/spermathecae）受精囊

spine 刺

spiracle 气门

　– anterior spiracle 前气门

　– posterior spiracle 后气门

　– mesothoracic spiracle 中胸气门

　– metathoracic spiracle 后胸气门

　– spiracular gland 气门腺

　– spiracular slit 气门裂

　– spiracular valve 气门瓣

spur 距

squame scale 被鳞

style（尾铗、抱器）端节

surstyle 下尾铗

subalare 翅下小结节

subalifer/subalar knob 翅下大结节

subcosta 亚前缘脉

superior clasper 上尾铗

T

tarsomere 分跗节

tarsus（复 tarsi）跗节

tibia（复 tibias/tibiae）胫节

trachea（复 tracheas/tracheae/trachea）
气管

trochanter 转节

thoracic segment 胸节

U

upper calypter 上腋瓣

V

vein 纵脉,翅脉

   – venation 脉序,脉相

   – anal vein 臀脉

   – cross vein=crossvein 横脉

– median vein= media 中脉

   – radial vein=radius 径脉

   – radial stem vein 干径脉

ventral brush 腹刷

ventral cornu 腹角

ventral dam 腹堤

ventral diverticulum 腹支囊

ventral pad 腹垫

ventral papilla 腹(乳)突

vibrissa(复 vibrissae)髭

蜱

A

adanal plate 肛侧板

accessory adanal plate 副肛侧板

ala(复 alae)翼状突

alloscutum 异盾(雌蜱)

   – pseudoscutum 假盾区(雄蜱)

anus 肛门,肛孔

anal groove 肛沟

anal plate 肛板

anal valve 肛瓣

auricula(复 auriculas/auriculae)
耳状突

B

basis capitulum(复 basis capitula)假头基

C

camerostome 头窝

capitulum(复 capitula)假头

caudal protrusion 尾突

cervical groove 颈沟

cervical point 颈点

cheek 颊叶

chelicera(复 chelicerae)螯肢

cheliceral sheath 螯肢鞘

claw 爪

cornu(复 cornua)基突

corona(复 coronas/coronae)齿冠

coxa(复 coxae)基节

D

denticle 逆齿

   – dentition 齿列

   – dentition formula 齿式

disc 盘窝

dorsal plate 背板

dorsal process 背突

E

emargination 缘凹

epimer plate 侧板

F

femur(复 femurs/femora)股节

festoon 缘垛

fovea(复 foveae)盾窝

G

Gene's organ 吉氏器

genital apron 生殖帷

= operculum(复 operculums/opercula)盖叶

genital groove 生殖沟

genital opening/aperture 生殖孔

gnathobase 颚基

= basis capitulum 假头基

gnathosoma 颚体

= capitulum（复 capitula）假头

goblet 杯状体

granulate 颗粒

H

Haller's organ 哈氏器

hood 顶突

hypostome 口下板

I

idiosoma 躯体

internal spur 内距

K

knot 结节

L

lateral carina 侧脊

lateral groove 侧沟

leg 足

M

macula（复 maculas/maculae）气门斑

mammilla（复 mammillae）乳突

marginal body fold 缘褶

marginal groove 缘沟

median plate 中板

metatarsus（复 metatarsi）后跗节

P

palp/palpus（复 palpi）须肢

parma 中垛

peritreme=spiracular plate 气门板

porose area 孔区（雌蜱）

postanal median groove 肛后中沟

postanal transversal groove 肛后横沟

posterior lateral groove 后侧沟

posterior median groove 后中沟

pregenital plate 生殖前板

pseudo-articulation 假关节

pulvillus（复 pulvilli）爪垫

punctation 刻点

S

scapula（复 scapulas/scapulae）肩突

seta（复 setae）刚毛

　　– posthypostomal seta 口下板后毛

　　– postpalpal seta 须肢后毛

spin 针棘

spur 距

　　– dorsal spur 背距

　　– external spur 外距

stigma（复 stigmas/stigmata）气门

subanal plate 肛下板

sutural line 缝线

scutum（复 scuta）=dorsal shield 盾板

　　– alloscutum 异盾（雌蜱）

　　– pseudoscutum 假盾区（雄蜱）

T

tarsus（复 tarsi）跗节

tibia（复 tibias/tibiae）胫节

trochanter 转节

原虫染色

A

acid-fast staining 抗酸染色

acridine orange staining 吖啶橙染色

aniline-carbol-methyl violet staining
胺 - 酚 - 甲基紫染色

auramine phenol staining 金胺酚染色

B

Brown-Brenn gram staining
Brown-Brenn 革兰氏染色（改良革兰氏染色）

C

calcofluor white staining
荧光增白剂染色

carbol fuchsin staining
石炭酸品红染色

chlorazol black staining
氯唑黑染色

chromotrope staining
变色酸染色，铬变素染色

crystal violet staining
结晶紫染色

G

Giemsa staining 吉姆萨染色

Gram staining 革兰氏染色

Gram's chromotrope staining
革兰氏变色酸染色

Gram-Weigert staining
Gram-Weigert 染色

Grocott's methenamine silver（GMS）staining
Grocott 六胺银染色（GMS 染色）

H

hematoxylin staining 苏木精染色

hematoxylin-eosin（HE）staining
苏木精 - 伊红染色法（HE 染色）

I

iodine staining 碘（液）染色

iron hematoxylin staining 铁苏木精染色

K

Kinyoun's acid-fast staining，Kinyoun staining 金永
抗酸染色，金永染色

L

Leishman staining 利什曼染色

Lugol's iodine staining 卢戈氏碘染色

M

malachite green staining 孔雀绿染色

Masson's trichrome staining
马松三色染色

methenamine silver staining
六胺银染色

methylene blue staining
亚甲基蓝染色（美蓝染色法）

modified（Ziehl-Neelsen）acid-fast staining 改 良
（齐 - 内）抗酸染色

modified chromotrope staining
改良变色酸染色

modified Kinyoun's acid-fast staining
改良金永抗酸染色

modified safranin staining
改良番红精染色

modified trichrome staining
改良三色染色

P

Pappenheim's staining 帕氏染色

periodic acid-Schiff（PAS）staining
过碘酸 - 希夫染色（PAS 染色）

R

Romanovsky staining 罗曼诺夫斯基染色

Ryan-blue modified trichrome staining
瑞氏兰改良三色染色

S

safranin staining 番红精染色

T

toluidine-blue staining 甲苯胺蓝染色

trichrome staining 三色染色

W

Warthin-Starry staining
Warthin-Starry 银染色

Weber's chromotrope-based staining 韦伯氏变色酸
染色法

Weber's（green）modified trichome staining 韦伯氏
改良三色染色法

wet-mount，wet smear（slide）
湿涂片，水浸片

Whipf's polychrome staining
Whipf 多彩染色

Wright's staining
瑞氏染色，又称伊红 - 亚甲蓝染色（eosin-methylene blue staining）

Z

Ziehl-Neelsen staining 齐 - 内染色
= acid-fast staining 抗酸染色

成像

D

differential interference contrast microscopy 微分干涉相差显微镜

F

fluorescence microscopy 荧光显微镜

I

indirect fluorescent antibody（IFA）
间接荧光抗体

indirect fluorescent antibody microscopy 间接荧光抗体显微镜

indirect immunofluorescence staining
间接免疫荧光染色

S

scanning electron microscope 扫描电镜

T

transmission electron microscopy（TEM）透射电镜

U

UV microscopy 紫外线显微镜

参考文献

[1] 郏玉艳,杜娈英,许士奇,等.医学寄生虫学名议[J].中国人兽共患病学报,2016,32(7):656-658.

[2] 陈泽,温廷桓.世界蜱类名录 2.硬蜱亚科(螨亚纲:蜱目:硬蜱科)[J].中国寄生虫学与寄生虫病杂志, 2017,35(4):371-381.

[3] 潘志萍.科技论文中昆虫拉丁学名的表述问题[J].中国科技术语,2013,15(4):30-34.

[4] 裘明华,裘明德.人裂头蚴病和无头蚴病:Ⅰ.病原学的过去和现在[J].中国寄生虫学与寄生虫病杂志, 2009,27(1):54-60.

[5] 裘明华,裘明德.人裂头蚴病和无头蚴病:Ⅱ.病理学、临床、流行病学及控制的过去和现在[J].中国寄生虫学与寄生虫病杂志,2009,27(3):251-260.

[6] 吐尔洪江·吐逊,邵英梅,吐尔干艾力·阿吉,等.棘球蚴病临床领域相关中文专业术语专家共识[J].中国寄生虫学与寄生虫病杂志,2021,39(1):76-84.

[7] 王中全,崔晶.一些寄生虫与寄生虫病专业名词用法的商榷[J].中国寄生虫学与寄生虫病杂志,2006, 24(2):133-135.

[8] 温廷桓,陈泽.世界蜱类名录 1.软蜱科与纳蜱科(螨亚纲:蜱目)[J].中国寄生虫学与寄生虫病杂志, 2016,34(1):58-69,74.

[9] 闫利平,裴文娅,张东.有瓣蝇类分类、系统发育及演化[J].昆虫学报,2021,64(6):757-768.

[10] 杨晓军,陈泽,刘敬泽.蜱类系统学研究进展[J].昆虫学报,2007,50(9):941-949.

[11] 张进顺.生物分类学进展与人体寄生虫分类:介绍一种新的寄生虫学分类系统[J].中国寄生虫学与寄生虫病杂志,2006,24(6):466-470.

[12] 中华医学会放射学分会传染病学组,中国医师协会放射医师分会感染影像专业委员会.肝包虫病影像学诊断专家共识[J].临床肝胆病杂志,2021,37(4):792-797.

[13] ABD EL-KADER SAAD A I,ABED G H. Studies on the life cycle of *Haplorchis pumilio*(Looss,1896) Looss,1899 with morphological redescription of larval and adult stages[J]. J Egypt Soc Parasitol,1995,25(3): 795-806.

[14] ABOU-RAHMA Y,ABDEL-GABER R,KAMAL AHMED A. First record of *Anisakis simplex* third-stage larvae(Nematoda,Anisakidae)in European hake *Merluccius merluccius lessepsianus* in Egyptian water[J]. J Parasitol Res,2016,2016:9609752.

[15] ADL S M,BASS D,LANE C E,et al. Revisions to the classification,nomenclature,and diversity of eukaryotes[J]. J Eukaryot Microbiol,2019,66(1):4-119.

[16] ANKARKLEV J,JERLSTROM-HULTQVIST J,RINGQVIST E,et al. Behind the smile:cell biology and disease mechanisms of *Giardia* species[J]. Nat Rev Microbiol,2010,8(6):413-422.

[17] AKHOUNDI M,KUHLS K,CANNET A,et al. A historical overview of the classification,evolution,and dispersion of *Leishmania* parasites and sandflies[J]. PLoS Negl Trop Dis,2016,10(3):e0004349.

[18] ASSIS J C A,MARTINS N R S,PINTO H A. Experimental avian philophthalmosis:evaluation of diagnosis and treatment of chickens infected with *Philophthalmus gralli*(Trematoda:Philophthalmidae)[J]. Vet Parasitol,

2018,256:24-28.

[19] BADIA-RIUS X,BETTS H,MOLYNEUX D H,et al. Environmental factors associated with the distribution of *Loa loa* vectors *Chrysops* spp. in Central and West Africa:seeing the forest for the trees[J]. Parasit Vector, 2019,12(1):72.

[20] BAPTISTA-FERNANDES T,RODRIGUES M,CASTRO I,et al. Human gastric hyperinfection by *Anisakis simplex*:a severe and unusual presentation and a brief review[J]. Int J Infect Dis,2017,64:38-41.

[21] DA BARBOSA AS,BARBOSA H S,DE SOUZA SM,et al. *Balantioides coli*:morphological and ultrastructural characteristics of pig and non-human primate isolates[J]. Acta Parasitol,2018,63(2):287-298.

[22] BARGUES M D,ARTIGAS P,KHOUBBANE M,et al. *Lymnaea schirazensis*,an overlooked snail distorting fascioliasis data:genotype,phenotype,ecology,worldwide spread,susceptibility,applicability[J]. PLoS One, 2011,6(9):e24567.

[23] BARKER S C,WALKER A R. Ticks of Australia. The species that infest domestic animals and humans[J]. Zootaxa,2014,3816:1-144.

[24] BASAK S K,SINGHAL P,HAZRA T K,et al. Avian trematode *Philophthalmus*[J]. Ophthalmology,2006,113 (6):1063 e1061-1062.

[25] BECK J M,CUSHION M T. Pneumocystis workshop:10th anniversary summary[J]. Eukaryot Cell,2009,8(4): 446-460.

[26] BENNETT J,PRESSWELL B. Morphology and molecules resolve the identity and life cycle of an eye trematode,*Philophthalmus attenuatus* n. sp.(Trematoda:Philophthalmidae)infecting gulls in New Zealand[J]. Parasitol Res,2019,118(5):1501-1509.

[27] BOLEK M G,SZMYGIEL C,KUBAT A,et al. Novel techniques for biodiversity studies of gordiids and description of a new species of *Chordodes*(Gordiida,Nematomorpha)from Kenya,Africa[J]. Zootaxa,2013, 3717:23-38.

[28] BORGES J N,CUNHA L F G,SANTOS H L C,et al. Morphological and molecular diagnosis of *Anisakid* nematode larvae from cutlassfish(*Trichiurus lepturus*)off the coast of Rio de Janeiro,Brazil[J]. PLoS One, 2012,7(7):e40447.

[29] BRATTIG N W,CHEKE R A,GARMS R. Onchocerciasis(river blindness):more than a century of research and control[J]. Acta Trop,2021,218:105677.

[30] BRUN R,BLUM J,CHAPPUIS F,et al. Human African trypanosomiasis[J]. Lancet,2010,375(9709):148-159.

[31] BUSCHER P,CECCHI G,JAMONNEAU V,et al. Human African trypanosomiasis[J]. Lancet,2017,390 (10110):2397-2409.

[32] CAIRNCROSS S,MULLER R,ZAGARIA N W. Dracunculiasis(Guinea worm disease)and the eradication initiative[J]. Clin Microbiol Rev,2002,15(2):223-246.

[33] CHAI J Y,JUNG B K. Fishborne zoonotic heterophyid infections:an update[J]. Food Waterborne Parasitol, 2017,8-9:33-63.

[34] CHAI J Y,SOHN W M,NA B K,et al. *Stellantchasmus falcatus*(Digenea:Heterophyidae)in Cambodia: discovery of metacercariae in mullets and recovery of adult flukes in an experimental hamster[J]. Korean J Parasitol,2016,54(4):537-541.

[35] CHAI J Y,SOHN W M,NA B K,et al. Zoonotic trematode metacercariae in fish from Yangon,Myanmar and their adults recovered from experimental animals[J]. Korean J Parasitol,2017,55(6):631-641.

[36] CHAI J Y,SOHN W M,NA B K,et al. Larval *Gnathostoma spinigerum* detected in Asian swamp eels,

Monopterus albus, purchased from a local market in Yangon, Myanmar[J]. Korean J Parasitol, 2015, 53(5): 619-625.

[37] CHO S H, KIM T S, KONG Y, et al. Tetrathyridia of *Mesocestoides lineatus* in Chinese snakes and their adults recovered from experimental animals[J]. Korean J Parasitol, 2013, 51(5): 531-536.

[38] CLAUSEN J H, MADSEN H, MURRELL K D, et al. Relationship between snail population density and infection status of snails and fish with zoonotic trematodes in Vietnamese carp nurseries[J]. PLoS Negl Trop Dis, 2012, 6(12): e1945.

[39] COETZEE M. Key to the females of Afrotropical *Anopheles* mosquitoes (Diptera: Culicidae)[J]. Malar J, 2020, 19(1): 70.

[40] COLLINS J J Ⅲ, NEWMARK P A. It's no fluke: the planarian as a model for understanding schistosomes[J]. PLoS Pathog, 2013, 9(7): e1003396.

[41] CUMBERLIDGE N, ROLLINSON D, VERCRUYSSE J, et al. *Paragonimus* and paragonimiasis in West and Central Africa: unresolved questions[J]. Parasitology, 2018, 145(13): 1748-1757.

[42] CURRIE B J, MCCARTHY J S. Permethrin and ivermectin for scabies[J]. N Engl J Med, 2010, 362(8): 717-725.

[43] DAS D, RAMACHANDRA V, ISLAM S, et al. Update on pathology of ocular parasitic disease[J]. Indian J Ophthalmol, 2016, 64(11): 794-802.

[44] DE LA FUENTE J, ANTUNES S, BONNET S, et al. Tick-pathogen interactions and vector competence: identification of molecular drivers for tick-borne diseases[J]. Front Cell Infect Microbiol, 2017, 7(114): 114.

[45] DEBRAH A Y, MAND S, SPECHT S, et al. Doxycycline reduces plasma VEGF-C/sVEGFR-3 and improves pathology in lymphatic filariasis[J]. PLoS Pathog, 2006, 2(9): e92.

[46] DEPLAZES P, RINALDI L, ALVAREZ ROJAS C A, et al. Global distribution of alveolar and cystic echinococcosis[J]. Adv Parasitol, 2017, 95: 315-493.

[47] DI AZEVEDO M I, KNOFF M, CARVALHO V L, et al. Morphological and genetic identification of *Anisakis paggiae* (Nematoda: Anisakidae) in dwarf sperm whale *Kogia sima* from Brazilian waters[J]. Dis Aquat Organ, 2015, 113(2): 103-111.

[48] DOANH P N, SHINOHARA A, HORII Y, et al. Description of a new lung fluke species, *Paragonimus vietnamensis* sp. nov. (Trematoda, Paragonimidae), found in northern Vietnam[J]. Parasitol Res, 2007, 101(6): 1495-1501.

[49] DUBEY J P, LINDSAY D S, SPEER C A. Structures of *Toxoplasma gondii* tachyzoites, bradyzoites, and sporozoites and biology and development of tissue cysts[J]. Clinl Microbiol Rev, 1998, 11(2): 267-299.

[50] EBERHARD M L, THIELE E A, YEMBO G E, et al. Thirty-seven human cases of sparganosis from Ethiopia and South Sudan caused by *Spirometra* spp[J]. Am J Trop Med Hyg, 2015, 93(2): 350-355.

[51] EID R, SHARMA D, SMOCK W. Podoconiosis in rural Tanzania[J]. Am J Trop Med Hy, 2016, 95(1): 1.

[52] EL-AZAZY O M, ABDOU N E, KHALIL A I, et al. Potential zoonotic trematodes recovered in stray cats from Kuwait Municipality, Kuwait[J]. Korean J Parasitol, 2015, 53(3): 279-287.

[53] EOM K S, PARK H, LEE D, et al. Molecular and morphologic identification of *Spirometra ranarum* found in the stool of African lion, *Panthera leo* in the Serengeti Plain of Tanzania[J]. Korean J Parasitol, 2018, 56(4): 379-383.

[54] FABIANSEN C, HARBOE Z B, CHRISTENSEN V. Dracunculiasis in South Sudan[J]. Am J Trop Med Hyg, 2010, 82(5): 757.

[55] FAN C K, HOLLAND C V, LOXTON K, et al. Cerebral toxocariasis: silent progression to neurodegenerative

disorders?[J]. Clin Microbiol Rev,2015,28（3）:663-686.

[56] FAYER R,ESPOSITO D H,DUBEY J P. Human infections with *Sarcocystis* species[J]. Clin Microbiol Rev, 2015,28（2）:295-311.

[57] FÈVRE E M,WISSMANN B V,WELBURN S C,et al. The burden of human African trypanosomiasis[J]. PLoS Negl Trop Dis,2008,2（12）:e333.

[58] FRANCESCONI F,LUPI O. Myiasis[J]. Clin Microbiol Rev,2012,25（1）:79-105.

[59] FRANZEN C,MÜLLER A. Molecular techniques for detection,species differentiation,and phylogenetic analysis of microsporidia[J]. Clin Microbiol Rev,1999,12（2）:243-285.

[60] FRIANT S,BROWN K,SAARI M T,et al. Lung fluke（*Paragonimus africanu*s）infects Nigerian red-capped mangabeys and causes respiratory disease[J]. Int J Parasitol Parasites Wildl,2015,4（3）:329-332.

[61] GARCIA H H,GONZALEZ A E,EVANS C A,et al. *Taenia solium* cysticercosis[J]. Lancet,2003,362（9383）: 547-556.

[62] GEARY M J,RUSSELL R C,HUDSON B J,et al. Exotic myiasis with Lund's fly（*Cordylobia rodhaini*）[J]. Med J Aust,1999,171:654,655.

[63] GEORGIEVA S,SELBACH C,FALTYNKOVA A,et al. New cryptic species of the 'revolutum' group of *Echinostoma*（Digenea:Echinostomatidae）revealed by molecular and morphological data[J]. Parasit Vectors, 2013,6:64.

[64] GHAI R R,CHAPMAN C A,OMEJA P A,et al. Nodule worm infection in humans and wild primates in Uganda:cryptic species in a newly identified region of human transmission[J]. PLoS Negl Trop Dis,2014,8 （1）:e2641.

[65] GIADINIS N D,PSYCHAS V,POLIZOPOULOU Z,et al. Acute coenurosis of dairy sheep from 11 flocks in Greece[J]. N Z Vet J,2012,60（4）:247-253.

[66] GILLIES M T,COETZEE M. A supplement to the Anophelinae of Africa south of the Sahara [J]. Publ Sth Afr Inst Med Res,1987,55:1-143.

[67] GÓMEZ-JUNYENT J,PINAZO M J,CASTRO P,et al. Human African trypanosomiasis in a Spanish traveler returning from Tanzania[J]. PLoS Negl Trop Dis,2017,11（3）:e0005324.

[68] GUTIERREZ Y,GROSSNIKLAUS H E,ANNABLE W L. Human conjunctivitis caused by the bird parasite *Philophthalmus*[J]. Am J Ophthalmol,1987,104（4）:417-419.

[69] HAN B,WEISS L M. Microsporidia:obligate intracellular pathogens within the Fungal Kingdom[J]. Microbiol Spectr,2017,5（2）:1-26.

[70] HANELT B,BOLEK M G,SCHMIDT-RHAESA A. Going solo:discovery of the first parthenogenetic Gordiid （Nematomorpha:Gordiida）[J]. PLoS One,2012,7（4）:e34472.

[71] HENEBERG P,ROJAS A,BIZOS J,et al. Focal *Philophthalmus gralli* infection possibly persists in *Melanoides tuberculata* over two years following the definitive hosts' removal[J]. Parasitol Int,2014,63（6）: 802-807.

[72] HOGAN C A,SCHWENK H. *Dipylidium caninum* infection[J]. New Eng J Med,2019,380（21）:e39.

[73] HONG E J,SIM C,CHAE J S,et al. A horsehair worm,*Gordius* sp.（Nematomorpha:Gordiida）,passed in a canine feces[J]. Korean J Parasitol,2015,53（6）:719-724.

[74] HOWIE S,GUY M,FLEMING L,et al. A Gambian infant with fever and an unexpected blood film[J]. PLoS Med,2006,3（9）:e355.

[75] HWANG J M,HWANG D S,KANG C,et al. Subcutaneous sparganosis mimicking soft tissue tumor:a case report[J]. Int Med Case Rep J,2019,12:47-50.

[76] JUNG W T,LEE K J,KIM H J,et al. A case of *Echinostoma cinetorchis*(Trematoda:Echinostomatidae) infection diagnosed by colonoscopy[J]. Korean J Parasitol,2014,52(3):287-290.

[77] KAGBADOUNO M S,CAMARA M,ROUAMBA J,et al. Epidemiology of sleeping sickness in Boffa(Guinea): Where are the trypanosomes?[J]. PLoS Negl Trop Dis,2012,6(12):e1949.

[78] KANG B K,JUNG B K,LEE Y S,et al. A case of *Fasciola hepatica* infection mimicking cholangiocarcinoma and ITS-1 sequencing of the worm[J]. Korean J Parasitol,2014,52(2):193-196.

[79] KASHIDA Y,NIIRO M,MARUYAMA H,et al. Cerebral paragonimiasis with hemorrhagic stroke in a developed country[J]. J Stroke Cerebrovasc Dis,2018,27(10):2648-2649.

[80] KHURANA S,APPANNANAVAR S,BHATTI H S,et al. Sparganosis of liver:a rare entity and review of literature[J]. BMJ Case Rep,2012,2012:bcr2012006790.

[81] KIKUCHI T,MARUYAMA H. Human proliferative sparganosis update[J]. Parasitol Int,2020,75:102036.

[82] KIM A J,CHOI C H,CHOI S K,et al. Ectopic human *Fasciola hepatica* infection by an adult worm in the mesocolon[J]. Korean J Parasitol,2015,53(6):725-730.

[83] KIM B J,SONG K S,KONG H H,et al. Heavy *Hymenolepis nana* infection possibly through organic foods: report of a case[J]. Korean J Parasitol,2014,52(1):85-87.

[84] KIM H S,SHIN M S,KIM C J,et al. Sparganosis of the unilateral breast:a case report[J]. Korean J Parasitol, 2017,55(4):421-424.

[85] KIM M J,KIM S H,LEE S O,et al. A case of ectopic peritoneal paragonimiasis mimicking diverticulitis or abdominal abscess[J]. Korean J Parasitol,2017,55(3):313-317.

[86] KING C H,DICKMAN K,TISCH D J. Reassessment of the cost of chronic helmintic infection:a meta-analysis of disability-related outcomes in endemic schistosomiasis[J]. Lancet,2005,365(9470):1561-1569.

[87] KLEPPA E,RAMSURAN V,ZULU S,et al. Effect of female genital schistosomiasis and anti-schistosomal treatment on monocytes,CD4⁺ T-Cells and CCR5 expression in the female genital tract[J]. PLoS One,2014,9 (6):e98593.

[88] KOLODZIEJ-SOBOCINSKA M,MINIUK M,RUCZYNSKA I,et al. Sparganosis in wild boar(*Sus scrofa*): implications for veterinarians,hunters,and consumers[J]. Vet Parasitol,2016,227:115-117.

[89] KOO M,KIM J H,KIM J S,et al. Cases and literature review of breast sparganosis[J]. World J Surg,2011,35 (3):573-579.

[90] KRAUSE P J. Human babesiosis[J]. Int J Parasitol,2019,49(2):165-174.

[91] KUCHTA R,SCHOLZ T,BRABEC J,et al. Suppression of the tapeworm order Pseudophyllidea (Platyhelminthes:Eucestoda) and the proposal of two new orders,Bothriocephalidea and Diphyllobothriidea[J]. Int J Parasitol,2008,38(1):49-55.

[92] KUO D H,LAI Y T. On the origin of leeches by evolution of development[J]. Dev Growth Diffe,2019,61(1): 43-57.

[93] KWON Y S,LEE H W,KIM H J. *Paragonimus westermani* infection manifesting as a pulmonary cavity and adrenal gland mass:a case report[J]. J Infect Chemother,2019,25(3):200-203.

[94] LAMBERTON P H L,CHEKE R A,WINSKILL P,et al. Onchocerciasis transmission in Ghana:persistence under different control strategies and the role of the simuliid vectors[J]. PLoS Negl Trop Dis,2015,9(4): e0003688.

[95] LAWYER P,KILLICK-KENDRICK M,ROWLAND T,et al. Laboratory colonization and mass rearing of phlebotomine sand flies(Diptera,Psychodidae)[J]. Parasite,2017,24:42.

[96] LEE C H,KIM J H,MOON W S,et al. Paragonimiasis in the abdominal cavity and subcutaneous tissue:report

of 3 cases[J]. Korean J Parasitol, 2012, 50 (4): 345-347.

[97] LEE I H, KIM S T, OH D K, et al. MRI findings of spinal visceral larva migrans of *Toxocara canis*[J]. Eur J Radiol, 2010, 75 (2): 236-240.

[98] LEE J J, JUNG B K, LIM H, et al. Comparative morphology of minute intestinal fluke eggs that can occur in human stools in the Republic of Korea[J]. Korean J Parasitol, 2012, 50 (3): 207-213.

[99] LEVINE N D, CORLISS J O, COX F E, et al. A newly revised classification of the protozoa[J]. J Protozool, 1980, 27 (1): 37-58.

[100] LEWIS F A, LIANG Y S, RAGHAVAN N, et al. The NIH-NIAID schistosomiasis resource center[J]. PLoS Negl Trop Dis, 2008, 2 (7): e267.

[101] LI X Y, PAPE T, ZHANG D. Taxonomic review of *Gasterophilus* (Oestridae, Gasterophilinae) of the world, with updated nomenclature, keys, biological notes, and distributions[J]. Zookeys, 2019, 891: 119-156.

[102] LINARDI P M, BEAUCOURNU J C, DE AVELAR D M, et al. Notes on the genus *Tunga* (Siphonaptera: Tungidae) II: neosomes, morphology, classification, and other taxonomic notes[J]. Parasite, 2014, 21: 68.

[103] LINDSAY D S, DUBEY J P, BLAGBURN B L. Biology of *Isospora* spp. from humans, nonhuman primates, and domestic animals[J]. Clin Microbiol Rev, 1997, 10 (1): 19-34.

[104] LITERAK I, HENEBERG P, SITKO J, et al. Eye trematode infection in small passerines in Peru caused by *Philophthalmus lucipetus*, an agent with a zoonotic potential spread by an invasive freshwater snail[J]. Parasitol Int, 2013, 62 (4): 390-396.

[105] LV S, ZHANG Y, LIU H X, et al. *Angiostrongylus cantonensis*: morphological and behavioral investigation within the freshwater snail *Pomacea canaliculata*[J]. Parasitol Res, 2009, 104 (6): 1351-1359.

[106] MA G, HOLLAND C V, WANG T, et al. Human toxocariasis[J]. Lancet Infect Dis, 2018, 18 (1): e14-e24.

[107] MAHULU A, CLEWING C, STELBRINK B, et al. Cryptic intermediate snail host of the liver fluke *Fasciola hepatica* in Africa[J]. Parasit Vectors, 2019, 12 (1): 573.

[108] MALATJI M P, PFUKENYI D M, MUKARATIRWA S. *Fasciola* species and their vertebrate and snail intermediate hosts in East and Southern Africa: a review[J]. J Helminthol, 2019, 94: e63.

[109] MAS-COMA S, BARGUES M D, VALERO M A. Human fascioliasis infection sources, their diversity, incidence factors, analytical methods and prevention measures[J]. Parasitology, 2018, 145 (13): 1665-1699.

[110] MAS-COMA S, VALERO M A, BARGUES M D. Chapter 2. *Fasciola*, lymnaeids and human fascioliasis, with a global overview on disease transmission, epidemiology, evolutionary genetics, molecular epidemiology and control[J]. Adv Parasitol, 2009, 69: 41-146.

[111] MATTIUCCI S, CIPRIANI P, LEVSEN A, et al. Molecular epidemiology of *Anisakis* and anisakiasis: an ecological and evolutionary road map[J]. Adv Parasitol, 2018, 99: 93-263.

[112] MEDIANNIKOV O, RANQUE S. Mansonellosis, the most neglected human filariasis[J]. New Microbes New Infect, 2018, 26: S19-S22.

[113] MEDINA D C, FINDLEY S E, DOUMBIA S. State-space forecasting of *Schistosoma haematobium* time-series in Niono, Mali[J]. PLoS Negl Trop Dis, 2008, 2 (8): e276.

[114] MEHMOOD K, ZHANG H, SABIR A J, et al. A review on epidemiology, global prevalence and economical losses of fasciolosis in ruminants[J]. Microb Pathog, 2017, 109: 253-262.

[115] MEKKY M A, TOLBA M, ABDEL-MALEK M O, et al. Human fascioliasis: a re-emerging disease in Upper Egypt[J]. Am J Trop Med Hyg, 2015, 93 (1): 76-79.

[116] MILLER H, OCAMPO J, AYALA A, et al. Very severe tungiasis in Amerindians in the Amazon lowland of Colombia: A case series[J]. PLoS Negl Trop Dis, 2019, 13 (2): e0007068.

[117] MITJÀ O,MARKS M,BERTRAN L,et al. Integrated control and management of neglected tropical skin diseases[J]. PLoS Negl Trop Dis,2017,11(1):e0005136.

[118] MOODLEY K,GOVIND C N,PEER A K,et al. First detection of human dirofilariasis in South Africa[J]. Infect Dis Rep,2015,7(1):5726.

[119] MOREIRA V L,GIESE E G,MELO F T,et al. Endemic angiostrongyliasis in the Brazilian Amazon:natural parasitism of *Angiostrongylus cantonensis* in *Rattus rattus* and *R. norvegicus*,and sympatric giant African land snails,*Achatina fulica*[J]. Acta Trop,2013,125(1):90-97.

[120] MOUNSEY K,HO M F,KELLY A,et al. A tractable experimental model for study of human and animal scabies[J]. PLoS Negl Trop Dis,2010,4(7):e756.

[121] NASSER M G,HOSNI E M,KENAWY M A,et al. Evolutionary profile of the family Calliphoridae,with notes on the origin of myiasis[J]. Saudi J Biol Sci,2021,28(4):2056-2066.

[122] NKWEREM S,GOTO T,OGIWARA T,et al. Ultrasound-assisted neuronavigation-guided removal of a live worm in cerebral sparganosis[J]. World Neurosurg,2017,102:696.e13-696.e16.

[123] OH M Y,KIM K E,KIM M J,et al. Breast sparganosis presenting with a painless breast lump:report of two cases[J]. Korean J Parasitol,2019,57(2):179-184.

[124] OH Y,KIM J T,KIM M K,et al. Eosinophilic pleuritis due to sparganum:a case report[J]. Korean J Parasitol,2014,52(5):541-543.

[125] OKONKWO O N,HASSAN A O,ALARAPE T,et al. Removal of adult subconjunctival *Loa loa* amongst urban dwellers in Nigeria[J]. PLoS Negl Trop Dis,2018,12(11):e0006920.

[126] PACO J M,CAMPOS D M,ARAUJO J L. Human bertiellosis in Goias,Brazil:a case report on human infection by *Bertiella* sp.(Cestoda:Anoplocephalidae)[J]. Rev Inst Med Trop Sao Paulo,2003,45(3):159-161.

[127] PAPE T,BLAGODEROV V,MOSTOVSKI M. Order Diptera Linnaeus,1758. In:Zhang,Z.-Q.(Ed.)Animal biodiversity:an outline of higher-level classification and survey of taxonomic richness[J]. Zootaxa,2011,3148:222-229.

[128] PAUL M,STEFANIAK J,SMUSZKIEWICZ P,et al. Outcome of acute East African trypanosomiasis in a Polish traveller treated with pentamidine[J]. BMC Infec Dis,2014,14(1):111.

[129] PEDUZZI R,BOUCHER-RODONI R. Resurgence of human bothriocephalosis(*Diphyllobothrium latum*)in the subalpine lake region[J]. J Limnol,2001,60:41-44.

[130] PEZZI M,CULTRERA R,CHICCA M,et al. Furuncular myiasis caused by *Cordylobia rodhaini*(Diptera:Calliphoridae):a case report and a literature review[J]. J Med Entomol,2015,52(2):151-155.

[131] PHALEE A,WONGSAWAD C,ROJANAPAIBUL A,et al. Experimental life history and biological characteristics of *Fasciola gigantica*(Digenea:Fasciolidae)[J]. Korean J Parasitol,2015,53(1):59-64.

[132] PHILLIPS B E,PAEZ-ROSAS D,FLOWERS J R,et al. Evaluation of the ophthalmic disease and histopathologic effects due to the ocular trematode *Philophthalmus zalophi* on juvenile Galapagos Sea Lions(*Zalophus Wollebaeki*)[J]. J Zoo Wildl Med,2018,49(3):581-590.

[133] PINTO H A,MELO A L. Melanoides tuberculata as intermediate host of *Philophthalmus gralli* in Brazil[J]. Rev Inst Med Trop Sao Paulo,2010,52(6):323-327.

[134] PINTO R M,DOS SANTOS L C,TORTELLY R,et al. Pathology and first report of natural infections of the eye trematode *Philophthalmus lachrymosus* Braun,1902(Digenea,Philophthalmidae)in a non-human mammalian host[J]. Mem Inst Oswaldo Cruz,2005,100(6):579-583.

[135] POMAJBIKOVA K,OBORNIK M,HORAK A,et al. Novel insights into the genetic diversity of *Balantidium*

and *Balantidium*-like cyst-forming ciliates[J]. PLoS Negl Trop Dis,2013,7(3):e2140.

[136] RAVARI H,JOHARI H G,RAJABNEJAD A,et al. Giant scrotal lymphoedema[J]. J Cutan Aesthet Surg, 2015,8(1):67-68.

[137] RIM H J,SOHN W M,YONG T S,et al. Fishborne trematode metacercariae detected in freshwater fish from Vientiane Municipality and Savannakhet Province,Lao PDR[J]. Korean J Parasitol,2008,46(4):253-260.

[138] RINALDI G,OKATCHA T I,POPRATILOFF A,et al. Genetic manipulation of *Schistosoma haematobium*, the neglected schistosome[J]. PLoS Negl Trop Dis,2011,5(10):e1348.

[139] ROBINSON R. The trypanosome nuclear pore reveals 1.5 billion years of similarities and differences[J]. PLoS Biol,2016,14(2):e1002366.

[140] ROGERS M. The role of *Leishmania* proteophosphoglycans in sand fly transmission and infection of the mammalian host[J]. Front Microbiol,2012,3:223.

[141] ROJAS D,SOTO C,ROJAS A. Pathology and first report of natural eye infection with the trematode *Philophthalmus gralli*(Digenea,Philophthalmidae)in *Tinamus major*(Tinamiformes,Tinamidae),Costa Rica[J]. Parasitol Int,2013,62(6):571-574.

[142] ROMAN G,SOTELO J,DEL BRUTTO O,et al. A proposal to declare neurocysticercosis an international reportable disease[J]. Bull World Health Organ,2000,78(3):399-406.

[143] RUGGIERO M A,GORDON D P,ORRELL T M,et al. A higher level classification of all living organisms[J]. PLoS One,2015,10(4):e0119248.

[144] SACCHIDANAND S,NAMITHA P,MALLIKARJUNA M,et al. Disseminated cutaneous cysticercosis and neurocysticercosis:a rare occurrence[J]. Indian Dermatol Online J,2012,3(2):135-137.

[145] SAPP S G H,ALHABSHAN R N,BISHOP H S,et al. Ocular trematodiasis caused by the avian eye fluke *Philophthalmus* in southern Texas[J]. Open Forum Infect Dis,2019,6(7):ofz265.

[146] SCHMIDT-RHAESA A,PERISSINOTTO R. *Chordodes ferox*,a new record of horsehair worms (Nematomorpha,Gordiida)from South Africa[J]. Zookeys,2016(566):1-11.

[147] SCHOLZ T,GARCIA H H,KUCHTA R,et al. Update on the human broad tapeworm(genus *diphyllobothrium*),including clinical relevance[J]. Clin Microbiol Rev,2009,22(1):146-160.

[148] SCHUSTER R K,SIVAKUMAR S,WIECKOWSKY T. Non-cerebral coenurosis in goats[J]. Parasitol Res, 2010,107(3):721-726.

[149] SCHUSTER S,KRÜGER T,SUBOTA I,et al. Developmental adaptations of trypanosome motility to the tsetse fly host environments unravel a multifaceted *in vivo* microswimmer system[J]. eLife,2017,6:e27656.

[150] SCHWERTZ C I,GABRIEL M E,HENKER L C,et al. Oxidative stress associated with pathological changes in the pancreas of cattle naturally infected by *Eurytrema coelomaticum*[J]. Vet Parasitol,2016,223:102-110.

[151] SHARMA K,WIJARNPREECHA K,MERRELL N. *Diphyllobothrium latum* mimicking subacute appendicitis[J]. Gastroenterology Res,2018,11(3):235-237.

[152] SIMON F,SILES-LUCAS M,MORCHON R,et al. Human and animal dirofilariasis:the emergence of a zoonotic mosaic[J]. Clin Microbiol Rev,2012,25(3):507-544.

[153] SIMONSEN P E,ONAPA A W,ASIO S M. *Mansonella perstans* filariasis in Africa[J]. Acta Trop,2011,120 (Suppl 1):S109- S120.

[154] SLATER H,MICHAEL E. Mapping,bayesian geostatistical analysis and spatial prediction of lymphatic filariasis prevalence in Africa[J]. PLoS One,2013,8(8):e71574.

[155] SMYTH K,MORTON C,MATHEW A,et al. Production and Use of *Hymenolepis diminuta* cysticercoids as

anti-inflammatory therapeutics[J]. J Clin Med,2017,6(10):98.

[156] SOHN W M,CHAI J Y,NA B K,et al. *Echinostoma macrorchis* in Lao PDR:metacercariae in *Cipangopaludina* snails and adults from experimentally infected animals[J]. Korean J Parasitol,2013,51(2): 191-196.

[157] SOHN W M,KIM H J,YONG T S,et al. *Echinostoma ilocanum* infection in Oddar Meanchey Province, Cambodia[J]. Korean J Parasitol,2011,49(2):187-190.

[158] SOHN W M,NA B K,CHO S H,et al. Trematode metacercariae in freshwater fish from water systems of Hantangang and Imjingang in Republic of Korea[J]. Korean J Parasitol,2015,53(3):289-298.

[159] SOHN W M,RYU J S,MIN D Y,et al. *Indochinamon ou*(Crustacea:Potamidae)as a new second intermediate host for *Paragonimus harinasutai* in Luang Prabang Province,Lao PDR[J]. Korean J Parasitol, 2009,47(1):25-29.

[160] SVRCKOVA P,NABARRO L,CHIODINI P L,et al. Disseminated cerebral hydatid disease(multiple intracranial echinococcosis)[J]. Pract Neurol,2019,19(2):156-163.

[161] SYMULA R E,BEADELL J S,SISTROM M,et al. *Trypanosoma brucei gambiense* Group 1 is distinguished by a unique amino acid substitution in the HpHb receptor implicated in human serum resistance[J]. PLoS Negl Trop Dis,2012,6(7):e1728.

[162] TA-TANG T H,CRAINEY J L,POST R J,et al. Mansonellosis:current perspectives[J]. Res Rep Trop Med, 2018,9:9-24.

[163] TOLEDO R,ESTEBAN J G. An update on human echinostomiasis[J]. Trans R Soc Trop Med Hyg,2016,110 (1):37-45.

[164] TUBTIMON J,JERATTHITIKUL E,SUTCHARIT C,et al. Systematics of the freshwater leech genus *Hirudinaria whitman*,1886(Arhynchobdellida,Hirudinidae)from northeastern Thailand[J]. Zookeys,2014, 452:15-33.

[165] UMADEVI K,MADHAVI R. The life cycle of *Haplorchis pumilio*(Trematoda:Heterophyidae)from the Indian region[J]. J Helminthol,2006,80(4):327-332.

[166] URABE M. Cercariae of a species of *Philophthalmus* detected in a freshwater snail,*Semisulcospira libertina*,in Japan[J]. Parasitol Int,2005,54(1):55-57.

[167] VANNIER E,KRAUSE P J. Human babesiosis[J]. N Engl J Med,2012,366(25):2397-2407.

[168] VARCASIA A,PIPIA A P,ARRU D,et al. Morphological and molecular characterization of bovine coenurosis in Sardinia,Italy[J]. Parasitol Res,2013,112(5):2079-2082.

[169] VASSILENA D P. Morphometric features of *Oesophagostomum dentatum*,*O. quadrispinulatum* and *Ascarops strongylina* in materials from wild boars from Bulgaria[J]. Acta Morphol Anthropol,2017,24(3-4): 30-39.

[170] VREYSEN M J,SALEH K M,ALI M Y,et al. *Glossina austen*i(Diptera:Glossinidae)eradicated on the island of Unguja,Zanzibar,using the sterile insect technique[J]. J Econ Entomol,2000,93(1):123-135.

[171] WANG Q P,LAI D H,ZHU X Q,et al. Human angiostrongyliasis[J]. Lancet Infect Dis,2008,8(10):621-630.

[172] WANG Z D,WANG S C,LIU H H,et al. Prevalence and burden of *Toxoplasma gondii* infection in HIV-infected people:a systematic review and meta-analysis[J]. Lancet HIV,2017,4(4):e177-e188.

[173] WANI V B,KUMAR N,UBOWEJA A K,et al. A case of submacular cysticercosis treated by pars plana vitrectomy in Kuwait[J]. Oman J Ophthalmol,2014,7(3):144-146.

[174] WANJI S,EYONG E J,TENDONGFOR N,et al. Ivermectin treatment of *Loa loa* hyper-microfilaraemic

baboons（*Papio anubis*）：Assessment of microfilarial load reduction，haematological and biochemical parameters and histopathological changes following treatment[J]. PLoS Negl Trop Dis，2017，11（7）：e0005576.

[175] WEN H，VUITTON L，TUXUN T，et al. Echinococcosis：advances in the 21st Century[J]. Clin Microbiol Rev，2019，32（2）：e00018-e00075.

[176] WHEELER R J，SCHEUMANN N，WICKSTEAD B，et al. Cytokinesis in *Trypanosoma brucei* differs between bloodstream and tsetse trypomastigote forms：implications for microtubule-based morphogenesis and mutant analysis[J]. Mol Microbiol，2013，90（6）：1339-1355.

[177] XIA Q，YAN J. Diagnosis and surgical management of orbital sparganosis[J]. Eye，2019，33（9）：1418-1422.

[178] XIAODAN L，ZHENSHENG W，YING H，et al. *Gongylonema pulchrum* infection in the human oral cavity：a case report and literature review[J]. Oral Surg Oral Med Oral Pathol Oral Radiol，2018，125（3）：e49-e53.

[179] ZIJLSTRA E E. PKDL and other dermal lesions in HIV co-infected patients with leishmaniasis：review of clinical presentation in relation to immune responses[J]. PLoS Negl Trop Dis，2014，8（11）：e3258.

[180] ZOURE H G，WANJI S，NOMA M，et al. The geographic distribution of *Loa loa* in Africa：results of large-scale implementation of the Rapid Assessment Procedure for Loiasis（RAPLOA）[J]. PLoS Negl Trop Dis，2011，5（6）：e1210.

[181] 陈心陶 . 中国动物志，无脊椎动物 . 第三卷，吸虫纲，复殖目（一）[M]. 北京：科学出版社，1985.

[182] 褚欣平，苏川 . 人体寄生虫学 [M]. 9 版 . 北京：人民卫生出版社，2018.

[183] 邓国藩，姜在阶 . 中国经济昆虫志，第 39 册 . 蜱螨亚纲，硬蜱科 [M]. 北京：科学出版社，1991.

[184] 范滋德 . 中国常见蝇类检索表 [M]. 2 版 . 北京：科学出版社，1992.

[185] 范滋德 . 中国动物志，昆虫纲 . 第六卷，双翅目，丽蝇科 [M]. 北京：科学出版社，1997.

[186] 孔繁瑶 . 兽医大辞典 [M]. 北京：中国农业出版社，1999.

[187] 李朝品 . 医学蜱螨学 [M]. 北京：人民军医出版社，2006.

[188] 李朝品 . 医学节肢动物学 [M]. 北京：人民卫生出版社，2009.

[189] 李石柱，任光辉 . 非洲寄生虫病防治手册 [M]. 北京：人民卫生出版社，2018.

[190] 李雍龙 . 人体寄生虫学 [M]. 8 版 . 北京：人民卫生出版社，2016.

[191] 陆宝麟，吴厚永 . 中国重要医学昆虫分类与鉴别 [M]. 郑州：河南科学技术出版社，2003.

[192] 邱兆祉 . 中国动物志，无脊椎动物 . 第五十二卷，扁形动物门，吸虫纲，复殖目（三）[M]. 北京：科学出版社，2018.

[193] 任光辉，梁幼生 . 非洲血吸虫病学 [M]. 北京：人民卫生出版社，2015.

[194] 任光辉，梁幼生 . 非洲寄生虫病学 [M]. 北京：人民卫生出版社，2020.

[195] 吴观陵 . 人体寄生虫学 [M]. 4 版 . 北京：人民卫生出版社，2013.

[196] 吴淑卿 . 中国动物志，无脊椎动物 . 第二十五卷，线虫纲，杆形目，圆线亚目（一）[M]. 北京：科学出版社，2001.

[197] 许隆祺 . 图说寄生虫学与寄生虫病 [M]. 北京：北京科学技术出版社，2016.

[198] 许再福 . 普通昆虫学 [M]. 北京：科学出版社，2009.

[199] 杨潼 . 中国动物志，无脊椎动物 . 第五卷，蛭纲 [M]. 北京：科学出版社，1996.

[200] 余森海 . 英汉汉英医学寄生虫学词汇 [M]. 2 版 . 北京：人民卫生出版社，2009.

[201] 虞以新 . 中国重要吸血蠓类 [M]. 北京：科学出版社，2019.

[202] 中国科学院中国动物志委员会 . 中国经济昆虫志，第 13 册 . 双翅目，蠓科 [M]. 北京：科学出版社，1978.

[203] 中国科学院中国动物志委员会 . 中国经济昆虫志，第 26 册 . 双翅目，虻科 [M]. 北京：科学出版社，

1983.

[204] ANIMAL HEALTH AUSTRALIA. Old world screw-worm fly:a diagnostic manual[M]. 3rd ed. Canberra: Animal Health Australia,2017.

[205] ASSOCIATION FRANÇAISE DES ENSEIGNANTS DE PARASITOLOGIE ET MYCOLOGIE. Parasitoses et mycoses des régions tempérées et tropicales[M]. 6th ed. Paris:Elsevier Masson SAS,2019.

[206] BECERRIL M A. Parasitología médica[M]. 3rd ed. México:McGraw-Hill Interamericana,2011.

[207] BECKER N,PETRIC D,ZGOMBA M,et al. Mosquitoes and their control[M]. 2nd ed. Heidelberg:Springer Heidelberg,2010.

[208] BOGITSH B J,CARTER C E,OELTMANN T N. Human parasitology[M]. 4th ed. Waltham:Academic Press, 2013.

[209] BOWMAN D D. Georgis' parasitology for veterinarians[M]. 10th ed. St. Louis:Elsevier,2014.

[210] BROWN D S. Freshwater snails of Africa and their medical importance[M]. 2nd ed. London:Taylor & Francis,1994.

[211] BURGESS N R H,COWAN G O. A colour atlas of medical entomology[M]. Dordrecht:Springer,1993.

[212] CHARLWOOD J D. The ecology of malaria vectors[M]. Boca Raton:CRC Press,2020.

[213] CHERNIN J. Parasitology[M]. London:Taylor & Francis,2000.

[214] CUMMING J,WOOD D M. Adult morphology and terminology. 3[M] // KIRK-SPRIGGS A H,SINCLAIR B J, MEYER MD. Manual of Afrotropical Diptera:Volume 1,Suricata 4. SANBI Publications:Pretoria,2017:89- 133.

[215] DUBEY J P. Toxoplasmosis of animals and humans[M]. 2nd ed. Boca Raton:CRC Press,2010.

[216] ELDRIDGE B F,Edman J D. Medical entomology:a textbook on public health and veterinary problems caused by arthropods[M]. 2nd ed. Dordrecht:Springer,2004.

[217] ESTRADA-PEÑA A,MIHALCA A D,PETNEY T N. Ticks of Europe and North Africa :a guide to species identification[M]. Cham:Springer International Publishing AG,2017.

[218] EVANS A M. Mosquitoes of the Ethiopian region. Ⅱ:Anophelini adults and early stages[M]. London:Brit Mus (Nat Hist),1938.

[219] FARRAR J,HOTEZ P J,JUNGHANSS T,et al. Manson's tropical diseases[M]. 23th ed. London:Elsevier Saunders,2014.

[220] FLORIN-CHRISTENSEN M,SCHNITTGER L. Parasitic protozoa of farm animals and pets[M]. Cham: Springer International Publishing AG,2018.

[221] GARCIA L S. Diagnostic medical parasitology[M]. 5th ed. Washington,DC:ASM Press,2007.

[222] GARCIA L S. Practical guide to diagnostic parasitology[M]. Washington,DC:ASM Press,2009.

[223] GARROS C,BOUYER J,TAKKEN W,et al. Pests and vector-borne diseases in the livestock industry[M]. Wageningen:Wageningen Academic Publishers,2018.

[224] GHOSH S,CHANDER J. Paniker's textbook of medical parasitology[M]. 8th ed. New Delhi/London/Panama: Jaypee Brothers Medical Publishers,2018.

[225] GUERRANT R L,WALKER D H,WELLER P F. Tropical infectious diseases:principles,pathogens and practice[M]. 3rd ed. Edinburgh:Elsevier Saunders,2011.

[226] GUGLIELMONE A A,ROBBINS R G. Hard ticks(Acari:Ixodida:Ixodidae)parasitizing humans:a global overview[M]. Cham:Springer International Publishing AG,2018.

[227] GULLAN P J,CRANSTON P S. The insects:an outline of entomology[M]. 5th ed. Chichester:John Wiley & Sons,2014.

[228] GUNN A,PITT S J. Parasitology:an integrated approach[M]. Chichester:John Wiley & Sons,2012.

[229] GYAPONG J,BOATIN B. Neglected tropical diseases:sub-Saharan Africa[M]. Cham:Springer International Publishing AG,2016.

[230] HARBACH R E,KNIGHT K L. Taxonomists' glossary of mosquito anatomy[M]. Marlton:Plexus Publishing, 1980.

[231] HORAK I G,HEYNE H,WILLIAMS R,et al. The ixodid Ticks(Acari:Ixodidae)of southern Africa[M]. Cham:Springer International Publishing AG,2018.

[232] JAMIESON B G M. Schistosoma:biology,pathology and control[M]. Boca Raton:CRC Press,2017.

[233] KNIGHT K L,HARBACH R E. Taxonomists' glossary of mosquito anatomy[M]. New Jersey:Plexus Publ, 1980.

[234] KUZOE F A S,SCHOFIELD C J. Strategic review of traps and targets for tsetse and African trypanosomiasis control[M]. Geneva:UNICEF/UNDP/World Bank/WHO Special Programme for Research and Training in Tropical Diseases(TDR),2004.

[235] LEAK S G A. Tsetse biology and ecology:their role in the epidemiology and control of trypanosomosis[M]. Oxon:CAB International,1999.

[236] LEAK S G A,EJIGU D,VREYSEN M J B. Collection of entomological baseline data for tsetse area-wide integrated pest management programmes[M]. Rome:Food and Agriculture Organization of the United Nations (FAO),2008.

[237] MACPHERSON C N L,CRAIG P S. Parasitic helminths and zoonoses in Africa[M]. London:Unwin Hyman, 1991.

[238] MALEK E A. Snail transmitted parasitic diseases:Volume I[M]. Boca Raton:CRC Press,2018.

[239] MALEK E A. Snail transmitted parasitic diseases:Volume II[M]. Boca Raton:CRC Press,2018.

[240] MCALPINE J F. Morphology and terminology:adults.2[M] //MCALPINE J F,PETERSON B V,SHEWELL G E,et al. Manual of Nearctic Diptera Vol 1. Quebec:Canadian Government Publishing Centre,1981:9-63.

[241] MEHLHORN H. Encyclopedic reference of parasitology:biology,structure,function[M]. 2 ed. Berlin/Heidelberg:Springer,2001.

[242] MEHLHORN H. Nanoparticles in the fight against parasites[M]. Cham:Springer International Publishing AG,2016.

[243] MEHLHORN H. Animal parasites:diagnosis,treatment,prevention[M]. Cham:Springer International Publishing AG,2016.

[244] MEHLHORN H. Encyclopedia of parasitology[M]. 4th ed. Berlin:Springer,2016.

[245] MULLEN G R,DURDEN L. Medical and veterinary entomology[M]. 3rd ed. London:Academic Press,2019.

[246] NABARRO L,MORRIS-JONES S,MOORE D A J. Peters' atlas of tropical medicine and parasitology[M]. 7th ed. London:Elsevier,2019.

[247] POLLOCK J N. Training manual for tsetse control personnel Volume 1:tsetse biology,systematics and distribution; techniques[M]. Rome:Food and Agriculture Organization of the United Nations(FAO),1982.

[248] ROBERTS L S,JANOVY J J,GERALD D,et al. Roberts' foundations of parasitology[M]. 8th ed. New York:McGraw-Hill,2009.

[249] ROKNI M B. Schistosomiasis[M]. London:IntechOpen,2012.

[250] RYAN E T,HILL D R,SOLOMON T,et al. Hunter's tropical medicine and emerging infectious diseases[M]. 10th ed. Philadelphia:Elsevier,2020.

[251] SASTRY A S,BHAT K S. Essentials of medical parasitology[M]. New Delhi:Jaypee Brothers Medical

Publishers,2014.

[252] SATOSKAR A R,SIMON G L,HOTEZ P J,et al. Medical parasitology[M]. Austin:Landes Bioscience,2009.

[253] SCHMIDT-RHAESA A. Handbook of Zoology:Gastrotricha,Cycloneuralia and Gnathifera:Volume 2: Nematoda[M]. Berlin/Boston:De Gruyter,2014.

[254] SCHOLTYSECK E. Fine structure of parasitic protozoa:an atlas of micrographs,drawings and diagrams[M]. Berlin/Heidelberg:Springer,1979.

[255] SNODGRASS R E. The anatomical life of the mosquito[M]. Washington:Smithsonian Institution,1959.

[256] SONENSHINE D E,ROE R M. Biology of ticks Volume 2[M]. 2nd ed. Oxford:Oxford University Press,2013.

[257] SONENSHINE D E,ROE R M. Biology of ticks Volume 1[M]. 2nd ed. Oxford:Oxford University Press,2014.

[258] SPRADBERY J P. A mannual for the dignosis of screw-worm fly[M]. Canberra:Department of Agriculture, Fisheries and Forestry - Australia(AFFA),1991.

[259] TAYLOR M A,COOP R L,WALL R L. Veterinary parasitology[M]. 4th ed. Chichester:John Wiley & Sons, 2016.

[260] THOMPSON R C A,DEPLAZES P,LYMBERY A J. Advances in parasitology:*Echinococcus* and echinococcosis,Part A[M]. London:Zoe Kruze,2017.

[261] THOMPSON R C A,DEPLAZES P,LYMBERY A J. Advances in parasitology:*Echinococcus* and echinococcosis,Part B[M]. London:Zoe Kruze,2017.

[262] TOLEDO R,FRIED B. *Biomphalaria* snails and larval trematodes[M]. New York:Springer,2010.

[263] UILENBERG G. A field guide for diagnosis,treatment and prevention of African animal trypanosomosis[M]. Rome:Food and Agriculture Organization of the United Nations(FAO),1998.

[264] WALKER J B,KEIRANS J E,HORAK I G. The genus *Rhipicephalus*(Acari,Ixodidae):a guide to the brown ticks of the world[M] . Cambridge:Cambridge University Press,2013.

[265] WALOCHNIK J,DUCHÊNE M. Molecular parasitology:protozoan parasites and their molecules[M]. Vienna: Springer,2016.

[266] WERTHEIM H F L,HORBY P,WOODALL J P. Atlas of human infectious diseases[M]. Chichester:John Wiley & Sons,2012.

[267] WHO. Basic malaria microscopy:Part I. Learner's guide[M]. 2 ed. Geneva:World Health Orgnization,2010.

[268] WHO. Bench aids for the diagnosis of intestinal parasites[M]. 2nd ed. Geneva:World Health Organization, 2019.

[269] ZEIBIG E A. Clinical parasitology:a practical approach[M]. 2nd ed. St. Louis:Elsevier Saunders,2013.

[270] ZUMPT F. Myiasis in man and animals in the old world:a textbook for physicians,veterinarians and zoologists[M]. London:Butterworths,1965.